# 中医鍼灸
# 臨床発揮

李世珍／李伝岐／李宛亮=著　兵頭 明=訳

東洋学術出版社

原書名：『針灸臨床弁証論治』（人民衛生出版社・1995年）
著　者：李世珍・李伝岐・李宛亮
訳　者：兵頭　明（学校法人後藤学園）

編集協力者：名越　礼子（府中市・欅鍼灸院）
　　　　　　渡邊　賢一（翻訳家）
表紙デザイン：市川　寛志

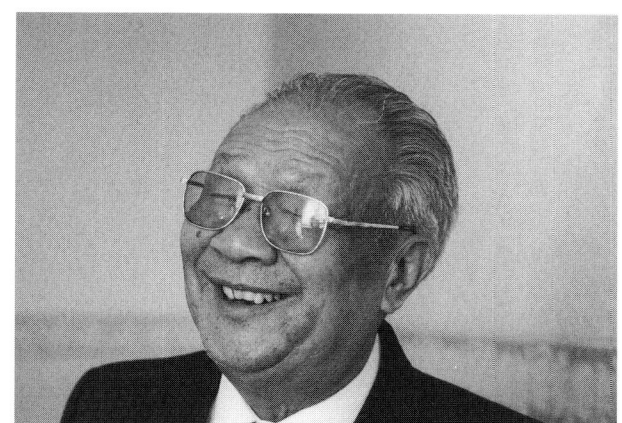

李世珍　先生

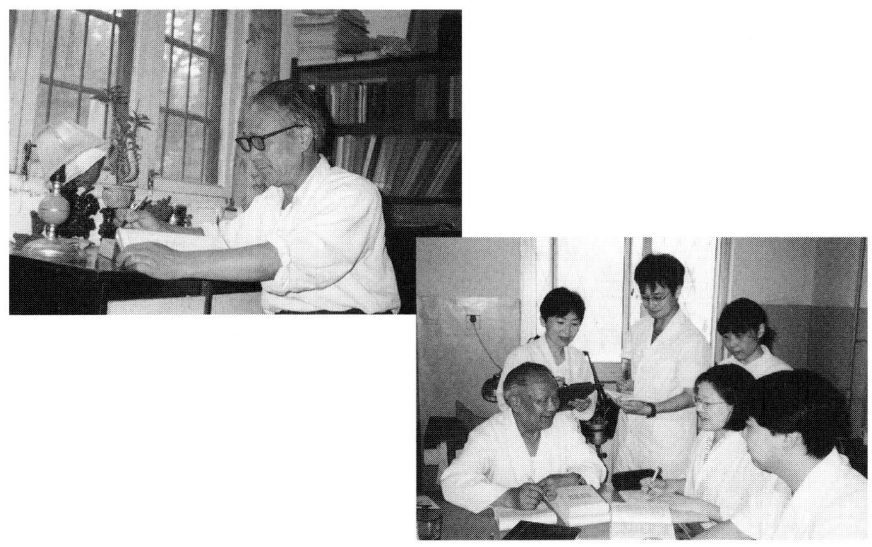

# 日本語版序文

**日本の鍼灸医療に従事している皆さんへ**

　孔子は「三人で行けば，その中に必ず師となる者がいる」と述べている。『常用腧穴臨床発揮』（日本語版：『臨床経穴学』）に継いで，『鍼灸臨床弁証論治』（日本語版：『中医鍼灸臨床発揮』）の日本語版が出版されることとなった。日本における多くの鍼灸医療に従事している先生方から本書に対する貴重な意見を賜り，相互に経験交流を行うことによって長をとって短を補いあい，一緒になって鍼灸医学を広め，人類に幸福をもたらすことができることを，ここに衷心より希望する。

　鍼灸の発展史からみると，内経や難経から甲乙経，鍼灸大成にいたるまで，また標幽賦から勝玉歌にいたるまで，鍼灸医学は徐々に系統化，理論化をすすめてきた。しかしそのなかには「一症一方」，つまり某経穴が某病を治すとか，某病には某経穴を取るといったものが多々ある。さらに後世においては鍼灸に従事する医家が歌賦の影響をかなり受けたことによって，臨床経験の総括を重視するあまり，基礎理論の研究を軽視する傾向にあった。このため鍼灸医学はたえず低い水準を徘徊することとなったのである。

　1950年代初めの頃であったが，中南衛生部の主催する鍼灸教師班において，私はいくつかの経穴の効能や弁証論治について紹介したことがある。合谷に鍼で補法を施すと補気をはかることができ，復溜に鍼で補法を施すと滋陰をはかることができるといった内容や，合谷と三陰交を配穴して鍼で補法を施すと八珍湯に類似した効果を得ることができるといった内容を紹介すると，会場の専門家たちは驚きをおぼえるとともに非常に新鮮に感じたということだった。その後，何度も全国各地の鍼灸界の諸先輩方，専門家たちと家伝である諸穴の効能，経穴の効能と薬効との関係，弁証取穴，全体治療といった経験について交流を行い，専門家たちから非常に高い賞賛を得ることができた。整体弁治，経穴効能研究の先駆けとして認められたのである。とりわけ『常用腧穴臨床発揮』の出版は，鍼灸界から鍼灸発展史の上における新たな一里塚となるものであると誉め称えられた。

　２冊目の『鍼灸臨床弁証論治』を出版したこの３年の間に，中国国内ではまた１つの小さな高まりが巻き起こっている。中国各地からの研修希望者が絶えないばかりか，国外の留学生も日増しに増えるようになった。南京中医薬大学鍼灸推拿学院は，本書を同学院の大学院生の必修書として指定し，同学院の院長である王玲玲教授はさらに本書に対して「中医理論研究を運用した近代まれにみるまことに得がたい鍼灸専門書であり，また鍼灸臨床の指導を可能にしたすばらしい専門書である。本書の貴ぶべきところに，五世代にわたる精華を集積

i

し，理論と臨床の実際を結びつけているところにある。つまり実践経験を理論に昇華させ，さらにその理論により臨床実践を指導していることが重要なのである。本書は臨床に則した実用書であるとともに，さらに重要な点は本書が科学研究と教育面において極めて高い価値をもっていることにある。」と書評を記してくれている。

　私はすでに古稀を迎え，臨床および教育に従事して50幾年になるが，上述の２つの著書のためにほとんどすべての心血を注いできた。しかしながら「老驥伏櫪，壮心不已」[老いても志が衰えないこと]の気概をもち，現在さらに『鍼灸配穴処方学』を執筆中である。この書は家伝経験の重要な構成部分をなしている。これらの３部書が一体化することによって，先祖伝来５世代にわたる鍼灸経験の全貌を示すことができるのであり，一体化した鍼灸弁証論治の理論体系を構成することができるのである。

　私の弟子たちがあいついで育ち私の有力な助手となりえていること，家伝鍼灸事業に後継者がいることは，私にとってこれ以上の喜びはない。

　最後に『鍼灸臨床弁証論治』が日本で出版され，これが中日医薬文化交流の契機となり，鍼灸医学が人類医薬学のなかでいっそうの役割を発揮することを希望する。

李　世　珍

1999年

# 凡　例

　1．本書で用いられている補瀉法は，明代の陳会が著した『神応経』のなかにある捻転補瀉法と同じものである。捻転補瀉の時間，角度，速さは，患者の病状および感受性にもとづいて決定されている。

　一般的にいうと，瀉法の場合は施術者の判断にもとづいた深さまで刺入して，鍼感が生じた後に捻瀉を行い，5〜10分に1回，30秒〜3分間の捻瀉（局所取穴の場合は捻瀉時間は短くする）を行う。この捻瀉を2〜3回行い，15〜30分置鍼して抜鍼するものとする。局所取穴による局部療法では，瀉法と強刺激を配合する場合もある。

　補法の場合は，やはり施術者の判断にもとづいた深さまで刺入して，鍼感が生じたのちに連続的に捻補を3〜5分間行い，抜鍼する。場合によっては捻補を10分間行い（重症の虚証または虚脱患者には，捻補時間を長くする）抜鍼するものとする。補法と弱刺激を配合する場合もある。

　文中の（補）と（瀉）は刺鍼による補法と瀉法を意味する。施灸による補法と瀉法の場合は，それぞれ（灸補）（灸瀉）とした。これらの（　）付きの文字および（点刺出血）（透天涼）などの（　）付きの文字は，その前に列記された複数の経穴名の全部にかかり，それらの経穴に対して同じ手法を施すことを示している。

　2．本書で紹介している「焼山火」「透天涼」の両手法は，明代の徐鳳が『鍼灸大全』金鍼賦で述べているような複雑なものではない。本書中の焼山火手法は，適切な深さに刺入して鍼感が生じた後，刺し手の母指と示指の2指を補の方向に向けて捻転し，その後鍼柄をしっかり捻り（局部の肌肉を緊張させることにより鍼が深く入るのを防ぐ）下に向けて適度に按圧し，次第に熱感を生じさせるというものである。

　また透天涼手法は，適切な深さに刺入して鍼感が生じた後，刺し手の母指と示指の2指を瀉の方向に向けて捻転し，その後鍼柄をしっかり捻り（局部の肌肉を緊張させることにより鍼が抜けるのを防ぐ）上に向けて適度に提鍼し，次第に涼感を生じさせるというものである。この種の操作方法は比較的簡単であり，マスターしやすい。

　3．本書の「補法を用い焼山火を配す」（補，焼山火を配す）とは，捻転補瀉法の補法を用いて捻補したのちに，さらに焼山火を施すことである。これにより温補の効果をうることができる。「瀉法を用い透天涼を配す」（瀉，透天涼を配す）とは，捻転補瀉法の瀉法を用いて捻瀉したのちに，さらに透天涼を施すことである。これにより熱邪を清散させる効果を得ることができる。

　4．本書における取穴は，患部取穴と循経近刺の場合，一側の経穴を取穴することが多い。この場合は左を取穴するか右を取穴するかを明記した。循経取穴と弁証取穴に関しては，す

べて両側の経穴を取穴するものとしているので,「両側」の表記は省略することとした。

　5．施灸に関して「灸瀉」「灸補」とある。その方法は灸頭鍼あるいは直接灸を用い,一般的に施灸時間は10～30分間とし,施灸時に瀉法または補法を配すこととした。

　6．ある配穴処方が某湯液の薬効に相当,あるいは類似との表記があるが,これはその湯液全体としての薬効を指したものである。

　7．ほとんどの医案に対して考察を加えたが,考察の中では選穴理由,用途,処方中における各治療穴の作用,配穴と湯液の効能との関係といった説明は,できるだけ簡略化した。あるいはこういった説明を加えていない医案もある。それは『臨床経穴学』に詳細に論述されているからである。

　8．使用している鍼具は,1948年までは自家製の25号,24号の毫鍼を用いていたが,1949年以降は一般に市販されている26号の毫鍼を用いている。肩・膝・股関節部や肌肉が豊満な部位に灸頭鍼を施す場合は,24号の毫鍼を用いることが多い。

　9．鍼治療は多くの場合が2～3日に1回としている。

中医鍼灸臨床発揮●目次

# 目　次

日本語版序文 ………………………………………………………………… i
凡　例 ………………………………………………………………………… iii

## 総　論　　1

## 内　科　　37

1. 頭　痛 ……………………………………………………………… 39
2. 眩　暈 ……………………………………………………………… 59
3. 咳　嗽 ……………………………………………………………… 73
4. 哮　証 ……………………………………………………………… 86
5. 不　眠 ……………………………………………………………… 103
6. 虚　労 ……………………………………………………………… 117
7. 胃　痛 ……………………………………………………………… 144
8. 腹　痛（付：寒疝型腹痛） ……………………………………… 165
9. 鼓　脹（付：黒熱病） …………………………………………… 184
10. 鬱　証（付：失語） ……………………………………………… 204
11. 厥　証 ……………………………………………………………… 226
12. 泄　瀉〔下痢〕 …………………………………………………… 239
13. 痢　疾 ……………………………………………………………… 256
14. 小便失禁 …………………………………………………………… 271
15. 癃　閉 ……………………………………………………………… 279
16. 陽　痿 ……………………………………………………………… 293
17. 遺精，滑精 ………………………………………………………… 305
18. 中　風 ……………………………………………………………… 317
19. 面　癱〔顔面神経麻痺〕 ………………………………………… 342
20. 腰　痛 ……………………………………………………………… 359
21. 痺　証 ……………………………………………………………… 374
22. 痿　証 ……………………………………………………………… 396

23．坐骨神経痛 …………………………………………………… 417

## 婦人科・小児科　　431

　　1．帯　　下 …………………………………………………… 433
　　2．陰　　痒 …………………………………………………… 443
　　3．痛　　経〔月経痛〕 ………………………………………… 451
　　4．欠　　乳〔母乳分泌不足〕 ………………………………… 463
　　5．小児麻痺 …………………………………………………… 474
　　6．小児遺尿 …………………………………………………… 489
　　7．小児泄瀉〔下痢〕 …………………………………………… 497
　　8．日本脳炎 …………………………………………………… 510

## 五官科・外科　　605

　　1．眼瞼下垂 …………………………………………………… 531
　　2．軟口蓋麻痺 ………………………………………………… 541
　　3．耳鳴り，難聴 ……………………………………………… 547
　　4．舌　　瘖〔言語障害〕 ……………………………………… 563
　　5．喉　　瘖〔失声症〕 ………………………………………… 574
　　6．喉　　痺（付：急喉風） …………………………………… 584
　　7．癮　　疹 …………………………………………………… 595

## その他　　607

　　1．誤治検討症例 ……………………………………………… 607
　　　　1　四診不備の例 ………………………………………… 607
　　　　2　弁証の問題 …………………………………………… 616
　　　　3　治則の問題，選穴の問題 …………………………… 625
　　2．その他の症例 ……………………………………………… 635
　　　　1　内科疾患 ……………………………………………… 635
　　　　2　婦人科，小児科，五官科疾患 ……………………… 652
　　　　3　奇病，診断確定が難しい疾患 ……………………… 665
　　3．肢体疼痛症の症例 ………………………………………… 679
　　4．外傷性疾患の症例 ………………………………………… 706

vii

『鍼灸弁証論治』用語集 …………………………………………………………725
訳者あとがき …………………………………………………………………………731
病名・症状索引 ………………………………………………………………………733
証候索引 ………………………………………………………………………………737
方剤名索引 ……………………………………………………………………………742

# 総論

# 総論

## 1 弁証論治は中国伝統医学の精髄である

　中国伝統医学の弁証論治という考え方は，早くは『素問』疏五過論篇にその記載がみられる。この篇では「凡そ病を診せんと欲する者は，必ず飲食居処，暴かに楽しみしか暴かに苦しみしか，始めに楽しみしも後に苦しみしかを問う。……必ず貴賤，封君の敗傷せるか，及び候王たらんと欲せしかを問う。故貴くして勢を脱すれば，……始め富みしも後に貧しくば，……必ず終始を知りて，……当に男女を合すべし。離絶菀結，憂恐喜怒すれば，……」と述べられており，病歴の採集と診断治療上での全面性の必要性が強調されている。また「必ず天地陰陽，四時の経紀，五蔵六府，雌雄表裏，刺灸砭石，毒薬の主る所を知りて，人事に従容として……分部を審かにすれば，病の本始を知る」とあり，治療上のあり方を強調している。明代の方孝孺は，この考え方をさらに発展させて，その著である『原医』で「天下の疾病は千変万化するものである。古今の風習の違い，先天の稟賦の程度の違い，食品の違い，労逸の違い，動静の違い，経済状況や嗜好，居住環境，職業などの違いによって，１人１人の経歴は千差万別である。もしこういったことを深く広範にわたって考慮することなく，既存の方法にとらわれて対処するなら，必ず失敗することは疑う余地がない」と指摘している。このことから古人が実際の経験を基礎にして，疾病に対する整体観を次第に形成していったことがわかる。そしてこれが中医学理論の指導的思想となったのである。

　弁証論治は中医学基本理論体系を基礎として構築されたものであることから，中国伝統医学の精髄とされているのである。　整体観は中医学の理論思想の基礎をなすものであり，蔵象・経絡・病因・気血津液・衛気営血などの学説は，中医学の理論基礎とされており，これらは中医学弁証論治の各方面において貫かれている。また弁証論治においては終始，「病を治すは必ず本に求む」という考えと，「必ずその主とする所を伏するに，その因る所を先にす」という考えが貫かれているのである。人に因りて，地に因りて，時に因りてという具合に，具体的な状況を具体的に処理することが重要なのである。病と病人とを密接に１つの整体（全体）としてとらえることによって，中医の弁証もより全面的で詳細，かつ深く具体的なものとなる。もちろん治療においても適合性が強く現れることとなる。疾病の発生，進行，予防と治療に対しては，人体のもっている抵抗力を非常に重視している。終始一貫して素朴な弁証唯物観点が弁証論治を導いているのである。

弁証論治理論を臨床に応用するためには，まず全身の機能状態の認識と各部分の機能状態の認識をしっかりもったうえで，四診と弁証の方法を運用する必要がある。人体が病因の影響を受けたために出現する一連の症状や証候群に対して，細やかに観察し帰納分析を行うことによって，病変部位・病変の性質・病邪の深さ・病情の程度・邪正消長・標本緩急・進行の趨勢・病的機能状態といった内容を客観的に推測，判断することが重要である。さらに病因や地方の風土，季節，環境，患者の個人情報（年齢，性別，職業，稟賦など）にもとづいて，病・証・類型を決定し，治療原則と具体的な治療措置を制定し，治療穴（または薬物）を組成し，理法方穴（薬）を合致させるという過程が，弁証論治の全過程である。

　弁証論治は実際は，先に「病」を審議し，後に「方」を審議するという2つの段階からなっている。弁証は論治の根拠となるものであり，論治は弁証が正しかったかどうかを験証するものである。弁証はつまり診察を通じて天地陰陽・四時との関係・五臓六腑の状態・男女の違い・年齢差・体質の強弱・飲食住居の状況・意志苦楽の状態・生活における労逸・勇怯〔勇は勇敢，怯は臆病の意〕の盛衰などを知ることによって，病の八綱・臓腑・経絡・衛気営血・三焦等を審査し，病の本始（病因，病性，病機，転帰を含む）を明らかにする方法である。つまり天人相応，地域方宜，陰陽五行，臓腑経絡，病形といった人体の内外の大小系統の病理，生理を考慮しながら，いろいろなレベルおよび経路を通じて疾病の本質の鑑別診断を行うというものである。病機とは疾病の発生，進行，変化の機序をみるものである。これは病因・病位・病性・病態・邪正双方の力の対比およびその変化の本質を高度に概括したものである。論治を行う場合には，「謹守病機」（謹んで病機を守ること）を前提としている。論治は弁証にもとづいて導きだされるものであり，病証の本質の鑑別診断にもとづき，理法方穴（薬）という論治と治則処方が決定されるのである。

　治療の適否，治療効果の良し悪しと，弁証論治とは密接な関係がある。また弁証論治の熟練度，診断・治則・処方構成の適否も，中医理論体系の熟知程度と密接な関係がある。鍼灸療法は中国伝統医学の一部であり，疾病治療の1つの手段である。その治療範囲は非常に広く，内科・外科・婦人科・小児科・五官科などの病証を治療するので，以上の各科の幅広い知識が必要とされている。つまり鍼灸医師は中医学全般あるいは専科の知識を習得した後に鍼灸学科を専門的に研修し，さらに解剖，生理および神経系の知識を身につけることによって，はじめて「弁証論治」という中国伝統医学の精髄をうまく運用できるようになり，医療効果を高めることができるのである。

　人の生命運動は絶対的なものであり，その運動形式は複雑となっている。人体は各レベルでたえず活動変化を行っている状態にあり，人体の病理変化はすべての臓腑，経絡の構造と機能の特異的な総合反応状態を現している。病証は複雑で変化に富んでいるので，弁証論治を決定する場合には，全面的に人体の生理機能と病理変化を観測しなければならない。つまり動態的な観点で弁証論治は行わなければならないのである。弁証論治を運用するためには，かなり高い中医理論のレベルが要求されるだけでなく，さらにカルテをうまくまとめる能力も必要である。これが弁証論治をうまく把握するうえでの鍵とされている。

## （1）カルテの整理

　弁証論治の運用と医療の質の向上のためには，病歴をうまく整理し，病情変化を詳細に記載することが必要条件となっている。

１．カルテの記録は重点を明確にする必要がある。

　カルテは四診によって集めた資料を，医師が分析・帰納・総合・整理することによって作られるものである。そこに反映されるいろいろな症状や所見は，主なものとそうでないものを区別し，重点を明確にして記録すべきである。

２．全治療過程において弁証が主導的立場にあることを重視しなければならない。

　カルテの記録は弁証論治の根拠となるものである。また治則・選穴・処方の変更も，弁証の結果を根拠としている。全治療過程において，つまり病気の全過程において，病情はたえず変化するものであり，それに応じて選穴，処方もまた変化させなければならない。この種の変化もまた証の認識の変化であり，弁証の過程なのである。したがって弁証は論治の過程のすべてに関わり，すべての論治過程のなかで主導的な立場にあることになる。

３．カルテは弁証論治の全過程を反映させなければならない。

　カルテの記録は診察治療における系統的な記録である。したがって弁証論治の全過程の真実が反映されていなければならない。毎回，病棟や外来での再診時には重点を明確にするだけでなく，カルテ記録の前後のつながりに注意をはらい，治則，処方の変更状況をしっかり反映させる必要がある。同時に治療後の反応にもとづいた治療効果の判定や，治療中の患者の病情の変化，医師の病証に対する認識，処理といった全貌が反映されたものにすべきである。

## （2）弁証論治を把握するためのいくつかの鍵

１．判断しにくい場合の対処法

　病情が複雑で，真仮の判断がつきにくい場合がある。このような場合は，治療を通じて反応をうかがい，それによって証候の性質を判断するとよい。これは薬または治療穴を用いることによって証を推し量るという探査法である。この場合，全面的に病情を診察するという前提のもとで疑似の部分を考えなければならない。具体的には，陰証似陽なのか，それとも陽証似陰なのか？　虚なのか，それとも実なのか？　寒なのか，それとも熱なのか？　正面から試してみるのか，それとも反面から試してみるのか？　といったことを考える必要がある。探査する場合は，強い補や瀉は避けるべきであり，強く温めたり冷やしたりしてはならない。虚実を誤ったり，寒熱を誤って強い補や瀉，強い温法や寒法を採用すると，病情が急変するからである。充分に注意をはらって小さな反応も見逃さず，すばやく証候の性質と証型を明確にする必要がある。張景岳は「病を探る法を知らないわけにはいかない。たとえば虚実や寒熱の鑑別が難しい場合には，次の方法をまず用いてみるとよい。虚の疑いがあり補

法を用いたいのに決めがたい場合は，性質が清淡である消導の剤を数味用いて探るとよい。瀉法の1つである消法を用いて効がなければ，虚であることがわかる。また実の疑いがあり攻法を用いたいのに決めがたい場合は，性質が甘温である純補の剤を数味用いて探るとよい。補して滞りを感じる場合は，実邪があることがわかる。仮寒のものは少し温めると煩躁が現れるし，仮熱のものは少し冷やすと嘔悪が現れる。探って得られた変化から，このように虚実・寒熱を鑑別することができるのである。」と述べている。これは臨床に際して一定の参考価値がある。

## 2．生理病理は常を知り変を知れ

　臓腑弁証を行う場合は，第1として臓腑の生理，病理と関連させ，常を知りて変を知り，変に因りて常を知ることが重要である。たとえば，脾は燥を喜び湿を嫌い，胃は湿を喜び燥を嫌うとされている。臨床にあっては脾は湿困が多くみられ，胃は燥火が多くみられる。また肝は昇発しやすくて，陽亢の証が多くみられるのに対し，脾は昇提を喜び，脾の病では下陥が多くみられる。胃は和降を喜ぶが，胃の病では失和および上逆が現れる。こういった内容を把握しておくことが重要となる。

　次に第2として重点的に病理を分析することが重要である。たとえば，肺の病変による咳嗽を例にすると，風寒束肺では肺気不宣となり，邪熱乗肺では肺気不清となる。また風燥傷肺では肺気不利となり，痰濁阻肺では肺気不降となる。このように病理の違いにより出現する咳嗽の特徴も異なるのである。

　第3としては，各証の間の進展転化の関係に注意をはらう必要がある。たとえば肝火・肝陽・肝陰の3者の間の因果関係を例にすると，肝火が陰虚を引き起こし，陰虚が陽亢を引き起こした場合は，実火から虚火に転化したことになる。このように臓腑弁証と臓腑の生理とを相互に関連させながら，その機序を理解し，証候の進展を関連づけるという方法は，整体観念の一致性と弁証論治の臨機応変性を反映したものである。

## 3．対比しながら正確に運用すること

　治療前後の違いを対比しながら，病証の具体的な変化を観察することが重要である。このためには症状や所見の変化を観察するだけでなく，さらにそれらが性質・程度・数値上どのように変化したかに注意をはらう必要がある。病証の動態を判断することが，いっそう重要であるからである。

　痰の色，量，性状や喀痰の難易度・咳の音や回数・程度・大便の性状・小便の色などについては，毎日確認するべきである。患者の自覚症状については，その程度や性質上の変化を把握する必要がある。泄瀉，痢疾，淋病の患者の大便や小便の回数・浮腫・癃閉・遺尿の患者の1日の尿量や排尿回数といった計数など，計量できる症状や所見については，数量と病状との増減の関係を，正確に分析することが要求される。

　通常の治療を行ってあまり効果がなく治法を変えた病証に対しては，治法や治療穴を変えた後の反応を細やかに観察し，前の治法の結果と対比する必要がある。たとえば，真陽不足，

陽気不達による腰痛に温散寒湿の法を用いて無効であったものに，関元，命門（補）による補真陽壮命門の法を用いた後，病状の変化を細やかに観察し，病が減じていれば治療が適していたわけであるので，処方を変える必要はなく，続けて同じ治療を施すことができる。

### 4．うまく弁別・分析し，正しく論治する

うまく弁別・分析を行い，うまく「大実有羸状」「至虚有盛候」「真寒仮熱」「真熱仮寒」「温之不温，寒之不寒，虚不受補，実不受攻」および「独処蔵奸」といった証候を把握すべきである。さらに正しく弁証・立法・用穴（用薬）を行い，不適切な誤治や無効の病証がないように努めるべきである。また「熱因熱用」「寒因寒用」「塞因塞用」「通因通用」といった弁証治療法則を，うまく運用する必要がある。

### 5．体質をはっきり区別し，人に応じた施治を行う

邪気の侵入や伝変は，人によって異なることが多い。同一の病因や疾病でも患者の体質の強弱の違いによって，それぞれ異なった症状が出現するのである。たとえば，湿邪による病では，寒体質の人は湿が停滞して飲となるし，熱体質の人は熱作用によって痰となる。食積の場合も燥熱の体質の人は火化し，炉中の炭のようになるので，治療は清熱通下を主とすべきである。また寒湿の体質の人は寒化し，水中の氷のようになるので，治療は温運化滞を主とすべきである。寒湿が経脈を阻滞させると，陰寒の体質の人は関節部の冷痛が起こり寒湿痺証となるが，陽熱の体質の人は関節部に熱痛が起こり熱痺となる。もう1つ例をあげると婦人病では，多くの場合，少年期は腎の問題であり，中年期に肝の問題，老年期は脾の問題とされている。病証と体質との間に相互に矛盾が生じる場合があるが，このような場合は病証と体質を同時に考慮しながら，臨機応変に対処すべきである。

### 6．治療効果を判断し，教訓を吸収する

論治は多くの場合，「証」に着眼して行う。「証」と選穴処方に対しては，適時に治療効果の判断を行う必要がある。病証が明らかに段階性を呈している場合は，さらに段階ごとの治療効果に対して判定を行う必要がある。たとえば，外傷性の疾患で「破」「和」「補」といった3つの段階治療が必要な場合は，それぞれの段階における治療効果の判定を行わなければならないのである。

治療効果が悪い場合は，多くの原因が考えられる。主なものとしては，治療法則が不適切であったり，弁証に誤りがあった場合，治療のポイントが不的確，標本関係の処理が不適切といったものがあげられる。たとえば，養血疏肝をはかり標本同治が必要な閉経に対して，まず疏肝理気の法を用いて標を治したが本を治さなかったケース，陰虚風動に対して熄風と滋陰の重みづけをしなかったケース，持病があって外感を患っている患者に対して先に外邪の治療をしないで持病の治療をしたケース，虚の人が感冒を患っているのに扶正解表をはからないで発散だけを行ったケースなどがこれに該当する。このほかに，選穴や配穴が不適切であったり，補瀉法と補瀉の刺激量が不適切であった場合も，治療効果に影響が現れる。

治療効果が上がらない原因には，上記のようにさまざまなケースが考えられるので，その原因を追求し，正反の両サイドから教訓を吸収すべきである。

### 7．病状を細やかに観察し，適宜に処理する

病状の突然の変化が証の変化によるものなのか，新しい疾患を患ったせいなのか，邪が急に強くなったためなのか，正気が衰退したためなのかといったことを判断するためには，病状を細やかに観察しなければならない。そして入手している四診情報と総合的に関連させて判断し，適宜に弁証処理を行う必要がある。たとえば，温病気分証の高熱の患者の熱勢が急に弱まったとする。この場合は，これが邪熱消退によるものなのか，邪熱内閉によるものなのか，正気欲脱によるものなのかを識別し，適時に適切な治療を施さなければならない。

病状を細やかに観察するということは，どういうことかというと，1つは症状や所見に変化が現れているかどうか，変化が現れている場合はどのような変化なのか，いつ変化が現れたのかといったことを指している。2つは治療措置によって生じた作用が，治療目的を達成したものなのかどうかということを指している。たとえば，寒湿痺証の患者に対して局部取穴を用いて瀉法を施し，灸を併用したとする。これには温散寒湿の法を通じて，寒湿の除去，温陽開痺をはかろうという目的がある。治療後に患部の冷感はどうなっているか，痛みは緩解しているかどうか。関連する病機分析と病変の変化に関しての予測面において，どのような状況が現れているか。これらのことを考慮しながら，観察結果にもとづいて，1つ1つ処理することが必要とされるのである。

中国伝統医学の弁証論治という独特な方法は，さらに現代医学の技術と密接に関連させて応用すれば，治療効果の面においていっそうの向上をはかることができるであろう。このような形式で中医伝統医学でいう病証，および西洋医学による各種疾病（各種の理学検査上，陽性結果が現れていない疾病を含む）に対して治療を行うと，多くの場合良い効果を収めることができると考えられる。

弁証論治は，中国伝統医学の精髄であり，中医における診察から治療という全過程を導くものである。疾病の診察から治療までの過程が成功するか否かは，弁証論治の正確さが決定しているのである。また弁証論治という方法は，中医においては客観的な疾病に対する主観的認識であり，この客観的疾病に対する認識が正確であるかどうかは，主観面における判断が客観的病証の実際に符合しているかどうかによって決まるのである。主観面における弁証論治が，客観的病証の正確な認識に符合していることが要求される。弁証論治の正確な運用に対しては，主観面においてたえず医学的な素養を向上させることが要求される。また成功の経験，失敗の教訓という正反両面の内容をしっかりくみ取り，鍼灸学の学術内容を研鑽発展させれば，鍼灸事業の振興にとって大きな役割を果たすことであろう。

## 2 鍼灸臨証治要

鍼灸による疾病治療は，臓腑学説・経絡学説にもとづき，四診と理学検査という方法を運

用し，収集された関連病証の各種現象と兆候および客観的指標に対して，分析・総合・概括を加え，疾病の病因病機および病位の所在を明確にする必要がある。つまり病が臓にあるのか腑にあるのか，表にあるのか裏にあるのか，病の性質は寒なのか熱なのか，虚なのか実なのかといった内容を把握すれば，どの種の性質をもった病証なのかを，初歩的に診断することができるのである。この基礎のもとに治療法則や選穴処方を設定し，気機の調暢・経絡の疏通・気血の調理・気化機能の改善・扶正去邪などを通じて，陰陽の相対的なバランスを回復させ，臓腑経絡の機能を調和させることにより，疾病の予防と治療という目的を達成することができるのである。

### （1）弁病と弁証

臨床では臓腑経絡気血の病変によって出現する症状や兆候にもとづいて，弁病と弁証が行われている。病は変わらないが証はよく変化するので，弁病は弁証と関連させて行う必要がある。この弁病と弁証とは，治療面においては縦の役割と横の役割といった関係をもっている。前者には系統性，安定性があり，対処する法則があるのに対して，後者には柔軟性があり，段階性があるので，臨機応変に対処しなければならない。

「病」は，疾病変化の全過程を包括したものであり，臓腑経絡気血病変すべてに共通な過程を概括したものである。「弁病」にあたっては，「異中求同」の方法が運用される。表（おもて）から裏（うら）を推し量ったり，象を以て臓を推し量るという手段を使って，錯雑とした複雑な脈証を，ある1つの病に帰納するという方法をとるのである。

「証」は，たえず変化する疾病のある段階を指したものであり，人に応じて，時に応じて，地に応じて，治療に応じて異なった現れ方をするものである。「弁証」にあたっては，「同中求異」の方法が運用される。つまり人の内在条件の違い，感受した邪の程度の違い，治療の適不適によって，同じ病でも人によって，それぞれ異なった証が出現するのである。患者の関連する臨床所見を総合し，その性質を分析ならびに判断することによって，ある1つの証に帰納するという方法をとるのである。

「証」は，もとより病因病機，身体所見，症状といった内容を概括したものであるが，その核心は病機にある。つまり病位の表裏・病性の寒熱・邪正の虚実・陰陽の消長といったものが，その核心である。病機が同じでありさえすれば，たとえ病因が違っても証候が違っても，同一の「証」として確立するのである。

弁証の観点から病と証との関係をみる場合は，ある1つの病が数種類の異なる証を包括しているのをみるだけでなく，また異なった病でもその発展過程のなかでは，同一の証が出現することもみる必要がある。したがって臨床においては，弁証論治という原則を前提として，「同病異治」や「異病同治」といった方法を採用して処理しなければならないのである。

たとえば，不眠の病には心脾両虚・陰虚火旺・気血虧虚・心胆気虚・肝陽上亢・胃中不和といった証があり，それぞれ補益心脾・滋陰清火・気血双補・益気鎮驚・安神定志・清肝降火に佐として〔補助的に〕清心安神をはかる・調胃暢中といった法を用い，これにもとづく異なった配穴を用いて効果を収めることができる。これは「同病異治」の例である。

また別の例をあげると，間使，三陰交に鍼で瀉法を施して行気活血をはかると，腰痛・坐骨神経痛・胸痛・脇痛・全身痛・全身麻木〔しびれ〕・痛経といった病を治療することができる。これらは病種は異なるが，これらがすべて気滞血瘀という病機や証型のものであれば，同じ処方で治療することができるのである。これは「異病同治」の例である。

## （2）全体と局部

臨床に際しては，患者の全体と局部との弁証診療関係を重視しなければならない。全体を重視するだけでなく，局部も軽視してはならないのである。また局部から全体を弁じて局部のサイドから全体を治すだけでなく，また全体から局部を弁じて全体のサイドから局部を治すことが必要とされる。身体のある部位の症状は，多くの場合はある疾病全体の一部なのである。次に例をあげてみる。

### 1．頭痛

患部に取穴する局部治療の機会は少ない。これは局部から局部を弁じ，局部のサイドから局部を治療するというものである。一方，弁証取穴による全体治療の機会は，非常に多い。頭は諸陽の会といわれており，五臓の精華の血，六腑の清陽の気は，すべて上って頭にて会合しているのである。外感諸邪にしろ，内傷諸疾にしろ，すべて頭痛を引き起こす可能性がある。その病因が異なれば，それによって出現する脈証・病位・病機・痛みの特徴・随伴証候群も異なり，それぞれの証型も特異なものとなる。千差万別の内在要素があるということである。したがって孤立的に頭部という局部の痛みをみるのではなく，全体から局部を弁じ，全体のサイドからこの頭痛という局部の症状を治療しなければならないのである。

### 2．腰痛

腰痛の場合も，患部に取穴する局部治療の機会は少なく，弁証取穴による全体治療の機会が多い。腰部の痛みは，1つの症状である。寒湿痺阻・湿熱蘊鬱・腎精虧虚・腎陽不足・気滞血瘀など，これらはすべて腰痛を引き起こす可能性がある。その病因が異なれば，それによって出現する脈証・病機・痛みの特徴・随伴証候群も異なり，それぞれの証型も特異なものとなる。腰痛の場合も頭痛と同様，孤立的に腰部という局部の痛みをみるのではなく，全体から局部を弁じ，全体のサイドからこの腰痛という局部の症状を治療しなければならないのである。

## （3）邪と正

臨床に際しては，外因である「邪」を重視するとともに，それ以上に内因である「正」の作用を重視する必要がある。疾病の発生・進行・転帰・回復の過程は，正気と邪気という矛盾しあう双方の相互闘争の過程ということができる。邪が正に勝れば病は進行するし，正が邪に勝れば病は退くのである。したがって疾病を治療する場合は，正気を助けて邪気を除去し，邪正双方の力関係を正気に有利な方向に変え，治癒に有利な方向に転化させる必要があ

る。この扶正去邪も臨床治療を導く重要な法則の1つとされている。

　臨床に際して，この扶正去邪という法則を運用する場合には，細やかに邪正双方の相互の消長盛衰の状況を観察し分析することが要求される。邪正の闘争のなかにおける邪と正の強さの状況にもとづいて，治療の手順を決定するとよい。単純に扶正をはかり，正が勝れば邪が去るというケース，単純に去邪をはかり，邪が去れば正が回復するというケース，扶正と去邪を同時にはかり，去邪をはかっても正気を損傷せず，扶正をはかっても邪を留めないというケース，先に扶正をはかり，その後に去邪をはかるというケース，先に去邪をはかり，その後に扶正をはかるというケース，といったいろいろなケースが考えられる。

　一般的には，去邪をはかる場合は，邪実が主な問題となっていて正が虚していない病証に適応する。また扶正をはかる場合は，正虚が主な問題となっていて邪が盛んでないものに適応する。扶正去邪は正虚邪実の病証に適応するが，実際に運用する場合は，正虚が主となっているのか，邪実が主となっているのかを見分ける必要がある。例をあげてみよう。

　馬〇〇，男，13歳。日本脳炎を患っている。この20日来，意識がはっきりせず，たえず泣きわめいている。煩躁して手足をばたばたさせ，四肢はふるえている。顔面筋が痙攣し，手足がひきつることもある。上肢は屈曲状態にある。会話ができず，食欲はなく，また嚥下困難となっている。体はとても痩せている。舌苔は白厚，脈は細弦数であった。この症例は邪実が主な問題となっているので，合谷，太衝に瀉法を施し，清熱熄風鎮痙をはかった。10回の治療で治癒して退院した。

　許〇〇，男，4歳。日本脳炎を患っている。意識は昏迷状態になり，両目はぼんやりしている。手足が痙攣し，会話ができず，嚥下困難となっている。頸部が軟弱となり後屈状態（天柱骨倒）となっている。小便の色は清，大便は泥状である。飲食量は極めて少ない。四肢は厥冷している。体はとても痩せている。眠ると目が開いている。唇の色は淡で唇が魚の口のようになっている。泣いても涙が出ず，泣き声が弱い。左腕と左手指を動かすことができない。唇は乾燥しており，舌尖は淡白，舌中央部は灰黒色，脈は遅無力であった。病状は重篤な状態である。この症例は正虚が主な問題となっているので，関元，神闕に灸を1日2回施すこととした。これは温陽救逆・培元固本の法である。14日の治療で治癒して退院した。

　陳〇〇，男，44歳。熱哮を患い10余年になる。発作期には尺沢，豊隆，列缺に鍼で瀉法を施し，清熱化痰・宣肺平喘をはかった。発作が止まっている時には鍼で合谷に補法を施し，列缺，豊隆に瀉法を施し補肺益気・化痰平喘をはかった。平常時には鍼で合谷，陰陵泉に補法を施し，健脾益気固衛をはかり，根治させるべく治療を行った。この症例は3段階に分けて治療を行ったものである。開始時は去邪をはかり，中間時に攻補兼施により扶正去邪をはかり，最後に扶正をはかった症例である。

## （4）標と本，因と果

　臨床に際しては，「標と本」「因と果」の関係に注意をはらう必要がある。選穴した治療穴には，本を治すもの，標を治すものがある。本を治す治療穴と標を治す治療穴を同時に用いたり，あるいは交互に用いる場合を「標本兼顧」という。また選穴した治療穴には，因を

治すもの，果を治すものがある。この因を治す治療穴と果を治す治療穴を同時に併用する場合を「因果併治」という。例をあげてみよう。

### 1．気血虧虚（本虚）によって起こる坐骨神経痛（標実）

合谷，三陰交に鍼で補法を施して補益気血をはかり，その本を治すこととする。また環跳，委中，陽陵泉などの患部の治療穴に鍼で瀉法を施して通経活絡をはかり，その標を治すこととする。これは「標本兼顧」の例である。

### 2．肝気犯胃による胃痛

この場合の病因は肝気横逆である。その結果，胃痛が起こったものである。太衝，間使に鍼で瀉法を施して疏肝理気をはかり，その因を治すこととする。また中脘，上脘に鍼で瀉法を施して和胃止痛をはかり，その果を治すこととする。これは「因果併治」の例である。

## （5）現象と本質

疾病の臨床「現象」は，多くの場合，その「本質」と一致している。ただし少数の患者ではあるが，現象と本質とが符合せず，仮象が本質を覆い隠す場合がある。こういったケースでは誤診や誤治を引き起こしやすい。これは病状が重篤な場合とか，長期治療にもかかわらず効果がない患者にみられることが多い。「粗を去って精を取り，偽を去って真を残す。此から彼に及び，表から裏に及ぶ（いろいろな可能性を考慮すること）。」といった観点から，疾病の本質を認識しなければならない。現象を通してその本質をしっかりみれば，仮象に惑わされることはない。例をあげてみよう。

2年余り慢性結膜炎を患い，長期治療によっても治癒していない患者である。胃脘部の冷痛・腹脹・食少が起こるようになり，大便は泥状で排便回数が多くなり，脈が沈遅といった一連の脾胃虚寒証候が出現している。前の担当医の処方をみると，火盛と判断して治療していた。これは眼病という表面だけの現象をみて，長期にわたって寒涼の性質をもつ薬品を投与したために，寒滞中焦・真火不昇・浮火不降・虚火上炎となってしまった症例である。温中散寒・温運中陽の法に改め，中脘，上脘に灸による瀉法を施し，神闕に灸を施すこととした。5回の鍼灸治療により，脾胃虚寒証候が治癒しただけでなく，眼病もこれとともに治癒した。

10年以上にわたり腰部の冷痛を患っており，4年来さらに両下肢の冷痛が出現するようになった患者である。病は寒邪を感受して発症したものであり，雨天や寒さによって症状が増悪する。毎年夏季になって汗をかいて下着が湿っても症状は増悪する。血沈はやや速いほうである。以前にリウマチということで治療を受けたが，効果はなかった。これは仮象が本質を覆い隠している症例である。その本質は，真陽不足・陽気不布にある。そのために腰および両下肢の冷痛が起こり，雨天や寒冷刺激によって増悪し，寒がり・四肢の冷え・尿意急迫・頻尿・排尿無力・身体のだるさ，無力感・めまい・息切れといった症状や，時々ではあるが飲食が減り，腹脹，胸やけといった症状が起こるのである。顔色は蒼白，脈は沈細無力であ

った。温補真陽の法を用いることとし，関元，命門に鍼で補法を施し，4回の治療で治癒させることができた。

## （6）内因と外因

　内因は根拠となるものであり，外因は条件となるものである。そして外因は内因を通じて，その作用が現れるようになっている。鍼灸は一種の外からの刺激による治療法であり，与えた刺激が体の自然治癒能力に働きかけ，体内の臓腑・陰陽・気血の調和修復を達成させるという治療法である。鍼灸治療は外因として考えることができ，体の病理状態を変化させる条件として位置づけることができる。また体の病理状態の変化，臓腑陰陽気血の調和修復は，内因としてとらえることができる。内因がもちろん本となる。ただし外因という条件の適宜，不適宜は，直接内因の変化の転帰に関係している。鍼灸における臨床を例にすると，治療穴への鍼灸施術は外因であり，これには治療穴の正しい選択・配穴・補瀉法の決定および運用といった内容が含まれる。体の病理状態は内因であり，これには体の局部の病理状態の変化と体全体の病理状態の変化という2つの内容が含まれている。外因の選択が内因の変化に合致してはじめて，疾病を治癒させることができるのである。例をあげてみよう。

### 1．肢体の痛みを例とする

　肢体の痛みを引き起こす病理類型は，数多くある。肢体局部の内在因子によって起こるものがあり，全身の内在因子によって起こるものもある。臨床時には，前者に対しては患部の局部経穴を選穴し，必要に応じて補法または瀉法を施して，局部の陰陽気血を調整するとよい。また後者に対しては臓腑陰陽気血を調和させ，体の内在因子によって病理転化を発生させる治療穴を選穴しなければならない。たとえば，気血双虧に対しては補益気血をはからなければならず，合谷，三陰交に鍼で補法を施せばよい。また気滞血瘀に対しては行気活血をはからなければならず，この場合は間使，三陰交といった治療穴に鍼で瀉法を施すとよい。

### 2．湿熱痺証を例とする

　湿熱痺証に出現する関節部の発熱，腫痛・屈伸困難・拒按といった証候は，内在している湿熱熾盛の状態が体表関節部に反映したものである。このような場合には，さらに口渇・口渇はあるが飲みたくない・胃のつかえ・食欲不振・尿黄・大便秘結または泥状便・舌苔白膩または黄膩・脈滑数または濡数といった湿熱熾盛による症状を伴うことが多い。この場合，全体的にみないで孤立させて関節部の局部の病変だけをみて，患部取穴による局所治療を採用したとすれば，なかなか良い効果を収めることはできない。全体治療として弁証取穴により清利湿熱の法を採用し，曲池（または合谷），陰陵泉，足三里に鍼で瀉法を施すと，関節の腫痛が治癒するだけでなく，随伴するその他の証候も治癒させることができる。

### 3．妊婦禁鍼の例

　体質が虚弱である妊婦，あるいは流産しやすい妊婦は，刺鍼による刺激によってではなく，

精神的な刺激や異臭・過労・打撲や捻挫によって流産を引き起こしやすい。良い体質の妊婦，あるいは流産しにくい妊婦は，堕胎薬を内服したり敏感な経穴に刺鍼したり，妊婦禁鍼穴に刺鍼しても流産はしないのである。合谷や三陰交といった妊婦禁鍼穴に刺鍼して流産するのは，もともと流産しやすいといった妊婦患者についていったものである。妊婦のもっている内在的な体質が内因の根拠とされるものであり，経穴への刺鍼は外在的な条件ということになる。外因は内因を通じてその作用が現れることから考えると，内因が主たる要素となり，妊婦の内因である体質の強弱が，決定的な作用をもっているのである。私の経験では，体質の良好な妊婦患者に対しては，妊婦禁鍼穴を禁忌としていないが，今までで流産などの弊害が出現したことはない。

## （7）審時と度勢　（時と勢を判断する）

　臨床に際しては，審時と度勢に注意を払わなければならない。前者には発病する季節，時間（昼・夜・正午・月経前後・入睡前後など），変証が出現する時間の長短といった内容が含まれる。また後者には患者の体質・心理状態・居住地の所在・社会環境・病位・病変の偏盛偏衰や偏寒偏熱・転帰といった内容が含まれる。これらの内容は論治する場合に，大きな助けとなる内容である。例をあげてみよう。

1．患者は歳は壮年，前額部に熱痛を訴え，熱痛が正午に増強したり，熱刺激によって増強する。口渇がある。脈は数であった。これは胃熱熾盛によるものであり，胃熱が循経上擾することによって起こった陽明頭痛と判断することができる。

2．患者は家事のことでよくいらいらしていた。月経の経期の始まり時に怒ったことにより気滞血瘀による痛経が起こるようになった。鍼治療を施す時間は，毎回月経が発来する7日前とし，月経発来までに2回の治療を行うこととした。1～2経期の間に治癒させることができた。

3．間日瘧を患っている。毎日午後5時に症状が出現する。鍼治療の時間を症状が現れる1～2時間前とすることによって，効果を収めることができた。

4．脾胃虚弱，化源不足による閉経の患者がいたとする。このような場合は，まず脾胃虚弱の鍼治療を行い，脾胃虚弱が治癒し化源が充実するのを待って，次に佐として活血通経の法を施すことにより治癒させることができる。あるいは健補脾胃の法の治療回数を活血化瘀通経の法の3～4倍とし，この2つの方法を交互に用いてもよい。あるいは月経期の間は健補脾胃の法を用いて気血の生化を助け，月経期の前に活血通経の法を用いて通経を助けることによって治癒させることもできる。患者の具体的な状況にもとづいて上記の3つの方法から選択するとよい。この3つの方法は，ともに「補中寓通」（補を中心とした治療の中に通の要素を添えること）という治療法則によるものである。

5．肝鬱気滞の証候だけでなく，気血虧虚の証候もある場合は，先に肝鬱気滞を治療し，肝鬱気滞が治癒するのを待って，気血虧虚の治療を行うとよい。あるいは2つの証候の治療を交互に行うと，治療が相互に影響することなく効果を収めることができる。

## （8）補瀉法と補瀉量

　補瀉の手技を施す際には，補瀉の方法と補瀉の刺激量をしっかり把握しておく必要がある。補法と瀉法をうまく把握しているかどうかが，治療効果の良し悪しを決定するからである。『霊枢』邪気蔵府病形篇に「補瀉反すれば則ち病益ます篤からん」とあるが，これはまったく確かなことである。

　体の病理変化はとても複雑であるため，補瀉の間の関係もまた複雑となっている。同一の経穴への補瀉の違いにより，同一の臓器の相反する病証を治癒させることができる。たとえば，熱結腸腑による便秘と大腸不固による下痢に対しては，天枢に刺鍼するが，前者には瀉法を施し，後者には補法を施す。

　また同一の経穴に同じ補法を施すことによって，同一臓器の相反する病証（病機が同一である病証）を治癒させることもできる。たとえば，中極に鍼で補法を施すと，膀胱失約による遺尿と膀胱気化失調による癃閉を治癒させることができる。補瀉法と補瀉量は，病証の治療の必要性と経穴のもつ効能の特異性により決まり，純補・純瀉・先瀉後補・先少瀉後多補・先補後瀉・先少補後多瀉・補が適宜で瀉が不適宜・瀉が適宜で補が不適宜などさまざまな応用がある。例をあげてみよう。

### １．選穴処方によって達成させたい目的にもとづき補瀉法を決める場合

　たとえば，胃痛が虚中（脾虚）挟実による場合は，先に合谷，足三里に補法を施して益気健中をはかり，抜鍼後に中脘，上脘に瀉法を施して和胃暢中をはかるとよい。脾胃虚弱型の下痢には足三里，胃兪に補法を施して健脾止瀉をはかるが，強く補しすぎて滞りが生じるのがいやな場合は，間使への瀉法を加えるか，あるいは足三里への手技を先少瀉後多補の法に変えるかすればよい。

### ２．用いる経穴の効能にもとづき補瀉法を決める場合

　滋補肝腎の効能がある経穴を用いる場合には補法を用い，鎮肝熄風の効能がある経穴を用いる場合には瀉法を用いる。大補元気の効能がある経穴を用いる場合は，補法が適宜で瀉法は不適宜である。開竅啓閉の効能がある経穴を用いる場合は，瀉法が適宜で補法は不適宜である。滋補腎陰の効能がある復溜には，補はあるが瀉はない。理気の効能がある間使には，瀉はあるが補はない。竜胆瀉肝湯証には陰陵泉，太衝，丘墟を用い，瀉法を施す。参苓白朮散証には足三里，陰陵泉を取り，先少瀉後多補の法を用いる。

### ３．用いる経穴の部位と効能にもとづき補瀉量を決める場合

　一般的には，患部取穴への捻瀉または捻補の刺激量は少ないほうがよい。循経取穴への捻瀉または捻補の刺激量は多いほうがよい。弁証取穴への捻瀉，捻補の刺激量は多いほうがよい。補瀉量の対比においては，補法の場合は捻補の時間が長く，瀉法の場合は捻瀉の時間が短いほうがよい。これは中薬と同様であり，瀉下の品は作用が強いので，その量は少ないほうがよく，補益の品は作用が緩慢であるので，その量は多いほうがよいのである。

## 4．病，病位と虚実の程度にもとづいて補瀉量を決める場合

　補瀉の刺激量の多少は，病・病位・病証の虚実の程度によって決定される。強すぎても弱すぎても治療効果に悪く影響する。たとえば，脾胃虚弱による腹脹，下痢を訴える患者に，合谷，足三里，陰陵泉に鍼で補法を施して益気健脾養胃をはかり，2回の鍼治療後には腹脹と下痢は著しく軽減した。3回目の鍼治療の時に，捻補を施す時間が長かったために，腹脹は減じるどころか，かえって増強し，下痢は便秘に転じてしまった。これは補法をやりすぎたせいである。

　灸の施灸量や瀉血療法の出血量は，病証や患者の体質によってもそれぞれ異なる。

## （9）選穴は厳選し的を射ること

　治療において選穴は厳選かつ的を射ることが重要である。これは少ない選穴で，いかに高い効果をあげるかということである。鍼灸治療で効果を収めるポイントは，取穴の多少ではなく，いかに弁証が正確であるか，いかに論治が適切であるか，いかに選穴が的を射ているかにあるのである。取穴を「少にして精」にすることは，患者の鍼と灸による苦痛を減少させるだけでなく，処方の効力を大きくさせることが実践で証明されている。鍼灸処方の構成は，実際上は弁証立法をベースにして，病状のニーズにあわせ，治則にもとづいて適切な治療穴を選穴し，さらに必要に応じた補瀉法と補瀉の刺激量を決定し，疾病を治療することにある。「病に増減あり，穴に抽添あり，方は証の移に随い，効は穴に従い転ず」といわれているが，1穴の違いによって治療効果がまったく違うことはよくみうけられることである。

　一部の慢性病証に対しては，効をあせってはならず，1回の治療であまりに多くの治療穴を取ってはならない。選穴で的を射，一定の日数治療を行って治療効果を蓄積させることが重要であり，体の抵抗力の回復を促進し，予期した効果を収められるようにしなければならない。

　個別の患者ではあるが，知り合いの配慮でいろいろな薬を手に入れて服用したり，いろいろな医者を紹介されて受診し，あげくのはてに病状が悪化するというケースがある。1例をあげると，気滞血瘀型の腰痛患者がいた。もともと数回の鍼治療で治癒したはずだったが，鍼治療の期間中に腰痛にいいといわれる湿布薬をもらって貼ったり，知人から腰痛の特効薬をもらってやたらに服用したり，秘方だといわれて服用していたら，腰痛が治癒しないばかりか，不眠が再発したり，胃の病まで患うようになってしまった。この胃の病は薬物の乱用によるものであり，服用を止めれば次第に良くなるのに，次から次へと知人が薬を紹介したり，いろいろな医者を紹介され，断るに断れなかったため，腰痛と胃の病がついに治らず，患者自身がかなり悩んでしまっていた。最後に私が治療を担当することになり，他の薬の服薬を止めさせ，間使と三陰交に鍼で瀉法を施すだけで，10数回の治療で治癒させることができた。

## 3 証候群は弁証論治の根拠となるものである

### (1) 証と証候群，主症と証候群

#### 1．証と証候群

「証候群」とは，ある疾病のある病程において出現する一連の特定の症状をいう。これは一定の病因・病機・病性・病位および舌象や脈象を反映しており，弁証論治の客観傍証としてとらえることができる。

「証」とは，単一の症状ではなく，特定の1グループの証候群のことである。弁証論治の思惟過程においては，患者の主訴，関連する証候群にもとづいて，何の病，何の証という具合に判断を下し，どの治則とどの治療方法を用いるかを判断するのである。たとえば，太陽傷寒の麻黄湯証を例にすると，「頭痛，身体痛，悪寒，発熱，無汗，喘，舌苔薄白，脈浮緊」という証候が主な現れであり，治法は発汗解表・宣肺平喘となり，麻黄湯を投与してこれを治すとよい。もう1つ補中益気湯証を例にあげる。患者の主症が，胃下垂または子宮脱だとする。随伴する息切れ・懶言・疲労感・体の無力感・顔色㿠白・泥状便・飲食無味または飲食減少・舌質淡・舌苔白または舌質淡嫩・脈虚または虚大といった証候群と関連させて考えると，補中益気湯証と判断することができる。合谷，足三里，百会に鍼で補法を施し，補中益気・昇陽挙陥をはかるとよい。

#### 2．主症と証候群

「主症」とは，患者の主観的な感覚である。主症は疾病の本質の1つであり，病状のポイントが存在しているといわれているが，ただ主症に依拠して弁証論治の唯一の根拠とすることはできない。必ず一連の証候群と関連させ，総合的に分析することによってのみ，弁証論治ができるのである。1つの主症は多種の疾病のなかでみられ，1つの疾病に多くの主症がみられる場合もある。また病程の異なる段階で，主症はさらに変化する場合もある。「証候群」は四診によって得られた客観的な資料である。疾病本質と関連する重要な臨床所見であったり，寒熱・虚実・真仮を鑑別する材料であり，また誤診や誤治を防止する最も重要な検査官の役割を果たすものである。このように証候群は弁証論治にとって信頼できる根拠となるのである。主症を中心にして証候群を根拠とすることによって，全面的な分析を行うことができ，弁証を行って分型論治を行うことができるのである。

たとえば，脾不統血による崩漏・腎不納気による喘証・肝風内動による痙攣といったものには，それぞれ脾不統血・腎不納気・肝風内動の病理証候群を伴うので，必然的に証または証型が確定でき論治することができる。

別の例として口乾・口渇を主訴とする患者がいたとする。ただし水を飲みたがらず，あるいは飲んでもごく少量であったり，渇いているのに熱飲を喜ぶといったような場合は，この口乾と口渇は仮象と判断することができる。腹脹を主訴とする患者で，喜按であれば虚と判

断し，拒按であれば実と判断することができる。非常に寒がっている患者なのに，かえって厚着をしたがらないもの，あるいは非常に熱がっているのに，かえって厚着をしたり火に近づいて暖をとっているもの，これらはともに真寒真熱の仮象である。こういった内容は臨床所見にもとづいて判断すれば，誤診や誤治を防止する有力な根拠となるのである。

同一証型についていうと，病証が異なればその主症と兼症もある程度異なる。この病のなかで主症であったものが，ほかの病のなかでは兼症となることがある。腎陽虚衰型を例にすると，証には陽痿・腰痛・頻尿または失禁・あるいは小便不利・足膝無力・さむがり・四肢の冷え・顔色㿠白・舌質淡・舌苔白・脈沈細または沈弱などがみられる。陽痿病が主症である場合は，腰痛・小便不利または失禁は兼症になり，足膝無力・さむがり・四肢の冷え・顔色㿠白・舌質淡・舌苔白・脈沈細などは陽痿病の随伴証候群となる。また腰痛病が主症である場合は，陽痿・小便不利または失禁が兼症となり，足膝無力・さむがり・四肢の冷え・上記の顔色や舌脈所見の変化は，腰痛病の随伴証候群となる。遺尿病が主症である場合は，陽痿・腰痛は兼症となり，足膝無力・さむがり・四肢の冷え・上記の顔色や舌脈所見の変化は，遺尿病の随伴証候群となるのである。

さらに同一の症状が，ある病機または証型のなかでは主症となるが，別の病機または証型のなかでは兼症となることがある。たとえば，下肢の浮腫・帯下は白帯で希薄という症状は，脾胃虚弱という病機または証型のなかでは兼症になるが，脾虚湿困という病機または証型のなかでは主症となる。

病理証候群を弁証論治の根拠とするためには，四診において充分に症状・所見の情報を収集する必要がある。それにより誤診誤治のない弁証治療を行うことができ，有効な処方構成が可能となるのである。これは弁証分型に関連するだけでなく，さらに病状の転帰や治則の確定，鍼灸処方の選穴や随証加減などにも深く関わってくるからである。

## （2）弁証論治は証候群に依拠する必要がある

### 1．証候群に依拠しない弊害

主症はあるが随伴する証候群がなくて対症治療とする病証は，鍼灸治療の現場ではさほどめずらしくない。本篇で提示しておきたいのは次の点である。つまり証候群に依拠して弁証論治を行い全体治療をしなければならない病証に対して，四診によって得られた証候群を弁証論治の根拠とせず，ただ対症治療を行った場合の弊害についてである。

病理証候群は多ければ多いほど複雑となるが，弁証論治にとってはより信頼度の高い根拠を提供しているのである。弁証論治を重視すればするほど，証候群はますます重要となり，治療効果もより著しいものとなるのである。

ここで例をあげておく。ある患者であるが，8カ月前にひどく疲れて湿地で眠った後に，両側の股関節部，大腿部，膝および腓腹筋部にだるさと痛みが起こるようになってしまった。痛点はともに骨に近い部位にあり，休息を取ると増強し，一見すると実証にみえる。ただし腰のだるさ・息切れ・めまい・疲労感・無力感といった症状を伴っており，両下肢は歩行無

力であり，長く立っている力がなく，動作もにぶく，脈は沈弱であるといった点から判断すると，虚証と考えられる。リウマチとして治療を受けたが効果はなかった。また鍼灸による対症治療も受けたが，やはり効果はなかった。その後，随伴している証候群と関連させて弁証を行い，腎精虧虚証と判断し，補益腎精・補益骨髄の法を用いることとした。懸鐘，復溜，太谿に鍼で補法を施す治療により，6回の治療で治癒させることができた。

　さらに1例あげておく。腰や左下肢に激痛を訴える女性の患者である。空腹時や少し長く立っていると，耐え難い激痛が起こる。また雨天時や寒冷刺激を受けると，左股関節部に冷痛が起こる。以前にあるところで痺証として鍼治療を受けた。局所取穴，鍼治療後に抜罐といった治療を受け，また左の環跳穴に鍼で瀉法を施し，さらに灸頭鍼を施すという治療を受けた。5回の治療で痛みはかえって増強してしまった。患肢はだるくて無力となり，空痛が起こることもあるという。このような状態で私の科を受診することとなった。病状を詳しく確認すると次のようであった。左の股関節部の冷痛が起こるようになって3年余りが経過している。2カ月前の出産時にかなり出血をしたという。産後あまり休息をとれず，栄養状態もあまり良くなかった。こういった背景のもとで腰および左下肢に激痛が起こるようになったという。ただしこれといった痛点はなかった。脈は沈濇であり，さらに息切れ・自汗・めまい・心悸・四肢倦怠といった症状や，夜半に目が覚めると全身のだるさ・痛みを感じ，疲労感もいっそう強く感じるといった症状を伴っている。気血虧虚・筋脈失養による肢体疼痛として治療を行うこととした。弁証取穴による全体治療として，合谷，三陰交に鍼で補法を施し，補益気血をはかることとした。10回の鍼治療により痛みが治癒しただけでなく，随伴していた証候群も同時に治癒した。本症例の肢体疼痛は虚によるものであった。空腹時や長時間立っていた時に左下肢に激痛が起こるのは，気虚血滞によるものである。これといった痛点がみあたらないのは，虚証に多くみうけられる。夜半の目覚めた後に起こる身体痛や疲労感は，気血虧虚によるものである。また息切れ・自汗・めまい・心悸・四肢倦怠および脈象の沈濇なども，すべて気血虧虚によるものである。証候群は気血虧虚によるものであり，これに準じて治療を行い，効を収めることができたのである。前の担当医は，先に起こっていた左股関節部の痺痛と，後で産後に起こった腰および左下肢痛を混同させ，痺証にこだわって虚を実として治療したために，病は治るどころかえって増悪してしまったのである。

## 2．証候群を軽視する弊害

　病状を確認してカルテに記入する際，最も苦痛と感じている症状だけを訴え，他の随伴している症状を訴える重要性を知らない患者に遭遇することがある。また医師のサイドからいうと，こういった随伴症状の収集を省略してしまう場合もある。これでは証候群に依拠して弁証論治を行うことができなくなる。とりわけ最も主たる傍証が軽視された場合は，正確な弁証と適切な論治が行えなくなってしまう。

　例をあげてみる。長期にわたって帯下の病を患っている患者が，精血虧虚・筋脈失養による腰痛を患っていたとする。患者が腰痛の病状だけを訴え，帯下という腰痛の「因」となる病証，1つの傍証を訴えなかったとする。あるいは遺精を長期にわたって患っていた患者が，

精血虧虚による陽痿を患ったとする。患者は陽痿の病状だけを訴え，遺精という陽痿の「因」となる病証を訴えず，また医者も傍証の確認を怠ったとする。これらの場合，原発となる病を治療しなければ，満足のいく治療効果を出すことはできないのである。上述した原因にもとづき，医者は細やかに病状と随伴する証候群とを確認し，この随伴する証候群と関連させて弁証論治を行うことが，非常に重要なのである。

　不眠という病証を例にして述べると，不眠は1つの治則や単独に安眠穴を使うといった方法では，すべての不眠の証型を治すことは不可能である。それぞれのケースにもとづいて滋陰清火・交通心腎・清熱化痰・和胃安神・補益心脾・養血安神・疏肝瀉熱に安神を加える，益気鎮驚，安神定志・補益気血による安神といった法則を用いれば，良い効果を収めることができるのである。前者の方法は単純に安眠をはかるというものであり，証候群に依拠した全体治療ではなく，後者の方法は証候群にもとづいた分型治療，弁証取穴であるため，治療効果には自然に差が出るのである。

　もう1つ例をあげておく。鍼灸で急性腸閉塞の治療を行う場合，通常は次のような取穴配穴がなされる。常用穴には天枢，関元，下巨虚，上巨虚がある。また予備穴として腹痛には中脘，合谷，大腸兪，次髎，脾兪を選穴して加える。嘔吐には足三里，内関を加える。便秘には大腸兪を加える……といった具合になっている。本来は大腸の募穴，小腸の募穴，大腸の下合穴，小腸の下合穴の4穴を配穴すれば，通腸開結・消導積滞の作用があり，嘔吐や腹痛，便秘といった症状は，この4穴による治療で自然に治るものであり，あえて予備穴として加える必要はないのである。ただし服薬による嘔吐を抑制するために，内関を用いるのは例外とする。本病の主な問題は，腸における内容物の通過障害であり，腸の気機不通による痛み・気滞による腹脹・気逆による嘔吐・大腸閉結による便秘が主な症状として現れる。この4大症状が改善するかどうかは，嘔吐・腹痛・排気・排便の状況がどうなっているかを主としてみる必要がある。これら一連の病理証候群を分けてみてはならないのである。先ほど紹介した通常の取穴配穴とされている方法は，弁証論治の法則に背いているだけでなく，取穴の目的も明確ではなく，病機を理解していない具体的な表れである。

　証候群とは，臓腑・経絡・気血の病変を反映している症状と身体所見のことである。証型が異なれば，その反映である証候群も異なるのである。異なる証型によって現れる異なった証候群に対して，鍼灸が効果があるのは，鍼灸に補気・養血・生血・化気行水・温陽固脱・補中益気・宣肺化痰・健脾・補腎・滋陰といった効果があるからなのである。これらの効果は，それぞれ異なる臓腑経絡の経穴の特徴をうまく使って，臓腑の調整，経絡の生理機能の調整を通じて実現されるのである。

　臓腑経絡の気化作用というのは，物質とエネルギーの代謝過程に現れる。鍼灸治療は臓腑経絡の気化作用の改善を通じて，摂取した栄養物質が体内で正常に消化・吸収・輸送・同化・異化および廃物の排泄を行わせるのである。臨床にあたっては，気化異常によって発生する病理証候群に対して，これを弁証論治の根拠としながら，全体治療，弁証取穴を採用することによって，はじめて良い治療効果を収めることが可能となるのである。

　張景岳は『景岳全書』論治篇において王応震の詩を引いて，「痰，血，無汗，発熱，気喘，

遺精といった病に対して，治痰，治血，発汗，攻熱，耗気，濇精といった法を用いなくても，これを治せる」と述べている。これは一般的な通常の法にとらわれるのではなく，それぞれ異なる病機によって発生するのであるから，四診から得られた証候群のなかから，しっかりと病機の所在を明らかにし，その後に弁証論治を行う必要性を強調したものである。

　医の難は，弁治に難があり，弁治の難は，弁証に難がある。そして弁証の難は，証を識り型を分けるに難がある。細やかに診察を行い，証候群にもとづいて弁証を行うならば，どこにもその難はなく，またその論治についても，どこにもその難はないのである。まさに「本を治したいと思い欲するならば，必ず先に本に求めるべし」なのである。

## 4　鍼灸の処方構成，選穴について

　鍼灸治療は経穴に刺鍼したり灸を施すことによって治療が行われる。経穴にはそれぞれの特徴があり，処方は配穴にその妙がある。選穴とは，経穴の効能にもとづき，ある病に対して治療作用のある経穴を選ぶことをいう。また処方構成とは，治療法則にもとづき，2つ以上の経穴を配穴し，共同して治療作用が発揮されるように処方を作ることをいう。複雑な病証の場合は，その経穴の主治作用にもとづき，さらに君臣佐使といった役割分担をさせることによって処方を構成する場合もある。

　鍼灸における処方構成と選穴は，中医基礎理論と弁証論治の原則にのっとって，さらに経穴の効能や特徴を関連させながら行われる。治療効果の良し悪しと処方構成・選穴の正確さとの間には，密接な関係がある。また処方構成を行うには，弁証論治と経穴の効能に対する認識の正確さ，さらに治療法則に対する認識の深さが要求される。理にもとづき法にもとづいて，精錬された用穴，厳選された処方構成を行い，満足いく治療効果を収めるためには，処方構成および選穴の面において，以下の点が要求される。

### （1）処方構成は，理法を根拠とすべきである。

　処方構成・選穴は理法にもとづいて行われる。つまり弁証論治により決まるものである。「方は法より出で，法は証に随いて出る」のである。理が明確であれば法は自然に立ち，方は法にもとづいて構成される。理法方穴ということからいうと，理を説き，法を立て，方を議り，穴を選ぶということになる。また弁証論治の立場からいうと，証を弁じるは因に求め，因を審らかにして治を論じ，法に依りて方を議り，方に拠りて穴を選ぶということになる。1つの処方をみて処方が証と符合しているかどうか，配穴が厳密かつ合理的であるかどうか，使用する補瀉法や施灸，瀉血などの方法が妥当であるかどうかをみることによって，医者の理論水準と臨床経験を測ることができる。

　『内経』は治法を論じて，病因の治療については「寒なる者はこれを熱し，熱なる者はこれを寒す，盛んなる者はこれを瀉し，虚なる者はこれを補い，菀陳なれば則ちこれを除く」としている。病位の治療については「その高き者は，因りてこれを越す，その下き者は，引きてこれを竭す，中満する者は，これを内に瀉す」としている。また症状の治療については

「虚するは則ちこれを補い，満するは則ちこれを瀉し，散ずるは則ちこれを収め，驚くは則ちこれを平にし，急なる者はこれを緩め，陥下するは則ちこれに灸す」としている。重要な点は，症状を治療する場合，病因病位から離れて行うことができないという点にある。それは病因，病位は本であり，症状は標であるからである。つまり「病を治すは，必ず本に求めるべし」ということなのである。主証を重視して病因病機を軽視するということは，本末転倒もいいところであり，主証を重視して病因病機を軽視すると，弁証論治から脱線することになる。鍼灸の処方構成・選穴は，もちろん本のサイドからの治療である。某穴で某病を治すとか，某病には某穴を取るといったように治療を限定することはできないのである。

処方構成は，病の病因病機のサイドから対証選穴を行わなければならない。選穴する場合は，病因・病位（あるいは果）・症状という3つの方面から考慮すべきである。病因は発病の根源であり，病位は病の所在（ここでいう果とは病因によって引き起こされた結果を指す）であり，症状は臨床上の現れである。この3者はともに選穴の対象となるものである。証は病状の具体的な現れであるので，臨床上は証を根拠として論治を行うことになる。どの証型かにより，どの治則を応用するか，どの経穴を選穴するか，これには一定の法則がある。たとえば証が心腎不交に属している場合は，治療は交通心腎をはかることになり，鍼による神門への瀉法，復溜への補法により効を収めることができる。また大承気湯証の場合は，鍼による中脘，天枢，足三里への瀉法により，攻下腑実をはかるといった法則がある。

## （2）処方構成は，治療法則を前提とすべきである。

治則は整体観と弁証論治という観点にもとづいて制定されるものであり，臨床における立法・処方構成・選穴にとっては，普遍的な指導意義をもっている。鍼灸における処方構成は治法を体現させ完成させる主な手段として位置づけることができる。治則を把握するだけでなく，この治療法則を前提とすることによって，はじめて思い通りに臨床を行うことができるのである。

よく知られている治療法則には，虚証はこれを補う・実証はこれを瀉す・脾虚は健脾・腎虚は補腎・肝鬱は疏肝をはかるといったものや，鎮肝熄風・交通心腎・補益心脾・気血双補・行気活血といったものがある。これらを知っているだけでは，まだ治療効果を向上させるという目的を達成することはできない。さらに以下の内容について深く知っておく必要がある。たとえば，「補脾は補腎に及ばず，補腎は補脾に及ばない」「土旺じれば則ち金を生じる，保脾に固執してはならない」「水旺じれば則ち火熄える，清心に汲々としてはならない」「補脾は肺を碍げてはならず，滋腎は脾を妨げてはならない」「これを温めて温まらないのは無火であり，これを寒して寒えないのは無水である」「火の源を益し以て陰翳を消す」「有形の血は速やかには生じることはできない，無形の気は急いで固めるべきである」「有形の血は自ずと生じることはできない，無形の気より生じる」「陰は急いで復しがたい，陽は速やかに固めるべきである」「その不足を培うに，その有余（腎を指す）を伐してはならない」「先に喘し後に脹するは肺に在いて治す，先に脹し後に喘する者は脾に在いて治す」「痰を治すのに脾胃を治さないのは，その治にはならない」「瀉を治すのに小便を利さない

のは，その治にならない」，『霊枢』病本篇の「先ず病みて後に中満する者は，その標を治す。先ず病みて後に泄す者は，その本を治す。……病発して余りあるは，本よりしてこれを標とし，先ずその本を治し，後にその標を治す。病発して足らざるは，標よりしてこれを本とし，先ずその標を治し，後にその本を治す。謹みて詳らかに間甚を察し，意を以てこれを調う。間なる者は并びに行い，甚だしきは独り行うと為す。先ず小大便利せずして後に他の病を生ずる者は，その本を治すなり」，『素問』至眞要大論の「諸もろのこれを寒すれども熱する者は，これを陰に取る。これを熱すれども寒する者は，これを陽に取る」といった説に対して，深く知っておく必要があるのである。さもなければ具体的な治療を組み立てる時に，証候が複雑であるために手の下しようがなくなったり，治法が多くないために適切な経穴の配穴治療ができなかったり，処方構成が不適切となったりすることになる。

　正しく治療法則を用いるためには，さらに病因病機を正確に認識し証型を判断する必要がある。そして経穴の効能を熟知することによって，的を射た処方構成・選穴ができるようになり，治療効果を向上させることができるのである。

　例として坐骨神経痛の処方例をあげてみよう。一般的には次のように紹介されている。常用穴は腎兪，白環兪，環跳，承扶，殷門，委中，陽陵泉。予備穴は腰2〜5の夾脊穴，上髎，次髎，秩辺，承山，懸鐘，崑崙，足臨泣，阿是穴。このなかから毎回3〜5穴を選穴する。ただし選穴は常用穴を主とし，痛みがどの経脈の循行部位にあるかにもとづいて予備穴を選穴することとする。

　このような処方には治則がなく，病理証型にも分類されていないことがわかる。また補瀉についても言及しておらず，この治療指針にもとづいて治療を行おうとする者は，おそらくかなり困惑することであろう。

　以下にいくつか例をあげてみる。たとえば腎水が平素から虚していて，水不涵木・肝陽偏亢・風陽上擾となって起こった眩暈に対して，鍼で太衝，風池に瀉法を施し，復溜に補法を施すと，鎮肝熄風湯と同様の効果を収めることができる。このタイプの患者に太衝，風池だけを瀉して鎮肝熄風をはかり，生水涵木・滋養肝腎の作用がある復溜（補）を配穴しなかったとする。これでは本治ははかれず，鎮肝熄風・育陰潜陽という治療目的を達成することはできない。

　ある医案で1人の脳血栓後遺症を治癒させた症例が紹介されていた。去風化痰・活血通絡の法を用い，地倉，肩髃，廉泉，肩髎，尺沢，合谷，曲池，八邪，血海，梁丘，陽陵泉に刺鍼し，頭鍼の語言1区を併用して30回の治療で治癒したとのことである。これでは毎回どの治療穴を用いたのかが不明確である。またどれが去風化痰の治療穴であるのか，どれが活血通絡の治療穴なのかもはっきりしない。

　陽痿の病の治則と処方として，次のように紹介されているものがある。治則は温補腎陽を主とし，常用穴は関元，三陰交，蠡溝，予備穴は神門，命門とする。治療穴は常用穴を主とし，心脾損傷には神門を加え，命門火衰には命門を加えるとしている。実際は陽痿の病の証型は数多くあり，腎陽衰微・中気不足・陰虚火旺・心脾両虚といったものがある。上記したいくつかの治療穴だけで，また温補腎陽を主とした治則だけでは，陽痿の全体を包括してい

るとはいえないのである。
　以上の例のすべてに共通していえることは，ともに病因病機，病理証型，治療穴の効能をしっかり把握していないということである。つまり治療法則にもとづいて処方構成・選穴を行っていない例ということができる。

## （3）処方構成には対立的統一観を備えること

　処方構成・選穴を行う場合には，病状にもとづき因果併治・標本兼治・寒熱併調・表裏同治・虚実同治・陰陽双補・動静相益・昇降互済といった対立的統一観を応用すべきである。

### 1．因果併治

　これは2種類の異なった主治目的をもつ経穴を，互いに配穴して用いるという方法である。1つは病因を治すために用い，1つは病位（果）を治すために用いる。この2者を配穴することによって，因果併治を必要とする病証に用いることができる。たとえば気滞胃痛に対しては，鍼で間使に瀉法を施し行気をはかってその因を治し，中脘（病位，果）を配穴して瀉法を施し，和胃止痛をはかってその果を治すといった具合に応用することができる。湿熱泄瀉を例にあげると，鍼で足三里，陰陵泉（透天涼を配す）に瀉法を施し，清利湿熱をはかってその因を治す。また天枢（病位，果）を配穴して瀉法を施し，通腸導滞をはかってその果を治す。この配穴により胃腸の湿熱を清利するという治療効果を収めることができる。

### 2．標本兼治

　これは治療目的の方向性の異なる2種類の経穴を配穴して用いるという方法である。1つは標を治すのに用い，1つは本を治すのに用い，この2者を配穴することによって，標本兼治を必要とする病証に用いることができる。肝腎陰虚によって風陽昇動となり起こる眩暈を例にする。鍼で復溜に補法を施し補益肝腎をはかってその本を治し，百会，風池に瀉法を施し熄風をはかってその標を治すといった具合に応用することができる。養血疏肝，標本同治を必要とする閉経を例にあげる。この場合は，三陰交，血海に補法を施して養血をはかるだけでなく，太衝に瀉法を施して疏肝をはかる必要がある。平素から気虚があり感冒を患いやすい人を例にあげる。この場合の治療は益気解表が必要となる。合谷に補法を施し益気をはかって本を治し，大椎に瀉法を施し解表をはかって標を治すとよい。

### 3．寒熱併調

　これは寒熱という相反する効能の経穴を配穴して用いるという方法である。1つは熱を治すのに用い，1つは寒を治すのに用い，この2者を配穴することによって上熱下寒や上寒下熱，寒熱錯雑といった病証に用いることができる。慢性咽頭炎を例にすると，寒涼の性質をもつ薬を服用して胃を損傷し，咽頭炎も治っていない場合は，中脘に灸を施して温胃散寒をはかるだけでなく，さらに鍼で廉泉に瀉法（透天涼を配す）を施して清熱利咽をはかる必要がある。

### 4．表裏同治

　これは治療目的の方向性の異なる2種類の経穴を配穴して用いるという方法である。1つは表を治すのに用い，1つは裏を治すのに用い，この2者を配穴することによって表裏同病の病証に用いることができる。陽明熱盛・風邪束表による蕁麻疹を例にする。この場合は鍼で曲池に瀉法を施し去風解表をはかるだけでなく，さらに天枢，足三里（透天涼を配す）に瀉法を施し清熱暢中をはかる必要があり，この配穴によって表裏双解という治療目的を達成することができるのである。

### 5．虚実併治

　これは補虚と瀉実という2種類の治療目的をもつ経穴を配穴して用いるという方法である。1つは虚を補うために用い，1つは実を瀉すために用い，この2者を配穴することによって虚実挟雑の病証に用いることができる。中気虚弱・寒邪犯脾・脾陽不運による泄瀉を例にする。この場合は鍼で足三里に補法を施して補中益気をはかり，天枢に灸で瀉法を施して散寒止瀉をはかり，神闕に灸を施して温陽益脾をはかる必要がある。この配穴により益気健脾・温陽散寒の効を収めることができる。脾胃虚寒型の呃逆の場合は，関元に灸で補法を施し，中脘に灸で瀉法を施し，公孫に鍼で瀉法を施すべきである。この虚実併治により温陽益脾・和胃降逆の効を収めることができる。

### 6．陰陽双補

　これは益陰と補陽という2種類の相対する作用をもつ経穴を配穴して用いるという方法である。1つは陽を補うために用い，1つは陰を補うために用い，この2者を配穴することによって陰陽両虚の病証に用いることができる。陰陽偏衰の病証を治療する時には，「陽中に陰を求める」，あるいは「陰中に陽を求める」といった配穴方法に注意する必要がある。『金匱』腎気丸の意は壮陽にある。鍼で関元に補法を施して温陽益腎をはかり，復溜，太谿を配穴して補法を施し益陰填精をはかると，金匱腎気丸に相当する効を収めることができる。

### 7．昇降互済

　これは昇降という対立する作用をもった経穴を配穴して用いるという方法である。1つは昇提に用い，1つは下降に用い，この2者を配穴することによって昇降失調の病証に用いることができる。気虚下陥による便秘を例にする。鍼で合谷，百会に補法を施して益気昇提をはかり，天枢に瀉法を施して便秘を通下するとよい。気虚下陥・清陽不昇による労淋に対しては，鍼で合谷，百会に補法を施して益気昇清をはかり，中極を配穴して瀉法を施し利尿通淋をはかるべきである。

### 8．動静相益

　これは動静という相対する作用をもつ経穴を配穴して用いるという方法である。1つは補益をはかるために用い，1つは消散をはかるために用いるものであり，配穴して用い

ることによって,「虚なのに補が向かない」「実なのに散に耐えられない,あるいは攻められない」といった病証を治療することができる。たとえば脾胃虚弱の証で虚なのに補が向かず,補うと阻滞を引き起こしてしまう者には,鍼で足三里,陰陵泉に補法を施して健脾益胃をはかり,間使を配穴して瀉法を施し行気をはかれば,治療効果を増強することができるだけでなく,阻滞の発生を防止することができるのである。この場合,間使は「動穴」として用いたものである。長期にわたる胃痛で気虚を伴っていて,実なのに散に耐えられず散じると気を損ねるといった者には,先に合谷に補法を施して補気をはかり,抜鍼後に鍼で中脘,上脘に瀉法を施し和胃止痛をはかると,治療効果が増強するだけでなく,また正気の損傷を防止することができる。

### (4) 処方構成は成方を参考にし,柔軟に活用するとよい

鍼灸成方(昔から知られている処方)は,先人の臨床経験にもとづく有効処方ではあるが,ただそれを真似するのではなく,柔軟に活用すべきである。先人の成方の多くは対症取穴によるものであり,主症に対するものが多い。患者の自覚的な苦痛や身体所見を除去あるいは緩解させる特殊な作用がある。それが有効であるのは,その経穴の特性によるものである。歴代の資料にもとづくと,症に対する認識は病や証より早く,対症取穴の発見は弁証取穴よりも早かったことがわかる。弁証取穴は対症治療の経験の蓄積をベースとして,中医理論の発展につれて徐々に形成されてきたものである。

成方には,通治方と専治方とがある。通治方の治療範囲はかなり広いが,専治方はある1つの症を専門的に治したり,あるいは特殊な治療作用があるというものである。これらをうまく活用すれば,処方構成・選穴にとって,とても有益であるが,そのまま使った場合は,実を伴わないものとなってしまう。先人は「医は方に固執しないが,医は必ず方を持て」ということを強調しているが,これは理にかなった提言である。成方における通治方をうまく用い,専治方と弁証取穴をうまく配合することによって,いっそう高い治療効果を収めることができるようになるのである。

例をいくつかあげてみる。長桑君の『天星秘訣歌』には「肚腹に浮腫があり脹って膨膨としているものは,先に水分に鍼し建里を瀉す」とある。これは局部取穴による対症治療で腹腫鼓脹を治療する成方である。脾虚によるものには脾兪または太白を加えて補法を施し,健脾益気をはかるとよい。肝気鬱滞によるものには太衝を加えて瀉法を施し,疏肝理気をはかるとよい,といった具合に応用することができる。この場合,弁証配穴をせず,ただこの条文通りに用いたとすれば,それは標治をはかったにすぎず,本治とはならないのである。

『勝玉歌』に「歩行が困難である者には,中封,太衝に鍼すれば癒える」とある。この歩行困難というのは1症状であり,どういった原因によるのか,どのような随伴症状を伴っているのか,どの証型のものなのか,どのような経穴を配穴をすればよいのか,といった問題をはっきりさせなければならない。虚証だとすれば,上記の2穴に瀉法を施すと,ますます虚してしまう。実証だとすれば,上記の2穴に補法を施すと,病は増悪してしまう。ほかの原因によるものだとすると,その因を治す経穴を配穴しなければ,本を治したことにはなら

ない。対症取穴と弁証取穴をうまく関連させて施治することによって，はじめて標本兼顧ができるのである。

『肘後歌』には「五痔の原因は熱血にある」，承山を使えば跡形もないとある。『玉龍歌』には「偶発の失音，言語障害」に瘂門，「痰が多いもの」に豊隆への瀉法とある。また『十四経要穴主治歌』には「双蛾痺」に対して少商に鍼をして血が出れば著効を表すとある。これらは瘂門，豊隆，承山，少商の得意とする作用を提示したものである。関連する処方の中にうまく配穴して用いると，相互作用によって高い効果を収めることができる。

『勝玉歌』に「目の内が充血して眉をひそめるほど痛む者」には，絲竹空，攢竹が良いとある。これは急性結膜炎を治療する成方であり，効果もなかなか良い。因を治す経穴を配穴して因果併治をはかると，効果はいっそう良くなる。

『勝玉歌』に「大腿と股関節部を捻るとだるい痛みが起こり歩行に影響する者」には，環跳，風池，陰市に瀉法を施すとよいとある。これは実証タイプの成方である。これが気滞血瘀によるものであれば，間使，三陰交を配穴して鍼で瀉法を施し，行気活血をはかってその因を治すとよい。また本虚標実証の場合，本虚が気血虧虚であれば合谷，三陰交に鍼で補法を施し，補益気血をはかってその本を治し，患部の環跳，風市，陰市に鍼で瀉法を施し，通経活絡をはかってその標を治すとよい。このように標本兼治をはかれば，病は治癒するのである。

成方の使用は主症，主穴を分析するだけでなく，さらに同時に病状にもとづいて選ぶべきであり，関連する経穴を加減したり，成方と弁証取穴を併用することによって，はじめて良い治療効果を収めることができるのである。

## （5）処方構成は経穴の効能と符合させるべきである

経穴にはそれぞれの効能がある。その作用をうまく発揮させるかどうかは，使う補瀉手技と経穴の配穴が正確であるかどうかによって決まるのである。また鍼灸の処方は，経穴の配穴によって構成されており，経穴の効能とうまく符合していれば，処方の効能を向上させることができ，さらに治療範囲を拡大することができる。例をいくつか紹介しておく。

### 1．気血関係の調理を例とする

気は血を行らしているが，気が虚したり気が滞ると，血行が悪くなって瘀滞を生じるようになる。これが気虚血瘀・気滞血瘀といわれているものである。治療はそれぞれ補気行血や理気活血去瘀をはかるとよい。前者に対しては，合谷への補法，三陰交への瀉法により補気活血通絡をはかることができる。これは補陽還五湯の効に類似したものである。また後者に対しては，間使，三陰交への瀉法により行気活血去瘀をはかることができる。気会穴である膻中の調気作用は，間使の調気作用より劣る。

気の作用によって血は生じる。気が旺盛であれば血が生じ，気が虚して生血不足になると，血虚や気血両虚を引き起こす。前者に対しては，補気を主として治療を行うとよく，合谷へ補法を施すとよい。また後者に対しては，これに三陰交への補法を加えて気血双補をはかる

とよい。

血は気の母といわれている。血が虚すと気も虚し，また気は血とともに脱するという特徴がある。気随血脱証に対しては，急いで補気固脱をはからなければならず，合谷，足三里（または気海）に補法を施すとよい。

## 2．臓腑機能の調整を例とする

人体は有機的な統一体としてとらえられている。その中で各臓腑は生理面で相互に協調しあっており，また病理面では相互に影響しあうのである。例えば命門火衰となったために火が土を生じないといった証に対しては，補火生土をはかるべきである。このような場合は，関元に鍼で補法を施し，神闕に灸を施して，真火を補益し脾陽を補益するとよい。

脾胃虚弱証の場合は，補益脾胃をはかる必要がある。足三里，陰陵泉に補法を施すと，非常に良い効果がある。強く補いすぎて阻滞が生じたり，虚で補法を施して阻滞が生じたりして治療効果に影響が及ぶ場合は，間使または内関を加えて瀉法を施し，和胃理気をはかるとよい。

心脾両虚証に対しては，鍼で神門，三陰交に補法を施し，補益心脾をはかるとよい。この処方は帰脾湯に類似した効果がある。心俞を加えて補法を施した場合は，養心湯に類似した効果がある。合谷を加えて補法を施した場合は，人参養栄湯に類似した効果がある。

心腎不交証に対して，神門への瀉法，復溜への補法を施すと，黄連阿膠湯に類似した効果を収めることができる。ただし復溜を腎経の他の経穴に変えた場合には，この効果は起こらない。

## 3．陰陽平衡の調整を例とする

疾病の発生の根本は，陰陽の間の相対的な平衡が失調し，陰陽の平衡に偏盛偏衰という現象（結果）が出現することにある。陰陽を調整し，その偏盛偏衰を補整して陰陽の相対的な平衡を回復させ，陰平陽秘を促すということは，臨床治療における根本法則の1つとされている。

陰が虚して陽を制することができないために出現する陰虚陽亢に対しては，滋陰をはかって陽を制すべきであり，「水の主を壮し，以て陽亢を制す」べきである。腎経の金穴であって母穴である復溜に鍼で補法を施し，補益腎陰をはかるとよい。

また陽が虚して陰を制することができないために出現する陰寒偏盛に対しては，補陽をはかって陰を制すべきであり，「火の源を益し，以て陰翳を消す」べきである。真火を補う作用をもっている関元に鍼で補法を施せばよい。腎俞を補うという方法は，補腎壮腰の作用があるだけで，温腎や益火の作用はないが，灸を併用すると温腎や益火の作用が起こるようになる。

## 4．扶正去邪を例とする

臨床上では，扶正と去邪を同時に行う，先に扶正をはかって後に去邪をはかる，先に去邪

をはかって後に扶正を行うという3つの方法がある。

　瘀血によって起こる崩漏の場合は，瘀血が無くならなければ崩漏は止まらないので，先に活血去瘀の法を用いてから，その後に補血をはかるのがよい。先に行う去邪の方法としては帰来，三陰交（または血海）に瀉法を施して活血去瘀をはかり，後に行う扶正の方法としては，三陰交または血海に補法を施して補血をはかればよい。

　中気不足に気滞を伴って起こる胃痛に対しては，合谷，足三里に補法を施して益気健中をはかると同時に，中脘，上脘に瀉法を施して和胃止痛をはかるとよい。これは扶正去邪同治の法の例である。

　脾虚が原因で湿に対処できないために起こった鶴膝風で，気血虧虚を伴っている者には，健脾去湿，補気養血の法を用いるとよい。弁証取穴としては足三里，陰陵泉，三陰交に補法を施して扶正をはかり，患部取穴としては膝眼，委中に瀉法を施して去邪をはかるとよい。こういった場合は，上記のように扶正と去邪を同時にはかる兼治法を採用するとよい。もし局部の治療穴に補法を施すと，必ず局部の腫痛は増強するので注意を要する。

## 5．治療効果の向上を例とする

　これは効能が類似している2つ以上の経穴を配穴して，治療効果の増強をはかることを指している。たとえば腎経の原穴である太谿と腎経の母穴である復溜に補法を施した場合，あるいは腎経の原穴である太谿と腎の背兪穴である腎兪を配穴した場合は，ともに補益腎気・補益腎陰の作用を増強させることができる。

　また心経の原穴である神門と心の背兪穴である心兪を配穴すると，補益心気・補益心血・安神・血行の促進といった作用を増強させることができる。

　養血の作用がある三陰交と血海に補法を施すと，大補営血・益脾摂血の作用を増強させることができる。また通利水道の作用がある中極，水道穴に瀉法を施すと，通利水道の作用を増強させることができる。

　上記の例を総合すると，以下のようにまとめることができる。処方構成・選穴をうまく行える人は，1穴をいろいろな方面に応用し，1処方を多くの証治に応用することができるのである。また，去邪をはかっても正気を損傷させず，扶正培元をはかっても補益により滞りを生じさせないこともできる。寒熱をうまく調和させ，虚実をうまく併治させることができ，因果関係にあるものをうまく同治し，標本関係にあるものをうまく兼治させることができるのである。また補陽をはかる場合には陰中に陽を求め，補陰をはかる場合には陽中に陰を求めるといったこともできる。

　鍼灸の処方構成・選穴は，臨床において非常に重要な位置づけにある。これは直接治療効果に関係するからである。処方構成・選穴を正確に行いたいなら，まず一定の医学基本知識，弁証論治の知識をもっていなければならない。さらに本文で述べた理法にもとづいた処方構成，治療法則の把握，対立統一観の把握，柔軟性のある成方の活用，経穴と符合させた処方構成といった5つの面をしっかり運用する必要がある。目的をもって処方を組まなかったり，固定処方に固執したり，1症状に1穴といったやり方などを行い，治療のポイントを把握し

ないならば，処方構成が雑になったり，処方内容に重複が起こったりするようになってしまう。いろいろな病証に対して，すべて局部取穴を行ったり，圧痛点取穴を行うといった方法は，鍼灸医療における初歩的レベルということができる。処方構成は厳密に，配穴は周到に，良し悪しをはっきりさせ，理ありて法あり，方を用いるに根拠あり，治療を施すに効あり，臨機応変に対処し，規範をしっかり守る。これが鍼灸医師がもっておくべき知識なのである。

## 5 医案

### (1) 医案の源

　医案は古くは「診籍」といわれていた。中医における医案には，長い歴史がある。早くは2千年以上前の前漢初期の名医である淳于意（倉公）が，最初に医案（診籍）に注意をはらった記載があり，凡そ診するところの者は，皆「診籍」ありとされた。『史記』扁鵲倉公列伝には，25の倉公の医案が記載されている。そのいくつかの医案は，病状と診断根拠および治療経過をいきいきと描写しており，さらに病因と治療結果などについても論述している。その後，隋唐の『千金方』『外台秘要』といった方書にも，医案の記載がある。宋の時代の銭乙は，その著である『小児薬証直訣』に自分の一生のなかでも重要な医案を専門的に記録している。宋代には最初の医案専門著作である『傷寒九十論』が出現し，90の医案が記載されている。宋金元の時期になると，多くの医家が多くの医案をその著書のなかに収録するようになった。たとえば，張子和の『儒門事親』巻六には，80余りの医案が収録されており，許叔微の『本事方』，李東垣の『蘭室秘蔵』と『脾胃論』，滑寿の『十四経発揮』，王好古の『陰陽略例』といった著書には，すべて医案が付してある。

　明清の時期には，医案を著述する風潮が最盛期となった。医案専門書が大量に刊行されただけでなく，諸家の医案や医案に対する評を類編した著が出現するようになった。たとえば江瓘の『名医類案』は，医案類書の代表作とされている。この書は明代以前の歴代の名医医案を広く収集し，豊富な内容とともに臨床各科が収録されており，一部の重要な医案にはさらに編者の按語を付している。20年もの歳月を費やして，編集が完成した著書である。そのほかには明代の孫一奎が著した『医案』，明代の汪機が著した『石山医案』，薛己が著した『薛氏医案』といったものがある。臨床各科の医籍のなかに散見する医案としては，李中梓の『医宗必読』，陳実功の『外科正宗』，張介賓の『景岳全書』，薛己の『内科摘要』，喩昌の『寓意草』，楊継洲の『鍼灸大成』，呉有性の『瘟疫論』といった著がある。

　清代には医案専門書の編纂出版がいっそう豊富となり，『続名医類案』『葉氏医案存真』『王氏医案』『洄渓医案』『古今医案按』『柳選四家医案』『呉鞠通医案』『宋元明清医案選』『三呉医案』『継志堂医案』といった著が世に出ている。最も著名な葉天士による『臨証指南医案』には，内科・外科・婦人科・小児科といった科が収録されており，それぞれの病証について若干の例が選択され，その門人が綜論1篇を付している。これは葉氏の学術見解および該病証を治療した心法を概述したものである。

　清代後のものとしては，1929年に何廉臣が著した『全国名医験案類編』がある。これは当

時の全国の名医80数人の治案300数症例を収集して，上下2集に分けて出版されたものである。

新中国建国以来，充実した立派な中医の医案が多数出版されてきた。これは医案専門書が出版されただけでなく，大学の教材や医薬雑誌のなかでも，数多くの医案が発表されてきたのである。1989年のある人の統計によると，明代清代以来の医案だけでも129家の医案が捜し集められたとのことである。その内訳は明代のものが6家，清代のものが62家，『孟河丁氏医案』『鄒雲翔医案』『趙錫武医療経験集』といった近代と現代のものが61家である。これらには極めて豊富な臨床経験や個人の見識などが含まれており，中国伝統医学の豊富な財産となるものである。

### (2) 医案から得られる啓発

医案からは，中医理論体系の実際の精神を理解したり把握することができる。多くの医案を読むことは，見聞を広げたり，思考上の啓発を受けたりすることによって，基礎医学，臨床医学，薬物や経穴の学習と応用の面で，非常に役にたつ。中医医案を学習するメリットは，孤立的に一部の内容を学ぶのではなく，中医の理法方穴（薬），弁証論治を有機的に融合させることができるので，とても良い学習効果を収めることができるのである。たとえば，清代の呉鞠通の著した『温病条辨』は，彼の王安道，呉有性，葉桂や薛雪といった諸家の説に対する研究内容を含んでいる。とくに葉桂の説を尊び，葉氏が遺した医案に対して深く研究し，自己の経験体得と関連させることによって，温熱証治を系統的に論述したのである。彼は葉桂の「河間は温熱を三焦のサイドから研究した」という観点にもとづいて，それを発展させることによって温病三焦弁証の理論を提唱するようになったのである。また葉桂の経験にもとづいて，清絡・清営・育陰といった原則をまとめあげ，清絡飲，清営湯といった有効な方剤を制定するにいたった。彼は葉天士医案を念入りに研究した結果，銀翹散，桑菊飲，連梅湯といった温病に対する名方を開発し，さらに『呉鞠通医案』を著して後世に有効な法を残したのである。

明代の薛己の学術思想は，張元素，李杲の学術的影響を受けている。彼の研究の中心思想は，脾胃と腎命を主としており，先天後天を重視して脾腎兼補の説を打ちだした。彼の著である『薛氏医案』の治験中，大多数は脾胃腎虧損の治療案である。

趙献可は薛己の学術思想を継承し，薛氏の温補学説を非常に尊重して「命門」学説を突出させて展開するようになった。人身の主は心にあるのではなく命門にあり，命門の火は無形の火であり，生命に係わるものであるという論点を提起するにいたったのである。「命門の火」の重要性を強調し，『医貫』という書を著したのである。その意図したところは，「命門の火」の保養という論点を，養生から治療といったすべての問題のなかに貫くことにあった。

医薬雑誌上でも，少なからざる学者が先人の名医医案を学習，研究して得られた内容を発表している。たとえば以下のようなものがある。徐景藩は「『未刻本葉氏医案』における脾胃病治験の初歩的分析」を『中医雑誌』1991年9期に発表している。彭建中は「『臨証指南医案』痰飲証治述要」を『国医論壇』1987年4期に発表している。劉源は「明清以来129家医案中における十八反の臨床応用」を『中医雑誌』1989年9期に発表している。これは129

家の医案の20,313症例中から，十八反薬物を応用している症例を探し，十八反薬物の応用の特徴と法則を探ったものである。

　私達はここに『鍼灸臨床弁証論治』（日本語版は『中医鍼灸臨床発揮』）を著したが，この書は医案であるだけでなく，また臨床証治の法則を述べた専門書である。これは医学学習の過程や臨床の実際のなかで，医案名著のなかから得られた啓発の結果にもとづいたものである。本書のなかでは，それぞれの病証に応じて基礎理論と弁証施治，一般的な治療法則を述べるだけでなく，また実際の臨床経験や複雑で治療が難しい病証の症例も紹介することができた。本書を読むことによって，複雑な病証に対する処理能力を向上させ，またそれを応用することによって本書の内容を実証することができれば，本書の目的も達成されたことになる。

## （3）医案の個人的経験の集積

　私は1962年から『常用腧穴臨床発揮』（日本語版は『臨床経穴学』）の執筆に着手すると同時に，詳細にカルテを記録し，医案の収集を開始した。勤務時はもちろん，医療チーム参加時，あるいは自宅休息時であっても，患者が治療に来られた時は，鍼灸治療あるいは湯液治療のいかんにかかわらず，詳しくカルテに記録を記載するように努めた。もともとカルテはカルテ管理室に保存されていたが，調査や整理の便もあって，本科で保存するようになった。治療後の患者の治療効果に関しては，直接本人に確認したり，手紙で確認したり，親族を通じて確認するといった方法により追跡調査を行った。このようにして30数年にわたって集積された典型的なカルテは約1万に及ぶようになった。1985年に『常用腧穴臨床発揮』を出版したのち，私達は本書『鍼灸臨床弁証論治』の執筆を開始し，6年の歳月で本書の執筆を完了することができた。このように早く執筆できたのは，カルテを集積しながらたえずその経験を整理してきたことによるものである。

### 1．医案を通じて向上をはかる

　私達は長年来，痺証や捻挫を含む肢体疼痛の治療を行ってきた。これに対処する方法としては，行気活血法・気血双補法・温補腎陽法・健脾去湿法・益気活血法・温散寒湿法・温陽散寒法といった方法がある。治療法としては，弁証取穴による全体治療，局所取穴による局所治療，弁証取穴と局所取穴を併用する治療がある。また治療目的は去邪を主とするもの，補虚を主とするもの，去邪と扶正を併用するものといった違いがある。あるいは別の病院で患部取穴による除湿散寒や通経活絡といった方法で効果がなかった者に対して，本科では補益の法に改めることによって効を奏したという例もある。これらはすべて医案の整理とまとめを通じて得られた結果である。

### 2．証をみてその源を推し測り，外の証から内を追求する

　「諸内にあるは必ず諸外に形す」「外を治すは必ず諸内に求める」といわれている。肢体疼痛は，外在病変の1つの現れであったり，内在病変が体表に反映した1つの現れであった

りする症状である。体表病変に過ぎない場合もあるが，内在病変と密接な関係をもっている場合もある。すべてを体表局部の病変，つまり実証として治療することはできないのである。とりわけ長期治療によっても効果がなかったり，全身症状を伴った病証の場合は，局部と全体とを関連させてとらえ，弁証取穴による全体治療を行うことによって思いもよらぬ効果を収めることがある。

　湿熱痺証の治療を例とすると，1969年から私達は熱痺証に対する全体治療の方法を採用し始めた。この方面の医案を検討することによって，効果が良かった症例は多くの場合，全身症状を伴っておらず，効果があまりよくなかった症例は多くの場合，全身症状を伴った症例であったことがわかった。私達は全身症状を伴っている症例について，その病因病機と選穴について分析を行った。多くは湿熱蘊鬱（熱が湿より強いタイプ，湿が熱より強いタイプの2種類がある）であった。湿熱が中焦に内蘊すると，胃脘部の痞え，食欲不振，口渇（熱が湿より強い場合），**あるいは渇くが飲みたくない（湿が熱より強い場合），大便秘結（熱が湿より強い場合），泥状便（湿が熱より強い場合）が起こるようになる。湿熱が下注すると，小便の色は黄または黄赤（熱が湿より強い場合）となる。湿熱が関節に留滞し経絡痺阻となって気血の運行が悪くなると，関節部に腫痛・発熱（湿が熱より強い場合）が起こったり，関節部に紅腫熱痛（熱が湿より強い場合）が起こり，屈伸困難となる。舌苔は白膩（湿が熱より強い場合）または黄膩（熱が湿より強い場合）となり，脈は滑数または濡数，洪数（熱が湿より強い場合）となったりする。これらは湿熱内蘊の象である。また湿熱が肌表に鬱蒸すると，発熱微悪寒，身体のだるさ・重さ・痛みといった症状が起こるが，これらは湿熱蘊鬱の結果である。

　内在する湿熱蘊鬱が体表に反映して起こっている熱痺に対して，患部取穴を用いても効果は期待できない。私達は全体治療として弁証取穴に改め，清利湿熱の法を採用し，曲池，陰陵泉に鍼で瀉法を施した。胃腸症状が強い場合には，足三里を加えて瀉法を施し，熱が湿より強い場合には，合谷を加えて瀉法を施した。また血熱がある場合は，三陰交を加えて瀉法を施し，表証がある場合には，大椎を加えて瀉法を施した。この方法は局部取穴よりもはるかに効果が早く，根本からの治療なので良い治療効果を収めることができた。

　別の例をあげる。足三里，陰陵泉に鍼で先少瀉後多補の法を施すと，参苓白朮散に類似した効果を収めることができる。この2穴の効能から分析すると，脾虚有湿による泄瀉の治療に，とても良い効果を収めることができた。のちに，これらの泄瀉を治療した医案を分析した結果，この2穴は脾虚有湿による泄瀉に効果があるだけでなく，脾虚で湿をさばけないために起こる痿証・痺証・帯下といった病に対する効果も推測できた。そこでそれらの病証に応用してみたところ，やはり著しい効果を収めることができた。

　医案は臨床医学書や教科書とは異なる。教科書のなかでは，1つ1つの病（あるいは証）について明確な病理分析・典型的な証候・主証が紹介されており，鑑別しやすく，また論治の面でも方穴（薬）には法則をもたせて紹介がなされている。典型的なものが選択されており，読者に綱領を提示する役割を担っているのである。一方，医案が列挙してある症例は，教科書で述べているような典型的なものは少なく，必ずしも教科書で述べているような証型

とは限らないのである。錯雑していて複雑であり，弁証の難度も高く，論治についてもかなり複雑なものが多いのである。同病異治や異病同治がいっそう顕示されており，取穴と施術は非常に精巧なものとなっている。医案の論治には，常あり変あり，動あり静あり，共通性ありまた個性あり，経験あり教訓ありといった具合に，非常に内容が多彩である。医案の論治は弁証と審因をベースにして，「謹んで病機を守り，各々属するところを司る」「何の逆を犯せしかを知り，証に随いて之を治す」ということが要求される。これを前提に正治法はその常を治し，逆治法はその変を治すとされている。

医案を蓄積して絶えず探求し経験を総括することは，本人にとって，また後学の士にとって一定の価値があるだけでなく，法則の発見・法則の証明・法則の運用といった面においても，価値あるものとなる。紙上から得られた知識は浅く感じられるが，自分で悟った内容は非常に価値あるものとなるのである。

### （4）医案は中医の必修科目にすべきである

中国伝統医学の形成は，歴代の医家の経験集積の結果によるものである。医案は中医学の一部分であり，この医案を学習することは中国伝統医学を研究するうえで，極めて重要な位置を占めているのである。医案は中国伝統医学における根源の追求，認識の深化，視野の拡大，知識の増加に有利に働く。

すべての学科の発展に共通していえることは，すべて先人の経験の継承のうえに成り立っているということである。中医学も然りである。中医理論体系は先人の豊富な臨床経験を基礎として，臨床の実際から理論に昇華されてきた。そして，この理論がまた臨床の実際を導き，たえず深化し，そして修正が加えられてきた。その結果，中医理論と臨床レベルが発展，向上をとげ，中医学独自の理論体系を形成したのである。

医案は臨床，教育，科学研究のどの分野においても不可欠の研究資料となっている。とりわけ臨床医学の研究において医案は，理法方穴（薬）が備わっており，1つ1つの医案に1つの整った弁証論治の範式を直接みることができる。中医基礎理論は臨床弁証論治を導いており，これによって基礎医学を深く理解したり，臨床医学への運用が可能となるのである。孟子は「人に尺度を与えることはできるが，人に技能を与えることはできない」としている。中医基礎理論は尺度であり，臨床応用は尺度に従った技能のようなものである。そして医案は基礎理論という尺度にしたがって臨床に応用した技能を総括したようなものである。

医案は先人が遺してくれた実際の臨床経験を総括したものであり，また基礎医学・臨床医学・腧穴（薬物）効能を験証したものである。このように中医医案は，中医学を構成する重要な一部分であり，中医学習の必修科目（中医医案学）とすべきである。医案の学習を通じて，いろいろな医家の学術思想を研究したり，疾病に対する弁証論治の法則を検討することができる。

歴史上で業績のあった医家達は，すべて先輩医家の医案や学説を研究し，そのなかから精華をくみ取り，自分の学術を充実させ発展させるための基礎としてきた。したがって初学者であろうが一定の経験者であろうが，あるいは学生，独学者，臨床医師，理論家のいかんに

かかわらず，すべてその立場に関係なく，医案の学習と研究を重視すべきなのである。清代の趙廉は『医門補要』自序で「医は精を貴び，学は博を貴ぶ，識は卓を貴び，心は虚を貴ぶ，業は専を貴び，言は顕を貴ぶ，法は活を貴び，方は純を貴び，治は巧を貴び，効は捷を貴ぶ」としているが，この要求を達成するためにも，医案の学習は不可欠の過程なのである。

内 科

# 1. 頭痛

## 概説

　頭痛は自覚症状の1つである。頭痛は単独で出現する場合もあるが，多くの急性疾患や慢性疾患のなかでも出現する。本篇では頭痛を主訴とするものについて述べることとする。

　頭痛を引き起こす原因にはいろいろあるが，分類すると外感性のものと内傷性のものに分類することができる。頭は「諸陽の会」とか，「清陽の府」とかいわれており，髄海が所在する部位でもある。五臓の精華である血や六腑の清陽の気は，ともに頭に上る。外感諸邪が留まって清陽を抑止したり，内傷諸疾により気血が逆乱して瘀血阻絡となったり，脳の栄養が悪くなったりすると，直接または間接的に頭部に影響し頭痛が起こることになる。鍼灸の臨床でよく見られるものは内傷性の頭痛である。各方面でいろいろ治療を受けよくならなかったために鍼灸治療を受診するものが多い。このため本篇で紹介する症例は，内傷性頭痛が多くなっている。

　一般の頭痛と副鼻腔炎，鼻咽頭癌，中耳炎，乳突炎，齲歯，緑内障，脳腫瘍，頭部外傷などによって起こる頭痛とは鑑別する必要がある。

　弁証のサイドから分類すると，風寒，風熱，風湿，肝陽，腎虚，気虚，血虚，気血虧虚，痰濁，瘀血，胃火頭痛などの証型がある。また疼痛部位のサイドから分類すると，太陽頭痛，陽明頭痛，少陽頭痛，厥陰頭痛といったものがある。

## 弁証施治

　頭痛の弁証を行うためには，現病歴を詳しく尋ねたり，病因を探す以外に，頭痛の経過，痛みの性質や痛みの起こる時間，痛みの特徴，部位ならびに随伴症状といった内容を関連させて行う必要がある。つまりこういった内容にもとづいて虚実，寒熱，気血の違いを弁別し，証型を分別して施治を行うのである。頭痛だから頭に鍼を刺すという方法は，全面的な治療とはいえない。

　外感頭痛は，一般的には急に発病し，痛みが激しいという特徴がある。痛みの性質は掣痛〔ひきつった痛み〕，跳痛〔ずきずきする痛み〕，灼痛，脹痛，重痛，持続的に痛むといっ

たものが多く，これらは実証のものが多い。治法は去邪を主とすればよい。一方，内傷頭痛は一般的には発病が緩慢である。内傷頭痛の痛みの性質は隠痛〔持続性の鈍痛〕，空痛〔空虚感を伴う痛み〕，昏痛〔ぼんやりした痛み〕といったものが多い。痛みも長期にわたるものが多く，疲れると痛みが起こるという特徴がある。痛みの発作は断続的なものとなる。内傷頭痛は虚証であるものが多く，治法は補虚を主とすればよい。虚証の頭痛では，本虚標実であるものが多く見られるが，標実に対しては注意しながら局所取穴により，佐として通絡止痛をはかるとよい。また虚証の頭痛には，局所穴への補法は慎んだほうがよい。標実に対して局所穴へ補法を施すのはなおさら慎むべきである。

　ところで頭は諸陽の会といわれている。手足の三陽経脈が頭に循行しているためである。また厥陰経脈も上って頭頂部に会している。一般的に太陽頭痛は後頭部から項部にかけて痛み，陽明頭痛は前額部と眼窩部に起こる。また少陽頭痛は側頭部から耳にかけて痛み，厥陰頭痛は頭頂部に起こる。厥陰頭痛は目系におよぶ場合もある。臨床上は疼痛部位にもとづき，経絡の分布を参考にしながら循経取穴と局所取穴をうまく応用するとよい。

## 1　風寒頭痛

[主証]　頭痛，痛みは項背部におよぶ。悪風，さむがりといった症状がある。これらの症状は風寒を感受すると増強したり誘発しやすい。頭を圧迫したがる。口渇はない。舌苔は薄白，脈は浮または浮緊となる。

[治則]　疏風散寒，通絡止痛

[取穴]　列缺，風池（瀉），阿是穴（瀉，加灸）。
　　　　風池，百会，阿是穴（灸瀉）。
　　　　上処方により頭部の風寒を散じ温経止痛をはかるとよい。

[応用]　寒邪が厥陰経を侵犯して頭頂部痛が起こり，涎を吐いたり，四肢厥冷を伴い，舌苔が白で脈が弦である場合は，大敦，百会（灸）により厥陰の寒邪を温散させるとよい。

## 2　風熱頭痛

[主証]　頭部に脹痛，または裂痛〔われるような痛み〕が起こる。発熱，悪風，口渇，咽頭部痛，便秘，尿黄，顔面紅潮，目の充血といった症状を伴う。舌質は紅，舌苔は薄黄，脈は浮数となる。

[治則]　疏風清熱，利竅止痛

[取穴]　曲池，風池（瀉），阿是穴（瀉または点刺出血）。
　　　　合谷，外関，風池（瀉），または阿是穴（瀉）を加える。

[応用]　便秘，口や鼻の瘡があり腑気不通であるものには，足三里，天枢に鍼で瀉法を施し，通腑泄熱をはかるとよい。

## 3  風湿頭痛

[主証]　しめつけられるような頭痛が起こる。肢体のだるさ，胸悶，食欲不振，尿不利を伴う。大便は泥状の場合もある。舌苔は白膩，脈は濡となる。頭痛，頭重は気候の変化と関係する場合がある。

[治則]　去風勝湿，利竅止痛

[取穴]　風池，陰陵泉（瀉），あるいは阿是穴（瀉）を加える。

[応用]　◇湿が強くて食欲不振，胸悶がある場合は足三里（瀉）を加えると，去風勝湿，和胃寛中の効を収めることができる。

　　　　◇悪心，嘔吐がある場合は豊隆または上脘（瀉）を加えて降逆止嘔をはかるとよい。

　　　　◇頭痛，身熱して汗が出る，口渇，胸悶といった症状が夏季に起こり，それが暑湿による場合は，陰陵泉（瀉），曲沢（点刺出血）により清暑化湿をはかるとよい。

## 4  肝陽頭痛

[主証]　頭痛，頭暈が起こる。あるいは頭のひきつる痛み，痛みは頭の一側が強いか，または両側ともに強い。心煩，怒りっぽい，不眠，顔面紅潮，目の充血，口苦といった症状を伴う。舌質は紅，舌苔は薄黄，脈は弦で有力となる。症状は精神的な緊張により誘発することが多い。

[治則]　平肝潜陽，通絡止痛

[取穴]　太衝，風池，百会（瀉）

　　　　この処方は平肝熄風に重点をおいている。肝陽上亢，肝風内動による頭痛，眩暈の治療に用いることができる。

[応用]　◇腎水不足のために水不涵木，肝陽上亢となり，肝陽が清空に上擾（じょう）して起こる肝陽頭痛には，行間，風池（瀉），復溜（補）により平肝熄風，育陰潜陽をはかるとよい。これは鎮肝熄風湯の効に類似している。

　　　　◇肝気鬱結であったものが化火して肝火となり，肝火が清空に上擾して頭痛が起こる場合がある。この場合には頭痛は激しい頭痛となり，顔面紅潮，目の充血，脇痛，口苦といった症状が見られる。耳鳴りを伴う場合もある。また尿は黄，舌質は紅，舌苔は黄，脈は弦数となる。行間，丘墟，阿是穴（瀉）により清肝瀉火，通絡止痛をはかるとよい。あるいは竜胆瀉肝湯の効に類似している太衝，丘墟，陰陵泉（瀉）を用いてもよい。

　　　　◇偏頭風は片頭痛ともいわれている。肝経風火が上擾して起こるものが多い。この場合は足少陽胆経が循行している部位に片頭痛が起こる。激しい頭痛が突発的に起こり，同側の目や歯に痛みがおよぶ場合もある。風池（瀉），太陽（瀉または点刺出血），太衝（瀉），あるいは阿是穴（瀉）を加えて平肝熄風，通絡止痛をはかるとよい。

内 科

### 5　腎虚頭痛

[主証]　頭部に空痛が起こる。眩暈，腰膝痠軟〔だるくて力が入らない〕，精神疲労，無力感，遺精，帯下，耳鳴り，不眠といった症状を伴う。舌質は紅，少苔，脈は細無力となる。

[治則]　養陰補腎益脳

[取穴]　復溜，腎兪（補）

[応用]　腎陽不足の場合には頭痛の他にさむがり，四肢不温，顔色㿠白が見られ，舌質は淡，脈は沈細となる。この場合は関元，太谿，腎兪（補）により温補腎陽，補益精血をはかるとよい。この処方は右帰飲の効に類似している。

### 6　気虚頭痛

[主証]　頭部に空痛が起こる。痛みは鈍痛であり早朝がひどい。あるいは疲労時に増強する。精神不振，倦怠，息切れ，四肢無力，食欲不振といった症状を伴う。舌苔は薄白，脈は虚または細で無力となる。

[治則]　補中益気，あるいは佐として通絡止痛をはかる。

[取穴]　合谷，足三里（補），あるいは百会（補）を加える。
　　　　合谷，足三里で補中益気をはかり，百会を加えて清気が頭に上昇するのを助ける。この処方は補中益気湯の効に類似している。

[応用]　◇瘀血阻絡を伴い，痛みの部位が固定しているものには，合谷，足三里（補）に阿是穴（瀉）を加えて通絡止痛をはかるとよい。
　　　　◇虚中挟実のものには，合谷，足三里（補），百会（瀉）を用いる。これは補中寓散〔補をベースにして少し散じること〕の意を取ったものである。
　　　　◇気虚に腎虚を伴っているものには，合谷，太谿（補）により益気補腎をはかる。

### 7　血虚頭痛

[主証]　長々と続く頭痛が起こる。頭暈，目眩，倦怠。顔色蒼白といった症状を伴う。舌と唇の色は淡，脈細弱または虚濡となる。

[治則]　補血養血，佐として通絡止痛をはかる。

[取穴]　三陰交，膈兪（補）

[応用]　寒邪阻絡に対しては阿是穴（灸瀉）を加えて通絡止痛をはかるとよい。

### 8　気血虧虚頭痛

[主証]　頭痛，頭暈が起こる。頭痛は長々と続き疲労時に増強する。精神疲労，無力感，食

欲不振，心悸，怔忡といった症状を伴う。顔色不華，舌質は淡，舌苔は白，脈は細弱無力となる。
[治則] 補養気血，あるいは佐として通絡止痛をはかる。
[取穴] 合谷，三陰交（補）
[応用] ◇頭痛が強いものには，阿是穴（瀉）を加えて通絡止痛をはかる。心悸，不眠のあるものには，神門（補）を加えて養心安神をはかる。この処方は人参養栄湯の効に類似している。また気虚が顕著であるものには足三里（補）を加えて益気補中をはかる。寒邪阻絡を伴い，寒を感受すると誘発したり増強するものには，阿是穴（瀉，灸を配す）を加えて温経散寒をはかるとよい。
◇心脾不足の場合，心虚のために血液の循環が悪くなり，脾虚のために生化の源が不足する。そのために気血が頭部にいたらないと頭痛が起こる。この場合は神門，三陰交（補）により補益心脾をはかるとよい。

### 9 痰濁頭痛

[主証] 頭痛，昏憒が起こる。胸脘満悶，痰涎を嘔する，食欲不振といった症状を伴う。舌苔は白膩，脈は滑または弦滑となる。
[治則] 化痰降逆，通絡止痛
[取穴] 豊隆，陰陵泉（瀉）
上処方には去湿化痰降逆の効がある。これは二陳湯の効に類似している。阿是穴（瀉）を加えると通絡止痛をはかることができる。また上処方に脾兪（補）を加えると健脾去湿，化痰降濁の効があり，さらに佐として通絡止痛をはかることができる。
[応用] ◇風痰による場合は，百会，豊隆（瀉），陰陵泉（補）により健脾化痰，熄風止痛をはかるとよい。これは半夏白朮天麻湯の効に類似している。
◇口苦があり，舌苔黄濁，大便不暢などが出現している場合，これは痰湿久鬱化熱の象である。豊隆，内庭，阿是穴（瀉）により清熱化痰，通絡止痛をはかるとよい。
◇雷頭風といわれるものがある。これは湿熱酒毒に痰がからんで上衝して起こる場合が多い。頭痛，頭中に雷鳴のような音がし，頭顔面部に赤いできものや腫れ物ができるといった症状が出現する。治療は豊隆，陰陵泉，合谷（瀉），阿是穴（点刺出血）により除湿化痰，清熱解毒をはかるとよい。

### 10 瘀血頭痛

[主証] 長期にわたる頭痛が起こる。疼痛部位は一定している。錐で刺すように痛む場合もある。舌質は紫暗，脈は沈濇または細濇となる。
[治則] 活血去瘀，通絡止痛
[取穴] 三陰交，阿是穴（瀉）

内　科

[応用]　◇寒邪を伴うか，あるいは寒を感受すると誘発するものには，阿是穴（灸を配す）を加えて温経散寒，活血通絡をはかるとよい。
　　　　◇瘀血阻絡による頭痛で軽症のものは，局部の経穴を瀉して通絡去瘀止痛をはかるだけで効を収めることが多い。

### 11 胃火頭痛

[主証]　前額部痛のものが多く，あるいは前額部熱痛となる。咽頭の乾き，口臭，煩渇して飲む，便秘といった症状を伴う。舌質は紅，舌苔は黄または薄黄，脈は数または洪数となる。
[治則]　清降胃火，通絡止痛
[取穴]　解谿，足三里（瀉）
　　　　この2穴で清胃泄熱をはかる。あるいは頭維または陽白，阿是穴（瀉）を配穴して通絡止痛をはかる。
[応用]　気分に熱があって煩渇が強いものには合谷，内庭に鍼で瀉法を施す。便秘がひどい場合は中脘，天枢，足三里，阿是穴に鍼で瀉法を施す。

　上記の分類にもとづく治療の他に，さらに経絡の循行や頭痛の部位にもとづき，循経取穴と局所取穴を併用して次のように治療することができる。
（1）**太陽頭痛**：後頭部が痛む。痛みは項部におよぶ場合がある。
　循経取穴としては崑崙（瀉）により足太陽経気の宣通をはかるとよい。熱鬱熱痛であるものには，崑崙に透天涼を配して太陽経鬱熱の清宣をはかるとよい。また局所取穴としては天柱または阿是穴（瀉）を配穴するとよい。これらにより太陽経気を宣通させ通絡止痛の効を収めることができる。硬膜外麻酔によって起こる頭痛には，百会，大椎，風府（瀉）を用いるとよい。
（2）**少陽頭痛**：側頭部が痛む。痛みは耳におよぶ場合がある。
　循経取穴としては丘墟（瀉）により足少陽経気の宣通をはかるとよい。鬱熱が上攻し循経により頭部に上擾しているものには，丘墟に透天涼を配して少陽経気を清宣するとよい。この場合は鍼感が経に沿って頭部にいたると良い効果を収めることができる。局所取穴としては太陽，風池（瀉）を配穴するとよい。これらにより少陽経気を宣通させ通絡止痛の効を収めることができる。
（3）**陽明頭痛**：前額部が痛む。痛みは眼窩におよぶ場合がある。
　循経取穴としては内庭（瀉）により足陽明経気の宣通をはかるとよい。熱鬱熱痛があるものは，内庭を解谿（瀉）に改めて陽明経気の清宣をはかるとよい。この場合，鍼感が経に沿って頭部にいたると良い効果がある。局所取穴としては頭維または陽白，阿是穴（瀉）を配穴するとよい。これらにより陽明経気を宣通させ通絡止痛の効を収めることができる。
（4）**厥陰頭痛**：頭頂部が痛む。痛みは目系におよぶ場合がある。

循経取穴としては太衝（瀉）により足厥陰経気の宣通をはかるとよい。熱鬱熱痛があるものは，太衝（瀉）に透天涼を配して厥陰経気を清宣するとよい。局所取穴としては百会，阿是穴（瀉）を配穴するとよい。これらにより厥陰経気を宣通させ通絡止痛の効を収めることができる。

『傷寒論』377条には「乾嘔し，涎沫を吐し，頭痛むものは，呉茱萸湯これを主る」とある。肝寒犯胃，濁陰上逆となる呉茱萸湯証には，中脘，大敦（灸），公孫（瀉）により暖肝温胃，降逆去濁をはかるとよい。この処方は呉茱萸湯の効に類似している。

## 症　例

［症例1］腎虚頭痛

患　者：女，44歳，初診1967年9月15日
主　訴：頭痛を患って20年余りになる。
現病歴：20数年来，眉間と両眼窩部が痛む。痛みがひどい場合は悪心と眼球痛が起こる。痛みは早朝に強い。冷やすと発作が起こりやすく，温めると痛みは軽減する。食欲不振，食後の悪心を伴っている。口からは水様の涎が出る。顔面は蒼白であり，舌苔は薄白，唇の色は淡白，脈は細数浮である。

この数日来は，悪寒発熱を感じ（ただし感冒の症状はない），左側の上下の歯に隠痛が起こる。この痛みは按じると軽減する。長期にわたって中西薬を服用したが効果はなかった。

弁　証：腎虚頭痛
治　則：温補腎陽
取　穴：関元，復溜（補）。隔日治療とした。
効　果：3診後には頭痛は著しく軽減し，他の症状は治癒した。
考　察：本症例の症状は複雑である。早朝に痛みが強いというのは，気虚頭痛に似ている。冷やすと発作が起こりやすいというのは，寒邪阻絡による頭痛に似ている。また痛みの部位が固定しているというのは，瘀血頭痛に似ている。眼窩部の痛みが眼球に及ぶというのは，厥陰，陽明頭痛に似ている。痛みが激しいと悪心が起こったり，食欲不振，食後の悪心を伴うというのは，痰濁頭痛に似ている。眉間の痛みがあるが，この場合は鼻疾患とは関係がなさそうである。顔面蒼白，舌苔薄白，唇淡白は脾陽不振あるいは気血虧虚の現れに似ている。このように症状が複雑であるため，正確に証型を定めることが難しく，したがってなかなか効を奏さなかったのであろう。本症例は久病であること，そして顔面蒼白，唇淡白，口から水様の涎が出ていることから，まず虚であることは疑いの余地がない。さらに総合的に分析すると，病の本は腎にあり，腎陽虚を主な病理とした頭痛証候であることがわかる。

腎陽不足のために陽気が頭部に到達できないと，清陽がふるわなくなる。そのため

に早朝に痛みが強くなり，冷やすと発作を起こしやすく温めると軽減するのである。腎陽虚衰となり火が土を生じないと脾陽不振となる。そのために食欲不振，水様の涎，顔面蒼白，唇淡白などの症状が出現していると考えられる。
　　　腎は骨を主っており，肝は目に開竅している。眼窩痛の眼球への放散は，肝腎不足に属しており，その本は腎虚である。頭痛がひどい場合に悪心が起こるのは，頭痛の部位と関係がある。
　　　関元に補法を施して，真火を補益し元陽を補益すると，さらに益火生土により脾陽を振るいたたせることができる。これは「火の源を益し，以て陰翳を消す」といわれているものである。腎経の金穴であり母穴である復溜に補法を施し，滋陰補腎をはかった。関元と配穴することにより，補陽配陰をねらっている。これらの配穴により，頭痛および随伴症状を治癒させることができた。
　　　腎は骨を主っており，歯は骨の余である。歯に隠痛があり，按じると軽減するというのは，腎陰不足，浮火上越によるものである。復溜に補法を施して滋陰補腎をはかったが，これは「水の主を壮じ，以て陽光を制す」の意を取ったものである。脈象の細数浮と，この数日来の悪寒発熱は，歯痛と関係したものである。

［症例2］気血双虧頭痛

患　者：女，26歳，初診1976年9月14日
主　訴：頭痛を患って8年になる。
現病歴：右目の眼花〔目がくらみ物がはっきり見えない症状〕，左側の頭部脹痛から始まり，これらの症状がしだいに両側に交互に出現するようになった。すなわち左頭痛が起こると右目の眼花が起こり，右頭痛が起こると左目の眼花が起こるのである。明け方には前額部の脹痛がとくにひどい。平時は食後にすぐ空腹感が起こり，腹中が空虚に感じられる。また息切れ，頭暈，眼花，全身のだるさ，精神倦怠，四肢無力，手指のふるえ，心悸，多夢などの症状がある。空腹感が強い時には，毎晩2回は食事をとる。月経は20～23日を周期とし，経量は多い。舌質は淡，舌苔は白であり，舌に歯痕がある。脈は沈細無力である。
弁　証：気血虧虚型の頭痛
治　則：補益気血
取　穴：初診～7診：合谷，三陰交（補）。8～10診：上処方に太陽（瀉）を加える。
効　果：2診後，腹部の空虚感と頭痛は軽減した。3診後，頭にひどい痛みは起こらなくなり，心悸，手指のふるえが軽減し，腹中の空虚感はなくなった。四肢無力と精神倦怠は改善していない。6診後，頭痛は著しく好転した。8診後，すべての症状は治癒し，頭痛が起こりそうな感じがするだけとなった。9診後，症状は眼花のみとなった。10診では治療効果の安定をはかった。
考　察：本症例は気血虧虚型の頭痛である。湯液では八珍湯証になる。頭部の脹痛は気滞によるものに似ているが，証候群として見ると，やはり気血虧虚のため清陽が頭部に

昇らないために起こった頭痛と考えられる。したがって全体治療，弁証取穴として合谷，三陰交を取り，補法を施して効果を収めることができたのである。8〜10診で太陽（瀉）を加えた目的は，局所取穴により佐として脈絡の通暢をはかり，頭痛再発の勢いを緩めることにある。

[症例3] 気虚，腎虚頭痛
患　者：男，35歳，初診1971年9月7日
主　訴：頭痛を患って1カ月余になる。
現病歴：この1カ月余り前額部および頭部正中線の部位に強い痛みが起こるようになった。午前に痛みは強い。汗が出たり夕食をとった後には頭痛は軽減する。さらに頭暈，息切れ，身体のだるさ・無力感，嗜臥，多夢，不眠などの症状を伴っている。平素から脾胃虚弱であり消化がよくない。脈は虚弱であり，両側の尺脈がとくに弱い。舌質は嫩紅で無苔である。
弁　証：気虚，腎虚型の頭痛
治　則：益気補腎
取　穴：合谷，気海（補）。1〜2日おきに鍼治療を行った。
効　果：3診後には頭痛と随伴症状は著しく軽減し，6診で治癒した。1972年9月10日に再発していないことを確認した。
考　察：本症例の頭痛は気虚・腎虚型の頭痛である。頭痛は午前に強く，身体のだるさ・無力感，嗜臥，息切れ，脈虚弱などを伴っているが，これらは気虚の象である。したがって合谷に補法を施して益気をはかった。
　　　　多夢，不眠，頭暈を伴い，舌質嫩紅無苔であるのは，腎陰不足の現れである。したがって腎経の母穴である復溜に補法を施して滋陰補腎をはかった。これらにより益気補腎の効を収めたのである。もともと鍼による局部治療を2回行ったが無効であった。これは実証でないことを示している。この場合，局部止痛をはかるだけでは効果を収めることはできないのである。

[症例4] 風熱痰火頭痛
患　者：男，11歳，初診1965年3月29日
主　訴：熱感を伴う頭部の腫れ痛みが起こって4日になる。
現病歴：この4日間，後頭部が突然でっぱり，腫れて痛む。痛む部位は拒按であり，触れると熱感がある。食欲不振を伴っており，脈は滑数であった。
弁　証：風熱痰火型の頭痛
治　則：疏風清熱導痰
取　穴：風池，風府，豊隆（瀉）。
効　果：1回の治療で治癒した。1965年7月20日に母親に尋ねたところ，治癒しており再発していないことを確認した。

考　察：本症例の弁証のポイントは，後頭部の突然の発熱腫痛，拒按と触診による熱感の確認，および滑数の脈である。これらを根拠として風熱痰火による頭痛として治療を行った。風池（去風通絡，清熱消腫），風府（去風清熱，消腫止痛），豊隆（化痰）に鍼で瀉法を施し，去風豁痰，消腫止痛の法を施すことにより効を収めた。風池，風府は局所取穴であり，頭風をとり除くだけでなく，通絡消腫止痛の作用もある。さらに豊隆と配穴することにより局部の痰火を散じることもできる。逆に豊隆に瀉法を施して痰濁を除き，これに風池，風府を配穴すると，頭部の風痰火熱を清降させる一助とすることができる。

［症例5］胃火頭痛

患　者：男，72歳，初診1971年10月9日

主　訴：頭痛を患って半月余りになる。

現病歴：半月来，前額部に熱痛が起こり，頭憒〔頭がぼんやりすること〕が起こる。熱かったり，日にあたったり，光を見たり，午後になると増悪するが，冷やすと楽になる。両目の眼花，視力低下，多夢，不眠，悪食，悪心，食欲不振，口乾があり時に渇く，舌辺の熱痛といった症状を伴っている。顔面は紅潮しており，舌質は紅，舌苔は白，脈は数で有力である。血圧は141／80mmHgであった。

弁　証：胃火型の頭痛

治　則：清降胃火

取　穴：解谿，内庭（瀉）。

効　果：3診後に頭痛は軽減し，7診後に諸症状はすべて消失した。1971年11月13日に治癒していることを確認した。

考　察：口乾があり時に渇く，悪食，悪心，顔面の紅潮，舌辺の熱痛，舌質紅，舌苔白，脈数有力などは，胃熱熾盛の現れである。前額部は足陽明経が循行している部位である。胃熱熾盛となり熱が循経によって上擾し，清空に影響し前額部の脈絡が阻滞すると，前額部の熱痛，頭憒が起こり，熱かったりすると症状が増悪する。熱が神明に影響すると多夢，不眠が起こる。証は胃火頭痛に属しているので，足陽明胃経の解谿と内庭を瀉して清降胃火と陽明経気の宣暢をはかって効果を得ることができた。

［症例6］痰濁頭痛

患　者：男，15歳

主　訴：頭痛を患って9カ月になる。

現病歴：9カ月前から後頭部痛が起こり始め，天気が悪いと痛みが増強する。その後，試験のため頭を使いすぎて頭痛が増強し，発作性の痛みを呈するようになった。前額部に痛みを感じる時もある。平素から頭暈，悪心，耳鳴り，口乾・不渇，食欲不振などの症状がある。舌苔は白膩，脈は濡数であった。

弁　証：痰濁型の頭痛

治　　則：化痰去湿，佐として通絡止痛をはかる。
取穴と効果：初診：豊隆，陰陵泉（瀉）により化痰利湿降濁をはかる。置鍼15分後に後頭部痛はほぼ消失したが，軽い頭暈を感じる。
　　　　　２診：上処方に風池（瀉）を加えて通絡止痛をはかる。
　　　　　３診：口渇多飲がある。舌苔は膩でなくなった。脈数であるが濡はなくなった。これは湿邪がすでに去っている象である。風池，崑崙（瀉）とする。これは循経取穴と局所取穴を採用したものであり，これにより通経止痛をはかった。
　　　　　４診：風府穴の部位が少し痛む。口乾口粘，渇いて多飲するといった症状があるが，これは胃熱熾盛によるものである。風府（瀉）を局所取穴として取り通絡止痛をはかることとする。また足陽明胃経の内庭を循経取穴として取り，透天涼を配して清瀉胃熱をはかった。内庭の涼感は本経に沿って顔面と口唇にいたり，最後には舌尖と口腔内にいたると，口渇と口粘はただちに消失した。
　　　　　５診：処方，手技，鍼感は４診と同じであった。
　　　　　６診：頭痛，口渇，悪心はすべて消失した。内庭への瀉法に透天涼を配すと，涼感は４診と同じであった。1971年５月に父親から治癒していることを確認した。
考　　察：本症例は，脾失健運のために生じた痰濁に胃熱がからんで上擾し，経絡阻滞，清陽不昇となって起こった痰濁頭痛証候である。豊隆，陰陵泉（瀉）に風池（瀉）を配穴した化痰去湿降濁の法を主とし，佐として通絡止痛をはかって効果を収めることができた。３診後には頭痛はほぼ治癒したが，胃熱熾盛が出現したため解谿，内庭，風府（瀉）による清瀉胃熱の法に改めた。さらに佐として局所取穴を加え通絡止痛をはかって治癒させることができた。風府と風池には頭部の風を除く作用がある。本症例では通絡止痛をはかる目的で用いた。豊隆と陰陵泉を配穴して用いると，二陳湯の効に類似した作用がある。

［症例７］肝陽頭痛
患　　者：男，30歳，初診1979年１月26日
主　　訴：頭痛を患って15年になる。
現病歴：15年前に眼病を患い，同時に頭痛が出現した。ただし眼病が治癒した後も頭痛は残った。その２年後に頭痛は治癒したが，７年前にまた頭痛が再発した。某医師が頭痛は日光の関係であるとしサングラスをかけるようにいわれたが，サングラスをしても頭痛は改善しなかった。その後，ずっと薬を服用しているが，服薬後に頭痛は１〜２時間止まるだけである。
現　　症：両側の頭部，前額部，眼窩部に発作性の跳痛がある。時々ではあるが熱痛，眩暈，耳鳴り（昆虫が耳内にいるような感じ）が起こったり，両耳の閉塞感，多夢不眠，胸痛，両下肢と殿部のだるい痛みといった症状が起こることがある。胃炎のために食欲不振となり，時々胃痛が起こり，食べても味がしない。舌苔は薄黄，舌中央にはかなり深い裂紋がある。脈は弦数であった。

弁　証：肝陽型の頭痛
治　則：平肝潜陽熄風，佐として通絡止痛をはかる。
取　穴：初診〜11診：百会，太陽，風池，太衝（瀉）。12〜16診：上処方から太衝を除く。
効　果：3診後には頭痛と眩暈は軽減した。5診後には不眠は著しく軽減した。7診後には頭痛と眩暈が著しく軽減し，耳内の虫のはうような感じは消失した。そして安眠薬を服用しなくても6〜7時間ほど睡眠できるようになった。ただし時々ではあるが両耳に閉塞感が起こったり，両側の胸脇部に痛みが起こったりする。11診後には不眠と頭暈は治癒した。頭痛もかなり軽微になった。16診で治癒した。16回の治療で頭痛，眩暈，不眠などすべてが治癒していることを確認した。
考　察：本症例は頭痛の部位や痛みの特徴，さらに眩暈，耳鳴りといった随伴症状，脈弦数などにもとづいて，肝陽上亢，肝風内動，上擾清空による頭痛証候と判断した。肝経の原穴である太衝（瀉）により平肝潜陽熄風をはかり，頭頂部の百会（瀉）により熄風をはかった。また足少陽経の後項部にある風池（瀉）により熄風と通絡止痛をはかり，太陽（瀉）を局所取穴として用い通絡止痛をはかった。これらの配穴により平肝潜陽熄風，佐としての通絡止痛の効果を収め，治癒させることができた。

［症例8］少陽，胃火頭痛
患　者：男，32歳
主　訴：頭痛を患って1カ月余りになる。
現病歴：1カ月余り，両側の側頭部に発作性の跳痛，刺痛が起こる。また耳鳴り，口苦，咽頭の乾き，口渇，口臭，尿黄，便秘といった症状を伴っている。呼吸は荒く，顔面は紅潮している。舌苔は黄厚，脈は数有力であった。
弁　証：少陽，胃火型の頭痛
治　則：清宣少陽，清降胃火
取穴と効果：初診：風池，内庭，丘墟（瀉，透天涼を配す）。風池の涼感は頭頂部と側頭部にいたるようにする。内庭の涼感は本経に沿って下腿部にいたるようにする。丘墟の涼感は本経に沿って大腿部にいたるようにする。
　2診：頭痛，口渇，尿黄，便秘はある程度軽減した。口苦と耳鳴りはまだある。取穴と手技は初診同様とする。
　3診：取穴と手技は初診同様とする。
　4診：頭痛および兼症はともに治癒した。さらに1回治療を行い効果の安定をはかることとした。取穴と手技は初診同様とする。風池の鍼感は頭頂部にいたらせ，内庭の涼感としびれ感は本経に沿って唇と面頬部にいたらせる。丘墟の涼感としびれ感は本経に沿って側頭部と耳にいたらせる。
考　察：本症例は2種類の病因病機によって起こった頭痛の症例である。足少陽の脈は耳と側頭部を循行している。側頭部の発作性の跳痛，刺痛に口苦，耳鳴りを伴っているが，これは足少陽胆経に熱があり，その熱が循経によって上擾して起こったもので

ある。これはつまり少陽頭痛である。したがって足少陽胆経の原穴である丘墟（瀉）により少陽経気の清宣をはかった。足少陽経の経穴で頭部にある風池（瀉）は局所取穴によるものであり，これにより清熱通絡止痛をはかった。便秘，咽頭の乾き，口渇，顔面紅潮，舌苔黄，口臭は胃熱熾盛によるものであるので，足陽明胃経の内庭（瀉）により清降胃火をはかった。本症例の配穴は，丘墟（瀉）により少陽頭痛を治し，内庭（瀉）により清降胃火をはかって胃火頭痛を治すことを目的としたものである。さらに局所穴の風池（瀉）を配穴したが，これで少陽頭痛を治すとともに通絡止痛をはかることができる。この3穴の配穴により4回の治療で，2種類の病因病機による頭痛を治癒させることができた。効果の鍵は配穴にあることがわかる。

［症例9］瘀血頭痛
患　者：男，35歳，初診1976年10月28日
主　訴：外傷性の頭痛を患って3年になる。
現病歴：1973年3月に壁が倒れてきて前額部を打ち，口に怪我をおい，ひどく鼻出血が出た。当時，気を失って倒れ，当地の病院で救急措置を施された。意識が回復した後，後遺症として頭痛が残った。痛みは前額部にあり，痛みの部位は一定しており，刺痛を呈している。跳痛，激痛となることもある。痛みがひどい時には，頭暈，頭昏が起こる。平素から健忘症があった。考え事をしたり，頭を振動させると頭痛が起こりやすく，あるいは頭痛が増強する。舌質は紫，脈は沈濇であった。中西薬を長期間服用しているが，あまり効果がない。
弁　証：瘀血型の頭痛
治　則：活血去瘀，佐として通絡止痛をはかる。
取　穴：三陰交，神庭（瀉）。隔日治療とする。
効　果：2診後，頭痛は軽減し，発作回数は減少した。3診後，考え事をしたり頭を振動させても頭痛はあまり起こらなくなった。4診後，頭痛は1日に数回あるいは1回ほどとなり，健忘は軽減した。5診後，毎日不定時に前額部に微痛が1～2回起こるくらいになり，頭昏は著しく好転し，6診で治癒した。
　　　　1977年4月8日に患者が来院し頭痛が治癒していることを確認した。頭昏と健忘もそれにつれて治癒したとのことであった。
考　察：本症例は頭部外傷により瘀血内停となり，脈絡が阻滞して起こった瘀血頭痛である。弁証取穴として三陰交（瀉）を取穴して活血去瘀をはかり，局所取穴として神庭（瀉）を配穴し通絡止痛をはかって効果を収めることができた。頭暈，頭昏，健忘といった症状は瘀血内阻および頭部外傷と関係するものであり，虚証として対処する必要はない。瘀血頭痛の治癒とともにこれらの症状は治癒した。

［症例10］肝陽頭痛
患　者：女，20歳，初診1978年12月19日

内　科

主　訴：頭痛，頭暈を患って1年になる。
現病歴：1年前，監獄に入れられ，何度も精神的な打撃を受けて発症した。1年来，頭痛の反復発作が3度起こり，3度入院治療を受けた。頭全体の熱痛，跳痛，刺痛が見られ，頭暈，眼花，多夢，不眠，食欲不振，飲食減少，食後の胃の不快感，口苦，心煩，怒りっぽい，口渇多飲，両下肢の一時的なひきつり，または拘急やふるえ，身体痛，背部痛，四肢無力，歩行障害，立つと倒れそうになる，精神抑鬱といった症状を伴っている。舌苔は薄黄少津，脈は沈細弦であった。
弁　証：肝陽型の頭痛
治　則：平肝潜陽，通絡止痛，佐として清心安神をはかる。
取　穴：初診～2診：太陽，風池，神門，百会（瀉）で熄風清脳，清心安神，通絡止痛をはかる。
　　　　3～6診：上処方に太衝（瀉）を配穴して平肝熄風をはかる。
　　　　7～9診：太陽，風池，神門，太衝（瀉）。
　　　　10～12診：上処方から風池を除く。
効　果：2診後，両下肢の症状以外の頭痛，頭暈，心煩，怒りっぽい，不眠，胃の不快感といった症状は著しく軽減した。精神抑鬱も著しく好転している。7診後，諸症状はほぼ治癒している。9診後，頭痛はほぼ治癒している。前額部の左側にわずかに痛みがあるだけで，他に異常は認められなかった。10～12診で効果の安定をはかった。
考　察：怒ると気は上る。本症例は鬱怒傷肝，肝鬱気滞，気鬱化火，肝陽上亢により頭部の熱痛，跳痛，刺痛が起こり，眩暈を伴っているという症例である。肝は筋を主っているが，気滞筋脈となると全身の痛みや下肢筋脈の拘急，ふるえといった運動失調が起こる。また肝気犯胃となると食欲不振，食後の胃の不快感が起こり，口苦を伴うようになる。さらに肝火が神明に影響すると心煩，怒りっぽい，多夢，不眠となる。精神抑鬱，舌苔は薄黄少津，脈は沈細で弦などは，肝気鬱滞，肝陽上亢の象である。太陽（局所取穴，通絡止痛），風池（弁証取穴としては熄風清脳安眠，局所取穴としては通絡止痛），神門（清心安神），百会（弁証取穴としては熄風潜陽，局所取穴としては通絡止痛），太衝（平肝潜陽，疏肝理気）といった諸穴を加減運用することにより，平肝潜陽，通絡止痛，佐としての清心安神の効を収め，治癒させることができた。

［症例11］痰濁頭痛
患　者：女，31歳，初診1982年3月27日
主　訴：数日来，頭痛が起こる。
現病歴：患者は2年前，輸卵管の結紮手術後に頭暈を感じ始めた。1日に3～4回暈厥〔失神する〕を起こすようになり，当地の病院で20日余り治療を受けたが治癒しなかった。その後，暈厥が何度も出現するようになった。今月17日に当病院神経科で癔病〔ヒステリー病〕と診断され，現代薬で治療したが頭暈は減らず，かえって頭痛，

現　症：頭痛が発作的に起こり，鍼で刺したように痛み，痛みのために呻めいている。早朝と正午は痛みが軽いが，午後になるとひどくなる。頭部が重くしめられるように感じられる。頭暈，頭昏があり，ひどいと暈厥を起こす。悪心，厭食，食べると吐く，息切れ，懶言〔話すのがおっくう〕，倦怠無力，聴力減退，口苦，心煩，ひどい不眠（毎晩2～3時間しか眠れない），意識がぼんやりしている。舌質は淡で口が粘る。舌苔は白膩，脈は細でやや数であった。

弁　証：痰濁型の頭痛

治　則：去湿化痰，理気和中，佐として清心醒志をはかる。

取　穴：初診～4診：豊隆，陰陵泉，大陵（瀉）。
　　　　5診：上処方から大陵を除く。

効　果：初診後，頭痛は軽減し，食欲は正常に回復した。食事をしても悪心・嘔吐が起こらなくなった。2診後，夜間の睡眠は4～5時間とれるようになった。ただ両側頭部が痛むだけで，嘔吐および暈厥は治癒した。頭もすっきりしている。4診後，わずかに頭痛，頭暈を感じるだけとなり，夜間も8時間は眠れるようになった。5診で治癒した。半年後に患者の知人から治癒しており，再発していないことを確認した。

考　察：本症例は脾の水湿の運化が悪くなり，湿が集まって痰となり，この痰湿が頭部絡脈に阻滞し血行が悪くなって起こったものである。したがって刺すような頭痛が起こり，午後に増強するのである。痰濁が清竅に上蒙すると頭重，頭暈，頭昏が起こり，ひどい場合は暈厥となる。痰湿が中焦に阻滞した場合は，嘔悪，厭食となり，食べると吐いてしまう。また脾胃の運化と受納が悪くなって化源不足になると，息切れや懶言，倦怠，無力感，聴力減退といった症状が出現するようになる。痰邪が心に影響した場合は，意識がはっきりしなくなり，不眠，心煩が起こったりする。舌質淡，口が粘る，舌苔白膩，脈細でやや数といった所見は痰湿内蘊の象である。治療は豊隆（去痰降濁），陰陵泉（去湿益脾）による去湿化痰，理気和中を主とした。これは二陳湯に類似した効がある。さらに大陵を配穴し佐として清心醒志をはかった。配穴が適切であったために非常に良い効果を収めることができた。

[症例12] 陽明頭痛

患　者：男，56歳，初診1981年7月5日

主　訴：前額部痛を患って2年になる。

現病歴：2年前の夏に暑さにより頭痛が起こるようになり，中西薬で1年余り治療を受けたが効果がなかった。前額部に刺痛があり，熱いと痛みが増強する。痛みは軽くなったり重くなったりするが，痛みがひどい場合は，左側頭部に跳痛が放散する。毎日午前11時～午後4時に頭痛が増強する。平素から口乾，口粘，口臭といった症状がある。舌苔は薄黄，脈は数で有力であった。

弁　証：陽明経頭痛

内　科

治　則：清宣陽明鬱熱
取　穴：合谷，解谿（瀉）。1～2日おきに鍼治療を1回行うこととする。
効　果：2診後に頭部は隠痛となり，脈数有力は顕著ではなくなった。4診後には前額部は痛まなくなった。7診後には左側頭部も痛まなくなり，舌苔は薄白となった。10診で頭痛は治癒した。
　　　　患者は1981年8月7日～8月21日まで当病院で頸部リンパ結核の治療を受けたが，頭痛の再発は見られなかった。
考　察：本症例は陽明熱邪が循経によって上擾し，熱が足陽明経の関連部位に鬱して起こった頭痛証候である。弁証のポイントは，痛みが前額部にあり，熱いと痛みが増強し，正午から午後になると増悪することにある。口乾，口臭，舌苔薄黄，脈数有力は，内熱の現れである。したがって手陽明経の原穴である合谷と解谿を瀉し，陽明鬱熱を清宣させるという法を用いて効を収めることができた。

[症例13] 少陽，厥陰頭痛
患　者：女，81歳，初診1981年6月12日
主　訴：頭痛を患って5年になる。
現病歴：5年来，左側頭部および頭頂部がよくしびれて緊張し，跳痛，熱痛が起こる。平素から口苦，口粘〔口が粘ばる〕，食欲不振といった症状がある。舌苔はやや黄厚膩，舌質は絳，脈は弦数であった。血圧は150／90mmHgである。本院の内科で三叉神経第一支痛として薬物治療を行ったが効果がなかった。
弁　証：少陽，厥陰経頭痛
治　則：清宣少陽，宣暢厥陰経気
取　穴：太衝，丘墟（瀉）。1～2日おきに鍼治療を行うこととする。
効　果：初診後に頭痛は軽減した。3診後に頭痛は止まり，4診で治癒した。1981年8月と1983年，1984年連続して3年追跡調査を行ったが再発は認められなかった。
考　察：痛みのある部位と痛みの特徴から，少陽，厥陰頭痛であることがわかる。循経取穴とし，足少陽経の原穴である丘墟（瀉）により少陽経気の清宣をはかった。また足厥陰経の原穴である太衝（瀉）により厥陰経気の宣暢をはかった。取穴は少ないが，速やかに効を収めた。2経同病であり，循経取穴により各経の原穴を瀉すだけで効を収めることができた。

[症例14] 肝陽，胃火頭痛
患　者：女，37歳，初診1979年5月21日
主　訴：頭痛を患って半年になる。
現病歴：1978年12月から持続性の頭痛が起こり始めた。昼間に痛みがひどくなり，夜間には痛みは止まる。前額部と両側頭部に痛点がある。さらに頭暈，眼花〔目のくらみ〕，身体の消痩，無力感，不眠，健忘，心煩，耳鳴り，午後の手足心熱といった症状を

伴っている。怒った後には頭痛と頭暈が増悪する。顔色は紅潮しており，口渇がある。1年余り，怒ったり疲れたりすると，心悸，息切れ，手指のふるえ，不眠などが出現する。心電図には異常はなかった。聴診では期外収縮が認められた。1年来，しばしば頭暈，貧血が起こる。

弁　証：肝陽，胃火型の頭痛
治　則：平肝潜陽，清降胃火，佐として通絡止痛をはかる
取　穴：初診〜2診，8〜11診：内庭，太衝（瀉）。
　　　　3〜7診：上処方に太陽（瀉）を配穴する。
効　果：5診後には頭痛，煩渇，頭暈は軽減し，不眠は著しく好転した。7診後に頭痛はほぼ治癒した。8〜11診は治療効果の安定をはかった。1979年6月20日〜7月4日，患者は本科で息切れ，心悸，頭暈と手指のしびれなどの虚労証候の治療を受けたが，頭痛は治癒しており再発は認められなかった。
考　察：本症例は，肝陽上亢となって清空に上擾し，また胃火熾盛となって循経上擾して起こった肝陽頭痛と胃火頭痛の混合型である。足厥陰肝経の原穴である太衝（瀉）により平肝潜陽をはかり，足陽明胃経の榮穴である内庭（瀉）により清降胃火をはかった。3〜7診では局所取穴として太陽（瀉）を加え，佐として通絡止痛をはかった。本症例は頭暈，眼花，身体のだるさ，無力感，息切れ，心悸，健忘といった虚労証候を伴っている。これらは頭痛証候が起こる以前からあるため，頭痛証候の弁証範囲に入れることはできない。さもないと混乱して矛盾が生じてしまい，弁証論治が横道にそれる可能性がある。さらに肝陽，胃火頭痛の他に，耳鳴り，口渇，心煩，顔色紅潮とか，怒った後に頭痛が起きたり，頭痛が増強するといったものを佐証とした。これらを虚労として治療すると，頭痛は必ずひどくなるので注意を要する。

## 結　語

### 1．症例のまとめ

　本篇では14症例を紹介した。
　例1は腎虚（腎陽虚）による頭痛である。関元，復溜（補）による温補腎陽の法を用いて，効を収めた症例である。
　例2は気血虧虚による頭痛である。合谷，三陰交（補）による補益気血，佐として通絡止痛をはかるという法を用いて，効を収めた症例である。
　例3は気虚，腎虚による頭痛である。合谷，復溜（補）による益気補腎の法を用いて，効を収めた症例である。
　例4は風熱痰火による頭痛である。風池，風府，豊隆（瀉）による疏風清熱導痰の法を用いて，効を収めた症例である。
　例5は胃火による頭痛である。解谿，内庭（瀉）による清降胃火の法を用いて，効を収め

た症例である。

例6は痰濁による頭痛である。豊隆，陰陵泉，風池（瀉）による化痰去湿，佐として通絡止痛をはかるという法を用いて，効を収めた症例である。

例7は肝陽による頭痛である百会，太陽，風池，太衝（瀉）による平肝潜陽，佐として通絡止痛をはかるという法を用いて，効を収めることができた症例である。

例8は少陽経の熱，胃火による頭痛である。内庭，丘墟，風池（瀉）による清宣少陽，清降胃火の法を用いて，効を収めた症例である。

例9は瘀血による頭痛である。三陰交，神庭（瀉）による活血去瘀，佐として通絡止痛をはかるという法を用いて，効を収めた症例である。

例10は肝陽による頭痛である。太陽，風池，神門，百会，太衝（瀉）による平肝潜陽，通絡止痛，佐として清心安神をはかるという法を用いて，効を収めた症例である。

例11は痰濁による頭痛である。豊隆，陰陵泉，大陵（瀉）による去湿化痰，理気和中，佐として清心醒志をはかるという法を用いて，効を収めた症例である。

例12は陽明頭痛といわれるものである。合谷，解谿（瀉）によって陽明経気の清宣をはかって効を収めた症例である。

例13は少陽，厥陰頭痛の症例である。太衝，丘墟（瀉）による清宣少陽，宣暢厥陰の法を用いて，効を収めた症例である。

例14は肝陽，胃火による頭痛である。内庭，太衝，太陽（瀉）による平肝潜陽，清胃降火，佐として通絡止痛をはかるという法を用いて，効を収めた症例である。

例6と例11は，ともに痰濁による頭痛であるが，兼証の違いにもとづいて例6は佐として通絡止痛をはかり，例11は佐として清心醒志をはかった。また例7と例10は，ともに肝陽による頭痛であるが，これも兼証の違いにもとづいて例7は佐として通絡止痛をはかり，例10は佐として清心安神をはかった。

14の症例中，例3，例8，例13，例14は，ともに2種類の異なる病因病機，証型による頭痛証候である。その治療法則と選穴は，この点を考慮して1つの処方に二重性をもたせたものである。取穴は多くないが，切れ味のよい効果を収めていることが特徴である。


## 2．頭痛の治療について

### 1．諸経の頭痛

頭痛の部位の違いにもとづいて，弁証循経取穴を行う必要がある。例えば，太陽頭痛には崑崙（瀉）を用いたり，これに後谿（瀉）を加えるとよい。少陽頭痛には丘墟（瀉）を用いたり，これに外関（瀉）を加えるとよい。陽明頭痛には解谿（瀉）を用いたり，これに合谷（瀉）を加えるとよい。厥陰頭痛には太衝（瀉）を用いたり，大敦（灸）を加えるとよい。

本経の走行に沿って鍼感を頭部にいたらせることができると，非常によい効果を収めることができる。瀉法を施すと，関連する経絡の経気を宣暢させることができ，これに透天涼を配すと，関連する経絡の熱邪を清宣させたり，清降させることができる。また必要に応じて

局所穴（瀉）を配穴すると，作用が直接病所にいたり通絡止痛の効果を収めることができる。

## 2．外感頭痛

外感頭痛は六淫の邪が頭部に影響し，頭部で邪気が阻滞し清陽が抑止されることにより起こるものである。治療は疏風散邪を主とし，それぞれ邪の違いに応じて疏風散寒，疏風清熱，去風勝湿といった法を用いるとよい。

## 3．内傷頭痛

内傷諸疾により気血逆乱や瘀血阻滞，脳失栄養となって起こるものが多い。病証にもとづきそれぞれ平肝，滋陰，補気，養血，去瘀，化痰といった法を用いるとよい。

## 4．他の病に頭痛を伴う場合

いろいろな急性あるいは慢性疾患に出現する1症状としての頭痛に鍼灸治療を用いた場合は，一時的に痛みを緩解させる効果を得ることしかできない。このような場合は，その疾患を治療すべきであり，その疾患が治癒すれば頭痛も自然に治癒する。あるいはその疾患を治療すると同時に頭痛治療の関連穴を配穴するとよい。

## その他

### 1．弁証取穴と局所取穴について

頭痛の治療においては，頭部の痛みという一現象（標）のみに着眼して局所取穴を行っても，理想的な効果を得るのは難しい。とりわけ長期にわたって持病をもっている患者に対して，証型を分けずに対症治療を施しても，よい効果を収めることはできない。場合によっては治療すれば治療するほど症状が増悪することさえある。

気虚，血虚，気血虧虚，腎虚，肝陽，痰濁，瘀血，胃火といった証型の頭痛は，しっかりと弁証取穴を行う必要がある。実証のものに対しては証型にもとづいて，それぞれ清肝，平肝潜陽，去瘀，化痰，清降胃火といった本の治療をベースにし，局所穴（瀉）を配穴して標を治すとよい。また本虚標実のものには，それぞれ補腎，補気，養血，補益気血といった本虚の治療をベースにし，局所穴（瀉）を配穴して標実を治すとよい。虚証のものに対しては，一般的に局所穴は配穴しない。もちろん局所穴に補法を施すといったことはすべきではない。もし補法を施すと，経絡や気血を阻滞させる可能性があるからである。三陽経および厥陰経の頭痛にも，弁証循経取穴による本治をベースにし，局所穴（瀉）を配穴して標を治すのがよい。

## 2.「通則不痛」(通ずれば則ち痛まず) の臨床応用

　「通則不痛」という方法は，通じさせる方法によって止痛という目的を達成するものである。この「通」という字には，多くの意味がある。単純に攻下通利を指していったものではない。頭痛の病に対する通法は，経絡を通暢させることを指したものである。本篇で紹介した【弁証施治】と【症例】から見ると，各種の異なった治療法則を用いて「通則不痛」という目的を達成していることがわかるはずである。単純に攻下通利や通暢経絡の法だけを用いたものではないのである。

　例えば風寒，風熱，風湿，瘀血，痰濁，肝陽，胃火などによって起こった頭痛には，それぞれ去風散寒，去風清熱，去風除湿，活血去瘀，去湿化痰，平肝潜陽，清降胃火といった法を用いることによって，通暢経絡，止痛という目的を達成しているのである。また気虚，血虚，腎虚，気血虧虚による頭痛に対しては，それぞれ補気，養血，補腎，補益気血といった法を用いて，血を補充し，腎を強め，気を補充し経脈を栄養することによって，滞っていた経絡を通暢させ，止痛の目的を達成するのである。虚中挟実のものに対しては，局所穴（瀉）を配穴し，佐として通暢経絡をはかって止痛をはかるとよい。単独に通暢経絡の法を用いて止痛がはかれるのは，ただ頭部のある部位が痛むといった単純性の痛みについてのみであり，こういった場合のみ局所取穴の法を用いることができるのである。内傷諸疾による頭痛に対しては，通法のみでは満足のいく効果を収めることはできないのである。

# 2. 眩　暈

## 概　説

　「眩」と「暈」は２つの症状である。眩は眼花〔目がかすむ，目がくらむこと〕，暈は頭暈〔頭がくらくらすること〕のことであり，この２症状は同時に見られることが多いことから，「眩暈」と併称されている。

　眩暈は頭暈と眼花を特徴としている。軽い場合は目を閉じてしばらくすると眩暈は止まる。重い場合は車や船に乗っているような揺れを感じて，立っていることができなくなり，悪心や嘔吐，汗，耳鳴りを伴ったり，昏倒する場合もある。

　本病の病因には，「諸風掉眩，皆属於肝」「上気不足」「髄海不足」「風火」「痰は火によりて動ず」「虚なくは眩をなさず」などがあるが，これらは前人の経験による考え方である。帰納すると風，痰，火，虚の４種類にまとめることができる。

　鍼灸治療は眩暈に対して一定の効果がある。真性の眩暈，一般性の眩暈にかかわらず，症例により異なるが鍼灸治療により治癒させたり改善をはかることができる。ただし器質性病変による場合は，効果の持続期間が短いが，その発病原因を除去した後は，効果は安定する。

　現代医学の分類による脳動脈硬化症，高血圧症，貧血，メニエール病，神経衰弱，神経症および一部の脳疾患などに出現する眩暈は，本篇の内容を参考にして弁証施治を行うことができる。

　本病は臨床上，肝陽上亢，気血両虚，腎精虧虚，痰濁中阻などの証型がよく見られる。ここではこれらの証型の証治と症例について述べることとする。

## 弁証施治

　臨床上，眩暈は本虚標実のものが多く見られる。本虚としては気血両虚や肝腎不足，腎精虧虚，心脾虧損の４つが主なものであり，標実としては風（肝風），火，痰の３つが主なものとなる。以上の証型および病因は単独で出現する場合と，相互にからんで出現する場合がある。したがって詳しく病状を診察して弁証取穴を行わなければならない。治法についても標から行うものと，本から行うものの違いがある。急なるものは実の場合が多く，熄風や潜

陽，清火，化痰などの治法を選択し，標治を主として行うとよい。また緩なるものは虚の場合が多く，補養気血や補腎，養肝，健脾などの治法を選択し，本治を主として行うとよい。肝陽上亢に属す場合は，中風の前兆であるか否かに留意する必要がある。またメニエール病の場合は，耳区の関連穴を配穴して瀉法を施すとよい。

## 1 肝陽上亢

[主証] 眩暈。耳鳴り，頭痛，頭脹，急躁，怒りっぽい，多夢，不眠，口苦といった症状を伴う。顔面は時に紅潮する。煩労時や怒ったりすると眩暈，頭痛はひどくなる。舌質は紅，舌苔は黄，脈は弦または弦数となる。

[治則] 平肝潜陽，清火熄風

[取穴] 百会（または風池），行間，丘墟

百会（または風池）には鍼にて瀉法を施す。行間，丘墟は瀉法を施し透天涼を配して，鍼感を循経により上行させて頭部にいたらせる。耳鳴りによる聴覚減退を伴うものには，耳門または聴会を加えて瀉法を施し，開宣耳竅をはかる。

[応用] ◇火盛に偏していて目の充血を伴い，舌苔黄燥，脈弦数であるものには，行間，丘墟（瀉）により清肝瀉火，熄風，潜陽をはかるとよい。便秘を伴うものには，天枢（瀉）を加えるとよい。これらにより泄肝通腑の効を収めることができる。

◇風盛に偏していて眩暈がひどく，吐きそうで，四肢麻木が見られ，ひどい場合には手足の震顫，筋のひきつりなどが見られるものには，太衝，風池，百会（瀉）により鎮肝熄風をはかるとよい。

◇肝鬱化火，肝風内動に痰がからみ清竅に影響して起こっている眩暈には，豊隆，陰陵泉，百会，行間（瀉）により清肝熄風，去湿降痰をはかるとよい。耳鳴りによる聴覚減退を伴うものには，聴会または聴宮を加えて瀉法を施し，開宣耳竅をはかるとよい。

◇腎陰不足，水不涵木，肝陽偏亢，風陽上擾による眩暈には，太衝，風池（瀉），復溜（補）により鎮肝熄風，育陰潜陽をはかるとよい。これは鎮肝熄風湯の効に類似した効を収めることができる。

◇肝腎の陰分が大いに虧損したために風陽翕張〔風陽が非常に強いこと〕となり，眩暈がかなりひどく腰膝酸軟，遺精，精神疲労，無力感を伴い，舌質光紅，脈弦細数であるものには，太衝（瀉），復溜，三陰交（補）により育陰潜陽をはかるとよい。これは大定風珠の効に類似した効を収めることができる。

◇中年以上の患者で肝陽による眩暈が起こっている場合は，病状を細かに診察し，中風の前兆であるか否かを判断する必要がある。同時に眩暈の予防と治療をしっかり行うことが重要である。

## 2　気血両虚

[主証]　頭暈，目眩が動くと増強する。飲食減少，心悸，不眠，精神疲労，懶言，顔色蒼白。髪に光沢がない，爪の色が冴えないといった症状を伴う。舌質は淡，脈は細弱となる。ひどい場合は眩暈により昏倒する。疲れると発作が起こる。

[治則]　補益気血

[取穴]　合谷，三陰交（補）

[応用]　◇脾胃の運化が失調して気血生化の源が不足し，そのため気血虧虚となって起こる眩暈には，陰陵泉，脾兪（補）により健脾益胃をはかるとよい。脾胃の運化と受納が正常となり，気血が旺盛になれば眩暈は治癒する。この処方は補益気血の法である合谷，三陰交（補）と同時または交互に用いてもよい。

◇心脾両虚のために気血が脳にいかないために起こる眩暈には神門，三陰交（補）により補益心脾をはかるとよい。これは帰脾湯の効に類似した効を収めることができる。

◇中気不足，清陽不昇のためによく眩暈が起こり，仕事をするのがだるく，飲食減少，泥状便を伴い，顔色が冴えず，脈無力であるものには合谷，足三里（補）により補中益気をはかり，さらに百会（補）を配穴して昇陽益気をはかるとよい。これは補中益気湯の効に類似している。ただし虚気上逆に属するものには，百会を取ることはできない。補法を施すのはさらに不適切である。


## 3　腎精虧虚

[主証]　頭暈，目眩が起こる。腰膝痠軟〔だるい〕，遺精，耳鳴り，精神萎縮，記憶力減退といった症状を伴う。四肢不温で舌質淡，脈沈細であるものは陽虚に属している。また五心煩熱を伴い舌質紅，脈弦数または弦細数であるものは陰虚に属している。

[治則]　陽虚：補腎助陽
　　　　陰虚：補腎滋陰

[取穴]　陽虚：関元，太谿，腎兪（補）。右帰飲の効に類似している。
　　　　陰虚：復溜，太谿（補）。左帰飲の効に類似している。
　　　　眩暈がひどい場合には上記の2処方に，それぞれ湧泉（瀉）を加えて浮陽を潜陽させるとよい。

[応用]　『霊枢』海論篇には，「脳は髄の海と為す，其の輸は上は其の蓋に在り，下は風府に在り。……髄海不足なるときは，則ち脳転じ耳鳴り，脛痠し眩冒し，目見る所なく，懈怠安臥す。」とある。腎は精を蔵して髄を生じるが，腎精虧虚のために髄海不足となって起こる眩暈には，腎兪，太谿または復溜（補）により補益腎精をはかるとよい。

## 4 痰濁中阻

[主証] ひどい眩暈が起こる。頭重，頭憒，胸膈満悶，悪心，嘔吐，飲食減少，多眠といった症状を伴う。舌苔は白膩，脈は濡滑となる。

[治則] 燥湿化痰，健脾和胃

[取穴] 陰陵泉，豊隆（瀉），脾兪（補）

あるいは陰陵泉（先瀉後補，去湿健脾），豊隆（瀉，化痰），百会（瀉，熄風）を用いる。これは標本兼顧の法である。中焦に停滞している痰湿を除けば，眩暈，嘔吐はしだいに止まる。胸悶して食べられないものには中脘（瀉）を加えて化濁開胃をはかるとよい。耳鳴りにより聴覚が減退しているものには，耳門または聴会（瀉）を加えて開宣耳竅をはかるとよい。

[応用] ◇脾虚生湿，湿聚生痰となり，痰湿の邪が肝風と上擾して起こる眩暈には，陰陵泉（補），豊隆，百会（瀉）にて健脾去湿，化痰熄風をはかるとよい。これは半夏白朮天麻湯の効に類似している。

◇痰鬱化火，痰火上擾により頭目脹痛，心煩，心悸，口苦があり，舌苔黄膩，脈弦滑であるものには，豊隆，解谿または内庭（瀉）により化痰泄熱をはかるとよい。これにより痰火を潜降させて清空が安らかになれば眩暈は自然に止まる。肝陽上擾を伴うものには太衝（瀉）を加えて平肝潜陽をはかるとよい。風陽上擾を伴うものには百会または風池（瀉）を加えて熄風清脳をはかるとよい。

◇湿邪内盛により眩暈のほかに耳鳴りによる聴覚減退が著しいものには，利湿を主とする。陰陵泉，聴会または耳門（瀉）により去湿利竅をはかるとよい。

## 症　例

[症例1] 肝陽上亢，痰濁中阻

患　者：女，38歳，初診1972年7月3日

主　訴：眩暈を患って数年になり，再発して半月が経過している。

現病歴：1965年に眩暈を患い，本科で数回鍼治療を受けて治癒した。今回は再発して半月になる。この半月来，頭暈，目眩が起こり，車や船に乗っているみたいに感じられる。眩暈がひどい時には，悪心，嘔吐が起こり，汗が出，耳鳴りが起こる。さらに多夢，不眠，頭痛，口苦，易驚〔驚きやすい〕，頭頂部と後項部の強ばりなどの症状を伴っている。尿は黄赤であり，大便は初めが硬く後がゆるい。胃脘部の不快感，食少などの症状もある。顔面は紅潮している。脈は弦，舌苔は白でやや膩であった。本院の内科ではメニエール症候群と診断された。

弁　証：肝陽上亢，痰濁中阻による眩暈

治　則：平肝熄風，化痰降濁

取　穴：風池，太衝，足三里，百会（瀉）。1～2日おきに鍼治療を行う。
効　果：5回の鍼治療で治癒し，その後再発はしていない。
考　察：「諸風掉眩皆肝に属す」「痰無くは則ち眩を作らず」「胆脈は耳に循る」といわれている。本症例の病因病機を分析すると以下のようになる。肝胆火旺となって循経によって上擾し，風陽昇動となって清空に影響したために頭暈，目眩，頭痛，耳鳴りが起こっている。また痰火擾心，神明不寧による多夢，不眠，驚きやすいといった症状や，痰濁中阻による悪心，嘔吐，胃脘部の不快感，食少，苔白でやや膩といった症状・所見が出現している。顔面紅潮，口苦，脈弦は肝陽上亢の象である。以上の分析により本症例は肝陽上亢と痰濁中阻という2つの証型による眩暈証候であると考えられる。

　　　風池（瀉）により熄風，太衝（瀉）により平肝熄風，足三里（瀉）により化痰降濁，百会（瀉）により熄風と局部の鎮痛をそれぞれはかった。このように平肝熄風をはかり，佐として化痰をはかって効を収めることができた。

［症例2］肝陽上亢
患　者：女，41歳，初診1971年8月27日
主　訴：頭暈を患って4年になる。
現病歴：4年前，産後に発症した。頭暈，目眩が起こり，立っていられない。ひどい時には悪心が起こり，吐きそうになる。雲の上を歩いているように感じられる。平素から頭のぼんやりした感じ，耳鳴り，多夢，不眠，口苦，怒りっぽい，よくため息をつく，尿黄熱，陰部の熱感，精神不振といった症状がある。脈は沈弦数，舌質は絳，舌苔は白であった。
弁　証：肝陽偏亢，風陽昇動となり清空に上擾して起こった眩暈である。
治　則：平肝熄風潜陽
取　穴：初診～3診：風池，百会，太衝（瀉）。4診：上処方から太衝を除く。
効　果：2診後には眩暈，頭のぼんやりした感じは軽減した。3診後，眩暈と頭のぼんやりした感じは治癒したが，まだ多夢がある。4診で治癒した。
考　察：本症例の病因病機は次の通りである。風陽昇動となって清空に上擾したために，眩暈が起こって倒れそうになり，雲の上を歩いているような感じになっている。怒りっぽい，よくため息をつくという症状は，肝気鬱結，気機不暢によるものである。また頭瞀，耳鳴りは気鬱化火，肝火上擾によるものである。肝火が神明に影響すると多夢，不眠が起こる。口苦，舌絳，脈沈弦数は肝陽上亢の象である。

　　　太衝（瀉）により平肝熄風，風池（瀉）により熄風清脳，百会（瀉）により熄風止暈をはかった。この3穴の配穴により平肝熄風，潜陽止眩の効を収めることができた。

［症例3］腎陰不足，肝陽偏亢
患　者：男，55歳，初診1976年9月10日

内　科

主　訴：眩暈が起こるようになって数年になる。
現病歴：もともと高血圧症（血圧200.8／120.3mmHg）であった。眩暈は時々起こっていたがひどくはなかった。最近，眩暈が増悪し，寝返りをする時にとくにひどい。頭暈，眼花がある。ただし悪心や嘔吐，耳の閉塞感はない。舌苔は薄白で少津，脈は沈細弦であった。血圧は141／100mmHgであった。
弁　証：腎陰不足，肝陰暗耗，肝陽偏亢，風陽上擾による眩暈
治　則：鎮肝熄風，育陰潜陽
取　穴：復溜（補），太衝，風池（瀉）。
効　果：初診で刺鍼後ただちに眩暈はおさまった。ただ寝返りするとまだ眩暈が起こる。治療後2日しても眩暈は起こらず，自転車に乗れるようになった。2診で眩暈は治癒した。同年の11月18日，患者からの手紙により，その後再発していないことを確認した。
考　察：本症例は腎陰不足，水不涵木，肝陽偏亢，風陽昇動となり清空に影響して起こった眩暈証候である。風池（瀉）により熄風清脳，太衝（瀉）により鎮肝熄風，復溜（補）により育陰潜陽をそれぞれはかった。この3穴の配穴により鎮肝熄風，育陰潜陽の効を得たが，これは鎮肝熄風湯の効に類似したものである。正確な診断，適切な配穴により著効を収めることができた。

［症例4］痰濁中阻，肝陽上亢
患　者：男，43歳，初診1985年2月7日
主　訴：眩暈を患って4カ月になり，再発して20日が経過している。
現病歴：20日前に眩暈が再発（階段をのぼる時に転んで後頭部をうった。当時1時間ほど昏迷状態となった。意識が回復した後，悪心・嘔吐がし，粘い痰を嘔吐した。）し，よく眩暈が起こるようになった。ひどい時には，目がぐるぐる回り，天地がひっくりかえるように感じられ，雲の上を歩いているようで，歩く方向が定まらない。下から上につき上がってくるような眩暈として感じられ，人に支えてもらわないと歩けない。頭重感，頭がぼんやりした感じ，胸膈満悶，飲食減少，悪心・嘔吐，多眠，口苦，怒りっぽいといった症状を伴っている。舌苔は白膩，脈は濡滑であった。
既往歴：1984年10月に眩暈を患っている。本院の耳鼻咽喉科の検査でメニエール症候群の可能性は否定されている。1984年11月8日に入院治療を受け，12月3日には治癒して退院した。入院期間中，心電図，脳電図，脳血流図，胸部レントゲンなどの諸検査で異常は認められなかった。
弁　証：痰濁中阻，肝陽上亢による眩暈
治　則：去湿化痰，熄風潜陽
取　穴：陰陵泉，豊隆，太衝（瀉）。
効　果：初診後，眩暈は著しく軽減した。2診後，眩暈はほぼ治癒し，3診で治癒した。
考　察：本症例では痰濁中阻となり清陽不昇，濁陰不降となったために眩暈，頭重，頭懵，悪心，嘔吐，胸脇苦満，飲食減少，多眠といった症状が出現している。舌苔白膩，

脈濡滑は痰濁の象である。眩暈，耳鳴り，雲の上を歩いているようで歩く方向が定まらないといった症状，口苦，怒りっぽい，下から上につき上がってくるような眩暈感といった症状は，風陽昇動となり清空に上擾して起こったものである。本症例は痰濁中阻と肝陽上亢という2つの証候が混在して起こった眩暈証候の症例である。陰陵泉（瀉）により去湿，豊隆（瀉）により化痰，太衝（瀉）により平肝熄風をはかった。去湿化痰，熄風潜陽により2証候を同治して効を収めることができた。

［症例5］ストレプトマイシン中毒
患　者：女，33歳，初診1985年5月10日
主　訴：薬物中毒による眩暈を患って1カ月になる。
現病歴：肺結核の治療でストレプトマイシンを25日間注射した後に，頭暈，眼花，悪心，食欲不振，両耳の閉塞感が出現するようになった。ときどき耳鳴りが起こったり，顔がほてるようになる。平臥時には眩暈が軽減または消失する。口苦，怒りっぽい，食欲不振，精神倦怠，四肢無力，頭項部の無力感，息切れ，無力感といった症状を伴っている。身体は痩せており，家事を行うことができない。舌苔は薄黄，脈は沈弦数であった。中西薬で治療するも効果はなかった。
弁　証：ストレプトマイシン中毒により，肝陽上亢，風陽昇動，胆火上擾を誘発して起こった眩暈
治　則：平肝瀉火，熄風潜陽，佐として益気をはかる。
取　穴：太衝，丘墟（瀉），合谷（補）。
効　果：初診後，眩暈，耳鳴り，耳内の閉塞感は著しく軽減した。2診後に眩暈はほぼ治癒し，悪心も顕著でなくなり，食欲が増加し精神状態も好転した。3診で治癒した。
考　察：本症例の患者は，もともと肺結核を患い，身体は痩せて弱っていた。ストレプトマイシン中毒により眩暈が起こったものである。症状を分析すると，肝陽上亢，風陽昇動，胆火上擾のために頭暈，眼花，両耳の閉塞感と耳鳴り，口苦，怒りっぽい，顔のほてりといった症状が出現している。長期にわたって肺を患い，食欲もないため身体は痩せて弱っており，息切れ，無力感，四肢無力，精神倦怠といった症状も見られる。本症例の舌脈は肝盛有熱の象が出現している。
　　　　太衝（瀉）により平肝熄風，丘墟（瀉）により清降胆火，合谷（補）により補気益肺をはかった。この3穴により平肝瀉火，熄風潜陽をはかり，佐として補気益肺をはかって効を収めることができた。この3穴の配穴は虚実併治をねらったものであるが，実の治療が主であり，佐として補虚をはかったものである。

［症例6］腎精虧虚
患　者：男，35歳，初診1971年7月3日
主　訴：頭暈を患って10余年になる。
現病歴：10年前に徹夜をし過労が原因で発症した。この10年余り，本や新聞を読んだりして

頭を使うと，頭暈，頭の圧迫感が増強する。身体を動かすと倒れそうになる。頭がスッキリせず，反応も悪く，健忘，耳鳴り，不眠，心悸，無力感といった症状がある。また疲れたり，力仕事をしたり，歩いて振動すると腰痛がひどくなる。車酔いをしやすい。脈は沈弱であった。

弁　証：腎精虧虚による眩暈
治　則：補腎益精
取　穴：腎兪，復溜（補）。
効　果：3診後，頭暈は軽減した。4診後，倒れそうになったりする状態や頭の圧迫感は軽減し，不眠は治癒した。5診で治癒した。
考　察：『霊枢』海論篇には，「脳は髄の海と為す。……髄海不足なるときは，則ち脳転じ耳鳴り，脛痠し弦冒し，目見る所なく，懈怠し安臥す」とある。本症例はこのタイプの証候である。腎兪（補）により補益腎気，補益腎精をはかり，復溜（補）により滋補腎陰をはかった。この2穴により補益腎精をはかれたため，効を収めることができた。

[症例7] 脾失健運，気血虧虚

患　者：男，54歳，初診1968年3月19日
主　訴：眩暈を患って2カ月になるが，下痢により発症した。
現病歴：3カ月前に先に腹脹，下痢，食欲減退を1カ月患った後，頭暈，眼花が起こるようになった。動くと上記の症状が増強し，ひどいと眩暈により倒れそうになる。仕事をすると発症する。心悸，息切れ，精神疲労，懶言といった症状を伴っている。顔色は蒼白であり，髪には光沢がない。舌質は淡，脈は細弱であった。中西薬治療は無効であった。
弁　証：脾失健運，気血虧虚による眩暈
治　則：先に健運脾胃，去湿和中をはかり，後に補益気血をはかる。
取　穴：初診〜2診，4診，6診：足三里，陰陵泉（先少瀉後多補）〔先に少し瀉し後に多く補う〕。
　　　　3診，5診，7〜8診：合谷，三陰交（補）。
効　果：2診後，下痢，腹脹は軽減した。4診後，食欲は増加し，腹脹と下痢は治癒した。5診後，頭暈，目眩，心悸，息切れは軽減した。7診後，頭暈，目眩はほぼ治癒し，仕事をしても眩暈は起こらなくなり，8診で治癒した。1969年3月10日に呃逆の治療で来院したおりに眩暈が治癒していることを確認した。
考　察：『景岳全書』には，「虚無くは眩を作らず，当に虚を以て主と為すべし」とある。本症例は脾胃の運化失常のために気血生化の源が不足し，気血虧虚となって脳に気血が充分に上がらないために起こった眩暈である。精神状態の悪さや心悸，息切れ，懶言といった症状は，脾胃の納運失常と関係がある。息切れ，懶言，顔色蒼白，髪に光沢がない，舌質淡，脈細弱は，気血虧虚の象である。本症例の患者は先に脾胃

の納運失常があり，気血虧虚はその後に起こっている。つまりこの気血虧虚は納運失常によるものであり，眩暈は気血虧虚が原因で起こったものである。

したがってまず去湿和中，健運脾胃をはかることとした。陰陵泉，足三里に先少瀉後多補の法を用いたが，これは参苓白朮散に類似した効を収めることができる。脾胃の納運が正常となって気血が旺盛になれば，眩暈の治癒に有利であり，精神状態もそれにつれて好転する。3診，5診，7診，8診では合谷，三陰交（補）により補益気血をはかった。これは気血が旺盛になるのを促し，それにより眩暈と虧虚による随伴症状を早期に治癒させることを目的としたものである。2つの法を同時に施すことにより，著効を収めることができた。

［症例8］腎精不足，風陽上擾

患　者：男，26歳，初診1989年4月15日
主　訴：眩暈を患って半年余になる。恐怖の後に発症したものである。
現病歴：半年前に賠償問題による恐怖と飲酒（ストレス発散のため）が原因となって発症した。半年来，しばしば頭暈，眼花が起こり，多夢，不眠，心煩，耳鳴り，後頭部の灼熱感，健忘，腰膝の軟弱化，咽頭の乾き，精神不振といった症状を伴っている。舌質は紅，脈は弦細数であった。中西薬の治療は効果がなかった。
弁　証：腎陰不足，精血虧虚，風陽上擾による眩暈
治　則：育陰潜陽，鎮肝熄風
取　穴：初診～4診：復溜（補），太衝，風池（瀉）。（鎮肝熄風）
　　　　5～6診，9～11診：復溜，三陰交（補），太衝（瀉）。（育陰潜陽熄風）
　　　　7～8診：復溜，三陰交（補），神門（瀉）。（育陰養血，清心安神）
効　果：2診後，眩暈は著しく軽減した。4診後，眩暈，耳鳴り，後頭部の灼熱感はほぼ治癒した。腰膝の軟弱化，精神不振，心煩，多夢，不眠といった症状はまだある。6診後，眩暈は治癒し，後頭部の灼熱感は消失した。腰膝の症状も軽減している。心煩，多夢，不眠，咽頭の乾きはまだある。8診で治癒した。9～11診で効果の安定をはかった。
考　察：本症例の病因病機は次の通りである。長期にわたる恐怖感により腎を傷り，さらに長期飲酒により邪火を助けて陰液を損耗したために，腎陰不足，水不涵木，肝陰不足となり，肝陽が上亢して眩暈，耳鳴りが起こり，後頭部に灼熱感が生じている。腎陰不足，精不化血，血不養肝，筋脈失用となれば，腰膝の軟弱化，四肢無力が現れる。また脳が養われないと健忘となる。腎陰不足，心火偏亢となれば心煩，多夢，不眠が起こる。咽頭の乾き，舌質紅，脈弦細数は腎精虧虚，肝風内動の象である。初診～4診では復溜（補）により滋補腎陰，太衝（瀉）により平肝熄風，風池（瀉）により熄風清脳をはかった。これは鎮肝熄風湯に類似した効がある。4診後に眩暈，耳鳴り，後頭部の灼熱感がほぼ治癒したが，まだ腰膝の軟弱化，精神不振，心煩，多夢，不眠といった症状があるため，5～6診では復溜，三陰交（補）により育陰

養血をはかり，太衝（瀉）とした。これは大定風珠に類似した効がある。6診後にまだ心煩，多夢，不眠といった症状がある。これは心火がまだ清火されていないためであるので，7～8診では滋陰養血，清心安神の法に改めた。上処方の太衝（瀉）を神門（瀉）に変えて清心安神をはかることとした。これには天王補心丹に類似した効がある。8診後には諸症状は治癒したが，患者が再発を心配していたので9～11診では育陰潜陽の法を用いて治療効果の安定をはかった。

［症例9］肝陽上亢，胃気上逆

患　者：女，24歳，初診1989年4月18日
主　訴：眩暈を患って5日になる。
現病歴：5日前の朝，起床した時に頭暈，目眩を感じた。ベッドから出ると目がぐるぐる回り，立っていられない。耳内には蝉の鳴き声がする。胃に不快感があり，よだれを頻繁に吐く。食をとれず，食べると吐いてしまう。目を閉じて静かに横たわっており，呻吟している。四肢は温かくなく，3日間大便がない。舌質は淡，舌苔は白滑，脈は沈緩でやや弦であった。平素から胃寒があり，よく呃逆がで，時に涎がでる。某病院で西洋薬で治療したが効果がなかった。また半夏瀉心湯，半夏天麻白朮湯を投与されたが，飲むと吐いてしまう。
弁　証：肝陽上亢が胃気上逆を誘発し，胃腑寒飲が上泛して起こった眩暈
治　則：平肝熄風，温胃化飲和中
取　穴：太衝（瀉），中脘，上脘（灸瀉）。1日1回の鍼治療とする。
効　果：2診後，眩暈と涎水を吐くのは著しく軽減した。4診で治癒した。
考　察：本症例は耳性眩暈に似ている。症状を分析すると肝陽上亢，風陽上擾となって頭頂部を冒し，さらに胃気上逆となって胃腑にある寒飲の上泛を誘発して起こった眩暈証候と考えられる。太衝（瀉）により平肝熄風をはかり，中脘（灸瀉）により温胃散寒，化飲和中，上脘（灸瀉）により温胃散寒，化飲和中をはかって降逆を促した。平肝熄風，温胃散寒，化飲和中の法により効を収めることができた。

［症例10］風陽上擾

患　者：女，46歳，初診1980年6月8日
主　訴：眩暈を患って10年余になる。
現病歴：10年余り3～5日に1回眩暈が起こる。ひどい時は毎日1回起こる。最近ひどくなり1日に2～3回眩暈が起こるようになった。眩暈が起こると，頭暈，眼花，周囲の回転感が起こり，すこし悪心が起こる。目を閉じて静かに15～30分ほど寝ていると，自然に緩解する。舌質と舌苔は正常であり，脈は虚弦であった。他に異常はない。中西薬で治療したが効果はなかった。耳鼻咽喉科でメニエール症候群として治療を受けたが効果はなかった。
弁　証：風陽昇動となり清空に上擾して起こった眩暈

治　　則：熄風潜陽，清脳鎮静
取　　穴：百会，風池（瀉）。
効　　果：1回の鍼治療で治癒した。1990年10月2日に1回の治療で治癒していたことを確認した。この10年来再発していない。
考　　察：本症例は風陽昇動となり清空に上擾して起こった眩暈の症例である。全身症状を伴っていないので，局所取穴とした。百会（瀉）により平熄肝風，風池（瀉）により熄風清脳鎮静をはかった。この熄風潜陽，清脳鎮静の法により効を収めることができた。

［症例11］肝腎陰虧，風陽翕張
患　　者：男，33歳，初診1979年8月30日
主　　訴：眩暈を患って2カ月になる。
現病歴：2カ月来，眩暈と耳鳴りが起こり，怒ったりすると眩暈は増悪する。さらに急躁，怒りっぽい，多夢，不眠，口苦，時々起こる顔の潮熱，五心煩熱，腰膝痠軟，精神疲労，咽頭の乾きといった症状を伴っている。舌質は紅で少苔少津，脈は弦細数であった。血圧は120／84mmHgであった。
弁　　証：肝腎陰虧，風陽翕張による眩暈
治　　則：育陰潜陽，平肝熄風
取　　穴：太衝（瀉），復溜，三陰交（補）。1～2日に1回の鍼治療とする。
効　　果：3診後，眩暈と耳鳴りは軽減した。4診後，眩暈と耳鳴りは著しく軽減し，多夢，不眠，五心煩熱，咽頭の乾きといった症状も一定程度軽減した。6診後，眩暈はほぼ治癒し，随伴症状もほぼ治癒した。7診で治癒した。
考　　察：肝腎陰虧，風陽翕張による眩暈の症例である。風陽が上擾すれば眩暈が起こり，陽昇により顔に潮熱が起こる。熱が心神に影響すると多夢，不眠，急躁が起こる。また陰虚のために内熱が生じると五心煩熱が起こり，腎虚のために腰膝痠軟，耳鳴りが起こる。肝は怒を主っており，怒ると気が上るので，怒ると眩暈が増強するようになる。口苦，咽頭の乾き，舌質紅，少苔少津，脈弦細数は，肝腎陰虚陽亢の象である。太衝（瀉），復溜，三陰交（補）により育陰潜陽，平肝熄風をはかった。この大定風珠に類似した効により治癒した。

---

## 結　語

### 1．症例のまとめ

　本篇では11の症例を紹介した。
　例2，例5，例10は，ともに肝陽偏亢，風陽昇動となり，風陽が清空に上擾して起こったものである。ただし例2には平肝熄風潜陽の法を用い，例10には平肝熄風，清脳鎮静の法を

用いた。例5は胆火上擾に偏しており，また気虚を伴っているので，平肝瀉火，熄風潜陽，佐として益気をはかるという法を採用した。

例1と例4は，ともに肝陽上亢と痰濁中阻という2つの証型が混在したものである。ただし例1は肝陽上亢が重く痰濁中阻は軽いので，平肝熄風を主とし，佐として化痰降濁をはかる法を採用した。また例4は痰濁中阻が重く肝陽上亢は軽いので，去湿化痰を主とし，佐として平肝熄風をはかるという法を採用した。

例6は腎精虧虚となり精が脳を充たしていない症例であるので，補益腎精の法を採用した。

例3，例8，例11は，ともに腎陰不足，水不涵木，肝陽偏亢，風陽上擾によるものである。ただし例3は鎮肝熄風，育陰潜陽の法を用いた。例8は血虚，心火偏盛を伴っているので，先に鎮肝熄風の法を用い，間に滋陰養血，熄風潜陽の法を用い，その後に育陰養血，清心安神の法を用いることとした。また例11は育陰潜陽，佐として平肝熄風をはかるという法を用いた。この3症例は，すべて太衝，復溜を取穴し，例3は風池（瀉）を加えて熄風をはかることとし，例11は三陰交（補）を加えて育陰，補益精血をはかることとした。

例7は脾胃の運化失職により気血虧虚となり，気血が脳に昇らないために起こったものである。健運脾胃の法と補益気血の法を同時に用いることとした。例9は肝陽上亢が胃腑寒飲を上逆させたために起こったものである。平肝熄風，温胃化飲降逆の法を用いた。

以上のことをまとめると，次のようになる。病機が同じである症例は，治則・取穴も同じとなる。随伴する症状が異なる場合は，佐として用いる経穴に違いがある。混在している2つの証型が同じである症例どうしでは，その証型の軽重の違いにより，治則や選穴にも主と副の違いが生じる。


## 2．弁証のポイント

肝陽上亢型には，頭痛，頭脹といった症状が見られたり，怒ると眩暈や頭痛が増強するといった特徴があり，脈は弦が多く見られる。肝陽上亢型で腎陰不足に偏しているものには，腰膝のだるさ・無力感，咽頭の乾き，舌質紅，脈弦細数が見られる。

気血両虚型には，心悸，不眠，顔色少華，舌質淡，脈細弱が見られる。気血両虚型で脾胃虚弱により化源不足となっているものには，必ず納運失職による症状が見られる。

腎精虧虚型には，腰膝のだるさ・無力感，健忘といった症状が見られる。また陽虚に偏しているものには，四肢不温，舌質淡，脈沈細が見られ，陰虚に偏しているものには，五心煩熱，舌質紅，脈弦細が見られる。

痰濁中阻型には，頭重，頭憒，悪心，嘔吐，舌苔白膩，脈濡滑が見られる。痰濁中阻型で痰火上擾に偏しているものには，頭や目の脹痛，心煩，心悸，舌苔黄膩，脈弦滑または滑数が見られる。

## その他

### 1．百会（瀉）をよく用いる理由

　百会は督脈経の経穴であり，督脈，三陽経，足厥陰経の交会穴であり，頭頂部正中に位置しており，その内には元神の府が内蔵されている。百会に補法を施すと，昇陽挙陥，健脳補虚の作用がある。また百会に瀉法を施すと，熄風，清脳，通督止痛といった作用や，頭脳の風熱を清す，頭部の風寒を散じるといった作用がある。百会は肝風，肝陽，肝火，風熱，風寒，風湿などを原因とする頭部の病証を主治することができるのである。

　眩暈は，肝陽上亢による清竅への上擾，痰濁中阻による清陽の蒙蔽，腎精虧虚による髄海の不足，気血虧虚による脳の栄養不良，中気不足による虚気の上逆などによって起こるものが多い。

　肝陽上亢によるものには，平肝潜陽，清火熄風をはかるが，百会（瀉）の配穴は熄風を目的とする。

　痰濁中阻によるものには，燥湿去痰，健脾和胃をはかるが，百会（瀉）の配穴は佐として清脳熄風をはかることを目的としている。

　腎精虧虚によるものには，補腎助陽，滋陰をはかり，髄海不足のものには健脳補腎をはかるが，この2つのタイプには百会（補）を配穴してはならない。百会を配穴して補法を施すと，上逆を助けることになるからである。また瀉法を施すのは理に反することとなる。

　気血虧虚によるものには，補益気血をはかるが，この場合も百会（補）を配穴してはならない。ただし標実を伴っている場合は，百会（瀉）を配穴して清脳止眩をはかることができる。

　中気不足，虚気上逆によるものには，補中益気をはかるが，この場合も百会（補）を配穴すると上逆を助けやすいので，百会（補）は配穴しない。

　虚証の眩暈には，本虚標実のものが多く見られる。百会への瀉法はかまわないが，百会への補法は上実を助けることになるので用いてはならない。上記の理由により，百会には瀉法を施す機会が多いことがわかる。


### 2．頸椎性の眩暈との鑑別が必要

　頸椎性の眩暈とは，ある種の病が原因となって起こる椎骨脳底動脈循環不全による眩暈のことを指している。骨棘形成などの頸椎病に多く見られる。頸椎の骨棘形成による内頸動脈の血液供給が不足して起こる眩暈の場合は，頸部の激しい運動によって頸部に痛みが起こったことがあるという病歴をもつ患者が多い。頸部を頻繁に激しく捻っていると，内頸動脈の位置が少しずれたり，あるいは頸部局部の損傷による浮腫や炎症により，骨棘形成による椎孔がいっそう狭窄し，内頸動脈を圧迫して血液供給が不足し眩暈が起こりやすくなる。こういった眩暈は特定の体位，姿勢と関係が密接であり，一過性の眩暈となったり，卒倒することがある。一般的には間欠性の発作として現れる。頭部が重く感じられるのに対して足が軽

く感じられたり，立っていられないほどの眩暈が起こって倒れたりするといった症状が起こる。複視や眼球の震顫，耳鳴り，難聴，悪心嘔吐といた症状を伴いやすいのも，その特徴である。

　この種の眩暈の治療に際しては，本篇で紹介した関連する証型，弁証施治を参考にする他に，さらに大椎（瀉）を加えたり，病変部位の頸椎の傍らの阿是穴を加えて，佐として局部の浮腫や炎症の改善をはかって，内頸動脈の圧迫を解除し，脳内の血液供給の改善をはかる必要がある。

# 3. 咳　嗽

## 概　説

　咳嗽は肺系疾患の主要証候の1つである。肺の機能失調，これが咳嗽発生の要である。咳嗽は外感咳嗽と内傷咳嗽の2つに分類することができる。外感咳嗽は外邪の侵襲により肺衛が影響を受け，肺気の宣発ができなくなって起こるものである。また内傷咳嗽は，いろいろな臓腑の機能失調の影響が肺におよび，そのため肺気の粛降が失調して起こるものである。このように肺の機能失調が咳嗽を引き起こす鍵となっているのである。これについて『医学実在易』には「咳嗽の病は，五臓六腑すべてにこれがある，必ず肺に伝わって起こる」とあり，また『医学三字経』咳嗽には「肺は気の主である，諸気が肺に上逆するとむせて咳が起こる，咳嗽は肺だけの問題ではないが，肺を離れることもない」としている。

　本篇では咳嗽を主訴とするものについて述べる。その他の病証で咳嗽を伴うものは，本篇の論治には含めないこととする。現代医学の分類による上気道感染，気管支炎，気管支拡張症，肺炎，肺結核などに出現する咳嗽は，本篇の証型施治を参考にすることができる。

　咳嗽の現れかたにもとづき風寒襲肺，風熱犯肺，風燥傷肺，肺陰虧耗，痰湿蘊肺，肝火犯肺，肺気虚弱などの証型に分けることができる。外感咳嗽は新病であり急に発病し，経過が短いものが多い。一般的に病邪はまだ浅い部位にあり治しやすい。また肺衛表証を伴うことが多い。患者は薬物治療を受診する場合が多い。一方，内傷咳嗽は久病のものが多く，反復して発作が起こり，経過が長いものが多い。病位は深く，他の臓の証候を伴うこともある。一般的に治療経過が長く，薬物治療で効果がなかったということで，鍼灸治療を受診するものが多い。したがって鍼灸臨床では内傷咳嗽を診る機会が多い。内傷咳嗽を治療するための選穴処方を組み立てる場合は，証型による弁証取穴を行うだけでなく，さらに臨床上の具体的な現れかた，転帰にもとづいて臨機応変に対応すべきである。ここでは内傷咳嗽のいくつかの証型について，その証治と症例について述べることとする。

## 弁証施治

　咳嗽の弁証を行う場合は，まず外感と内傷の鑑別を行う。外感咳嗽は急に発病し，経過が

短く，初期では寒熱，頭痛といった表証，実証を伴うものが多いという特徴がある。一方，内傷咳嗽は発病が緩慢であり，長い咳嗽病歴があり，また他の臓腑の機能失調による証候を伴うものが多い。内傷咳嗽は，その反復発作をくり返していると，肺脾腎がともに虚してきて，そのため気血の運行や津液の輸送に影響して他の病に変化することもある。

咳嗽の施治にあたっては，初期は疏散外邪，宣通肺気を主とすべきである。邪が去って正気が安定し，肺気が宣通できるようになれば咳嗽は止まる。一般的には補益の法は施さないほうがよい。やたらに補益の法を施すと，去邪を妨げて治癒しにくくなり，痰は粘くなって喀痰しにくくなるからである。咳嗽が長期化し，邪熱がしだいに消え，そのかわり肺気がしだいに傷られている場合は，補益をはかる経穴を斟酌して適宜配穴すべきである。あるいは補益を主とし，宣肺または化痰の経穴を斟酌して適宜配穴するとよい。内傷咳嗽の治療は，臓腑の調理を主とする。状況に応じて健脾，養肺，補腎，清瀉肝火などの作用をもつ経穴を選穴し，その原因を治したり扶正を行うとよい。肝火犯肺や湿痰犯肺による咳嗽は，虚中挟実のものが多い。これらの場合は注意をはらって識別して標本兼治をはかるとよい。

内傷咳嗽は速効を得ることは難しいが，鍼灸治療により体質の改善，身体の適応力や抵抗力の向上をはかることができる。また咳嗽の緩解期においては，「緩やかなれば則ちその本を治す」という原則を守って補益固本をはかることにより，根治させることができる。

## 1　肺陰虧耗型

[主証]　緩慢に発病し乾いた咳がでる。少痰または痰に血が混じったり喀血する。口の乾燥，咽頭の乾き，心煩，不眠，睡眠時の盗汗，頬部の紅潮，潮熱，手足心熱，息切れ，無力感，身体の痩せといった症状を伴う。舌質は紅，少苔少津，脈は細数となる。

[治則]　養陰清肺，潤肺止嗽

[取穴]　尺沢，内庭（瀉），復溜（補）
　　　　尺沢，内庭，天突（瀉）
　　　　前の処方は清燥救肺湯の効に類似している。また後の処方には清熱宣肺，去痰利気による止咳の効がある。

[応用]　肺腎陰虚による咳嗽には太淵，復溜（補）により補益肺腎，金水相生をはかる。これに肺兪（補）を加えると滋腎補肺の効を収めることができる。

## 2　痰湿阻肺型

[主証]　咳嗽が起こる。痰が多く痰は白色で粘い。重苦しい咳声，胸脘満悶，食欲不振，精神疲労，無力感，泥状便になる。舌苔は白膩または滑膩，脈は濡滑となる。

[治則]　去湿化痰，宣肺止咳

[取穴]　陰陵泉，豊隆（瀉）
　　　　これは二陳湯の効に類似している。寒象が顕著である場合は，肺兪（灸瀉）により

温肺化痰の効を増強するとよい。

[応用]　◇脾失健運，痰湿内生のために肺失宣降となって起こる咳嗽には列缺，豊隆（瀉），陰陵泉（補）により健脾制湿，化痰宣肺をはかるとよい。あるいは上処方の列缺を天突に改めると，健脾去湿，降痰利気の効を収めることができる。陰陵泉，豊隆（瀉），脾兪（補）により健脾去湿，化痰止咳をはかってもよい。

　　　　◇痰湿が化熱して痰熱となり，痰熱壅肺，肺失清粛となって咳が出，痰は黄色で粘く，舌苔が黄膩，脈が滑数であるものには，天突，尺沢，豊隆（瀉）により清熱化痰，宣肺利気をはかるとよい。

　　　　◇『金匱要略』肺痿肺癰咳嗽上気病脈証治には，「咳して上気し，喉中に水鶏の声するは，射干麻黄湯これを主る」とある。この条文は寒飲鬱肺の証治について述べたものである。鍼灸で治療する場合は豊隆，肺兪（灸瀉），天突（瀉）により温肺散寒，開痰利気をはかるとよい。

### ③　肝火犯肺型

[主証]　痙咳が起こる。咳により脇痛が起こる。痰は粘い，顔面紅潮，咽頭の乾きを伴う。舌辺は紅，舌苔は薄黄で少津，脈は弦数となる。

[治則]　清肝宣肺降火

[取穴]　行間，尺沢（瀉）

[応用]　咳嗽が止まらず，心煩，不眠を伴い，舌尖が紅，口乾または口瘡があるものは，心火上炎を伴っている。この場合は上処方に神門（瀉）を加えて心火を清すとよい。

### ④　肺気虚弱型

[主証]　弱い咳声。呼吸促迫，息切れ，会話に力がない，自汗，畏風といった症状を伴う。舌質は淡紅，脈は軟弱となる。または易感冒，感冒を患っても高熱はでないという場合もある。

[治則]　補肺益気により止咳をはかる。

[取穴]　太淵，合谷（補）

[応用]　◇脾虚及肺のために肺脾両虚となっているものには肺兪，脾兪（補），あるいは太淵，太白，足三里（補）により補益肺脾，培土生金をはかるとよい。

　　　　◇咳が出，痰は希薄で時にさむけを感じ，口淡不渇である場合は，肺虚有寒の証である。肺兪（補，加灸），脾兪（補）により温肺益気をはかるとよい。

　　　　◇食少，泥状便を伴い，さらに気虚による下垂感がある場合は，肺脾不足，中気下陥の証である。合谷，足三里（補）により補益肺脾をはかり下陥している気を昇提させるとよい。

# 症　例

[症例1] 肺陰虧耗

患　者：男，75歳，初診1986年6月4日
主　訴：咳嗽を患って2カ月になる。
現病歴：2カ月来，乾いた咳がでる。痰はほとんどないが，粘い痰が少し出ることがあり，その場合は喀痰しにくい。咳がひどいと胸痛が起こる。声はかすれており，鼻が乾き咽頭が乾く。痰には血が混じっている。舌質は紅で少津，舌苔は薄黄，脈は細数であった。胸部X線により肺結核は認められなかった。
既往歴：30数年にわたって糖尿病を患っており治癒していない。難聴も多年にわたる。この1年来は目がかすみ，複視があり，物を見ると前方に黒い片状の陰影が見える。眼科検査では白内障，眼底出血とされた。
弁　証：燥邪傷肺，肺陰虧耗による咳嗽
治　則：清肺潤燥鎮咳
取　穴：尺沢，内庭（瀉），復溜（補）。1〜2日おきに鍼治療を行うこととする。
効　果：2診後，乾いた咳と咽頭の乾燥は軽減した。4診後，咳嗽および声のかすれは著しく改善が見られた。6診で治癒した。眼病の治療を継続しているが，咳嗽の治療は6診で治癒していることを確認した。
考　察：『医原』には「燥が天から降りると，まず肺金を傷る。肺は一身の気化を主っている。気が燥により鬱し，清粛が悪くなって，機関不利になると，必ず乾いた咳が連続して起こり，胸脇部に関連痛が起こり，寝返りができなくなり，胸満気逆喘急が起こる」という病因病機が紹介されている。本症例はこれに類似したものである。患者は平素から陰虚火旺，津液耗傷という糖尿病歴があった。これに加えて天候が乾燥していて燥邪傷肺，肺津損傷，気道失宣となったために，乾いた咳が起こり，無痰となっている。燥熱傷津となると鼻や咽頭が乾燥し，痰が粘くなって喀痰しづらくなる。燥熱傷肺，肺絡損傷となると，痰に血が混じるようになる。舌質紅で少津，舌苔薄黄，脈細数などは，燥熱傷津の象である。
　　　　肺経の子穴である尺沢（瀉，その子を瀉して肺熱を清す），内庭（瀉，気分の熱を清す），復溜（補，滋補腎水）により清肺潤燥鎮咳をはかり，清燥救肺湯に類似した効を収めることができた。

[症例2] 痰湿阻肺

患　者：男，45歳，初診1986年7月20日
主　訴：咳嗽を患って1カ月余になる。
現病歴：平素から脾虚のために消化が悪く，時に腹脹や下痢が起こっていた。外地出張のおり，冷たい物を飲食したことと，空腹などにより発症した。この1カ月余，咳嗽が

起こり痰が多く出る。痰は白くて粘い。咳の音は重濁している。胸脘満悶，食欲不振，泥状便，倦怠無力感といった症状を伴っている。舌苔は滑膩，脈は濡滑であった。

弁　証：脾虚湿困，痰湿阻肺による咳嗽
治　則：先に去湿化痰をはかり，後に健脾制湿，化痰止咳をはかる。
取　穴：初診〜3診：陰陵泉，豊隆（瀉）。4〜7診：陰陵泉（補），天突，豊隆（瀉）。
効　果：3診後，咳嗽と胸脘満悶は軽減し，痰涎は減少した。6診後，咳嗽はほぼ治癒し，痰涎は極めて少なくなった。精神状態は好転し，飲食は増加している。泥状便も治癒した。7診で治癒した。1986年9月15日に患者がぎっくり腰で来院した時に，以前の咳嗽が治癒していることを確認した。
考　察：本症例の病因病機は次の通りである。患者は平素から脾失健運であるため腹脹や下痢が起こっていた。さらに飲食の不節制が加わって脾失健運，痰湿内停となり，痰湿が肺気に影響したために咳嗽が起こり，多痰となり，痰は白で粘くなり，咳の音が重濁となっている。痰湿中阻となると胸脘満悶が起こる。脾気虚弱であれば食欲不振，倦怠，無力感，泥状便といった症状も出現する。舌苔滑膩，脈濡滑は痰湿内盛の象である。本症例は先に脾虚があり，その後に咳嗽が起こったものである。つまり咳嗽は標であるので，急いで標を治すべきである。したがってまず去湿化痰の法により標実を治すために，陰陵泉（瀉）により去湿，豊隆（瀉）により化痰をはかった。その後に健脾燥湿，化痰止咳を目的として陰陵泉（補）により健脾去湿，天突（瀉）により降痰利気止咳，豊隆（瀉）により去痰止咳をはかった。標実を治し，また本虚を治し，標本兼施により治癒させることができた症例である。

[症例3] 肝火犯肺

患　者：女，44歳，初診1987年9月7日
主　訴：咳嗽を患って1カ月余りになる。
現病歴：6〜7月に家事をしていて怒ってから，いつも脇肋部に放散痛が起こるようになった。噯気がスッキリ出ない。腹脹，食少，心煩，怒りっぽいといった症状もある。以前に治療を受けたがよくなっていない。この1カ月余り，発作性の咳嗽が出現するようになり，咳をすると脇痛が起こる。痰の性状は粘稠であり喀痰しにくい。咳嗽時には顔面が紅潮する。咽頭の乾き，口苦がある。舌辺は紅で少津，舌苔は薄黄，脈は弦数であった。
弁　証：肝気鬱結，鬱久化火，肝火犯肺による咳嗽
治　則：先に疏肝和胃，佐として清肺をはかり，後に平肝清肺，鎮咳降逆をはかる。
取　穴：初診〜3診：太衝，尺沢，足三里（瀉）により疏肝理気，清肺和胃をはかる。
　　　　4〜7診：行間，尺沢，天突（瀉）により平肝清肺，鎮咳降逆をはかる。
効　果：3診後，噯気がスッキリ出るようになる。脇肋痛と腹脹，食少は治癒した。咳嗽も軽減している。5診後，咳嗽と咽頭の乾き，口苦といった症状は著しく軽減した。心煩，怒りっぽいのもある程度好転している。痰は少なくなり，痰は喀痰しやすく

なった。舌脈象も一定程度改善している。7診で治癒した。1987年11月3日に患者の親族から治癒していることを確認した。

考　察：本症例は最初は肝気鬱結が脇肋部に横逆し，胃腑を犯したために脇肋部に放散痛が起こり，噫気がスッキリ出ず，腹脹，食少といった症状が出現していたものである。後に鬱結が改善しないために化火し，火が肺に影響して肺失粛降となったために，気逆して咳が出るようになっている。肝火上炎となると発作性の咳が起こり，顔面が紅潮し，口苦，咽頭の乾きが起こる。肝火が心に影響すると心煩が起こったり，怒りっぽくなる。木火刑金となり液が熱の作用により痰になると，痰は粘くなって喀痰しづらくなる。咳をすると脇痛が起こるのは，肝脈が脇肋部に分布して肺に上注しているためであり，肝肺失和となり脈絡不暢になると，こういった状態が起こるようになる。舌脈の変化は肝火肺熱の象である。

本症例は先に肝気犯胃があり，後に肝火犯肺となったものであるので，まず太衝（瀉）により疏肝理気，尺沢（瀉）により清肺，足三里（瀉）により和胃散滞をはかった。これは疏肝理気，清肺和胃の法である。3診後には肝気横逆犯胃の症状は治癒した。4診後には肝経の子穴である行間（瀉）により肝火を清し，尺沢，天突（瀉）により降痰利気鎮咳をはかり，もっぱら咳嗽を治すこととした。この平肝清肺，鎮咳降逆の法により効を収めることができた。

［症例4］脾肺気虚

患　者：女，51歳，初診1987年10月2日

主　訴：咳嗽を患って4カ月になる。

現病歴：4カ月前に腹脹，食欲不振，下痢を30日余り患った後，咳嗽が起こりだし今日まで治っていない。咳声はしだいに弱くなり，喘ぐようになった。息切れ，言語無力，倦怠，無力感といった症状があり，白で希薄な痰がでる。早朝と空腹時に咳嗽が起こりやすい。舌質は淡紅，脈は虚弱であった。2年来，感冒を患いやすい（鼻炎の既往歴はない）。甘草片，二母寧嗽丸などの薬を服用したが効果はなかった。胸部X線では肺結核は認められなかった。

弁　証：脾虚及肺，肺気虚弱，脾肺両虚による咳嗽

治　則：先に補益脾肺，宣肺化痰をはかり，後に補益脾肺をはかる。

取　穴：初診～3診：合谷，足三里（補），列缺（瀉）。
　　　　4～9診：上処方から列缺を除く。1～2日おきに鍼治療を行うこととする。

効　果：3診後，咳嗽と喘ぎ，腹脹，食欲不振は軽減した。5診後，咳嗽，喘ぎ，腹脹，食欲不振は治癒し，痰涎は減少した。下痢，息切れ，倦怠，無力感はまだある。7診で治癒し，8～9診で効果の安定をはかった。

考　察：発病当初は脾虚失運により腹脹，食欲不振，下痢が出現していた。その後，脾虚及肺，脾肺気虚となり咳嗽，喘息が起こるようになったものである。脾虚のために湿が集まって痰が生じると，白くて希薄な痰が出るようになる。舌質淡紅，脈虚弱，

早朝や空腹時に咳嗽が起こりやすいなどの症状・所見は，脾肺気虚の象である。肺気虚弱のために衛外不固となれば，感冒を患いやすくなる。病は脾肺気虚によるものなので，甘草片や二母寧嗽丸を用いても効果はない。

本症例の本は脾肺気虚であり，標は痰濁阻肺による肺失宣降である。したがって初診～3診では合谷（補）により補気益肺，足三里（補）により健脾益気，列缺（瀉）により宣肺化痰利気をはかった。つまり補益脾肺，宣肺化痰の法により標本同治を施した。3診後には標の邪がすでに除かれ，正気が徐々に回復してきたので，4～9診では列缺（瀉）を除いて，もっぱら脾肺の気を補益し，固本扶正をはかることにより治癒させることができた。

[症例5] 肝火犯肺

患　者：女，35歳，初診1980年5月10日
主　訴：咳嗽を患って3カ月になる。
現病歴：3カ月前に姑と口論してから，怒りっぽくなり，食少，胃脘部の不快感，胸脇脹痛，噯気といった症状が出現するようになった。この3カ月来，発作性の咳嗽が起こるようになり，咳をすると脇痛が起こる。痰は粘稠であり，口苦，口乾，顔面紅潮，喉の乾燥といった症状がある。心煩，不眠が起こることもある。尿は黄色く，舌辺は紅，舌苔は薄黄で少津，脈は弦数であった。
弁　証：肝鬱化火，気火乗肺による咳嗽
治　則：清肝宣肺止嗽，佐として清心安神をはかる。
取　穴：初診～3診：尺沢，行間（瀉）。
　　　　4～6診：上処方に神門（瀉）を配穴して清心安神をはかる。
効　果：3診後，発作性の咳嗽，咳による脇痛などの症状は著しく軽減した。心煩，不眠，尿黄はまだある。5診後，咳嗽はほぼ治癒し，随伴症状もほぼ消失した。6診で治癒した。
考　察：本症例は肝火犯肺型の咳嗽の症例である。肝気鬱滞が長期にわたって改善しないと化火する。この火が肺の津に影響すると痰となり，この痰により肺失清粛となると咳嗽が起こる。したがって発病当初に怒りっぽい，脇肋部の脹痛，噯気がすっきり出ないといった肝気鬱滞による症状が出現しているのである。またこの状態がなかなか改善しないと化火し，気火上逆となると発作性の咳嗽が起こるようになり，咳による脇痛，粘い痰，顔面紅潮，喉の乾燥といった症状が出現するようになるのである。舌質紅で少津，舌苔薄黄，脈弦数は，肝経有熱の象である。

したがって初診～3診では，肝経の子穴である行間（瀉）により清降肝火をはかり，肺経の子穴である尺沢（瀉）により肺熱の清熱をはかった。この清肝宣肺による止咳の法により，咳嗽は著しく軽減した。ただし心煩，不眠，尿黄といった症状がまだあるので，4～6診ではさらに心経の原穴であり子穴でもある神門（瀉）を加えて清心安神をはかった。この佐としての清心の法により効を収めることができた。

内　科

［症例６］脾肺気虚

患　者：男，55歳，1981年３月17日

主　訴：咳嗽を患って３カ月余りになる。

現病歴：３カ月前に飲食の不注意により下痢を20日患った。中医治療により下痢は軽減したが，寒を感受して咳嗽が起こるようになり，治療を受けたがよくならない。また咳嗽，喘息が起こるようになり，咳声は弱い。痰涎は多くはない。息切れ，無力感，言語無力，四肢痿軟といった症状があり，動くと自汗がでる。舌苔は淡，舌苔は白，脈は軟弱であった。西洋薬と単方を服用したが効果はなかった。肺部Ｘ線では異常はなかった。

弁　証：脾虚及肺，肺気虚弱，脾肺両虚による咳嗽

治　則：脾肺の気を補益する。

取　穴：合谷，太淵，陰陵泉（補）。１～２日おきに鍼治療を行うこととする。

効　果：３診後，咳嗽は軽減し，下痢は治癒した。５診後，咳嗽，息切れ，自汗といった症状は著しく軽減した。精神状態も好転している。８診で治癒した。1981年７月21日に治癒しており再発していないことを確認した。

考　察：飲食損傷による脾虚泄瀉を患っていたが，下痢が長期にわたって改善しなかったために脾気虚弱となり，さらに寒邪を感受して傷肺となった。治療により改善しなかったために肺気も損傷して脾肺両虚，土不生金となり，咳嗽，喘息，弱い咳声，息切れ，無力感，動くと汗が出る，下痢といった症状が出現したものである。舌質淡，舌苔白，脈軟弱は気虚の象である。

　　　　合谷（補）により補気益肺をはかり，肺経の原穴である太淵（補）により補益肺気をはかった。さらに陰陵泉（補）により健脾益気，益脾制湿をはかった。この補肺益気，培土生金の法を用いることによって，効を収めることができた。

［症例７］痰熱鬱肺

患　者：男，36歳，初診1979年10月27日

主　訴：咳嗽を患って25日になる。

現病歴：25日前に風熱感冒を患い，西洋薬を用いて治癒した後，２日後に２度ほど飲酒してから咳嗽が起こるようになり，呼吸が荒くなった。喉には痰鳴があり，痰涎は粘稠で黄色く喀痰しにくい。胸脇脹満，咳による脇痛，口乾欲飲などの症状がある。顔は赤く，舌苔は黄膩，舌質は紅，脈は滑数であった。胸部Ｘ線では異常はなかった。西洋薬での治療は効果がなかったので，鍼灸治療を受診することにした。

既往歴：両膝の関節炎を患ったことがあるが，本科で鍼治療をして治癒している。

弁　証：痰熱鬱肺，肺失清宣による咳嗽

治　則：清熱化痰，宣肺利気

取　穴：天突，尺沢，豊隆（瀉）。毎日または隔日治療とする。

効　果：２診後，咳嗽は軽減した。４診後，咳嗽はほぼ治癒し，随伴症状もそれぞれ一定程

度の好転または治癒がみられた。舌脈にも改善がみられる。5診で治癒した。
考　察：本症例の病因病機は次の通りである。最初は風熱感冒を患い，西洋薬治療により治癒したが，余熱が残っていた。余熱がある状態で飲酒したため邪熱を助ける結果となり，熱の焼灼により痰を形成し痰熱となった。この痰熱が肺に鬱し，肺失清粛となって咳嗽が起こるようになったものである。痰熱であるために呼吸が荒くなり，喉に痰鳴があり，痰は粘くて喀出しにくくなっている。痰熱壅肺，肺気不利になると胸脇脹満が起こり，咳による脇痛が起きたりしている。口乾欲飲，舌質紅，舌苔黄膩，脈滑数は痰熱内蘊の象である。

　　　　本症例は清気化痰丸証である。天突（瀉）により降痰利気止咳，尺沢（瀉）により清肺熱，去痰の要穴である豊隆（瀉）により去痰濁をはかった。この処方には清熱化痰，理気止咳の効があり，清気化痰丸の効に類似したものとなっている。本症例の場合，熱が清され火が降り，気が順となり痰が消えると，病は癒える。

[症例8] 風邪犯肺
患　者：男，18歳，初診1991年10月22日
主　訴：咳嗽を患って1年余りになる。
現病歴：当初はしばしば感冒を患っていた。その後，夜勤のため飲酒と喫煙が多くなって咳嗽がしだいに起こるようになった。咽喉が痒くて乾いた咳がでる。感動したり精神的に緊張すると乾いた咳が止まらなくなる。とくに夜勤時にひどくなり，咳嗽のために話せなくなる。舌脈と顔色にはあまり変化はなかった。1991年6月の胸部X線検査では異常は認められなかった。身体は外観上は丈夫そうである。西医では神経症と診断され，服薬したが効果はなかった。
弁　証：風邪束肺，気道不利（止嗽散証）
治　則：疏風散邪，宣肺鎮咳
取　穴：天突，列缺（瀉）。
効　果：2診（25日）後，乾いた咳と咽喉の痒みは軽減したが，まだ連続して話をすることができない。3診（29日）後，咽喉の痒みと夜間の咳は軽減した。5診（11月2日）後，咽喉はすでに痒くなくなり，咳の回数も減少した。6診（5日），7診（8日）で効果の安定をはかった。
考　察：本症例は止嗽散証である。当初からしばしば感冒を患っており，風邪束肺，気道不利となっていた。その後，肺津を焼灼し，肺気失宣となったために咽喉の痒み，乾いた咳，無痰といった症状が出現するようになったものである。天突（瀉）により気道を利し，逆気を降ろして鎮咳をはかり，列缺（瀉）により疏風去痰，宣肺鎮咳をはかった。この処方により去風散邪，宣肺鎮咳をはかったが，これは止嗽散の効に類似したものである。

## 結　語

### 1．症例のまとめ

例1は，肺陰虧耗型の咳嗽の症例である。患者は平素から陰虚火旺，津液耗傷という糖尿病の病歴をもっている。天気が乾燥すると燥熱傷肺となり，肺の津液を損傷して気道失宣となるため，一連の肺燥陰傷による証候群が出現するようになった症例である。尺沢，内庭（瀉），復溜（補）による清肺潤燥の法を用いて効を収めることができた。

例2は，痰湿蘊肺型の咳嗽の症例である。患者は平素から脾運失健による腹脹，下痢が時々起こっていた。それに飲食損傷が加わって脾がいっそう損なわれ，湿が集まって痰が生じて痰湿内停となり，痰が肺気を塞ぐことによって一連の痰湿阻肺による証候群が出現するようになった症例である。先に陰陵泉，豊隆（瀉）を施し，後に陰陵泉（補），豊隆，天突（瀉）を施した。つまり先に去湿化痰をはかり，その後に健脾制湿，化痰止咳をはかるという法を用いて効を収めることができた。

例3は，肝火犯肺型の咳嗽の症例である。患者は最初，肝気鬱結となり肝気が脇肋部に横逆し，胃腑を犯すという状態であった。その後，肝鬱が改善しないために化火して肺を犯し，肺失粛降となったために一連の肝気犯胃と肝火犯肺による証候群が出現するようになった症例である。先に太衝，尺沢，足三里（瀉）を施し，その後に行間，尺沢，天突（瀉）を施した。つまり先に疏肝和胃，佐として清肺をはかり，後に平肝清肺，鎮咳降逆をはかるという法を用いて効を収めることができた。

例4は，脾肺気虚型の咳嗽の症例である。患者は最初，脾虚失運により腹脹，食欲不振，下痢を呈していたが，その後に脾虚及肺，脾肺両虚となったために，一連の脾虚失運と脾肺両虚型の証候群が出現するようになった症例である。先に合谷，足三里（補），列缺（瀉）を施し，後に合谷，足三里（補）を施した。つまり先に補益脾肺，宣肺化痰をはかり，後に補益脾肺をはかるという法を用いて効を収めることができた。

例5は，肝火犯肺型の咳嗽の症例である。肝気鬱滞が改善しなかったために化火し，気火上逆となって肺を灼傷し，肺の津液が熱によって痰となり，肺失清粛となったために，一連の肝火犯肺による証候群が出現するようになった症例である。先に行間，尺沢（瀉）を施し，後に行間，尺沢（瀉）に神門（瀉）を加えることとした。清肝宣肺止嗽，佐として清心安神をはかるという法を用いて効を収めることができた。

例6は，脾肺気虚型の咳嗽の症例である。患者はもともと脾気虚弱の状態にあったが，それに寒邪の感受が加わって肺を損傷したために脾肺両虚（土不生金）となり，一連の脾肺両虚による証候群が出現するようになった症例である。合谷，太淵，陰陵泉（補）による補肺益気，培土生金の法を用いて効を収めることができた。

例7は，痰熱鬱肺型の咳嗽の症例である。患者は最初，風熱感冒を患い感冒が治癒した後に余熱が残っていた。この状態で飲酒することによって邪熱を助ける結果となり，熱の作用によって痰が形成され，痰熱鬱肺となったために一連の痰熱鬱肺による証候群が出現するよ

うになった症例である。天突，尺沢，豊隆（瀉）による清熱化痰，利気止咳の法を用いて効を収めることができた。

例8は，風邪犯肺型の咳嗽の症例である。患者は最初，風邪束肺，気道不利となっていたが，後に肺津の焼灼を受けて肺気失宣となったために，一連の風邪束肺による証候群が出現するようになった症例である。天突，列缺（瀉）による去風散邪，宣肺鎮咳の法を用いて効を収めることができた。

## 2．弁証と治療

本病の弁証にあたっては，まず外感の咳嗽か内傷の咳嗽かを鑑別する必要がある。その後に咳嗽の起こる時間，法則，性質，声音や咳嗽がひどくなる要因などを把握する必要がある。同時に痰の色や性質，量，味についても注意をはらう必要がある。

内傷咳嗽の各型の弁証ポイントは次の通りである。肺陰虧耗型は，徐々に発病，乾いた咳で無痰，あるいは痰に血が混じることがあり，舌質紅で少津を特徴とする。痰湿阻肺型は，咳嗽が起こり痰の量が多い，痰は白くて粘い，胸脘満悶，舌苔膩を特徴とする。肝火犯肺型は，発作性の咳，咳をすると脇痛が起こる，痰は粘い，脈弦数を特徴とする。肺気虚弱型は，咳の声が弱い，喘いだ呼吸，息切れ，発声無力，脈虚弱を特徴とする。痰熱鬱肺型は，咳嗽が起こり呼吸が荒い，喉の痰鳴，痰涎が粘くて黄色い，舌苔黄膩を特徴とする。

治療面においては，直接肺を治す以外に，さらに脾の治療，肝の治療，腎の治療などに注意をはらって，全体治療，弁証取穴を心がける必要がある。内傷咳嗽の治療に際しては，宣散による正気の損傷や過度の宣散駆痰とならないように注意をはらい，正気を守ることに注意をはらうべきである。単純に咳だからといって止咳をはかったり，痰が多いからといって化痰をはかるのではなく，それぞれの異なる証型にもとづいて処理すべきである。

## 3．選穴について

内傷咳嗽においては肺の機能失調が，咳嗽を発生させる鍵となっている。したがって肺の背兪穴，原穴，子穴，絡穴が，咳嗽治療の常用穴とされているのである。背兪穴である肺兪は，瀉すと宣肺止咳の作用があり，瀉して灸を加えると温肺散寒化飲の作用がある。また補うと補肺益気の作用がある。尺沢は瀉すと肺熱を清し肺気を宣発する作用がある。列缺は瀉すと疏風宣肺，去痰止咳の作用がある。太淵は瀉すと宣肺止咳の作用があり，補うと補肺益気の作用がある。

内傷咳嗽は，肝や脾，腎の機能失調とも関係があり，これらの臓の機能失調が肺に影響して肺失粛降となると咳嗽が起こるようになる。肝病の肝火犯肺による咳嗽には，行間（瀉），あるいは太衝（瀉，透天涼を配す）により肝火を清するとよい。脾病の痰湿阻肺あるいは脾肺両虚による咳嗽には，脾兪，陰陵泉あるいは足三里（補）により健脾益気，健脾制湿をはかったり，培土生金をはかるとよい。腎病の腎不納気による咳嗽には，太谿，腎兪（補）に

より補腎納気をはかるとよい。また元気不足による咳嗽には，気海（補）により補益元気をはかるとよい。

　咳と嗽は喉の間，気道から起こるものであり，喉の不快感や気道不利がよく見られる。このような場合，天突が治療の常用穴とされている。天突を瀉すと，痰濁を降ろして気道の通りをよくすることにより，止咳平喘をはかることができる。痰は咳嗽の原因となり，また咳嗽の症状ともなるが，去痰の要穴である豊隆はこのような場合，常用穴としてよく用いられる。豊隆を瀉すと，去痰利気の作用があり，豊隆を瀉して灸を加えると温化痰飲の作用がある。

## その他

### 1．治病求本

　「病を治すは必ず本に求むべし」というのが原則である。「肺は咳を主る」とされており，咳嗽は肺の症状である。『素問』咳論篇には，「五蔵六府は皆人をして咳せしむ。独り肺のみに非ざるなり」とあるが，これは体内のどの臓器の病変であっても，それがもし肺に影響を与えるなら，すべて咳嗽を引き起こすことを説明したものである。この場合，肺に影響を与えた臓器の病変が病の本となる。この病の本を治さなければ，咳嗽を治癒させることはできないのである。咳という症状を見て咳を治すのは，標を治して本を治さないということになる。これは誤治とはいえないが，ある状況下では効果を収めることはできない。例えば痰が原因で咳が起こっている場合は，鎮咳止嗽の方法では効を収めることはできないのである。この場合，咳嗽は痰を喀出しようとする一種の反射的動作であるからである。化痰の作用をもつ経穴を用いないで鎮咳をはかろうとすれば，この反射的動作を抑制するだけであり，適時に痰を喀出できなければ咳嗽がひどくなったり，他の病を引き起こすことにもなりかねない。もう1つ例をあげる。例えば肝咳というのがある。これは肝気鬱結となって疏泄が失調し，そのために肝気や肝火が上逆して肺を犯すと，肺気の宣発や粛降に影響して咳が起こるというものである。このような場合，肝のサイドから論治を行わないで，単純に肺のサイドから論治を行ったとすれば，ほとんど効果がないか，まったく無効となる。

　痰が多いために起こる咳嗽に対しては，まず化痰をはかるべきである。肝火による咳嗽に対しては，まず清肝をはかるべきである。また痰が脾虚に起因する場合は，健脾をはかって化痰すべきである。火不生土により脾虚生痰となっている場合は，温腎により健脾をはかるべきである。

### 2．冬の病は夏に治すという法

　この法は主として慢性気管支炎の治療に用いられる。とりわけ陰盛陽衰の状態で寒邪によって起こるもの，肺脾気虚のため抵抗力が低下しているもので，冬季に発病するものには，この法はいっそう適合する。『素問』脈要精微論には，「此れ四時の病，其の勝を以てこれ

を治せば愈ゆるなり」とある。冬季は寒気が「太過」となるので再発しやすい。夏至以降は陽気がしだいに退き陰気が生じ始めるので，この時期に治療を開始することは，「随いてこれを済す」「病を治すに本に求む」「緩やかなるは則ち本を治す」「長夏は冬に勝つ」の意を取ったものとなる。

　鍼灸治療においては冬季発病時の証型にもとづいて，それぞれ健脾去湿（足三里，陰陵泉への先少瀉後多補），補肺益気（肺兪，太淵への補），温肺益気（太淵への補，肺兪への灸補），補益肺脾（肺兪，脾兪または足三里への補），温補肺腎（肺兪，腎兪への灸補），温補肺脾（肺兪，脾兪への灸補）といった法を用いるとよい。治療は2〜4日に1回の鍼灸治療とし冬至以降に病が再発しなければよしとする。あるいは再発しても程度が軽かったり，あるいは体質の改善がはかられていればよしとする。それでも冬季に再発したり，あるいは再発が軽いものには，それぞれの証型にもとづいて治療するだけでなく，翌年も夏至以降から上法にもとづいて本治を施す必要がある。


### 3．咽喉疾患による咳嗽との鑑別

　咽喉疾患による咳嗽には，咽喉部の蟻走感，あるいは異物や痰が咽喉につまって起こる不快感によって咳嗽が起こるという特徴がある。咽頭が痒くなるたびに咳をしたり，異物感が生じると咳ばらいをしたりするのである。病位は声門と声門より上部にあり，臓腑では肺，脾，腎と関係が密接である。風邪犯肺により肺気失宣となって咽喉に影響した場合，肺腎陰虚となり陰液が不足して咽喉を潤せない場合，脾気虚弱，痰濁内生となり痰気が咽喉に阻滞した場合などに，こういった咳嗽が出現するようになる。病証に応じて去風利咽，健脾化痰，補気昇清，養陰利咽といった法で治療を行うとよい。選穴は本篇で述べた咳嗽の関連証型を参考にして選穴することができる。

# 4. 哮　証

## 概　説

　哮証は反復発作，呼吸促迫，喉の痰鳴，起坐呼吸を特徴とする慢性病証である。本病は，痰飲が肺に内伏している場合が多く，誘因に遭遇すると発作を起こすものが多い。発作時には痰が気とともに昇り，気は痰によって阻まれ，互いに影響しあって気道を塞いでしまう。そのため肺気の昇降が失調すると，呼吸困難，呼吸促迫，喉の痰鳴を引き起こすのである。本病の責任は肺，脾，腎の3臓にある。本病は主として内外の邪が合し，痰気が互いに影響しあって気道を塞ぎ，肺失粛降となって起こるのである。発作期の病機は主として肺にあるので，治療は去邪宣肺，豁痰利気を主とするのがよい。また緩解期は調補により本治をはかるべきであり，補肺，健脾，益腎をはかるとよい。

　現代医学の分類による気管支喘息，喘息性気管支炎，肺気腫などの病は，本篇の内容を参考にしながら弁証施治を行うことができる。

　鍼灸による哮証の治療はよく行われているが，効果は緩慢でなかなか治癒させにくい。その原因は多くの場合が，中西薬や単方で長期にわたって治療したにもかかわらず効果がなかったという患者が，鍼灸治療に来るためである。哮証に対する治療原則もやはり，「急なるは其の標を治し，緩やかなるは其の本を治す」である。あるいは治標と同時に佐として治本をはかったり，治本と同時に佐として治標をはかる場合もある。

　哮証は発作期のものには冷哮や熱哮といった証型のものがあり，緩解期のものには肺虚，脾虚，腎虚，あるいは脾肺両虚，脾腎両虚，肺腎気虚といった証型のものがある。ここでは以上のいくつかの証型の証治と症例について述べることとする。

## 弁証施治

　本病の弁証にあたっては，まず虚実寒熱の鑑別を行うとよい。一般的に初病は実証のものが多く，久病は虚実挟雑のものが多い。また発作時は邪実を主としており，平素は正虚が主となっている。治療は「発作時は治標」と「平時は治本」という原則にもとづいて，それぞれ対処するとよい。つまり発作時は実，標のサイドから施治すべきであり，去邪宣肺，豁痰

利気を主とすればよい。例えば寒哮には温肺化飲をはかり、熱哮には清肺化痰をはかるとよい。また緩解期（休止期）は虚、本のサイドから施治すべきであり、補肺、健脾、益腎を主とすればよい。例えば肺脾気虚によるものには、その気を補い、脾腎陽虚によるものには、その陽を温めればよいわけである。寒熱虚実が挟雑しているものは、証にしたがって臨機応変に選穴し処方を考えるべきである。

## 1．発作期

　哮証の発作時は、一般的に実証が現れる。治療は攻邪を主とし、去邪宣肺、豁痰利気の法を用いるとよい。経過が長く反復発作をくりかえしていると、正気はしだいに虚してくる。この場合、発作時には邪少虚多となるので、攻邪に固執してはならない。培補、摂納に注意をはらいながら佐として化痰利気をはかるべきである。これは常法中の変法といわれるものである。

### ① 冷哮（寒痰漬肺，気道阻害）

[主証] 呼吸促迫となり、喉に喘鳴音が起こる。痰は白くて粘いか希薄で泡が多い。胸膈満悶、口不渇または渇いて熱飲を好むといった症状を伴う。顔色は暗で青色を帯びている。舌質は淡、舌苔は白滑、脈は弱または濡となる。表証がある場合は発熱、悪寒、無汗、頭痛、身体痛が出現し、舌苔は薄白、脈は浮緊となる。

[治則] 温肺散寒，豁痰利竅

[取穴] 天突，豊隆，風門，肺兪（瀉）

　　　風門と肺兪には灸を加える。上処方により温肺化痰、宣肺利気をはかる。これは冷哮丸の効に類似した効を収めることができる。

[応用] ◇風寒襲肺による気機不利、または風寒の感受による寒痰漬肺、これらによって気道が阻害されて起こる冷哮には、大椎（瀉，加灸）、列缺、天突（瀉）を用いると麻黄湯加味に類似した効を収めることができる。

　　　◇表証が解して喘がしだいに改善してきているもの、あるいは久病のため陽虚となり喘ぐと顔色が白くなり、汗が出、四肢不温、精神疲労、息切れがあり、舌質淡胖、脈沈弱であるものには関元（補，加灸）、気海（補）、列缺、豊隆（瀉）により温陽補虚、化痰降気をはかるとよい。

　　　◇『傷寒論』太陽篇41条には、「傷寒、心下に水気あり、咳して微しく喘し、発熱し渇せず、湯を服しおわり渇するものは、これ寒去り解せんと欲すなり、小青竜湯これを主る」とある。これは寒邪を感受し、心下に水気の停滞があることにより、邪気が閉塞し肺気不宣となって起こったものである。肺兪、風門（瀉，加灸）、天突（瀉）により温化寒飲、宣肺平喘をはかるとよい。

内　科

◇『金匱要略』肺痿肺癰咳嗽上気病脈証治には，「咳して上気し，喉中に水鶏の声するは，射干麻黄湯これを主る」とある。これは寒飲内停，痰涎阻滞，肺気不宣により起こったものである。肺兪，豊隆（瀉，加灸），天突（瀉）により温肺散寒，開痰利気をはかるとよい。

◇肩背部が重だるくて冷痛があり，鼻がつまる場合は，哮証発作の前兆である。この場合は肺兪，風門に灸を施すか，あるいは鍼で瀉法を施して灸を加えるとよい。この方法により哮証の発作を予防することができる。

◇難治性の哮証には，肺兪に鍼刺して皮下留鍼法を用いるとよい。その操作方法については，不眠篇の水虧火旺証のなかで述べている風池穴の埋鍼法を参考にされたい。

◇生ものや冷たいものを飲食したり飢飽失調によって発作が起こるものや，哮証が再発して胃の症状が顕著であるものには，中脘，上脘（瀉または灸瀉），足三里，列缺または天突（瀉）により和胃導滞，化痰平喘をはかるとよい。

◇怒った後に再発するものには，間使，中脘，上脘，足三里（瀉）を取って理気解鬱，和胃駆痰を行うことにより平喘をはかるとよい。

## 2 熱哮（痰熱犯肺，気道不利）

[主証]　呼吸促迫，喉の喘鳴が起こり荒い呼吸となる。瘛咳〔けいれん性咳嗽〕，痰は黄色で粘い，煩悶，顔面紅潮，汗，口渇してよく飲むといった症状を伴う。舌質は淡，舌苔は黄膩，脈は滑数となる。表証がある場合は，頭痛，発熱，微悪風が出現し，咳嗽がひどくなる。

[治則]　宣肺清熱，化痰降逆

[取穴]　◇肺兪，風門，尺沢，豊隆（瀉）：清熱化痰，宣肺平喘。定喘湯の効に類似。

◇内庭，豊隆，尺沢（瀉）：清熱宣肺，化痰降逆

◇天突，尺沢（瀉），豊隆（瀉または透天涼を配す）：清熱化痰，宣肺利気。清気化痰丸の効に類似。

以上の3処方を病状に応じて選択するとよい。

[応用]　◇風熱を感受するたびに痰熱犯肺，気道不利となるものには，大椎，尺沢，天突または豊隆（瀉）により疏風清熱，化痰宣肺をはかるとよい。

◇発病時に腹脹，腹痛，口渇，煩躁，便秘などの大承気湯証の症状を伴うものには，中脘，天枢，足三里または豊隆（瀉）により攻下腑実，豁痰平喘をはかるとよい。

◇久病のために陰虚となり，痰は少なく粘い，息切れ，盗汗，虚煩，疲労感，咽頭の乾きといった症状があり，舌質紅で少津，舌苔薄黄，脈細数であるものは，暑熱の邪を感受すると哮喘の発作を引き起こしやすい。これは虚中挟実の証である。太淵，復溜（補），豊隆（瀉）により養陰清熱，斂肺化痰をはかるとよい。

## 2．緩解期

　発作がすでに緩解しているか，または再発していない時には，扶正により固本をはかり調理に注意すべきである。主に肺，脾，腎の3臓のサイドから着手する。それぞれ補肺固表，補益肺脾，健脾益気，補益脾腎，補腎納気，補益肺腎などの法で治療するとよい。挾実のものには去邪，化痰，宣肺利気の法を交互に用いて施治するとよい。長期治療を行うと体質改善や発作の防止または発作回数の減少に対して，良好な作用がある。再発を制御することが，根治につながるのである。

　緩解期に以下に示すような証型の現れがない場合は，発作期に見られた随伴症状にもとづいて，病位と考えられる臓腑や陰陽の偏虚などの状態を分別し，弁証施治を行うとよい。

### 1　肺虚

［主証］　呼吸促迫，息切れ，声調が低微，自汗，悪風。舌質は淡，脈は沈細。発作前にくしゃみや鼻閉が起こり水様の鼻汁が出る。衛外不固のために誘発することが多い。

［治則］　補益肺気，補肺固衛

［取穴］　合谷，太淵または膏肓，肺兪（補）

［応用］　肺気虚弱であって，さらに邪実を伴う場合は，上処方を宣肺化痰の法である肺兪または風門，豊隆（瀉），化痰利気の法である天突，列缺，豊隆（瀉），去湿健脾の法である陰陵泉（瀉），足三里（補），去湿化痰の法である陰陵泉，豊隆（瀉）といった処方と交互に用いるとよい。これにより標本兼施，虚実併治をはかることができる。どの処方を交互に用いるかは，その具体的な病因病機にもとづいて決定するとよい。

### 2　脾虚

［主証］　平素から咳嗽，多痰，胃脘部のつかえ，食少，倦怠，無力感，泥状便，顔色萎黄または蒼白で浮腫があるといった症状がある。舌質は淡，舌苔は白，脈は細緩。あるいは油っこいものや生臭いものを食べると下痢，腹痛が起こりやすい。飲食不当により誘発する。

［治則］　健脾益気，去湿化痰

［取穴］　陰陵泉，脾兪または足三里（補）

［応用］　◇虚中挾実のものには中脘（瀉）を加えて佐として化痰和中をはかったり，天突（瀉）を加えて佐として降痰利気をはかるとよい。あるいは肺兪または列缺，豊隆または中脘（瀉）を加えて佐として宣肺化痰をはかるとよい。

　　　　　◇脾肺両虚のものには太淵または膏肓，陰陵泉，足三里（補），あるいは脾兪，肺

兪，太白または足三里（補）により補益肺脾，培土生金をはかるとよい。虚中挾実のものには，この処方と降痰利気の法である天突または列欠，豊隆（瀉）とを交互に用いるとよい。


## 3　腎虚

[主証]　呼吸促迫，呼多吸少，息がつながらない，動くと息が早くなる。さむがり，精神疲労，腰がだるさ，膝の軟弱化といった症状を伴う。顔色は青く，舌質は淡，脈は沈弱となる。

[治則]　補益下元，温腎納気

[取穴]　◇関元，復溜，腎兪（補）：金匱腎気丸の効に類似している。
　　　　◇気海，腎兪，太谿（補）：七味都気丸の効に類似している。

[応用]　◇肺腎両虚のものには太淵，太谿（補）か，肺兪，腎兪（補）により補益肺腎をはかるとよい。上処方に気海（補）を加えると肺腎の気を補うことができる。虚中挾実のものは，上処方と化痰去湿の法である豊隆，陰陵泉（瀉）とを交互に用いるとよい。

　　　　◇脾腎陽虚のものには関元（補，焼山火または灸を配す），陰陵泉，太谿（補）により温補脾腎をはかるとよい。あるいは脾兪，腎兪，太谿（補，加灸）により温補脾腎をはかるとよい。

　　　　◇発病経過が長く，発作が持続し，喘息が起こって鼻翼が煽動し，起坐呼吸をしており，汗が出て四肢が冷え，顔色が青紫色であるものは，極めて汗脱を引き起こしやすい。このような場合は，単純に去邪をはかってはならず，喘脱の証にもとづき急いで救急措置をとる必要がある。

　　　　◇長期にわたってステロイドを服用して発作を制御している患者には，腎陽を補益する作用がある経穴を用いながら，しだいにステロイドから離脱させるようにするとよい。また同時に補陰の作用がある経穴を配穴して，補陽耗陰となるのを防止するとよい。


## 症　例

[症例1]　脾肺両虚，痰濁内伏

患　者：男，14歳，初診1971年7月27日

主　訴：哮喘を患って14年になる。

現病歴：14年来，哮証の発作を反復的に起こしている。20日余り前，暑かったために水浴びをした後に再発した。発作時には呼吸困難となり，喘いで汗がでる。喉には痰鳴があり，のこぎりをひくような音が出る。白痰を喀出するが痰は粘稠で出にくい。胸

脘満悶，食欲不振，悪心・嘔吐，胃部の熱感（冷たい飲食を欲す），頭暈，息切れ，心煩，急躁，身体のだるさ・無力感といった症状を伴っている。夜間に痰が多い。舌苔は白厚でやや膩，脈は滑数であった。

胸部Ｘ線：肺気腫。内科診断：◇気管支喘息，◇肺気腫，◇熱帯性好酸球増多症？
ストレプトマイシン，エフェドリン，イソプロテレノール，プレドニゾン，テラマイシン，アミノフィリンなどの薬物を用いたが効果はなかった。

弁　証：肺脾両虚，痰濁内生，衛外不固。誘因が加わり，外邪を感受すると哮証が起こる。

治　則：発作時は宣肺平喘をはかり，緩解期は健脾益気，培土生金をはかる。

取　穴：初診〜4診：風門，肺兪（瀉）により宣肺平喘をはかる。
　　　　5〜6診：合谷，復溜（補）により益気補腎をはかる。
　　　　7〜14診：足三里，陰陵泉（補）により健脾益気，培土生金をはかる。

効　果：2診後，哮喘は止まり，咳嗽は軽減した。心煩は消失し飲食も増加した。舌苔は白潤となる。まだ夜間に痰が多い。4診後，咳嗽は軽減している。6診後，まだ咳があり痰の量が多い。8診後，痰の量は減少した。2診後から哮喘の発作はまったくないので，治療効果の安定をはかった。13診後，諸症状はなくなり，精神も良好である。1971年，1972年，1973年の追跡調査により，今日まで治癒しており発作がないことを確認した。

考　察：「脾は生痰の源と為し，肺は貯痰の器と為す」とか，「肺は嬌臓と為し，邪侵に耐えず」とかいわれている。本症例の患者は哮証を長年にわたって患い，脾肺両虚となっている。脾が虚すと痰濁が内生するし，肺が虚すと衛外不固となり邪が侵襲しやすくなる。今回の発病は水浴びをして肺中の伏痰を触発し，寒邪が肺に侵襲して肺気の昇降出入が悪くなって再発したものである。発作時には呼吸困難，起坐呼吸，喘いで汗がでる，喉の痰鳴，白痰を喀出，胸脘満悶といった症状が出現するが，これらは痰気阻肺の象である。また食欲不振，身体のだるさ，無力感，息切れ，頭暈，多痰といった随伴症状は，脾虚の象である。

　　　　したがって治療はまず標を治すこととし，風門，肺兪（瀉）により宣肺平喘をはかった。4診後には哮証が緩解した。5〜6診の治療は配穴が不適切であったために痰の量が減らなかった。7〜14診では健脾益気，培土生金の法に改め，足三里，陰陵泉（補）とした。先に標を治し，後に本を治した。標と本に対処する手順が的を得ていたので，良い効果を収めることができた。

［症例2］脾肺両虚，痰濁内伏

患　者：男，6歳，初診1971年8月11日

主　訴：哮喘を患って3年になる。

現病歴：3年前に感冒を患ってから発症した。哮証の発作時には呼吸困難となり，喘いで汗がでる。喉には喘鳴があり，ノコギリで木をひくような音がでる。軽度の咳嗽がある。2〜3カ月ごとに発作が起こっている。発病時間は夜間12時以後が多い。鼻腔

が腫れたり，寒冷刺激を受けたり，雨天，肉類を食した後に発作が起こりやすい。口や鼻息の熱感，精神不振，食欲不振といった症状を伴っている。速く歩いたり，活動量が多いと咳喘が起こる。身体は痩せている。舌質は淡，舌苔は白，脈は沈細数であった。胸部X線：肺部に異常所見なし。

弁　証：哮証の久病，脾肺両虚，痰濁内生，衛外不固。邪を感受すると痰を触発して起こる哮証。

治　則：宣肺利気により平喘を助け，健脾益気により去痰を助ける。この２法を交互に使用。

取　穴：風門，肺兪（瀉，宣肺平喘の法）。合谷，陰陵泉（補，益気健脾の法）。

効　果：初診後に哮喘は止まった。２〜12診の治療期間中に哮証の再発はなかった。1971年11月16日に手紙により再発していないことを確認した。２年後，５年後にも追跡調査を行ったが再発はなかった。

考　察：本症例の病因病機は次の通りである。最初は風寒を感受し，肺失宣降となっていた。適宜に治療しなかったために脾虚生痰となり，痰が肺に伏し，一方で肺気不足，衛外不固となっている。さまざまな原因により誘発されやすくなっている。脾肺気虚，痰阻気道となり肺気の昇降出入失調のために，呼吸困難，喘いで汗がでる，喉の痰鳴，精神不振，食欲不振，動くと気喘が起こるといった症状が現れている。風門，肺兪（瀉）の法と，合谷，陰陵泉（補）の法を交互に施した。つまり宣肺平喘と健脾益気の法を用いて標本兼治をはかり，効を収めることができた症例である。

［症例３］肺腎気虚，外邪触痰

患　者：男，39歳

主　訴：哮証を患って20年余りになる。

現病歴：12歳の時に雨にあたってから発症した。その後，外邪を感受すると発病する。今回は再発して６日目である。発作時には喉がつっぱり，呼吸困難となる。喉に喘鳴があり，平臥できず入眠できない。平素も疲れると喘息がひどくなる。咳嗽も時々起こる。白く粘稠な痰が咳により出るが，喀痰しにくい。

弁　証：哮証の久病，肺腎両虚。風邪束肺により伏痰を触発し，痰阻気道，肺失宣降となって起こる哮証。

治　則：先に去風化痰，宣肺平喘をはかる。後に補益肺腎，降痰利気平喘をはかる。

取穴と効果：初診：列缺，風門，天突（瀉）により去風化痰，宣肺平喘をはかる。

　　２診：合谷，復溜（補）により補益肺腎をはかり，間使，天突（瀉）により降痰利気平喘をはかる。

　　３診：哮喘，咳嗽は顕著に軽減。処方と手技は２診と同じ。

　　４診：哮喘，咳嗽は治癒。処方と手技は２診と同じ。

　　２年後の追跡調査により，前回の４回の治療で治癒し，２年来再発がないことを確認した。

考　察：外邪が肺中の伏痰を触発し，痰昇気阻，肺失宣降となっているのが，標の状態であ

る。哮証を長く患っていたために肺気損耗，腎精虧虚となっているのが，本の状態である。初診は列缺，風門，天突（瀉）により去風化痰，宣肺平喘をはかり標を治療した。2～4診では合谷，復溜（補）により補益肺腎をはかり本を治療した。単純に補益肺腎の法を用いたのでは止哮平喘をはかることができないので，間使（瀉）により疏理気機をはかり，天突（瀉）により降痰利気をはかった。つまり利気降痰平喘の法を併用して標に対処し，効を収めることができた。本症例の治療のポイントは，まず去風化痰，宣肺平喘により標邪を治し，その後に標本同治として補益肺腎と利気降痰平喘の法を併用したことにある。

［症例4］寒痰漬肺，気道受阻

患　者：男，48歳，初診1966年7月26日
主　訴：哮証を患って10年になる。
現病歴：10年来，毎年冬に寒邪を感受すると再発する。今回は10日前に夏服で雪どけ水を飲んで再発した。発作時には喉がつまり，つっぱったように感じられ呼吸困難となる。喉に喘鳴があり，喘いで汗が出，咳嗽が起こる。舌苔は白滑，脈は浮緊であった。
弁　証：寒痰伏肺，寒邪が伏痰を触発し，気道不利，痰気相搏となって起こった寒哮
治　則：温化寒痰，宣肺平喘
取　穴：風門，肺兪（瀉）。灸頭鍼とする。
効　果：初診後に喉のつまり，つっぱったような感じは消失し，喘息と喘鳴は止まった。2診で治癒した。
考　察：本症例の患者は，毎年冬季に寒を感受すると哮証が再発するというものである。これは寒痰が肺に伏しているところに，寒邪が作用して哮証を誘発するというものである。今回の再発は冬季ではなく夏季ということであるが，雪どけ水を飲んだために寒邪内鬱となり，肺中の寒痰に刺激を与えてしまい発作が起こったものである。温化寒痰，宣肺平喘の法である風門，肺兪（瀉，加灸）を用いて，効を収めることができた。

［症例5］肺腎両虚，痰濁伏肺

患　者：男，42歳
主　訴：哮喘を患って6年になる。
現病歴：6年前に風があるところで睡眠し，寒を感受して発症した。その後，寒を受けるたびに再発するようになり，この2年ほど増悪している。発病時には，呼吸困難となり，喉がつっぱり，喘いで汗が出て，軽い咳嗽がでる。症状は早朝時にひどい。舌苔は薄白。赤絡が強膜に貫入している。脈は滑数であった。両側の中府，雲門，肺兪穴の部位を按圧すると，だるい圧痛感が顕著であった。中薬の熱剤を服用したら，目の乾燥，歯痛が起こり，口や鼻の息が熱くなった。エフェドリンを服用しても半日くらいしか抑えることができない。一昨日に本院にて服薬（薬名不詳）した後，

内　科

　　　　　　突然顔面蒼白となり，冷汗がひどく出て，心悸が起こり，呼吸困難となった。
弁　証：肺気耗傷，腎陰不足，肺腎両虚，痰濁伏肺による哮証
治　則：緩解期には補益肺腎により，その本を治す。
取穴と効果：初診：合谷，復溜（補），間使（瀉）により補益肺腎，佐として利気平喘をはかる。
　　2診：気喘，息切れ，心悸は軽減，精神良好。初診と同様に治療。
　　3診：肺兪，膏肓兪（補）により補肺益損をはかる。肺兪に5分間ほど補法を施した後，咽喉に乾燥感をおぼえた。7分間捻補した後，だるい感じが本経に沿って下行し両下肢から足跟部にいたった。
　　4診：風呂に入り冷えてから昨日哮喘が再発した。息切れは前回より軽い。初診同様に治療した。
　　5診：わずかに咳嗽がでる。身体はだるくて無力感があり，気道閉塞感，口苦，頭暈がある。体温は37.5℃。列缺，豊隆（瀉）により宣肺解表，化痰平喘をはかる。
　　6診：前回治療後の2日目に感冒は治癒した。この2日，雨天で天気が悪かったが哮喘，咳嗽ともに起こらなかった。少し気喘，乏力を感じるが，心悸は軽減している。初診同様に治療する。
　　7診：精神状態は好転しており，哮証も再発していない。肺兪，膏肓兪（補）により補肺益損をはかる。
考　察：風寒束肺，痰濁閉塞，気道不利，肺失宣降による哮喘の症例である。したがって寒を感受すると再発しやすい。発病時には喉のつっぱり，呼吸促迫，喉の痰鳴，起坐呼吸といった哮証発作の症状が出現している。肺虚と判断した理由は，1つは寒を感受すると哮証が再発しやすいこと，1つは早朝の寅の刻は肺金の時刻であること，1つは喘いで汗が出て，息がつながらないといった随伴症状が見られることによる。また腎陰不足と判断した理由は，1つは目の乾燥，歯痛，口や鼻の息が熱いといった随伴症状が見られること，1つは息がつながらないといった喘促であることに依拠している。脈象は滑数であり，滑は痰を主り数は熱を主っているが，顔色蒼白，舌苔薄白，目の乾燥，歯痛，口や鼻の息が熱いといった症状を鑑みると，実熱ではなく，虚熱とすべきである。したがって肺気虚弱，腎陰不足と判断した。
　発作が止まっている時は，合谷（補）により益気固表，復溜（補）により滋陰補腎をはかり，肺腎を補うことによって本を固め，間使（瀉）により佐として利気平喘をはかった。あるいは肺兪，膏肓兪（補）により補肺益損をはかり，本を培った。肺の募穴である中府と肺の背兪穴である肺兪にだるい圧痛感があるが，これは肺系病変の反応である。第4診では処方に誤りがあった。患者が入浴して冷え昨日から哮喘が再発したといっているのであるから，標邪を治すべきであったのに，治法を初診同様とし，本虚を治したことに誤りがあったのである。

［症例6］肺脾気虚，痰濁内生

患　者：女，27歳，初診1979年8月1日
主　訴：気管支喘息を患って1年余りになる。
現病歴：1978年に感染性気管支炎を患った。その後，感染すると発作が起こるようになった。発病は夜間が多い。発病時には呼吸困難となり，喉に痰鳴がある。痰は多く，喘いで汗が出て，息がつながらなくなり，心悸が起こる。平素から食欲不振，泥状便となることがあり，便の回数も多い。身体のだるさ・無力感，頭暈，眼花といった症状を伴っている。身体は痩せている。顔色は蒼白であり，舌質は淡，舌苔は薄膩，脈は濡弱であった。1978年11月と1979年の前半にアイサイビアで哮喘の発作と気管支感染を患った。抗生物質とその他の薬物により治療したがあまり効果がなかった。
弁　証：脾肺両虚，痰濁内生，痰が肺に伏し，衛外不固となっている。さらに邪を感受して痰を触発すると哮証を起こしやすい。
治　則：健脾益気，痰湿を制する
取　穴：初診：合谷，陰陵泉（補）により益気健脾をはかる。
　　　　2～13診：足三里，陰陵泉（補）により健脾益気をはかり痰湿を制す。
効　果：5診後，哮喘と随伴症状は軽減した。8診後，哮喘および随伴症状は著しく軽減し，精神状態もよくなった。10診後，哮喘の再発はない。12診後，哮喘の再発はなく，ほぼ治癒し，精神状態も非常によい。13診後，諸症状はすべて消失し治癒した。
考　察：患者は鍼治療の期間中は発病していなかったので，哮証の病機にもとづいて論治した。哮証が長期にわたると脾に影響する。脾の運化が悪くなると，湿が集まり痰を形成する。湿痰阻肺となっていると，肺部感染といった誘因で発病しやすい。
　　　　したがって治療は本からはかるとよい。益気健脾の法を用いて，湿痰の内生を制することとする。湿痰を生じさせなくし，肺気を阻滞させる邪がなくなり，肺気の昇降出入が正常になれば，哮喘は自然と再発しなくなる。初診では合谷（補）により補気益肺をはかって固表を助け，抵抗力の増強をはかった。また陰陵泉（補）により健脾益気制湿をはかった。2～13診では陰陵泉，足三里（補）により健脾益気をはかり，湿痰を制した。これにより湿痰の病を解決しただけでなく，随伴症状もそれにつれて治癒させることができた。

［症例7］脾肺両虚，痰熱壅肺

患　者：男，44歳，初診1982年4月7日
主　訴：哮喘を患って10年余りになる。
現病歴：10年余り前に，高原の寒い気候に適さず哮喘を患った。その後，痰火が内宿し，風寒を感受すると再発するようになった。発病時には気管がつっぱって呼吸困難となり，喉に痰鳴がする。咳により青く粘稠な痰が出る。舌質は紅，舌苔は薄白，脈は滑数であった。平素，風寒感冒により哮喘を併発する時には，悪寒発熱，口や鼻の息の熱感を伴い，黄痰を咳吐し，痰は喀痰しにくい。毎回再発時には，服薬すると

緩解するが根治させることができない。
弁　証：脾肺両虚と痰熱伏肺，邪を感受して痰を触発し気道不利となって起こる哮証
治　則：発作期は清肺散邪，化痰降逆とし，緩解時は補肺健脾により本を治す。
取　穴：初診：風門，肺兪（瀉）により宣肺散邪平喘をはかる。
　　　　2～3診：豊隆，尺沢（瀉）により清肺化痰平喘をはかる。
　　　　4～7診：豊隆，列缺（瀉）により宣肺化痰平喘をはかる。
　　　　8～10診：列缺，豊隆（瀉）。合谷（補）により佐として補肺益気をはかる。
　　　　11～17診：合谷，陰陵泉（補）により補肺健脾をはかって本を治す。
効　果：3診後，痰の色が黄色から青色に変わった。6診後，痰鳴音はほぼ消失した。7診後，鼻の息は熱くなくなった。哮証は8割がた軽減した。8～10診で哮証は治癒した。11～17診で効果の安定をはかり，患者は職場に復帰することができるようになった。1982年6月25日に再発していないことを患者から知らされた。
考　察：本症例の病因病機は，次の通りである。内宿している痰濁が蘊鬱すると痰熱となる。そこに風寒を感受し肺中の伏痰を刺激すると発病する。痰気相搏，痰熱交阻のために気道不利，肺失清粛となって気が上逆すると，呼吸困難となり，喉の痰鳴，脈滑数，黄痰を咳吐するが喀痰しにくいといった症状が出現するようになる。哮証が長期に改善しないために肺気不足，衛外不固となると，風寒を感受して再発しやすくなる。

　　　　治療はまず清宣肺気，化痰平喘の法を施した。哮証が著しく軽減するのを待って，8～10診では去邪しながら佐として扶正をはかるという法を採用した。この方法によって哮証が治癒した後，11～17診では合谷，陰陵泉（補）により補肺健脾をはかって本をしっかりさせた。標本がしっかりしたので，哮喘は再発しにくくなり治癒した。本症例では去邪，去邪扶正，扶正固本の3段階にわけて治療を行ったことになる。

［症例8］脾腎両虚，寒痰伏肺
患　者：女，16歳，初診1988年3月18日
主　訴：哮喘を患って9年になる。
現病歴：9年前の7歳時に麻疹を患って肺炎を合併し，某病院で治療を受けて治癒した。その後，風を受けて泣きまくり本病を発病した。開始時は比較的軽かったが，しだいに増悪し，発病回数も多くなり，発病持続時間も長くなった。発病時は昼夜をとわず呼吸が喘ぎ，咳嗽し，喉に痰鳴があって平臥できない状態となる。痰は白沫で喀痰しにくい。額に汗を多くかく。唇は紫色で，舌苔は薄膩，花剥，舌質は青，脈は滑数であった。体温は37℃であった。肺部には乾性と湿性ラ音が聴診された。イソプロテレノールを噴霧吸入しても10分ぐらいしか緩解しない。デカドロン，アミノフィリン，フェネルガンや各種抗生物質を用いたが効果はなかった。平時から大便は泥状便（1日2～3回），さむがり，四肢のだるさ，息切れ，懶言，面色不華，

動くと気喘が起こる，心悸，腰部のだるさといった症状がある。
弁　　証：哮証の久病，脾腎両虚，寒痰伏肺，感邪触痰，哮証再発による寒哮
治　　則：急する時は温肺散寒，化痰平喘，緩する時は健脾益気，補腎納気により本を治す。
取　　穴：初診〜4診，7〜10診：風門，肺兪（瀉，加灸），豊隆（瀉）により温肺散寒，化痰利気をはかる。
　　　　　5〜6診：天突，豊隆（瀉）により痰濁を化し気道を利す。
　　　　　11〜22診：脾兪，腎兪（補）により補益脾腎をはかる。足三里，太谿（灸）により温益脾腎をはかる。この2法を交互に用いて健脾益気，補腎納気をはかる。
効　　果：4診後，哮喘はしだいに緩解し，時に喉に痰鳴があるだけとなった。10診後，哮証は完全に消失した。11〜22診で培補固本をはかった。
考　　察：哮証が長期にわたって改善しないために，肺の病が脾と腎および，肺脾腎倶虚となった症例である。平素から宿痰が内伏しているところに，風寒が外から侵襲し，痰濁壅肺，肺気失宣，気道阻滞，肺気昇降失調となると，哮証の発作時には一連の関連する証候群が出現する。この患者は平素から下痢または泥状便，さむがり，倦怠，息切れ，懶言，動くと気喘が起こる，心悸，腰部のだるさといった症状があるが，これは脾腎気虚の象である。発病時には風門，肺兪（灸瀉）により温肺散寒をはかり，去痰の要穴である豊隆（瀉）を配穴して駆痰をはかった。4診後には時に喉の痰鳴があるだけとなったので，5〜6診では天突（瀉）により痰濁を降ろして気道を利し，豊隆（瀉）により化痰利気をはかった。10診後，哮喘は再発していない。11〜22診では健脾益気，補腎納気の法に改め，本を治すこととした。処方は脾兪，腎兪（補），足三里，太谿（灸補）とした。

［症例9］痰熱壅肺，肺失清粛
患　　者：女，14歳
主　　訴：哮喘を患って5年になる。
現病歴：5年来，毎回発病時に喘いで汗が出，呼吸が荒くなる。痰鳴があり，胸高脇脹となり，発作性の咳でむせる。平時は咳が出て，痰は黄色で粘く喀痰しにくい。煩悶不安，口渇喜飲，息切れ，無力感といった症状を伴っている。舌苔は黄色でやや膩，脈は滑数であった。胸部X線では軽度の肺気腫が認められた。かつて某病院で哮喘として西洋薬で治療し，一定の効果があった。しかし根治はせず，薬を止めると再発しやすかった。
既往歴：数カ月前にヒステリー性麻痺を患ったが，本科にて治癒している。
弁　　証：哮証の久病，肺気耗傷，痰熱壅肺，肺失清粛，気道不利による熱哮
治　　則：先に清熱化痰，宣肺定喘をはかり，後に益気化痰，清肺定喘をはかる。
取　　穴：初診〜10診：風門，肺兪，豊隆，尺沢（瀉）により清熱宣肺，化痰定喘をはかる。
　　　　　11〜20診：合谷（補），尺沢，豊隆（瀉）により益気清肺，化痰定喘をはかる。1〜2日おきに鍼治療を行うこととする。

内　科

効　果：2診後，哮証は止まった。時に発作性の咳が出てむせる。6診後，哮証は再発しておらず，咳も治癒した。まだ口渇がある。10診後，哮証は再発しておらず，益気清肺，化痰定喘の法に改めた。15診後，哮喘は再発しておらず，精神状態も好転している。息切れ，無力感，動くと気喘が起こるといった症状は著しく軽減した。舌脈はほぼ正常となっている。患者が再発の不安を感じ，効果の安定を希望したため，さらに数回鍼治療を行い，20診で治療を停止した。

考　察：痰熱壅肺の患者が誘因により発病し，痰気阻滞，気道不利となり，一連の熱哮発作による証候群が出現した症例である。病因病機は次の通りである。痰熱阻肺，肺失清宣となって発作性の咳が起こり，痰は黄色で粘く喀痰しにくくなっている。久病のために肺を傷り肺気不足になると，息切れが起こり無力感が現れる。口渇喜飲，苔黄でやや膩，脈滑数は痰熱内盛の象である。

風門，肺兪（瀉）により宣肺平喘，豊隆（瀉）により降痰，尺沢（瀉）により清肺をはかった。これは清熱宣肺，化痰定喘の法であり，定喘湯に類似した効がある。10診にいたるまで哮喘は再発しなかったので，11〜20診では益気清肺，化痰定喘の法である合谷（補），尺沢，豊隆（瀉）により本を治した。

［症例10］寒痰伏肺，気道受阻

患　者：女，53歳，初診1984年3月2日

主　訴：哮喘を患って12年になる。

現病歴：12年前の冬に黒龍江省に出張し，気候になじまず，よく感冒を患い，しだいに哮証が出現するようになった。医療条件が悪かったため治療効果がなく，その後発作が反復するようになった。いつも寒邪を感受すると再発するようになった。冬季に発病しやすく，かつ重くなる。発病時は呼吸が促迫して平臥できず，喉に痰鳴がある。痰は多くて希薄である。胸膈の不快感，背部の冷感（風門，肺兪穴の部位）がある。さらに食少，泥状便，時に起こる夜間の涎，頭顔面部と四肢の軽度の浮腫といった症状を伴っている。舌苔は白滑，脈は浮緩であった。当地の病院で診てもらい，中西薬と単方で治療を受けたが，緩解するだけで根治はしなかった。

弁　証：哮証の久病，脾虚湿困，痰飲内生，寒痰伏肺，感邪触痰，気道阻滞による寒哮

治　則：温肺散寒，降痰利気

取　穴：風門，肺兪（灸瀉），天突（瀉）。1〜2日おきに鍼灸治療を行うこととする。

効　果：3診後，哮証は止まった。上背部の冷え感も消失した。5診後，頭顔面部と四肢の浮腫は治癒し，飲食も増加した。7診後，食少，泥状便は治癒し，哮証は3診以後，1度も再発していない。8〜12診で治療効果の安定をはかった。1984年10月10日に患者から治癒していることを確認した。

考　察：寒痰伏肺の患者が誘因により発病し，気道阻滞，痰気相撃となって一連の哮証発作の証候群が出現した症例である。口から涎が流れる，飲食減少，泥状便，頭顔面部や四肢の浮腫といった症状は，脾虚のため勝湿できない現れである。上背部（風門，

肺兪穴の部位に相当）の冷感は，寒邪が背胛に入っているために起こったものである。舌苔白滑，脈浮緩は，寒飲内伏，外邪触発の象である。

発病時の治療は，温肺散寒，降痰利気の法である風門，肺兪（灸瀉），天突（瀉）を用いた。これは小青竜湯に類似した効がある。『臨証指南医案』哮では「宿哮……沈痼の病，寒背胛に入り，肺系に内合すれば，宿邪は気を阻み痰を阻む」という病機を紹介している。寒邪が寒痰寒哮を引き起こす原因となっているものである。本症例は，まさにこの病因病機によるものであった。

## 結　語

### 1．症例のまとめ

本篇では10症例を紹介した。

例1，例2，例6は長期にわたる哮証であり，肺脾両虚，痰濁内生という病態に外邪を感受して再発した症例である。病因病機が同じであり，取穴，治則もほぼ同じとなっている。例6は緩解期に鍼治療を施した症例である。したがって扶正の法のみを用いることとし，健脾益気，培土生金をはかった。

例3，例5は肺腎両虚，痰濁伏肺の症例である。例3は風邪束肺となり伏痰を触発して発病した症例である。したがってまず去風化痰，宣肺平喘の法を用いて標を治し，その後に益気補腎と降痰利気の法を用いて標本兼治をはかった。例5は哮証の発作前に鍼治療を行った症例であるので，補益肺腎，培補虚損の法を用いて本を治療した。

例7，例9は痰熱壅肺の症例である。発作期は病因病機が同じであるので，治則と選穴は2症例とも同じとした。緩解期の治則，選穴は異なり，例7は治療のポイントを扶正におき，例9は扶正に去邪を併用することとした。

例4，例8，例10は寒痰伏肺による症例である。邪を感受して痰を触発し発病したものである。病因病機が同じであるので治則も同じとした。選穴もほぼ同じである。緩解時，例4と例10は本を治さなかった。例8は本を治し健脾益気，補腎納気をはかった。

臨床上は去邪宣肺，化痰平喘により実を治し，補肺健脾益腎により本を治すのが治療のポイントである。発病時は標治を主としたり，標治を主として扶正を併用したり，標治兼扶正をはかった後，最後に扶正をはかるという方法が用いられる。また緩解時は本治を主としたり，本治を主として標治を併用するという方法が用いられる。

### 2．選穴について

本病の治療に用いる選穴は，それほど多くを必要としない。選穴が的を得ていれば，満足のいく効果を収めることができる。病位が肺にあり，また痰濁伏肺となっていて，外邪を感受し痰に影響して発病する場合は，肺の背兪穴である肺兪と風門が治療の常用穴とされる。

瀉法を施すと宣肺去邪平喘をはかることができる。瀉法を施して灸を加えると温肺散寒により平喘をはかることができる。哮証は痰による場合が多いので，去痰の要穴である豊隆に瀉法を施し去痰をはかると，哮を止めることができる。痰が気道をつまらせて呼吸困難となっている場合は，天突に瀉法を施すと，痰濁を降ろし気道の通りをよくすることができる。肺熱がある場合は，尺沢に瀉法を施して肺熱を清熱すればよい。また表証を伴い痰が多い場合は，列缺に瀉法を施して解表宣肺去痰をはかるとよい。

病が長期に改善せず肺虚となっている場合は，太淵，肺兪に補法を施し，補益肺気をはかるとよい。また脾虚となっている場合は，脾兪，足三里または陰陵泉に補法を施して健脾益気をはかるとよい。この方法はまた培土生金の作用があるだけでなく，さらに健脾制湿により生痰の源を改善する作用がある。脾虚が改善せず腎に影響している場合は，つまり脾虚及腎となっている場合は，腎兪，太谿に補法を施して補腎納気をはかるとよい。肺脾気虚には合谷，足三里または陰陵泉に補法を施して，補益肺気，培土生金をはかるとよい。病が長期化したために元気大傷，真陽不足となっている場合には，関元，気海に補法を施して，回陽益気により固脱をはかるとよい。

### 3．哮証が治りにくい理由

本病の発病は，肺脾腎の3臓と関係が密接である。哮証が長期化して治らなかったり，あるいは治りにくい理由は次のことによる。つまり発病期間には治療のポイントを肺において去邪をはかって標を治すが，緩解期に扶正培本をはからないと正虚となり，邪に勝つことができないためである。哮証の発作は痰気の阻滞と関係がある。発作時は邪実が主となっており，病変部位は肺系にある。このような状態が長期にわたったり，反復して発作が起こったりすると，肺気をしだいに損傷し，その影響は脾腎におよぶようになる。肺虚のために衛外不固となれば，外邪が侵入しやすい状態となり，これに痰がからんで気道を阻滞させると発作が起こるようになる。また肺虚が長期にわたって改善しないと子盗母気となって脾虚を引き起こすこととなる。脾虚のために運化失職となると痰濁が内積するようになる。これが哮証発病の内因となる。

「腎は気の根」とされている。腎虚となって納気無力となると気逆が起こるようになる。腎陰不足となり陰虚が肺に波及すると肺腎両虚となる。また命門火衰のために火不生土となると，脾陽不振となり痰濁が生じやすくなる。脾が虚して肺を養うことができなくなると，肺気はいっそう虚してしまう。肺脾気虚，正気不足，衛外不固となり抵抗力が低下していると，外邪が侵入しやすくなり発病しやすくなる。脾腎両虚になると，また水穀の精微の代謝に影響がおよび，この場合も痰濁が内生しやすくなる。

上記のように肺脾腎の3臓が相互に影響しあって一種の悪循環を形成してしまうと，長期にわたって治らないということになるのである。

臨床にあたっては，病証に応じて緩解期にそれぞれ補肺固表，補益肺脾，補腎納気，補益肺腎，健脾益気，補益脾腎といった法を用いて，本を治すことに注意をはらうことが重要で

ある。うまく扶正培本をはからなかったために心陽に影響がおよべば，重篤な虚脱証候を引き起こす可能性がある。また腎陽不足が改善しないために，陽損及陰，陰陽両虚となると，いっそう重篤な状態となってしまう。

## その他

### 1．予後について

哮証は根深い病証である。青少年の場合は，成長とともに肺気がしだいに充実し腎気が日増しに盛んになるので，誘発因子を避けるよう注意していれば，鍼灸治療を施すことによって効果を収めることができ，根治もしやすい。成年の場合，とりわけ老人の場合は，腎気が日増しに衰えるので治しにくいのが実状である。腎陽虚衰，陽損及陰，陰陽両虚となっている場合は，いっそう治しにくく，重篤な状態も回復させにくい。

一般的にいうと，熱哮は寒哮より治りやすく，青少年は成年より治りやすく治癒しやすい。また成年は老人より治りやすく緩解しやすい。本虚を伴う患者は，本虚を伴わない患者より治しにくく治癒しにくいということができる。経過が長く反復して発作が起こって治らず，発作時に喘いだ呼吸，鼻翼煽動〔鼻翼呼吸〕，起坐呼吸，自汗，四肢の冷えが起こり，顔色が青紫色であるものは，非常に汗脱（亡陽）となりやすく，あるいはしだいに心陽欲脱となる。このような場合は，しっかりと救急措置を施すべきであり，鍼の効力がおよばない恐れがある場合は，現代医学との併用により，積極的に対処すべきである。

### 2．天突への瀉法は正気を損傷しやすい。

本病で正気虚弱であるものや，肺性心疾患を患っているものに鍼治療を施す場合は，天突への瀉法はとくに注意すべきである。天突に瀉法を施すと，痰濁を降ろす作用，気道を利する作用，宣肺や降逆といった作用が生じるからである。深刺して気管に圧重感が生じると，呼吸に影響する。瀉法を用いると正気を損傷しやすく，過度に捻瀉を施すと気陥となりやすく，このため虚脱を引き起こすことがある。あるいは置鍼時または捻瀉を施した後に，気道が通利して気管の抵抗が著しく下がると，気脱を引き起こすこともある。適時に救急措置を施して対処しないと，生命が危うくなる。また正気不足や肺性心疾患を患っている患者に対して，宣肺化痰平喘の法を用いて固本をはからなかった場合は，瀉の治療穴が多いために正気を損傷して，暈鍼や虚脱が出現しやすくなるので，しっかりと注意をはらうべきである。

### 3．風門，肺兪（灸瀉）が効を収める理由

臨床上は，寒痰が肺を犯して気道不利，肺気不宣となって起こる寒哮が多く見られる。風門，肺兪（灸瀉）の方法は，陳修園のいう「発作時は肺兪の寒と肺膜の濁痰が相互にからん

で呼吸しづらくなり，呼吸時の気が痰を動じるために，いびきの音がでるようになる」という説と，『臨証指南』にある「宿哮沈痼は，寒が背兪に入ってさらに肺系に入り，宿邪が気を阻み痰を阻むと発病する」という説にもとづいたものである。これらの説は，寒哮の病因病機を説明したものである。風門，肺兪に灸瀉を施すと，温肺化痰，宣肺平喘の作用があり，寒痰が温化され気道が通利するようになれば，寒哮は治癒するのである。

### 4．白芥子軟膏

　この方法は，『張氏医通』に紹介されている。白芥子，延胡索，甘遂，細辛，麝香，生姜汁といった薬を用いて泥状にしたものであり，これを夏季の三伏時に肺兪，膏肓，百労といった経穴に塗るという方法である。初伏，中伏，末伏にそれぞれ1回塗ることとする。毎年3回塗ることになり，連続して3年この治療を施すと効を収めることができる。これは冬の病は夏に治すという方法であり，寒哮の治療に用いられるものである。この方法は近年，多くの病院で用いられており，薬の成分と治療穴が少し違うものの，非常に高い効果を収めている。この冬の病は夏に治すという方法は，「春夏養陽」「寒病熱治」という道理にもとづいたものである。

　哮喘の患者は，寒冷な冬や春の気候や，気候の突然の変化により誘発されるものが多い。三伏は酷暑の時期であり，陽気が最も盛んな時期である。そのため腠理が緩んでいるので薬効の浸透力も強く，経穴の作用とあいまって肺中の寒飲伏邪を除去しやすいのである。正気を徐々に回復させ，身体の抵抗力を向上させれば，予防と治療の効果を収めることができる。ただしこの方法を用いる場合には，弁証が必要である。この方法は熱哮には用いることはできない。また本虚標実の寒哮に対しては，軟膏の使用と同時に，あるいは軟膏の使用後に，培本を目的とした内服薬と併用するのが望ましい。肺性心疾患の患者も不適応である。

### 5．哮証と月経病が同時にある場合

　いつも月経期になると哮証が再発したり，哮証が増悪する患者に対しては，月経病の治療に重点をおき，哮証の治療は兼治とするほうがよい。こういったケースでは哮証だけを治療しても，なかなか効果を収めることはできないからである。調経の法を用いる場合は，やはりしっかりと証型を分類する必要がある。一般的には，血瘀型の痛経に肺の瘀血を伴うといったケースが多く見られる。

# 5. 不眠

## 概　説

　不眠は「不得眠」「不得臥」「目不瞑」ともいわれている。入眠困難や熟睡できないといった症状を特徴としている。多くの場合，頭暈，頭痛，心悸，心煩，健忘，心神不安などの症状を伴う。

　軽症のものは，入眠困難，眠っても目が覚めやすい，目が覚めた後になかなか眠れない，眠ったり目が覚めたりする，熟睡できないといった状態のものをいう。重症のものは，一晩中眠れないものをいう。不眠には数日のもの，数年のもの，数十年におよぶものがあるが，患者にとっては非常に苦痛なものである。ここでは他の病によらない不眠を主訴とするものについて述べる。

　鍼灸治療は本病に対して一定の効果がある。弁証分型を正確に把握し，選穴処方が的を得ていれば著しい効果を収めることができる。我々が診る不眠の患者は，他の療法で効果がなかったために鍼灸治療を受診するという患者が多い。本病は神経衰弱，神経症，心身症，更年期障害などに多く見られる。

　臨床上は陰虚火旺，心脾両虚，肝鬱化火，痰熱内擾，心胆気虚などの証型のものが見られるが，陰虚火旺と心脾両虚によるものが多く見られる。ここではいくつかの証型の証治と症例について述べる。

## 弁証施治

　不眠はまず虚実を弁別する必要がある。虚証では陰血不足のものが多く見られ，心肝脾腎と関係しているものが多い。例えば心腎不交，心脾両虚，心肝血虚による不眠がある。また実証では食滞，痰濁，胃腑不和，肝鬱化火による不眠が多く見られる。実証のものが長びいて気血を消耗すると虚証に転じる。心脾血虚によるものは，入眠困難，眠っても目が覚めやすい，訳の分からない夢を見るといった特徴があり，陰虚火旺によるものは虚煩，不眠，眠ってもすぐ目が覚めるといった特徴がある。また肝鬱化火によるものは，煩躁，怒りっぽい，頭脹，不眠を特徴としている。胃腑不和によるものは，胃脘部の不快感，胸膈満悶，安らか

に眠れないといった特徴があり、心胆気虚によるものは、びくびくして驚きやすく、寝ても落ちつかないといった特徴がある。

　本病は主として気血や臓腑の機能失調により起こる。その治療原則は、内臓の調節にポイントがある。例えば陰虚火旺、心腎不交による不眠には滋陰清火、交通心腎をはかり、思慮や労倦により心脾を損傷して起こる不眠には補益心脾、養血安神をはかるとよい。気鬱化火が心神に擾動して起こる不眠には疏肝瀉熱をはかり、佐として安神をはかるとよい。また胃中不和、痰熱内擾により起こる不眠には清熱化痰、和中安神をはかるとよい。心胆気虚による不眠には益気鎮驚、安神定志をはかり、気血虧虚となり心を栄養できないために起こる不眠には補益気血により安神をはかるとよい。このようにして気血を調和させ、陰陽のバランスをとり、臓腑の機能を正常に回復させれば、不眠は治癒するのである。不眠だからすぐ鎮静法を用いるとか、安眠穴を用いるといった方法はよくない。

## 1　陰虚火旺

[主証]　心煩、不眠、多夢、すぐ目が覚める。心悸不安、五心煩熱、頭暈、耳鳴りといった症状を伴う。口乾少津、舌質は紅、脈は細数となる。あるいは夢精、健忘、腰のだるさといった症状を伴う。

[治則]　滋陰清火、交通心腎

[取穴]　①心兪（瀉）、腎兪（補）：交通心腎
　　　　②神門（瀉）、復溜（補）：滋陰清火、交通心腎
　　　　③神門（瀉）、復溜、三陰交（補）：滋陰養血、清心安神。
　　　　※③の処方は天王補心丹の効に類似している。

[応用]　『傷寒論』少陰篇には、「少陰病、これを得て二、三日以上、心中煩し、臥するを得ざるは、黄連阿膠湯これを主る」とある。また春温や他の熱病の過程で熱灼真陰、陰虚陽亢となる場合がある。これらの場合で心中煩、不得臥、身熱、舌質紅で乾、舌苔黄、脈細数といった黄連阿膠湯証が見られるものは、黄連阿膠湯の効に類似した作用をもつ神門（瀉）、復溜（補）を用いることができる。

## 2　心脾両虚

[主証]　入眠困難、目が覚めやすい。頭暈、目眩、心悸、健忘、精神疲労、倦怠、飲食無味といった症状を伴う。顔色少華、舌質は淡、舌苔は薄、脈は細弱となる。

[治則]　補益心脾、養血安神

[取穴]　神門、三陰交（補）：帰脾湯の効に類似。

[応用]　◇心血不足が重い場合は心兪（補）を加えて補養心血をはかるとよい。養心湯に類似した効を収めることができる。不眠がひどい場合は風池（瀉）を加えて清脳安眠をはかって標を治すとよい。胃脘部の不快感、食欲不振を伴い、舌苔滑膩であ

るものは，脾陽失運，湿痰内生となっているからである。このような場合は足三里（先瀉後補）を加えて健脾化痰和中をはかるとよい。
◇気血双虧のために不眠となっているものには，合谷，三陰交（補）により補益気血をはかって安神を促すとよい。八珍湯に類似した効を収めることができる。
◇病後で身体が虚していて，身体が痩せており，顔色は㿠白で疲れやすく舌質が淡，脈が細弱であるもの，あるいは老人で一般的に衰弱しているといった生理現象の他に，夜寝ても早く目が覚めるが虚煩の症状がないものには，神門，三陰交（補），あるいは心兪，脾兪（補）により補益心脾，養血安神をはかるとよい。

## 3 肝鬱化火

[主証] 不眠。頭痛，頭暈，目眩，目の充血，口苦，急躁，怒りっぽい，食欲不振，口渇してよく飲む，小便黄赤，大便秘結といった症状を伴う。舌質は紅，舌苔は黄，脈は弦数となる。
[治則] 疏肝泄熱，佐として安神をはかる。
[取穴] 太衝，丘墟，神門（瀉）
[応用] ◇胸悶，脇部の張り，よくため息をつくといった症状を伴うものは，行間（瀉または透天涼を配す），神門，間使または内関（瀉）により清肝解鬱，理気安神をはかるとよい。
◇肝胆火旺，湿熱内蘊によって神魂が影響を受けて起こる不眠には，行間，丘墟，陰陵泉（瀉）により肝胆湿熱を瀉すとよい。これは竜胆瀉肝湯に類似した効を収めることができる。

## 4 痰熱内擾

[主証] 寝ても不安，少ししか眠れない。頭重，目眩，胸膈満悶，腹中の不快感，呑酸，悪心，悪食，噯気，口苦，心煩といった症状を伴う。舌苔は黄膩，脈は滑数となる。
[治則] 清熱化痰，和中安神
[取穴] 豊隆（瀉，透天涼を配す），中脘，神門（瀉）
[応用] 飲食停滞により腹部に不快感があり胃中不和となって起こる不眠，これは「胃不和則臥不安」といわれているものである。中脘，足三里，内関（瀉）により和胃暢中をはかり安神を促すとよい。もし大便不通を伴うものは，内関の代わりに天枢（瀉）を加え通便導滞をはかるとよい。これは大承気湯に類似した効を収めることができる。

## 5 心胆気虚

[主証] 多夢で少ししか眠れない，または不眠，寝ても驚いて目を覚ましやすい。おどおど

して心悸が起こる。驚きやすいか，ひ弱で余計な心配をする。息切れ，倦怠を伴う。座っても寝ても落ちつかない。舌質は淡，脈は弦数となる。

［治則］　益気鎮驚，安神定志
［取穴］　胆兪，神門，合谷（補）：補気益胆，安神定志
［応用］　◇血虚陽浮による虚煩，不眠には肝兪，心兪，三陰交（補）により補心養肝，安神定志をはかるとよい。
　　　　　◇ひどい驚きや恐れによるものには神門，大陵（瀉）により鎮驚安神をはかるとよい。ひどい驚きや恐れによって，しだいに心虚胆怯となったものには心兪，胆兪（補），大陵（瀉）により補心養肝をはかり，佐として鎮驚安神をはかるとよい。

　以上の諸証（型）のもので，長期にわたって改善せず，服薬によっても効果がないものは，難治性の不眠である。このような場合には，上述した処方に風池穴への鍼刺（埋鍼法）を用いるとよい。

埋鍼法：まず26号の1寸の毫鍼を風池穴に刺入する。1寸まで刺入したら捻瀉して置鍼するか，捻刺で強刺激を与えて置鍼する。その後，鍼柄を4／5切断し，外に露出している鍼体と鍼柄を曲げ，抜けないようにテープで固定する。一般的には3～5日置鍼する。埋鍼期間中は，毎日夜寝る前に鍼柄を10数回按圧し，刺激を増強させて安眠を促すとよい。

## 症　例

［症例1］気血虧虚
患　者：女，30歳，初診1972年9月26日
主　訴：不眠を患って半年になる。
現病歴：半年来，多夢，不眠，心悸，頭暈，眼花，健忘の状態が続いている。さらに食欲不振，空腹感はあるが食べたくない，両側の側頭部痛，腰部のだるさと痛み，息切れ，身体のだるさと無力感，四肢の無力感といった症状を伴っている。舌質は淡，舌苔は白，脈は沈細無力であった。血圧は86／70mmHgであった。中西薬で長期治療しているが効果はない。
弁　証：気血虧虚，血不養心
治　則：補益気血，安神
取　穴：合谷，三陰交（補）。隔日治療とする。
効　果：2回の治療で治癒した。1973年11月12日に患者の夫の手紙により治癒していることを確認した。
考　察：本症例は八珍湯証に属している。気血虧虚，血不養心による不眠の証候である。合谷（補）により補気をはかり，三陰交（補）により益脾養血をはかった。補益気血により安神をはかったが，これは八珍湯の効に類似したものである。経過は半年と

長いが，2回の鍼治療で治癒した。これは弁証取穴，全体治療により本を治し，2穴の配穴が病機の治療に適切であったためである。

［症例2］心胆気虚
患　者：男，42歳，初診1970年1月10日
主　訴：不眠を患って2年になる。
現病歴：2年前に突然驚いたことと，平時の思慮過度により発症した。その後，いつも驚いたり，思慮過度になると不眠，心悸が起こるようになった。眠っていても目が覚めやすい。何にでも驚きやすくなっており，息切れ，無力感，健忘，精神疲労，倦怠といった症状を伴っている。飲食減少となることもある。顔色はすぐれず，舌質は淡，舌苔は薄，脈は細弱であった。毎晩2～4時間くらいしか眠れない。天王補心丹，柏子養心丸などを服用したが，あまり効果はなかった。
弁　証：心胆気虚，神揺善驚
治　則：補益心脾，安神定志
取　穴：心兪，脾兪（補）。隔日治療とする。ただし2，4，6診はさらに肝兪（補）を配穴した。
効　果：4診後には息切れ，驚きやすい，心悸などの症状は著しく軽減し，5～6時間は熟睡できるようになり，目が覚めにくくなった。6診後には不眠は治癒し，随伴症状もほぼそれにつれて治癒した。7診で治癒。1970年5月6日に患者が坐骨神経痛の治療で来院した時に，不眠が治癒し再発していないことを確認した。
考　察：本症例の患者は思慮労倦によって心脾を内傷し，さらに驚いたことにより心虚胆怯となったものである。そのために心神不安，驚きやすく恐れやすい，眠っても目が覚めやすいといった状態が出現しているのである。これは『沈氏尊生書』で述べられている「心胆俱に怯(きょう)するは，事に触れて驚きやすく，睡夢紛縕(うん)とし，虚煩し寐れず」という不眠証候と一致している。心兪（補）により補心寧神をはかり，脾兪（補）により健脾益気をはかり，肝兪（補）により養肝益胆をはかった。この補益心脾，安神定志の法により効を収めることができた。

［症例3］陰虚火旺
患　者：男，29歳，初診1973年7月20日
主　訴：不眠を患って4カ月になる。
現病歴：4カ月前に徹夜をし頭を使いすぎて発症した。毎晩3～5時間しか眠れない。夢を多くみ，心煩，怒りっぽい，心悸，驚きやすいといった症状がある。平時から耳鳴り，聴力減退，頭部の麻木〔しびれ感〕・ぼんやりした感じと痛み，口乾少津といった症状がある。身体は痩せている。舌質は紅，脈は細数であった。
既往歴：慢性咽頭炎を患って2カ月になる。慢性胃腸炎を患って1年余りになるが治癒していない。
弁　証：陰虚火旺，心腎不交

内　科

治　　則：壮水制火，交通心腎，佐として清脳安眠をはかる。
取　　穴：心兪，風池（瀉），腎兪（補）。
効　　果：初診後，7時間は眠れるようになった。3診後，不眠と随伴症状は著しく改善した。4診後，不眠はほぼ治癒した。5診後，不眠と諸症状はすべて治癒したので，6〜7診では効果の安定をはかった。
考　　察：本症例は陰虚火旺，心腎不足となって熱が神明に影響し，神志の状態が悪くなったために起こった不眠証候である。心兪（瀉），腎兪（補）により交通心腎をはかり，風池（瀉）を配穴し佐として清脳安眠をはかって効果を収めた。

[症例4] 陰虚火旺

患　　者：男，28歳，初診1974年4月8日
主　　訴：不眠を患って3カ月になる。
現病歴：8年前，学生だったころに不眠を患ったことがあるが，治療により治癒した。最近3カ月前に頭を使いすぎて再発した。毎晩3〜4時間しか眠れず，眠っても目が覚めやすい。昼寝もできない。平時から心煩，心悸，咽頭の乾き，口渇，身体のだるさ，倦怠，両目の乾き，目のかすみ，健忘といった症状がある。脈は沈細数であり，左関脈が沈細であった。
弁　　証：陰虚火旺，心腎不交
治　　則：滋陰清火，交通心腎，佐として清脳安眠をはかる。
取　　穴：初診，3診，5診，7診，9〜12診：神門（瀉），復溜（補）。
　　　　　2診，4診，6診，8診：上処方に風池（瀉）を配穴する。毎日または隔日治療とする。
効　　果：6診後に両目の乾きが治癒し，視力が著しく好転した。7診後に不眠は好転し，昼寝ができるようになり，夜も6時間は眠れるようになった。頭もはっきりしており，心煩や心悸，易驚も著しく好転した。10診後，心煩は治癒し，熟睡できるようになった。また目が覚めてもすぐ眠れるようになった。11〜12診では効果の安定をはかった。1984年6月25日に不眠が再発しそうになって来院した時に，1974年の不眠は治癒してから多年にわたって再発していなかったことを確認した。
考　　察：本症例は黄連阿膠湯証に属している。『傷寒論』303条には，「少陰病，これを得て二三日以上，心中煩し，臥することを得ざるは，黄連阿膠湯これを主る」とある。本症例では「心中煩し，臥することを得ざる」が見られるだけでなく，また咽頭の乾き，口渇，両目の乾き，目のかすみ，脈沈細数といった少陰陰虚火旺の証候群も見られる。
　　　　　したがって手少陰心経の原穴，子穴である神門により心火を清し，足少陰腎経の母穴，金穴である復溜により腎水の滋養をはかった。この2穴の配穴により補北瀉南，滋陰清火，交通心腎をはかった。これは黄連阿膠湯の効に類似している。さらに風池（瀉）を配穴し，佐として清脳安眠をはかり，不眠の早期治癒を促した。

［症例5］心火偏亢，陰血不足
患　　者：男，57歳，初診1978年7月22日
主　　訴：不眠を患って半年になり，この4カ月来症状が増悪している。
現病歴：仕事の疲れと頭の使いすぎにより発症した。半年来，昼寝もできず，この4カ月は夜も不眠となる。多夢，不眠，煩躁して入眠できないという状態が続いている。とくに夜の1時以後になると，まったく眠れなくなる。頭の脹った感じ，食欲不振，口中無味，しょっぱい物が食べられない，尿意急迫，頻尿（30～60分に1回排尿，尿量は少ない），排尿無力といった症状を伴っている。大便は泥状で1日に5～6回である。倦怠無力感，精神疲労がある。
既往歴：1967年に腰痛（肥大性脊柱炎），左坐骨神経痛を患い，頻尿，尿意急迫，下痢などの症状を伴っていたが，本科で腎虚腰痛と気血虧虚型坐骨神経痛として鍼治療を受けて治癒しており，今日まで再発はない。
弁　　証：心火偏亢，陰血不足
治　　則：清心安神，育陰養血益脾
取　　穴：神門（瀉），三陰交（補）。毎日または隔日治療とする。
効　　果：2診後，夜間の睡眠はかなり良くなる。尿意急迫，頻尿，下痢，食欲不振といった症状および精神面も一定程度の好転または軽減がみられた。4診後，すべての症状に程度の違いはあるが好転と治癒がみられた。8診で治癒した。1982年4月に再発していないことを確認した。
考　　察：本症例は心火偏亢，陰血不足の状態に，脾虚による化源不足，営血虧虚，心神失養がからんで起こった不眠証候である。心経の原穴である神門（瀉）により清心安神をはかり，足三陰経の交会穴である三陰交（補）により育陰養血益脾をはかった。この清心安神，養血益脾の法により効を収めることができた。

［症例6］心脾両虚
患　　者：女，41歳，初診1973年8月7日
主　　訴：不眠を患って2年になる。
現病歴：怒ったことと心労により発症した。2年来，しばしば多夢，不眠，眠るのに時間がかかり，眠っても目が覚めやすいという状態が起こる。物事に驚いたり恐がったりしやすく，心悸が起こる。変な物を見ると驚いてドキドキしやすく，疑り深くなった。全身のしびれ感，局所の筋肉のひきつり感，息切れ，頭暈，腹脹，下痢，食後の空腹感，熱飲を欲す，冷たい物を飲食すると胃痛，吐酸が起こる，項部のだるさ・痛みと全身の陥性の浮腫といった症状を伴っている。顔色はやや萎黄，舌質は淡，舌苔は白，脈は沈緩であった。いろいろ中西薬の治療を受けたが効果はなかった。
弁　　証：思慮労倦により心脾を損傷した心脾両虚
治　　則：補益心脾，養血安神
取　　穴：神門，三陰交（補）。1～2日おきに鍼治療を行うこととする。

内　科

効　果：2診後には熟睡できるようになった。心悸，驚いたり恐がったりしやすい，空腹感がおこりやすい，腹部の空虚感といった症状は軽減した。手足や顔面部の浮腫もやや軽減した。4診後，夕方のみ驚いたり恐がったりするだけとなり，腹脹や下痢，息切れ，全身の浮腫は治癒した。5診後，頭暈があるだけとなった。7診後，一切の症状は治癒したので，8〜12診では効果の安定をはかった。

考　察：本症例は帰脾湯証に属している。思慮労倦により心脾を内傷したものである。心傷により陰血暗耗，神不守宿となり，脾傷により化源不足，営血虧虚となり，養心できないために心神不寧となって起こった不眠証候である。『景岳全書』不寐には「邪無くして不寐なるものは，必ず営気の不足なり。営は血を主る，血虚すれば則ち以て心を養うことなし，心虚すれば則ち神は宿を守らず」とある。また『類証治裁』不寐にも「思慮すれば脾を傷る，脾血虧損すれば年を経て寐れず」とある。本症例はまさに，このタイプに相当するものである。心経の神門（補）により補心気養心血をはかり，三陰交（補）により養血益脾をはかった。この処方により補益心脾，養血安神の効を得たが，これは帰脾湯の効に類似したものである。

［症例7］肝鬱化火

患　者：男，37歳，初診1984年6月10日

主　訴：不眠を患って5年になる。この2年来症状が増悪している。

現病歴：5年前に家のもめ事に加えて精神的な刺激（思慮，激怒）により発症した。この2年来は毎月陰暦17日前後に4日ほど不眠となる。不眠前には手足心熱，手のひらに汗をかく，心煩，怒りっぽくなり，怒ると物をなげたり人を罵ったりする，悪食，心悸などが起こる。なかなか入眠できず，眠っても驚いて目が覚めやすく，熟睡できないという特徴がある。また目が覚めると呃逆が何度か起こるという特徴もある。平時は両耳に聴覚障害があり，両側の浮白，竅陰の部位に圧痛，刺痛感がある。どこともいえないが頭部に痛みが起こったり，健忘となることがある。ひどい時は睡眠薬を大量に飲んでも眠れない。左脈は沈細弦数，右脈は沈細数であった。いろいろな病院で治療を受けたがよくならなかった。

弁　証：気鬱化火，擾動心神

治　則：疏肝泄熱，清心安神

取　穴：太衝，神門（瀉）

効　果：2診後，不眠，心悸，心煩，怒りっぽいのは軽減した。6診で治癒した。3カ月後に患者からの手紙で治癒しており，再発していないことがわかった。

考　察：5年来の不眠症であるが，多方面の治療にもかかわらず，何故効果がなかったのであろうか。これは肝鬱化火，擾動心神による不眠証候であり，臨床上はあまり見られないためである。前の治療家達は弁証しておらず，多くは不眠の一般治療しか施しておらず，さらに西洋薬を投与して強制的に入眠させていたためである。根本的な問題に対処しなかったために治癒させることができなかったのである。今回は6

回の鍼治療で速やかに治癒させることができたが，これは病機を的確に把握して治療したためである。本症例は情志損傷により気鬱となり，鬱して化火し，それが心に影響して心火偏亢となり，心神不安となって起こった不眠証候である。肝経の原穴である太衝（瀉）と心経の原穴である神門（瀉）により疏肝瀉熱，清心安神をはかって効を収めることができた。

［症例8］痰熱擾心，肝鬱化火

患　者：女，20歳，初診1978年2月15日
主　訴：不眠を患って20日余りになる。
現病歴：20日余り前に怒ってから異常に泣きまくるようになり，話の筋がとおらなくなり，精神病院での治療で好転したが，また多夢，不眠が出現するようになり，鬱積して怒ると頭昏，精神異常が現れるようになった。さらに眼球脹痛，頭暈，心悸，頭頂部の跳痛，尿黄，口苦，口渇欲飲，口から白い痰を吐く，口や鼻の息が熱い，胃脘部の不快感，食欲不振などの症状を伴っている。脈は弦滑数であった。
弁　証：痰熱内擾，肝鬱化火，擾動心神
治　則：疏肝瀉熱，清心豁痰
取　穴：神門，豊隆（瀉，透天涼を配す），太衝（瀉）。
効　果：初診後に不眠は好転し，口の中の痰は少なくなって痰を吐かなくなった。2診後に諸症状はすべて治癒し，3診では効果の安定をはかった。
考　察：脈証，兼証，病因，年齢にもとづくと，本症例は肝失条達，気鬱化火，擾動心神と痰熱内擾，心神不寧という2つの証型による不眠証候であることがわかる。2型同治をはかることとした。神門（瀉）により清心火・安心神をはかり，化痰の要穴である豊隆（瀉，透天涼を配す）により清瀉痰火，清脳安神をはかり，太衝（瀉）により疏肝理気をはかった。この疏肝瀉熱，清心豁痰の法により，効を収めることができた。

［症例9］心脾両虚

患　者：男，46歳，初診1979年10月9日
主　訴：不眠を患って2年になる。
現病歴：3年来，胃痛と消化不良を患っており，しだいに不眠が起こるようになった。入眠しにくく目が覚めやすく，熟睡できないといった特徴がある。また頭暈，心悸，健忘，息切れ，懶言，精神疲労，無力感を伴っており，大便は泥状便で回数は1日3〜4回である。顔色は不華，脈は細弱であった。最初は安眠薬が有効であったが，この半年来は服用しても効果がない。多めに服用すると翌日に頭暈，頭痛が起こり，身体がだるくなる。某病院での検査：心（−），肺（−），神経衰弱ということで長期にわたって治療を受けたが効果はなかった。
既往歴：胃痛3年，ただし去年，本科で鍼治療を受けて治癒している。

内　科

弁　　証：心脾両虚，心神不寧
治　　則：補益心脾，生化気血
取　　穴：神門，三陰交（補）。1～2日おきに鍼治療を行うこととする。
効　　果：2診後，6時間は眠れるようになり，目が覚めにくくなった。心悸，頭暈，精神疲労，倦怠も軽減している。6診で治癒し，随伴症状もそれにつれて治癒した。7～9診では効果の安定をはかった。
考　　察：本症例は帰脾湯証に属している。脾胃虚弱のために運化と受納が悪くなり，それが長びいたために本病となったものである。心脾虧虚，血不養心のために神不守舎となると，入眠しにくく目が覚めやすくなり，健忘，心悸といった症状が起こるようになる。気血が脳に充分に行かず，清陽不昇になると頭暈，目眩，頭痛といった症状が起こるようになる。また脾失健運になると大便は泥状となり，便の回数も増加する。気虚血少であれば，精神疲労，無力感，息切れ，懶言，身体のだるさいった症状が起こり，脈は細弱となる。血虚のため顔面部で血が不足すると，顔色不華となったり，舌質は淡になる。安眠鎮静薬により無理に入眠しても根本は治っていないので，長期服用していると効かなくなり，多く服用していると頭暈や頭痛が増強したり，身体がだるくなったり無力感が出現したりするようになるのである。これは帰脾湯証である。神門（補）により補心気・養心血をはかり，三陰交（補）により養血益脾をはかった。この補益心脾による生化気血の法により，根本を治し効を収めることができた。

［症例10］肝胆火旺，熱擾心神

患　　者：男，57歳，初診1989年4月27日
主　　訴：不眠を患って3年になる。
現病歴：3年前に頭をつかいすぎて発症した。長期にわたって仕事のために徹夜をし，しだいに不眠となった。入眠しにくく，心煩が起こりやすい。心煩と頭がぼんやりして脹痛が起こるために入眠に影響する。いつも深夜2～3時以後になるとやっと入眠できるが，眠っているようで眠っている感じがしない。心煩，急躁，頭暈，怒りっぽい，頭部の脹痛，耳鳴り，口苦などの症状を伴っている。舌苔は薄黄，脈は弦数やや滑であった。
弁　　証：肝胆火旺，熱擾心神
治　　則：肝胆の火を清降させ，佐として清心安神，清脳安眠をはかる。
取　　穴：初診，5～9診：太衝，丘墟，風池（瀉）。
　　　　　2～4診：上処方の風池を神門に変える。1～2日おきに鍼治療を行うこととする。
効　　果：2診後，3時間は眠れるようになり，昼も短いが眠れるようになった。4診後，5時間は眠れるようになり，心煩，急躁，口苦は軽減した。ただし頭のぼんやりした感じと熱痛がある。7診後，不眠，心煩，急躁，頭の症状はほぼ治癒した。9診で治癒した。

考　察：本症例の病因病機は次の通りである。肝胆火旺となり熱が心神に影響すると，不眠や心煩，急躁が起こる。熱が清陽に影響すると頭暈や頭憒〔頭がぼんやりすること〕，頭部の脹痛が起こる。熱が耳竅に影響すると耳鳴りが起こる。怒りっぽい，口苦，舌苔薄黄，脈弦数でやや滑といった症状・所見は，肝胆火旺の象である。
　　　　初診は太衝（瀉）により平肝をはかり，丘墟（瀉）により清胆熱をはかった。また風池（瀉）により清脳安眠をはかり，さらに頭部の症状を治した。ただし治療の重点はやはり清心安神にあるので，2～4診では，上処方の風池を神門（瀉）に変えて清心安神をはかった。4診後には不眠，心煩，急躁，口苦が著しく軽減し，頭部の憒熱脹痛が主症状となったので，5～9診では治則と取穴を初診同様とした。神門を風池に変えた理由は，それにより頭部の症状を主治し，さらに不眠を治すためである。

［症例11］陰虚火旺，陰血虧少
患　者：男，32歳，初診1985年10月10日
主　訴：不眠を患って10カ月になる。
現病歴：10カ月来，多夢，不眠，心中虚煩，心悸，頭暈，耳鳴り，健忘，口乾，五心煩熱といった症状がある。舌質は紅，少苔，脈は虚細数であった。当地の病院で長期にわたって治療を受けたが効果はなかった。
弁　証：陰虚火旺，陰血虧少
治　則：清心安神，滋陰養血
取　穴：神門（瀉），復溜，三陰交（補）。1～2日おきに鍼治療を行うこととする。
効　果：3診後，不眠は軽減し，心煩と心悸はある程度好転した。6診後，多夢，不眠，心中虚煩，心悸不寧は著しく軽減し，頭暈，耳鳴り，五心煩熱はある程度好転した。8診後，不眠は治癒した。随伴症状もそれぞれ一定程度好転し，舌脈にも一定程度の改善が見られた。10診後に治癒し，11～13診では治療効果の安定をはかった。
考　察：本症例は陰虚火旺，陰血虧少による不眠証候である。神門は心経の原穴であり子穴である。実するはその子を瀉すという治療原則にもとづき，神門（瀉）により清心除煩安神をはかった。また復溜は腎経の金穴であり母穴である。虚するはその母を補うという治療原則にもとづき，復溜（補）により滋補腎陰をはかった。三陰交は脾経の経穴であるが，足三陰経の交会穴でもある。ここでは三陰交（補）により養血益脾寧神をはかった。神門と復溜を配穴すると滋陰清火の効があるが，これは黄連阿膠湯の効に類似している。神門と三陰交を配穴すると清心安神，養血育陰の効があるが，これは硃砂安神丸の効に類似しており，心火偏亢，陰血不足による不眠の治療に適用する。以上の3穴を配穴すると清心安神，滋陰養血の効がある。これは天王補心丹の効に類似しており，本症例にまさに適したものである。

内　科

## 結　語

### 1．症例のまとめ

　本篇では11症例を紹介した。

　証分類で見ると，例1は気血虧虚，例2は心胆気虚，例3と例4は陰虚火旺，例5は心火偏亢，陰血不足，例6と例9は心脾両虚，例7は肝鬱化火，例8は痰熱擾心，肝鬱化火，例10は肝胆火旺，熱擾神明，例11は陰虚火旺，陰血虧少である。つまりここで紹介した11症例は，9つの病理証型からなっている。病因病機の違いによって現れる証型には，それぞれ違いがあるので，用いた治則と治療穴もまた異なっている。

　症例の対比は次のようになっている。

　例3，例4の病因病機は同じであり，その治則も同じとなっている。取穴は1つが心兪（瀉），腎兪（補）であり，1つが神門（瀉），復溜（補）という具合に異なってはいるが，この2つの処方で用いた経穴の作用は，ほぼ同じものである。

　例4，例11は，ともに神門（瀉），復溜（補）により滋陰清火，交通心腎をはかった。ただし例11は陰血虧少も見られるので，さらに三陰交（補）を加え養血益気による寧神をはかることとした。

　例2，例6，例9は，ともに補益心脾をはかった。例2は心兪，脾兪（補）により補益心脾をはかり，例6と例9は神門，三陰交（補）により補益心脾をはかっている。この2処方は取穴は異なるが，2処方で用いた経穴の作用はほぼ同じものである。例2は心胆気虚によるものであるが，思慮過度により心脾を損傷したものであるので，益気鎮驚，安神定志の法は用いなかった。ただ肝兪を加えるのみとし，補益心脾，安神定志の法を用いて，効を収めた症例である。

　例1，例5，例6，例9，例11は，処方中にすべて三陰交（補）を配穴しているが，その配穴目的はそれぞれ異なっている。例1は養血，例5は育陰養血益脾，例6と例9は益脾養血，例11は養血益気寧神が，それぞれ三陰交を配穴した目的となっている。

　例7，例8は肝鬱化火，擾動心神による症例であるので，ともに神門，太衝（瀉）とした。例8は肝鬱化火と痰熱内擾の混合型であるので，さらに清熱化痰の法である豊隆（瀉，透天涼を配す）を加え効を収めることができた。

### 2．主な病機と選穴について

　『景岳全書』不寐では，「不寐証は病であるが一様ではない。ただ邪正の二字で知りつくすことができる。寐の本は陰にあり，神が主っている。神が安らかであれば寐となり，神が安からでなければ不寐となる。神不安は，一つは邪気の影響により，一つは営気の不足によるものである」としている。有邪の実証であれ無邪の虚証であれ，不寐は主として気血や臓腑機能の失調によるものである。治療原則は内臓の治療にポイントをおき，気血を調和させ，

陰陽を平衡にさせ，臓腑の機能を正常にさせることが主な原則となる。ここで紹介した11症例の治療法則と選穴は，すべてこの原則にもとづいて決定されたものである。この11症例の治療には，神門，三陰交，風池，心兪，復溜，太衝，合谷，脾兪，肝兪，腎兪，豊隆，丘墟といった12穴が用いられているが，これらはすべてその作用にもとづいて配穴を行い，各症例において効果を収めることができた。

### 3．弁証のポイント

　一般的にいうと，中高年の患者には虚証が多く見られ，青壮年の患者には実証が多く見られる。また平素から身体が虚弱であったり，多くの持病を持っていたり，発病経過の長い患者には虚証が多く見られる。逆に平素から身体が強く，初発であったり，経過が短い患者には実証が多く見られる。心悸，記憶力減退を伴う場合，五心煩熱，腰のだるさ，夢精を伴う場合，倦怠，無力感，食欲不振，顔色黄を伴う場合，びくびくする，心悸，驚きやすいといった症状を伴うといった場合は，多くは虚証である。また胸脇脹満，狂躁，怒りっぽい，大便秘結を伴う場合，痰が多い，胸悶，悪心，噯気，心煩，口苦といった症状を伴う場合は，多くは実証である。舌質紅，舌苔黄，あるいは舌苔黄膩である場合は，多くは実証である。また舌質紅で少苔，あるいは舌質淡，舌苔薄である場合は，多くは虚証である。脈細弱，あるいは脈大虚軟である場合は，多くは虚証であり，脈弦滑である場合は，多くは実証である。

## その他

　1．不眠の原因にはいろいろある。しっかり弁証を行うだけでなく，患者の睡眠の習慣や睡眠の方式，睡眠前の活動状況，服薬歴や服用している薬などについてもしっかり把握し，臨床検査の結果も参考にしながら，治療方案を決定するとよい。

　2．不眠の原因が器質性病変によるものなのか，精神的要素や外部環境の影響なのかといったことを明らかにしておくことは，施治にとっても不眠を引き起こした疾患の治療にとっても役にたつ。不眠ということだけで鎮静や安眠の法を採用してはならない。とくに薬物治療においてこのような方法を採用すると，不眠が治らないだけでなく，かえって精神倦怠や記憶力減退，食欲不振を引き起こしたり，日ましに身体が衰弱していくこともあるので注意を要する。

　3．できるだけ悪い精神的要素を減らしたり排除すべきである。気をもんだり心配させないようにし，緊張や精神的な刺激を与えないように注意すべきである。

　4．長期にわたって鎮静安眠薬を服用している患者は，薬の関係で精神不振，倦怠，無力感，めまい，健忘といった虚に類似した証候が出現する場合がある。弁証を行う場合には，こういった証候を弁証の根拠とすべきではない。

　5．病状や病歴を尋ねる場合には，発病前のすべての病状について詳しく確認すべきであ

る。不眠となってから出現するようになった症状を，弁証の根拠にしてはならないのである。

　また不眠の発病前に大柴胡湯証，大承気湯証，竜胆瀉肝湯証，柴胡疏肝散証，七制香附丸証，温胆湯証といった証であった患者に対して，不眠という症状を伴うからといって鎮静薬や安眠薬を投与したり，補益心脾や交通心腎といった法で治療を行うと，長期にわたって治らなくなるので注意を要する。

# 6. 虚　労

## 概　説

　虚労とは，臓腑虧損，元気虚弱となって起こる各種の慢性病証を総称したものである。稟賦(りんぷ)不足，後天失調，久病失養，積労内傷，久虚などで，各種の虧損証候が現れるものは，すべて本病の範疇にはいる。本病の証候はいろいろあるが，五臓から離れることはない。また五臓の虧損は陰陽気血から離れることはない。陰虚，陽虚，陰陽両虚の区別，気虚，血虚，気血両虚の区別が必要である。さらに本虚であったものが外邪を感受している場合もある。邪の長期留滞により何を虧損しているかという問題もある。

　虚労の病は臨床上，少なからず見られる。弁証施治と全身治療を用い，虚労を補益する治療穴や，補虚の方法とタイミングをしっかり把握していれば，満足のいく効果を収めることができる。鍼灸により臓腑の扶助，気血の補益，陰陽の調理をはかることができるからである。

　正気虚弱のために病に抵抗できず，あるいは去邪ができない場合は，補益作用をもつ経穴を配穴すると，正気を助け，体質を増強し，身体の適応力と抵抗力を高めることができる。現代医学の分類による一部の慢性疾患あるいは消耗性疾患のうち，ここで述べる虚労の範疇に含まれるものは，本篇を参考にして弁証施治を行うことができる。

　五臓によく見られる虚労証候を帰納すると，気虚（肺気虚，脾気虚），血虚（心血虚，肝血虚），陽虚（心陽虚，脾陽虚，腎陽虚），陰虚（肺陰虚，心陰虚，脾陰虚，腎陰虚）の4つに分類することができる。臨床上はこれらが絡み合っているものが多く見られる。代表的なものとしては脾腎陽虚，肺腎陰虚，肺脾気虚，心肝血虚，肝腎陰虚，心脾両虚，心腎不交，腎の陰陽倶虚などがある。ここでは気虚，血虚，陰虚，陽虚の4大類型の証治と症例について述べる。

## 弁証施治

　気血陰陽と五臓との関係は次のとおりである。気虚の証は肺，脾と関係が密接であり，血虚の証は心，肝，脾と関係が密接である。また陰虚の証はとくに心，肺，肝，腎と関係が密接であり，陽虚の証は脾，腎と関係が密接である。

ところで陽虚の証である衛陽，心陽，脾陽の不足は，すべて腎陽と関係がある。また陰虚の証である心陰，肺陰，胃陰の不足は，すべて腎陰に波及する。したがって臨床上はまず陰，陽，気，血をしっかり弁別すべきである。この弁別を基礎にして，さらに五臓の見証と結びつけて論治を行うとよい。これが本病を弁証施治する総則である。臨床上はさらに疾病の進行過程における証候の変化にもとづいて，病状の転帰をしっかり把握して治療すべきである。

一般的に経過が短いものは気血損傷のものが多い。これには気虚，血虚，気血両虚の証が見られる。また経過が長いものは損傷が陰陽におよんでいるものが多い。これには陰虚，陽虚，陰陽両虚の証が見られる。久病のものは証候が複雑なものが多く，治療も比較的難しい。

## 1．気虚

### 1 肺気虚

[主証] 息切れ，自汗，時に寒し時に熱す，声に元気がない。あるいは咳嗽を伴う。易感冒。顔色は白，舌質は淡，脈は軟弱となる。

[治則] 補肺益気

[取穴] 太淵，肺兪または合谷（補）
肺気は腎に根ざしていることから，太谿（補）を加えて益腎固元をはかってもよい。

[応用] ◇自汗が止まらないものは合谷，大椎（補）により益気固表をはかり，斂汗をはかる。
◇気陰両虧で潮熱，自汗があるものは合谷（補）により補気をはかり，三陰交（先少瀉後多補）により益気和営をはかるとよい。

### 2 脾気虚

[主証] 飲食減少，食後の胃脘部の不快感，倦怠，無力感，下痢。顔色は萎黄，舌質は淡，舌苔は薄，脈は軟弱となる。

[治則] 健脾益気

[取穴] 足三里，陰陵泉（補）

[応用] ◇胃脘脹満，嘔吐，噯気を伴うものは，公孫（瀉）を加えて和胃降逆をはかるとよい。食滞を伴うものは，四縫穴を加えて刺す。もし中陽不振で腹中に寒があり腹痛裏急するものは阿是穴（灸瀉）を加えて散寒止痛をはかるとよい。
◇清気下陥し下痢が止まらないものは，合谷，足三里（補）により昇陽益気，益脾をはかるとよい。
◇肺脾気虚のために衛外の力が不足すると，外邪を感受しやすくなり，よく感冒を患うようになる。邪気の侵入により正気はいっそう傷られる。このような状態をくり返していると，虚は回復しにくくなる。このような場合は，非感冒時に常々足三里に灸を施すとよい。あるいは合谷，陰陵泉（補）や肺兪，脾兪（補）に5

～7日に1回鍼治療を施して補益肺脾によりその本を治すとよい。
　◇気虚の証は肺脾を主としているが，肺気不足の場合は心気も虚している場合が多い。また肺脾気虚が腎気不足を引き起こす場合もある。初期は脾肺の問題であるが，末期には心腎に波及する。この場合は心陽虚と腎陽虚の治法を参考にすることができる。肝病が脾に波及している場合は，脾気虚の論治にもとづくとよい。

## 2．血虚

### 1　心血虚

[主証]　心悸，怔忡，記憶力減退，多夢，不眠，顔色不華。舌質は淡，脈は細か結代となる。
[治則]　養血安神
[取穴]　神門，心兪，三陰交（補）：養心湯の効に類似。

### 2　肝血虚

[主証]　頭暈，目眩，不安感，耳鳴り，脇痛，肌膚甲錯。女性の場合は月経減少または無月経。顔色は蒼白，舌質は淡または青紫，脈は弦細または細濇となる。
[治則]　補血養肝
[取穴]　三陰交，曲泉（補），あるいは肝兪，膈兪または三陰交（補）
[応用]　◇不安感〔驚きやすく恐れやすい〕がある場合は，大陵（瀉）を加えて鎮心安神をはかるとよい。脇痛がある場合は，間使（瀉）を加えて行気通絡をはかるとよい。
　　　　◇肝病を患って久しく内に瘀血がある場合，または女性で月経が欠如しているものには，三陰交，帰来（瀉）により去瘀生新をはかるとよい。久病で血虚気衰の場合は，補養気血の効をもつ経穴と配合する必要がある。
　　　　◇血虚の証は心肝を主としているが，多くの場合は脾と関係がある。血虚の形成は化源不足，出血過多の2つと関係している。脾気虚衰，化源不足により血虚が起こる場合と，肝不蔵血，脾不統血により亡血過多となって血虚が起こる場合がある。したがって心血虚の場合も肝血虚の場合も，ともに補脾益気の効をもつ経穴を配穴する必要がある。肝脾腎三経の交会穴で血証の要穴とされている三陰交は，血虚の証の要穴であり，この三陰交がよく用いられる。

## 3．陽虚

### 1　心陽虚

[主証]　心悸，自汗，精神倦怠，嗜臥，心胸部の窒息感と痛み，さむがり，四肢の冷え。顔

内　科

色蒼白，舌質は淡か紫暗，脈は細弱か結代，または虚大無力となる。
[治則]　温通心陽
[取穴]　◇心兪，厥陰兪（灸瀉）による温通心陽
　　　　◇神門，関元（補）による温補心陽
[応用]　胸部に窒息感，痛みがある場合は，内関または間使（瀉）を加えて理気通絡止痛をはかるとよい。あるいは膈兪（瀉）を加えて活血化瘀，通絡止痛をはかるとよい。

### 2　脾陽虚

[主証]　飲食減少，精神疲労，無力感，少気，懶言，さむがり，顔色萎黄，腹中冷痛，腹鳴，下痢または未消化。寒冷刺激または飲食の不注意により再発しやすい。舌質は淡，舌苔は白，脈は虚弱となる。
[治則]　温中健脾
[取穴]　◇神闕（灸），脾兪（灸補）による温補脾陽。
　　　　◇中脘（灸瀉），神闕，関元（灸）：附子理中湯加減の効に類似。
[応用]　◇腹中冷痛，大便が泥状で止まらないものには，天枢（灸瀉）を加えて散寒止瀉をはかる。
　　　　◇食後に嘔吐するものには，内関（瀉）を加えて和中止嘔をはかるとよい。

### 3　腎陽虚

[主証]　さむがり，四肢の冷え，五更泄瀉，未消化便，腰背痠痛，遺精，陽萎，頻尿または失禁。顔色は蒼白，舌質は淡，舌苔は白，あるいは舌体胖で歯痕がある，脈は沈遅となる。
[治則]　温補腎陽，さらに補養精血を配す。
[取穴]　関元，腎兪，太谿（補）：右帰飲の効に類似。
[応用]　◇下痢清穀が止まらないものは，神闕，関元（灸），脾兪（補）により助陽益気に治療の重点をおくとよい。
　　　　◇五更泄瀉には太谿，上巨虚（補），天枢（先少瀉後多補）により温腎固腸止瀉をはかるとよい。
　　　　◇陽虚水泛による顕著な浮腫，尿量減少，腹部膨張が見られるもの，あるいは陰嚢水腫，心悸が見られるものには，中極（灸補），水分（灸），陰陵泉（瀉）により温陽利水消腫をはかるとよい。
　　　　◇喘息，息切れが見られ，動くと喘息がひどくなる腎不納気には，気海，太谿（補）により納気定喘をはかるとよい。
　　　　◇『金匱要略』血痺虚労病脈証併治には，「虚労の腰痛，少腹拘急し，小便利せざるものは，八味地黄丸これを主る」とある。このような場合は，関元，腎兪，復

溜（補）にて滋陰により補陽を助け，腎中の真陽の気を補納するとよい。
◇『金匱要略』血痺虚労病脈証併治には，「男子，脈浮弱にして渋なるは，子なしとなす。精気清冷なり」とある。男性不育〔男性不妊症〕で浮弱にして渋という脈が見られる場合は，真陽不足，精血虚少のために精液が希薄なために子供ができないのである。腎兪，三陰交，命門または関元（補）により真陽と精血を補益するとよい。陽気が充足し精血が旺盛になれば受胎できるようになる。

陽虚の証は，気虚からしだいに進行して起こるものが多い。心，脾，腎3臓の間には密接な関係がある。例えば脾陽不足が長びくと腎陽不足を引き起こすし，腎陽不足はまた脾陽虚弱を引き起こす。このため脾と腎の陽虚は同時に見られることが多い。また心陽不足は多くの場合，命門火衰に源を発することから，心と腎の陽虚は同時に出現する。したがって脾陽不振，心陽不足，腎陽不足には，それぞれ関元（補）を配穴して補腎陽，益心陽，温脾陽をはかるとよい。

## 4．陰虚

### [1] 肺陰虚
[主証] 乾いた咳，無痰，咽頭部の乾燥または失音〔失声〕，潮熱，盗汗，顔色紅潮。舌質紅で少津，少苔または無苔，脈細数となる。
[治則] 養陰潤肺
[取穴] 太淵，復溜（補），尺沢（瀉）

### [2] 心陰虚
[主証] 煩躁，不眠，心悸不安，虚煩，盗汗，潮熱，顔色紅潮，咽頭の乾き。あるいは舌瘡を生じる。舌質は紅で少津，脈は細数となる。
[治則] 滋陰養心
[取穴] 神門（瀉），復溜，三陰交（補）：天王補心丹の効に類似
[応用] ◇火旺によって煩躁不安が起こり舌瘡を生じているものには，神門，中極（瀉）により清心瀉火，導熱下行をはかるとよい。三陰交（補）を加えると育陰をはかることができる。
◇『金匱要略』血痺虚労病脈証併治には，「虚労，虚煩眠ること得ざるは，酸棗仁湯これを主る」とある。このような場合には心兪（瀉），三陰交（補）により養血安神，清心除煩をはかるとよい。

内　科

### 3　脾陰虚（胃陰虚）

[主証]　口乾，唇の乾燥，食欲不振，大便燥結。ひどい場合は乾嘔，呃逆が起こる。顔色紅潮，舌光少津，脈細数となる。
[治則]　養陰和胃
[取穴]　復溜（補），内庭（瀉），足三里（先瀉後補）

### 4　肝陰虚

[主証]　急躁，怒りっぽい，頭痛，眩暈，耳鳴り，目の乾き，まぶしがる，昏花〔目がかすむこと〕または視力減退。あるいは肢体麻木〔しびれ〕，筋のひきつり。顔色紅潮，舌質は紅で少津，脈は弦細数となる。
[治則]　滋養肝陰
[取穴]　◇曲泉，復溜（補）
　　　　◇肝兪，復溜（補），または三陰交（補）を加える
[応用]　頭痛と耳鳴りがかなり強いもの，または筋のひきつりがあるものには，復溜，曲泉（補），太衝（瀉）により滋養肝陰，平肝潜陽をはかるとよい。両目のかわき，まぶしがる，視力の減退といった症状があるものには，肝兪，三陰交（補）により養肝明目をはかるとよい。脇痛のあるものには，期門または間使（瀉），復溜，曲泉（補）により滋陰養肝，理気止痛をはかるとよい。

### 5　腎陰虚

[主証]　眩暈，耳鳴り，耳聾〔難聴〕，口乾，咽頭の痛み，潮熱，頬部の紅潮，脱毛，歯の動揺。または遺精，腰のだるさ，両足痿弱を伴う。舌質は紅で少津，脈は沈細となる。
[治則]　滋補腎陰
[取穴]　復溜，太谿または腎兪（補）
[応用]　多尿である場合は，中極（補）を加えて固溺をはかるとよい。

　陰虚の証は，五臓のどれにでも出現するが，肝腎を根本としている。その他の3臓の陰虚は，それらが長びくと最終的には肝腎に波及するものが多い。また五臓の間で相互にからみあって出現することも多い。このタイプのものでは肺腎陰虚，肝腎陰虚がよく見られる。腎陰が陰の根源であることから，肺腎陰虚や肝腎陰虚を治療する場合，やはり腎経の母穴である復溜（補）を取って滋陰により養肝や潤肺をはかるとよい。
　陰損が長びくと必ず陽を損じるし，陽虚が長びくと陰は陽にしたがって衰える。どちらの場合も陰陽倶虚を引き起こす可能性がある。陰陽倶虚を治療する場合には，関元，太谿，復溜（補）により滋陰助陽をはかるとよい。

## 症　例

[症例１] 腎陰不足，心火偏亢

患　者：男，35歳，初診1970年３月14日

主　訴：心悸，息切れ，頭暈，眼花〔目のくらみ〕が起こるようになって４年になる。

現病歴：会計の仕事をしている関係で，徹夜をし頭を使いすぎてから主訴の症状が起こるようになった。４年来，いつも頭暈，眼花，両目の乾き，頭頂部痛，心悸，息切れが起こる。息切れのため，毎食何度も休みながら食事をとらなければならない。多夢，不眠，咽頭の乾きといった症状もある。1966～1967年には１年余り休暇をとって休養した。また以前に神経症ということで１年余り精神病院で治療を受けたが効果はなかった。本院でも治療を受けたが効果がなく，とてもつらい。

現　症：この２年来，遺精を患っており，滑精と夢精が交互に出現するようになった。ひどい時には，１日または２日ごとに遺精が起こる。尿は黄色で混濁している。最近の５カ月は，右側の三叉神経痛が起こるようになった。また１年来の左側の胸脇痛がある。さらにこの20日余りはかなりの盗汗がある。両下腿の腓腹筋の痛みがひどく，歩行に影響する。舌苔は薄白浮黄，脈は虚数であった。

弁　証：腎陰不足，心火偏亢による遺精，盗汗，不眠

治　則：心火を清し腎陰を滋養してその根本を治すこととする。

取　穴：陰郄（瀉），復溜（補）。

効　果：２診後，盗汗の量は少なくなり，出る回数も減少し，遺精は起こらなくなった。５診後，盗汗は治癒し，夢精と滑精も出現しなくなった。８診後，随伴症状の頭暈，眼花〔目のくらみ〕，心悸，咽頭の乾き，多夢，不眠なども治癒した。５診後から今日まで盗汗，遺精と滑精はずっと起こっていない。11～12診では治療効果の安定をはかった。

考　察：病因，脈証，兼証，病歴にもとづくと，本症例は腎陰不足，心火偏亢による虚労証と判断することができる。心火偏亢となって神明に影響し，神不守舎，心神不寧となると，多夢，不眠，心煩が起こるようになる。「汗は心の液」といわれているが，心火が強く作用して液に影響し液が外泄すると盗汗が起こる。腎水不足，精血虧虚となって頭顔面部を滋養できないと頭暈，眼花，目の乾き，咽頭の乾きといった症状が起こるようになる。また腎の陰虚のために精液が蔵されなくなり精関不固になると，精液が滑泄するようになる。腎陰不足となり封蔵機能が悪くなり，一方で心火偏亢となって精室に影響すると，夢精が起こるようになる。陰虚となり虚火が上炎すると，三叉神経痛が起こるようになる。

本症例の病機のベースは腎陰不足，心火偏亢にあるので，清瀉心火，滋補腎陰の法を用いるとよい。心経の郄穴である陰郄（瀉），腎経の母穴である復溜（補）により遺精，多夢，不眠，盗汗が治癒しただけでなく，他の虧虚による症状も一定程度

の軽減が見られた。陰郄は心火を清し，心神を安らかにするだけでなく，また盗汗を治すこともできる。復溜には腎陰を滋養し精関を固め，筋を栄養し涵木する作用がある。

この患者の滑精の原因は遺精にあるので，遺精が治癒すれば滑精も治癒する。この症例は1つの処方，1つの治則により盗汗，遺精，多夢，不眠，心煩などの諸症状が治癒したが，それはこれらを引き起こしていた病機が同じであったからである。これは謹んで病機を守った結果である。

[症例2] 命門下垂，精気虚寒

患　者：男，32歳，初診1973年6月20日
主　訴：陽痿〔インポテンツ〕，腰痛を患って18カ月になる。
現病歴：18カ月来，陰経が勃起せず，あるいは勃起しても硬くならず，精液が早泄するようになった。平時から頭暈，眼花，腰痛，下肢無力，尿意急迫，排尿無力で残尿がいつもある，混濁尿といった症状がある。脈は沈細無力であった。
既往歴：右下肢の肌肉の萎縮を患って3年になる。
弁　証：命門火衰，精気虚寒による陽痿，腰痛
治　則：温補下元
取　穴：関元（補）。1～2日おきに鍼治療を行うこととする。
効　果：3診後に陽痿，尿意急迫，混濁尿；排尿無力といった症状は軽減した。10診後，陽痿と腰痛はほぼ治癒した。13診で治癒した。1973年9月19日に患者から治癒していることを聞かされた。
考　察：本症例は真陽不足，命門火衰，精気虚寒，気化失常，下元不固による虚労証候である。一連の複雑な症状が出現しているが，これらはすべて真陽不足という1つの病機により引き起こされたものである。したがって関元（補）により温補真陽，補益真気をはかった。この温補真陽の法によって効を収めることができた症例である。

[症例3] 心脾両虚

患　者：女，50歳，初診1984年4月5日
主　訴：眩暈を患って2カ月になる。
現病歴：2カ月前に過労により頭暈，目眩が起こるようになった。船や車に乗っているように感じられ，さらに耳鳴り，悪心がする。こういった症状は職場の医院で治療を受け好転していた。この1カ月来，過労と食欲不振により頭暈と目眩が増悪し，さらに心悸が起こるようになった。心電図検査では，洞性頻脈と診断された。
現　症：頭暈，目眩，耳鳴り，心悸，驚きやすい，息切れ，不眠，飲食減少，両下肢のだるさ・無力といった症状があり，いつも動くと眩暈は増強する。ひどい時には悪心し吐きそうになる。舌苔は薄白，脈は細微であった。
弁　証：心脾両虚による心悸，眩暈，不眠

治　則：補益心脾
取　穴：神門，三陰交（補）。1〜2日おきに鍼治療を行うこととする。
効　果：2診後，睡眠はよくなり，驚きやすいのは軽減した。3診後には睡眠状態もよくなり，驚きやすいのも治癒した。頭暈，心悸，息切れは軽減し，両下肢は以前よりは有力となった。ただし夜間の耳鳴りはまだある。4診後，随伴症状はすべて軽減した。まだ下肢のだるさ・無力感と耳鳴がある。7診後，20日余り治療にこなかったために頭暈，心悸，不眠が再発し，飲食も減少していた。11診後，不眠と心悸は治癒した。12診ですべて治癒した。1984年7月10日に治癒していることを確認した。1985年にも再発していないことを確認した。
考　察：病因，脈証，兼証，病歴にもとづくと，本症例は心脾両虚，営血虚少による虚労証候と判断することができる。手少陰心経の原穴である神門（補）により補心安神をはかり，足三陰経の交会穴である三陰交（補）により養血益脾をはかった。この2穴により補益心脾をはかったが，これは帰脾湯の効に類似したものである。この補益心脾の法を用いた結果，眩暈が治癒しただけでなく，同じ病機によって起こっていた心悸，不眠や他の随伴症状も眩暈の治癒とともに治癒した。

[症例4] 陰虚火旺，心腎不交
患　者：男，17歳，初診1983年12月28日
主　訴：健忘，不眠を患って半年になる。
現病歴：高校受験のために頭を使いすぎて主訴の症状が起こり始めた。半年来，後頭部に熱痛としびれがあり，運動後にそれがいっそう強くなる。なかなか入眠できず，多夢，心煩，急躁が起こる。入眠しても熟睡できず目が覚めやすい。目が覚めると寝つきにくい。平時から怒りっぽい，煩躁，口乾，健忘，記憶力減退といった症状がある。理解力はまだよいほうである。健忘，不眠，頭がスッキリしないために休学している。舌尖は紅，脈は細数であった。
弁　証：陰虚火旺，心腎不交による健忘，不眠
治　則：滋陰清火，交通心腎
取　穴：神門（瀉），復溜（補）。1〜2日おきに鍼治療を行うこととする。
効　果：3診後，睡眠状態はよくなり，頭も前よりははっきりするようになった。7診後，睡眠状態は正常となり，目が覚めた後は頭がはっきりするようになった。昼間はまだ頭がはっきりしない。記憶力は前より好転しており，精神状態もよい。10診後に頭ははっきりするようになった。11〜13診では治療効果の安定をはかった。1984年9月25日に患者の父親から治癒していることを確認した。
考　察：本症例は心火亢盛，腎水不足，陰虚火旺，心腎不交による虚労証候である。そのために不眠や随伴症状としての頭がスッキリしない，心煩，急躁，怒りっぽい，口乾といった症状が出現しているのである。先に不眠があって，後に健忘となっている。これは不眠が長びくと頭がはっきりしなくなり，記憶にも影響するために健忘とな

っているのである。舌尖紅，脈細数は陰虚火旺の象である。

したがって補北瀉南，滋陰清火の法を用いた。復溜（補）により滋陰補腎をはかり，神門（瀉）により清心安神をはかったが，これは黄連阿膠湯の効に類似したものである。不眠の治療を主としたが，健忘は不眠の改善とともに軽減し，不眠の治癒とともに健忘も治癒した。

［症例５］心気心血両虚

患　者：男，59歳，初診1974年10月7日
主　訴：心悸，息切れが起こりだして10カ月になる。
現病歴：10カ月来，疲れたり休息がとれなかったりすると心悸，息切れ，頭暈，無力感が出現するようになり，脈拍が1分に40～44回となる。心臓がしめられたように感じられることもある。休息後には脈拍は1分に60回となる。平時から多夢，不眠，驚きやすいといった症状があり，目の前が暗くなったりする。血圧は130／70mmHgであった。脈は沈遅で間欠脈である。心電図は洞性心拍を呈していた。
既往歴：胃病歴があり，吐酸が起こり食少である。30年前に十二指腸潰瘍を患ったことがある。
弁　証：心気心血両虚による徐脈
治　則：補益心気，補養心血
取　穴：合谷，神門，三陰交（補）。1～2日ごとに鍼治療を行うこととする。
効　果：3診後には息切れ，心悸は軽減した。5診後には心悸，息切れが著しく軽減し，脈拍は1分に54回となった。7診後，毎回食後にはかると1分に70回となり，間欠脈はなくなった。8診で治癒した。1982年7月に患者がリウマチの治療に来院したおりに，治癒していることを確認した。1992年に再発したが，鍼治療で治癒した。
考　察：本症例は人参養栄湯証に属している。心気不足のために心臓の鼓動が無力となり，息切れや心悸，不整脈が起こったものである。また心血不足，神不守舎のために不眠となり，驚きやすくなっている。気血虧虚となり頭部や目の栄養がうまくいかないと，頭暈，目の前が暗くなるといった症状が出現する。脈が沈遅無力となっているが，これは心脾肺気虚，営血不足となっているためである。合谷（補）により補気をはかって補益心気を助け，神門（補）により補益心気をはかり，三陰交（補）により養血益脾をはかった。この補益心気，補益心血の法により効を収めることができた。合谷と三陰交を配穴すると，八珍湯に類似した効があり，神門と三陰交を配穴すると，帰脾湯に類似した効がある。また合谷と神門を配穴すると，補益心気の効がある。以上の3穴を配穴すると，人参養栄湯に類似した効がある。

［症例６］腎陰腎陽両虚

患　者：男，35歳
主　訴：下痢，腰痛を患って2年余りになる。
現病歴：この2年余り腰痛，頻尿，混濁尿，早朝の下痢，青い痰を咳吐する，さむがり，四

肢の冷え，頭暈，目眩といった症状が起こる。また本を見ると両目から涙がで，心悸，息切れ，精神疲労，倦怠，盗汗，不眠，久座による両下肢の麻木，陰嚢の多汗などの症状もある。胃潰瘍の病歴があり，いつも飲食の不節制や怒ったりすると腹脹，胃痛が再発する。胃痛が再発すると，胃痛が背部と両脇部に放散し，呑酸，嚊腐，腹脹が起こり，食少となり，大便の色は黒色となる。10日前，性交後の早朝に力仕事をしてから腰痛がひどくなり，痛みが小腹部に放散する。徹夜して仕事をすると腎虧による症状がいっそう強くなる。顔色は黄色っぽく身体は痩せている。舌質は淡，舌苔は薄白，脈は沈弱であった。またさむがりで精神状態もよくない。

既往歴：鼻炎を患って数年になり，胃潰瘍は多年にわたる。腎虧は10年におよぶ。
弁　証：腎陰腎陽両虚による下痢，腰痛，頭暈，胃痛
治　則：温補腎陽，補益腎気，滋補腎陰
取穴と効果：初診〜2診：腎兪，三焦兪（補）により補腎壮腰をはかった。

　3診：腰痛は著しく軽減した。上処方に太谿（補）を配穴し，補腎壮腰，補益腎気をはかった。

　4診：腰痛は軽くなり，尿の回数が減り，混濁尿は治癒した。歩行もしっかりし，さむがりはなくなった。まだ早朝時の下痢はある。処置は3診同様とした。

　5〜6診：腰部はだるいだけで痛みはなくなった。早朝の下痢は1〜2日に1回となる。混濁尿も見られない。盗汗は軽減した。まだ息切れ，心悸，眼花，陰嚢の汗といった症状がある。脈は沈弱である。処置は3診同様とした。

　7診：数日来，早朝の下痢はない。早朝時には息切れ，左側の腰痛，乾いた咳は軽減しており，盗汗と読書時の涙は出なくなり，陰嚢の汗も減少した。眼花，心悸，息切れはまだある。太谿，復溜，腎兪（補）とし，腎気と腎陰の補益をはかる。

　8診：徹夜して仕事をしたために病情が再び重くなった。処置は7診同様とした。
　9診：前回の治療で7診時の病情まで回復した。処置は7診同様とした。
　10診：精神状態は好転し，下肢は有力となった。早朝の乾いた咳は出なくなった。久座しても下肢の麻木は起こらなくなった。処置は7診同様とした。

　11診：頻尿，混濁尿，盗汗は治癒した。たまに早朝の下痢が起こる程度となる。陰嚢の汗は軽くなり，腰はだるいだけでわずかな痛みとなった。3日前に飲酒と疲労により，効果に影響が現れた。腎兪，三焦兪，太谿（補）に焼山火を配す。腎兪，三焦兪の温熱感は腰部，股関節部にいたり，鼻が通るようになった。太谿の温熱感は本経に沿って腰部にいたると患者は咽喉に熱感と乾きを感じた。

　12診：昨日の飲食の不節制によって中気不足となり胃に空虚感が起こり不快感が生じた。処置は11診同様とし，さらに足三里（補）を加え益気補中をはかった。

　13診：前回の治療で中気は改善し，胃の空虚感は軽減した。足三里，太谿，腎兪（補）とし焼山火を配す。足三里の熱感は本経に沿って胃にいたり，咽部にいたった。太谿の熱感は本経に沿って腰部にいたった。腎兪の熱感は局部に生じた。3穴を配穴して温補腎陽，益脾健中の効を収めることができた。

14診（5月11日）：処置は13診同様とした。

15診（22日）：5月11日の午前に治療した1時間後には口乾，口渇欲飲が起こり，2時間後には唇がびらんし，口腔内に数カ所水泡が生じ，胃内に熱感が生じた。これらの症状は3日すると消失した。飲食は倍増した。これは足三里（補）に焼山火を配し，熱感が胃と咽部にいたったためである。鍼の効力が消失すると胃熱の症状も消失した。太谿，腎兪，復溜（補）により補腎気益腎陰壮腰脊をはかることとした。

16診：口腔と唇の症状は出現しなかった。処置は15診同様とした。

17診：この数日，腰痛と咽頭の乾きがある。腎兪，復溜（補）により滋陰補腎壮腰をはかる。1976年6月に虚労病が治癒していることを確認した。1989年8月に再度確認したが再発していなかった。

考　察：本症例の虚労病は，腎陽不足，命門火衰，火不生土によって脾陽不振となり起こったものである。したがってさむがり，四肢の冷え，早朝の下痢，青い痰を咳吐する，精神疲労，倦怠といった症状が出現しているのである。腎気不化，膀胱失約になると，頻尿，混濁尿が起こる。胃潰瘍の病歴があるため，いつも飲食の不節制や気滞胃腑により腹脹や胃痛が起こりやすく，痛みが両脇部に放散したり，呑酸，噯腐，腹脹，食少，大便の色が黒色といった症状が出現する。潰瘍病が長びくと水穀精微の生化に影響するため，身体は虚弱となり心悸，息切れ，不眠，頭暈，目眩，本を読むと涙が出る，顔色黄，身体の消痩，盗汗，無力感といった症状が出現している。徹夜して仕事をすると腎を傷るため，いつも徹夜をすると腎虧による症状が増悪する。また腰は腎の府であるので，この腰痛は腎精不足によるものと考えられるる。病状が複雑であるため，治療期間中の随伴症状には若干の起伏があったが，取穴の重点は腎兪，太谿，復溜などにおいた。つまり温補腎陽，補益腎気，滋補腎陰という治療総則を用いて，諸症状を治癒させることができたのである。

[症例7] 肝腎両虚，目失所養

患　者：男，49歳，初診1966年7月13日
主　訴：夜盲症を患って5年余りになる。
現病歴：5年余り，毎日夕方と早朝時に視力が悪くなり，両目が乾く。豚肝または鶏肝を食べると症状は軽減する。栄養がとれている時は視力もよい。腹脹があり，身体は痩せている。顔色はやや黄色ですぐれない。脈は虚弦であった。今までに豚肝を30キロ食べたが根治していない。
弁　証：肝腎両虚，精血不足，目失所養による夜盲症
治　則：補益肝腎により眼目を養うこととする。
取　穴：肝兪，腎兪（補）。隔日治療とする。
効　果：2診後には視力は好転した。4診後には夜盲症と随伴症状は，ともに著しく軽減し，5診で治癒した。20日後に再発していないことを確認した。
考　察：肝は血を蔵し，肝は目に開竅している。また腎は精を蔵している。この精と血は相

生の関係にある。古典では「目は血を得て能く視る」「肝は血を受けて能く視る」としている。本症例は肝腎両虚，精血不足となって目をうまく栄養できないために，夕方と早朝時に視力が悪くなったり，両目が乾いたりしているのである。豚肝や鶏肝を食べると，これらには補益肝血の作用があるので，視力はある程度好転しているようである。肝の精気が輸注している肝兪（補）と腎の精気が輸注している腎兪（補）により，補益肝腎，補益眼目をはかって効を収めることができた。

［症例8］気虚不固，腎陰虧虚

患　者：男，18歳，初診1978年12月2日
主　訴：自汗，盗汗が起こるようになって5年余りになる。
現病歴：5年来，自汗と盗汗が交互に出現する。息切れ，心悸があり，歩くと気喘が起こる。頭暈，眼花，視力低下，聴力減退，耳鳴り，記憶力減退，健忘，口乾，精神不振，身体のだるさ，倦怠といった症状を伴っている。空腹時には上述した症状が重くなる。このような状態が3年続いている。さむがりであり，手足は熱くなったり冷たくなったりすることがある。舌質は淡紅で少津，脈は沈細無力であった。
弁　証：気虚不固，腎陰虧虚による盗汗，自汗
治　則：益気固衛，滋補腎陰
取　穴：合谷，復溜（補）。1～2日に1回の鍼治療とする。
効　果：2診後，自汗，盗汗，頭暈，眼花，息切れ，歩行による気喘，倦怠無力などの症状は著しく軽減した。4診後は耳聾〔難聴〕，耳鳴りの効果がよくない他は，すべて治癒した。6診後，左耳の聴力は正常となった。耳鼻咽喉科の検査では右耳の聴力は著しく好転しており，左耳の聴力は正常に回復していた。23日後に再発していないことを確認した。
考　察：脈証，兼証にもとづき，本症例は気虚不固，腎陰虧虚による虚労証候であると判断した。正気不足，衛外不固となっているために，自汗，息切れ，さむがり，歩行時の気喘が起こっている。また腎陰不足のために盗汗，耳鳴り，聴力減退，視力低下，口乾といった症状が起こっている。その他の随伴症状は，気虚腎虧と関係したものである。

治療は益気と固衛の作用がある合谷（補）と滋陰補腎の作用がある復溜（補）により，益気固衛，滋補腎陰をはかった。汗証が治癒しただけでなく，随伴していた証候群もまた治癒させることができた。

［症例9］心気不足，腎精虧損

患　者：男，48歳，初診1973年11月15日
主　訴：心悸，息切れが起こるようになって2年になる。
現病歴：2年来，不定期に発作性の心悸，息切れ，左胸部痛が起こる。胸痛は背部にひびく。平時から心悸，息切れ，多夢，不眠，健忘，心煩，頭暈，眼花，視力低下，聴力減

内　科

退，四肢無力，精神不振といった症状が起こる。四肢の麻木や割れるような頭痛が起こることもある。また食欲不振，さむがり，手足欠温といった症状があり，ギックリ腰になりやすく腰痛がある。脈は沈細無力であった。血圧は150／100mmHgであった。他の病院で冠状動脈硬化性心疾患と診断された。

弁　証：心気不足，腎精虧損による心悸，不眠，健忘
治　則：補益心気腎精
取　穴：神門，合谷，復溜（補）。１～３日おきに１回の鍼治療とする。
効　果：３診後に心悸，息切れ，頭暈，眼花，不眠は軽減し，視力もかなりよくなった。５診後には精神状態がよくなり，心痛，心悸は治癒した。７診で治癒した。1975年と1980年，1982年にそれぞれ再発していないことを確認した。
考　察：本症例は心気不足，腎精虧虚による虚労証候である。心気不足のために血行を推動する力が無力となり血行が悪くなっているために，心悸，息切れ，背部にひびく心痛，四肢無力，麻木といった症状が出現している。腎精虧虚のために視力低下，聴力減退が出現したり，ギックリ腰になりやすくなっている。また心腎両虚のために多夢，不眠，心煩，健忘，頭暈，眼花，脈沈細無力といった症状が出現している。神門（補）により補益心気をはかり，合谷（補）により補気をはかり，復溜（補）により滋陰補腎をはかった。合谷による補気は血行を推動する目的と，神門の補益心気を助ける目的を兼ねたものである。この補益心気，滋陰補腎の法により，効を収めることができた。

［症例10］腎陰不足，腎失固摂
患　者：男，28歳，初診1974年３月25日
主　訴：多飲，多尿となって２年余りになる。
現病歴：出張や徹夜をすることが多く，また出張先の水があわなかったこともあり発症した。煩渇があって多飲し１昼夜に５リットルは飲み，頻尿，多尿であり１昼夜20数回におよぶ。胃に灼熱感があり，煩熱し，口・鼻・目・咽喉が乾く。夜間に胃熱と煩渇のためによく目が覚める。また冷たい水が胃に入ると気持ちがよいといった症状がある。顔は紅潮しており，舌苔は薄白でやや黄色，脈は細数であった。身体の外観はがっちりしている。数回にわたり尿糖の検査をしているが正常である。当地の病院で尿崩症として治療したが無効であった。また中医では上消，下消として白虎湯，救肺湯，六味地黄丸加花粉，石斛などを長期服用したが無効であった。さらに鍼灸科で中脘，内庭（瀉，ともに透天涼を配す）により１回治療を受けたが変化はなかった。
弁　証：腎陰不足，腎失固摂による多飲，多尿
治　則：滋陰補腎，益腎固摂
取　穴：腎兪，膀胱兪，復溜（補）。隔日治療とする。
効　果：初診後には煩渇は軽減し，飲む量も減少した。２診後には２日続けて外食したが，飲む量は多くなくなった。１日平均1.5リットルくらいとなり，尿の回数と量も減

少した。まだ咽頭の乾きがある。5診で治癒した。1974年4月24日に30日ほど外地に出張したが，外食しても再発しなかった。1976年1月23日にも再発していないことを再度確認した。

考　察：本症例の病の本は腎にある。腎の陰津が不足すると，必ず虚火が上亢する。腎の陰液が不足すると，諸竅の潤いが悪くなるために口・鼻・目・咽頭が乾くようになり，胃内に熱があると煩渇するようになる。煩渇があって水を飲むと楽になるので，飲む量も多くなる。本来は水を飲めば潤うので，煩渇や諸竅の乾きは改善するものである。ただし本症例の患者は水を飲んでも改善せず，かえって水を1飲むと尿が2出るという情況であることから，腎失固摂，約束無権となって化気昇潤ができなくなっていることがわかる。腎気不固のために排尿が増加すると，腎陰をいっそう損傷してしまう。これらが互いに因果となり，長期にわたって治らなくなっているのである。

腎兪（補）により補益腎気をはかって膀胱の約束機能の改善をはかり，膀胱兪（補）により直接膀胱を約束させる。また復溜（補）により滋補腎陰をはかって陽光を制することとした。この滋陰補腎，固腎摂胞の法により，5回の鍼治療で治癒させることができた。効を奏したのは，弁証が正確であったことと，選穴配穴が病機に的中していたためである。煩渇があるのに内庭を取らなかった理由は，病の本が胃にではなく腎にあったためである。

[症例11] 心脾両虚，気血不足

患　者：男，72歳，初診1982年1月3日
主　訴：心悸，急躁が起こるようになって3年になる。
現病歴：3年来，5～15日ごとに夜間に1回発病する。毎回連続して数日発作が続く。発病時にはいつも夜間熟睡後または目が覚めた後に突然急躁，心煩，心悸，息切れ，全身のふるえが出現し，1～2時間ほどするとしだいに緩解する。最近は発病時に点心を食べたり，砂糖水を飲むと楽になる。ただし空腹とは関係がない。発病後には息切れ，心悸，不眠，頭暈，腹脹，食少，顔面部の浮腫などの症状が出現する。精神不振，不整脈があり期外収縮がある。心電図には異常は認められなかった。某病院で神経症として1年余り治療を受けたが効果はなかった。
弁　証：心脾両虚，気血不足による発作性の心悸，不整脈
治　則：補益心脾，養血安神
取　穴：神門，三陰交（補）。
効　果：毎回，発病して2日後に1～2回鍼治療を受けると好転し，2～3回の治療ですべての症状が消失する。1982年1月3日～1982年3月29日までに4回発作が起こったが，13回の治療で治癒している。1982年6月23日に数カ月再発していないことを確認した。
考　察：本症例は帰脾湯証に属している。思慮労倦により心脾を損傷し，心脾両虚，気血不

内 科

足となって起こった虚労証候である。心気心血が不足し，血不養心になると，発病時と発病後にそれぞれ心悸，息切れ，心煩，急躁，不眠，全身のふるえといった症状が出現するようになる。また脾気不足による腹脹，食少，顔の浮腫が現れている。さらに心脾不足，気血両虚となっているために頭暈，息切れ，精神不振，不整脈も現れている。夜間は陰に属している。熟睡後は気虚と心気不足のために血行を推動する力が無力となり，心の栄養が悪くなるため，夜間に発病しやすくなる。神門（補）により補益心気，寧心をはかり，三陰交（補）により益脾養血をはかった。この2穴の配穴には，帰脾湯に類似した効があり，良い治療結果を出すことができた。

[症例12] 気虚不固，腎精虧損

患　者：男，46歳，初診1967年11月7日
主　訴：腰痛，蕁麻疹，下痢が起こるようになって5年になる。
現病歴：20年来，痢疾と下痢を交互に患い，体質がしだいに虚弱となった。5年前に風寒を感受して腰痛を患い，久座したり雨天時または寒いと腰痛が増強するようになった。左側の腰部がだるくて痛むが休息をとると軽減する。腰部は強ばって痛むために伸ばすことができず，夜間は足を伸ばして仰臥できない。左下肢痛があり，右足は麻木〔しびれ〕と発熱がある。頻尿と尿意急迫があり，尿は混濁している。大便は1日に5～6回であり，大便は泥状であるが，裏急後重，完穀不化となったり白色の粘液を伴うこともある。排尿時にはいつも大便がでる。尿の色が黄色い時は大便の回数は減少する。平時から飲食減少，頭暈，息切れ，心悸，後頭部痛といった症状がある。風寒を受けると蕁麻疹がで，手指は腫脹し，下痢がひどくなる。外観は腰椎が左に向かって傾きでっぱっている。舌苔は薄白，脈は沈細無力である。杖をついて来院してきた。かつて中西薬で長期に治療を受けたが効果はなかった。1967年9月5日の腰椎レントゲン検査では，腰椎が左に突出しており，第4，5腰椎椎体前上角に骨棘が形成されており，第1仙椎潜在性脊椎披裂が確認された。印象：腰椎骨棘形成。
弁　証：気虚不固，腎精虧損による腰痛，蕁麻疹，下痢など
治　則：益気固表，補腎気益精血
取　穴：初診：合谷，復溜（補）。
　　　　2～14診：合谷，復溜，太谿（補）。2～7日おきに鍼治療を行うこととする。
効　果：3診：この数日雨天にもかかわらず左下肢は痛まず，手指も腫脹しなかった。右足の指および足心の麻木はなくなったが熱感はまだある。腰部は強ばらなくなり，足を伸ばして仰臥できるようになった。大小便の回数は以前より減少し，尿の混濁はなくなり黄色である。飲食は増加した。
　　　　4診：右足心の熱感と麻木，右大腿部痛，後頭部痛はすでに消失していた。尿は黄色から清に変わった。風寒を感受しても蕁麻疹と手指の腫脹は再発しなかった。腰部の強ばりはなくなり，足を伸ばして寝られるようになった。

6診：大便は1日に1回となり，粘液はなくなった。小便は1夜に3回である。下肢がだるく感じられる。

9診：天気の悪い日が21日間続いたが蕁麻疹は再発しなかった。久座しても腰は痛まなくなり，飲食も正常である。左の大腿内側が痛むが，杖なしでも歩行できるようになった。

12診：排便しおわって立とうとすると左側の腰と下肢に軽い痛みが起こるだけとなった。毎回鍼治療後には尿は黄色であるが，翌日には清となる。

1969年8月に確認したところ，過労時に腰痛が起こるだけで，痢疾，下痢，蕁麻疹などはすべて治癒していた。1971年〜1984年まで何度となく確認したが再発はなかった。

考　察：本症例は真気虚弱，衛表不固，腎精虧虚による虚労証侯である。気虚のために衛外不固になっていると，風寒を感受するたびに蕁麻疹が再発し，手指の腫脹や下痢が増悪する。腎精虧虚，筋脈失養となれば腰痛や下肢痛が起こる。また腎虚不固により頻尿，尿意促迫，尿の混濁が起こっている。下痢と痢疾が長期にわたって改善せず，気を損傷し病が腎に波及したために，気虚と腎虚による症状が見られるようになっている。腎精虧虚と気虚による衛陽不固が混在しているために，雨天時や寒邪を感受したりすると腰痛は増強するのである。この患者の舌脈の変化は，虚虧の象である。

合谷（補）により補気固表をはかり，復溜（補）により滋陰補腎をはかった。また太谿（補）により補益腎精，補益腎気をはかった。この益気固表，補益腎精，補益腎気の法により，効を収めることができた。

［症例13］中気不足，脾胃虚弱

患　者：女，40歳，初診1971年6月9日

主　訴：腹脹を患って20年になる。

現病歴：20年来，いつも長く仕事をしたり，長く立っていると，午後には腹鳴が起こって大便をしたくなり，腹部脹満となるが，失気後には楽になる。空腹時には腹脹がいっそうひどくなり，食後には腹脹は消失する。この数年来，失気後も腹部は楽にならず，食少，噯気，泥状便などが起こるようになった。また息切れ，頭暈，頭痛，さむがり，失気が多い，身体がだるい，乏力，下肢のだるさ・無力感，精神不振といった症状を伴っている。舌苔は薄白，右脈は沈細無力，左脈は沈細弦であった。

既往歴：耳鳴り，聴力減退2年

弁　証：中気不足，脾胃虚弱，運化失職による腹脹

治　則：補中益気，健脾益胃，佐として理気をはかる。

取　穴：初診〜3診：合谷，足三里（補）により補中益気をはかり脾胃を補益する。間使（瀉）により佐として理気をはかる。

　　　　4〜5診：上処方から間使を除く。

効　果：3診後には腹脹と身体のだるさ，無力感は軽減し，精神状態は改善した。5診後に

腹脹は治癒した。1971年8月26日に腹脹，頭痛，頭暈などが治癒していることを確認した。

考　察：本を治したい場合は，必ずその源を求めなければならない。本症例は中気不足，脾胃虚弱のために運化失職となって起こった虚労証候である。仕事をしたり，長く立っていたりすると，午後に腹鳴が起こって便意をもよおしたり，腹脹が増強するとか，空腹時に腹脹が増強したり失気が多くなるというのは，中気不足，気虚下陥によるものである。また脾胃虚弱，納運失職となれば，食事量が減少，噯気，泥状便が現れる。久病のために化源不足となれば息切れ，頭暈，身体のだるさ，無力感，下肢痠軟，精神不振といった症状が現れるようになる。

　　　　合谷（補）により補気昇陥をはかり，足三里（補）により補中益気，健脾益胃をはかった。時々ではあるが間使（瀉）を配穴して気機の調理をはかり，また強く中焦を補うことによって生じる滞りの防止をはかった。この補中益気，健脾益胃，佐として理気をはかるという法により，効を収めることができた。

［症例14］気不衛外，営失内守

患　者：女，45歳，初診1988年3月28日
主　訴：盗汗が起こるようになって4年余りになる。
現病歴：4年余り盗汗が反復して起こる。原因は不明である。最近は家事で忙しいと，盗汗がいっそうひどくなる。睡眠中に汗がで，下着がびしょびしょになり，目が覚めると汗は止まる。息切れ，倦怠，懶言，四肢の無力感，大便が泥状，食欲不振などの症状を伴っている。風寒に弱く，感冒を患いやすい。鼻炎はない。顔色は不華であり，舌苔は浮白，脈は浮緩無力であった。中西薬の治療では無効であった。当帰六黄湯，秦艽鼈甲散，知柏地黄丸などを服用したが好転せず，かえって食欲不振，泥状便がひどくなった。
弁　証：中気不足，気不衛外，営失内守による盗汗
治　則：補中益気，固衛清営
取　穴：合谷，足三里（補），陰郄（瀉）。1～2日に1回の鍼治療とする。
効　果：3診後には息切れ，泥状便，四肢無力といった症状は著しく軽減し，精神状態はよくなり，盗汗は軽減した。6診後には盗汗は著しく軽減し，息切れ，泥状便は治癒した。8診後に治癒し，9～10診では治療効果の安定をはかった。
考　察：盗汗は陰虚に多く見られる。「自汗は陽虚に属し，盗汗は陰虚に属す」という先賢の説は，一般（常）について述べたものである。ただし常の中には変があるので，常に通じ変に対応できれば，誤りをさけることができる。

　　　　『景岳全書』汗証では，「自汗盗汗には，また各々陰陽の証がある，自汗だから必ず陽虚に属し，盗汗だから必ず陰虚に属すというわけではない」と述べている。本症例の汗証は，気虚盗汗に属すものである。気虚のために衛表不固となり，開闔〔開閉〕が悪くなって営衛失和となると，営失内守，衛失外固を引き起こす。風寒に耐

えられず感冒を患いやすいというのも，衛表虚の象である。息切れ，倦怠，懶言，四肢の無力感，泥状便，食欲不振などの症状は，中気不足，脾気虚弱，運化失職の象である。

合谷（補）により補気，益気固表をはかり，足三里（補）により補益中気，健脾健胃をはかり，陰郄（瀉）により清心和営をはかった。この補中益気，固衛清営，調和営衛の法により，効を収めることができた。

合谷と足三里の配穴は，臨床上は補中益気建中の常法とされている。合谷と陰郄の配穴には，益気固表，調和営衛の効がある。以上の3穴を配穴し，盗汗を治癒させただけでなく，脾胃虚弱も治癒させることができた。

盗汗は陰虚内熱によって心液（汗）が外泄することによって起こるものが多い。『素問』陰陽別論に「陽　陰に加わる，これを汗と謂う」とあるが，このことをいったものである。したがって盗汗は養陰清熱を主とする。自汗の治療が益気固表に偏しているものとは異なるのである。『素問』陰陽応象大論では，「陰は内に在り，陽の守なり，陽は外に在り，陰の使なり」とある。

本症例は当帰六黄湯と知柏地黄丸を服用して無効であったのは，陰虚盗汗として治療したからである。法が証に対応しておらず，薬が的中していなかったためである。益気固表を主とした理由は，1つは気虚盗汗の証であったことであり，1つは固衛により止汗をはかることができるからである。多汗で病が長期化すると傷陰耗液となり，さらに衛陽を損傷すると，汗が出れば出るほど衛はいっそう虚し，衛が虚せば虚すほど汗はひどく出るという機序がある。したがって益気固衛による止汗の法を用いた。汗が止まれば保陰することができ，陰液が泄しなければ衛陽は自然に固まり，盗汗も自然に止まるのである。

[症例15] 腎陽不足，腎精虧虚

患　者：男，39歳，初診1980年7月12日
主　訴：男性不妊症とわかって数年になる。（精子活動率低下，不妊症）
現病歴：結婚して10年余りになるが子供ができない。検査により精子の活動率が20％しかないことがわかった。この4年ほど腰膝がだるく・重く・痛い。両下肢が歩く時に無力に感じる。多夢，不眠となったり，尿が混濁することがある。さむがりである。飲食および大小便は正常である。顔色は黄色く，身体は痩せており，精神不振である。脈は沈無力である。中薬を長期服用しているが効果はなかった。
弁　証：腎陽不足，腎精虧虚による男性不妊症
治　則：温補腎陽，填補精血
取　穴：関元，太谿，腎兪（補）。1～2日に1回の鍼治療とする。
効　果：6診後には腰部のだるさと痛みは軽減した。8診後には腰部は痛くなくなり，両下肢も歩行時有力となった。精神状態は好転している。精液検査でも精子活動率は95％に達していた。1981年4月9日に治癒していることを確認した。妻も妊娠している

内　科

とのことであった。
考　察：男性不妊症について，清代の陳士鐸は『石室秘録』のなかで，「男子　子を生ずるを能わざるに，六病（精気寒，気衰，痰多，相火盛，精少，気鬱）ある」と述べている。これは後天の病理変化に重点をおいて不妊を述べたものである。本症例の男性不妊症は，この中の精気寒と精少の範疇に入るものである。患者の脈証と精子活動の情況から判断すると，腎陽不足，精血虧虚による男性不妊症であると考えられる。関元（補）により温補真陽をはかり，腎兪（補）により補益腎気，補益腎精をはかり，太谿により補益腎気，補益腎精をはかった。この方法は「善く陽を補うものは，必ず陰中に陽を求めるべし，則ち陽は陰の助けを得て生化窮ることなし」の意をくんだものである。温補腎陽，填補精血の法により，効を収めることができた。以上の3穴を配穴したものは，右帰飲に類似した効がある。関元（補）により火の源を補益して真火を補益し，腎兪（補）を配穴して温補腎陽をはかった。また腎兪，太谿（補）により補益腎気，填補精血をはかり，化生の源を助けた。

［症例16］真陽不足，脾虚湿困
患　者：女，49歳，初診1966年7月6日
主　訴：嗜眠となって14年になる。
現病歴：14年来，頭がくらくらして重く感じられる。昼夜，場所に関係なく嗜眠傾向〔むやみに眠りたがる〕が強い。会話中，歩行中，食事中，仕事中でも眠ってしまう。倦怠無力，腹脹，食少，夜間に涎が流れるなどの症状を伴っている。舌苔は白膩，脈は緩であった。中西薬では効果がなかった。
弁　証：真陽不足，脾陽不振，湿困脾土による嗜眠
治　則：温補脾陽，去湿和中
取　穴：関元（補，焼山火を配す），足三里，陰陵泉（先少瀉後多補）。関元の熱感を小腹部全体に生じさせる。
効　果：初診後には嗜眠は以前より好転し，夜間も涎が流れなくなった。2診後，歩行や会話中には眠くなくなり，飲食は増加し，腹脹はなくなった。3診後には嗜眠および随伴症状は著しく軽減し，6診で治癒した。1971年11月24日に手紙を通じて治癒していることを確認した。
考　察：本症例は真陽不足，火不生土，脾陽不振となり，湿困となって起こった嗜眠証候である。身体のだるさ，無力感，腹脹，食少，夜間に涎が流れるといった随伴症状は，脾陽不振，運化失職によるものである。また舌，脈の変化は，脾陽不振，湿困の象である。『霊枢』寒熱篇には，「陽気盛んなれば則ち瞋目し，陰気盛んなれば則ち瞑目す」とあるが，これは嗜眠が陽虚陰盛によって起こるものが多いことを説明したものである。本症例がこれに該当する。
　　　　関元（補，焼山火を配す）により補益真陽，補益脾陽をはかった。陰陵泉，足三里（先少瀉後多補）の配穴は，参苓白朮散に類似した効がある。この3穴の配穴によ

る温補脾陽，去湿和中の法により，効を収めることができた。

[症例17] 中気不足，脾虚運遅

患　者：女，43歳，初診1989年4月24日
主　訴：嗜眠となって6年になる。
現病歴：6年前に思慮過度に加えて夏が熱かったために発症した。初めは嗜眠は軽かったが，この3年ほど重くなっている。つねに嗜眠多眠であるために仕事に影響する。例えば歩いていて眠いために転んだり，食事中に眠いため茶碗を落としたりする。ベッドにすわるとただちに眠ってしまう。食後は嗜眠がいっそう強くなり，目を開けたくなく，上下眼瞼は無力である。全身がだるく，汗が出やすく，食欲不振，飲食減少，精神不振といった症状を伴っている。脈は沈細無力であった。陰暦の3～9月に発病する。中西薬の治療では無効であった。
弁　証：中気不足，脾弱運遅による嗜眠
治　則：補中益気，健脾養血
取　穴：合谷，足三里，三陰交（補）。1～2日に1回の鍼治療とする。
効　果：3診後には嗜眠は軽減し，自分でコントロールできるようになった。5診後，嗜眠は治癒し，眠りたいのもコントロールできるようになった。目も平気で開けていられる。汗は減少し，四肢も有力となり，精神状態も好転している。7診では治療効果の安定をはかった。2年ほど経過を観察したが，再発はなかった。
考　察：本症例は中気不足，脾虚運遅による嗜眠証候である。思慮過度により心脾を傷ったものであるが，さらに夏季は熱盛により熱傷正気となり，また秋季は湿盛により湿侵脾土となるために，夏と秋に本病が再発するというものである。脾気虚弱，納運失職のために嗜眠傾向となり，食後に症状が増悪し，目を開けたくなく，食欲不振，飲食減少といった症状が現われている。また気虚下陥，脾虚のために湿をさばけないために全身がだるくて無力感があり，上下眼瞼の動きが無力となっている。気が虚せば血も不足するため，精神不振となり，脈も沈細無力となっている。気が虚して衛外不固になれば汗が出やすくなる。本症例は李東垣のいう「脾気虚すれば則ち怠惰嗜臥となる」，また朱丹溪のいう「脾胃湿を受ければ，沈困無力となる」という病因病機に相当するものである。

合谷（補）により補気固表，補気昇陽をはかり，足三里（補）により補中益気，健脾養胃をはかり，三陰交（補）により益脾養血をはかった。この補中益気，健脾養血の法により効を収めることができた。合谷と足三里の配穴には補中益気湯に類似した効があり，合谷と三陰交の配穴には八珍湯に類似した効がある。この3穴を配穴すると補中益気，健脾養血の効がある。

## 結語

### 1．症例のまとめ

本篇では17症例を紹介した。

例1は腎陰不足，心火偏亢によるものである。陰郄（瀉），復溜（補）による清心滋陰の法を用いた。

例2は命門火衰，精気虚寒によるものである。関元（補）による温補下元の法を用いた。

例3は心脾両虚，営血虚少によるものである。神門，三陰交（瀉）による補益心脾，補益気血の法を用いた。

例4は陰虚火旺，心腎不交によるものである。神門（瀉），復溜（補）による滋陰清火，交通心腎の法を用いた。

例5は心気心血両虚によるものである。合谷，神門，三陰交（補）による補益心気，補養心血の法を用いた。

例6は腎陰腎陽両虚によるものである。腎兪，太谿，三焦兪，復溜（補）による温補腎陽，補益腎気，滋補腎陰の法を用いた。なお前3穴には焼山火を配した場合もある。

例7は肝腎両虚によるものである。肝兪，腎兪（補）による補益肝腎，益目の法を用いた。

例8は気虚不固，腎陰虧虚によるものである。合谷，復溜（補）による益気固衛，滋補腎陰の法を用いた。

例9は心気不足，腎精虧虚によるものである。神門，合谷，復溜（補）による補益心気，滋陰補腎の法を用いた。

例10は腎陰不足，腎失固摂によるものである。腎兪，膀胱兪，復溜（補）による滋陰固腎の法を用いた。

例11は心脾両虚，気血不足によるものである。神門，三陰交（補）による補益心脾，養血安神の法を用いた。

例12は気虚不固，腎精虧損によるものである。合谷，復溜，太谿（補）による益気固表，補益腎気，補益精血の法を用いた。

例13は中気不足，脾胃虚弱によるものである。合谷，足三里（補），時に間使（瀉）を加えるという補中益気，健脾養胃，佐として理気をはかる法を用いた。

例14は中気不足，気不衛外，営失内守によるものである。合谷，足三里（補），陰郄（瀉）による益気建中，固衛清営の法を用いた。

例15は腎陽不足，腎精虧虚によるものである。関元，腎兪，太谿（補）による温補腎陽，填補精血の法を用いた。

例16は真陽不足，脾虚湿困によるものである。関元（補，焼山火を配す），陰陵泉，足三里（先少瀉後多補）による温補脾陽，去湿和中の法を用いた。

例17は中気不足，脾虚運遅によるものである。合谷，足三里，三陰交（補）による補中益気，健脾養血の法を用いた。

以上の症例から見ると。多くの症例の病状は錯雑として複雑であることがわかる。五臓の傷，陰陽気血の虚は，相互に影響しあい，相互に伝変し，相互にからんで出現する。例えば心脾両虚，心腎不交，肝腎虧虚，気虚不固・腎精虧損，真陽不足・脾虚湿困，心気不足・腎精気虚，心気心血両虚，腎陰腎陽両虚といった証型がある。したがって弁証する際には，まず陰陽気血を弁別し，五臓見証と関連させることによって論治をはかるとよい。

## 2．選穴について

　虚労は病証病機が複雑ではあるが，選穴に関してはさほど複雑ではない。陰虚には復溜（補），陽虚には関元（補），元気虚には気海（補），脾陽虚には神闕（灸）または脾兪（灸補），気虚には合谷（補），血虚には三陰交（補），心虚には神門，心兪（補），肝虚には肝兪，曲泉（補），脾虚には脾兪，陰陵泉（補），肺虚には太淵，肺兪（補），腎虚には腎兪，太谿（補），胃虚には胃兪，足三里（補），膀胱虚には中極，膀胱兪（補）といった具合に用いることができる。

　また気虚の証は肺，脾の2臓が主であるので，合谷（補）の他に，肺経と脾経から関連穴（補）を選穴して配穴するとよい。ただし元気虚の場合は，合谷（補）に気海（補）を配穴するとよい。

　血虚の証は心，肝，脾の3臓と関係が密接である。したがって三陰交，膈兪（補）の他に，心経と肝経，脾経から関連穴（補）を選穴して配穴するとよい。

　陰虚の証は心，肺，肝，腎が主であるので，復溜（補）の他に，心経や肺経，肝経，腎経の関連穴（補）を選穴して配穴するとよい。

　陽虚の証は脾，腎の2臓が密接に関係しているので，関元（補），神闕（補）の他に，脾経，腎経の関連穴（補）を選穴して配穴するとよい。また陽虚の証である衛陽，心陽，脾陽の不足はともに腎陽と関係しているので，関元（補）または腎兪（灸補）を配穴して温補腎陽をはかる場合が多い。

　陰虚の証である心陰，肺陰，肝陰，胃陰の不足はともに腎陰に関連するので，腎経の母穴である復溜（補）を配穴して滋補腎陰をはかる場合が多い。

　脾胃虚弱，化源不足により気血虧虚となっているものは，補益脾胃によりその本を治すとよい。つまり補益脾胃の作用がある関連穴（補）を選穴するとよい。また多汗，多尿，精泄，帯下，出血を因として起こる虚労病には，その源を塞いでその本を治すとよい。このような場合は，それぞれ止汗，約胞，蔵精，止帯，止血といった作用がある関連穴（補）を選穴するとよい。五官，五体や気化病の病証には，五臓の背兪穴と五臓関連の原穴を選穴する場合が多い。

## 3．病因病機について

　虚労は，五臓の傷，陰陽気血の虧虚から離れるものではない。五臓の相関，気血同源，陰

陽互根にもとづくと，五臓と気血，陰陽は相互に影響しあい，相互に伝変するという関係がある。例えば，脾病及肺，肺病及腎，腎病及脾，脾病及腎といったものは，1臓の病が他臓に波及したものである。また気虚のため血が生じない，血虚のため気が生じない，有形の血は自然には生じず無形の気により生じる，気虚であれば陽もしだいに衰える，血虚であれば陰も不足する，血が病めば気は独り化すことはできない，気が病めば血の行りは悪くなる，陰損及陽，陽損及陰といった病機の関係が存在している。このように証候は混在して複雑な形で現れるのである。臨床に際しては，疾病の発展過程の中での証候の変化にもとづき，しっかりと病状の転帰を把握して弁証治療を行うことが要求されるのである。

### 4．治療法則について

　虚労病の主たる治療原則は，扶正培本である。扶正とは正気を助けることであり，気血陰陽を補益することである。また培本とは補益脾腎により臓腑の機能を回復させることである。扶正培本は臨床上，主として虚損の病証に用いられている。『素問』に「虚なるものは之を補う」「損なるものは之を益す」とあるが，これは補益法の根拠，応用原則とされているものである。五臓の間では，腎は先天の本，脾は後天の本であり，また気血の来源は先天にあり，後天により補充されているのである。臨床に際しては，先天，後天に立脚すれば，人体の乾坤（大勢）を統率することができる。したがって調補脾腎は虚労治療の鍵となるものであり，補益の方法と時機をしっかり把握することは，虚労治療の鍵のまた鍵となるのである。

## その他

### 1．注意事項

　1．中気不足や元気大傷の患者に対しては，補のつもりで誤って瀉法を施したり，気を損傷しやすい経穴を取穴して過度に捻瀉を施したり，真気を損傷することによって，息がつながらなくなったり喘息が止まらないといった状況が出現した場合は，急いで足三里，合谷に補法を施し長時間にわたって捻補を施すとよい。このようにすれば，何度かの治療で損傷した気を回復させることができる。

　2．脾胃が大いに虚していて食欲不振を伴うものには，足三里などに補法を施して補益脾胃をはかると同時に，佐として和胃消導の作用がある経穴を配穴したり，調理胃気の作用がある経穴を配穴すべきである。そうしないと食欲不振がひどくなったり，中満が出現するようになる。これは標実を伴っている場合，虚が補の刺激を受けられないためである。

　3．健脾益気の法を用いるべき虚労病証の患者で，もし胃痛や腹脹，下痢，痢疾といった病を伴っている場合や，中焦の気機不暢による症状を伴っている場合に，足三里，合谷（補）を用いたり，過度の捻補を施したりすると，中焦をつまらせて中満を引き起こすことになる。この中満は数日経過しないと自然には消失しない。これは強く補法を施したためであり，ま

た足三里が中満，滞塞を引き起こしやすいことによるものである。このような場合は，同時に内関または間使を配穴して瀉法を施し気機を調節したり，あるいは足三里に先少瀉後多補の法を施しておけば，このような中満という弊害を予防することができる。

4．血虧または失血の病に瘀血を伴っているような場合は，三陰交を取穴して先少瀉後多補の法を施すとよい。このような場合，補法だけを施してはならない。補法だけを施すと，瘀血の消散にとって不利となったり，あるいは病状を増悪させることになるからである。

## 2．男性の面色淡，口渇，喘悸（喘ぎと動悸）の治療

『金匱要略』血痺虚労病脈証併治篇には，「男子の面色薄きものは，渇及び亡血を主る。卒に喘悸し，脈浮のものは裏虚なり」とある。この条文の男性の顔色が淡で口渇があるというのは，失血によるものである。血分が不足していると顔色は淡薄となり，陰血が不足すると陰虚のために内熱が生じるので口渇が起こるのである。ただしこの口渇は，渇くが多飲はしないという特徴がある。また腎不納気となれば喘が起こり，心営虚損となれば悸が起こるのである。条文では動くと気喘，心悸が起こることから，突然喘息と心悸が起こるとしている。また脈浮（浮大無力）が見られるとあるが，これは陰虚陽浮の現れであることから，裏虚（この場合の脈浮は外感のものではない）としているのである。尤在涇は，「脈浮にして裏虚とあるが，これは労することにより真陰が守れず，孤陽となって根がなくなり，気が外に散じ，精が内にて奪われるからである」としている。

このようなケースに対して鍼灸治療を行う場合は，心兪，腎兪（補）により心営を養って心悸を治し，補益腎気をはかって気喘を治すとよい。あるいは気海，三陰交，心兪（補）を用いると，補益元気，補益陰血，補養心営の効を収めることができる。この処方は気海（補）により補益元気をはかって気喘を治し，三陰交（補）により養血益陰をはかり，心兪（補）により補益心営をはかるというものである。

## 3．経穴の適応性について

慢性病証のために選穴した場合は，開始当初は効果がよく，その後しだいに効果が下がってくることが多い。その原因をさぐると，これは同じ経穴を何度も用いていると，その経穴あるいはその部位の敏感性が低下し，適応性が強くなるためと考えられる。これに対処するためには，作用が類似している経穴を代用穴として用いている間に，前の治療穴を休ませたり，あるいは作用が類似している経穴と交互に用いるというのが1つの方法である。もう1つの方法は，治療間隔を長くするという方法がある。

鍼灸による疾病治療の目的は，身体自身が持っている調節機能を回復させることにある。自身の調節によって，患者自身の正気が邪気に勝てるようにしたり，陰陽のバランス，気血の調和，臓腑の協調がはかられるようにするのである。つまり患者自身の抵抗力と修復能力がメインなのであり，鍼灸治療は補助的役割にすぎないということができる。鍼灸の目的は，

いかにして患者の抵抗力を増強させ，患者自身の調節機能を助けるかによって，病を治癒せしめるかにある。このことからわかるように慢性病証に対する治療は，長期にわたって毎日治療したり，隔日治療を行う必要はないのである。3～5日に1回の鍼灸治療で充分である。この治療間隔によって，患者の抵抗力，調節能力，修復能力を充分に発揮させることができるからである。またこの治療間隔で治療すれば経穴の適応性や耐性というて弊害も避けることができる。病状には一定の転帰の過程があるので，ゆっくり効果を収めるようにするのがよいとされている。

### 4．経穴反応の診断への応用

経穴反応の現れる速度，鍼下の肌肉の緊張度，灸の熱感が生じる速度といった内容は，身体の盛衰の状態や疾病の程度，転帰および虚実寒熱などを判断する上で参考にすることができる。

1．鍼感の発生が遅い場合は虚，寒であるものが多く，鍼感の発生がすばやい場合は実，熱であるものが多い。鍼感がまったく起こらない場合は，身体が大いに虚しているか，病状が重篤である場合が多い。あるいは激しい痛みの場合にもこのような現象が見られる。鍼感は体質や病状の好転とともに，しだいに敏感になってくる。

2．鍼下の肌肉が弛んでいるのは虚証に多く見られ，渋った感じになるのは実証に多く見られる。鍼刺したり捻鍼して豆腐に刺しているように感じられるものは，「不抱鍼」といわれている。これは大いに虚している場合や，重篤な場合に多くに見られるが，病状の好転につれて鍼下の肌肉の状態は，しだいに正常な反応を示すようになる。鍼下の肌肉の緊張度は，体質や病状の好転とともに正常な状態に回復するのである。

3．高齢で身体が弱っている人や体力のいる仕事をしている人は，鍼感が遅い場合が多い。また若くて身体がしっかりしている人や頭を使う仕事をしている人は，鍼感が敏感である場合が多い。

4．陽気亢盛タイプの人は，鍼感が敏感であり，効果も早くでやすい。陰盛陽衰タイプの人は，鍼感が鈍感であり，効果が出るのか緩慢である。鍼刺した際に豆腐に刺しているように感じられたり，鍼感が鈍感であったり，あるいはまったく鍼感が起こらない場合は，病が虚衰または重篤である場合が多い。効果も緩慢であったり，不良である場合が多い。こういった場合は，補益の法を用い，捻鍼時間を長くすることによって，はじめて効果を収めることができる。

5．陰盛陽衰，陰寒偏盛タイプの人は，灸による熱感も鈍感である。逆に陽気亢盛タイプの人は，灸による熱感にも敏感である。

6．置鍼時に鍼体が自然に中に移動（吸鍼）することがあるが，これは虚寒証に見られる。また置鍼時に鍼体が自然に外に移動（頂鍼）することがあるが，これは実熱証に見られる。

7．『鍼灸大成』の中で候気法について，「鍼を用いる法においては，候気が先となる，……得気を度とする，このようにして気が至らない場合は治りにくい。もし鍼をして気が至

れば，まさにその邪正をさがし，その虚実を分けるべきである。経では邪気来るものは緊にして疾，穀気来るものは徐にして和としている。ただ濡虚なるものは虚であり，ただ牢実なるものは実である，これがその秘訣である」と述べている。この考え方は，臨床的に参考価値がある。

内 科

# 7. 胃痛

## 概　説

　胃痛は胃脘痛ともいわれている。胃脘部によく痛みが起こるものをいう。古代文献上で「心痛」といわれているものは，胃痛を指しているものが多い。臨床上は胃痛と真心痛とを鑑別する必要がある。胃痛は胃脘部の自覚的な痛みを指しており，その病位は胃にある。寒邪犯胃，飲食停滞，肝気犯胃，脾胃虚寒，瘀血停滞などは，すべて胃痛を引き起こす可能性がある。しっかりと審証求因を行わなければならない。詳細に病歴を問診し，さらに胃痛の期間，痛みの性質や特徴および随伴症状などとも関連させて，虚実寒熱気血の違いを弁別し，証型を分類し施治を行うとよい。単純に対症治療により止痛をはかっても駄目である。

　鍼灸は本病に対して，かなり良い効果がある。一般的には機能性病変による胃痛に良い効果がある。器質性病変による胃痛の効果は劣るが，一時的な止痛効果はある。この場合は継続治療を行うことによって良い効果を収めることができる。

　現代医学の分類による急性胃炎，慢性胃炎，胃十二指腸潰瘍，胃神経症などは，本篇を参考にしながら弁証施治をはかることができる。

　臨床的には寒邪犯胃，飲食停滞，肝気犯胃，脾胃虚寒といった4つの証型のものが多く見られるが，この他に肝胃鬱熱，瘀血阻絡などの証型の胃痛もある。ここでは以上の証型の証治と症例について述べる。

## 弁証施治

　寒邪犯胃，飲食停滞，肝気鬱滞は，すべて気機不利を生じ胃痛を引き起こす。脾胃虚寒の場合は，胃絡が温煦（おんく）されなくなり，胃陰不足の場合は，胃絡が濡養されなくなる。そのため脈絡が拘急すると胃痛を引き起こす。肝鬱化火の場合は，火が胃に鬱し熱が胃絡を焼灼すると胃痛を引き起こす。気滞が長びき瘀血が内結すると胃痛を引き起こす。このことから「不通則痛」という病機と「通則不通」という治則があるのである。

　胃痛の弁証は主として病邪阻滞または臓腑失調，実証または虚証に分けることができる。あるいは気滞のタイプか血瘀のタイプに分けることができる。治療面においては，必ず審証

求因，弁証施治を行わなければならない。証が寒邪犯胃であれば温中暖胃，散寒止痛をはかり，肝気鬱滞であれば疏肝理気，和胃止痛をはかるとよい。飲食停滞であれば消食導滞，和胃止痛をはかり，脾胃虚寒であれば温中健脾，散寒止痛をはかるとよい。また肝胃鬱熱であれば疏肝瀉熱，清胃調中をはかり，瘀血停滞であれば活血去瘀，理気止痛をはかるとよい。胃痛の証型には，往々にして虚のようで実のもの，実のようで虚のもの，虚実挟雑のもの，寒熱挟雑のものがある。臨床上はこれらをしっかり鑑別しなければならない。

## 1 寒邪犯胃

[主証] 急性の胃脘痛，さむがりで暖をとりたがる。温めると痛みは軽減する。熱飲を好む。舌苔は薄白，脈は弦緊となる。

[治則] 温中暖胃，散寒止痛

[取穴] 軽症：中脘（灸瀉）
　　　　重症：◇中脘，上脘（灸瀉）：温中暖胃，散寒止痛
　　　　　　　◇中脘，足三里（灸瀉），内関（瀉）：厚朴温中湯の効に類似

[応用] ◇胸脘痞悶，食欲不振，噯気などを伴う場合は気滞がからんでいる。中脘，上脘（灸瀉），間使または内関（瀉）により温中暖胃，理気止痛をはかるとよい。
　　　　◇寒邪犯胃に食滞を伴っている場合は，中脘，上脘（灸瀉），足三里（瀉）により温中暖胃，消食導滞をはかるとよい。

## 2 飲食停滞

[主証] 胃脘痛，上腹部脹満。呑酸，噯腐，食欲不振といった症状を伴う。食後に痛みは増強する。大便がスッキリ出ない，または未消化物（酸腐臭物）を嘔吐する。吐いた後に痛みは軽減する。舌苔は厚膩，脈は滑または濡滑または弦滑となる。

[治則] 消食導滞，和胃止痛

[取穴] 中脘，足三里（瀉），四縫穴（点刺）
　　　　消食導滞，和胃止痛の効がある。保和丸の効に類似している。

[応用] ◇激しい胃痛発作時には四縫穴を除き，公孫（瀉）を加えて消食導滞，和胃止痛の増強をはかるとよい。
　　　　◇食積が鬱して化熱し，胃痛があって舌苔黄で便秘を伴うものには，中脘，足三里，天枢（瀉）により通腑攻下をはかって止痛するとよい。これは大承気湯の効に類似している。

## 3 肝気犯胃

[主証] 胃脘部の脹痛，痛みは両脇部におよぶ。頻繁に噯気がでる。大便不暢，噯気や失気

後に痛みは緩解する。情志の変化により発病したり増悪する。舌苔は薄白，脈は沈弦となる。

[治則] 疏肝理気，和胃止痛
[取穴] ◇太衝，内関，中脘または足三里（瀉）
　　　◇中脘，足三里，間使（瀉）
　　　太衝，内関により疏肝理気をはかって，その因を治す。中脘または足三里を配穴して和胃止痛をはかり，その果を治す。あるいは中脘，足三里，間使により行気和胃，暢中止痛をはかる。
[応用] ◇酸水を吐き，ときどき嘈雑〔胸やけ〕が起こるものには，陰陵泉（瀉）を加えて去湿をはかるとよい。
　　　◇長期にわたって改善しなかったり，行気散滞の作用をもつ薬物を長期にわたって服用して正気を損傷して，息切れ，無力感，精神不振を伴うものには，先に合谷（補）により補気をはかり，次に内関，足三里または中脘（瀉）により理気和胃止痛をはかるとよい。
　　　◇鍼も薬もない場合は，両手の母指でそれぞれ章門を按圧するとよい。3回強く按圧した後に1回軽く按圧する。これを何度もくり返すと，理気止痛の効を収めることができる。間使を配穴して按圧してもよい。

### 4　肝胃鬱熱

[主証] 胃脘部の灼熱痛，痛みは急迫。口乾，口苦，口渇して飲む，泛酸，胸やけ，飲食減少，煩躁，怒りっぽいといった症状を伴う。舌質は紅，舌苔は黄，脈は弦または弦数となる。
[治則] 疏肝瀉熱，清胃調中
[取穴] 行間，内庭，足三里（瀉）

### 5　瘀血停滞

[主証] 胃脘痛，痛みの部位は固定，刺痛，局部拒按。黒い大便が出たり，嘔血したり，食後に痛みがひどくなったりする。舌質は紫暗，脈は濇または弦濇となる。
[治則] 活血去瘀，理気止痛
[取穴] 膈兪，三陰交または間使（瀉）
[応用] 顔色が蒼白で頭目昏眩が見られ，舌質淡で脈細であるものは，間使，三陰交（瀉）で行気活血をはかると同時に，中薬を併用して調営斂肝をはかるとよい。

## 6 脾胃虚寒

[主証] 胃脘部の隠痛，さむがり，按じると痛みは軽減する。飲食減少，消化不良，水様の涎を吐く，精神疲労，無力感。ひどい場合は手足不温となる。大便は泥状。舌質は淡，舌苔は薄白，脈は軟弱または弦細となる。

[治則] 温中健脾，散寒止痛

[取穴] ◇中脘（灸瀉），神闕，関元（灸）：温陽益脾，暖胃止痛
◇脾兪（補），中脘，足三里（灸瀉）：温中健脾，散寒止痛

[応用] ◇胃痛が長びいたり，破気散滞の作用をもつ薬物を長期に服用していると，正気が衰えて胃痛が治らなくなる。このようになると空腹時に胃痛が起こり，食後に痛みが軽減するようになる。さらに息切れ，懶言，精神疲労，倦怠などの症状を伴うようになる。顔色は蒼白となり，脈は沈細または虚軟となる。胃腸管バリウム造影検査で器質性病変が見られないものには，合谷，足三里（補）で益気健中をはかるとよい。強く補うと滞りが生じる可能性がある場合や，虚中挟実である場合は，間使（瀉）を加えて理気をはかったり，中脘（瀉）を加えて和胃止痛をはかるとよい。あるいは足三里を先瀉後補の法に改めてもよい。脾兪，胃兪（補），中脘，神闕（灸）により健脾養胃，助陽温中をはかったり，胃兪，足三里，中脘（補）により健脾養胃，培土健中をはかってもよい。

◇胃気がひどく虚して胃の機能が減退し，抵抗力が低下し，寒に偏った飲食や熱に偏った飲食，あるいは辛酸に偏った飲食をとると胃痛を誘発するものがいる。このような場合には宋代の王執中の「人は胃気を仰ぎて主と為す」「脾胃の壮なるを欲すは，当に脾胃兪に灸すべきなり」の説にもとづいて，脾兪，胃兪（灸）により健壮脾胃をはかるとよい。

## 症 例

[症例1] 脾胃虚弱，挟気滞胃腑

患　者：女，31歳

主　訴：胃痛を患って7カ月になる。

現病歴：7カ月前に疲れて空腹である時に怒ってから発症した。いつも朝起きた時とか，空腹時には胃脘部に空痛が起こる。痛む部位は喜按であり，按じると痛みは軽減する。食後には胃痛は軽減するか消失する。噯気，呑酸，息切れ，無力感といった症状を伴っている。横になりたがり，腰を伸ばすと息切れと腹部の空虚感などを感じる。脈は細弦であった。

弁　証：脾胃虚弱，挟気滞胃腑による胃痛

治　則：益気健中，佐として行気をはかる

内　科

取　穴：合谷（補），足三里（先瀉後補），間使（瀉）。
効　果：初診後には補気和中行気の効を収めた。2診では胃痛は軽減していた。措置は初診と同様とした。3診では胃の空虚感があるだけとなった。これは中気不足によるものである。他の症状は治癒した。合谷，足三里（補）により，補中益気，健脾養胃をはかり，間使（瀉）により佐として行気をはかることとした。4診ではまだ胃の空虚感，中気不足がある。中脘（補）により健胃補中をはかることとした。5診では4診同様の治療とした。1カ月後に患者の母親から治癒していることを知らされた。
考　察：本症例の胃痛は，過労と空腹により脾胃を損傷し，それに怒ったことが原因で肝鬱乗脾犯胃となって起こったものである。脾の運化が悪くなり胃気虚弱となると，朝起きた時とか空腹時に胃脘部に空痛（喜按）が起こるようになる。ただし食後に胃痛が軽減または消失するという特徴がある。中気不足になると息切れ，無力感，横になりたがる，腰を伸ばすと息切れと腹部の空虚感を感じるといった症状が出現する。肝気不舒になると噯気，呑酸が起こり，噯気がスッキリでなくなる。脈は細弦であるが，これは虚中挟肝実の象である。

　　　証は脾胃虚弱に気滞胃腑がからんでいるので，益気健中，佐として行気をはかる法を採用することとした。初診～2診は峻補〔強く補うこと〕による胃気不暢を防止するために，胃の治療の要穴である足三里に先瀉後補の法を施すことにした。足三里（先瀉）には間使を配穴して行気をはかり，足三里（後補）には合谷を配穴し佐として益気健中をはかった。3診では中気不足による胃中空痛のみとなったので，取穴は初診～2診同様とし，足三里は補法に改めて養胃健中をはかることとした。4～5診では胃中空虚空痛だけとなっているので，直接中脘に補法を施して健胃補中をはかった。

[症例2] 寒涼傷胃，気機阻滞

患　者：女，39歳
主　訴：胃痛を患って1年余りになる。
現病歴：1年余り前に，子供を出産して1カ月しないうちに，梨を食べたのが原因で胃痛が起こった。治療により治癒したが，怒ったりなまものを食べると再発するようになった。再発時には胃脘悶痛，激痛が起こり，脇肋脹満が起こる。酸水を嘔吐すると腹脹，胃痛は軽減する。木香檳榔丸を服用すると治る。この数日，また怒ってなまものを食べて再発した。胃痛は拒按であり，腹部が膨隆している。口からは寒水，酸水を吐き，飲食は減少している。舌質は淡，左脈は沈弦，右脈は細弦であった。胃兪，三焦兪の部位に圧痛がある。
弁　証：飲食生冷による寒涼傷胃，気機阻滞
治　則：温胃散寒，行気散滞
取　穴：初診：上脘，中脘（瀉），太乙（左，瀉）。灸頭鍼とする。
　　　　2診：上脘，中脘（瀉，灸頭鍼），胃兪，三焦兪（瀉）。

　　　　　3診：措置は同上。ただし三焦兪を除く。
効　果：初診：温中散寒の効を収めた。2診：治療後に胃痛は8割がた軽減し，腹脹も軽減した。酸水を吐かなくなり，胃兪と三焦兪の圧痛も軽減した。3診：もともとあった症状は治癒し，胃兪と三焦兪の圧痛もなくなった。胃脘部は喜按となった。再発防止のために再度治療を行った。4カ月後，治癒していることを確認した。
考　察：本症例は産後，身体が虚しているところに，身体を冷やす食べ物を食して胃を傷り，胃腑が滞って起こった胃痛の症例である。胃痛は治療により治癒したが，胃虚がまだ回復しておらず胃腑の寒もまだ除かれていないので，怒って肝鬱気滞となったり，なまものを食べると再発してしまうのである。今回は再発により胃脘悶痛が起こり，痛みは激痛で拒按を呈している。また腹部膨隆となっており，口からは酸水，寒水を吐き，飲食は減少するといった症状を伴っている。これは食涼傷胃に気滞胃腑がからんだ象である。また舌，脈の変化は，寒滞胃痛の象である。胃兪，三焦兪穴の部位に圧痛があるが，これは病が胃腑と三焦にある現れであり，とくに中焦の転輸に障害が起こっている反応である。したがって温胃和中，行気散滞の法を用いて効を収めることができた。初診は局所取穴により直接病所に対して温胃散滞をはかった。2～3診では局所取穴と圧痛点配穴法により，二重の効果を収めることができたのである。

［症例3］肝気犯胃，挾脾胃虚弱
患　者：女，41歳，初診1971年8月8日
主　訴：胃痛を患って数年になる。この5カ月来，胃痛が増強している。
現病歴：5カ月前に怒った後に胃痛が起こり，その後反復して起こるようになった。胃脘痛であり腹部が膨隆し，両脇部痛があり，時に痛みは脊背部にいたる。すっきりと噯気が出ない時は胸脇痛，胃痛，腹脹はいっそうひどくなる。さらに息切れ，心悸，頭暈，身体のだるさ・無力感，精神不振，歩行時に足に力が入らない，よくため息をつく，怒りっぽいといった症状や，夜間に腰や両下肢，心窩部が落ちつかなくなって寝返りしたり屈伸したりするといった症状を伴っている。顔色は萎黄，舌質は絳，舌苔は白，脈は沈弦でやや数であった。食用油の類に弱く，悪心が起こるようになって1年になる。
既往歴：リウマチ（腰背部および四肢の冷痛，雨天時に増強）を患って10数年になる。
弁　証：肝気犯胃挾脾胃虚弱による胃痛
治　則：理気和胃，益気健中
取穴と効果：初診：内関，足三里（瀉）により理気和胃をはかり，合谷（補）により佐として補気をはかる。
　　　　　2診：同上。
　　　　　3診：腹脹は軽減し，飲食は増加した。胃痛，息切れ，心悸，頭暈はまだある。合谷（補），内関（瀉）により調胃行気をはかり，足三里（先瀉後補）により和胃健

中をはかる。

4診：胃痛と息切れ，心悸は軽減した。頭暈と頭がぼんやりした感じがある。処置は同上。

5診：胃脘部は微痛となる。歩行時に力が入らない。措置は同上。

6診：胃痛，腹脹は治癒し，頭暈と頭の症状は軽減した。精神状態はよく，油類でも悪心しなくなった。合谷（補），内関（瀉），足三里（先少瀉後多補）とする。

7診：夜間の四肢の状態はよくなった。昨日は饅頭を1つ食べたら胃痛が起こった。頭暈，頭のぼんやりした感じ，身体のだるさ・無力感はまだある。処置は同上。

8診：胃痛，腹脹，胸脇痛は治癒した。飲食は著しく増加した。まだすこし頭部の症状がある。息切れ，眼花，身体のだるさ・無力感がある。処置は同上。

9診：もともとあった症状はすべて治癒し，精神状態も良好である。今日は眩暈の治療で来院した。1971年10月9日手紙により胃痛と眩暈は本科の治療で治癒していることを確認した。

考　察：脈証，病因にもとづくと，本症例は肝気鬱結が経絡に影響し，さらに乗脾犯胃となって脾失健運，胃失和降となり起こった胃痛であると判断することができる。肝気横逆して経絡に影響すると痛みが脇肋・脊背部におよぶようになる。肝気乗脾犯胃，脾失健運，胃失和降となると胃痛，腹脹，食欲不振，噯気がすっきり出ない，よくため息をつく，怒りっぽくなるといった症状が出現する。息切れ，心悸，頭暈，身体のだるさ，無力感，精神不振といった症状は，久病のために脾胃虚弱，納運失職，化源不足となって起こった症状である。夜間に腰や下肢および心窩部が落ちつかなくなるといった症状は，気血不充，筋脈失養による症状である。顔色と脈象の変化は，肝鬱脾虚の象である。

理気和胃，益気健中の法を用いて効を収めることができた。初診〜2診では，内関，足三里（瀉）により行気和胃止痛をはかり，合谷（補）を配穴して佐として補気をはかった。2診後には腹脹が軽減し，飲食が増加したが，虚象がまだ存在しているために，3〜5診では足三里を先瀉後補法に改めて和胃健中をはかった。補法だけを施し瀉を施さないと，胃腑の気機に影響することを心配したためである。5診後には胃痛，腹脹は治癒したが，虚象が程度の違いはあるがまだ存在しているので，6〜8診では足三里を先少瀉後多補の法に改め，重点的に和胃健脾益気をはかることとした。これに合谷（補）を配穴したが，これには補中益気，健脾和胃の効がある。5カ月にもわたった虚実挟雑による胃痛であったが，8回の治療で治癒させることができた。

［症例4］気滞胃腑，湿困脾土

患　者：女，36歳，初診1973年12月10日

主　訴：胃痛，吐酸を患って20年になる。

現病歴：20年前になまものを食べ，飲食失節となって発症した。その後，飲食や情志などの

要因で発症しやすくなったり，増悪するようになった。いつも食後には胃の脹痛が起こり，痛みは両脇部にいたる。噯気，呃逆が起こり，酸水や食べた物を吐いたりするといった状態が1～2時間続く。あるいは白沫を吐くと呃逆は止まる。ひどい時は食後の腹脹が3～4時間続く。この数年来は，なまものを食べたり，飲食の不節制になると胃痛と吐酸が頻繁に起こるようになっている。顔色は黄色く，身体は痩せている。舌質は淡，舌苔は白，右脈は沈細無力，左脈は沈細弦でやや数であった。

既往歴：肝炎を3年患ったことがある。10年前に心筋炎を患ったことがある。また腎盂腎炎を4年患い，以前に高熱のため前後して2回入院している。幼少のころから気管支炎を患っているが，この2年は再発していない。

弁　証：飲食損傷，挟肝気犯胃，脾虚挟湿，納運失職による胃痛

治　則：理気和胃，利湿醒脾

取　穴：初診～7診：陰陵泉，足三里，内関（瀉）。

　　　　8診：上処方から内関を除く。

　　　　9～10診：神門，三陰交（補）。

効　果：2診後，胃痛と吐酸は軽減した。4診後，胃痛，腹脹，吐酸はほぼ治癒し，飲食は増加し呃逆は軽減した。8診後，胃痛と吐酸は治癒した。心悸はまだあり，腹部の空虚感，不眠が出現するようになったので，補益心脾の法に改めた。10診で治癒した。1974年3月24日と1982年6月に再発していないことを確認した。

考　察：本症例の胃痛は，最初は飲食傷胃に肝気犯胃がからんで発症したものであった。したがって飲食や情志などの要因で発症しやすかったり，増悪しやすかったのである。気機阻滞，胃失和降，納運失職となっていたために，いつも食後に胃の脹痛が起こり，痛みが両脇部におよんだり，噯気や呃逆が起こり，酸水や食べた物を吐いたり，食欲不振といった症状が出現しているのである。随伴症状や舌脈所見は，肝勝脾虚，心脾両虚の証候である。

　　　　初診～7診では陰陵泉（瀉）により利湿益脾をはかり，足三里（瀉）により和胃導滞止痛をはかり，内関（瀉）により理気調胃をはかった。この理気和胃，利湿醒脾の法により効果を収めることができた。8診後には胃痛，吐酸といった症状は治癒し，心脾両虚による症状が強くなったために，9～10診では神門，三陰交（補）により補益心脾をはかった。この配穴は帰脾湯に類似した効があり，治癒させることができた。

［症例5］湿熱蘊蒸，留滞中焦

患　者：男，40歳，初診1971年9月22日

主　訴：胃痛を患って10年になる。この2年来，胃痛が増悪している。

現病歴：この2年来，よく胃痛，胃脘部の嘈雑〔胸やけ〕，刺痛が起こる。空腹時に痛みはひどくなり，食後に痛みは止まる。胃痛時には腹脹，腹鳴，悪心，泛酸を伴い，粘い酸水を吐くと胃脘部は気持ちよくなる。さらに口苦，吐酸，頭のぼんやりした感

じ，頭暈，心悸，息切れ，食少，身体のだるさ・無力感などの症状がある。また毎日午後になると頭痛，微熱が起こる。尿は黄色で短少（1昼夜の小便の回数は2～3回）である。大便は時に硬く時にゆるいか，先が硬く後が泥状便となる。顔色は萎黄，舌質は絳，舌苔は薄黄，脈は濡数であった。多年来，消化性潰瘍を患っており，治療を受けているが効果がない。胃腸バリウム検査では胃十二指腸球部に器質性病変は見られなかった。

既往歴：1969年4月に1回吐血しているが，胃腸バリウム検査では異常は発見されていない。

弁　証：湿熱蘊蒸，留滞中焦による胃痛

治　則：清利湿熱，和胃止痛

取穴と効果：初診：合谷，足三里，陰陵泉（瀉）により清利湿熱，和胃止痛をはかる。

2診：昨日午前11時から夕食前までに3回小便が出た。色はやや黄色であった。胃痛はまだある。中脘（瀉）により和胃止痛をはかり，中極（瀉）により利水逐湿をはかり，陰陵泉（瀉）により去湿益脾をはかる。

3診：尿の回数が増え，黄色も軽減した。食後に酸水を吐かなくなり，空腹時の胃脘痛も隠痛となった。措置は同上であるが，足三里（瀉）を加えて和胃導滞止痛をはかった。

4診：胃痛は著しく軽減し，飲食は増加した。胃痛時に泛酸を嘔吐することはなくなった。口がわずかに苦く感じられる。悪心があり，しぶり腹である。処置は3診と同様。

5診：空腹時にも胃痛は起こらなくなり，泛酸はなくなり，尿も黄色くなくなった。精神状態は良好であり，顔色も赤みをおびてきた。処置は同上。1971年10月29日に手紙で治癒していることを確認した。

考　察：本症例は，湿熱犯胃，胃失和降となったために胃脘部の嘈雑，疼痛，腹脹，悪心，嘔吐，泛酸といった症状が出現している。また湿熱傷脾，中宮気虚となっているために，空腹時に痛みが増強し，食べると痛みが止まり，食欲不振が起こっている。湿熱が上泛し熱邪が上擾すると，口苦，口酸，泛酸，頭痛，頭憎といった症状が出現する。脾失健運，湿熱下注となり，腸道壅滞，膀胱阻滞となると，腹鳴，腹脹，尿は黄色で短少，大便は時に硬く時にゆるくなるといった症状が起こる。息切れ，心悸，頭暈，無力感，身体の痩せといった症状は，久病失養のために起こっているものである。湿熱が肌膚に蘊蒸すると，午後に微熱が起こる。患者の顔色，舌苔，脈象の変化は，湿熱による象である。

病機病理は以下の通りである。内因として脾失健運，転輸不利となれば，運湿利水することができなくなり，水湿が停滞するようになる。湿鬱が化熱し湿熱蘊蒸となって中焦に留滞すると，脾胃を損傷することになる。中焦湿熱が解さず膀胱に下注し，膀胱湿熱が去らないと，いっそう脾胃を損傷することになる。外因としての湿熱が脾を傷り，転輸が悪くなって湿熱が除かれないで中焦に鬱滞すると，これもいっそう脾胃を損傷することになる。このように内が不足となって外邪が盛んになる

と，外邪がいっそう内を損傷し，内が損傷すると，さらに邪が長く留まるようになり，長期にわたって治らなくなってしまうのである。

治則と選穴は以下の通りである。去邪を主とすべきである。これは邪が去れば正は自然に安らぐからである。初診では清利湿熱に偏していたため，湿熱は軽減したが胃痛は軽減しなかった。2診では中極，陰陵泉（瀉）による利水逐湿をベースにしながら，中脘（瀉）により直接病所に対処し胃痛を止めることとした。2診では胃を治す力が弱かったので，3〜5診では足三里（瀉）を加えて，和胃導滞止痛の効の増強をはかった。このように利水逐湿と和胃導滞を併用することにより，効を収めることができた。

[症例6] 肝気鬱結，横逆犯胃
患　者：女，48歳，初診1968年2月15日
主　訴：胃痛を患って20年余りになる。
現病歴：20数年前に情志の失調により胃痛を患った。胃脘痛，両脇部の脹痛，痛みは脊背部におよぶ，腹脹，食少，噯気といった症状があり，怒ったりすると増悪したり，誘発しやすい。平時は微熱，頭暈，息切れ，早朝時の盗汗，空腹時の息切れ，心悸，月経時の身体痛，経量少，経色淡などの症状を伴っている。顔色は黄色く身体は痩せている。脈は沈弦であった。
弁　証：肝気鬱結，横逆犯胃による胃痛
治　則：行気和胃，散滞止痛
取　穴：内関，足三里（瀉）。隔日治療とする。
効　果：初診後に胃痛は軽減した。3診後に胃痛は治癒し，微熱もなくなった。1970年2月27日に再発していないことを確認した。
考　察：本症例の病因病機は次の通りである。鬱怒傷肝，肝失疏泄，横逆犯胃，気機阻滞となったために胃脘痛，両脇部の脹痛，痛みが脊背部におよぶといった症状が出現している。また怒ると症状が増悪したり誘発されやすい。気機不利，胃失和降となっているために，噯気がスッキリ出ず，脘腹脹満が起こり，飲食減少となっている。他の随伴症状は，久病のために納運失職，化源不足となって起こったものである。脈弦は肝や痛みと関係がある。また脈沈は裏と関係があることから，この患者の脈は沈弦となっている。内関（瀉）により行気散滞調胃をはかり，足三里（瀉）により和胃散滞止痛をはかった。この行気和胃，散滞止痛の法により，効を収めることができた。

[症例7] 肝胃鬱熱，挟湿犯胃
患　者：女，48歳，初診1984年8月2日
主　訴：胃脘痛を患って1カ月余りになる。
現病歴：1カ月余り前に怒ってから胃痛が起こるようになった。胃脘部の熱痛，両脇部の脹

内　科

　　痛,酸水を吐く,食欲不振,食後に胃痛が増悪するなどの症状がある。口苦,口乾
　　が起こり,口渇はあるが水を飲みたがらない。大便は泥状で1日に3回である。心
　　煩,怒りっぽいといった症状もあり,睡眠はあまりよくない。白帯の量が多い。舌
　　苔は黄厚膩,脈は沈弦であった。1カ月来,少ししか食べられないため輸液を行っ
　　ている。中西薬を服用していたが効果がないために鍼灸科を受診した。
弁　　証：肝鬱化火,挟湿犯胃,肝胃鬱熱による胃痛
治　　則：疏肝和胃,清熱利湿
取　　穴：初診～4診：足三里,陰陵泉,太衝,内関(瀉)により疏肝理気,和胃去湿をはかる。
　　　　　5～6診：上処方から内関を去り,丘墟を加えて和胃利湿,清肝胆実熱をはかる。
　　　　　7診：足三里,陰陵泉,内庭(瀉)により胃腑湿熱の清利をはかる。
　　　　　8診：内関,陰陵泉,内庭(瀉)により行気散滞,清胃利湿をはかる。
　　　　　9～10診：陰陵泉,内庭,太衝(瀉)により疏肝和胃,清熱利湿をはかる。
効　　果：2診後,胃脘脹痛と吐酸は軽減し,飲食も増加した。4診後,胃酸はほぼ消失し,
　　　　胃脘部と両脇部の脹痛も消失した。口苦は軽減している。舌苔は黄厚である。食後
　　　　の胃の状態もよくなった。7診後,口苦は著しく軽減し飲食は増加している。随伴
　　　　症状はほぼ治癒している。白帯もしだいに減少している。8～10診で治療効果の安
　　　　定をはかった。1984年10月12日に手紙により治癒していることを確認した。
考　　察：本症例は怒ったために肝鬱化火となり,さらに挟湿犯胃となったために胃脘部の熱
　　　　痛,両脇部の脹痛,酸水を吐くといった症状が出現している。また胃の受納が悪く
　　　　なっており,そのために食欲不振,飲食減少,食後に胃痛が増悪するといった症状
　　　　も見られる。熱が神明に影響すると心煩,怒りっぽい,不眠といった症状が出現す
　　　　る。湿熱が下注すると帯下の量が多くなり,大便は泥状になる。肝胆の火が上乗す
　　　　ると口苦,口乾が起こる。口渇はあるが水を飲みたがらないといった症状や舌苔黄
　　　　厚膩は,内熱有湿の象であり,脈沈弦は肝鬱気滞の象である。
　　　　　疏肝和胃,清熱利湿の法を用いた。湿が去って熱が清され,肝気が横逆しなくなれ
　　　　ば,胃痛は自然に治癒する。和胃散滞止痛を目的として足三里を選穴し,利湿益脾
　　　　を目的として陰陵泉を選穴した。また行気和胃を目的として内関を選穴し,疏肝理
　　　　気を目的として太衝を選穴した。さらに清胆を目的として丘墟を配穴し,清胃を目
　　　　的として内庭を配穴した。

［症例8］脾胃虚弱,挟気滞胃腑
患　　者：女,45歳,初診1988年9月11日
主　　訴：胃痛を患って8年になる。今回は再発して5カ月が経過している。
現病歴：8年前に夫と口論していて胃痛が出現した。胃脘部の脹痛が両脇部におよぶ,食欲
　　　　不振,噯気などの症状があった。失気や噯気がうまく出ると胃脘脹痛は軽減する。
　　　　小茴香,川椒子などの単方を用いて3回で治癒した。その後,怒ると胃痛を発し,
　　　　同上の諸症状が出現するが,同じ単方を服用すると治癒していた。今回も怒った後

に胃痛が再発し，5カ月になるがしだいに増悪している。単方を服用しても効果がなかったので，ある医師に五香散をもらって3日連続で服用したら，胃痛が治癒するどころか，かえって胃の空痛，空腹時の胃痛が起こるようになってしまった。食後には痛みが軽減するか止まる。動くと気喘が起こり，身体はだるく，無力感がある。西洋薬を服用したが効果はなかった。8年来，胃腸バリウム検査を3回行っているが，異常は見られなかった。

現　症：胃の空痛，喜按，按じると痛みは軽減し，空腹時に痛む。食後には痛みは軽減または止まる。動くと気喘が起こり，脱肛，失気，精神疲労，無力感，息切れ，懶言，食欲減退といった症状を伴っている。多く食べると腹脹が起こる。これは午後にひどくなる。頭暈，心悸もある。顔色は蒼白，舌質は淡，爪色は不華，脈は細弦であった。

弁　証：脾胃虚弱，中気不足，挾気滞犯胃による胃痛

治　則：補中益気，健脾養胃，理気和胃

取　穴：初診〜13診：内関（瀉），合谷，足三里（補）。
14〜16診：合谷（補），足三里（先瀉後補），内関（瀉）。1〜2日おきに鍼治療を行うこととする。

効　果：3診後，空腹時の胃痛は軽減し，飲食は増加した。気喘と腹脹も軽減している。6診後，空腹時の胃痛は消失し，午後の腹脹も起こらなくなった。随伴症状もそれぞれ一定程度軽減している。9診後，胃痛，腹脹は治癒し，頭暈，息切れ，心悸，精神疲労は著しく軽減している。脱肛も軽減している。舌脈所見と顔色も著しく好転している。13診後，脱肛，気喘，精神疲労，懶言，頭暈，心悸などは，すべて治癒した。舌質と顔色は正常となり，脈は沈で有力となった。ただしこの2日ほど腹脹，食少，胃の不快感が出現している。失気後には腹脹は軽減する。16診で治癒した。

考　察：本症例は最初は鬱怒傷肝，肝気犯胃による胃痛であった。したがって行気散滞の法を用いて効を収めることができた。今回の再発は鬱怒がかなりひどかったために胃痛も強く，単方の行気散滞の法では効果がなかった。その後，多量の五香散を服用し中気を損傷して脾胃虚弱となったために，一連の中気不足，納運失職による証候群が出現するようになっている。中気不足のために胃の空痛（喜按）が起こり，空腹時に痛み食後に痛みが緩解するという特徴がある。脾胃虚弱，納運失職のために食欲不振，飲食減少，多く食べると腹脹が起こるといった症状が出現している。また中気不足，気虚下陥となると，動くと気喘が起こり，脱肛，失気が多い，息切れ，懶言といった症状が起こるようになる。頭暈，心悸，精神疲労，無力感といった症状は，化源不足による症状である。舌，脈，顔色の変化は，脾胃虚弱，気血不足に気滞がからんでいる象である。

補益中気，健脾養胃，理気和胃の法を用いて，効を収めることができた。初診〜13診では内関（瀉）により行気和胃をはかり，合谷（補）により補気をはかり，足三里（補）により健脾益気養胃をはかった。この処方には補中益気，健脾養胃，理気和

胃の効果がある。13診後は虧虚による症状は治癒したが，また腹脹，食欲不振，胃の不快感といった症状が出現するようになった。これは強く補いすぎたせいである。したがって14～16診では，原方の足三里を先瀉後補の法に改め，先に実を瀉し後に虚を補うこととし，胃気を調和することにより治癒させることができた。

[症例9] 寒積胃腑，脾胃虚寒

患　者：男，45歳

主　訴：胃痛を患って3年になる。今回は再発して1年になる。

現病歴：環境が変わって生活習慣が異なっていたことが原因で，よく消化不良が起こるようになり，ときどき胃痛が起こるようになった。2年前に親戚の家でなまの牛肉を食べた後，30分くらいして胃に脹痛が起こりだし，しだいに激痛となった。その時は某医院で数カ月治療を受けて治癒した。ただし治癒した後も，なま物を食べると胃痛が起こることがあった。今回の再発も親戚の家で生の牛肉を食べて30分くらいしてから胃に冷痛が起こりだし，激痛となった。某医院で鎮痛薬と消化薬で治療を受けた後に，激痛は少し軽減した。その後，しばしば胃に冷痛や脹痛が起こるようになった。西洋薬では効果はなかった。

現　症：胃の冷痛，拒按喜暖，食欲減少，水様の涎を吐く，清涼飲料水を飲むと胃痛が増強するといった症状がある。胃を冷やすと胃痛が起こりやすく，または痛みが増強する。多食すると腹脹は午後にとくにひどくなる。大便は泥状である。臍のあたりが冷たく気持ちが悪いが，手で温めると楽になる。顔色は蒼白，舌苔は淡，脈は沈遅であった。さらに心悸，不眠，健忘，精神疲労，倦怠，泥状便1日に3～4回といった心脾両虚による症状を伴っている。

弁　証：飲食生冷，寒積胃腑，脾胃虚寒，納運失常による胃痛

治　則：暖胃散寒，温陽益脾

取　穴：上脘，中脘（瀉，灸頭鍼），足三里（瀉）。さらに毎晩，神闕に30分ほど棒灸をさせることとする。1～2日に1回の鍼治療とする。

効　果：2診時には胃脘部は温かくなって気持ちよくなり，胃の冷痛はただちに消失した。3診後，胃の冷痛と水様の涎を吐くといった症状は著しく好転し，飲食も増加した。6診後，胃痛は治癒し，清涼飲料水を飲んでも胃痛は起こらなくなった。舌脈，顔色もほぼ正常となっている。7診で治癒した。心脾両虚による症状も，それぞれ一定程度改善している。1979年10月9日に患者が不眠の治療で来院した時に，胃痛が再発していないことを確認した。

考　察：本症例は平素から脾胃虚寒，納運失常であった症例である。加えてなま物を飲食したために寒滞胃腑となり，そのために胃の冷痛（拒按喜温），水様の涎を吐く，飲食減少といった症状が起こっている。清涼飲料水を飲んだり胃を冷やしたりすると，いっそう胃を損傷するために，胃痛が起こりやすくなったり増強したりする。多食すると腹脹が午後に増悪し，大便が泥状であるというのは，脾陽不運によるもので

ある。臍のあたりが冷たく喜温であるのは中陽虚寒によるものである。舌，脈，顔色の変化は，脾胃虚寒の象が現れている。随伴症状として不眠，心悸といった心脾両虚による証候群が現れているが，これは化源不足と関係するものであって，主な矛盾とはしない。トータルに病機を把握すると，中陽虚寒，寒邪滞胃ということになる。中脘（灸瀉）により暖胃散寒をはかり，上脘（灸瀉）により温胃散寒をはかり，神闕（灸）により温陽益脾をはかった。また足三里（瀉）により和胃導滞止痛をはかった。この暖胃散寒，温陽益脾の法を用いて，効を収めることができた。本症例では虚であるのに補わなかったのは，胃腑寒滞がかなりひどく，これを補うと温散に不利になると判断したからである。邪が去れば正は自然に安らかになる。胃腑の寒積を温散することは脾胃の運化にとって有益であり，納運が回復すれば心脾両虚といった虧虚による証候も，それにつれて改善させることができる。

［症例10］ 厥陰蛔厥胃痛

患　者：女，58歳

主　訴：胃痛を患って10年余りになる。

現病歴：10数年前に怒った後に冷たいものを飲食して発症した。胃痛，泛酸，飲食減少，食後に胃痛が増強するといった症状がある。情志失調や冷えを感受したりすると再発しやすい。毎回再発時には，まず右側の背部（膈兪穴のあたり）がだるくなり，ついで上腹部が痛くなる。痛みがひどい時には，四肢厥冷，口渇，吐蛔〔回虫を吐く〕，吐酸，右側の脇肋部痛が起こる。平時から噯気，呑酸，よくため息をつくなどの症状がある。この5年来は，毎月上旬に回虫を1～3匹吐いている。舌質は淡，舌苔は薄白，左脈は弦，右脈は弦数であった。右側の不容，承満，膈兪および上脘，巨闕穴の部位に強い圧痛がある。

弁　証：厥陰蛔厥，烏梅丸証

治　則：安蛔止痛

取穴と効果：右膈兪，肝兪，承満，上脘。膈兪（瀉），肝兪の鍼感は右側の期門，不容穴にいたった。刺鍼後に痛みは止まった。2カ月後に治癒していて再発していないことを確認した。2カ月来，回虫を吐いていないとのことであった。

考　察：『傷寒論』338条には，「……蛔厥のものは，その人まさに蛔を吐すべし。今病者をして静かに，しかして復た時に煩せしむるものは，これ蔵寒たり，蛔上りその膈に入る，故に煩し，須臾に復た止む，食を得て嘔し，また煩するものは，蛔は食臭を聞きて出づ，その人常に自ら蛔を吐す。蛔厥のものは，烏梅丸これを主る。」とある。本症例の蛔厥は，上腹部痛があり，痛みは右背部に放散し，食後に痛みが増強するという特徴がある。またひどい場合は四肢厥冷，吐蛔，吐酸が起こる。毎月上旬に回虫を1～3匹吐いている。これも烏梅丸証である。上脘，右承満（瀉）により和胃安蛔をはかり，右の肝兪，膈兪（瀉）により疏肝寛膈利胆をはかって，安回止痛の効果を収めることができた。圧痛部位は蛔厥の痛みの反応部位と一致していた。

内　科

[症例11] 脾胃虚寒，寒滞裏急

患　者：女，45歳，初診1986年6月29日

主　訴：胃痛を患って半年になる。

現病歴：半年前になまものを嗜好し，食生活が不規則であったために発症した。綿々と胃が痛み，水様の涎を吐き，喜温喜按である。食べると痛みは軽減する。精神疲労，息切れ，飲食減少といった症状があり，大便は泥状である。舌質は淡，舌苔は白，脈は虚弱であった。冷たいものを飲食すると胃痛が起こったり増強する。胃腸バリウム検査では異常は見られなかった。某病院で西洋薬を用いた治療を受けたが，効果はなかった。

弁　証：脾胃虚寒，寒滞裏急，運化遅緩による胃痛

治　則：温中補気，散寒緩急

取　穴：先に合谷（補），抜鍼後に中脘，下脘（瀉，灸頭鍼とする）。1〜2日に1回の鍼治療とする。

効　果：2診後，胃痛は軽減し，水様の涎の嘔吐も減少した。4診後には胃痛はほぼ治癒した。随伴症状もそれぞれ一定程度好転している。6診後，飲食は増加し，精神状態は好転した。舌脈もすでに改善している。8診で治癒した。

考　察：本症例は最初はなまものを嗜好したり，食生活が不規則であったために脾胃を損傷して起こったものであった。その後，長期にわたって改善しなかったために脾胃陽虚となり，脈絡が温養されなくなり，納運が悪くなって水飲が胃に停滞するようになったものである。そのために長々と胃が痛むようになり，水様の涎を吐いたり，喜温喜按となり，飲食減少となっている。脾気虚弱となれば精神疲労，息切れが起こるようになり，大便は泥状となる。また寒が胃に入ると，さらに胃腑を損傷し胃絡が抑止されるために，冷たいものを飲食するたびに胃痛が起こったり，胃痛が増強するようになる。舌質淡，舌苔白，脈虚弱は中虚有寒，脾陽不振の象である。

先に合谷（補）により補気をはかったが，これは黄耆の益気昇陽の作用に相当するものである。合谷を抜鍼した後，さらに中脘，下脘（瀉）に灸頭鍼を施して温中和胃緩急をはかった。この処方には温中補気，和裏緩急の作用がある。これは黄耆建中湯に類似した効がある。

[症例12] 脾胃気虚，納運失常

患　者：女，64歳，初診1987年11月9日

主　訴：胃痛を患って1年余りになる。

現病歴：1年余り前に怒ってから発症した。最初は胃痛がひどく，胃の脹痛，痛みが両脇部におよび，時に激痛となるなどの特徴があった。噯気も頻繁に出た。情志失調により痛みは激しくなった。その後，行気散滞の薬を用いすぎたために，この半年は胃痛は軽減しているものの正気を損傷している。

現　症：胃の隠痛，按じると痛みは軽減する。空腹になると痛んだり，痛みがひどくなり，

食後には痛みは軽減したり消失する。さらに精神疲労，無力感，息切れ，懶言，泥状便，失気が多い，時々午後になると腹脹が起こるといった症状を伴っている。舌質は淡，舌苔は白，脈は虚軟であった。某病院で消化性潰瘍と診断され長期にわたって治療を受けたが効果はなかった。胃腸バリウム検査では異常は見られなかった。

弁　証：脾胃気虚，運化失常，胃気失和による胃痛
治　則：健脾益気，理気和胃
取　穴：先に合谷（補），足三里（先瀉後補），抜鍼後に中脘（瀉）。1〜2日おきに1回の鍼治療とする。
効　果：2診後に胃痛は軽減した。4診後には空腹時でも胃は痛まなくなり，精神状態は好転し，大便は正常となった。失気も減少している。6診後，胃痛および随伴症状はすべて治癒した。7〜9診では治療効果の安定をはかった。
考　察：本症例は最初は鬱怒傷肝，肝気犯胃，気機不暢となって胃痛が起こったものであった。その後，服薬により正気を損傷して脾気虚弱，運化失職，胃虚失和，気機失調となり，現症の一連の証候群が出現するようになっている。先に合谷（補）により補気昇陽，足三里（先瀉後補）により和胃と健脾益胃をはかった。抜鍼後に中脘（瀉）により理気和胃止痛をはかった。この健脾益気，理気和胃の法により効を収めることができた。

[症例13] 湿熱蘊鬱，胃失和降
患　者：男，44歳，初診1977年3月24日
主　訴：胃痛を患って5年になる。
現病歴：1973年から胃痛，吐酸，食少，気逆胃腑が起こりはじめた。長期にわたって温熱の品（牛，羊スープや温熱性の中薬）を内服したために，1974年には血便が出現するようになった。某病院に入院して4カ月治療をうけ，血便が治癒したので退院したが，他の症状はまだあった。さらに悪心，疲労時の脇痛，胸背部痛，両側の側頭部痛が起こるようになった。1976年に胃腸バリウム検査で噴門痙攣，十二指腸球部潰瘍と診断されている。
現　症：5年来，しばしば胃痛と胃の膨隆が起こり，気が胃腑につきあげる。ひどい時には吐酸が起こったり，食べた物や粘液を嘔吐する。食欲不振，胸脇部と背部の痛み，噯気，口苦，口酸，口乾不渇，息切れ，不眠を伴っている。尿の量は少なく色は黄色，舌質は絳，舌苔は薄黄，脈は偏数であった。
弁　証：湿熱蘊鬱，気機不暢，胃失和降による胃痛
治　則：和胃降逆，利湿暢中，清熱
取　穴：初診〜2診：足三里，陰陵泉（瀉）。
　　　　3診：合谷，足三里（補）と陰陵泉（先多瀉後少補）。
　　　　4〜8診：足三里，陰陵泉（瀉）。
効　果：2診後，噯気がスッキリでるようになり，吐酸は少なくなり，食欲は増加し悪心は

内　科

止まった。腹鳴，失気がかなり多い。不眠も改善している。尿量は増加し，尿黄は少し改善した。息切れと労働後の胸脇部痛と背部痛がまだある。3診後，諸症状が再び出現するようになった。7診後，諸症状はそれぞれ軽減または治癒した。8診で治癒。

考　察：本症例は最初は寒湿滞胃，気機不暢，胃失和降による胃痛証候であった。長期にわたって温熱の品を服用したために，温熱蘊鬱がひどくなり，1974年には血便が出るようになった。その後，湿熱が解さず中焦に蘊鬱し，そのために気逆上衝，胃失和降となって現症の一連の証候群が出現するようになったものである。

初診～2診では足三里，陰陵泉（瀉）による和胃降逆，利湿暢中，佐として清熱をはかるという法を用いたところ，著効を収めることができた。処方を変えるべきではなかったのに，患者が息切れと労働後の胸脇部痛と背部痛があったために，誤って実邪が去ったと考え，虚として補気健中，和胃去湿の法を3診では用いてしまった。これは門を閉めて邪を閉じこめる結果となり，病機に反していたため，病状がもどってしまった。4～8診では最初の病機，治則，選穴にもとづいて治療を施し，効を収めることができた。3診では表面の現象だけを見て，本質を見極めなかったために失敗してしまったのである。


## 結　語

### 1．症例のまとめ

本篇では13症例を紹介した。

例1は脾胃虚弱に気滞胃腑を伴った胃痛である。益気健中，佐として行気をはかるという法を用いて効を収めることができた。

例2は寒涼傷胃，気機阻滞による胃痛である。温胃散寒，行気散滞の法を用いて効を収めることができた。

例3は肝気犯胃に脾胃虚弱を伴った胃痛である。理気和胃，益気健中の法を用いて効を収めることができた。

例4は気滞胃腑に湿困脾土を伴った胃痛である。理気和胃，利湿益脾の法を用いて効を収めることができた。

例5は湿熱蘊蒸となり湿熱が中焦に留滞して起こった胃痛である。清利湿熱，和胃止痛の法を用いて効を収めることができた。

例6は肝気鬱結，横逆犯胃による胃痛である。行気和胃，散滞止痛の法を用いて効を収めることができた。

例7は肝胃鬱熱に内湿犯胃を伴った胃痛である。疏肝和胃，清熱利湿の法を用いて効を収めることができた。

例8は脾胃虚弱に気滞胃腑を伴った胃痛である。益気健中，養胃理気の法を用いて効を収

めることができた。

例9は寒積胃腑となり中陽が抑止されて起こった胃痛である。暖胃散寒，温陽益脾の法を用いて効を収めることができた。

例10は厥陰蛔厥による胃痛である。安蛔止痛の法を用いて効を収めることができた。

例11は脾胃虚寒，寒滞裏急による胃痛である。温中補気，和胃暖急の法を用いて効を収めることができた。

例12は脾胃気虚，納運失調による胃痛である。健脾益気，理気和胃の法を用いて効を収めることができた。

例13は湿熱蘊鬱，胃失和降による胃痛である。利湿清熱，和胃降逆の効を用いて効を収めることができた。

以上の症例から見ると，肝気鬱滞によるものが最も多く，ついで飲食損傷によるものが多いことがわかる。また病が長びいて脾胃虚弱となっているものも多い。証型から見ると，ここで挙げた症例や臨床上よく見られる胃痛は，絶対多数のものが教科書に記載されている証型とは一致していない。錯雑とした複雑な証型や，2つ以上の証型の混合型が実際は多く見られるのである。

## 2．弁証のポイント

胃痛に対する弁証のポイントは，虚実を綱とし，寒熱を目とすることである。痛，脹，吐，食，便の5つの方面から，病位や病性，病勢を明確にし，主証を把握し，虚実と寒熱を明らかにすれば，診断と治療の一助とすることができる。「痛」については痛みの部位と性質をはっきりさせる必要がある。「脹」については脹満と痛みの関係をはっきりさせ，どちらが軽くどちらが重いかをはっきりさせる必要がある。また「吐」については水っぽい涎を嘔吐するのか，酸水を嘔吐するのかとか，噯気や食べたものの嘔吐の有無を確認する必要がある。「食」については飲食の好ききらい，冷たい食材や熱い食材の喜悪，飲食と痛みの関係についてはっきりさせる必要がある。「便」については大便の回数，臭い，色や大便の性状（水っぽいのか乾いているのか）を確認する必要がある。

## 3．理気止痛説について

「理気止痛」という方法は，気機を調理して止痛をはかるという方法である。一般的には，胃痛の病機は気機の阻滞と関係するものが非常に多い。胃気は実しやすく，胃は通を順としており，和降を喜ぶとされている。したがって臨床ではこの「理気止痛」の法がよく用いられているのである。しかし理気止痛の法の運用の仕方は一様ではない。例えば，肝気犯胃に対しては，疏肝理気，和胃止痛の法が用いられ，瘀血停滞に対しては，活血化瘀，理気止痛の法が用いられる。また寒邪滞胃に対しては，温胃散寒，理気止痛の法が用いられ，飲食停滞に対しては，消食導滞，佐として理気和胃をはかるという法が用いられる。脾胃虚弱に対

内　科

しては，健脾養胃，佐として理気をはかるという法が用いられるが，これは強く補うと滞りが生じる恐れがあるからである。以上のようにさまざまな理気止痛の法が臨床上では用いられている。


### 4．「痛則不通」と「通則不痛」について

「痛則不通」は「不通則痛」ともいわれているが，これは病機についていったものであり，「通則不痛」は治則についていったものである。いわゆる「痛則不通」とは，肝気鬱結や飲食停滞，寒邪犯胃，瘀血停結などが胃絡の通暢や胃気の和降に影響して起こる疼痛を指したものであり，閉塞不通の状態をいったものではない。またいわゆる「通則不痛」は治法上で胃気を通暢させることをいったものである。

例えば，肝気鬱結には気機の通暢をはかり，瘀血阻絡には瘀血の通暢をはかるとよい。また寒邪犯胃には温中逐寒をはかり，食滞胃腑には消食導滞をはかり，食滞化熱には通腑泄熱をはかるといった例は，すべて「通」の意味をもつものである。「通」ということは，必ずしも攻下法を用いて「通」じさせることのみをいったものではないことがわかる。


### 5．弁証取穴と局所取穴について

胃痛の治療に対しては，胃脘部の痛みという1つの標の現れのみに着目して，ただ一面的に局所取穴を用いて標を治しても，必ずしも効果があるとはいえない。とりわけ長期にわたる痼疾（持病）に対しては，証型にもとづかずただ局所取穴による対症治療を行っても，効果がないばかりか，かえって治せば治すほど病状が増悪することさえある。

飲食停滞，肝気犯胃，脾胃虚寒，中気不足，肝胃鬱熱，瘀血阻絡といった証型のものには，すべて弁証取穴を行うべきである。これらのうち実証のものには，それぞれ消食導滞・和胃止痛，温中暖胃・散寒止痛，疏肝理気・和胃止痛，通腑攻下止痛，疏肝瀉熱・清胃調中，活血化瘀・理気止痛を目的とした処方の中に，局所穴（瀉または灸瀉）を配穴して温胃，和胃，理気，散寒止痛をはかるとよい。また虚中挟実のものには，それぞれ温中健脾・散寒止痛，温陽益脾・暖胃止痛，益気和胃止痛を目的とした処方の中に，局所穴（瀉または灸瀉）を配穴して，温胃，和胃，散寒，理気止痛をはかるとよい。虚証のものには，一般的には局所穴は配穴しない。まして局所穴を配穴して補法を施すといったことをしてはならない。これはこのような痛証は，胃気失和，気機不利に経絡の阻滞や気血の阻滞がからんで起こるものがほとんどであるからである。

## その他

### 1．胃痛に中脘をよく取穴する理由

　中脘は臍の上4寸に位置し，穴下には胃の幽門部があり，胃の募穴，六腑の会穴，中焦の気会穴とされている。胃や上腹部，中焦の気機失調を主治したり，病理上で胃と関連する病証を主治することができる。瀉法を施すと和胃散滞，理気和胃，去痰消積といった作用があり，これに灸または焼山火を併用すると暖胃逐邪，温通腑気，温胃散寒といった作用がある。

　六腑は通を以て順とされ，瀉して蔵さずという生理的な特徴がある。胃は降を以て和とし，和と降を喜ぶとされている。胃痛の病位は胃にあるわけだが，胃気失和，気機不利となり，それに経絡の阻滞や気血の阻滞がからんで胃痛が起こるのである。このことから中脘は胃痛を治療する常用穴とされているのである。

　寒邪犯胃，飲食停滞，肝気鬱滞などにより気機不利になると痛みが起こるようになる。また脾胃虚寒による胃絡の温煦失調，または胃陰不足による胃絡失養によって脈絡が拘急すると痛みが起こるようになる。肝鬱化火となりこの熱が胃絡を焼灼したり，あるいは気滞が長期化して瘀血内結となると痛みが起こるようになる。上記の全ての場合に，中脘を配穴することができ，病証に応じて瀉法を施したり，灸瀉を施すことができる。

　例えば，温中暖胃，散寒止痛の処方の中で中脘（灸瀉）を用いると，暖胃散寒により止痛をはかることができる。疏肝理気，和胃止痛の処方の中に中脘（瀉）を配穴すると，理気和胃により止痛をはかることができる。消食導滞，和胃止痛の処方の中に中脘（瀉）を配穴すると，消積和胃により止痛をはかることができる。温中健脾，散寒止痛の処方の中に中脘（灸瀉）を配穴すると，温胃散寒により止痛をはかることができる。疏肝瀉熱，清胃調中の処方の中に中脘（瀉）を配穴すると，和胃調中により止痛をはかることができる。活血去瘀，理気止痛の処方の中で中脘（瀉）を用いると，佐として理気和胃により止痛をはかることができる。健脾益気，補中和胃の処方の中で中脘（瀉）を用いると，佐として和胃調中をはかることにより止痛をはかることができるのである。決して補法を施してはならないのである。これが中脘に瀉法または灸瀉がよく用いられる理由である。

### 2．脾胃気虚型の胃痛の治療

　まず補脾と運脾の関係を把握すべきである。そして益気と理気を併用し，補中寓通〔補の中に通の要素を加えること〕により，胃気が滞るのを防止すべきである。強く脾胃を補うことによって脾運を損ねるようなことをしてはならないのである。この原則は健脾助運ということになる。和中，健中に理気穴を配穴することにより，補中寓通をはかることができるのである。

　補気穴の把握と運用について述べておく。胃の鈍痛があって脇肋部の脹痛がないもの，胃痛は空腹時にひどくなり食べると痛みが軽減するもの，胃や腹部が喜按で，按じると痛みが

軽減するものなどに対してのみ，補気穴を配穴して用いることができる。合谷や足三里，脾兪，陰陵泉といった経穴に補法を施すと，すべて補気作用が現れる。ただし合谷は気を補って滞りが生じない，足三里は脾胃の気を補うが中満を生じやすい，陰陵泉は健脾益気の作用とともに制湿の作用がある，脾兪は健脾益気の作用があるが取穴が不便であるといった特徴がそれぞれにある。一般的には補気をはかる場合は，合谷（補）をよく用いている。足三里を取穴して健脾益気をはかる場合には，先少瀉後多補の法を用いると，補っても滞りは生じない。

### 3．誤診の予防について

　胃痛の病は臨床上，他の病として誤診されやすく，また他の病も胃痛として誤診されやすいので，かなり注意を要する。例えば胃穿孔を急性虫垂炎と誤診したり，虫垂炎を胃痛と誤診したり，狭心症を胃痛と誤診するといった例がある。狭心症を胃痛と誤診する症例では，病勢が胃脘部や両脇部の間に広がり，脇下の気が上逆するために誤診しやすいと考えられる。農村の医療条件が悪い所で，確定診断ができない状態で治療を施さなければならないような場合は，内関，足三里に瀉法を施すとよい。この方法は胃痛，狭心症にかかわらず，ともに一時的に痛みを緩解させる作用があるからである。

### 4．脾胃気虚の胃痛患者のケース

　1953年のことであるが，30歳の胃痛の女性患者のケースである。胃痛，腹脹，食少，脘腹部の硬満，頻繁に起こる噯気，情志の抑鬱，身体虚弱，息切れ，懶言といった症状があり，脈は細弦であった。行気散滞去瘀の作用がある薬を長期服用していたが，効果がなかったのが来院の動機であった。上脘，中脘にそれぞれ1.8寸ほど鍼刺することとした。刺入後に患者は上腹部に重圧感が生じ，呼吸に影響するようになった。2分後には呼吸は浅く短い呼吸から呼吸微弱となった。また突然両目を上視するようになり，顔面蒼白となって会話ができなくなり，汗が出ているので，ただちに抜鍼した。急いで合谷，足三里に補法を施し，2人の医師が同時に捻補の手技を施した。それぞれ15分間ほど捻補を施した後，患者はしだいに正常に回復した。この症例は中気不足の患者であったが，鍼刺によって上腹部に重圧感が生じ，それが呼吸に影響したために，このような状態になった症例である。

# 8. 腹　痛（付：寒疝型腹痛）

### 概　説

　腹痛は胃脘部の下で恥骨結合より上の部位に発生する痛みを指している。腹痛は自覚症状の1つであり，多種の疾患に見られる。

　腹部の範囲は広く，ここには肝，胆，脾，胃，膀胱，胞宮，腎，大腸，小腸といった臓腑器官が存在している。また手足三陰，足陽明，足少陽経や衝脈，任脈，帯脈といった経絡は，すべて腹部を循行している。外邪によるものであれ内傷によるものであれ，臓腑の機能を失調させたり，経絡気血を阻滞させる場合は，すべて腹痛を引き起こす。

　本篇では，寒疝型腹痛を含む腹痛を主訴とするものについて述べることとする。急性腹症〔器質性病変によるもので鍼灸で無効であるもの〕，婦人科疾患，痢疾，泄瀉，胃痛，霍乱，積聚，淋証，虫積などに出現する腹痛は，本篇の対象外とする。

　鍼灸による腹痛の治療は，かなり良い効果がある。ただし鑑別診断には注意を要する。また病因や病位，痛みの特徴と程度にもとづいて診断し，それぞれの証型にもとづき施治を行うとよい。急性腹症の場合は，鍼灸治療と同時に細心の注意をはらい，誤診と誤治を防止する必要がある。

　本病の臨床的な現れかたには，寒凝（寒邪凝滞型），熱積（熱邪阻滞型），虚寒，気滞（肝気鬱滞型），血瘀，食滞（飲食停滞型）などがある。ここでは以上の証型の証治と症例について述べる。

### 弁証施治

　腹痛を弁証する場合は，次の手順をふむとよい。まず第1に病因，病位，痛みの特徴といったサイドから区別するとよい。まず虚なのか実なのか，寒なのか熱なのか，気の問題なのか血の問題なのか，経の病か絡の病か，臓の問題なのか腑の問題なのかを明確にする。さらに各臓腑の機能の特性や，腹痛と同時に出現する随伴症状とを関連させて鑑別することにより，腹痛を引き起こしている所在をさがしだすことができるのである。第2に痛みの部位のサイドから区別する。臍より上の部位が痛むものは，脾胃や腸の病が多い。臍より下の部位

が痛むものは，足厥陰肝経の病であることが多い。また臍周囲の激しい痛みは，寒疝腹痛に多く見られる。臍の右下方の痛みは虫垂炎に多く見られ，臍の左下方の痛みはS状結腸の病変に多く見られる。

第3に痛みの性質から区別する。虚痛は喜按となり，実痛は拒按となる。食後の痛みは実，空腹時の痛みは虚である。また有形のものがあって痛むものは実が多く，無形で痛むものは虚が多い。激しい痛みが持続し温めると痛みが軽減するものは寒である。燥熱内結となり発作性の痛みがあり，冷やすと痛みが軽減するものは熱である。臍腹部に間欠性の痛みがあるものは虫積である。脘腹部が痞硬し，噯気や呑酸が起こり，腹満拒按であるものは食滞である。腹部脹痛し，腹部の塊が生じたり散じたりし，痛みの部位が一定しないものは，気滞によるものが多い。腹部に刺痛が起こり，痛みの部位で固定しており，あるいは按じると塊を触れるものは，血瘀によるものが多い。

治療面では，虚実，寒熱を明確にし，病が気にあるのか血にあるのか，臓にあるのか腑にあるのかにもとづいて，治療措置や選穴，処方構成を考えるとよい。治療原則は多くの場合は，「通」を立法とする。病因や病んでいる臓腑，経絡，気血，そして部位にうまく対処するだけでなく，さらに証にもとづいて理気止痛の作用がある経穴を加えると，より速く痛みを緩解させることができる。あるいは補益，散寒，温陽，去瘀といった治則に，さらに佐として理気をはかれば，一定の止痛効果を収めることができる。

## 1 寒積（寒邪凝滞）腹痛

[主証] 急性の腹痛，痛みは冷えると増強し，温めると軽減する。口渇はない。小便清利，泥状便。舌苔は薄白，脈は沈実となる。

[治則] 温中散寒，止痛

[取穴] ◇中脘，気海，阿是穴（灸瀉）
◇神闕（塩灸または棒灸），阿是穴（灸瀉）

[応用] ◇臍部が激しく痛み喜按喜温であるものは，腎陽不足であるところに寒邪が内に侵入して起こったものである。関元，神闕，太谿または腎兪（灸）により温通腎陽をはかり寒積を散じるとよい。

◇少腹拘急して冷痛し，舌苔薄白，脈沈緊であるものは，下焦虚寒であるところに厥陰の気が疏泄できなくなって起こったものである。曲骨，大敦，気海（灸瀉）により温肝散寒をはかるとよい。

◇腹中冷痛，手足逆冷し，身体も痛むものは，内外に寒があるためである。神闕（灸），大椎，阿是穴（灸瀉）により内外の寒を散じるとよい。腹中雷鳴，胸脇逆満があり嘔吐するものは，寒邪上逆によるものである。神闕（灸），足三里，公孫（灸瀉）により温中降逆をはかるとよい。

◇『素問』挙痛論には，「寒気小腸に客すれば，小腸は聚を成すを得ず，故に後泄して腹痛む」とある。このような場合は，関元（灸瀉），神闕（灸）により散寒

止痛をはかるとよい。
　◇『素問』挙痛論には、「寒気腸胃の間、膜原の下に客すれば、血散ずるを得ず、小絡急に引く故に痛む」「経脈は流行して止まらず、環周して休まず、寒気経に入りて稽遅し、泣（しぶ）りて行かず、脈外に客すれば則ち血少なく、脈中に客すれば則ち気通ぜず、故に卒然として痛む」とある。これらは寒邪が腹中に侵入して陽気が通じなくなり、脈絡痺阻、気血不暢となって起こった腹痛である。このような場合は、神闕に施灸するとよい。ただし臍上が痛むものには水分（灸）を配穴するか、さらに下脘（灸瀉）を加えるとよい。臍下が痛むものには気海（灸瀉）を配穴し、臍の傍らが痛むものには天枢（灸瀉）を配穴するとよい。これらはすべて温散寒邪、通絡止痛の効を収めることができる。臍腹冷痛し、痛みが上衝するものには、公孫（瀉）を加えて平衝止痛をはかるとよい。
　◇『霊枢』刺節真邪篇には、「脈中の血、凝りて留止するは、之を火にて調えざれば、之を取ること能わず。」とある。したがって上処方に灸を併用することによって、はじめて温散寒積、通絡止痛の効を収めることができ、「住痛移痛」という目的を達することができるのである。

## 2　熱積（熱邪結滞）腹痛

［主証］　腹痛拒按、痛みが強くて汗が出る。腹脹、畏熱喜冷。煩熱があり飲む。小便短赤、大便秘結。舌質は紅、舌苔は黄、脈は洪数となる。
［治則］　清熱攻下、止痛
［取穴］　天枢、中脘、足三里（瀉）
　　　攻下熱邪、攻下腑実の効があり、大承気湯の効に類似している。
［応用］　◇燥結がひどくなく熱が強い場合は、合谷、内庭、足三里（瀉）を用いるとよい。また腹痛が両側の脇部におよんでいるものには、中脘、天枢または足三里、内関または間使（瀉）により寛胸理気、散結止痛をはかるとよい。
　◇熱証の腹痛は急性腹症に多く見られる。病勢が急であり、進行が早いという特徴がある。したがってしっかりと診断し、誤診や誤治を防ぐ必要がある。虫垂炎であれば上巨虚、闌尾穴、阿是穴（瀉）を取る。腸閉塞であれば下脘、天枢、公孫、足三里（瀉）により攻下熱邪、攻下腑実をはかって結滞を散じるとよい。胃穿孔の場合は、非観血療法と同時に鍼灸治療を併用することができる。足三里、公孫（瀉）などの治療穴により痛みを緩解させることができる。
　◇夏に暑穢濁気が内蘊し、さらに外感の寒邪が中焦に阻滞して、胃腸に気滞が生じると、急性の激しい腹痛、拒按、腹鳴、悪心が起こり、腹痛が起こると下痢をもよおし、胸脘煩悶といった症状が出現するようになる。この場合は、曲沢、委中（点刺による血絡出血）により清暑去濁、理気止痛をはかるとよい。出血色は紫黒色から鮮紅色に変ずればよい。

内　科

### 3　虚寒腹痛

[主証]　綿々とした腹痛，痛みは喜温喜按，痛みは時々起こる。喜熱悪冷。空腹時と疲労後に痛みは増強し，食後や休息後に痛みは軽減する。大便は泥状。精神疲労，口淡，息切れ，さむがりといった症状を伴う。舌質は淡，舌苔は白，脈は沈細となる。

[治則]　温陽益気，散寒止痛

[取穴]　神闕，阿是穴（灸）：温中補虚，和裏緩急

[応用]　◇精神不振が見られ，あるいは大便が軟であるが排便困難であるものは気虚無力によるものである。上処方に合谷（補）を加えて益気をはかるとよい。このような場合は，腹部の経穴を加えて補法を施してはならない。なぜなら滞りを引き起こして気機不暢となりやすいからである。

　　　　◇虚寒腹痛の重症のものには，神闕（灸），阿是穴（灸瀉）により温中散寒をはかるとよい。腎陽不足を伴う場合は脾腎陽虚であるので，関元（灸補），神闕（灸）により温補脾腎をはかる。

　　　　◇小腸虚寒も腹痛を引き起こす。小腹隠痛，按じると痛みは軽減，腹鳴，泥状便，頻尿といった症状が出現し，舌質が淡，舌苔が白，脈が細緩であるものには，神闕，気海，関元（灸）により温陽補虚，散寒止痛をはかるとよい。

　　　　◇『霊枢』五邪篇には，「邪脾胃に在れば，……陽気不足し，陰気有余すれば，則ち寒中腸鳴，腹痛す」とある。脾土虚寒のため運化機能が失職しているものには，下脘，天枢，神闕（灸）により扶陽散寒をはかるとよい。あるいは神闕（灸），下脘，天枢または梁門（瀉）を取って，これらに灸または焼山火を配することにより，温陽益脾，散寒止痛をはかるとよい。

　　　　◇脾陽不振，陰寒内停の場合は，綿々とした腹痛，痛みの部位は一定していない，喜熱喜按，空腹時や疲労時に痛みは増強，精神疲労，さむがり，泥状便，息切れ，無力感といった症状が出現し，舌質は淡，舌苔は白，脈は沈細となる。このような場合は，神闕，関元，阿是穴（灸）により温陽益脾，散寒止痛をはかるとよい。

### 4　気滞（肝気鬱滞）腹痛

[主証]　脘腹脹痛，痛みの部位は一定しない。痛みは少腹部におよぶ。失気や噯気後に脹痛は軽減し，怒ったりすると痛みは増強する。舌苔は薄，脈は弦または沈弦となる。

[治則]　疏肝解鬱，理気止痛

[取穴]　◇太衝，間使，阿是穴（瀉）：疏肝理気，解鬱止痛
　　　　◇気海，中脘，太衝（瀉）：疏肝理気，和中止痛

[応用]　肝気鬱結により気滞脈絡，血行不暢となって起こる気滞血瘀型の腹痛には，下脘，気海，三陰交，阿是穴（瀉）により理気行血，通絡止痛とはかるとよい。

## 5  血瘀腹痛

[主証]　痛みが激しく，痛みの部位は固定している。腹部に癥瘕がある。舌質は青紫，脈は弦または濇となる。
[治則]　活血化瘀，通経止痛
[取穴]　気海，阿是穴，三陰交または血海（瀉）：活血去瘀
[応用]　◇寒に偏している場合は，阿是穴に灸を併用して温経止痛をはかるとよい。
　　　　◇腹部の手術後や外傷後の瘀滞による痛みの場合は，阿是穴，三陰交（瀉）により活血散瘀止痛をはかるとよい。

## 6  食積（飲食停滞）腹痛

[主証]　腹痛，腹部脹満，拒按。あるいは大便秘結，悪食，呑酸，噯腐がある。あるいは腹痛により下痢をもよおし，下痢の後に痛みは軽減する。舌苔は濁膩，脈は滑実となる。
[治則]　消食導滞
[取穴]　◇建里，天枢，阿是穴（瀉）：消食導滞
　　　　◇建里，公孫（瀉）：消食導滞止痛
[応用]　食滞に回虫症を伴って起こる発作性の腹痛は，「虫証」を参考にして治療を行うとよい。

　これらの他に，腹筋の攣痛がある。『霊枢』経筋篇には，「陽急なれば則ち反折し，陰急なれば則ち俯きて伸びず」「寒すれば則ち反折し筋急す，熱すれば則ち筋弛縦して収まらず」とある。これは陰陽の経脈の失調により起こるものである。症状としては腹直筋の経筋が寒邪を感受することにより，発作性の拘急疼痛を引き起こし，俯して伸びず，反折筋急し，腰を伸ばすことができないといった症状が出現する。ただし腹部内臓の病による痛みはない。このような場合は梁門，天枢，太乙または阿是穴（瀉）に浅く刺し灸頭鍼を用いることにより温経散寒，舒筋止痛をはかるとよい。

## 付：寒疝型腹痛

### 1．大烏頭煎証

　『金匱要略』腹満寒疝宿食病脈証併治篇には，「寒疝臍を繞りて痛み，若し発すれば則ち白汗出で，手足厥冷す，其の脈沈緊のものは，大烏頭煎これを主る」とある。これは発作性の寒疝の証治について述べたものである。神闕（灸）により温陽散寒止痛をはかるとよい。また臍の傍らが痛むものには天枢（灸瀉）を取り，臍の上部が痛むものには下脘（灸瀉）を取り，臍の下部が痛むものには気海（灸瀉）を取って，破積散寒止痛をはかるとよい。

2．附子粳米湯証

　『金匱要略』腹満寒疝宿食病脈証併治篇には，「腹中の寒気，雷鳴切痛し，胸脇逆満し嘔吐するは，附子粳米湯これを主る」とある。これは脾胃陽虚による寒疝の証治について述べたものである。神闕（灸）により温陽益脾，散寒止痛をはかり，天枢，上脘または中脘（灸瀉）により散寒止嘔，温経止痛をはかるとよい。あるいは天枢，中脘または上脘（灸瀉），公孫（瀉）により温中散寒，化飲降逆をはかるとよい。

3．大建中湯証

　『金匱要略』腹満寒疝宿食病脈証併治篇には，「心胸中大いに寒痛し，嘔して飲食すること能わず，腹中寒え，上衝して皮起こり，出でて頭足有るを見わし，上下に痛みて触れ近づくべからざるは，大建中湯これを主る」とある。これは脾陽虚による寒疝の証治について述べたものである。神闕（灸），公孫（瀉），中脘，上脘（灸瀉）により温中散寒，降逆止痛をはかるとよい。

4．裏陽が平素から虚していて，脾胃が寒の侵犯を受けて起こる腹痛下痢について，『金匱要略』腹満寒疝宿食病脈証併治には，「中寒，其の人下利するは，裏虚を以てなり，嚔(てい)せんと欲し能わざる，此の人肚中寒す」とある。一説では痛むという。これは平素から裏陽が虚しているところに，脾胃が寒邪の侵犯を受けて起こる腹痛下痢について述べたものである。天枢（灸瀉），神闕（灸）により温陽益脾，散寒止痛，止痢をはかるとよい。

5．痩せている人が風冷を感受して起こる腹痛と，その誤下後の変証について，『金匱要略』腹満寒疝宿食病脈証併治には，「夫れ痩人臍を繞りて痛むは，必ず風冷有り，穀気行らず，而してかえってこれを下せば，其の気必ず衝く，衝かざるものは心下則ち痞す」とある。痩せていて虚弱で正気が不足している人が，風冷を感受し寒が裏に結すと，「臍を繞りて痛む」「穀気行らず（大便不通）」といった症状が出現するようになる。このような場合は，神闕（灸，温陽散寒益脾），天枢（灸瀉，散寒通便），下脘（灸瀉，散寒通便）により温陽散寒，通便止痛をはかるとよい。

　誤って苦寒攻下の薬を用いると，風冷がまだ去っていないのに中陽をいっそう傷り，脾胃の陽気がいっそう虚し，そのために寒気が上逆して嘔逆が起こる。この場合は，関元（灸，壮真火益脾陽），神闕（灸，温陽散寒益脾），上脘（灸瀉，温胃散寒，止嘔逆）により壮陽益脾，暖胃散寒をはかって嘔逆を止めればよい。また誤下の後に寒邪が心下に陥し，集まって痞を形成しているものには，上脘（灸瀉，暖胃散寒除痞），中脘（灸瀉，暖胃散寒除痞），神闕（灸，温陽益脾）により温陽益脾，暖胃散寒をはかって痞を除くとよい。

## 症 例

[症例1] 衝脈失和，気逆上衝
患　者：男，40歳，初診1969年5月3日
主　訴：腹痛を患って5日になる。
現病歴：原因はわからないが，この5日ほど小腹部から任脈，衝脈と陽明経に沿って中脘穴の部位まで気がつきあげる感じがし，発作性の強い刺痛，跳痛が起こる。痛みが激しくて耐えられず，大汗が出る。5～10分に1回激痛が起こり，毎回2～5分ほど続き自然に緩解する。飲食と二便は正常である。中西薬治療を受けたが効果がなかった。当病院で胃バリウム検査を受けたが異常は認められなかった。大便検査も正常である。
弁　証：経気阻滞，衝脈失和，気逆上衝による腹痛
治　則：理気和中，平衝降逆
取　穴：足三里，公孫（瀉）。1日1回の鍼治療とする。
効　果：初診後，腹痛は著しく軽減した。腹痛は1時間に1回隠痛が起こる程度となり，1～2分で自然に緩解するようになった。2診後に腹痛は治癒した。3診では治療効果の安定をはかった。
考　察：本症例の腹痛は小腹部から任脈，衝脈，陽明経脈に沿って中脘穴の部位に向かって発作性のつきあげるような痛みを特徴としているが，これは経気阻滞，気逆上衝によるものである。飲食と二便が正常であることから，病位は経にあり腑にないことがわかる。

　　　　足三里（瀉）により陽明経気の通暢と和中止痛をはかり，脾経の絡穴で衝脈に通じている公孫（瀉）により胃腸の気機の調節と平衝降逆をはかった。この理気和中，平衝降逆の法により，効を収めることができた。

[症例2] 真陽不足，陰寒内盛
患　者：男，44歳
主　訴：腹部に冷痛が起こるようになって6年になる。
現病歴：6年前に露天で眠っていて冷えたために発症した。その後，寒かったり驚いたり恐かったりすると再発するようになった。再発前には腰が冷たく感じられる。再発すると左の臍腹部の脹痛が左上腹部と剣上突起下に向かってつき上がり，ひどい場合は脇肋部につき上がって脇肋部が痛くなる。腹部が冷えて痛み，痛む部位は拒按である。口や鼻の息が冷たく感じられ，四肢は厥冷し，全身寒がりとなる。温熱薬を服用したり，温湿布をしたり，あぶったりすると冷痛は軽減するか止まる。ただし根治はしない。以前に火鍼による治療を受けたが，かえってひどくなったことがある。頻尿，目昏，歯の隠痛，精神不振といった症状を伴っている。身体は痩せてい

内　科

る。顔色は青黄色く，声に元気がない。脈は沈細である。以前に真武湯，奔豚湯，附子理中丸，建中湯などを用いた治療を受けたが，あまり効果がなかった。硫黄を服用するとしだいに軽減する。

弁　証：真陽不足，陰寒内盛，経気阻滞による腹痛
治　則：温補腎陽，佐として温胃降逆をはかる。
取穴と効果：初診：関元，太谿，腎兪（補）とする。ともに焼山火を配した。これには温補腎陽の効がある。関元穴の温熱感は小腹部にいたり，また両側の大腿内側に沿って膝や足跟部にいたった。太谿穴の温熱感は，本経に沿って上り膝にいたった。腎兪穴の温熱感は腰全体におよんだ。

2診（13日）：昨晩は一度遺精が起こった。今日は腹部に隠痛が起こっている。遺精は前回の治療で強い補益腎陽，壮健命門をはかったせいであろう。とくに関元穴には命門真火を壮じる作用があり，それに焼山火を配すとその壮陽効果はいっそう強くなるからである。2診では腎兪（補，焼山火を配す）により温補腎陽をはかり，公孫（瀉）により衝逆を降ろし腹痛を治し，太衝（瀉）により疏肝理気をはかることとした。この処方には温補腎陽，疏肝降逆の効がある。公孫に置鍼中，患者は左の不容穴から大巨穴に向かって腹鳴と腸の蠕動感を感じた。

3診（20日）：数日間雨天であったために治療に来られなかった。この数日，腹痛はかなり緩やかになり，再発前の腰の冷え感は著しく軽減している。公孫（瀉），関元，腎兪，胃兪（補，焼山火を配す）とする。温熱感がすべて局部に生じた。胃兪（補）は温養胃腑の効を収めることができる。

4診（30日）：この数日間，腹痛は起こっていない。関元，腎兪，足三里（補，焼山火を配す）とする。関元と腎兪穴の温熱感は局部に生じた。足三里の温熱感は本経に沿って下行し足の指にいたった。上行した温熱感は髀関穴の部位にいたった。抜鍼後，ただちに腹鳴と胃の空虚感が生じて気持ちよくなった。

考　察：脈証，病因にもとづくと，命門火衰，腎陽不足をベースとして，さらに外因として寒邪を感受し，寒邪が中宮に留滞して気血凝滞を引き起こしていることがわかる。真陽による温煦が受けられず陰翳を消す機能が失なわれている状態にある。温薬を長期服用してもあまり効果がなかった。温めても温まらないのは，温腎壮火をはかっていないためである。寒を感受したり驚恐により腹痛が誘発されやすい，腰が冷えると再発する，寒がり，四肢の冷え，腹部の冷痛，頻尿，脈沈細，精神不振，口や鼻の息が冷たい，温まると痛みが軽減する，硫黄を服した後に痛みは緩解するといった症状・所見は，すべて腎陽不足，命門火衰の現れである。臍腹脹痛があり，脹痛が上につきあがるといった症状は，気血凝滞，気機不行と関係した症状である。温補腎陽の法を用いることとした。関元，腎兪（補，焼山火を配す）により真陽を強くし陰翳の消滅をはかる。また佐として温中降逆の法を用い，情況に応じて，太衝（瀉），公孫（瀉），胃兪（補，焼山火を配す），足三里（補，焼山火を配す）を配穴して効を収めることができた。

［症例3］真陽不足，下元虚冷
患　者：女，51歳，初診1970年10月26日
主　訴：数年にわたって腹部冷痛が起こる。今回は再発して半年になる。
現病歴：多年来，小腹部に冷痛が反復して起こる。今回は再発して半年になる。頻繁に小腹部に冷痛が起こり，排便時には墜痛となる。冷たい場所に座ると，肛門に冷痛が起こり，小腹部の冷痛はいっそうひどくなる。大便は泥状で1日に数回出る。時に小腹部に空痛が起こり，按じると痛みは軽減する。小腹部と肛門の墜脹感，便意はあるが排便しない，四肢の無力感，食欲不振，腰痛，頭暈といった症状を伴っている。怒りっぽく，怒ると小腹部と肛門の墜脹感は増強し，便意も強くなる。舌質は淡，舌苔は白，脈は沈細である。当病院の婦人科検査では婦人病は認められなかった。
弁　証：真陽不足，陰寒内盛となり陽気が抑止され，中陽不運となっているところに，肝気鬱滞，腸道失暢がからんで起こった腹痛
治　則：補益真陽，補益脾陽，佐として疏肝理気をはかる。
取　穴：神闕（灸），関元（灸補），太衝（瀉）。2～3日に1回の鍼治療とする。
効　果：初診後，小腹部に冷痛は起こらなくなった。2診後には排便時にわずかに小腹墜痛を感じるが，飲食は増加した。4診後，便意があって排便しないとか，小腹部の冷痛，肛門の墜脹感といった症状は治癒した。5診後にはほぼ治癒した。6～7診では治療効果の安定をはかった。
考　察：本症例の病因病機は次の通りである。真陽不足，陰寒内盛，下元虚冷となり陽気が抑止されているために，小腹部に冷痛が起こったり，冷たい場所に座ると肛門に冷痛が起こったり，小腹部の冷痛がひどくなったりするのである。火不生土，脾陽不運のために泥状便になり，時に小腹部に空痛（喜按）が起こったり，排便時に小腹部に墜痛が起こったり，食欲不振，四肢無力といった症状が出現している。怒りっぽく，怒った後に小腹部と肛門の墜脹感が増悪したり，便意はあるが排便しないといった症状が顕著になるのは，肝気鬱滞，腸道の気機失暢によるものである。舌，脈の変化は中陽不足の象である。

神闕（灸）により温運中陽をはかり，関元（補）により補益真陽をはかり，太衝（瀉）により疏肝理気をはかった。この補益真陽，補益脾陽，佐として疏肝理気をはかるという法により，効を収めることができた。

［症例4］熱鬱腹絡，経気不行
患　者：男，23歳
主　訴：腹痛
現病歴：58日前に虫垂炎を患い，当病院の外科に入院し手術を行った。手術後に右少腹部に痛みが起こるようになり，手術後11日して傷口が化膿した。西洋薬の投与により8日で傷口は治ったが右少腹部の痛みは改善していない。以前に各種西洋薬による治療や超音波治療などを受けたがよくならなかった。バリウムによるX線検査では異

内　科

　　　　常は認められなかった。第1外科から鍼灸治療を依頼された。
現　　症：右小腹部痛があり，排便は緩慢で便の回数が多い。早朝には腹脹が起こり，夜は腹
　　　　痛が起こる。飲食は通常である。患部は圧痛が強い。傷口の癒合は良好である。右
　　　　下腹部の傷口と傷口の上2横指の処に痛点がある。体温は36.3〜37℃である。舌尖
　　　　と舌辺は紅，舌苔は薄白，脈は細数でやや弦であった。
弁　　証：熱鬱腹絡，経気不行，気血失暢による腹痛
治　　則：清宣鬱熱，通暢経気
取穴と効果：初診：右の足三里，上巨虚（瀉）とする。だるい鍼感が本経に沿って患部にい
　　　　たり，患部の肌肉がふるえると腹部は気持ちよく感じられた。
　　　　2診：右の足三里（瀉）に透天涼を配す，刺入時に患者は突然口の中が冷たくなっ
　　　　たように感じられた。透天涼を施していると，下行した涼感は本経に沿って足の第
　　　　2指にいたり，上行した涼感は天枢穴の部位にいたった。時に中脘，梁門穴にもい
　　　　たった。60分の置鍼中，口の中が冷たく感じられ，肌肉がふるえると，腹部の痛み
　　　　はただちに消失し，気持ちよく感じられた。
　　　　3診：昨日の午後は腹痛は起こらなかった。失気が多く，腸の蠕動運動は良好であ
　　　　る。右の足三里（瀉）に透天涼を配す。涼感は本経に沿って天枢，水道，梁門穴の
　　　　部位にいたった。時に不容穴の部位にもいたる。患部にふるえる感じが起こり，患
　　　　部が気持ちよく感じられた。
　　　　4診：排便回数が多くなり，1日に2〜4回である。傷口には圧痛がある。上腹部
　　　　の腹鳴の回数が増加している。治療は3診同様とした。
　　　　5診：傷口の圧痛はほとんどなくなった。右下腹部は痛みはなく気持ちよく感じら
　　　　れる。治療は3診同様とした。
考　　察：本症例は手術の後に瘀血内阻，蘊熱醸膿となって起こったものである。薬物治療に
　　　　より傷口は癒合したが，余熱が残って熱鬱腹絡，絡道痺阻，気血失暢となったため
　　　　に，右下腹部に脹満と疼痛が起こり，強い圧痛が現れているのである。まだ胃腑を
　　　　損傷していないので，飲食には影響がでていない。熱鬱腸道，気機不利となってい
　　　　るために，排便は通過が緩慢であり，回数が多くなっている。
　　　　循経取穴と上の病は下に取るという法を採用した。右の足三里（瀉）に透天涼を配
　　　　し，涼感が循経により腹部と患部にいたるようにした。この清宣鬱熱，経気を通暢
　　　　させるという法により，効を収めることができた。

［症例5］飲食生冷，寒滞不行
患　　者：女，52歳，初診1988年3月30日
主　　訴：臍腹部に冷痛が起こるようになって6日になる。
現病歴：6日前の夜，飲食過多と食事が冷えていたのが原因で，その夜半には腹部に激しい
　　　　冷痛が起こり始めた。単方（焼き生姜，焼き棗，炒め塩）を煎じて服用したが好転
　　　　しなかった。2日目の午前に衛生所に行きイースト，テラマイシン，止痛片を投与

されたが効果はなかった。3月27日には地区病院で胃腸バリウム検査を受けたが，異常は見つからなかった。その後，中薬を3剤服用し，ある程度は軽減した。

現　症：脘腹部の脹満疼痛，拒按，臍腹部の冷痛が著しい。喜温，悪食，噯気，呑酸を伴っており，痛みが激しいと下痢をもよおし，下痢をすると痛みは軽減する。臍と臍上から中脘にいたる部位に痛点がある。舌苔は濁膩，脈は滑実であった。

弁　証：飲食生冷，寒滞不行，気機阻滞による腹痛

治　則：温中散寒，消食導滞

取　穴：初診：中脘，下脘（瀉，加灸），神闕（灸）。

　　　　2～4診：治療は初診同様とする。毎晩神闕と中脘に各30分間，家族の人に施灸してもらうように指示した。

効　果：初診後には臍腹部の冷痛は軽減した。3診後に臍腹部の冷痛は治癒し，舌脈所見はほぼ正常となった。4診では治療効果の安定をはかった。

考　察：本症例は冷えた物を食べ，それが停滞して消化されていないために，腹部に冷痛（拒按）が起こったものである。温めると楽になるという特徴がある。単方を用いて効果がなかったのは，散寒に重点をおき消食をはからなかったためである。西洋薬により消炎，止痛をはかっても本治にはならない。イーストの消食の力が及ばなかったために，やはり効果はなかった。冷えた宿食が停滞しているために，臍腹部に脹満・疼痛が起こり，悪食となっている。また宿食が消化されないために噯気，呑酸が起こっている。痛みが激しいと下痢をもよおし，下痢をすると痛みが軽減するのは，下痢とともに濁気が去るからである。舌，脈の変化は，傷食裏実の象である。神闕（灸）により温陽散寒をはかり，中脘（灸瀉）により温胃消食をはかり，下脘（灸瀉）により散寒導滞をはかった。この処方には温陽散寒，消食導滞の効があり，治癒させることができた。温化すれば寒邪は自然に散じ，食が消えると気がめぐるようになり，痛みが止まったのである。

［症例6］肝気鬱結，気機阻滞

患　者：男，45歳，初診1987年11月30日

主　訴：腹痛を患って6日になる。

現病歴：6日前に怒った後20分ほどして，突然激しい腹部の脹痛（拒按）が起こり始めた。大汗が出る。少腹部の痛みが激しく，痛みが両脇部にひびいたり，睾丸にひびいたりすることもある。失気や噯気が出ると腹痛は少し軽減するが，怒ったりすると痛みは増強する。舌苔は薄白，脈は沈弦である。痛みが激しい時には脈は沈緊となる。小茴香煎湯，沈香化滞丸を服用すると，痛みは減じるが効果が長続きしない。

弁　証：悩怒傷肝，肝気鬱結となり脈絡に影響して起こった腹痛

治　則：疏肝理気，通絡（腹絡）止痛

取　穴：太衝，間使，気海（瀉）とする。太衝の鍼感は本経に沿って少腹部にいたり，その後に両脇部をへて上腹部にいたった。間使の鍼感は本経に沿って上行し胸膺部にい

内　科

　　　　たった。また気海の鍼感は小腹部全体にいたった。
効　　果：初診時は置鍼を60分した後に腹部の激痛はなくなった。ただ少腹部に発作性の軽い痛みがある。昨晩と今朝の通院前に腹部に激痛が起こり，痛みが少腹部と両脇部にひびいたことを2診時に確認した。ただし痛みの激しさは，前回ほどではないとのことであった。2診時に置鍼を60分施すと，腹部は痛まなくなったが少し脹満感が生じた。脈は緩和になっている。4診時には痛みが治癒していたので，治療効果の安定をはかった。
考　　察：本症例は鬱怒傷肝，肝気鬱結となり脈絡に影響したために，腹部の脹痛が起こったものである。脹痛は少腹部と両脇部にひびき，時に睾丸にひびくこともある。失気や噯気をすると，気機が少し通暢するので脹痛は少し軽減する。睾丸，少腹部，両脇部は，すべて足厥陰肝経と関連する部位であり，これらの部位に痛みがひびくのは，肝気鬱滞となって脈絡の通りが悪くなるためである。怒ると痛みが増強したり，脈が沈弦であるのは，肝気鬱結の象である。間使（瀉）により寛胸理気をはかり，太衝（瀉）により疏肝理気をはかった。また気海（瀉）により下焦の気機の調節を行った。この疏肝理気，通暢脈絡による止痛の法を用い，効を収めることができた。

［症例7］脾胃陽虚，寒気充斥
患　　者：男，45歳，初診1984年8月8日
主　　訴：腹痛を患って20日になる。
現病歴：20日前，腹部に突然激痛が起こった。臍下から上腹部と心胸部に向かって発作性のつき上げるような痛みである。激痛時には腹皮に塊状のものが上下に動き，痛くて触れない。局部は喜温悪冷である。嘔吐して食を取れず，精神疲労，さむがり，手足欠温といった症状を伴っている。舌苔は淡，舌苔は白，脈は沈伏（時に沈緊）である。当地の病院で中西薬を投与されたが効果はなかった。当病院で胃腸バリウム検査を行ったが，異常は見られなかったことから，鍼灸治療を受けに来た。
弁　　証：脾胃陽虚，寒気上逆による寒疝腹痛
治　　則：温陽益脾，暖胃降逆
取　　穴：中脘，上脘（瀉，灸頭鍼とする），神闕（灸），公孫（瀉）。1日1回の鍼灸治療とする。
効　　果：2診後には腹痛は軽減し，つき上げる痛みの回数は減少した。4診後にはほぼ治癒した。5診で治癒し，3日後に再度鍼灸治療を行って効果の安定をはかった。
考　　察：本症例の病因病機は次の通りである。脾胃陽虚，寒気盛となって上逆を引き起こしたために，臍下から発作性のつき上げるような激しい痛みが起こっているのである。激痛時には腹部に塊状のものが上下に動き，痛くて触れないといった状態が現れているが，これは寒気衝逆，気機不暢により起こったものである。寒気上衝し胃失和降となると，嘔吐して食事を取れなくなる。中陽虚寒となって陽気がいたらなくなると，精神疲労，さむがり，手足欠温といった症状が出現するようになる。

神闕（灸）により温陽益脾をはかり，中脘，上脘（灸瀉）により温中散寒止痛をはかり，公孫（瀉）により降逆止痛をはかった。中陽をめぐらせて陰寒を消散させることにより，諸症状を治癒させることができた。

［症例8］真気不足，下元虚寒
患　者：男，52歳，初診1975年4月18日
主　訴：小腹部に空痛が起こるようになって7年になる。今回は再発して6日になる。
現病歴：7年来，疲れたり飲食失常〔不規則な食事〕により小腹部に空痛が起こり，再発しやすい。今回は3日間ソーダ蒸しの饅頭を食べた後に再発し，飲食減少，小腹空痛（喜按），頻尿，1夜の排尿回数は7〜8回，右の股関節部と大腿部のだるい痛み，歩行無力といった症状が出現している。さらに空腹感が起こりやすい，頭暈，息切れ，頻繁にあくびが出る（夜間に増悪），さむがり，四肢の冷え，日にあたると眠くなるといった症状を伴っている。身体は痩せている。脈は沈遅無力である。
既往歴と治療経過：1968年3月21日にソーダ蒸しの饅頭を食べて発病した。症状と脈象は今回と同じであり，さらに早朝の下痢を伴っていた。関元，気海（補）の2回の治療により治癒した。1968年8月28日と1969年6月16日には過労により発病した。1970年10月5日には飲食の不節制により発病した。この3回の発病時の症状と脈象は前回同様であり，関元，気海（補）の1〜2回の鍼治療で治癒した。1970年10月に再発して治癒した後，5年来再発はなかった。
弁　証：真陽真気不足，命門火衰による腹痛。飲食の不節制や過労により誘発される。
治　則：補益真気，補益元陽
取　穴：関元，気海（補）。2〜3日に1回の鍼治療とする。
効　果：初診後には空腹感が起こりやすいといった症状や小腹空痛，嗜眠といった症状は治癒した。尿の回数は1夜5回に減少した。右下肢の痛みは治癒したが，まだだるさがある。あくびの状態は改善していない。頭暈とさむがりは軽減し，精神状態は好転した。2診後には尿の回数が1夜4回となり，あくびをする回数も減少した。他の症状は治癒している。3診で治癒した。1976年3月4日に3回の治療で治癒していたことを確認した。
考　察：本症例の患者は，真気不足，命門火衰のために小腹部の空痛，さむがり，四肢の冷え，頻尿で残尿があるといった症状が出現している。腎陽が不足すると，嗜眠となり，頻繁にあくびが出るようになる。飲食失節，飲食減少となって化源が不足すると，元気元陽も不足するようになる。また過労は元気を損傷させやすい。これらのため飲食失節や過労により，この患者は発病しやすくなっているのである。頭暈，息切れ，右股関節部と大腿部のだるい痛み，歩行無力といった症状を伴い，脈が沈遅無力となっているが，これは真陽不足，元気虚弱によるものである。関元（補）により補益元陽をはかり，気海（補）により補益元気をはかって効を収めることができた。

内　科

[症例9] 湿熱瘀血，阻滞腸道
患　　者：男，39歳，初診1988年1月27日
主　　訴：腹痛を患って2年になる。
現病歴：2年前に下痢と腹脹を患ったことがある。おそらく水が合わなかったせいだと考えられる。また1986年の春節の時に飲み過ぎて腹痛が起こったことがある。それからしばしば左小腹部に痛みが起こるようになった。持続性の痛みであったり，間欠性の痛みであったりする。S状結腸の部位に痛点があり，拒按を呈している。気逆すると横行結腸の左段と下行結腸の部位に脹痛が起こる。この脹痛は失気の後に軽減する。舌苔はずっと白膩である。1986年5月に某病院で慢性結腸炎と診断され，中西薬による治療を長期に受けたが効果がなかった。検査ではS状結腸の内視鏡検査では，19〜25cmの部位に小さな出血点と浮腫が認められた。
既往歴：混合痔を患って4年になる。ひどい時は下垂感が強くなり，失気が多くなる。また大便秘結を伴いやすいが，泥状便になる時もある。
弁　　証：湿熱と瘀血が腸道に阻滞し気機不暢となって起こった腹痛である。
治　　則：通腸去濁，散瘀止痛
取　　穴：左の大巨，阿是穴（瀉）。2〜4日に1回の鍼治療とする。
効　　果：初診後，左腹痛は軽減した。2診後には腹痛，腹脹，泥状便は治癒し，胃の部位が楽になった。4診で治癒した。1988年3月7日に治癒していることを確認した。
考　　察：本症例は湿濁と瘀血が脈絡に阻滞し，経気失暢，気血失和となって起こった腹痛証候である。本症例は局部病変が主な問題であるので，局所取穴により治療を行った。左の大巨，阿是穴（瀉）により通腸去濁，散瘀止痛をはかって効を収めることができた。

[症例10] 陽明経気阻滞，胃腸気機失暢
患　　者：男，54歳
主　　訴：腹痛が起こって3日になる。
現病歴：3日前に咳をしたら突然左側の腹直筋に発作性の痙攣痛が起こり，右側の腹直筋と腰筋の部位に断続性の痙攣痛が起こった。腹直筋の痙攣痛が腰部に影響し，腰の運動が制限を受けることもある。一昼夜に痙攣痛は20回ほど起こる。咳をしたり仰臥時または起立時に上記の症状は出現しやすい。4日ほど大便がなく，ひまし油を服用すると羊の便の様な便が出る。食欲不振を伴い，味があまりわからない。舌苔は白膩でやや黄，脈は沈弦数であった。腰部や腹部を按圧しても圧痛感はない。
既往歴：ぎっくり腰を患って25日になる。
弁　　証：陽明経気阻滞，胃腸気機失暢による腹痛
治　　則：陽明経気の疏通をはかり，佐として通便導滞をはかる。
取穴と効果：初診：梁門，天枢，足三里，解谿（瀉）とする。
　　　　　2診：初診後に腹直筋の痙攣痛が起こる回数は減少し，発作時間は短縮した。梁門，

天枢，豊隆，内庭（瀉）とする。

　3診：2診後，腹直筋の拘急は2回しか起こっておらず，痛みもなくなった。大便はまだない。舌苔は白膩であるが，黄色ではなくなった。梁門，天枢，足三里，照海（瀉）とする。

　4診：3診後に腹直筋の痙攣痛は1回しか起こっておらず，発作時間もかなり短縮している。便は出るようになった。舌苔は正常となり，食事量は増加している。気持ちがすっきりし精神状態は非常によくなった。梁門，天枢，解谿（瀉）とする。同年6月16日に治癒していることを確認した。

考　察：足陽明の脈は，側腹部の腹直筋の部位を循行している。脈証と病因にもとづくと，本症例の患者は激しい咳をして陽明経気が阻滞し，さらに以前起こったぎっくり腰にも影響したために，腹直筋の発作性の痙攣痛が起こり，それが腰筋にも影響していると考えられる。咳をしたり，仰臥時や起立時にいつも発作が起こりやすいのは，これらが腹直筋の運動に影響するからである。陽明経気が阻滞し胃腸の気機が失調すると，便は硬くなり，食欲不振，味があまりわからないといった症状が出現する。腰や腹部に圧痛がないのは，腰や腹直筋の痙攣が緩解した後に按圧したからである。本症例は腹部の陽明経気の阻滞と胃腸腑実が混在している病証である。舌，脈の変化は，まさにこの胃腸腑実，陽明経気阻滞による痛みの象を反映している。

　治療は梁門，天枢（瀉）を主とし，必要に応じて足三里，解谿，豊隆，照海，内庭（瀉）といった治療穴を配穴した。梁門は腹直筋の部位にあり，直接腹直筋の痙攣痛を止めることができるし，また胃腸腑実を治すこともできる。天枢は大腸の募穴であり，腹直筋の痙攣痛を治すとともに，大腸腑実を治して通便導滞をはかることができる。足三里は腹部の陽明経気を通暢するとともに，和胃通腸導滞をはかることができる。解谿は腹部の陽明経気を通暢するとともに，腑熱を清することができる。豊隆は経気を通暢し，通便散滞をはかることができる。照海は通便の目的で用いた。また内庭は陽明の熱を清する目的で用いた。陽明経気を通暢して腹痛を止め，腑実を攻下して大便を通じることにより効を収めることができた。

［症例11］気機阻滞，腸道失暢

患　者：男，32歳，初診1967年9月23日

主　訴：小腹部痛が起こるようになって1年余りになる。

現病歴：1年余り右側の小腹部が痛む。痛点はマックバーニー点の部位にある。腹鳴の後に腹痛は消失する。患者には塊があって便が通過しにくいように感じられる。また怒った後にガスが通過しにくいように感じられるという。腹鳴が患部を通過すると，患部が気持ちよく感じられる。外科検査：腹部は軟らかく腫塊は触れない。右下腹部に圧痛や反跳痛はない。

弁　証：気機阻滞，腸道失暢による腹痛

治　則：通腸散滞

内　　科

取　　穴：右の外陵，大巨，足三里（瀉）。
効　　果：2診後には右側の腹痛と腹鳴の回数は減少した。外陵穴の部位の腹鳴音は減っている。3診後，食後腹鳴が起こる時に，右下腹部に蠕動感がないように感じられる。4診で治癒した。1968年5月24日に治癒していることを確認した。
考　　察：本症例は右下腹部痛が主症であり，腹鳴後に腹痛が消失するという特徴がある。これは気機阻滞，腸道失暢により起こったものである。腫塊がなく，また随伴症状もないので対症治療を施した。
　　　　　右の外陵（瀉）により気機の調節，通腸散滞をはかり，右の大巨（瀉）により気機の調節，通腸散滞をはかり，右の足三里（瀉）により通腸散滞をはかった。この通暢散滞による止痛の法を用いて効を収めることができた。2診後には右腹部の腹鳴が減少し，外陵穴の部位の腹鳴音が低くなった。3診後には，患者は食後腹鳴が起こる時に，右下腹部に蠕動感がないように感じられるという。これは気機が通暢したためである。

[症例12] 陰寒内盛，抑止陽気

患　　者：女，30歳
主　　訴：小腹部痛が起こるようになって1カ月になる。
現病歴：1カ月前に冷たい物を食べて発症した。小腹部には冷痛，隠痛が起こり，拒按である。痛みが放散することもある。飲食は減少している。胸痛，息切れ，心悸，頭暈が起こることもある。声はやや弱く，顔色は萎黄，舌質は淡で無苔，脈は沈遅であった。以前に中西薬を服用したが，あまり効果はなかった。
弁　　証：陰寒内盛となり陽気が抑止され気機不利となって起こった腹痛
治　　則：温陽逐冷
取　　穴：関元（瀉，焼山火を配す）。温熱感は小腹部全体におよび，子宮に収縮感を感じた。
効　　果：初診後には小腹部は微痛となり，放散痛は消失した。飲食は増加している。2診後に治癒した。20日後に2回の治療で治癒していたことを確認した。
考　　察：本症例は冷たい物を食べて発症したものであるが，寒涼傷胃による胃の症状は出現していない。陰寒の留滞により陽気が抑止されているので，小腹部の冷痛（拒按）が起こっている。また運化失職となり飲食が減少しているので，時に息切れ，心悸，頭暈，声が弱いといった症状が見られるようになっている。顔色萎黄，舌質淡，無苔，脈沈遅などは，陰寒内盛となり陽気が抑止されている象である。関元（瀉，透天涼を配す）により温陽散寒逐冷をはかって効を収めることができた。一般的に焼山火は温補を目的として用い，瀉法は散邪を目的として用いる。本穴にこの2法を併用し，一方で散邪をはかり，一方で温陽をはかることにより，温陽逐冷の効を収めることができた。

## 結　語

### 1．症例のまとめ

本篇では12症例を紹介した。

例1は衝脈失和，気逆上衝による腹痛である。足三里，公孫（瀉）による理気和中，平衝降逆の法を用いて，効を収めることができた。

例2は真陽不足，陰寒内盛による腹痛である。関元，腎兪（補，焼山火を配す）により温補腎陽をはかった。また状況に応じて公孫，太衝（瀉）を配穴し佐として理気降逆をはかったり，足三里，胃兪（灸補）を配穴し佐として温補脾胃をはかって，効を収めることができた。

例3は真陽不足，下元虚冷，中陽不運に肝気阻滞を伴った腹痛である。関元（補，加灸），神闕（灸），太衝（瀉）による補益真陽，補益脾陽，佐として疏肝理気をはかるという法を用いて，効を収めることができた。

例4は熱鬱腹絡，経気不行，気血阻滞による腹痛である。右の足三里（瀉，透天涼を配す）に1回は上巨虚（瀉）を配穴し，清宣鬱熱，通暢経気をはかるという法により，効を収めることができた。

例5は飲食生冷，飲食停滞による腹痛である。中脘，下脘（瀉，加灸），神闕（灸）による温中散寒，消食導滞の法を用いて，効を収めることができた。

例6は肝気鬱結，条達失調による腹痛である。太衝，間使，気海（瀉）による疏肝理気，通絡（腹絡）止痛の法を用いて，効を収めることができた。

例7は脾胃陽虚，寒気充斥，気逆上衝による腹痛である。中脘，上脘（瀉，加灸），神闕（灸），公孫（瀉）による温陽益脾，降逆止痛の法を用いて，効を収めることができた。

例8は平素から真陽真気が虚であった状態に，飲食や労倦の要素が加わり，下元虚寒となって起こった腹痛である。関元，気海（補）による補益元陽，補益元気の法を用いて，効を収めることができた。

例9は湿濁瘀血が腸道に阻滞し，気機不暢となって起こった腹痛である。左の大巨，阿是穴（瀉）による通腸去濁，散瘀止痛の法を用いて，効を収めることができた。

例10は陽明気分が阻害され，胃腸が気機失暢となって起こった腹痛である。梁門，天枢，足三里，解谿（瀉）による陽明経気の疏暢，通腸導滞の法を用いて，効を収めることができた。足三里を豊隆に変えたり，解谿を内庭に変えた場合もある。

例11は気機不暢，腸道阻滞による腹痛である。右の外陵，大巨，足三里（瀉）による通腸散滞の法を用いて，効を収めることができた。

例12は陰寒内盛となり陽気が抑止され気機不暢となって起こった腹痛である。関元（瀉，焼山火を配す）による温陽散寒逐冷の法を用いて，効を収めることができた。

## 2．「通則不痛」の臨床応用

『医学伝真』には「通じれば痛まずには理がある。しかし通の方法にはいろいろある。調気により和血をはかったり，調血により和気をはかるというのは，通の法である。下逆しているものを上行させたり，中結しているものを傍達させるのも，通の法である。虚なるものを助けて通じさせたり，寒なるものを温めて通じさせるというのも，通の法である。必ず下泄させるを以てのみ通とするのは，道理にあわないものである。」としている。このことから腹痛の治療に際しても「通則不痛」は原則であるが，「通」という字には多種の意味があり，攻下法だけでないことがわかる。ここで紹介した腹痛の6つの証型に対する治療と，12症例の治療から見てもこのことを理解することができるはずである。実際は各種いろいろな治療法則を用いて，「通則不痛」という目的を達成しているのである。

## 3．病因病機の転化について

腹痛の病の虚，実，寒，熱，気，血の病機は，相互に混在したり影響しあうことが多い。つまり相互に因果関係となったり，相互転化，相互混在することにより，寒熱交錯，虚実挟雑，気血相兼となったりするのである。純粋に実熱だけとなったり虚寒だけとなったりするケースもある。また寒性の痛みであったものが鬱して化熱したり，熱性の痛みが長期化して寒性の痛みに転化したりして，寒熱交錯の証となったりする場合もある。さらに実証性の痛みが適時に治療しなかったために虚証性の痛みに転化したり，あるいは虚実併見の証となったりする場合もある。平素から脾虚であったものが，飲食の不節制，食滞中阻となって虚実挟雑，本虚標実となる場合もある。

弁証時には主な問題をはっきりさせ，主な症状と異なる発病機序をしっかりと分析し，その相互間の因果関係と転化関係を明確にする必要があるのである。その上で施治，処方選穴を決定することが重要である。

## その他

### 1．腹直筋痙攣痛の診察と治療

腹直筋の痙攣痛は，腹直筋の経筋が寒邪を感受して起こるケースが多い。一側または両側の腹直筋の発作性の拘急による痛みが起こり，温めると痛みが軽減するという特徴がある。また姿勢は前かがみとなって腰を伸ばすことができなかったり，疼痛発作時は拒按を呈するという特徴がある。これは病位が足陽明経脈にあり，陽明経筋の失調により発作が起こるのである。

鍼治療の場合は，腹直筋上の陽明経の経穴に浅刺するとよい。これにより鍼刺の作用は直接病所にいたり，温経散寒による止痛の効果を収めることができる。また胃腸症状を伴うも

のに対しては深刺するとよく，必要に応じて関連する治療穴を配穴して施治するとよい。腹直筋痙攣による腹痛に対しては，その他の証型の腹痛としっかり鑑別する必要がある。

## 2．太い鍼で腹部経穴に瀉法を施すと異常が生じやすい。

1951年以前のことであるが，われわれの家伝では，太い24番鍼の毫鍼をよく用いていた。腹痛の治療に対しては，梁門，上脘，中脘，下脘，天枢といった腹部の経穴から2～3穴を選穴して鍼で瀉法を施すといったケースが多かった。刺入は1.5～2寸くらいとした。抜鍼後5～15分ほどして個別のケースではあるが，突然腹部に脹痛や絞痛（疝痛）が起こったり，激痛のため意識を失なうというものがあった。これは瀉法を用いて置鍼する時間が短く，抜鍼後に患者が急に起きあがったために，腹部内の経気，気血の運行に障害が起こったり，胃腸の気機の通暢に障害が起こって，経気阻滞や気血阻滞となったことによるものである。穴下の内部には腸があることから，腸の絞痛（疝痛）が起こったケースもある。このような場合は，急いで足三里，内関または間使に鍼で瀉法を施して，行気暢中をはかって痛みを緩解させる必要がある。さもないとこういった痛みの症状が数時間あるいは数日間持続したり，もともとの病状を増悪させることにもなりかねないからである。

## 3．強い補法や早期の補法の弊害

虚中挾実の腹痛では標実が治癒したからといって，本虚に対して強く補法を施したり，早期に補法を施してはならない。このような場合，強く補法を施したり早期に補法を施したりすると，気機を阻滞させて腹痛が再発したり，他の証に変化したりするケースがあるからである。

例えば，1988年に治療したある52歳の男性患者のケースを紹介しておく。彼は平素から脾胃虚寒証であった。臍周囲の寒疝型腹痛を患い，鍼灸治療に訪れた患者である。天枢，下脘，気海（瀉，加灸）により温陽散寒止痛をはかり，3回の鍼灸治療で治癒した。別の医師が治療をひきつぎ，まだ治療効果の安定をはかっていないのに，足三里，陰陵泉（補）により補中健脾益気をはかった。これは平素から患者に見られた脾胃虚寒という本虚の治療を行ったのである。2回の鍼治療後に，腹痛，腹脹，食欲不振といった気機阻滞による弊害が出現してしまった。私はすぐさま陰陵泉（補），間使（瀉），足三里（先少瀉後多補），神闕（灸）による温陽益脾，健脾益気，佐として理気和中をはかるという法に改めた。このように対処し5回の鍼灸治療により脾胃虚寒を治癒させることができたという症例である。

内　科

# 9. 鼓　脹（付：黒熱病）

## 概　説

　鼓脹は腹部が鼓のように膨張することから，鼓脹と命名されている。腹部の膨隆，皮膚の色が蒼黄（そうこう），腹部静脈の怒張を特徴としている。

　本病は情志抑鬱，飲食の不節制，過度の飲酒，住血吸虫の感染，黄疸，積聚などにより起こり，ともに肝脾が損傷を受ける。肝気鬱滞が長期化して脾土を克したり，脾胃が病んでいるために肝木がその虚に乗じると，発病の経過は異なるが，結果は同じ鼓脹となる。肝脾損傷が腎に波及すると，肝脾腎3臓がともに病む状態となり，気や血，水などが腹内に瘀積すると，腹部が日増しに膨隆して鼓脹を形成するようになる。肝脾腎のそれぞれの病みかたの違いにより，異なる病理証型が出現する。重症の場合は，正気不足と重度の水湿熱毒により昏迷を引き起こすことがある。

　本病は難治であり，また再発しやすい。末期になると，腹部がひどく膨隆して静脈の怒張が見られるようになる。便が鴨の糞のようになり，やせてくる。喘息不安を伴う場合は，脾胃倶敗といわれる状態であり，多くの場合は治せない。

　鍼灸は本病に対して一定の効果がある。1964～1973年の間，私の科は本病（肝硬変，鼓脹の範疇に属すもの）を研究項目として鍼治療を行った。その効果観察により，鍼灸治療が本病に対して症状の改善がはかれるだけでなく，病状を緩解させ，しかも一定の長期効果を収めることが可能であることを証明することができた。また化学検査の陽性所見にも一定程度の改善が認められた。鼓脹のひどいものには，さらに薬物治療を併用した。現代医学の分類による肝硬変，腹腔内腫瘤，結核性腹膜炎などによる腹水は，すべて鼓脹の範囲に入る。

　現代医学における黒熱病，中医学における「痞塊」「癖塊」「脾塊」「瘧母」などに相当する鼓脹病に類似した病は，1950年代以前に中国で広く流行し，多くの青少年の患者の健康を脅かした。また当時の薬は非常に高価であり，本病を患った多くの患者が治療を受けられず若死にしたが，当時わが家の父達は，鍼灸治療により本病を治療し良い効果を収めていた。その経験についてはとくに付篇として，ここに後述する。

　臨床上の現れかたや転帰にもとづくと，鼓脹には気滞湿阻，寒湿困脾，湿熱蘊結，肝脾血瘀，脾腎陽虚，肝腎陰虚などの証型に分類することができる。ここではこれらの証型の証治と症例について述べる。

## 弁証施治

　本病は実脹と虚脹の2つに分類することができる。症状や所見としては，次のようなものが出現しやすい。腹部は膨隆し，初期は腹部を按じると柔らかいが，しだいに堅くなり，ついには静脈の怒張が見られるようになる。食欲減退，食後の膨満感を伴う。顔色は萎黄，あるいはしだいに黒くなる。頸項部や胸背部のクモ状血管，皮膚の乾燥，るい痩，脇下の腫塊脹痛，泥状便または便秘，小便短少，鼻出血，歯ぐきの出血または血便などの症状も出現しやすい。ひどい場合は，昏迷を引き起こす。患者の体質や病状の実や虚の偏りかたにより，出現する症状や所見も異なる。病因が比較的複雑であり，実から虚になったり，虚実挟雑となるものが多い。したがって治療上は攻補兼施，あるいは先攻後補，先補後攻を基本原則とするのがよい。

### 1　気滞湿阻

[主証]　腹部の膨隆，按じると柔らかい。脇下の脹満または疼痛，小便短少，飲食減少，食後の膨満感，噯気，全身のだるさ・無力感といった症状を伴う。舌苔は白膩，脈は弦となる。

[治則]　疏肝理気，除湿散満

[取穴]　太衝，間使，陰陵泉（瀉）

[応用]　◇水様の涎を吐くものには，中脘（灸瀉）を加えて温胃降逆をはかるとよい。あるいは中脘（灸瀉），水分（灸），太衝（瀉）を用いるとよい。

　　　　◇肝鬱気滞，脾虚湿阻であるものには，太衝，陰陵泉（瀉），脾兪（補）により疏肝理気，健脾利湿をはかるとよい。

　　　　◇気滞血瘀によるもので，腹部の膨隆，両側の脇下痛，拒按，気呃，飲食減少といった症状があり，怒ると症状が増悪し，舌に瘀斑があり，舌苔薄白，脈弦濇である場合は，太衝，三陰交，期門（瀉）により疏肝理気，活血化瘀をはかるとよい。

### 2　寒湿困脾

[主証]　腹大脹満，按じるとぶよぶよしている。胸脘脹悶，温めると少し楽になる。小便短少，泥状便，精神疲労，さむがり，動くのがだるいといった症状を伴う。舌苔は白膩，脈は緩となる。

[治則]　温中化湿

[取穴]　◇関元（補），陰陵泉（瀉），神闕，水分（灸）：振奮脾陽，温運水湿
　　　　◇中極，太衝（瀉），神闕，水分（灸）：温中化湿，疏肝益脾

[応用]　脘腹脹悶するものには，中脘（瀉）を加えて理気寛中をはかるとよい。

### 3 湿熱蘊結

[主証] 腹大堅満，脘腹部のつっぱり・疼痛。飲食減少，小便赤濇〔色が非常に濃く出渋ること〕，大便秘結または泥状，煩熱，口苦，渇くが飲みたくないといった症状を伴う。舌尖と舌辺は紅，舌苔は黄膩または灰黒を伴う。脈は弦数となる。あるいは顔・目・皮膚の黄疸が出現する。

[治則] 清熱利湿，攻下逐水

[取穴] ◇中極（瀉），陰陵泉（瀉，または透天涼を配す），水分または水道（瀉）
◇太衝，足三里，間使（瀉）：疏肝理気，和胃暢中の法
上の2処方を交互に用いる。


### 4 肝脾血瘀

[主証] 腹大堅満，脈絡怒張（静脈怒張），脇腹部の刺痛，硬い癥塊。顔色は暗黒，頭頸部・胸・腕のクモ状血管，手掌紅斑，唇の色は紫褐色，口渇，水を飲めないといった症状を伴う。大便は黒色となる。舌質は紫紅または紫斑がある，脈は細濇または芤となる。

[治則] 活血化瘀

[取穴] 三陰交，陰陵泉，章門または太衝か期門（瀉）

[応用] 腹水がひどく，脈が弦数有力であり，体質もよく攻逐に耐えれる場合は，一時的に攻逐水気の法である中極，陰陵泉，水道（瀉）を用いる。水気が減じるのを待ってから，三陰交，太衝（瀉）により瘀を治すとよい。ただし脾胃の気の状態にたえず注意をはらわなければならない。攻逐の後は瘀実の証があっても，緩やかにこれを消去するか，あるいは攻補兼施をはかるのがよい。無理に速効を求めてはならない。病勢が悪化すると吐血や下血，あるいは昏迷を引き起こす可能性がある。このような場合は薬物治療を併用するとよい。


### 5 脾腎陽虚

[主証] 腹大脹満，夜に増悪。胃脘部の不快感，食欲不振，精神疲労，倦怠，さむがり，四肢の冷え，下肢の浮腫，尿は清で短少，大便は泥状といった症状を伴う。顔色は蒼黄，舌は胖で淡紫，脈は沈細で弦となる。

[治則] 温補脾腎，化気行水

[取穴] ①脾陽虚に偏しているもの
関元（補），中極（灸瀉），神闕（灸）：温中扶陽，化気行水
②腎陽虚に偏しているもの
中極（瀉），関元，太谿または腎兪（補）：温腎化気行水

①の処方は済生腎気丸の効に類似している。脾腎陽虚の場合は，①と②の処方を交互に用いるとよい。

## 6　肝腎陰虚

[主証]　腹大脹満，ひどい場合は静脈の怒張が見られる。顔色は暗，唇の色は紫となる。口の乾燥，心煩，午後の潮熱，歯ぐきの出血または鼻出血が時に起こる，小便短少といった症状を伴う。舌質は紅絳で少津，舌苔は黄または剥，脈は弦細で数となる。

[治則]　滋養肝腎，涼血化瘀

[取穴]　◇三陰交（瀉），復溜，陰谷または曲泉（補）
　　　　◇復溜（補），太衝または間使，三陰交（瀉）：滋腎疏肝，活血化瘀

[応用]　歯衄または鼻衄が出るものには，上処方の三陰交に透天涼を配して涼血止血をはかるとよい。

本病で腹水がひどく排尿困難のあるものには，24号または23号の毫鍼を用いて中極に2寸または2寸余刺入し，1～2分捻瀉して抜鍼し，鍼孔を閉じないで水液を鍼孔から数時間ゆっくりと流出させるとよい。1～2ℓ流出させると腹水は速やかに消失する。この方法は正気を損傷させやすく，あるいは気脱を引き起こしやすいので，刺鍼前または刺鍼後に薬物（黄耆，潞党参，白朮，炙甘草）を用いるか，合谷，足三里（補）により補気固正をはかるとよい。さもないと個別の患者では気脱により死亡する場合がある。この方法によって腹水を出すのは，あくまで標治であるので，さらにそれぞれの病理類型にもとづき治療する必要がある。およそ鼓脹（肝硬変）といわれる病で腹水を伴う場合，経過が短くて正気がまだそれほど損傷しておらず，腹脹がかなりひどくて小便短少，便秘といった症状があり，舌苔が膩，脈が実であるものには，一時的に上述した方法を用いると，患者の苦痛を軽減させることができる。ただし正気がすでにひどく虚している場合，とりわけ陰を損傷していて舌質が紅で出血傾向があるものには，この方法を用いることは禁忌である。

## 付：黒熱病

黒熱病は　脾臓の腫大，腹脹，食欲不振，午後の微熱，腹大であるがやせているといった症状を特徴としている。ひどい場合は，腹部静脈の怒張が見られる。本病は青少年に多く見られる。クモ状血管腫と腹水の出現は非常にまれである。

## 1　気滞血瘀

[主証]　腹部膨隆。左肋下の癥塊，按じるとやや堅い，部位は固定している。脹痛の部位も

内　科

固定している。食欲不振，食少，食後の膨満感，噯気。あるいは大便がすっきり出ないといった症状を伴う。怒ると病状が増悪する。舌質は青または暗紅，脈は弦で濇となる。

[治則]　疏肝理気，活血去瘀
[取穴]　先に阿是穴に刺鍼，後に太衝または間使，三陰交（瀉）
　　　　阿是穴への刺鍼部位および方法は，〔阿是穴への鍼刺方法〕を参照するとよい。

## 2　気結血瘀

[主証]　腹大堅満，脇腹部痛。左肋下の癥塊（肝脾腫大によるしこり，痞塊ともいう），拒按，按じると硬く感じる。右肋下に癥塊（肝臓腫大）を触れる。腹部静脈の怒張，四肢のるい痩，飲食無味，飲食減少。あるいは大便黒色，時に寒熱がある。顔色は暗黒色，舌質は青紫または斑点がある，脈は細濇または弦滑となる。
[治則]　行気化瘀，消散癥塊
[取穴]　①太衝，期門，三陰交（瀉）
　　　　②阿是穴への鍼刺，間使，三陰交（瀉）
　　　　①と②を交互に用いる。①は2～3日に1回用い，②は5～6日に1回用いる。

## 3　肝腎陰虚

[主証]　腹大脹満，ひどい場合は腹部静脈の怒張が見られる。左肋下に癥塊がある。飲食減少，口の乾燥，唇の色が赤い，心煩，顔面紅潮，午後の潮熱，歯齦または鼻出血が時々起こる，小便短少といった症状を伴う。舌質は紅絳で少津，剥苔，または光紅無苔となる。
[治則]　滋養肝腎，涼血化瘀
[取穴]　①復溜（補），三陰交（瀉，または透天涼を配す），内関（瀉）
　　　　②間使，三陰交，阿是穴（瀉）
　　　　①の内関は寛胸和中の目的で加える。陰虚が好転するのを待って②を用いる。あるいは②と交互に用いる。三陰交には育陰の作用があるが，この場合は補法を施してはならない。補法を施すと養血と肝脾を補う作用はあるが，かえって活血化瘀，消散癥塊という治療目的に不利となるからである。

[阿是穴への鍼刺方法]
1．24号か23号の毫鍼を用いて，痞塊（脾臓の部位，肝臓への鍼刺は禁忌）上に2～3鍼直刺する。それぞれ1.2寸または1.5寸刺入する。刺入したらただちに抜鍼する。ただし捻瀉置鍼も可である。それぞれの鍼は2横指くらい離して鍼刺するとよい。
2．24号か23号の毫鍼を用いて，左肋骨弓下縁に沿って下方（臍の方向）に向け，それぞれ

の鍼の間隔を2横指離して刺入する。痞塊上に横刺で2～3鍼刺入する。そしてそれぞれの鍼に鶏爪刺法を用いる。1.5～2寸横刺で刺入し，ただちに抜鍼する。
3．火鍼法。まず24号か23号の毫鍼を，アルコールランプを用いて赤くなるまで焼き，すばやく痞塊（脾臓の腫大部位）上に刺入する。2～3鍼（鍼の間隔は2横指）直刺し，それぞれ1.2寸か1.5寸刺入し，刺入したらただちに抜鍼する。まず第1鍼の施術終了後には，消毒綿花で鍼体を消毒して再びアルコールランプで赤くなるまで焼き，第2鍼の施術を行う。第2鍼終了後には，同じ方法により第3鍼の施術を行うのである。

　以上の3つの方法は，それぞれ抜鍼後にさらに間使，三陰交に鍼で瀉法を施すと，化痰去瘀，軟堅散結の効を収めることができる。これは鼈甲煎丸の効に類似したものである。間使，三陰交（瀉）の行気散滞，活血去瘀の効は，軟堅消痞という治療目的を助けることができるし，また阿是穴に鍼刺したために起こる痞塊の部位の痛みを緩解させることもできる。この方法は5～6日おきに用いるとよい。

　本病に気血虧虚による症状を伴うものには，三陰交，足三里（補）といった強い補益気血の法を用いてはならない。三陰交（補）には養血の作用があるが，補益肝脾の作用もあるので，痞塊の消散に影響するからである。また足三里（補）は健脾益気の作用があるが，その健中の作用は中満を引き起こしやすいので注意すべきである。気血虧虚の治療のために補法を必要とする場合は，この2穴に先瀉後補の法を採用するとよい。あるいは足三里のかわりに合谷を取って補法を施すとよい。気血虧虚の好転を待ってから，間使，三陰交，阿是穴（瀉）を用いるか，この2法を交互に用いるとよい。

## 症　例

［症例1］気滞湿阻
患　者：女，52歳，初診1970年2月18日
主　訴：腹部腫大が起こるようになって12年になる。
現病歴：1958年，怒った後に発症した。脘腹部に膨満感と痛みがある。腹部は鼓状に膨隆しており，妊娠7～8カ月くらいの大きさになっている。四肢および顔面，眼瞼部がむくんでいる。脇肋脹痛，噯気がすっきり出ない，味がわからない，悪心・嘔吐といった症状がある。平素から午後になると肘から下と膝から下の部位に煩熱が起こり，夜間は気温が低くても手足を布団から出している。また平素から頭憒，頭暈，昏花，目が痒く涙が出る，心煩，不眠，夜間の腹内の灼熱感，腰痛といった症状があり，尿は黄色く，尿量は少ない。怒った後に上記の症状は増悪したり再発しやすい。月経が止まって1年になる。たまに月経が発来するが経量は少ない。当病院の産婦人科検査により子宮疾患は認められなかった。また陰部の瘙痒を患って数年になるが治癒していない。顔は紅潮しており，舌は胖で歯痕がある。舌苔は薄黄，脈は沈弦である。以前に長期にわたって中西薬による治療を受けたが効果はなかった。

内　科

　　　　　尿検査：蛋白（−），扁平上皮（＋）。肝機能：セファリン・コレステロール絮状
　　　　　試験（＋＋），TTT12単位，ZTT16単位，GOT120単位。
弁　証：気滞湿阻
治　則：疏肝理気，除湿散満
取　穴：初診：内関，太衝（瀉）により疏肝理気をはかる。
　　　　2診：陰陵泉（瀉）を配穴し利水行湿をはかる。
　　　　4〜16診：内関，陰陵泉，足三里（瀉）により理気和中，除湿散満をはかる。
　　　　4〜7日に1回の鍼治療とする。
効　果：4診後には腹部の膨隆は軽減し，微熱も軽減した。また腹部の熱感も軽減し，夜間
　　　　入眠できるようになった。7診後には腹部の熱感は治癒し，尿の回数が増加した。
　　　　悪心・嘔吐，微熱，腹部の膨隆は著しく軽減している。12診後に手足の浮腫は消失
　　　　し，尿の回数と尿量は増加した。目の症状も軽減している。少し悪心があり，少し
　　　　顔がむくんでいる。16診後，左の手指の軽度の浮腫と目の症状だけとなった。他の
　　　　症状はすべて治癒した。尿検査：正常。肝機能：黄疸指数3単位，セファリン・
　　　　コレステロール絮状試験（−），TTT 6単位，TFT（−），ZTT10単位，総蛋白7.7g／dl，
　　　　アルブミン5.3g／dl，グロブリン2.4g／dl，GOT40単位。1970年10月に再発して
　　　　いないことを確認した。さらに1971年3月に再発していないことを再度確認した。
考　察：脈証，病因，兼証にもとづくと，本症例は情志失和により肝気鬱結となり，肝気横
　　　　逆となって脾胃を犯したものと考えられる。そのために両脇肋部の脹痛，腹部の膨
　　　　隆，脘腹部の脹悶が起こり，噫気がすっきり出なくなっているのである。胃失和降
　　　　となると，悪心・嘔吐が起こり，脾失健運，転輸障害となって水湿が内停すると，
　　　　四肢や顔面の浮腫，尿量の減少が起こる。久鬱化火となると，腹部に灼熱感が生じ
　　　　るようになる。また湿熱下注となると尿は黄色くなり，陰部に瘙痒が起こる。虚熱
　　　　傷陰となれば午後や夜間に肢体の煩熱が生じ，手足心熱が起こるようになる。証は
　　　　気滞湿阻であるので，内関，太衝，陰陵泉（瀉）により疏肝理気，利水行湿をはか
　　　　り，内関，陰陵泉，足三里（瀉）により理気和中，除湿散満をはかって効を収める
　　　　ことができた。

［症例2］肝乗脾胃
患　者：男，57歳，初診1982年8月28日
主　訴：腹部臌脹が起こるようになって2カ月余りになる。
現病歴：2カ月余り前，怒った後に腹部脹満が出現し，しだいに増悪した。腹脹は鼓状を呈
　　　　しており，少し食べたり少し飲むだけで腹部が膨隆し苦しくて我慢ができない。噫
　　　　気がすっきり出ず，食欲がない。茶碗に半分くらいの流動食をとれる場合がある。
　　　　身体は非常に痩せている。以前に中西薬により1カ月半ほど治療を受けたが効果は
　　　　なかった。超音波検査：肝脾腫大。
弁　証：肝乗脾胃

治　則：疏肝理気，消脹散満
取　穴：内関，太衝，足三里（瀉）。
効　果：3診後に飲食は増加し，腹部の膨隆は著しく軽減した。5診で治癒した。6診では治療効果の安定をはかった。1984年8月8日に再発していないことを確認した。
考　察：本症例は情志失和，木失条達，肝気鬱結，乗脾犯胃となったために，肝脾腫大，鼓状を呈する腹脹，食事により増悪，食欲不振，噯気がスッキリでないといった症状が出現している。病は血分ではないので，痛みは起こっていない。内関（瀉）により理気和胃をはかり，太衝（瀉）により疏肝理気をはかり，足三里（瀉）により理脾和胃をはかった。この疏肝理気，消脹散満の法を用いて効を収めることができた。

［症例3］気滞湿阻
患　者：女，38歳，初診1983年9月27日
主　訴：鼓脹，浮腫を患って2年になる。
現病歴：2年前に発動機をひっぱって疲れたのと怒ったのが原因で，しだいに軽度の腹脹が起こり始めた。当時飲食は正常であった。その後，しだいに腹部と四肢に軽度の浮腫が出現し始めた。息切れ，無力感，心悸といった症状を伴っていた。この3カ月来，腹脹がいっそうひどくなり，腹部が鼓状に膨隆している。按じても堅くはない。食欲がなくなり，午後と夜間または空腹時に腹脹がいっそうひどくなる。頻尿，尿意急迫があり，排尿時には灼熱感がある。白帯の量が多い。舌質は暗，舌苔は薄でやや黄，脈は濡数であった。
弁　証：気滞湿阻
治　則：理気和中，除湿散満
取　穴：初診～2診：陰陵泉，足三里（瀉）。
　　　　3～4診：内関，足三里（瀉）。
　　　　5～6診：内関，太衝（瀉）。
効　果：2診後には腹脹は軽減し，飲食は増加した。胃は気持ちよく感じられる。4診後には腹部の膨隆は著しく軽減し，飲食は正常となった。6診で治癒した。1983年11月13日に手紙を通じて治癒していることを確認した。腹部の膨隆と浮腫は再発していない。
考　察：本症例は労倦傷脾，気滞傷肝，肝乗脾土，中焦阻滞，運化失職，水湿停滞による鼓脹証候である。脾失健運となって水湿が停滞すると，腹脹，食欲不振，浮腫が出現する。午後，夜間および空腹時に腹脹が増悪するのは，脾虚失運によるものである。湿熱が下注すると尿意急迫，頻尿，排尿時の灼熱感が起こり，帯下の量が増加する。息切れ，無力感，心悸といった症状は，化源不足によるものである。舌，脈の変化は，内熱有湿の象である。
　　　　したがって第1処方では除湿和中散満をはかり，第2処方では理気和胃暢中をはかり，第3処方では疏肝理気和中をはかった。本症例には脾虚証候があるのに，なぜ

健脾をはからなかったのか。その理由は次の通りである。疏肝をはかると脾は乗じられなくなり，除湿をはかると脾は困脾となるのを避けることができる。したがって健脾しなくても脾は自然に健やかになるのである。つまり「邪去れば正自ずと安じる」というわけである。また本症例では湿熱の象があるのに，清熱の法を用いなかった。それはこの熱は湿鬱によるものであり，湿が除かれれば熱は自然に消えるからである。つまり清熱しなくても熱は自然に除かれるわけである。

[症例4] 気滞血瘀，結滞癥塊

患　者：男，60歳
主　訴：腹脹，食少，脇肋痛が起こるようになって5年になる。
現病歴：5年来，腹部が膨隆し飲食が減少しており，脇肋部が痛む。この2カ月来，病状が増悪し，腹部腫大，腹腫腹水，右脇下痛，食後の腹脹，飲食減少，尿黄，尿量減少，泥状便で1日に3～4回，四肢倦怠，精神不振，午後の微熱，顔色青黄，口苦，心煩，怒りっぽい，頭暈といった症状が起こっている。検査：強膜の軽度の黄疸，肝の上縁は第5肋間，下縁は剣上突起の下3cm，右胸傍線4.5cm，右鎖骨中線4cm，縁ははっきりしており，質はかなり硬い。下肢には軽度の陥凹性浮腫がある。肝機能：セファリン・コレステロール絮状試験（＋），TTT18単位，TFT（＋＋），ZTT20単位，GOT未測定。内科では門脈性肝硬変と診断され，鍼灸治療を依頼された。
弁　証：気滞血瘀，瘀結癥塊，挟肝胆湿熱
治　則：疏肝去瘀，消散癥塊，佐として肝胆湿熱の清降をはかる。
取穴と効果：初診～2診：中脘，足三里，太衝，梁門（瀉）により疏肝和胃，暢中散満をはかる。

3～4診：2診後に腹脹は軽減し，飲食は少し増加した。右期門，右梁門，上脘，足三里（瀉）により疏肝和胃，去瘀散満をはかる。

5診：腹部はかなり楽になった。肝臓も軟らかくなり，飲食は増加している。足三里，太衝，肝兪，胆兪，右梁門，右期門，上腹部の阿是穴（瀉，透天涼を配す）により肝胆胃熱を清し去瘀散満をはかる。以上の経穴の涼感はすべて局所に生じた。

6診（16日）：腹脹，微熱，尿黄，口苦は軽減しており，精神状態は好転していた。治療は5診同様とする。

7診（24日）：右梁門，右期門，三陰交，太衝（瀉，透天涼を配す）により清肝涼血，去瘀散満をはかる。以上の経穴の涼感は顕著に現れた。三陰交と太衝の涼感は本経に沿って上行し腹部および期門，梁門の部位にいたった。

8診（5月2日）：雨のために8日間治療に来られなかった。飲食は少し減っている。巨闕，右梁門，右期門，右通谷，太衝，肝兪，胆兪（瀉，透天涼を配す）により肝胆を清し癥塊の消失をはかる。右胆兪と肝兪は最初だるい鍼感が肝区におよび，その後に涼感が肝区にいたると肝区が冷えて気持ちよく感じられた。左肝兪と胆兪のだるい鍼感は左肋骨弓にいたり，さらに横行して右肋骨の肝区にいたると肝区が冷えて気持ちよく感じられた。腹部の経穴のだるい鍼感は局所に生じた。右太衝の

涼感は本経に沿って上行し肝区にいたり，腹部経穴に生じた鍼感とつながった。また左太衝の涼感は本経に沿って上行し左期門の部位にいたった。さらに右側に向かい腹部中線を経て肝区にいたり腹部経穴に生じた鍼感とつながった。

9～10診：治療は8診同様とした。

11診：肝腫大は著しく縮小した。飲食は正常となり，精神状態も非常によい。巨闕，右期門，右承満，腹部右側の阿是穴，太衝（瀉，透天涼を配す）により涼肝去瘀，破癥散結をはかる。腹部経穴のだるい鍼感は局部に生じた。太衝の涼感は本経に沿って上行し肝区にいたった。

12～13診：治療は11診同様とした。半年後の追跡調査により，健康状態を確認した。飲食は正常であり，肝区に痛みはなく，腹部の腫れも消失していた。

考　察：本症例の病因病機は次の通りである。気滞血瘀，瘀結癥塊に肝胆湿熱がからんでいるために，右脇下の癥塊・疼痛，口苦，怒りっぽい，目黄が出現している。肝気横逆となって脾胃を犯し，納運失職，転輸障害，水湿停滞となると，腹部の膨隆，腹腫腹水，食後の腹脹，尿量の減少，下肢の浮腫，泥状便，四肢倦怠といった症状が出現する。また内熱が蘊蒸すると発熱が起こる。

治療は情況に応じて，太衝，足三里，梁門，中脘，期門，肝兪，胆兪，三陰交，上脘，巨闕，阿是穴（瀉）といった治療穴を用いた。以上の治療穴のうち多くのものには，何度となく透天涼を配した。この疎肝去瘀，消散癥塊，佐として肝胆湿熱を清するという法により，効を収めることができた。

［症例5］湿熱蘊結

患　者：男，32歳，初診1973年7月13日

主　訴：腹部臌脹と患って3年になる。

現病歴：3年来，腹部が膨隆し，飲食減少，悪心，下痢（1日に3～4回），口苦，咽頭の乾き，口渇するが飲む量は少ないといった症状がある。また頭暈，頭痛，不眠，心悸，心煩，身体のだるさ，無力感，涎が出る，尿黄といった症状を伴っている。顔色は青黄，眼球には黄疸が見られ，皮膚もつやのない黄疸が出ている。舌苔は黄厚で潤いがなく，脈は濡数であった。以前に長期にわたって中西薬により治療したが効果はなかった。

既往歴：陽痿〔インポテンツ〕を患って2年になる。腰筋労損を患って10年になる。レントゲン検査では第3，4腰椎の弯曲，潜在性仙椎披裂が認められた。

弁　証：湿熱蘊鬱による黄疸

治　則：清利湿熱，消脹利胆除黄

取穴と効果：初診～3診：足三里，陰陵泉，丘墟（瀉）により去湿和胃利胆をはかる。

4診：腹部の膨隆と不眠は治癒した。涎も流れなくなり，頭暈は軽減している。大便の回数は減少して1日2回となった。口苦と尿黄はまだある。治療は初診同様とした。

5診：頭痛は軽減した。口苦，顔色と皮膚と眼球の黄疸，尿黄，身体のだるさ，無力感は改善していない。治療は初診同様とするが，陽陵泉（瀉）を加えて利胆退黄をはかることとする。

6～7診：口苦は軽減した。大便は1日2回である。舌苔はまだ黄で，皮膚・顔色・眼球の黄疸はまだある。陰陵泉，陽陵泉，丘墟（瀉）により清利湿熱，利胆退黄をはかる。

8診：口苦は軽減し，腹脹，頭痛，尿黄は消失した。舌苔は薄白となった。手足心熱がある。治療は7診同様とする。

9～10診：大便は1日1回となった。悪心と心悸は治癒している。食欲は正常となり，目の黄疸はなくなった。顔色は青黄から淡黄に変化した。治療は8診同様とする。

11～12診：治療は8診同様とする。

13診：口苦があり，陽痿が改善していない他は，すべて治癒した。胆兪（瀉）とする。

14診：胆兪（瀉）とする。

15診：口苦は著しく軽減した。再発防止のために再度，陰陵泉，足三里，丘墟（瀉）により去湿和胃利胆をはかることとした。1973年10月27日に治癒していることを確認した。

考　察：本症例は湿熱蘊鬱による黄疸の症例である。湿困脾胃，濁邪不化，脾胃の運化機能の失調により腹部の膨隆，飲食減少，下痢，泥状便，涎が出る，悪心といった症状が出現している。湿熱が胆腑に蘊鬱しているために，胆液が肌膚に溢れると，顔色や皮膚，眼球に黄疸が現れ，尿は黄色くなる。湿が熱より強いと，皮膚の黄疸は陰黄〔暗黄色〕となる。頭痛や頭暈は湿熱内阻となり清陽が昇らないために起こったものである。熱が神明に影響すると，不眠，心煩，心悸といった症状が出現する。舌苔黄厚，脈濡数は湿熱の象である。

情況に応じて陰陵泉（瀉）により利湿醒脾，陽陵泉（瀉）により利胆退黄，足三里（瀉）により和胃除満，丘墟（瀉）により清胆，利胆除黄，胆兪（瀉）により利胆除黄をそれぞれはかった。この清利湿熱，消脹利胆除黄の法により，効を収めることができた。

［症例6］気滞血瘀

患　者：女，54歳

主　訴：腹部脹満が起こるようになって8年になる。

現病歴：8年前，怒った後に発症した。腹部は鼓状に膨隆している。両側の脇下が痛み，痛みは拒按である。腹部も拒按であり按じると脹痛が起こる。噯気がすっきり出ず，飲食は減少しており，食後には腹部の膨隆が増悪する。怒った後に上記の症状が増悪したり再発しやすい。今回は再発して1カ月余りになり，上記の症状が出現している。舌質は暗紅で瘀点があり，舌苔は薄白，脈は弦にして濇である。月経は閉経している。

検　査：肝脾腫大，肝は肋骨弓下1cmで触れ，脾は肋骨弓下1cmで触れ，圧痛がある。腹部は膨隆している。肝機能は正常であった。長期にわたって中西薬を服用したが効果はなかった。内科から鍼灸科に治療の依頼があった。
弁　証：気滞血瘀
治　則：疏肝去瘀，消脹散結
取穴と効果：初診～3診：太衝，三陰交，足三里（瀉）により疏肝去瘀，和胃暢中をはかる。
　　　4診：両側の脇部の脹痛は軽減したが，腹部はまだ膨隆している。食少である。治療は初診同様とし，さらに中脘（瀉）を加えて和胃消脹をはかることとした。
　　　5～6診：治療は6診同様とする。
　　　7診：腹部の膨隆は著しく軽減し，飲食は増加している。食後に腹脹は増強しなくなった。失気が多くなり，失気が出ると腹部は気持ちよく感じられる。噯気もすっきり出るようになった。治療は4診同様とする。
　　　8診：肝脾腫大は縮小しており，肋骨弓下1cmでは触れなくなった。脈は弦であり，舌質の瘀点は減少している。治療は4診同様とする。
　　　9診：一昨日に腹立たしいことがあったが，病状は増悪しなかった。治療は4診同様とする。
　　　10～11診：治療は4診同様とする。
　　　12診：本病はほぼ治癒しており，再度鍼治療を施して明日退院させることとした。治療は4診同様とした。以上の12回の治療は3～5日に1回の鍼治療とした。
考　察：本症例の病因病機は次の通りである。情志鬱結，気機不利，脈絡不和，気血瘀滞となり，積して塊を形成したために，腹部が鼓状に膨隆しているのである。また両側の脇下に脹痛（拒按）が起こり，按じると塊があり，塊は固定していて動かないといった症状が出現している。肝気不舒，横逆乗脾，脾胃納運失職となったために，噯気がすっきり出ない，飲食減少，食後に腹部の膨隆が増悪するといった症状が現れ，情志失和により増悪したり再発したりするようになっている。
　　　第1処方では太衝（瀉）により疏肝理気，三陰交（瀉）により活血去瘀，足三里（瀉）により和胃暢中をはかった。3診後に胃や腹部の症状が軽減しなかったので，第2処方では第1処方に中脘（瀉）を加えて和胃消脹暢中をはかった。これには疏肝去瘀，消脹散結の効がある。久病のために身体が虚弱となっているため，強く瀉すことができないため，3～5日に1回の鍼治療とした。

［症例7］脾腎陽虚
患　者：女，56歳，初診1988年1月21日
主　訴：腹部䐜脹が起こるようになって8年になる。
現病歴：平素からなま物を飲食していたが，飢飽失常により8年前に発症した。腹部は膨満し，下痢や腹痛が起こることもある。飲食は減少し，食後に腹脹は増強する。沈香化滞丸や木香檳榔丸を自分で購入して数回服用したら治癒した。その後，再発する

内　科

たびに上記の薬により効果を収めていた。この3年来，病状がしだいに増悪し，腹部は鼓状に膨隆するようになった。夜になるととくにひどくなる。胃のあたりが苦しく冷えた感じがし，食欲がない。水様の涎を吐くようになり，大便は泥状，完穀不化となることもある。精神疲労，さむがり，四肢の冷え，小便短少，下肢の浮腫といった症状がある。また顔色は蒼黄，脈は沈細でやや遅である。上記の薬を服用したが効果はなかった。以前に胃腸バリウム検査とエコー検査，肝機能検査をしたが異常は認められなかった。西洋薬も効果はなかった。

弁　証：脾腎陽虚，運化失常

治　則：温補脾腎，佐として暖胃，行水をはかることとする。

取穴と効果：初診～2診：関元（補，焼山火を配す），神闕（灸），中脘（灸瀉）により温補真陽，暖胃散寒をはかる。

　3～4診：胃の冷えた感じと腹脹は軽減した。治療は初診同様とする。

　5診：胃の冷えた感じは治癒した。さむがり，四肢の冷え，腹脹は著しく軽減し，飲食は増加している。下肢にはまだ浮腫がある。関元（補，焼山火を配す），神闕（灸），中極（灸瀉）により温補真陽，化気行水をはかることとする。

　6診の治療は5診同様とした。

　7診：腹部の膨隆，さむがり，四肢の冷え，水様の涎を吐くといった症状は治癒した。両下肢の浮腫は著しく軽減している。顔色と脈象にも改善が見られた。まだ精神不振，嗜臥，息切れといった症状がある。関元（補），神闕（灸），足三里（先少瀉後多補）により温陽益脾，健脾益気をはかることとする。

　8診の治療は7診同様とした。

　9診：すべての症状は治癒した。治療は7診同様とする。自宅で神闕と中脘に棒灸を毎日2回施すこととし，1回にそれぞれ15～30分施すように指示した。連続して15日灸治療を施すことで治療効果の安定をはかった。

考　察：脈証，兼証，病歴，用薬の経過などにもとづくと，本症例は飲食失常，久傷脾胃，脾胃虚寒となり，病が腎陽に及んで起こった鼓脹証候であると考えられる。脾腎陽気不運となり水寒の気がめぐらないと，腹部に膨隆が起こり，夜になるとひどくなるという特徴があり，四肢に浮腫が生じたりする。脾陽虚弱であるために水穀の運化ができなくなると，胃がつかえたり，食欲不振，泥状便となったり，完穀不化となることもある。胃腑が温煦されないと，胃が冷たく感じられたり，水様の涎を吐くようになったりする。また陽気が内外をうまく循環できなくなると，精神疲労，寒がり，四肢の冷えが現れる。腎陽不足のために膀胱の気化が悪くなると，小便短少となる。顔色蒼黄，脈沈細でやや遅となっているが，これは腎陽虚の象である。本症例はもともと沈香化滞丸，木香檳榔丸を用いて効果があったが，これは飲食損傷による腹脹実証の証候であったからである。久病となって実から虚に転じ，脾腎陽虚，胃腑虚寒による鼓脹となってからは，虚を実として治療しても薬が適切でないため，上薬を再度服用しても効果が出ないのはあたりまえである。

第1処方では関元（補，焼山火を配す）により温補真陽，補益脾陽をはかり，神闕（灸）により温運中陽をはかり，中脘（灸瀉）により温胃散寒をはかった。これは温補脾腎，暖胃散寒の法であり，補中に散を求める意図がある。この第1処方を用いた後，脾胃の症状は著しく改善した。ただし両下肢にまだ浮腫があるため，第2処方では中脘に代えて中極（灸瀉）を加え，化気行水を助けることとした。第2処方を用いた後，脾腎陽虚の証は著しく好転した。しかし精神症状の回復が緩慢であるので，第3処方は関元（補），神闕（灸），足三里（先少瀉後多補）とした。足三里に先少瀉後多補の法を施すと，和胃の作用と健脾益気の作用がある。これは足三里を強く補うことによって，胃腑の気機に悪い影響がおよばないように考慮したものである。温陽益脾，健脾益気の法により最終的には治癒させることができた。

［症例8］黒熱病（カラ・アザール，リーシュマニア症）

患　者：男，19歳，初診1946年
主　訴：痞塊が出現するようになって1年余りが経過している。
現病歴：この1年余り左腹部の痞塊がしだいに大きくなり，腹部膨満，食べても味がしない，飲食減少といった症状が出現し，身体がしだいに痩せてきている。この2カ月来，腹部膨隆，腹壁静脈怒張，左脾臓腫大（左肋骨弓下縁で内下方3横指で触知）が見られ，按じると硬く感じられ脹痛が起こる。痞塊は移動しない。食べても味がせず，食事量は極めて少なくなっている。四肢は非常に痩せている。午後になるとよく寒熱が出現する。さらに精神疲労，倦怠，精神不振，腹部の煩熱感，口渇するが飲みたくない，口臭，怒りっぽいといった症状を伴っている。顔色は暗黒，舌質は青紫，舌辺には瘀点がある。口腔潰瘍がある。脈は弦滑で数である。以前に中薬や単方を服用したが効果はなかった。
弁　証：気結血瘀，痞塊形成
治　則：理気化瘀，消散痞塊
取穴と効果：初診：阿是穴（刺鍼方法は前述の黒熱病を参照），抜鍼後ただちに間使，三陰交に瀉法を施す。
　　2診（7日後）：初診後，腹部の痞塊部に20数時間あまり痛みがあった。この7日来，痞塊はしだいに軟らかくなり縮小して半分くらいの大きさになっている。午後の寒熱は治癒し，精神状態もよくなっている。治療は初診同様とした。刺鍼後，痞塊部がまた20時間ほど痛んだ。30年ほど追跡調査を行っているが，2回の治療で治癒し一度も再発していない。身体はいたって健康である。
考　察：本症例は気結血瘀となり，痞塊を形成した黒熱病の証候である。気結血瘀，営衛失和となったために脇下に痞塊が出現し，寒熱の症状が現れている。舌脈の変化は，気結血瘀の象である。精神疲労，倦怠といった虚弱症状が見られるが，これは久病であるためと飲食減少によって起こったものであり，本病は実証に属している。
　　阿是穴（瀉）により破瘀散結をはかり，間使（瀉）により理気散滞をはかり，三陰

内　科

交（瀉）により行血去瘀，疏調肝脾をはかって消散癥塊を助けることとした。この3穴を配穴すると鼈甲煎丸の効がある。この理気化瘀，消散癥塊の法を用いて効を収めることができた。本症例が速効を収めた理由は，阿是穴に刺鍼して直接病所を調節したと同時に，処方全体としは攻邪を目的としたので，邪が去ることにより正気が自然に回復したためである。

[症例9] 黒熱病

患　者：女，16歳，初診1951年
主　訴：黒熱病を患って3年になる。
現病歴：3年来，脾臓がしだいに腫大している。痞塊は左肋骨弓下縁，内下方3横指で触れ，拒按であり，按じると痛む。身体は痩せており腹部は膨隆している。飲食は減少している。1年前に個人のクリニックで黒熱病と診断され，西洋薬注射による治療を4カ月受けて病状は好転した。この5カ月それが再発している。
現　症：腹部は膨隆しており，腹壁静脈が怒張している。痞塊は左肋骨弓下縁内下方4横指で触れる。触れると硬く感じられ，按じると痛む。痞塊は移動しない。四肢は非常に痩せている。肝臓は右肋骨弓下2横指で触れる。飲食減少，唇の乾燥，唇の色は淡紅，顔面紅潮，午後の潮熱，口や咽頭の乾燥，心煩，怒りっぽい，鼻出血または歯ぐきからの出血が時に起こる，精神疲労，倦怠，息切れ，精神不振，小便短少といった症状を伴っている。舌質は紅絳，少苔で少津，脈は弦細数である。無月経になってから2年が経過している。
弁　証：気結血瘀に陰虚血熱を伴っている。
治　則：破癥散結の法と益気滋陰，活血涼血の法を交互に施すこととする。
取穴と効果：初診〜3診：阿是穴（方法は前述の黒熱病を参照），抜鍼後に間使，三陰交に瀉法を施す。5〜6日に1回の鍼治療とする。

4診：左側の痞塊は著しく軟らかくなり縮小している。飲食は増加した。陰虚血熱による症状には好転は見られず，精神疲労，倦怠，全身の無力感，息切れ，精神不振といった症状は増悪している。合谷，三陰交（補）により補気養血育陰をはかることとする。

5診の治療は4診同様とする。

6診：精神状態は好転したが，腹部の痞塊は再び増悪している。その原因は三陰交（補）と関係がある。三陰交（補）による養血，補益肝脾が痞塊の消散にとってマイナスとなり，かえって痞塊瘀結を助ける結果となってしまったのだ。そのために4〜5診で痞塊はかえって増大し，病状が重くなったのである。合谷（補）により補気をはかり，復溜（補）により滋陰をはかり，三陰交（先瀉後補，透天涼を配す）により活血涼血育陰をはかることとした。この処方には益気育陰，活血涼血の効がある。

7診：精神状態は好転し，息切れは軽減している。陰虚血熱による症状はある程度

好転している。治療は6診同様とした。

8～9診：治療は初診同様とし，6日に1回の鍼治療とした。

10診：腹部の膨満と痞塊は著しく軽減している。陰虚による症状はまだある。治療は6診同様とした。

11～12診：治療は6診同様とし，隔日治療とした。

13診：陰虚血熱による症状は治癒した。治療は初診同様とした。

14～17診：治療は初診同様とし，5～6日に1回の鍼治療とした。

18診：黒熱病はほぼ治癒している。消痞丸を長期服用させることで治療効果の安定をはかることとし，自宅療養をさせることとした。

考　察：本症例は気結血瘀によって痞塊を形成したために，脾臓腫大，腹壁静脈の怒張が起こったものである。気結血瘀のために隧道不通となって肝臓に影響し，肝脈が瘀滞しているために肝臓もやや腫大している。脾胃不健，化源不足となると精神疲労，倦怠，全身の無力感，息切れ，精神不振といった症状が出現する。長期の病により傷陰となると，一連の陰虚および血熱による証候群が出現するようになる。本症例では気結血瘀により痞塊を形成していると同時に，陰虚，血熱，気虚の証も出現しているので，理気化瘀，消散癥塊の法と，益気養陰，涼血活血の法を交互に用いることによって効を収めることができた。

## 結　語

### 1．症例のまとめ

本篇では9症例を紹介した。

例1は気滞湿阻によるものである。内関，太衝，陰陵泉（瀉）による疏肝理気，利水行湿の法を用いたり，内関，陰陵泉，足三里（瀉）による理気和中，除湿散満の法を用いて，効を収めることができた。

例2は肝乗脾胃によるものである。内関，太衝，足三里（瀉）による疏肝理気，消脹散満の法を用いて，効を収めることができた。

例3は気滞湿阻によるものである。陰陵泉，足三里（瀉）による除湿和中散満の法を用いたり，内関，足三里（瀉）による理気和胃暢中の法を用いたり，内関，太衝（瀉）による疏肝理気和中といった法を用いて，効を収めることができた。

例4は気滞血瘀，瘀結癥塊に肝胆湿熱を伴って起こったものである。病状に応じて中脘，足三里，太衝，梁門，上脘，肝兪，胆兪，期門，阿是穴，三陰交といった治療穴に瀉法を施した。また多くの治療穴には透天涼を配した。この疏肝去瘀，消散癥塊，佐として清利肝胆湿熱をはかるという法を用いて，効を収めることができた。

例5は湿熱蘊結によるものである。病状に応じて足三里，陰陵泉，陽陵泉，丘墟などに瀉法を施した。この清利湿熱，消脹利胆和胃の法を用いて，効を収めることができた。

例6は気滞血瘀によるものである。太衝，三陰交，足三里（瀉）による疏肝理気，去瘀暢中の法と，太衝，三陰交，足三里，中脘（瀉）による疏肝去瘀，消脹散結の法を用いて，効を収めることができた。

例7は脾腎陽虚によるものである。関元（補，焼山火を配す），神闕（灸），中極（灸瀉）による温補真陽，化気行水の法と，関元（補），神闕（灸），足三里（先少瀉後多補）による温陽益脾，健脾益気といった法を用いて，効を収めることができた。

例8は黒熱病の症例であり，気結血瘀，結滞により腫塊を形成したものである。阿是穴（鍼刺），間使，三陰交（瀉）による理気化瘀，消散癥塊の法を用いて，効を収めることができた。

例9も黒熱病の症例であり，気結血瘀，結滞により腫塊を形成したものであり，さらに陰虚血熱を伴っているものである。阿是穴（鍼刺），間使，三陰交（瀉）による破癥散結の法と，合谷，復溜（補），三陰交（先瀉後補，透天涼を配す）による益気養陰，活血涼血の法を交互に用いることによって，効を収めることができた。

## 2．選穴について

本病の選穴は，病因病機と病位にもとづいて選穴がなされる。例えば，病因に関しては，肝鬱によるものには太衝（瀉），湿邪によるものには陰陵泉（瀉），血瘀によるものには三陰交（瀉），痰濁によるものには豊隆（瀉）といった具合に選穴がなされる。

また病位に関しては，病が胃にある場合は中脘（瀉）または足三里（瀉），肝にある場合は期門または肝兪（瀉），胆にある場合は胆兪（瀉）または陽陵泉（瀉）または丘墟（瀉），腸にある場合は天枢（瀉），脇肋部にある場合は間使（瀉）または内関（瀉）とし，あるいは期門（瀉）を加え，脾にある場合は阿是穴（痞塊部）に刺入するといった具合に選穴を行うことができる。

病機に関しては，脾気虚には陰陵泉（補）または脾兪（補），脾陽虚には神闕（灸），腎陽虚には関元（補），水道不利には中極（瀉），気虚には合谷（補），肝腎陰虚には復溜（補），血分有熱には三陰交（少瀉，透天涼を配す）といった具合に選穴を行うことができる。気虚に対しては，足三里（補）は滞りや中満を生じやすいので用いないほうがよい。熱に関しては，湿熱には陰陵泉（瀉），肝熱には太衝（瀉），胆熱には丘墟（瀉），胃熱には内庭（瀉）とし，すべてに透天涼を配すとよい。黄疸を伴うものには，胆兪（瀉）を加え，さらに必ず陽陵泉に瀉法を施すべきである。

## 3．治療大法について

1．鼓脹には虚中挟実，実中挟虚，虚実偏重の違いがあるので，実を治す場合は虚を考慮にいれ，虚を補う場合は実のことを忘れてはならない。つまり正気がまだ衰えてない状態で鼓脹を形成している場合は，攻伐の法を採用する時に攻伐破瘀散結の法を長期にわたって使ってはならない。これは脾胃を損傷したり，正気を損傷したりして悪い結果となるのを防止

するためである。『素問』六元正紀大論篇には，「大積大聚は，それ犯すべきなり，衰えること太半なれば止む。過ぐるものは死す。」とある。これはまさに経験にもとづいた論点である。また『沈氏尊生書』寒・積聚癥瘕痃癖痞篇にある「積聚を治す場合の計は，ただ補益攻伐の間で行って，はじめて正治とすることができる。病が深いものは，その大半を伐してすぐ止め，その後に脾の運化の回復を待てば，積聚は自ずと消える。」といった考え方を参考にすることができる。

　肝硬変や黒熱病の痞塊は，不注意に攻逐をはかったり，強く活血破癥散結をはかったりすると，脈絡の破裂を引き起こしやすい。脈絡の破裂を引き起こすと吐血や血便が起こったり，元気を大いに損傷したりして，病状を急激に悪化させることになるので注意を要する。例えば，中極を使って放水をはかる場合，過度に放水すると精神が極度に疲弊したり，脾胃を損傷して元気をひどく損ねてしまうことになる。また例8の脾臓腫大の患者のように痞塊上に多く刺鍼したために，治療後に痞塊部に激痛が20時間あまりも出現したという例もある。2回の鍼治療で非常に早く治癒し，他に悪い影響は現れなかったが，これは患者が若くそして体質的にも衰退していなかったことによるものである。以上のように例をあげると多々あるが，臨床上はこういったことを軽視することはできない。

　2．鼓脹が長びいている場合は，緩やかな攻法，緩やかな補法を用いたり，攻補兼施の法を用いたほうがよい。脾胃の調理を重視し脾胃を守ることを優先させるべきである。その理由は，1つは長く患っている鼓脹は病機上は多くが本虚標実であり，正気虚衰がその根本にあるからである。治療は扶正去邪をはかるが，強く補法を施すと中満を起こして気機の通暢に影響を与えるし，強く攻法を施すと必ず正気を損傷してしまうので注意を要する。理由の2つめとしては，本病は脾胃と関係があり，脾胃が損傷すると他の臓腑に必ず影響がおよぶようになる。とくに肝臓病変に影響がおよびやすい。「脾胃の気がすでに損傷し，元気も充つることができなければ，諸病はここより生じる」といわれている。このことからも脾胃の調理が重要であり，とくに脾胃を守ることが非常に重要であることがわかる。脾胃を守ることにより水液代謝を促進することができるし，脾気が旺盛であれば気血が化生され，体質の増強，抵抗力の向上をはかることができる。また脾胃健運により体質が増強されれば，去邪にも有利に働くことができる。

　具体的な選穴については，次のことに留意するとよい。まず脾胃を損傷しないように選穴することである。胃脘部の経穴には補法を施してはならない。補法を施すと中満を引き起こしやすいからである。実際は足三里の配穴がよく用いられている。これは健脾養胃に有利になるからである。補虚培本の法には，間使または内関（瀉）を配穴したり，足三里（先少瀉後多補）を配穴して，少し理気和胃，健脾開胃をはかると，滞りや中満が発生するのを防ぐことができる。また脾兪（補）や胃兪（補）を配穴すると，中満を引き起こさないで健脾益胃をはかることができる。太衝（瀉）や期門（瀉）を配穴して疏肝理気をはかると，脾胃に有益にはたらく。「肝の病を見て，……当に先ず脾を実すべし」といわれているとおり，脾兪，陰陵泉（補）により健脾益気をはかるのがよい。また脾陽不運のものには，神闕（灸）により補益脾陽をはかるとよい。

内　科

## その他

### 1．「気の増して久しきは、夭の由なり」について

　鍼灸もまた『素問』至眞要大論篇にある「それ五味の胃に入るや、各おのその喜ぶ所に帰す。……久しくして気を増すは、物化の常なり、気の増して久しきは、夭の由なり。」という記載を参考にすることができる。鍼灸は生薬の五味とは作用が異なるが、身体の機能に対しては、五味と同じように「久しくして気を増すは、物化の常なり、気の増して久しきは、夭の由なり」という利害両端の要素を持っているのである。かつて56歳の男性患者を治療した時の例をここにあげる。脾胃気虚型の腹脹を患っていた患者である。健脾益気、佐として理気和中をはかるという法を用いることとした。足三里、陰陵泉（補）、間使（瀉）により5回の治療で腹脹が治癒した後、患者は息切れ、懶言、倦怠無力感だけを残すのみとなったので、合谷、足三里、三陰交（補）に改めた。捻補を施す時間が長かったためと、強く補法を施すだけで佐として理気和中をはかる治療穴を配穴しなかったために、治療後3日たっても大便が出ず、腹脹が以前より増強し、飲食もほとんど摂取できなくなってしまった。患者は再診に訪れ強く不満を訴えた。そこで間使、足三里（瀉）により理気和胃をはかると、1回の鍼治療で緩解させることができた。これは「気の増して久しきは」の道理によって生じた例とすることができる。

### 2．腹水には強い攻法を用いてはならない。

　ある肝硬変腹水の患者である。某医師が大量の利水消腫の効能のある薬を用いて、強い攻法を施し、3剤服用した後に腹水は大部分が消失し、患者もその家族も非常に喜んでいた。ある名医が薬を停めるよう勧めたが、患者は聞く耳をもたなかった。それはこれまでたくさんの薬を服用したのに腹水は治らず、今回3剤服用しただけで腹水がほとんどとれたのに、どうして服用を停めなければならないのか納得できなかったためである。さらに3剤を服用し、ついには過度に脾胃を損傷してしまい、ひどく元気を損傷したために、気随液脱となって死亡してしまった。

　もう1つ例をあげる。50歳の腹脹腹水を訴える男性患者である。某医師が23号の毫鍼を中極穴に刺入して放水をはかった。この医師は放水をはかる場合は、事前にあるいは放水後に、鍼または中薬を用いて固気をはからなければならないことを知らなかったために、水液が中極穴からゆっくりと1,500ccほど流出した後に、この患者は気随液脱となって死亡してしまった。

　『格致余論』鼓脹論には、「この病の起こりは、あるいは三五年、あるいは十余年と違いはあるが、根は深く、病勢は重篤である。速効を求めようと欲することは、自然に禍を求めることとなる」とあり、また「この病は虚に起因していることを医師が知らず、急いで効をあげようとして、患者が脹急に苦しんでいるからといって利薬を用いたとすれば、それは一

時の快を求めたに過ぎない。一日半日は良いかもしれないが，腫れはいっそうひどくなって病邪はいっそう強くなり，真気が傷れることを知らないのである」とある。上記の2症例は，まさにこの道理によるものである。張景岳も逐水の法の弊害について同様のことを述べている。これらはまさに貴重な経験であり，臨床を導く上で一定の意義をもつ観点である。

## 3．調理脾胃の法について

調理脾胃に関しては，脾胃の昇降についての「脾昇則健」「胃降則和」という原則に注意をはらう必要がある。脾と胃は相互に助けあっているので，選穴処方の際にもこの点を考慮すべきである。他臓の病変の影響による場合は，しっかりと他臓の病変に対処した上で脾胃にも注意をはらう必要がある。

およそ中焦の虚証に対しては，すべて健脾を基礎にした上で，胃気を注意をはらい，周到かつ慎重に選穴を行い，緩やかにと対処するとよい。このような場合，強い攻法や補法は，ともに悪い法となる。虚中挟実証に対しては，腑気の通暢ははかるべきであるが，因勢利導（状況に応じて無理なく対処すること）を原則とし，その利と弊を知った上で，弊害があればただちに止めるべきである。病が癒えた後は保養を重視し，飲食により善後策をはかるとよい。

## 4．有形の腹脹と無形の腹脹について

本病には腹脹が見られる。一般的にいうと，患者が腹部の脹満を訴え，外観上脹満が見られないものは，自覚的腹脹という。また医師の望診と触診によって腹部脹満が認められたものは，他覚的腹脹という。また患者の自覚的腹脹と医師が認めた他覚的腹脹が同時にあるものは，自覚的他覚的腹脹という。病機のサイドからいうと，腹脹は有形と無形の2つに分類することができる。無形の腹脹は肝気鬱滞，横逆犯胃によるものである。また有形の腹脹は水，食，瘀，塊などによるものが多い。前者には疏肝理気をはかり，後者には攻破消導をはかるとよい。

脾虚不運のために水食停滞となって起こる積滞脹満は，脾虚が本で，腹脹は標である。この無形の積滞に対して攻破と消導の法を用いると，必ず中気をいっそう損傷させることとなり，脾虚はいっそうひどくなって腹脹も増強するようになる。このような場合は，「塞因塞用」の「従者反治」の法にもとづくべきであり，それによりはじめて良い結果を得ることができるのである。

内　科

# 10. 鬱　証（付：失語）

## 概　説

　鬱証は，情志の失調のために気機鬱滞となって起こる病証である。気持ちの抑鬱，情緒の不安定，脇肋脹痛，あるいは易怒〔よく怒ること〕，善哭〔よく泣くこと〕，咽頭部の異物感・閉塞感，不眠といった症状が主に出現する。

　鬱証は1つの「証」であるが，1つの「病」でもある。また1つの「因」でもある。鬱証の波及する範囲は非常に広い。情志の失調により気機鬱滞が起こると，血瘀や痰結，食積，火鬱，湿阻などを引き起こすが，これらが臓腑不和を引き起こして発生する種々の疾病は，すべて鬱証に属している。

　本篇では情志の失調による鬱，とくに気鬱を主とするものの病機と証治に重点をおいて述べることとする。これが進行して起こる胃痛，噎膈，積聚，脇痛などについては，関連する他の篇のなかに散見するので，ここではあえて述べないこととする。

　鬱証は，鍼灸臨床においてよく見られる病であり，鍼灸治療による効果も非常にすぐれている。その病因病機は複雑であり，その波及面もかなり広いので，弁証分型には十分に注意をはらい，誤診や誤治を起こさないようにすべきである。現代医学の分類による神経症のなかの神経衰弱，ヒステリーの一部，更年期症候群などは，本病を参考にして弁証施治をはかることができる。

　本病は肝気鬱結，気鬱化火，気滞痰鬱，憂鬱傷神，心脾両虚，陰虚火旺などの証型のものが見られる。ここではこれらの証型の証治と症例について述べることとする。

## 弁証施治

　本病は情志の損傷により肝気鬱結となり，しだいに五臓の気機不和を引き起こして発病する。主として肝，脾，心に影響したり，陰陽気血が失調して起こる。情志の変動が生理的範囲を越えると気機鬱滞が起こる。この気鬱が長く改善しないと，病は気から血に波及し，さまざまな変化や多くの症状が出現するようになる。六鬱などもこれに相当する。六鬱の中では気鬱が先に起こり，そして他の諸病が形成されるのが特徴である。

「木鬱は之を達す」や「順気を先と為す」，気機の疏通，これらが鬱証治療の主な治則である。さらに虚実寒熱をしっかり弁別し，病が気にあるのか血にあるのか，病がどの臓にあるのかを明確にし，それにもとづいて具体的な治療法を確定する必要がある。実証のものは疏肝理気を主とし，さらに病状にもとづいてそれぞれ行血，化痰，利湿，清熱，消食，清心安神，清肝瀉火などを配るとよい。虚証のものは益気養血，補益心脾，養血安神，滋陰清火を主とし，あるいは佐として疏肝理気の法を用い，虚実兼顧，因果併治をはかるとよい。本病に対する選穴と処方構成は，証型施治にもとづく以外に，さらに症状・所見の現れ方や転帰にもとづいて，臨機応変に対処する必要がある。

### 1　肝気鬱結

[主証]　精神抑鬱，情緒不安定。胸脇脹痛，痛みの部位は一定していない。よくため息をつく。腹脹，食欲不振，胃脘部の不快感，噯気。あるいは腹痛，嘔吐，大便異常，月経不順といった症状を伴う。舌苔は薄膩，脈は弦となる。

[治則]　疏肝理気解鬱

[取穴]　間使，太衝または期門（瀉）

[応用]　◇噯気が頻繁に起こり，胸脘部に不快感があるといった肝胃不和のものには，上脘か中脘か足三里（瀉）を加えて和胃暢中をはかるとよい。

　　　　◇胸脇脹痛があり，痛みの部位が固定しており，女性で月経が発来せず，脈が弦濇であるものは，気滞血瘀の証である。間使，三陰交（瀉）により行気活血散滞をはかるとよい。あるいは帰来（瀉）を加えて通経活血散滞をはかるとよい。

### 2　気鬱化火

[主証]　急躁〔いらいらすること〕，易怒，胸悶，脇脹，口乾，口苦，胸やけ，呑酸，大便秘結。あるいは頭痛，目赤，耳鳴りを伴う。舌質は紅，舌苔は黄，脈は弦数となる。

[治則]　清肝瀉火，解鬱和胃

[取穴]　◇行間，足三里，丘墟（瀉）

　　　　◇行間，中脘，上脘（瀉）：清肝和胃

### 3　気滞痰鬱

[主証]　咽頭部の閉塞感・異物感，胸中の窒息感，気呃〔気機鬱滞によりおこるしゃっくり〕。あるいは脇痛を伴う。舌苔は白膩，脈は弦滑となる。

[治則]　利気化痰解鬱

[取穴]　天突，豊隆（瀉）：半夏厚朴湯の効に類似

[応用]　◇上処方に内関（瀉）を加えると，理気解鬱，化痰降逆の効を収めることができる。

◇胃の不快感，食欲不振といった症状がある場合は，上処方に中脘か上脘（瀉）を加えると，利気化痰，和胃解鬱の効を収めることができる。

◇精神抑鬱，胸悶，脇痛，腹脹，噯気，食欲不振，胃の隠痛（鈍痛）などの症状を伴うものには，天突，中脘，上脘，間使（瀉）により理気解鬱，化痰利気をはかるとよい。

◇悪心，口苦を伴い，舌苔黄膩であり，痰熱内鬱の証であるものには，天突（瀉），豊隆（瀉，透天涼を配す）により清熱化痰をはかり，気機を調節するとよい。

### 4　憂鬱傷神

[主証]　精神恍惚，心神不寧，よく欠伸（あくび）がでる，悲しくてよく泣く。舌質は淡紅，舌苔は薄白，脈は弦数となる。これは『金匱要略』にある「臓躁」証であり，女性によく見られる。

[治則]　養心安神

[取穴]　◇神門（補），内関（瀉）

◇心兪，神門（補），大陵または間使（瀉）：佐として理気解鬱をはかる。

[応用]　不眠，頭暈（ずうん）を伴うものには，風池（瀉）を加えるとよい。

### 5　心脾両虚

[主証]　よく思慮する。臆病である。心悸，不眠，健忘，食欲不振，頭暈，精神疲労といった症状を伴う。顔色不華，舌質は淡紅，脈は細弱となる。

[治則]　健脾養心，益気補血

[取穴]　神門，三陰交（補）：帰脾湯の効に類似

[応用]　上処方により補の作用が強すぎる場合や，気滞による症状を伴っているような場合は，間使（瀉）を加え，佐として理気散滞をはかるとよい。

### 6　陰虚火旺

[主証]　眩暈，不眠，心悸，心煩，易怒。あるいは遺精，腰のだるさ，女性では月経不順がある。舌質は紅または絳で少津，脈は弦細で数となる。

[治則]　滋陰清火，鎮心安神

[取穴]　◇大陵，神門（瀉），復溜（補）

◇行間，神門（瀉），復溜（補）：滋陰清肝，鎮心安神

[応用]　◇腰のだるさ，遺精，無力感を伴うものには，腎兪（補）を加えて益腎固精をはかるとよい。

◇月経不順があるものには，三陰交（先瀉後補）を加えて和血調経をはかるとよい。

## 症　例

[症例1] 気滞痰鬱
患　者：女，48歳，初診1969年3月23日
主　訴：喉に異物感が起こるようになって3年になる。
現病歴：3年前に怒ってから発症した。その後，怒るたびに再発する。再発時には喉がつっぱりだし，異物がつまっているように感じられる。これは飲み込もうとしても吐こうとしてなくならない。気が上に衝きあがってくるように感じられる。また胃には隠痛が起こる。口からはすっぱい液または粘液を吐く。噯気がスッキリでず，噯気がスッキリでると胃および咽頭部はスッキリする。平素から白色帯下が多い。脈は沈弦であった。
弁　証：気滞痰鬱による梅核気
治　則：理気和胃，化痰散滞
取穴と効果：初診：内関，豊隆（瀉）により理気化痰をはかる。
　　　　2診：症状は軽減した。処置は初診同様とする。ただし天突（瀉）を加えて利気降痰をはかる。この処方は半夏厚朴湯の効に類似したものである。
　　　　3診：中脘，上脘，内関（瀉）により理気和胃，化痰散滞をはかる。
　　　　4診：内関，足三里（瀉）により行気化痰和胃をはかる。
　　　　5診：気逆上衝と咽頭部の梗塞感およびつっぱった感じは軽減した。ただし咽頭の乾きと歯痛がある。中脘，上脘，内関，足三里（瀉）により理気和胃，化痰散滞をはかる。
　　　　6診：もとからあった諸症状は著しく軽減した。内関，足三里，太衝（瀉）により疏肝解鬱，化痰和胃をはかる。1970年1月に確認したところ6回の治療で治癒しており，8カ月再発していないとのことであった。
考　察：本症例は鬱怒により肝気犯胃，胃失和降となり，また肝鬱乗脾となり痰気が胸膈部に鬱結して起こったものである。そのため咽喉部に閉塞感が起こり，噯気がスッキリ出ず，気が上に衝きあがるように感じたり，胃の隠痛が起こったりしているのである。
　　　　選穴処方は毎回変化があるが，終始内関（瀉）により理気和胃をはかり，豊隆（瀉）により化痰降逆をはかり，足三里（瀉）により和胃化痰をはかることを主とした。そして必要に応じて天突（瀉，利気降痰），上脘または中脘（瀉，利気和胃），太衝（瀉，疏肝理気）を配穴した。この理気和胃，化痰散滞の法により，効を収めることができた。

[症例2] 肝気鬱結
患　者：女，57歳，初診1984年1月12日

内　科

主　訴：両脇部に脹痛が起こるようになって1年になる。
現病歴：1年前に怒った後，両側の脇肋脹痛，脘腹脹痛が出現するようになり，悪心が起こり，食事量が減少した。噯気が頻繁にでる。毎日早朝時に気が胃から上衝するように感じられると心煩，急躁，怒りっぽくなるといった症状が出現する。さらに心悸，息切れ，時々起こる心煩，咽頭の乾き，口渇して飲みたいなどの症状を伴っている。最近は頭暈，四肢無力といった症状もあり，大便は泥状である。舌質は紅，脈は沈細であった。
弁　証：気滞脇絡，肝気犯胃
治　則：疏肝理気，和胃益脾
取穴と効果：初診：内関，足三里（瀉）により理気止痛，和胃止嘔をはかる。
　2診：内関，太衝（瀉），足三里（先瀉後補）により疏肝解鬱，理気調胃をはかる。
　3診：この2日は悪心がなく，両脇部の脹痛は軽減し，歩行時も足に力が入るようになった。内関（瀉），足三里，合谷（先瀉後補）により理気和胃，益気健脾をはかる。
　4診：処置は3診と同じ。
　5診：脘腹脹痛は軽減している。内関，足三里（瀉）とする。
　6診：飲食は増加している。早朝時の状態はまだある。内関，足三里，太衝（瀉）により疏肝降気和胃をはかる。
　7診：睡眠状態がよくない。早朝時の気の上衝は軽減している。神門，太衝（瀉）により疏肝理気，清心安神をはかる。
　8診：処置は7診と同じ。
　9診：胃からの気の上衝および心煩，急躁は著しく軽減した。睡眠も良好である。内関，太衝（瀉）により疏肝理気解鬱をはかる。
　10診：ほぼ治癒している。処置は9診と同じ。1984年10月3日に手紙により治癒していて再発していないことを確認した。
考　察：本症例は情志失和，気滞脇絡，肝気犯胃，胃失和降，納運失職となったために，脇肋部の脹痛，胃脘部の脹痛，飲食減少，噯気といった症状が出現している。逆気上衝し，金不制木となると，早朝に気が胃から上衝するように感じられ，心煩や怒りっぽくなる症状が起こるようになる。息切れ，頭暈，心悸といった症状は，久病のため飲食が減少しているために起こった症状である。四肢無力，泥状便は，肝気乗脾による症状である。また心煩は憂鬱傷神と関係している。
　疏肝理気，和胃益脾の法を採用することとし，内関，太衝，足三里を主とし，補助的に神門を用いて効を収めることができた。本症例は9診で治癒しているが，厳密にいうと3～4診の処方には過ちがあった。治療は内関（瀉），足三里，合谷（先瀉後補）としたが，内関だけの疏肝理気，和胃解鬱では力不足である。足三里，合谷のうち，合谷はとくに気機の通暢に影響しやすく，疏肝解鬱にとって不利となる。そのために5診では脘腹脹痛が軽減しただけであった。また6診時には気逆上衝が

あり怒りっぽくなる症状が軽減しておらず，治療回数を増やす結果となってしまったのである。

［症例3］陰虚火旺，気機阻滞
患　者：男，25歳，初診1976年12月21日
主　訴：肢体にふるえが起こるようになって4日になる。
現病歴：4日前に怒ってから全身のふるえ，麻木〔しびれ〕が起こるようになった。泣きたいくらいの頭痛も起こる。休息後には好転する。2年前にも本病を患ったことがあり，本科の鍼灸治療で治癒している。
現　症：全身の発作性のふるえ，両下肢軟弱，頭痛，頭暈，頭がぼんやりする，頭皮がつっぱる，心煩，易怒，不眠，心悸〔心中がふるえるように感じられる〕，耳鳴り，腰痛，時々自汗が出る，痰が出る，睡眠中に涎〔よだれ〕がでる，食欲不振といった症状がある。舌苔は薄白，脈は弦細数であった。
弁　証：陰虚火旺と気機阻滞に属している。
治　則：先に疏肝理気，清心安神をはかり，後に滋陰清火，交通心腎をはかる。
取　穴：初診：内関，神門，太衝（瀉）により疏肝理気，清心安神をはかる。
　　　　2～5診：神門（瀉），復溜（補）により滋陰清火，交通心腎をはかる。
効　果：初診後，頭皮のつっぱり感はなくなった。心悸，不眠，下肢無力，腰痛，涎がでるといった症状はまだある。2診後，全身のふるえはなくなり，腰も痛まなくなった。頭痛，心悸，不眠は軽減している。4診後，腰痛，全身のふるえ，心悸，不眠は治癒した。まだ頭がぼんやりする。5診で治癒した。2～3日に1回の鍼治療とした。1977年3月7日に手紙で再発していないことを確認した。
考　察：本症例の病因病機は次の通りである。肝気鬱結，経気阻滞，筋脈失調となったために，全身のふるえ，麻木，下肢軟弱といった症状が出現している。気が上に逆したため頭皮がつっぱり，頭暈，頭がぼんやりするといった症状も出現している。不眠，心煩，易怒，心中のふるえ感，耳鳴り，腰痛，時に汗が出るといった症状や脈弦細数は，肝盛陰虚火旺によるものである。

肝気鬱滞と陰虚火旺という2つの証型が存在しているので，治療においてはまず疏肝理気，清心安神をはかるために，内関，神門，太衝（瀉）とした。内関により理気，安神，神門により清心安神，太衝により疏肝理気，舒筋解痙をはかることとする。その後に滋陰清火，交通心腎の法を採用し，神門（瀉）により清心安神をはかり，復溜（補）により滋補腎陰，補益肝陰をはかることによって効を収めることができた。

［症例4］肝気鬱結，心脾両虚
患　者：男，38歳，初診1990年4月13日
主　訴：多疑善惑〔疑い深く，思い惑う〕，多慮易怒〔考え込んだり，怒りっぽくなる〕と

なって2年余りになる。
現病歴：仕事上で詐欺にあってから，よく怒ったり考え込むようになって上記のような症状が起こるようになった。2年来，疑い深くなったり，考えがよく迷うようになったり，考え込んだりするようになっている。また怒りっぽくなっている。気分がすぐれない。両脇部痛，胃のつかえ，食少などの症状があり，食べても味がしない。よく夢で詐欺にあった場面を思いだし，目がさめるとむかむかして落ちつかない。驚きやすくなっており，また物忘れがひどくなっている。眠っても目が覚めやすい。時々心悸，息切れ，頭暈が起こる。顔色はよくなく，舌質は淡，舌苔は白，脈は細弦であった。某病院で神経症として鎮静剤や安眠薬を投与されたが，初めは有効であったが，しだいに効果が現れなくなった。また竜胆瀉肝湯，天王補心丹（湯液），帰脾湯，柴胡疏肝散，逍遙散なども服用したが，症状は一進一退であった。親戚のものが同様の病を患って本科で治癒したことを聞いて本科を受診した。
弁　証：肝気鬱結と心脾両虚に属している。
治　則：先に疏肝理気，佐として安心神，開心竅をはかる。後に補益心脾により気血を補益する。
取　穴：初診〜6診：太衝，間使，神門（瀉）により疏肝理気をはかり，佐として安心神，開心竅をはかる。
　　　　7〜17診：神門，三陰交（補）により補益心脾をはかる。
効　果：3診後には心煩，易怒，両脇部痛，多疑善惑，多慮易怒といった症状は軽減した。6診後に肝気鬱結による症状は治癒した。舌苔は薄白，脈は細弱であった。10診後，驚きやすい，物忘れ，目が覚めやすい，時々起こる息切れ，頭暈，心悸といった症状は軽減した。15診後，心脾両虚による症状は治癒し，精神疲労，倦怠を感じるだけとなった。17診で治癒した。1990年11月28日に再発していないことを確認した。
考　察：本症例は最初は鬱怒傷肝，肝気鬱結となっていた。その後，長期にわたる思慮により心脾を損傷したために，肝気鬱結と心脾両虚という2つの証候が出現するようになったものである。2つの証型の混合型であるが，肝気鬱結を先に患い実であることから，まず疏肝理気を主とし佐として安心神・開心竅をはかることとした。肝気鬱結による症状が治癒するのを待って，次に補益心脾をはかって気血を補益し治癒した症例である。患者は以前にいろいろな治療を受けたが効果がなかった。また肝気鬱滞と心脾両虚と陰虚血虧のサイドからも治療を受けたこともある。薬は基本的に証に適合していたにもかかわらず，2つの証型の先後虚実の関係が明確でなかったために効果が見られなかったのである。先に疏肝理気をはかってその実を治し，後に補益心脾によりその虚を治すという具合に，虚実併治の先後をしっかり把握したことにより著効を収めることができた。

［症例5］気滞痰鬱
患　者：女，60歳，初診1983年11月4日

主　訴：梅核気〔ヒステリー球〕を患って2年になる。
現病歴：2年来，咽部に異物感を感じ，飲み込もうとしても下がらず，吐こうとしてもとれない。固体食を嚥下する時は問題がないが，流動食を嚥下する時は困難である。食べ物が食道を通過する時には上に突き上げって汽笛のような音を発する。咽頭部に皮がないように感じられ，呼気と吸気時には刺すような感じがして我慢ができない。とくに夜間になると喉が乾燥してつらく，睡眠にも影響し目が覚めやすい。目が覚めた後は，お湯を飲むか果物を食べて喉を潤すと眠れるようになる。このような状態が1夜に数回起こる。早朝は食事をとりたくない。にんにくを食べると咽頭部の刺痛・乾燥が起こるようになり，数日しないと回復しない。平素から急躁，怒りっぽいといった状態にある。中薬も百剤以上服用したが効果がなかった。本病院の耳鼻咽喉科で慢性咽頭炎と診断された。咽頭部には顆粒状のものがあり，粘膜は赤くなっている。西洋薬は無効であるだけでなく，食事に影響する。ペニシリン，ストレプトマイシンの注射により当初はやや好転していた。
弁　証：気滞痰鬱による梅核気
治　則：利気化痰散滞
取　穴：初診：天突，内関（瀉）。2〜3診：天突（瀉）。1〜2日おきに1回の鍼治療とする。
効　果：初診後には自覚症状は消失し，咽頭部の閉塞感はなくなった。その夜の喉の乾燥もなくなった。2診後，自覚症状は消失しており，飲食は増加し，精神状態も良好である。にんにくを食べても刺痛や乾燥感は生じなくなった。咽頭部に小さな顆粒状のものがあるだけで，他には異常はない。怒りっぽいといった状態と急躁も消失した。3診で治癒した。
考　察：本症例は気滞痰鬱，痰気搏結上逆による梅核気証候である。病候は単純である。天突（瀉）により降痰散結をはかり，内関（瀉）を配穴して理気散滞をはかって，効を収めることができた。

[症例6] 肝気鬱結，憂鬱傷神
患　者：女，24歳，初診1981年4月1日
主　訴：両下肢無力による歩行障害が起こって10日になる。
現病歴：10日前に怒ってから発症した。発病当初は頭頂部が割れるように痛み，船に乗っているような眩暈を感じた。その後，しだいに泣いたり笑ったりして，感情の起伏が激しくなり，つづいて精神恍惚，四肢の痙攣が出現するようになった。これらの症状が発症すると4日間はこのような状態が持続した。発作後には全身の痛み，両下肢無力による歩行障害が起こる。左が右より重く，左下肢は15度角しか挙れない。食欲不振，口渇，口苦，尿黄，白色帯下が多いなどの症状を伴っている。脈は弦数であった。
弁　証：肝気鬱結と憂鬱傷神

内　科

治　則：疏肝解鬱，理気安神
取　穴：内関，太衝（瀉）
効　果：初診後に両下肢の状態はよくなり，歩行できるようになった。ただし無力に感じられる。2診後には1キロほど自分で歩けるようになった。3診で治癒した。4診では治療効果の安定をはかった。
考　察：鬱怒傷肝，肝気上逆となると，頭頂部に割れるような痛みが起こったり，眩暈が起こったりするようになる。憂鬱傷神となれば，精神恍惚や精神異常が起こる。また気機阻滞，経筋失常となると，全身の痛みが起こったり，四肢の痙攣，下肢無力が起こる。口苦，口渇，尿黄，脈弦数などは，肝経有熱の象である。
　　　　内関（瀉）により理気解鬱安神をはかり，太衝（瀉）により疏肝解鬱，舒筋通絡をはかった。この疏肝解鬱，理気安神の法により，効を収めることができた。2つの証型をもつ患者に対して，2穴の施治で効を収めたのは，2穴の効能の組み合わせが適切であったことによるものである。

[症例7] **憂鬱傷神，気滞筋脈**

患　者：女，14歳，初診1979年3月26日
主　訴：両下肢に麻痺が起こって1カ月になる。
現病歴：体育の授業中に発症した。当初は四肢を動かすことができず，ついで全身の動きが悪くなった。当地の病院で15日間治療を受けたが効果はなかった。
現　症：両下肢を自分で屈伸することができず，硬直状態であり，歩行ができない。心煩，怒りっぽい，心悸，まったく眠れない，両目昏花〔両目がかすむ〕，視力低下，方向感覚が悪いなどの症状を伴っている。精神状態は抑鬱状態にあり，両目はぼんやりしている。脈は沈弦数であった。
弁　証：憂鬱傷神，気滞筋脈によるヒステリー性麻痺
治　則：疏肝解鬱，清心安神
取　穴：初診：神門，太衝，足三里（瀉）。言葉による暗示を併用する。
　　　　2診：神門，太衝（瀉）。暗示を併用する。
　　　　3診：承山，崑崙（瀉）。
効　果：初診の刺鍼後15分すると両下肢の屈伸運動ができるようになり，置鍼を1時間して抜鍼すると，歩行ができるようになった。ただし両下肢が軟らかく感じられ，まだ正常には歩けない。また初診後には視力は正常に回復した。2キロの道を歩いて外来にこれるようになったが，まだ歩きづらい。精神状態もよくなっている。2診後には両下肢は正常に歩行できるようになった。ただ両側の腓腹筋と踵が痛む。治療は局所取穴に改めた。3診で治癒した。2～3日に1回の鍼治療とした。1979年4月14日に再発していないことを確認した。さらに1カ月後に再発していないことを確認した。
考　察：本症例は気機阻滞，経脈失調，経筋失常となったために，両下肢の硬直が起こり，

屈伸ができず歩行ができなくなったものである。肝鬱気滞，清竅蒙蔽，神明失常となったために，心煩，精神失常，不眠，両目がぼんやりしている，視力低下，方向感覚が悪いといった症状が起こっている。怒りっぽい，精神抑鬱，脈沈弦数などは，肝鬱内熱の象である。神門（瀉）による清心安神，太衝（瀉）による疏肝解鬱，舒筋を主とし，足三里（瀉）を配穴した。足三里（瀉）により和胃暢中理気をはかったが，これは局所取穴であり，このように用いると舒筋通経の作用を収めることができる。この疏肝解鬱，清心安神，佐として暢中理気をはかるという法により，効を収めることができた。さらに言葉による暗示療法を併用することにより，解鬱宣竅安神を助け，効果が出るように促した。

［症例8］肝鬱傷神，気滞筋脈
患　者：男，51歳，初診1969年4月5日
主　訴：四肢がふるえるようになって3カ月になる。
現病歴：3カ月前に怒った後に項部の緊張感とこわばり，四肢のふるえが出現するようになった。その後，怒るたびにこれらの症状がひどくなる。さらに腹脹，食事量の減少，腹部の陥凹性の浮腫，頭暈，息切れ，無力感，精神抑鬱，泣いたり笑ったり悲しんだり憂いたりと感情の起伏が激しくなる，自汗といった症状を伴っている。リウマチ，麻痺として治療を受けたが，病情は増悪した。検査：心肺（－），腹部は軟らかい，肝は触れない，肝区の叩打痛なし，脾（－），血圧141／80mmHg。
弁　証：鬱怒傷肝，肝鬱傷神，気滞筋脈
治　則：疏肝解鬱，安神暢中
取　穴：太衝，内関，足三里（瀉）
効　果：初診後には項部の緊張感は軽減し，飲食は増加し腹脹は減じた。3診後には腹脹と腹腫は治癒し，頭暈と項部のこわばり，四肢のふるえは軽減した。4診で治癒した。2日に1回の鍼治療とした。
考　察：本症例の病因病機は次の通りである。鬱怒傷肝，肝鬱気滞，気滞経脈，経筋失調となったために，後項部に緊張感とこわばりが起こり，四肢のふるえが出現するようになったものである。肝失条達，横逆犯胃となっているために腹脹，食事量の減少，腹部の腫脹が起こっている。精神抑鬱や精神異常は，肝鬱傷神の象である。
　　　　内関（瀉）により理気，安神をはかり，太衝（瀉）により疏肝解鬱，疏暢筋脈をはかった。また足三里（瀉）により和胃暢中をはかった。この疏肝解鬱，安神暢中の法により，効を収めることができた。

［症例9］気滞血瘀
患　者：女，30歳，初診1969年9月17日
主　訴：乳房痛を患って1年余りになる。
現病歴：1年前に怒った後，両側の乳房脹痛が起こるようになった。刺痛が起こることもあ

内　科

り，怒ると刺痛が強くなる。さらに精神抑鬱，心煩，よく怒る，頭部が重く感じられる，多夢，不眠，食欲不振，月経痛，過少月経，月経血が黒色，頻発月経，微熱，身体のだるさといった症状を伴っている。身体は痩せており，身体は弱い。脈は沈濡であった。

弁　証：気機阻滞，血行不暢
治　則：行気活血散滞
取　穴：内関，三陰交（瀉）。隔日治療とする。
効　果：3回の鍼治療で治癒した。1969年10月25日に患者が頭痛と不眠の治療で来院した時に，乳房痛と月経病は治癒していることを確認した。
考　察：本症例は肝気鬱結となって条達が悪くなり，気機阻滞，血行瘀阻となって起こった乳房痛と月経病の証候である。内関（瀉）により行気散滞をはかり，三陰交（瀉）により活血去瘀をはかって効を収めることができた。内関は心包絡経の経穴であるが，理気作用があるだけでなく，経絡の走行との関係でいうと，さらに胸脇部の病変を治療し，乳房部の経絡気血を通暢する作用があるので，内関を選穴したのである。

［症例10］　肝鬱気逆

患　者：女，47歳
主　訴：気逆上衝が起こるようになって7カ月になる。
現病歴：7カ月前に怒った後に発症した。臍部右側から気が上に突き上げてくるように感じられ，それが右側の脇肋部，頸項部を経過して耳と目にいたると，目がだるくなり，難聴，鼻閉が起こる。頸項部の脹痛，脇肋脹満といった症状がある。腰を曲げたり膝を屈すると気逆上衝が起こりやすく，足を伸ばして平臥の状態でいると楽になる。また手指を用いて右側の頸項部を下に向かって押すと気持ちよく感じられる。腹部脹満，食欲不振，心煩，怒りっぽい，すっきりでない噯気を伴い，時にため息をつき，咽頭部が乾いたように感じられる。唾液を飲み込むと気持ちが悪くなる。食事による咽頭部の閉塞感はない。便秘をしており，中脘穴を按圧すると沈痛感がある。舌根部の苔は白黄厚である。言葉ははっきりしている。脈は沈細数であった。

弁　証：肝気鬱結，気逆上衝
治　則：疏肝理気，和胃降逆
取穴と効果：初診：中脘，上脘，右天枢，間使（瀉）により理気和胃散滞をはかる。
　　2診：中脘，右梁門，足三里，太衝（瀉）により疏肝解鬱，和胃降逆をはかる。
　　3診：気逆上衝は軽減し，飲食は増加した。章門（右），梁門（右），太衝，足三里，欠盆（右，鍼感が右側の項部，面頬部，耳にいたると気持ちがよい），ともに瀉法を施す。
　　4診：右側の欠盆穴の鍼感は2日ほどして消失した。章門（右），梁門（右），足三里，太衝，阿是穴（璇璣の右上1寸，鍼感は右の鼻孔にいたる）とし，ともに瀉法を施す。

　　　　　5診：気逆上衝と脇肋脹痛は治癒し，飲食は増加した。再度鍼治療を行い治療効果の安定をはかった。処置は4診同様とした。
考　察：肝には剛の性質があり，条達を喜び抑鬱を嫌うとされている。また肝は怒を主り，怒ると気が上るという特徴がある。本症例は肝気鬱結，木失条達となり，気逆上衝して経絡に影響し，肝気犯胃，胃失和降となって起こった一連の肝気衝逆の証候群である。

　　　　　疏肝理気，和胃降逆の法を用いて，効を収めることができた。太衝（瀉）による疏肝理気，降逆，足三里（瀉）による和胃暢中，梁門（瀉）による右腹部気機の調節を主とし，補助穴として章門，中脘，天枢，缺盆などの局所穴を用いた。初診では間使（瀉）により胸脇部と上腹部の気機の調節をはかったが，太衝（瀉）を用いるよりも効果が小さかったため，2診以後は太衝に改めた。

[症例11] 気滞脈絡，肝腎陰虧

患　者：女，32歳
主　訴：全身のひきつり，手指のふるえが起こるようになって3日になる。
現病歴：産後27日に怒って発症した。全身の一定しない部位で筋がひきつり，筋脈がひきつって動き，つっぱるように感じられる。この現象は手指のふるえと交互に出現する。ひどい時には心悸，息切れ，頭痛，頭暈，神志恍惚，食欲不振が起こる。平素から多夢，不眠，夜間の驚恐〔ちょっとのことでびくびくする〕，心煩，怒りっぽい，心悸，咳嗽，尿黄で排尿時に灼熱感がある，涎を流すまたはすっぱい液を吐くといった症状があった。夜間に悪寒発熱が起こることもある。精神状態は抑鬱状態である。口唇の色は紅，舌苔は白厚，舌質は絳，舌尖は絳，眼球は淡紅，脈は沈細でやや数であった。
既往歴：1964年に出産した後，26日目に怒った後，同様の症状が起こり，本科で鍼治療を数回受けて治癒したことがある。
弁　証：気滞脈絡，肝腎陰虧に気虚を伴っている。
治　則：理気散滞，滋補肝腎と益気補腎育陰をはかり，佐として理気安神をはかる。
取穴と効果：初診：内関（瀉），復溜（補）により行気安神，滋補肝腎をはかる。
　　　　　2診：下肢にふるえが起こることがあるが，すぐに止まるようになった。両上肢がだるく無力である。心悸は軽減した。まだ心煩，頭痛，頭暈，多夢，不眠，息切れがある。舌苔は白厚から薄白に転じた。処置は初診同様とする。
　　　　　3診：全身の筋脈のひきつり，手指のふるえ，筋脈の痙攣，夜間の驚恐といった症状は治癒し，頭暈は軽減した。2日来，腹中が空虚に感じられるが食べたくはない。屈曲位になりたがり（中気不足），腰は折れるように痛み，舌筋が熱く感じられ，頭頂部は空虚に感じられる。心悸，息切れ，尿黄で排尿時に熱感があるなどの症状を伴っており，舌尖は紅，脈は細数無力であった。合谷，復溜（補），内関（瀉）により益気補腎育陰をはかり，佐として理気をはかる。

内　科

　　　　4診：手指のふるえと筋脈の痙攣は起こっておらず，腰痛，頭暈，腹中の空虚感は
　　　　軽減している。頭頂部の空虚感，咳嗽，尿黄，排尿時の熱感は治癒した。時々では
　　　　あるが悪心，腹脹，吐水，涎などの症状がある。処置は3診同様とする。2カ月後，
　　　　患者の村の人から再発していないことを知らされた。1982年5月に再発したが，本
　　　　科の鍼治療により再度治癒している。
考　察：肝は筋を主り木に属している。肝は腎水により滋養されている。また肝は怒を主っ
　　　　ており，精神情志の調節機能は，肝気と密接な関係がある。本症例の患者は平素か
　　　　ら陰虚肝旺であったために陰血不足となっているところに，肝気鬱滞となったため
　　　　に木失条達，血不養肝，筋脈失養となり，筋のひきつり，全身の経筋の痙攣とつっ
　　　　ぱり，手指のふるえといった症状が出現するようになったものである。陰血不足の
　　　　ために心神失養，神不守宿〔精神錯乱〕となり，さらに陰虚による火が神明に影響
　　　　しているために，心悸，驚恐，心煩，不眠，神志恍惚といった症状が出現している。
　　　　また精血が脳に充足しないために，頭痛，頭暈が起こっている。さらに気滞胃腑と
　　　　なり，受納が悪くなって食欲不振となっている。したがって初診～2診では内関
　　　　（瀉）により理気散滞安神をはかり，腎経の母穴である復溜（補）により滋補腎水
　　　　をはかって養肝，補益精血をはかった。この理気安神，滋補肝腎，補益精血の法に
　　　　より，効を収めることができた。2診後には筋のひきつり，手指のふるえ，経筋の
　　　　ひきつり，夜間の驚恐といった症状は治癒した。ただし気虚と腎陰虚による症状が
　　　　強く出るようになっていたので，3～4診では合谷（補）を加えて補気をはかった。
　　　　益気補腎育陰をはかり，佐として理気安神をはかるという法により治癒させること
　　　　ができた。

［症例12］気鬱化火
患　者：女，23歳，初診1973年2月15日
主　訴：胸悶，脇痛が起こるようになって2カ月になる。
現病歴：平素からいらいらして怒りっぽい。2カ月前に怒ってから胸悶，脇痛，側頭部痛，
　　　　耳鳴り，口乾，口苦，胸やけ，呑酸〔胃酸がこみあげる〕，飲食減少といった症状
　　　　が出現するようになった。身体は痩せており，目赤〔目が充血〕している。舌質は
　　　　紅，舌苔は黄，脈は弦数であった。
既往歴：肺結核を患ってすでに数年になる。1年余り前に手足麻木が起こり，本科での鍼治
　　　　療により治癒した。
弁　証：気鬱化火，横逆上攻
治　則：清肝瀉火，解鬱和胃，清降少陽の熱
取　穴：行間，丘墟，足三里（瀉）。1～2日おきに1回の鍼治療とする。中西薬により肺
　　　　結核は治療するものとする。
効　果：2診後には胸悶，脇痛，頭痛は軽減した。4診後には飲食は増加し，胸やけ，呑酸
　　　　は治癒した。6診後には胸悶，脇痛および兼証は治癒した。7～8診では治療効果

の安定をはかった。1973年7月に両手足の麻木再発のために来院したおりに，前病は治癒していることを確認した。

考　察：本症例の患者は平素から肝陽偏亢の身体をしており，情志が激しく変化しやすく，怒りっぽいタイプの患者であった。さらに怒ったことが原因で，鬱怒化火，肝胆火炎となり，火が循経により上行したために頭痛，耳鳴り，口苦，口乾，胸悶，脇痛といった症状が出現している。また気火が横逆して胃を犯したため，胸やけ，呑酸，飲食減少が出現している。舌質紅，舌苔黄，脈弦数，目赤は，肝鬱化火の象である。行間（瀉）により清肝解鬱，足三里（瀉）により和胃散滞，丘墟（瀉）により清胆と足少陽の火の清降をはかった。この清肝瀉火，解鬱和胃，清降少陽気火の法により，効を収めることができた。

［症例13］心脾両虚

患　者：女，50歳，初診1988年5月9日

主　訴：思慮過度の状態が2年ほど続いている。

現病歴：2年前に怒って喧嘩をしてから発症した。多思善慮，噯気がすっきりでない，よくため息をつく，食欲不振，両脇部の脹痛が見られるようになった。その後，家事などの心労によって症状が増悪した。家事その他のことで自然と悩んでしまい，何かあると心悸が起こる。熟睡できず，心悸が起こりやすくて目がさめやすい。ビクビクしたり，頭暈，健忘，精神疲労，食欲不振，噯気などの症状が起こることもある。時にため息をつく。顔色はすぐれず，舌質は淡，脈は細弱であった。台北市の某病院で神経症として西洋薬を投与されたが，効果はなかった。安眠薬は最初は効果があったが，後に効かなくなった。

弁　証：心脾両虚，心失所養

治　則：補益心脾により補益気血をはかる。

取　穴：初診〜3診：神門，三陰交（補）により補益心脾，補益気血をはかり，内関（瀉）により理気安神をはかる。
　　　　4〜15診：内関を除く。

効　果：3診後には多思善慮，心悸，不眠といった症状は軽減し，噯気はスッキリ出るようになった。6診後には多思善慮，心悸は著しく軽減し，熟睡できるようになった。飲食は増加し，精神状態も好転した。11診後，舌脈，顔色ともに一定の改善が見られ，ほぼ治癒した。15診で治癒した。1989年9月10日に患者の親族から治癒していることを確認した。

考　察：最初は鬱怒により気機が阻滞し，噯気がすっきり出なくなり，よくため息をつくようになり，両脇部に脹痛が起こっていた。それに加えて思慮心労により心脾を損傷したために，心脾両虚による症状も見られるようになった。食欲不振，飲食減少のために化源不足となっているため，気血虧虚による症状も出現している。

　　　　初診〜3診では神門，三陰交（補）により補益心脾，補益気血をはかった。これは

内　科

帰脾湯に類似した効がある。さらに内関（瀉）を配穴して理気安神をはかった。4
～15診では上処方から内関を除いた。これは気機がすでに通暢するようになってい
たので，理気が必要でなくなったからである。もっぱら強く補うこととし，補益心
脾の法により治癒させることができた。

### ［症例14］肝気鬱結，熱鬱肌膚

患　者：女，68歳，初診1981年11月12日
主　訴：全身の皮膚の灼熱様の痛みが起こるようになって30年余りになる。
現病歴：30年前に怒った後，全身の皮膚の灼熱様の痛みが出現するようになった。その後，
　　　　怒るたびに再発するようになった。今回は再発して半年になる。再発時には全身の
　　　　皮膚に灼熱様の痛みが起こるが，部位は一定していない。痛みは刺痛となることも
　　　　ある。さらに両脇部と腹部の脹痛，怒りっぽい，よくため息をつく，食欲不振，下
　　　　痢，酸っぱい液を吐く，口苦，咽頭の乾き，腰痛，息苦しいといった症状を伴って
　　　　いる。精神は抑鬱状態にある。患部の皮膚の色は正常であり，触れても熱くはなか
　　　　った。脈は弦であった。
既往歴：30年来，怒るたびに上記の症状が再発している。服薬では無効であり，本科の鍼治
　　　　療で幾度となく治癒している。
弁　証：肝気鬱結，阻滞胃腸，気滞血瘀，熱鬱肌膚
治　則：通腑導滞，理気解鬱，行気活血により鬱熱を散じる。
取穴と効果：初診：中脘，天枢，内関，足三里（瀉）により通腑散滞，行気解鬱をはかる。
　　　　2診：呼吸が楽になり息苦しさがなくなった。腹部は軟らかい。処置は初診同様と
　　　　する。
　　　　3診：腹部は痛まなくなったが，全身の皮膚の灼熱様の痛みはまだある。息切れが
　　　　あり，屈曲位を欲する。脈は沈弦である。まだ精神状態は改善していない。間使，
　　　　三陰交（瀉）により理気解鬱，行血去瘀をはかる。
　　　　4診：まだ息切れがある。上処方に合谷（補）を加えて補気をはかる。
　　　　5～6診：息切れ，腰痛，身体痛は軽減した。治療は4診同様とする。
　　　　7診：灼熱様の痛みは軽減した。治療は4診同様とする。
　　　　8～9診：治療は4診同様とする。1982年4月に治癒していることを確認した。
考　察：本症例は鬱怒傷肝，肝気犯胃，気機不暢，横逆脇絡となったために，胃や脇肋部の
　　　　脹痛，腹部の脹痛，食欲不振，下痢，怒りっぽい，よくため息をつく，酸っぱい液
　　　　を吐くといった症状が出現している。「気行れば則ち血行る，気滞れば則ち血結す」
　　　　といわれている。気鬱化火となり肌膚に蘊鬱して血行が悪くなると，全身の皮膚に
　　　　灼熱様の痛みや刺痛が起こるようになる。精神抑鬱，息苦しいといった症状や脈弦
　　　　は，肝鬱気滞の象である。
　　　　初診～2診では中脘，天枢，足三里，内関（瀉）により，通腑散滞，行気解鬱をは
　　　　かった。これは大承気湯加味に類似した効がある。2診後には胃腸の症状がおさま

ったが，皮膚の灼熱刺痛が強く出るようになったので，3診では間使，三陰交（瀉）により行気活血をはかって鬱熱を散じた。3診後にまだ息切れがあったので，4～9診では，上処方に合谷（補）を加えて補気をはかった。この行気活血をはかり，佐として益気するという法によって効を収めることができた。


## 付：失語

[症例1] 肝気鬱滞，気滞舌絡

患　者：女，45歳，初診1971年6月16日
主　訴：失語となって1カ月余りになる。
現病歴：平素から怒りっぽく情志が失調しやすい。1カ月余り前のある日に怒った後，突然昏倒し，泣きだした。泣いた後に話すことができなくなり，喉がつっぱるように感じられ，嚥下困難となり，手指がしびれ，精神抑鬱となった。脈は沈弦である。
既往歴：数年前に失語を患ったことがある。
弁　証：肝気鬱滞，気滞舌絡によるヒステリー性失語
治　則：理気散滞，通舌利咽
取　穴：合谷，廉泉（瀉）。
効　果：初診で抜鍼後にただちに会話ができるようになった。2診では治療効果の安定をはかった。1971年7月24日に患者から治癒していることを確認した。
考　察：本症例は情志失和，肝失条達，気機阻滞，舌絡失暢による失語証候である。合谷（瀉）により宣竅理気散滞をはかり，廉泉（瀉）により通舌利咽をはかった。この理気散滞，通舌利咽の法により，効を収めることができた。

[症例2] 肝気不舒，気阻竅絡

患　者：男，40歳，初診1977年5月2日
主　訴：失語症を患って5日になる。
現病歴：もともと精神病歴がある。5日前に隊長と口論し，帰宅途中におぼれかけて救出された。当時は意識はあった。夜半に呻（うめ）いてため息をつくようになり，煩悶して不安となる。深夜には黙々とするようになった。早朝には人事不省，牙関緊閉となり，両目は閉じており，呼吸は粗くなっていた。同時に失語症となっていた。病院に運ばれて治療を受けたが効果はなかった。今日，内科から鍼灸科に紹介があった。
現　症：神志不清，牙関緊閉。両目を閉じており，呼吸が粗い。胸悶，腹脹がある。5日間食事をとっていない。舌が強ばり，身体は痩せており，顔面は蒼白，脈は沈弦であった。
弁　証：肝気不舒，気阻竅絡
治　則：理気宣竅と理気暢中，宣通舌絡

取　穴：初診：合谷，間使（瀉）により理気宣をはかる。
　　　　2〜4診：内関，足三里，廉泉（瀉）により理気暢中，宣通舌絡をはかる。
効　果：初診後には言語はかなりしっかりするようになり，流動食をとれるようになった。舌の強ばり，胸悶，悪心がある。2診後には胸悶，腹脹は軽減し，飲食は増加し，悪心はなくなった。神志は正常となり，言語も正常となった。自分の病情も自分で話せるようになった。4診で治癒。1977年6月20日に手紙により治癒していることを確認した。
考　察：脈証と病因にもとづくと，本症例は暴怒傷肝，肝気不舒，気機逆乱となり，心胸に上壅し神明閉塞となったために突然昏厥となり，人事不省，両目を閉じるといった状態になったものと考えられる。肝気上逆，気機閉塞となったために牙関緊急となり，呼吸が粗くなり，舌強失語，胸悶，腹脹が起こったものである。脈沈弦は，肝気鬱滞不舒の象である。理気宣竅と理気暢中，宣通舌絡の法を採用することとし，合谷，間使（瀉）と，内関，足三里，廉泉（瀉）とにより，効を収めることができた。

［症例3］気機阻滞，音竅失宣
患　者：女，35歳，
主　訴：失語症を患って8日になる。
現病歴：もともと胃痛があった。いつも胃痛が再発すると，左側の上腹部が痛み，痛みは左側の脇肋部および背部にいたる。発作性の激痛となる。この激痛が起こると，いつも昏厥，人事不省が出現し，12分くらい経過すると神志は回復し，言語も正常となる。8日前に胃痛が再発したが，今回は意識が回復した後も胃痛があり，会話をすることができなくなっていた。舌筋の動きは正常である。
弁　証：気機阻滞，音竅失宣による失語
治　則：理気機，宣音竅
取　穴：合谷，瘂門（瀉）。隔日治療とする。
効　果：4回の鍼治療で治癒した。2年余り後に胃痛が再発して来院したが，前回の昏厥，失語は治癒していたことを確認した。
考　察：患者は毎回胃痛が再発すると，痛みが左側の脇肋部および背部におよぶ状態にある。これは肝気阻滞，気機失暢となっているためである。胃痛が激しく，気機阻滞，脈道閉塞，孔竅不通となると，突然昏厥〔失神し四肢が厥冷する〕が起こる。8日前に胃痛により昏厥を引き起こしたが，鍼刺により意識を回復した後に失語が起こっている。これは気機が音竅で阻滞したためである。合谷（瀉）により理気開竅をはかり，瘂門（瀉）により開宣音竅をはかって効を収めることができた。

［症例4］気滞痰阻，竅絡失暢
患　者：女，17歳
主　訴：失語症を患って6カ月になる。

現病歴：6カ月前に，2日間感冒を患った後に心煩，怒りっぽい，失語，不眠などの症状が出現した。精神は抑鬱状態であり，舌苔は黄膩，脈は滑数有力であった。某病院で服薬，注射，蒸気吸入療法などの治療を受けたが効果はあまりなかった。今日，某病院耳鼻咽喉科からヒステリー性失語として紹介されてきた。検査の結果声帯に異常はみられなかった。

既往歴：右耳の化膿性中耳炎，鼻出血（右），気管支炎，昏花などが断続的に再発し今日にいたっている。

弁　証：気滞痰阻，竅絡失暢によるヒステリー性失語

治　則：理気滌痰により音竅を宣通し，佐として清心安神をはかる。

取　穴：内関，神門，豊隆（瀉）。暗示療法を併用する。

効　果：2診後には会話はほぼ正常となった。不眠，心煩，怒りっぽいといった症状は治癒していた。3診で治癒した。

考　察：本症例は感冒を患った後，痰鬱気滞，竅絡閉塞，痰火擾心，神不守舎となったために，一連の証候群が出現したものである。内関（瀉）により理気安神をはかり，神門（瀉）により清心安神をはかり，豊隆（瀉）により降痰をはかった。この理気滌痰，清心安神の法により，効を収めることができた。

## 結　語

### 1．症例のまとめ

本篇では14症例を紹介した。

例1は気滞痰鬱による鬱証である。理気和胃，化痰散滞の法を用い，状況に応じて内関，豊隆，上腕，足三里，中腕といった治療穴に瀉法を施して，効を収めることができた。

例2は肝気鬱結による鬱証である。疏肝理気，和胃益脾の法を用い，内関，足三里，太衝（瀉）といった治療穴を主とし，配穴として神門を用いて，効を収めることができた。

例3は陰虚火旺と気機阻滞が混在して起こった鬱証である。内関，神門，太衝（瀉）による疏肝理気，清心安神の法と神門（瀉），復溜（補）による滋陰清火，交通心腎の法を用いて，効を収めることができた。

例4は肝気鬱結と心脾両虚が混在して起こった鬱証である。太衝，間使，神門（瀉）による疏肝解鬱，佐として清心安神をはかるという法と，神門，三陰交（補）による補益心脾，補益気血の法を用いて，効を収めることができた。

例5は気滞痰鬱による鬱証である。天突，内関（瀉）による利気化痰散滞の法を用いて，効を収めることができた。

例6は肝気鬱結と憂鬱傷神が混在して起こった鬱証である。内関，太衝（瀉）による疏肝解鬱，理気安神の法を用いて，効を収めることができた。

例7は憂鬱傷神，気滞筋脈による鬱証である。神門，太衝，足三里（瀉）による疏肝解鬱，

清心安神の法を用いて，効を収めることができた。

　例8は肝鬱傷神，気滞筋脈による鬱証である。太衝，内関，足三里（瀉）による疏肝解鬱，安神暢中の法を用いて，効を収めることができた。

　例9は気滞血瘀による鬱証である。内関，三陰交（瀉）による行気活血の法を用いて，効を収めることができた。

　例10は肝鬱気逆による鬱証である。太衝，足三里，梁門への瀉法を主とし，状況に応じて中脘，上脘，間使，章門，天枢，缺盆といった局所穴を配穴とした疏肝理気，和胃降逆の法を用いて，効を収めることができた。

　例11は気滞脈絡，肝腎陰虧に気虚を伴った鬱証である。内関（瀉），復溜（補）による理気散滞，滋補肝腎の法と，復溜，合谷（補），内関（瀉）による益気補腎育陰，佐として理気安神をはかるという法を用いて，効を収めることができた。

　例12は気鬱化火による鬱証である。行間，丘墟，足三里といった治療穴への瀉法による清肝瀉火，解鬱和胃，少陽の熱を清降させるといった法を用いて，効を収めることができた。

　例13は心脾両虚による鬱証である。神門，三陰交（補），内関（瀉）による補益心脾，補益気血，佐として理気安神をはかるという法を用いて，効を収めることができた。

　例14は肝気鬱結，熱鬱肌膚による鬱証である。中脘，天枢，足三里，内関といった治療穴への瀉法による通腑導滞，行気解鬱の法と，間使，三陰交（瀉），合谷（補）による行気活血（行気活血による肌膚の鬱熱を散じる），佐として補気をはかると法を用いて，効を収めることができた。


## 2．本病の特徴について

　鬱証は1つの「証」であり，また1つの「病」である。さらに1つの「因」でもある。気分の問題から始まり，ついには「六鬱」となる。また「病に因りて鬱となる」場合と，「鬱に因りて病となる」場合とがある。本病は臨床上よく見られる病証である。本病には発病の広範性，臨床症状の複雑性，病位の多在性，病状の多変性，病機の矛盾性，体質の特異性，証型の差異性，病変の傾向性，訴病の信用性といった問題があり，また鬱証としての共通性と特殊性といった違いがあるため，多くの場合は弁病にしろ弁証にしろ，かなり難しさを伴うことになる。もし病因や病歴，随伴症状，治療経過を詳しく確認しなかったり，患者の証候や兆候について深く細やかに検討しなかったり，病の所在について明確にしないと，本病や本病の証型を客観的に認識することは，まったくできないことになる。

　本病に現れる一連の特徴は，他の病証と明らかな違いがある。本病は多くの疾病の中で見られるが，とくに情志病の中で多く見られる。例えば現代医学におけるノイローゼやヒステリー疾患，神経症，精神病，更年期障害といった疾患において，鬱証の現れが多く見られる。鬱証は神経系統の機能失調として現れ，証型が多く，変化に富んでおり，また多くの器質性疾患と混在しやすいという特徴がある。したがって各種検査を必要とし，他の系統の実質性病変の可能性を排除した後に，鬱証に対して弁証施治を行うべきである。

### 3．疏肝解鬱法の運用について

『医方論』越鞠丸の中では、「鬱病といわれているものは先に気が病むのである。気の疏通が得られれば、どこに鬱が有りえようか」と述べられている。これは鬱証の病因と治療大法について概括的に述べたものである。鬱というのは、滞って通じないことをいったものである。情志損傷、肝気鬱結、気機阻滞となったために、しだいに五臓の気機の不和、臓腑陰陽気血の失調と経脈の失暢を引き起こすと、鬱証が発生するのである。

治療は疏肝解鬱、通暢気機がポイントとなる。もちろん早期治療を行って病状の進行を防止したり、他の病に変化するのを防止することは、重要な意義をもっている。本病が初めは気滞により起こり、あるいは瘀血や湿痰、熱鬱、食積といった要因を伴って起こっている場合は、疏肝解鬱と同時にそれぞれ行血、化痰、利湿、清熱、消食といった作用をもつ経穴を配穴する必要がある。つまり標本兼顧、因果併治を行うべきである、鬱証が長期化して実から虚に転じたものには、例えば憂鬱傷神、心脾両虚、陰虚火旺といった証型に対しては、それぞれ養心安神、補益心脾・補益気血、滋陰清熱・鎮心安神といった処方の中に、疏肝解鬱の作用がある経穴を配穴して治療を行うとよい。

肝鬱に対しては、疏肝解鬱の法だけを用いてその証をすべて治癒させるというのは無理がある。もし疏肝解鬱の法を用いて効果がない場合は、病因病機の面から無効となった原因を探し出すべきである。肝の生理機能の面から考えると、肝は疏泄を主り、条達を喜び抑鬱を嫌うという特徴をもっている。肝の疏泄機能は、肝自身の機能の維持と他の臓腑の正常な機能を維持する条件となっており、疏泄は人体の気機の調節に関係している。肝気の疏泄が条達しているかどうかは、全身の気機の通暢に影響を与え、全身の他の部位の気機が通暢しているかどうかが、また肝気の疏泄の条達に影響を与えるのである。つまり鬱によって病になる場合もあるし、病によって鬱になる場合もあるのである。肝気鬱結は、他の臓腑の病変を引き起こすことがあるが、他臓に病があって気機を阻滞させると、肝気に影響を与えて肝鬱を引き起こすこともある。治法上は、肝鬱病証に対しては疏肝をはかるべきであるが、他の臓腑の気機の失調や機能失調によって肝鬱が起こったり、そのために肝鬱がなかなか治らないものには、疏肝をはかっても気がなかなか条達できない。このような場合には、肝鬱を引き起こしている要因や、肝鬱不解とさせている要因を除去させれば、倍の効果を収めることができる。

### その他

### 1．精神面，情緒面における療養の重要性

精神面、情緒面における療養は、肝の正常な疏泄機能を維持し、鬱証の発生や進行を防止する上で重要である。また鬱証の治癒にとっても一助とすることができる。

肝気鬱滞は家庭関係や社会関係と密接な関係がある。臨床上、肝鬱の病はよく見られるが、

内　科

とくに中年，青年の女性にかなり多く見られる。1つは生理面で説明すると，彼女達はちょうど血不足気有余の時期にあたるため，容易に肝鬱や情志面の病に罹りやすいのである。もう1つとして，わずらわしい家庭問題や社会的要因が，彼女達を肝鬱，情志面の病に罹りやすくしているのである。したがって鍼灸治療を施す場合は，同時に精神面や情緒面の療養を重視する必要があるのである。適切な慰労の言葉や励ましは，よい治療作用があり，鬱証の病因病機の改善の一助とすることができる。

## 2．肝経穴（瀉），調気作用がある経穴（瀉）がよく選穴される理由

　鬱証の病因については，「肝病多鬱」「鬱病多気」「百病は気より生じる」といった説がよく用いられている。その治療について，李用粋は「鬱病の種類は多いが，すべて気のめぐりが悪いことによるものである。法は順気を先にすべきである。気のめぐりが悪い鍵は肝気不舒にあるので，順気は主として肝気を調節するのがよい。」としている。

　肝の生理機能と病理変化は，すべての臓腑や経絡，気血と密接に相関しているので，いったん肝気鬱滞，疏泄失調になると，肝自身に病変が起こるだけでなく，さらに他の臓腑や経絡，気血津液に影響して各種病証を引き起こす可能性がある。したがって鬱証は肝の方面から論治がなされるので，肝経の関連穴が多く用いられたり，その他の調気作用にすぐれた治療穴が重要になるのである。以下に例をあげる。

### 1．気滞経脈

　経脈が鬱滞し，気機不暢となったものである。病位が胸脇部にあるものは，間使（瀉）により理気通絡をはかることとする。胸痛には膻中（瀉）を配穴して上焦の気機を調節する。脇痛や乳房部の病には期門（瀉）を配穴して疏肝理気通絡をはかる。

　病位が腰部や腰部より下にあるものは，太衝（瀉）を用い，腰痛や疝気には気海（瀉）を配穴して下焦の気機を調節する。四肢痛には間使（瀉）を配穴する。また気滞により血瘀となっている場合は，上処方に三陰交（瀉）を加える。

### 2．鬱滞臓腑

　脾胃に鬱滞し，気機失常となり，胃痛，呃逆，腹脹などが見られるものは，内関（瀉）により理気和胃をはかり，中脘（瀉）を配穴して中焦の気機を調節する。下痢が見られるものは，太衝（瀉）により疏肝理気をはかり，気海（瀉）を配穴する。

　肺に鬱滞し，木火刑金となり，咳嗽，喀血が見られるものは，行間（瀉）に尺沢（瀉）を配穴する。心に鬱滞し，精神異常が見られ，心肝気鬱，心絡瘀阻となっているものは，内関（瀉）により気機を調節して心絡を通じさせ，神門（瀉）を配穴する。

### 3．気滞清竅および気滞胞宮

　肝鬱気滞，血行不暢となって月経不順や月経痛，小腹部痛，身体痛などが見られるものは，

太衝（瀉）に三陰交（瀉）を配穴する。肝鬱気滞となり気が耳や目に滞っているものは，太衝（瀉）を用いるが，耳病には丘墟（瀉）を配穴し，眼病には肝兪（瀉）を配穴する。気が喉や舌に滞っているものは，間使（瀉）に廉泉（瀉）を配穴する。

### 4．気，火，風，痰，瘀

　気有余であれば火が生じ，火が津液に作用すると痰が生じる。気鬱となり津液が停滞して痰となる場合もある。気滞のために血行不暢となると血瘀が生じる。肝風，肝火，肝気は多くの場合は一源であるが，肝気鬱滞が先行する場合が多い。上記のように気，火，風，痰，瘀の病理的変化の過程においては種々の病証が発生するが，この病理的根源はすべて肝気鬱滞と関係しているため，太衝（瀉）がよく用いられるのである。肝気には間使（瀉）を配穴し，肝風には陽陵泉（瀉）を配穴するとよい。肝火の場合は太衝の代わりに行間（瀉）を用い，丘墟（瀉）を配穴するとよい。血瘀には三陰交（瀉）を配穴し，痰鬱には豊隆（瀉）を配穴するとよい。

　以上のものは病因取穴の例であるが，さらに具体的な病証にもとづいて関連穴を配穴する必要がある。肝経穴（瀉）や調気作用がある経穴（瀉）が諸病の鬱滞を治癒できるのは，それらにそれぞれ疏肝理気，調理気機，理気通絡といった作用や，上焦・中焦・下焦の気機を調節する作用があるからである。

## 3．家伝による経験

　肝気鬱滞，気滞中焦，気滞下焦，気滞血瘀，気滞痰鬱，痰血鬱滞などは，それぞれ鬱証，癲証，癇証，狂証および臓躁〔発作性精神病，ヒステリー〕，奇証などを引き起こしたりする。また腹部においては瘕瘕，積聚などを引き起こすこともある。

　例えば腹直筋の痙攣（右側痙攣の場合は臓躁に多く見られ，左側痙攣の場合は心悸に多く見られる），脇下部の腫塊（肝鬱気滞，肝鬱血瘀，肝脾不和または肝脾腫大に多く見られる），臍傍の拘急または腫塊（気鬱，気滞血瘀に多く見られる）といったものがある。また少腹満・鞕・鞕満・急結（それぞれ月経病，狂証，嚢腫などに多く見られる）や，胃腹部の鞕満・伏梁，索状物（それぞれ癲証，鬱証，狂証や奇証に多く見られる）といったものがある。

　按じると，それぞれ圧痛，刺痛，鈍痛，結痛，満痛といった痛みが起こったりする。肝腫大や悪性腫瘤には鍼刺治療はできないが，その他に関してはその圧痛部位，有形の癥塊や腹直筋痙攣部などに鍼刺して瀉法を施し，抜鍼後に状況に応じて気滞には間使（瀉），気滞中焦には足三里（瀉），血鬱や痰血鬱滞で癥塊がある場合は三陰交（瀉），痰鬱，痰血鬱滞には豊隆（瀉）を用いると，非常に良い効果を収めることができる。また同様に清心安神や宣竅が必要な場合は神門（瀉），精神神志病で清脳，醒脳，鎮静が必要な場合は風池（瀉）を用いたり，肝気鬱滞には太衝（瀉），鎮静，宣竅，降火が必要な場合は湧泉（瀉），清瀉肝火が必要な場合は行間（瀉），清瀉胆火が必要な場合は丘墟（瀉）を用いると，それぞれ非常に良い効果を収めることができる。

内　科

# 11. 厥証

## 概　説

　厥証は陰陽失調，気機逆乱によって起こるものであり，突然昏倒して人事不省となる病証である。四肢厥冷を伴う場合もある。
　本病は一般的に発作後，時間とともにしだいに意識が回復し，半身不随とか失語，顔面麻痺といった後遺症は残らない。ただしひどい場合は，発作後に意識が回復せず死にいたることもある。これについて張介賓は，「厥は逆である。気が逆すると乱れる。したがって忽然として眩仆脱絶〔めまいがして倒れ意識がなくなること〕となる。これを厥という。軽いものはしだいに蘇醒し，重いものは死す，最も急なる候である。」としている。厥証の発生は，気血虚弱や気機運行の突然の逆乱によって，心，脳（精神意識），血脈の機能が損なわれてることによって起こるのである。
　本病は鍼灸の臨床現場でよく見られる病証の1つであり，鍼灸治療で一定の効果を収めることができる。鍼灸治療は本病に対して，積極的治療として，あるいは補助的治療として用いることができる。重症のものには薬物治療を併用し救急処置を施すべきである。現代医学におけるショック，虚脱，熱射病，日射病，人事不省，低血糖性昏睡，ヒステリー性昏睡などは，本篇の弁証施治を参考にすることができる。
　中国伝統医学においては厥証に関する論述は極めて多く，その範囲もかなり広範なものとなっている。本篇では臨床上よく見られる気厥，血厥，痰厥，暑厥，食厥といった証型にしぼり，その証治と症例を紹介することとする。

## 弁証施治

　厥証の発生については，関連する病因をさがすことは一般的に容易である。弁証を行う場合，病因，病歴を把握することは，非常に重要とされている。さらに昏迷，中風，癇証，閉証，脱証との鑑別も必要である。治療上は，発作時にはまず虚実を鑑別して救急治療を行わなければならない。実証に対しては去邪宣竅を主とし，虚証に対しては補虚を主とすべきである。患者が蘇醒するのを待って，その後に病因にもとづいた証型に対して治療を行い，再

発を予防するとよい。

## 1 気厥

（1）実証（ヒステリー性失神，鬱証に多く見られる。）

[主証] 精神的刺激により誘発されることが多い。突然の昏倒，人事不省，口噤握拳〔歯をくいしばって拳を握っている状態〕。呼吸が荒い，顔色は青紫色。四肢厥冷を伴う場合もある。舌苔は薄白，脈は発作時は伏となる，蘇醒後は脈は沈弦または沈結となる。

[治則] 理気解鬱，開竅醒脳

[取穴] 間使，人中（瀉）により理気醒脳をはかるとよい。あるいは内関または間使（瀉），手十二井穴（点刺出血）により理気宣竅をはかってもよい。

[応用] ◇頭暈〔めまい〕，頭痛，顔面紅潮，ほてりといった肝陽偏亢を伴うものには，太衝（瀉）を加えて平肝潜陽をはかるとよい。

◇喉に痰鳴があり，痰が多くて息がつまるものには，天突（瀉）を加えて降痰利気をはかるとよい。

◇蘇醒後に精神異常をきたしたり，眠れないものには，神門（瀉）を加えて安神寧志をはかるとよい。

◇激怒した後に発作が起こったもので，泣いている時に手足に麻木〔しびれ〕が起こったり，あるいは手指の痙攣が起こり，その後に手足厥冷が起こって呼吸が不規則となり，突然意識障害，牙関緊閉〔歯をくいしばっていて口が開けない症状〕となり，伏脈であるものには，合谷，人中（瀉），あるいは合谷，間使（瀉），十宣（点刺）により理気宣竅醒志をはかるとよい。鍼を所持していない場合は，手指按圧法を用いるとよい。つまり両手の母指で期門または章門穴を按圧するとよい。具体的には3回強く按圧して1回手指を離すといった方法を繰り返し行うと，疏肝散滞の効果を収めることができる。間使を配穴して上記の按圧を施してもよい。

◇怒ると再発するというものには，平時に理気達鬱，調和肝脾の作用のある経穴を用いて施治し，再発を防止するとよい。

（2）虚証（気虚失神，低血糖性昏睡に多く見られる。）

[主証] 疲労時や空腹時に誘発することが多い。眩暈，昏倒。呼吸は微弱，顔色は蒼白，汗が出る，四肢が冷たいといった症状を伴う。舌質は淡，脈は沈弱となる。

[治則] 益気回陽，固脱

[取穴] 合谷，足三里（補）により補中益気をはかるとよい。

[応用] ◇心悸があったり脈が結代であるものには，神門（補）を加えて養心安神をはかり，強心蘇醒の一助にするとよい。

◇気虚による症状が著しいものには，気海（補）を加えて補益元気をはかるとよい。
　　　◇真陽不足に偏しているものには，関元（補）を加えて補益真陽をはかるとよい。
　　　◇気虚のために反復的に発作が起こるものに対しては，平素から健脾益気あるいは
　　　　補中益気の作用がある経穴を用いて治療し，再発を防止するとよい。

## 2　血厥

**（1）実証（肝陽上亢の体質のものに多く見られる。）**

[主証]　突然昏倒して人事不省，牙関緊急となる。顔色は紅潮，唇の色は紫色。舌質は紅，
　　　　脈は沈弦が多く見られる。
[治則]　理気活血，宣竅醒脳
[取穴]　間使，三陰交（瀉），手十二井穴（点刺出血）
[応用]　◇急躁，怒りっぽい，多夢，不眠を伴うものには，上処方に行間（瀉）を加えて清
　　　　　肝泄熱をはかるとよい。
　　　　◇肝陽が治まらず眩暈，頭痛があるものには，上処方に復溜（補）を加えて育陰潜
　　　　　陽をはかるとよい。
　　　　◇暴怒傷肝，肝陽暴張となり血随気昇，気厥逆乱となっているものには，太衝，湧
　　　　　泉，三陰交（瀉）により疏肝理気，引血下行をはかるとよい。

**（2）虚証（重症の貧血，出血性ショックに多く見られる。）**

[主証]　突然失神する。自汗，四肢の冷え，呼吸微弱，顔色蒼白，唇の血色がない。目は陥
　　　　没し口は開いている。四肢が震顫する。舌質は淡，脈は芤または細数無力となる。
[治則]　補益気血
[取穴]　急いで合谷，三陰交（補）により気血双補をはかるべきである。あるいは百会（補）
　　　　を加えて，気とともに血が清竅に昇るようにしてもよい。
[応用]　◇自汗，四肢の冷えがあり呼吸が微弱であるものには，関元（補）を加えて温補真
　　　　　陽をはかるとよい。
　　　　◇心悸があったり脈が結代であるものには，神門（補）を加えて養心安神をはかる
　　　　　とよい。
　　　　◇血脱には益気をはからなければならない。気随血脱に対しては，まず合谷，足三
　　　　　里（補）により益気をはかるとよい。これは陰血がすぐには回復はせず，陽は速
　　　　　く固める必要があるからである。つまり益気固本が急務となるのである。蘇醒し
　　　　　た後に，再度調治するとよい。

## 3　痰厥

[主証]　突然失神する。喉の痰鳴がある。または涎を吐く。呼吸は荒い。舌苔は白膩，脈は

沈滑となる。
[治則]　行気豁痰，開竅醒脳
[取穴]　豊隆，間使，人中（瀉）
[応用]　◇痰気壅盛であるものには，天突（瀉）を加えて化痰降気をはかるとよい。
　　　　◇痰湿が化熱して口乾，便秘を伴い，舌苔が黄膩，脈が滑数であるものには，清熱化痰降火の作用がある経穴を加えて瀉法を施すとよい。

## 4　食厥

[主証]　暴飲や過食の後に怒ると突然失神する。窒息状態となる。脘腹脹満，あるいは噯腐，口臭，悪心・嘔吐が起こる。舌苔は厚膩，脈は滑実となる。
[治則]　和中消導，開竅醒脳
[取穴]　足三里，合谷，人中（瀉）
[応用]　◇腹脹があって大便不通であるものには，天枢（瀉）を加えて導滞通便をはかるとよい。
　　　　◇強い肝気阻滞を伴うものには，太衝（瀉）を加えて疏肝理気をはかるとよい。

## 5　暑厥

[主証]　胸悶，身熱があり，頭暈，頭痛が起こって顔面紅潮となり，突然昏倒して人事不省となる。喘いだ呼吸をする。譫妄となる場合もある。舌質は紅で乾いている。脈は洪数または伏または虚弦数となる。
[治則]　清暑益気，清心開竅
[取穴]　合谷（補），曲沢，手十二井穴（点刺出血）。その後に白虎加人参湯を併用する。あるいは清暑益気湯加減により去暑清熱，益気生津をはかるとよい。
[応用]　◇頭暈，心悸，四肢無力，多汗，四肢の冷えが起こり，突然失神して顔面蒼白，脈が濡数であるものは，暑熱が体内に影響して津液が外泄し，気随汗脱となったものである。合谷，復溜（補）により益気止汗，佐として育陰をはかるとよい。あるいは合谷，気海（補）により益気回陽をはかるとよい。合谷，人中（瀉），曲沢または委中（点刺出血）としてはならない。このようにすると正気と陰血を損傷するからである。
　　　　◇四肢の痙攣，多汗，口渇，眩暈，悪心が起こり，尿の量が少なく脈が弦数であるものは，暑邪傷陰，肝風内動によるものである。太衝，百会（瀉），復溜（補）により平肝熄風，養陰清暑をはかるとよい。
　　　　◇突然失神して人事不省となり，歯をくいしばっている。手足が厥冷し，鳥肌がたっており，顔色は青黒く，腹満といった症状がある。これは穢濁の気が気機を鬱閉させ清竅不利となって起こったものである。人中，合谷（瀉），曲沢または委

中（点刺出血）という方法を用いると，辟穢開竅〔穢濁の気を除き清竅を開く〕の効を収めることができる。

---

## 症　例

[症例1] 気厥実証

患　者：女，42歳，初診1988年8月29日
主　訴：突然昏厥状態となって15分が経過している。
現病歴：夫と口論して30分後に突然昏厥となり，人事不省，牙関緊急となった。両手は固く拳を握っており，呼吸は荒くて整っておらず，手足は冷え，目はぼんやりしている。脈は伏であった。患者は平素から怒りっぽくてよくため息をついている。
既往歴：気滞による胃痛と気滞による脇痛を患って3年になる。怒ったりすると再発しやすい。
弁　証：暴怒傷肝，肝気不舒，気機逆乱，痰塞気道，竅隧蒙蔽による気厥
治　則：行気散滞，宣竅醒脳
取穴と効果：間使，合谷，人中（瀉）とする。捻瀉を5分間施して置鍼していると，患者は突然泣きわめき，牙関緊急と両手と目の状態は正常となった。さらに5分置鍼した後，捻瀉を3分間施すと，患者は目をあけ頭を上げて四方を見わたし，自分が鍼治療を受けていることに気がついた。この時，呼吸は整い手足は温かくなっていた。さらに10分間置鍼して抜鍼した。平臥の状態で2時間休息をとらせ正常に回復した。
考　察：既往歴に現証，病因を関連づけると，気厥実証であることがわかる。患者は肝気がもともと滞っていて気滞不暢であったところに，今回の暴怒傷肝により気機逆乱となり，それが神明に上壅し，突然昏厥となり，人事不省となったのである。気機閉塞，肺気不宣となったために，目がぼんやりしたり，牙関緊急となり，拳を固く握り，呼吸が粗くなって整わなくなっている。また陽気が抑止され体表に分布できないと，四肢厥冷が起こる。内で気閉となると，脈は伏となる。間使（瀉）により行気散滞をはかり，合谷（瀉）により宣竅散滞をはかり，人中（瀉）により開竅醒脳をはかった。この行気散滞，宣竅醒脳の法により，効を収めることができた。

[症例2] 気厥虚証

患　者：男，51歳，初診1988年5月19日
主　訴：突然昏厥状態となって25分が経過している。
現病歴：この数日，人力車をひっぱりかなり疲れていた。また食生活も乱れていた。25分前に人力車を動かしている時に，頭暈，目眩が起こり四肢に力が入らないといって突然意識不明となった。顔色は蒼白で汗が出ており，呼吸の息は微弱であり，手足は冷たくなっている。脈は沈弱である。血圧は100／70mmHgであった。
既往歴：5年来，脱肛を患っている。平素から失気が多く，常に息切れ，無力感がある。

弁　　証：平素から元気が虚していて中気下陥，清陽不展となって起こった気厥
治　　則：補気回陽固脱
取穴と効果：急いで合谷，足三里（補）に連続して捻補を15分間施し，10分間置鍼していると患者の手足はしだいに温かくなり，汗が出なくなり，脈は沈で有力となった。さらに捻補を10分間施すと，意識がはっきりして，息切れや全身のだるさ・疲弊感がすると訴えた。他に異常はなく，血圧は141／90mmHgとなった。患者を休息させ正午には帰宅させた。
考　　察：本症例の患者は平素から虚していたところに，過労が重なって中気下陥，清陽不展となったために，頭暈，目眩が起こり，突然意識不明となり，呼吸の息が微弱になったものである。気が虚して四肢に通達できないと，四肢に力が入らなくなり，四肢欠温となる。また気虚のために衛外不固となると，自汗が起こる。四肢に力が入らない，脈沈弱，血圧下降は，正気虚の象である。急いで合谷（補）により益気回陽固脱をはかり，足三里（補）により補中益気，固脱をはかり回陽を促した。この益気回陽の法により，効を収めることができた。合谷，足三里（補）には，補中益気の作用がある。回陽固脱をはかった理由は，患者の元気がもともと虚していて，それに過労が加わって元気がいっそう虚して陽気が尽きたために，突然昏厥となったものであるからである。補中益気の法により本症例では，固脱がはかれるだけでなく，また回陽もはかることができた。

［症例3］　血厥虚証
患　　者：女，42歳
主　　訴：子宮からの大量出血により突然昏厥〔失神し，四肢が厥冷する〕状態となり30分が経過している。
現病歴：産後15日来，漏下が止まらなかった。今日突然大量出血が起こり，現在は昏厥，人事不省となっており，大汗をかいており，呼吸の息が微弱になっている。四肢は冷たくなっており，顔色は蒼白，唇の血色もない。舌質は淡，脈は芤である。
既往歴：2年来，機能性の子宮出血が3回出現している。
弁　　証：失血過多，気随血脱による血厥（虚証）
治　　則：大補気血，益気止血，醒脳醒神
取穴と効果：初診：急いで合谷，足三里，三陰交に補法を施す。2人の医師が連続して20分間捻補を施した後，汗は止まり出血も非常に少なくなった。15分間置鍼してさらに連続して20分間捻補を施した後，患者の意識は回復し，四肢は温かくなり，出血は止まった。会話もできるようになったが，声は微弱である。抜鍼後に独参湯をゆっくり飲ませた。
　　　　　2診（翌日）：合谷，足三里，三陰交（補）により治療効果の安定をはかった。さらに中薬により調治をはかった。
考　　察：『景岳全書』厥逆には，「血厥の証には二つある。血脱血逆はともに厥を引き起こ

す。血脱は大崩大吐あるいは出産により血が尽きるように脱すると，気もそれに連れて脱する。そのために卒仆暴死となる。」とある。本症例はまさにこれに相当するものである。劉河間は「婦人童幼で天癸未行のものは，すべて少陰に属す。天癸既行のものは，すべて厥陰からこれを論じる。天癸既絶のものは，太陰経に属す。」と述べている。患者の年齢は「六七（42歳）」であり，病はもともと太陰脾土にある。これは平素から脾気虚弱であり，そのために崩漏〔月経期間外の大量または持続性の出血〕の既往歴があることからもわかる。したがって平素から気血が乏しく身体が弱く多病であった。今回は産後に気血を損傷し，血が固摂できないために，大量出血となってしまったのである。失血過多となり，気が血とともに脱し，心脳失養となったために，突然昏厥となったのである。気血が四末に到らないと，四肢不温となる。営気内虚，真気不固となれば，大汗が出るようになり，呼吸も微弱になる。顔色蒼白，唇の血色がない，舌質淡，脈芤などは，失血過多による血虚の象である。

急いで合谷（補）により補気益血，止血をはかり，足三里（補）により補中益気，摂血をはかり，三陰交（補）により益脾止血をはかった。この大補気血，益気止血による補益心脳の法により，効を収めることができた。

### ［症例4］血厥実証

患　者：男，51歳，初診1987年12月4日
主　訴：突然昏倒して15分が経過している。
現病歴：妻と口論した後に突然倒れて人事不省，牙関緊急となった。顔と目は赤くなっており，唇は青紫で呼吸は荒くなっている。脈は沈弦である。身体は肥満しており，血圧は152〜190／100〜118mmHgの間である。平素から怒りっぽくて血圧が高い時には頭暈，頭痛，心煩，不眠が起こっていた。
弁　証：平素から肝陽上亢であるところに暴怒傷肝により血随気逆となって起こった血厥（実証）
治　則：疏肝理気，行血開竅
取穴と効果：先に三稜鍼を用いて手十二井穴を点刺して出血させ，ついで行間，三陰交（瀉）に連続して捻瀉を5分間施し，5分間置鍼していると患者の意識はしだいに回復してきた。さらに5分間捻瀉した後，呼吸は整い，「鍼が痛い，足の鍼が痛い」と話せるようになった。さらに10分間置鍼すると「頭が脹ったように痛い，めまいがする，脇が痛い」などと話せるようになった。血圧は下がって150／100mmHgとなった。顔色や唇の色は正常となった。この後は鎮肝熄風湯加減により調治をはかった。
考　察：臨床所見と病歴にもとづくと，血厥実証であると考えられる。『素問』生気通天論には，「大怒すれば則ち形気絶し，血上に菀して，人をして薄厥たらしむ」という病を述べている。本症例はこれに相当するものである。患者は平素から肝陽が旺盛な状態にあったが，今回の暴怒傷肝により肝気上逆となり，血が気とともに上昇し，

そのために神明が影響を受け，清竅が閉塞したために，突然倒れて人事不省，牙関緊急となったものである。顔と目が赤くなり，唇が青紫色になっており，脈が沈弦であるのは，気逆血菀の象である。

行間（瀉）により平肝，清肝をはかり，三陰交（瀉）により活血をはかり，手十二井穴（点刺出血）により行血宣竅をはかった。この理気活血，開竅醒脳の法により，効を収めることができた。三陰交と行間を配穴すると，平肝行血，引血下行の効がある。また三陰交（瀉）と十二井穴（点刺出血）には，「菀陳するは則ち之を除く」といった効がある。

[症例5] 暑厥実証

患　者：男，35歳
主　訴：中暑により突然昏倒して25分が経過している。
現病歴：炎天下の午後，畑で仕事をしている時に胸悶，息切れ，頭暈，頭痛が起こりはじめ，汗が出ると訴え帰宅して休もうとしていた。帰宅しておよそ5分後に突然昏倒して人事不省となった。呼吸は促迫しており顔は紅潮している。身熱があり唇は乾いている。脈は洪数であった。
弁　証：暑熱交蒸，気機阻滞，清竅閉塞による暑厥（実証）
治　則：清熱去暑宣竅
取穴と効果：まず三稜鍼を用いて手十二井穴と曲沢を点刺して出血させ，ついで合谷に瀉法を施した。3分間捻瀉して10分間置鍼した後，患者の意識はしだいに回復した。さらに3分間捻瀉して10分間置鍼した後，意識はしっかり回復し，汗も止まった。口乾，口渇を感じているが，呼吸は整うようになっている。抜鍼後に糖塩水を300cc飲ませ，平臥の状態で休ませておいた。さらに清暑益気湯加減により去暑清熱，益気生津をはかり調治した。
考　察：本症例は暑熱により心が犯され，清竅が蒙蔽されたために，突然昏倒し人事不省となったものである。暑熱が上蒸し頭部を犯すと，頭暈や頭痛が起こる。暑熱により気を損傷すると，胸悶，息切れが起こる。また熱が肌膚に作用すると身熱が起こり，熱により液が外泄すると汗が出るようになる。

本症例では清熱去暑宣竅の法により，効を収めることができた。手十二井穴と曲沢（点刺出血）は，宣竅清暑の目的で用いた。また泄血により鬱熱を散じる意味もある。合谷（瀉）は清熱宣竅をはかる目的で用いた。

[症例6] 痰厥

患　者：女，55歳，初診1975年11月15日
主　訴：怒った後に突然昏倒して35分が経過している。
現病歴：今日の午後，嫁と口論して30分後に，胸脘部のつかえ，息苦しさを覚え，ついで突然昏厥し人事不省となった。喉に痰鳴があり，涎を吐き，呼吸が荒くなっている。

内　科

　　　　時に息がつまっている。脈は沈滑であった。血圧は165／111mmHgであった。
既往歴：この３年来，白色帯下の量が多い。頻繁に咳嗽が起こるが，これは痰湿咳嗽である。
　　　　また腹脹や下痢が起こることがある。
弁　証：平素から湿痰が盛んであるところに，暴怒傷肝，痰随気昇となり清竅上閉となって
　　　　起こった痰厥
治　則：行気降痰，開竅醒脳
取　穴：間使，豊隆，人中（瀉）。
効　果：上記の治療穴にそれぞれ２分間捻瀉を施し，５分間置鍼した後に患者の意識はしだ
　　　　いに回復しはじめ，突然悲鳴をあげた。さらにそれぞれ２分間捻瀉を施し５分間置
　　　　鍼した後，患者は頭を上げ目を開いて四方を見わたして，自分が鍼治療を受けてい
　　　　ることに気がついた。呼吸は整い，喉の痰鳴は軽減し，四肢は普通に動かせるよう
　　　　になった。さらに２分間捻瀉して５分間置鍼した後に意識は正常となり，痰厥は治
　　　　癒し，既往歴を自分で話せるようになった。抜鍼後に血圧は141／90mmHgに下がっ
　　　　た。中薬を３剤服用させて調治をはかった。
考　察：患者は平素から脾胃虚弱，運化失常であったために，湿が集まって痰を形成し，痰
　　　　湿内盛となっていた。この３年来は白色帯下の量が多く，痰湿による咳嗽が頻繁に
　　　　起こっていた。時に腹脹や下痢もあったという。平素から痰湿内盛であったところ
　　　　に，暴怒傷肝となって肝気が上逆し，痰がこの肝気とともに上昇し，清竅を蒙蔽し
　　　　たために痰厥を発したものである。
　　　　　行気散滞の効がある間使（瀉），降痰利気の効がある豊隆（瀉），開竅醒脳の効が
　　　　ある人中（瀉）による行気降痰，開竅醒脳の法により，効を収めることができた。

[症例７] 気厥実証

患　者：女，30歳
主　訴：突然昏倒し牙関緊急，人事不省となって１時間余りが経過している。
現病歴：今日の午前，口論して30分後に突然昏倒して地面に倒れた。牙関緊急となり，時に
　　　　息がつまり，呼吸が整わない。意識はあるが（家で鍼をして意識は回復した），両
　　　　目がぼんやりしており，会話ができず，拳を強く握りしめている。四肢は硬直して
　　　　いて軽度の痙攣がある。手足は冷えている。脈は伏である。自宅で医師をよび人中
　　　　と手十二井穴に鍼を施したら，意識だけ回復したとのことである。
既往歴：多年来，怒ると胃痛が起こったり，両脇部に脹痛が起こったりする。平素から怒り
　　　　っぽい性格である。
弁　証：暴怒傷肝，気機逆乱，気道閉塞，神明蒙蔽による気厥（実証）
治　則：まず宣竅啓閉をはかり，後に行気散滞，疏肝和胃をはかることとする。
取　穴：初診：間使，合谷（瀉）。
　　　　２〜３診：間使，太衝，足三里（瀉）。
効　果：初診時，各治療穴に２分間捻瀉を施して10分間置鍼した。これを２回施していると，

患者の四肢欠温，四肢硬直と軽度の痙攣，牙関緊急，手の症状，息がつまるといった症状は緩解した。会話も少しできるようになった。1時間休息させた後，患者は自分の既往歴を話しだし，現在脇肋部に脹痛があり，胃が気持ち悪く，息苦しいといった症状があることを話し出した。2診後，両側の脇部の脹痛は止まり，胃も気持ちよくなったが，まだ食欲はない。3診で治癒した。

考　察：病歴と現証，病因を関連させて考えると，気厥実証であることがわかる。患者は平素から肝気が滞り気機不暢の状態にあった。今回の暴怒傷肝により気機が逆乱し，神明に上壅したために，突然の昏倒が起こったものである。気機閉阻，肺気不宣となると，両目がぼんやりしたり，牙関緊急が起こったり，拳を強く握りしめ，呼吸が整わなくなったりする。あるいは気閉となることもある。気機阻滞，筋脈失調となれば，四肢が硬直したり痙攣が起こったりする。陽気が鬱されて外達できなくとなると，四肢欠温が起こる。また気が内に閉すると，脈は伏となる。前の担当医が人中，手十二井穴に鍼刺して開竅啓閉をはかったが，神志ははっきりしたものの，他の症状には改善が見られなかった。

初診では間使（瀉）により理気散滞をはかり，合谷（瀉）により宣気開竅をはかって，気厥は治癒した。しかし気機阻滞がかなり深いために，脇肋脹痛，胃の不快感，息苦しいといった症状が残っている。したがって2～3診では，間使，足三里（瀉）により和胃導滞をはかり，太衝（瀉）により疏肝理気をはかった。この疏肝理気，和胃散滞の法により調治することができた。

## 結　語

### 1．症例のまとめ

本篇では7症例を紹介した。

例1は気厥実証の症例である。間使，合谷，人中（瀉）による行気散滞，宣竅醒脳の法を用いて，効を収めることができた。

例2は気厥虚証の症例である。合谷，足三里（補）による益気固脱の法を用いて，効を収めることができた。

例3は血厥虚証の症例である。合谷，足三里，三陰交（補）による大補気血，益気止血固脱の法を用いて，効を収めることができた。

例4は血厥実証の症例である。まず手十二井穴に点刺して出血させ，その後に行間，三陰交（瀉）による疏肝理気，行血宣竅の法を用いて，効を収めることができた。

例5は暑厥の症例である。手十二井穴（点刺出血），曲沢（点刺出血），合谷（瀉）による清熱去暑，宣竅醒脳の法を用いて，効を収めることができた。

例6は痰厥の症例である。間使，豊隆，人中（瀉）による行気降痰，開竅醒脳の法を用いて，効を収めることができた。

例7は気厥実証の症例である。先に間使，合谷（瀉）により行気散滞，開竅啓閉をはかって効を収めた。その後に間使，足三里，太衝（瀉）による理気散滞，疏肝和胃の法を用いて調治をはかった。

## 2．厥証の弁証について

厥証の弁証にあたっては，まず虚実を鑑別し，病因をしっかり確認すべきであり，その後に救急処置を施すとよい。厥証における気・血・痰・暑・食厥は，多くは実証として現れるが，これらの中で気厥と血厥には虚証のものも見られる。また暑厥も傷気傷津により虚証となるものもあるので，しっかり鑑別する必要がある。

一般的にいうと，気厥と血厥については，しっかり鑑別すべきである。この2者の実証のものは，しっかりした体格の人に多く見られ，情志の変化により誘発されることが多い。症状としては突然昏厥，口噤となり，脈は沈弦となるのが特徴である。ただし前者は肝気上逆により起こり，情志の変化によって反復的に発作をくりかえし，意識が回復した後に精神異常が現れることが多い。また後者は肝気上逆，血随気昇により起こるが，平素から陽亢の現れが存在するのが特徴である。

気厥虚証は，平素から元気が虚していて，これに過労，空腹や驚きや恐れといった情志の変化が加わって誘発するものが多い。これは一時的な気機失調，清陽不展によって起こるものである。血厥は失血過多となり，血虚のため血が頭部にいたらないために起こるものが多い。暑厥は夏の暑い時に長時間太陽にあたったり，高温であったりすると起こりやすい。邪気内閉によるものと，気随汗脱によるものがあり，前者は実証，後者は虚証にそれぞれ属する。痰厥は平素から痰湿がからんでいる体質の人が，肝気上逆，痰随気昇となって清竅に影響して起こるものが多い。また食厥は飽食の後に，激怒して食気相併となり，気機が閉塞することによって起こるものが多い。以上のように厥証の病因はそれぞれ異なるが，精神的な要素が関連する場合が多いのが特徴である。

## その他

### 1．治療大法について

厥証は身体の多数の臓器，多数の生理系統，多重層における全身性の機能失調の結果起こる病証である。したがって治療に際しては，それに相応すべき全体的な救急処置が必要とされるのである。例えば，回陽，益気，通腑，去瘀，理気，化痰，開竅，解毒，清暑といった治則を，必要に応じて個別に採用したり，組み合わせることによって，全体的な救急治療を行って，はじめて良い効果を収めることができるのである。単独に開竅の法を用いるといったことは絶対避けなければならない。

気随血脱，気随液脱（汗または下痢による），陽随陰脱による厥証は，それぞれ病状に応じて益気止血，益気止汗による固脱，益気復脈，回陽救逆，扶正培本固脱，温補真陽・回陽

固脱といった法を採用すべきであり，養血や育陰，補液の法を用いてはならない。あくまで「陰は急に復しがたく，陽はまさに速やかに固めるべし」といった法に従うべきであり，顧陽（陽を守ること），益気が急務とされるのである。


## 2．虚実寒熱の鑑別について

　厥証の虚実寒熱の鑑別の仕方は，鍼感の敏感度，鍼下の肌肉の緊張度，施灸による熱感の敏感度にもとづくべきである。

　1．鍼感の発生が遅い場合は虚，寒であるものが多く，鍼感の発生が早い場合は，つまり敏感な場合は実，熱であるものが多い。鍼感がなかなか発生しなかったり，まったく発生しない場合は，身体がかなり虚している可能性と病状が重篤な可能性がある。このような鍼感は体質の改善や病状の好転につれて，しだいに敏感になってくるものである。

　2．鍼下の肌肉が弛んでいるように感じられる場合は，虚である場合が多い，逆に抵抗感があったり緊張しているように感じられる場合は，実である場合が多い。鍼刺したり捻鍼しても豆腐を刺しているようにスカスカしているものは「不抱鍼」と呼ばれているが，これはひどく虚しているか病が重篤である現れである。このような状態は病状の好転につれて，しだいに正常な反応を示すようになる。鍼下の肌肉の緊張度は，体質や病状の好転とともに正常な反応を示すようになる。

　3．陰盛陽衰，陰寒偏盛である人は，多くの場合，灸の熱感が生じるのに時間を要する。逆に陽気亢盛である人は，灸の熱感がすばやく生じる場合が多い。

　4．『鍼灸大成』の中では候気法について，「鍼を用いる法は，候気を先とし，……得気を以て度とする。このようにして最後までいたらないものは，治らない。もし鍼を下して気がいたれば，その邪正を審査し，その虚実を分けるべきである。経では邪気来るは緊にして疾，穀気来るは徐にして和と述べている。ただ濡虚なるものは虚であり，ただ牢実なるものは実である。これがその秘訣である。」と述べられている。この内容は臨床的に参考価値のある内容である。


## 3．治療を論じる前に病因病歴を明確にすべきである。

　本病の弁証論治を行う場合は，まず病因と病歴を明確にしておく必要がある。これは証型の判断と救急処置を行う上で役にたつからである。本篇で紹介した7症例においても，すべてこの点を考慮して現証病因と既往病歴の確認がされているのである。現証病因と既往病歴の内容は，証型の分析と互いに一致していることがわかる。

　例えば例1には気滞胃痛，気滞脇痛の病歴があり，現証は暴怒傷肝によって突然気機の阻滞が起こり，気厥実証が発生していることがわかる。例2には中気下陥による脱肛の病歴があり，現証は疲労や飢飽失常によって再び中気を損傷したために気厥虚証が発生していることがわかる。また例3には前後して3回の崩漏出血という病歴があり，現証は産後の失血過

多によって血厥虚証が発生していることがわかる。

　患者は突然昏厥を引き起こすと，自分で病状を訴えることはできない。そこでまず患者の既往病歴や現証病因を把握することは，救急処置を行う場合に，非常に重要となるのである。


## 4．指鍼法について

　救急時に鍼具を持ちあわせていない場合は，指鍼法を用いるとよい。この方法は術者の母指の爪甲を使って人中，中衝を切圧し，患者に強い刺激を与えるというものである。もし患者が泣きわめいたり，まばたきをしたり，叫んだりしなかったり，あるいは切圧している手指をつかんだりするといった反応を示さない場合は，中指または食指の指腹を用いて合谷，内関をゆっくり按圧するという方法を用いるとよい。この場合，ゆっくりと押さえて離すという動作を繰り返すだけでなく，同時に瀉法を行う方向に手指を揉むようにして刺激を与えるのがコツである。患者の意識がもどるのを待って，さらに証型にもとづき弁証施治をはかるとよい。気厥，血厥，暑厥の虚証に対しては，母指または食指の指腹を用いて，捻転補瀉法における補を行う方向にすばやく合谷，足三里を揉むように刺激を与えるとよい。それぞれ5分間ずつ揉法による補法を施すと，救急効果を収めることができる。

# 12. 泄　瀉〔下痢〕

## 概　説

　泄瀉とは排便回数が増え，便が希薄であるものをいう。ひどい場合は水様の便になることもある。本病の主な病変部位は脾胃と大腸，小腸である。一般的にいうと，泄瀉は夏や秋に多く見られる病である。湿邪や脾胃機能の障害によって起こる場合が多い。鍼灸は本病に対して良い効果がある。急性のものは治療しやすいが，慢性のものは治療しにくい。各種証型の泄瀉が単独で現れる場合，からみあって起こる場合，相互に転化して起こる場合，相互に原因となって起こる場合がある。したがって弁証論治する場合は，随証選穴が原則であり，臨機応変に対処すべきである。臨床の場では，いろいろな治療を受けて効果がなかったために鍼灸治療を受診するものが多い。したがって我々が見るものは，慢性か虧虚性の泄瀉が多い。現代医学でいう急性・慢性腸炎，腸結核，胃腸神経症，消化不良などの胃腸，肝胆，膵臓などの機能性や器質性の病変によって起こる泄瀉は，本篇の関連する証型を参考にして弁証施治することができる。

　本病には寒湿内盛，湿熱（暑熱）内盛，食滞腸胃，肝気乗脾，脾胃虚弱，腎陽虚衰などの証型のものがある。ここではこれらの幾つかの証型の証治と症例について述べることとする。

## 弁証施治

　泄瀉〔下痢〕の弁証は，まず寒熱虚実をしっかり鑑別する必要がある。一般的にいうと，大便が希薄で完穀不化〔未消化便〕であるものは，寒に属するものが多い。また大便の色が黄褐色で臭いが強く，肛門に灼熱感を感じるものは，熱に属するものが多い。泄瀉に腹痛を伴い，痛みが急迫して腹部が拒按であり，泄瀉後に痛みが軽減するものは，実に属するものが多い。発病経過が長く腹痛が軽く，喜温喜按であるものは，虚のものが多い。これらは一般的な法則である。病変の過程は複雑であり，虚実挟雑という形で出現したり，寒熱挟雑という形で出現するので，全体的に分析することが重要である。

　泄瀉の治療は，病の新旧にもとづいて行うべきである。新病で急性のものは，その標を治すとよい。久病で慢性のものは，その本を治すとよい。泄瀉の初期は強く補ってはならない。

内科

　これは補うと邪気を閉じこめることになるからである。慢性の下痢の治療では，分利を強く行ってはならない。強く分利をはかると陰液を損傷するからである。寒湿内盛，湿熱内盛，飲食損傷によるものは，実証のものが多い。治療は去邪に重点をおき，それぞれ温散寒湿や清利湿熱，消食導滞をはかるとよい。泄瀉が長びいたり，何度となく発作をくりかえして正気を損傷し，虚証に属しているものの治療は，扶正を主として行う。例えば脾腎陽虚のものには，温補脾腎をはかり，中気下陥のものには，補中益気をはかるとよい。また長期にわたる下痢が止まらないものには，濇腸止瀉をはかり，脾胃虚寒のものには，温補脾胃をはかるとよい。そして七情損傷によるものには，調理肝脾をはかるとよい。

　その他の注意事項としては，治療中には飲食に注意し，生ものや脂っこいものをひかえるようにしたほうがよい。

　鍼灸治療の選穴は，足陽明経の足三里，天枢，足太陰経の陰陵泉，太白，足厥陰経の太衝，任脈経の中脘，下脘，神闕，中極，関元。足太陽経の腎兪，脾兪，大腸兪といった治療穴を必要に応じて選穴するとよい。

### 1　寒湿内盛

[主証]　大便希薄，水穀相雑，ひどい場合は水様便となる。腹鳴，腹痛，胃のつかえ，食事量の減少，倦怠，口淡といった症状を伴う。舌苔は薄白または白膩，脈は濡緩となる。

[治則]　温化寒湿

[取穴]　足三里，陰陵泉（灸瀉）は胃苓湯の温中分利の効に類似している。神闕，水分（灸），天枢，足三里または上巨虚（瀉）は温化寒湿，暢中止瀉の効がある。関元，神闕，水分，天枢（灸）には温化寒湿，益脾止瀉の効がある。具体的な病状にもとづいて，処方を決定するとよい。

[応用]　◇悪寒発熱，頭痛，鼻づまり，肢体疼痛，舌苔白，脈浮などの表邪を伴うものには，足三里，陰陵泉（瀉）に解表の作用がある大椎または曲池（瀉）を加える。湿濁が温化し風寒が解し脾胃機能が回復すれば，泄瀉は治癒する。

### 2　湿熱内盛

[主証]　腹鳴，腹痛があり，腹部が痛むとすぐ下痢する。瀉下は急迫性。あるいはスッキリ下痢しない。肛門に灼熱感がある。便の色は黄褐色で臭いが強い。尿は短黄，煩躁，口渇を伴う。舌苔は黄膩，脈は濡数または滑数となる。

[治則]　清利湿熱

[取穴]　天枢，上巨虚（瀉）により通腸導滞をはかり，陰陵泉（瀉）を配穴して利湿をはかるとよい。あるいは下脘，天枢，陰陵泉（瀉）により大腸湿熱の清利をはかってもよい。湿熱を分利させ胃腸が調和すれば，下痢は治癒する。熱が湿より強い場合は，上処方の天枢に透天涼を配すとよい。

[応用] ◇『金匱要略』嘔吐噦下利病脈証治篇では,「下利気は,まさにその小便を利すべし」とある。下痢をして失気を伴うものは,脾失健運,湿蘊気滞による。このような場合は,小便を利して腸の湿邪を分利すべきである。これは「急いで支河を開く法」といわれている。中極,陰陵泉(瀉)により運湿利水をはかるとよい。もし下痢して腹脹,腹鳴があり,失気により腹脹が軽減し,小便不利である場合は,中極,天枢(瀉)により治療するとよい。中極(瀉)により小便を利し,湿が小便から出るようにし,天枢(瀉)により腹脹,腹鳴を治すのである。

◇「湿を治すに小便を利さざれば,その治に非ざるなり」という説がある。このタイプのものには,陰陵泉(瀉)か中極(瀉)を配穴して小便を利すとよい。これには「小便を利して大便を実す」の意がある。

### 3 食滞腸胃

[主証] 腹痛,腹鳴があり,下痢の後に痛みが軽減する。便は粘く異臭が強く腐卵の臭いがする。未消化物を伴う場合もある。呑酸,噯腐,腹部痞満,食欲不振を伴う。舌苔は垢濁または厚膩,脈は滑となる。

[治則] 消食導滞

[取穴] 中脘,足三里(瀉),四縫(点刺),この処方には保和丸に類似した消食導滞の効がある。食滞がなくなれば脾胃は調和し,下痢は治癒するのである。天枢,陰陵泉,足三里(瀉)により消食導滞,利湿止瀉をはかる場合もある。これは枳実導滞丸に類似した効がある。食滞がひどく腹部脹満,スッキリ下痢しない場合は,因勢利導として「通因通用」の法を採用し,天枢,足三里,中脘(瀉)により推蕩積滞をはかるとよい。退路を作ってやれば,下痢は自然に止まるからである。

[応用] ◇『金匱要略』嘔吐噦下利病脈証治篇には,「下利し,脈遅にして滑なる者は,実なり。利未だ止むを欲せずは,急ぎこれを下せ,大承気湯に宜し」「下利し,脈かえって滑なる者は,当に去る所あるべし,下せば乃ち癒ゆ。大承気湯に宜し」とある。また『金匱要略』腹満寒疝宿食病脈証治篇には,「下利をし食を欲せざるものは宿食有るなり。当にこれを下すべし,大承気湯に宜し」とある。この3条の下痢は,1つは邪実下痢,1つは食滞中焦,1つは内有宿食によるものである。これらはすべて天枢,中脘,足三里(瀉)により攻下食滞をはかるとよい。

### 4 肝気乗脾

[主証] 平時から胸脇部の脹悶,噯気,食事量の減少,怒りっぽいといった症状がある。いつも抑鬱状態になったり怒ったり,緊張したりすると下痢が起こる。腹痛が起こると下痢が起こる。頻繁に失気がでる。腹鳴,腹脹がある。舌質は淡紅,脈は弦となる。

[治則] 抑肝扶脾

[取穴] 陰陵泉（補），太衝（瀉）。これは痛瀉要方に類似した効がある。あるいは天枢，太衝（瀉），陰陵泉または脾兪（補）により抑肝扶脾をはかり，佐として通腸調気をはかるとよい。肝気を条達させ脾の運化が正常となり，胃腸の気機が通降すれば，下痢は治癒する。

## 5　脾胃虚弱

[主証] 便が時に軟便となり時に下痢となる，水穀不化，飲食減少，腹部が脹満して不快，少しでも脂っこいものを食べると便の回数が増加する，精神疲労，倦怠，顔色萎黄といった症状を伴う。舌質は淡，舌苔は白，脈は細弱または緩弱となる。

[治則] 健脾益気

[取穴] 脾兪，胃兪，大腸兪（補）により健脾益胃，濇腸止瀉をはかる。

[応用] ◇脾虚で湿がある場合は，陰陵泉，足三里（先少瀉後多補）により健脾益気，滲湿止瀉をはかるとよい。これは参苓白朮散に類似した効がある。

◇宿食内停，食滞不化を伴うものには，脾兪，胃兪（補），天枢，中脘または足三里（瀉）により健運脾胃，消食導滞をはかるとよい。

◇脾陽虚衰，陰寒内盛によるもので，腹中冷痛，清水を瀉下または未消化物を瀉下，腹中雷鳴，脈遅または沈細無力，舌苔白滑などが出現するものには，関元（補），神闕（灸），中脘または建里（灸瀉）により温補脾陽，散寒止瀉をはかるとよい。あるいは天枢，下脘（灸瀉），神闕（灸）により温陽益脾，散寒止瀉をはかるとよい。

◇脾胃虚寒によるものには，関元（補），中脘，神闕（灸）により温健脾胃をはかるとよい。『傷寒論』太陰篇277条には，「自利し渇かざる者は，太陰に属す，その蔵寒あるが故なり，当に温めるべし，四逆輩を服するに宜し。」とある。このようなタイプには関元，神闕（灸）により温補脾陽をはかるとよい。

◇久瀉が止まらず，中気下陥となる場合がある。この場合は便意が頻繁に起こる，腹部墜脹，息切れ，倦怠，食少，脱肛，顔色淡白，舌質淡，舌苔白，脈虚弱などが見られる。このような場合は，合谷，足三里，百会（補）により補中益気，昇陽挙陥をはかるとよい。この処方には補中益気湯に類似した効がある。あるいは合谷，足三里，天枢または大腸兪（補）により補中益気，濇腸止瀉をはかるとよい。

◇『金匱要略』嘔吐噦下利病証治篇には，「気利は，訶梨勒散これを主る」とある。下痢し，大便が失気とともに出るものは，気虚不固のためである。訶梨勒散で温濇固脱をはかるとよい。この場合，鍼灸では天枢に灸補を施すとよい。気虚滑脱で脱肛が見られるものには，これに百会（補）加えて昇陽固脱をはかるとよい。

◇また『金匱要略』腹満寒疝宿食病脈証治篇には，「中寒，其の人下利するは，裏虚を以てなり，嚔（くさめ）せんと欲し能わざる，此の人肚中寒す」，一つは痛むとある。本条文は以下のことを説明したものである。つまり裏陽が平素から虚しているところに，脾胃が寒邪の侵犯を受けたために，腹痛下痢が起こり，寒邪が太陰を犯

し，裏が虚していると下痢が起こることを説明している。また下痢をして陽気をいっそう損傷し，陰陽不和となって邪を外に除去できない場合は，「噫せんと欲し能わざる」となる。このような場合は，神闕（灸），天枢（灸瀉）により，温陽益脾，散寒止瀉止痛をはかるとよい。

## 6 腎陽虚衰

[主証] 夜明け前に腹部が痛み，腹鳴が起こって下痢をもよおす。下痢をした後は楽になる。腹部が冷え喜温である。腰膝痠軟，さむがり，四肢の冷え，精神疲労，無力感がある。舌質は淡，舌苔は白，脈は沈細となる。

[治則] 温腎健脾，固渋止瀉

[取穴] 命門，脾兪，腎兪（灸補）により温補腎陽，健脾止瀉をはかるとよい。あるいは関元，陰陵泉か脾兪，太谿か腎兪（補）により温補腎陽，健脾止瀉をはかるとよい。

[応用] ◇張景岳は「陽気がまだ回復しておらず，陰気が極めて盛んであり，命門火衰，胃関不固であれば，泄瀉を生じる」という腎瀉（脾腎陽虚型）について述べている。このような場合は関元，陰陵泉，太谿（補），神闕（灸）により温補腎陽，健脾止瀉をはかるとよい。あるいは関元，神闕（灸），太谿，腎兪（補）により温補腎陽をはかって脾陽を補益するのもよい。

◇『金匱要略』嘔吐噦（えっ）下利病脈証治篇には，「下利し，腹脹満し，身体疼痛する者は，先ずその裏を温め，乃ちその表を攻む。裏を温むるには，四逆湯に宜しく，表を攻むるには桂枝湯に宜し。」とある。本条文は表裏同病の治法を述べたものである。清穀を下痢し，腹部脹満であるものは，裏に虚寒があって正気がすでに虚していることを示している。まず裏を温めてから後に解表をはかるべきであることを述べたものである。裏を温める場合は，四逆湯を用いるとよい。鍼灸で治療する場合は，神闕（灸），関元（補）により急いで回陽をはかるとよい。

◇『金匱要略』嘔吐噦下利病脈証治篇には，「清穀を下利し，裏寒外熱，汗出でて厥する者は，通脈四逆湯これを主る。」とある。本条文は寒厥下痢，陰盛格陽の証治について述べたものである。清穀を下痢して「裏寒外熱」という陰盛格陽の現象が見られる場合は，これは真寒仮熱の証である。さらに「汗出でて厥する」という症状が見られる場合は，陰が下痢によって下で竭し，陽が汗によって外脱するという危険な状態にあることを示している。このような場合は，神闕（灸），関元（補）により回陽救逆をはかるとよい。関元は灸頭鍼とするか，焼山火を配すとよい。

内　科

## 症　例

[症例1] 脾胃虚弱，運化失職

患　者：男，57歳，初診1966年2月6日

主　訴：下痢を患って8年になる。

現病歴：8年来，下痢がよく起こる。今回は半月前に飲食失節により再発した。大便は1日3〜5回であり，希薄であったり泥状であったりする。便に強い臭いはない。腹痛や腹脹もなく，飲食は正常である。精神不振，倦怠，乏力といった症状があり，時に頭暈〔めまい〕が起こる。身体は痩せており，顔色は萎黄，声は低微である。舌質は淡，無苔，腹部に圧痛はなく，脈は虚緩であった。

既往歴：リウマチ性腰痛，坐骨神経痛

弁　証：脾胃虚弱，運化失職による下痢

治　則：健脾益気養胃

取穴と効果：初診：陰陵泉，足三里（補）とする。

　2診（7日）：昨日の午後，鍼治療を受けてから今日の午前10時まで排便がない。治療は初診同様とする。

　3診（10日）：下痢は治癒した。今日は腰痛の治療のために受診した。腰痛は患って13年になる。疲労後に湿地で寝た後に発症したものである。25日後に下痢は2回の治療で治癒し，再発していないことを確認した。

考　察：脾は精微の運化を主り，胃は水穀の海といわれている。脾胃が病むと受納と腐熟，転輸，伝導といった機能が失調する。本症例の患者は平素から脾胃が虚していたところに，飲食失節により脾気の昇清ができなくなり，水穀不化となったために排便の回数が増え，便の性状は泥状であったり希薄であったりするのである。下痢が長期化すると脾胃はますます虚し，精微の生化がいっそう影響を受けると，気血の化源不足を引き起こすために，顔色は萎黄となり，身体は痩せ，精神疲労，倦怠が起こるようになっている。顔色萎黄，舌質淡，無苔，脈虚緩は，すべて脾胃虚弱の象である。陰陵泉（補）により健脾益気をはかり，足三里（補）により健脾補中益胃をはかって，効を収めることができた。

[症例2] 食滞腸胃，伝化失常

患　者：男，25歳，初診1971年8月8日

主　訴：下痢を患って5カ月になる。

現病歴：5カ月前に飲食の不節制により下痢が起こりだした。大便は1日に3〜6回であり，便は希薄で泡沫を帯びている。未消化物が混じることもある。腹が痛むと下痢が起こり，下痢後には痛みは軽減する。排便と失気前に肛門の下垂感と脹痛が著しい。生のものや硬いものを食べると腹痛は増強する。食欲不振であり，口渇はない。尿

は黄，舌苔は薄黄，脈は沈数であった。西洋薬や中薬により治療を受けたが効果はなかった。大便検査では異常はみられなかった。内科では慢性腸炎と診断されている。

弁　証：食滞腸胃，伝化失常による下痢
治　則：通腸和胃，消食導滞
取穴と効果：初診：天枢，足三里（瀉）とする。

　　2診：大便は泡沫を帯びなくなり，腹痛と肛門の症状は軽減した。昨日の午前から今日の午後までの排便は1回であり，便は泥状となった。飲食も増加した。尿の色はまだ黄色である。治療は初診同様とした。1971年9月22日に治癒していることを確認した。

考　察：飲食失節により腸胃を損傷し，大腸の伝導失職，気機不暢のために腹痛，肛門の下垂感と脹痛が起こっている。腹が痛むと下痢が起こり，下痢後には痛みが減じ，生のものや硬いものを食べると腹痛が増強するという特徴がある。尿黄，舌苔薄黄，脈沈数などは，内熱の象である。

大腸の募穴である天枢（瀉），足陽明胃経の合土穴である足三里（瀉）によって腸胃積滞を消導するという法により，効を収めることができた。本症例は食滞による下痢であったが，諸薬の投与により脾胃損傷，陰陽失調となり，ついには実熱積滞を引き起こし，深く腸胃にこもって痼疾〔病邪が頑固で治癒しない慢性疾患〕となったものである。この場合，腸胃積滞を消導しなければ，下痢を止めることは難しいものとなる。

[症例3] 命門火衰，脾陽不振

患　者：男，24歳，初診1977年11月21日
主　訴：下痢を患って5カ月余りになる。
現病歴：5カ月前に冷たい水を飲んだ後，感冒と瘧疾を患い（感冒を7日患い，治ってから瘧疾を7日患った），その後にまた飲食損傷により腹痛，下墜感が出現し，下ると痛みは緩む。便には白色の粘液が混じっている。西洋薬では効果はなかった。温陽健脾薬を60余剤服用したのち，症状は軽減したが，服薬を止めると再発する。
現　症：大便は1日に4～5回，便に白色の粘液が混じっている。小腹が拘急し冷たく感じる。温めると楽になる。冷たいものを飲食すると下痢は増悪する。さらに口淡不渇，尿は清で頻尿である。身体は痩せている。さむがりであり四肢は冷えている。顔色は萎黄，舌質は淡，舌苔は白，脈は沈遅であった。
弁　証：命門火衰，脾陽不振による下痢
治　則：温補命門，健脾止瀉
取　穴：神闕（棒灸），関元（補，焼山火を配し温熱感を小腹全体にいたらせる），天枢（先少瀉後多補，刺鍼後に棒灸を配す）。
効　果：3診後に大便は1日に2回となり，粘液はなくなり，尿量が減少した。5診後にはすべての症状が消失した。精神状態は良好であり，大便は1日2回である。6～8

内　科

　　　　　診では治療効果の安定をはかった。
考　察：本症例は張景岳が述べている「陽気未復，陰気極盛，命門火衰，胃関不固によって生じる泄瀉」，すなわち腎陽虚衰型の下痢である。最初は冷たい水を飲んだ後，感冒と瘧疾を患い，身体が虚して脾胃不健となっているところに，さらに飲食の不節制により脾胃を損傷し，腸胃の機能が失調して起こった下痢であった。その後，下痢が長びいて腎陽を損傷し，命門火衰，火不生土，脾失温煦，運化失職となり，下痢が長期化して治らなくなったものである。

　　　　　関元（補，焼山火を配す）で温補真陽による補益脾陽をはかった。神闕（灸）により温運中陽をはかった。また腸腑虚寒がからんでいるので，天枢に先少瀉後多補の法を施し，抜鍼後に施灸して温陽散寒，濇腸止瀉をはかった。真陽が回復し，脾陽が運化できるようになって，また腸腑の寒邪が去って伝化が正常となったために，下痢は治癒した。

［症例4］脾胃虚寒，運化失常

患　者：女，49歳，初診1984年10月11日
主　訴：下痢を患って25年になる。
現病歴：25年前，妊娠期間中の生活条件が悪く，また生ものを飲食しすぎたために下痢が起こるようになった。下痢は時に軽く時に重くなる。下痢の回数は平素は1日に2～3回であり，腹痛が起こると下痢する。下痢後は腹痛は軽減する。便は泥状である。臍周囲に隠痛が起こり，少し冷えているように感じられる。温めると楽になる。ひどい時には便は1日に6～8回となり便は希薄となり，腹痛（臍周囲の隠痛）が起こると下痢が起こる。ひどい場合には排尿時に下痢する。水で手を洗ったり冷たいものに触れるだけで，すぐさむがったり腹痛が起こり下痢する。今年はとくにひどい。舌苔は薄白，脈は細緩であった。
弁　証：脾胃虚寒，運化失常による下痢
治　則：温陽益脾，散寒止瀉
取　穴：神闕，天枢に棒灸を施す。毎晩1回，毎回各穴に15分灸を施すこととする。
効　果：連続して45日間灸を施して治癒した。1985年4月17日に治癒していることを確認した。
考　察：脈証，病因にもとづくと，本症例は生ものを飲食しすぎたために脾胃を損なって脾胃虚寒，運化失職となって起こった下痢であることがわかる。温陽益脾，散寒止瀉の法を用いることとした。温陽益脾の効がある神闕（灸）と温腸散寒の効がある天枢（灸）により，効を収めることができた。

［症例5］脾陽不運，寒湿内停

患　者：女，55歳，初診1984年9月5日
主　訴：下痢を患って3カ月余りになる。
現病歴：3カ月余り前に痢疾を患い，治癒した後に下痢が出現するようになった。下痢の前

には腹痛が起こり，腹痛が起こるとすぐに下痢をする。大便は希薄であり1日に7〜8回である。生ものを飲食すると下痢が増悪する。食欲不振，臍周囲の涼痛，腹脹，噯気を伴っている。平素からさむがりであり，冷えに弱く冷えると身体が戦慄する。精神不振である。身体は痩せている。舌質は淡，舌苔は白，脈は沈遅やや弦であった。

弁　証：脾陽不運，寒湿内停，伝化失司による下痢
治　則：温陽益脾，去湿散寒
取　穴：1診：天枢，足三里，陰陵泉（瀉）により去湿通腸導滞をはかる。
　　　　2〜3診：上処方に神闕，中脘（棒灸）を加え，温運中陽をはかる。
効　果：初診（5日）では効果がなかった。2診（9日）後，2日間大便がなかったが，その後は便は希薄から粘っこくなってきた。施灸後は咽頭が乾き，食欲が増加した。3診で治癒した。1984年9月12日から17日まで本科で外傷性胸痛を治療している間，下痢の再発はなかった。
考　察：舌脈，主証，兼証と病因にもとづくと，脾陽不運，寒湿内停，昇降失調，清濁不分，飲食不化，伝化失職による下痢であると判断することができる。初診では天枢，足三里，陰陵泉（瀉）による去湿通腸散滞の法を用いて，単純に去邪治実をはかったため，法と証が適合せず効果がなかった。2〜3診では上処方に神闕（灸）を加えて温陽益脾をはかり，中脘（灸）を加えて温陽益胃をはかった。この去湿散寒，温陽益脾の法により，治癒させることができた。

［症例6］食滞腸胃，伝化失常
患　者：男，38歳，初診1971年8月5日
主　訴：下痢を患って20日余りになる。
現病歴：20数日前にメロンを食べた後に腹痛が起こった。2日目には発熱が起こり，その2日後に熱は下がったが下痢が出現するようになった。しぶり腹，腹痛〔臍周囲痛〕，腹鳴があり，腹が痛むと下痢をする。下痢をした後は腹痛と腹鳴は止まる。大便は1日に4〜5回である。便には白色の粘液が混じっている。食欲不振，食後の腹脹，吐酸，胃酸刺痛，口不乾などの症状を伴っている。左側の天枢穴に著しい圧痛がある。身体は痩せている。顔色は蒼白，舌苔は薄白滑潤，脈は沈細で数であった。大便検査では便は黄色で糊状，黒いものが少量混じっている。いくつかの抗生物質を用いたが効果はなかった。
弁　証：食滞腸胃，伝化失職による下痢
治　則：通腸和胃，消食導滞
取穴と効果：初診：天枢，足三里（瀉）とする。
　　　　2診：下痢は止まり腹痛は軽減した。治療は初診同様とする。
　　　　3診：2日間，下痢が起こっていない。腹痛と腹脹は軽減している。まだ食欲がない。治療は初診同様とする。

4診：下痢，腹痛，腹脹は治癒した。食欲不振のため食事量は減少している。中脘，足三里（瀉）により和胃導滞をはかることとする。

1971年9月22日に患者からの手紙により治癒していることを確認した。

考　察：本症例は飲食失節により脾胃損傷，伝化失常，気機不暢を引き起こしたため，しぶり腹，腹痛，腹鳴，便に白色の粘液が混じる，腹脹，食少といった症状が出現している。下痢をした後には濁気が排泄されるため，腹痛，しぶり腹，腹鳴は消失する。顔色蒼白，身体の瘦せは，長期にわたる下痢，食少のせいである。

大腸の募穴である天枢（瀉），胃経の合土である足三里（瀉），胃の募穴である中脘（瀉）により通腸和胃，消食導滞をはかり，この通因通用の法により効を収めることができた。

[症例7] 肝気乗脾，運化失常

患　者：女，55歳，初診1970年3月14日

主　訴：下痢を患って4年になる。

現病歴：4年前に姑と口論した後に下痢が起こった。その後，怒ったり緊張したりするたびに下痢が起こるようになった。発病時は腹が痛むと下痢をし，下痢をすると痛みは楽になる。失気が頻繁にでるようになり，腹鳴，腹脹，飲食減少などの症状がある。平素から怒りっぽく，よくため息をつく。胃脘部がつかえ，食少であり，胸脇部に脹痛が起こることがある。身体は瘦せている。舌質は淡紅，脈は弦であった。

弁　証：肝気乗脾，運化失常による下痢

治　則：抑肝扶脾

取穴と効果：初診〜2診（17日）：太衝（瀉），陰陵泉（補）とする。

3診（21日）：失気は減少した。腹脹と腹鳴も軽減している。治療は初診同様とする。

4診（24日）：腹痛，下痢は著しく軽減し，大便の回数は減少した。食欲も増加した。治療は初診同様とする。

5診（27日）：精神状態は好転し，下痢は治癒し，大便は1日1回となった。治療は初診同様とした。1971年10月25日に治癒していることを確認した。

考　察：本症例は痛瀉要方証に属している。暴怒傷肝，肝失条達，横逆犯脾，運化失常による下痢証候である。張三錫が『医学準縄』で述べている「忿怒傷肝，肝鬱克土となれば，みな泄瀉せしむ」に相当する症例である。したがって腹が痛むと下痢をし，下痢をした後には楽になり，失気が頻繁にでたり，腹鳴，腹脹が起こったりする。また平素から怒りっぽく，よくため息をつき，胸脇脹痛といった症状がある。腹が痛むと下痢をし，下痢後には痛みが楽になる病機について，呉鶴皋は「瀉の責これ脾，痛の責これ肝，肝の責これ実，脾の責これ虚，脾虚肝実，故に痛瀉せしむ」と述べている。鍼灸では抑肝扶脾の法を用いるとよい。肝経の原穴である太衝（瀉）により肝気を条達させ，脾経の合水穴である陰陵泉（補）により健脾補虚をはかった。肝気が条達するようになり，脾の運化が回復し，腸胃の気機が通暢するように

なれば，下痢は治癒する。

[症例8] 食挟湿邪，留滞腸胃
患　者：女，60歳，初診1987年11月23日
主　訴：下痢を患って8日になり，この3日それが増悪している。
現病歴：8日前に食べ物のせいで発症した。この3日来増悪しており，大便は1日に3〜5回であり，便は希薄である。下垂感（痢疾ではない），腹鳴，腹脹を伴っており，失気後には腹脹は軽減する。失気とともに便が漏れることがある。尿はすっきり出ず量は少ない。食欲はなく口淡不渇である。脈は沈やや弦であった。
弁　証：食挟湿邪，留滞腸腑による下痢
治　則：利湿導滞
取　穴：天枢，中極（瀉）。1日に1回の治療とする。
効　果：初診後に下痢の回数は減少した。2診後には腹鳴，腹脹および下垂感は軽減した。下痢と失気は減少し，尿は利するようになり尿量が増加した。3診で治癒し，4〜6診では治療効果の安定をはかった。
考　察：本症例は飲食の不節制，食滞腸胃，運化失職，湿邪内生による下痢証候である。食べたものが腸胃に滞ると，腹脹，腹鳴，食欲不振が起こる。食に湿邪がからんで腸道に留滞し，気機不暢，伝化失職となれば，下痢や腹部の下垂感が起こるようになる。尿がすっきり出ず量が少ないのは，水分が糞便とともに排泄されているためである。下痢して失気が多いのは，脾失健運，湿蘊気滞のせいである。
　　　　天枢（瀉）により通腸導滞をはかって腸腑の食滞と湿邪を除去し，中極（瀉）により利水行湿，腸腑湿邪の分利をはかった。この利湿導滞の法により，効を収めることができた。本症例の治療は，『金匱要略』嘔吐噦下利病脈証治篇にある「下利気するは，まさに其の小便を利すべし」を応用したものである。中極（瀉）により「急開支河（急いで支河を開く）」をはかったわけである。

[症例9] 脾陽虚衰，気虚失運
患　者：男，53歳，初診1985年9月5日
主　訴：下痢を患って5年になる。
現病歴：しばしば夜食をとって寝るために，消化に影響して脾胃を損傷した。5年来，毎日午後の4〜7時の間に大便が3回あり，多い時は4〜5回となる（飲食の不節制時が多い）。さらに昼食後に1回，夜の睡眠前に1回出る。便は泥状である。平素から息切れ，身体のだるさ，無力感，下肢の無力感，歩行時の無力感，腰のだるさ，昏花〔両目がかすむ〕などの症状がある。寒暖の変化に弱い。冬季はひどくさむがりとなり，夏季は暑がりで動くと汗が出る。飲食が正常であったり，羊肉のスープを飲むと下痢の回数は減少する。身体は肥満しており，脈は虚弱であった。四神丸を長期服用したが効果はなく，西洋薬も効果はなかった。

内　科

既往歴：1975年に腰椎椎間板ヘルニアを患い，1977年に治癒した。ただしその後，不定時に腰痛が起こる。最近は左側の坐骨神経痛を患っている。
弁　証：脾陽虚弱，気虚失運による下痢
治　則：温補脾陽，健脾益気
取　穴：合谷，陰陵泉（補，焼山火を配し，温熱感を小腹部にいたらせる）。以上の2穴の部位の肌肉は弛緩している。1～2日おきに1回の鍼治療とする。
効　果：2診後には大便は1日5回から2回に減少した。3診後も大便は1日2回であり，左下肢痛は軽減した。精神状態も好転した。4診後，大便の回数は1回となった。これは昨日羊肉のスープを飲んだこととおそらく関係がある。腰のだるさは治癒した。7診後，大便の回数は1回であった。8診後，キュウリを食べ過ぎたせいで下痢が再発し，回数は1日4回となった。9～11診の間は大便は1日に1回となった。たまに2回のこともある。1985年11月28日に再発していないことを確認した。
考　察：本症例は飲食の不節制により脾を損傷して脾陽不振となり，運化が悪くなったために下痢が起こるようになったものである。便の性状は泥状であり，飲食の不節制時には下痢が増悪する。下痢が長びいて化源不足になると，息切れ，身体のだるさ，無力感，下肢の無力感，昏花，腰のだるさといった症状が見られるようになる。合谷，陰陵泉の部位の肌肉が弛緩しているが，これは慢性病のため身体が虚しているためである。証が脾陽不振，気虚失調による下痢であるということで，四神丸を服用したが効果がなかった。これは証と薬が適合していないためである。
　　　　合谷（補）により補気をはかって陰陵泉による益気を助け，陰陵泉（補，焼山火を配す）により温補脾陽をはかって運化を助けた。この温補脾陽，健脾益気の法により，効を収めることができた。上法で腰と下肢の症状も治癒したが，これはこれらの症状が長期にわたる下痢による化源不足，気血虧虚と関係したものであったからである。

［症例10］湿熱内蘊，伝化失常
患　者：男，54歳，初診1986年10月11日
主　訴：下痢を患って2カ月になる。
現病歴：2カ月前に痢疾を20数日患い，治癒したのちに下痢が出現するようになった。大便は1日に3～5日である。腹が痛むと下痢が起こる。瀉下は急迫し，便の色は黄褐色であり，臭いも強い。尿は短黄である。渇くが飲みたくはないといった症状が起こることがある。飲食は減少している。飲酒や冷たいものを食べると増悪する。舌苔は黄膩，脈は濡数であった。西洋薬と単方による治療は効果がなかった。
弁　証：湿熱内蘊，伝化失常による下痢
治　則：清利腸腑湿熱
取　穴：天枢，上巨虚，陰陵泉（瀉）。隔日治療とする。
効　果：2診後に下痢は軽減した。4診後には便の回数が1日2～3回となり，瀉下の急迫，

便の臭いは著しく好転した。口渇欲飲となる。7診後にはほぼ治癒し，尿は清長となった。9診で治癒した。

考　察：腸腑蘊熱のために瀉下が急迫し，また湿熱互結の場合は，大便がすっきり出なくなり，腹痛を伴うようになる。湿熱下注となると，糞便は黄褐色となり臭いが強くなり，尿は短少となる。湿熱が胃腑に内蘊すると，飲食は減少し，時に口渇が起こるようになり，口渇するが飲みたくないといった状態になる。舌苔黄膩，脈濡数は，湿熱内盛の象である。

　　　　大腸の募穴である天枢（瀉）で腸腑の湿熱に対処して止瀉をはかり，大腸の下合穴である上巨虚（瀉）により通腸和胃導滞をはかった。また足太陰脾経の合水穴，去湿の要穴である陰陵泉（瀉）により利水行湿をはかって，小便を利すことにより大便が実となることをねらった。この腸腑湿熱を清利する法により，効を収めることができた。

## 結　語

### 1．症例のまとめ

本篇で　10症例を紹介した。

例1は脾胃虚弱，運化失調による下痢である。足三里，陰陵泉（補）による健脾益気の法を用いて，効を収めることができた。

例2は食傷腸胃，伝化失調による下痢である。天枢，足三里（瀉）による通腸和胃，消食導滞の法を用いて，効をおさめることができた。

例3は命門火衰，脾陽不振による下痢である。神闕（灸），関元（補，焼山火を配す），天枢（先少瀉後多補）による温補命門，健脾止瀉の法を用いて，効を収めることができた。

例4は脾胃虚寒，運化失調による下痢である。神闕，天枢（灸）による温陽益脾，散寒止瀉の法を用いて，効を収めることができた。

例5は脾陽不運，寒湿内停による下痢である。天枢，陰陵泉，足三里（瀉），神闕，中脘（灸）による温陽益脾，去湿散寒の法を用いて，効を収めることができた。

例6は食滞腸胃，伝化失調による下痢である。足三里，天枢（瀉）による通腸和胃，消食導滞の法を用いて，効を収めることができた。ただし天枢（瀉）の代わりに中脘（瀉）を用いた場合もある。

例7は肝気乗脾，運化失調による下痢である。太衝（瀉），陰陵泉（補）による抑肝扶脾の法を用いて，効をおさめることができた。

例8は食滞挟湿，留滞腸道による下痢である。天枢，中極（瀉）による導滞利湿の法を用いて，効を収めることができた。

例9は脾陽不振，運化失調による下痢である。合谷（補），陰陵泉（補，焼山火を配す）による温補脾陽，健脾益気の法を用いて，効を収めることができた。

例10は湿熱内蘊，伝化失調による下痢である。天枢，上巨虚，陰陵泉（瀉）による腸腑の湿熱を清利するという法を用いて，効を収めることができた。

以上のように選穴した治療穴としては天枢，陰陵泉，足三里，神闕，関元，中脘，太衝，中極，合谷，上巨虚といった10穴を用いたが，これらの中では前の4穴が最もよく用いられている。それぞれの症例に用いた治療穴は，少ないものでは2穴，多いものでは5穴であった。以上のことから，重要なのは治療穴の多少ではなく，いかに適切な配穴を施すかにあることがわかったと思う。

## 2．選穴について

本病の病位は腸腑にある。その病変は肝，脾，胃，腎と密接な関係がある。選穴においては，和胃と消食導滞を目的とした中脘，和胃消食を目的とした上脘，瀉腸と通腸散滞を目的とした天枢，和胃導滞，通腸，健脾益胃を目的とした足三里，利湿，健脾を目的とした陰陵泉，温陽益脾を目的とした神闕，温補真陽を目的とした関元，疏肝理気を目的とした太衝，利水行湿を目的とした中極，温補腎陽を目的とした腎兪（灸補），温補脾陽を目的とした脾兪（灸補），健脾益気を目的とした脾兪，益気昇陥を目的とした合谷といったものがある。

## 3．弁証と治療について

いろいろな証型の下痢があるが，それが単独で出現するもの，混在して出現するもの，相互に転化するといったものがある。それぞれの証型の治法は，随証施治とすべきである。一般的にいうと，外邪侵襲や飲食損傷によるものは実証であるものが多く，治療は去邪が主となる。例えば，風寒外束による場合は疏解をはかり，暑熱が原因である場合は清化をはかるとよい。また傷食による場合は消導をはかり，湿盛による場合は分利をはかるとよい。下痢が長期化したり，反復して起こったりすると正気を損耗して虚証となるものが多い。治療は扶正が重要となる。例えば脾腎陽虚には温補をはかり，中気下陥には昇提をはかるべきである。また久瀉不止となっているものには固渋をはかるべきであり，七情損傷によるものには調和肝脾をはかるべきである。

下痢は最初は胃を損傷して起こり，長期化すると脾を損傷し，あるいは脾から腎に波及するのが特徴であり，病位は腸にあることがポイントである。病状は非常に複雑であり，寒熱虚実が混在しやすく，また寒熱虚実が相互に転化する場合が多い。謹んで病機を守り，それぞれその属を掌握することが重要となるのである。しっかりと弁証することによってのみ，正確な立法による選穴処方構成が可能となるのである。具体的に応用する場合は，病状にもとづいて主副佐使，先後緩急に注意をはらうべきである。また選穴して処方構成を行う場合は，証型にもとづいた弁証選穴を行う他に，さらに具体的な臨床所見や転帰にもとづいて，臨機応変に対処することが求められる。

## その他

### 1.「湿を治すに小便を利さざるは，その治に非ざるなり」について

　朱震亨は『平治会粹』の中で，下痢の治法について「湿を治すに小便を利さざるは，その治に非ざるなり」と指摘している。張介賓は『景岳全書』の中で，「瀉を治すに小便を利さざるは，その治に非ざるなり」と直接下痢の治法について指摘している。前人は下痢の成因について，「湿気盛んなれば，五泄成る」「湿多ければ五泄を成す」「湿なくば瀉成らず」といった説を提起している。総じていうならば，脾虚湿勝が本病発生の重要な要因なのである。このため前述した説が提起されているのである。小便を利する目的は，水湿を分利することにあり，脾土健運となって大便が実に転じれば，下痢は自然に止まるのである。

　小便を通利し水湿を分利する場合は，小便不利を伴っているか，湿邪が原因となっているか，あるいは湿邪がからんでいるかがポイントとなる。また小便不利については，利してよい場合と，利してはならない場合がある。利すか利さないかの判断基準は，次の通りである。激しい下痢で新病，身体が強い場合，酒湿過度による場合，実熱による小便不利，小腹脹満し尿短赤である場合は，ともに小便を利してもよい。逆に慢性病である場合，口乾があって渇かない場合，脈証が寒である場合，身体が虚していて息切れがある場合，津液が不足している場合は，ともに小便を利してはならない。

### 2．強い補法を用いたり，早期に補法を施すことの弊害について

　虚中挟実の下痢は，標実が治癒したり，あるいは標実を抑制できても，本虚だからといって強く補ったり，補法を使うのが早すぎてはならない。1991年に鍼治療を施した58歳の女性を例にあげる。彼女は平素から脾胃虚寒による消化不良があって，身体が虚弱であった。5年来，冷たいものを食するたびに腹脹や下痢が起こるという状況が続いていた。そして5日前に同じ原因によって再発したので，鍼灸治療を受診することとなった。寒涼に食滞腸胃がからんだ下痢として，天枢，中脘（灸瀉），足三里（瀉）による温中散寒，通下導滞の法を用い，3診で治癒した。担当した医師が急いで補虚治本をはかろうとして4～5診に合谷，足三里（補）による益気健脾補中をはかったところ，5診後に腹脹，食欲不振が出現するようになり，2日ほど大便が出ず，失気があまり出なくなった。6～7診では内関（瀉），足三里（先少瀉後多補）による和胃理気健中の法に改めたところ，前述の症状は消失した。8～11診では合谷（補），足三里（先少瀉後多補），神闕，関元（灸）による益気健中，温陽益脾の法を用いて，完全に治癒させることができた。

　『金匱翼』に「久瀉が止まらず，百薬が無効であったり，あるいは一時的に止まっても再発するという場合がある。これは腸胃の間に古い積があるためであり，積が一日で去らなければ，泄も一日では癒えない。このような場合はまず古い積を除去してから補うべきであり，このようにして始めて効を得ることができるのである」とあるが，本症例はまさにこれに該

当するものである。本症例に対する誤りは，3診後に下痢が治癒した時，強く補ったり補を用いるのが早すぎてはならないのに，4～5診でこの法を用いたことにある。そのため胃腸の気機が阻滞してしまい，腹脹，食欲不振，便秘が出現するようになったのである。3診後に6診と7診で用いた法を採用するか，あるいは3診後7～10日ほど間隔をあけて8～11診で採用した法をとっていれば，この症例のような弊害を起こすことはなかったのである。

## 3．選穴の適不適について

### 1．利湿法

　湿によって下痢が起こっている場合に採用すべきである。一般的にいうと，激しい下痢で新病であって湿熱が水道を閉塞させているような場合に，中極（瀉）を配穴して小便を利することができる。慢性病で身体が弱っており，陰液が不足しているものには，この法は採用することができない。もし利すると，虚はいっそうひどくなるからである。

### 2．健脾補虚法

　脾虚によって下痢が起こっている場合に採用すべきである。足三里，脾兪，陰陵泉といった経穴に補法を施し，健脾補虚をはかることができる。もし脾虚で湿蘊を伴っていて胃脘部のつかえがあって舌苔が滑潤であるものには，この3穴に補法を施してはならない。強く補虚をはかると壅滞が生じやすく，水湿の運化にとって不利となる。また気機不暢を伴っているものに，益気健脾を強くはかったりすると，脘腹部の脹満を引き起こすことになるので注意を要する。

### 3．固渋法

　長期にわたる下痢で滑脱不禁〔下痢がとまらなくなること〕となっている場合に採用すべきである。天枢（補），下脘（補）を補虚扶正を目的とした処方中に配穴するとよい。虚中挟実で寒湿や，湿熱，食滞などを伴っているものには，この法を用いることはできない。もし用いると寒湿や湿熱，食滞を閉じこめることとなり，他の病変を引き起こしかねないからである。

### 4．通因通用法

　重い食滞で下痢に臭いの強い腐卵物が混じり，噯腐，腹脹，腹痛がひどく，舌苔垢，脈滑であるもの，あるいは邪熱が陽明を犯し，腸中で燥屎内結となり，臭い水様便を瀉下し熱結傍流となっているものに用いることが多い。一般の下痢とは異なり，このような場合には，中脘，天枢，足三里（瀉）による強い瀉法である通因通用法を用いるとよい。このような状態でない場合は，この法を用いることはできず，ましてはこの3穴を取って瀉法を施してはならない。強く通瀉してしまうと，他の病変を引き起こす可能性があるからである。

5．脾腎双補法

　腎陽不足，火不生土，脾陽不振となっているものだけに採用すべきである。関元（補，焼山火を配す），神闕（灸），あるいは腎兪，脾兪，太谿（灸補）を用いることができる。下痢が頻繁に起こる，未消化物を瀉下する，腹部の冷え，腰膝部の冷痛，脈沈細といった状況がなければ，本法は用いることができない。


## 4．慢性下痢の治療について

　去邪という法は，一般的には病が癒えれば止めなければならず，あるいは邪の大部分が去れば止めるべきである。慢性の下痢に対してはこれと異なり，脾胃の気機昇降の機能を回復させることが重要であり，気機を阻害している要素をすべて除去する必要がある。まだ余邪が残っていて気機を阻害し，気機失暢となっていれば邪が留まりやすい。つまり宿積が残っていれば，新しい邪がまた生じやすいのである。下痢の回数が減ったからといって，あるいは便が形状をなしてきたからといって，急いで健脾をはかってはならないのである。このような場合は，調気または去邪の作用をもつ治療穴を配穴すべきである。具体的には，培本をはかる処方中に去邪，調気の要素を加えることによって，治本の法とさせることができる。気機が通暢すれば邪は身をおくところがなくなる。あるいは余邪が去ってしまえば，気機は通暢するので，その後に徐々に健脾，益腎にうつるようにして，治療効果の安定をはかるとよい。長期の下痢で下焦不固となっているものに対しては，早めに濇腸固腸の法を用いてはならず，まず邪阻気滞を治療することが重要である。

# 13. 痢　疾

## 概　説

　痢疾は腹痛，裏急後重があり，赤白膿血を下痢するという特徴がある。夏と秋によく見られる腸管伝染病の1つである。本病の種類はかなり多いが，一般的には湿熱痢，疫毒痢，寒湿痢，虚寒痢，休息痢，噤口痢などに分類されている。一般には気分が傷られると白痢になり，血分が傷られると赤痢になり，気血がともに傷られると赤白痢になるとされている。また湿が熱より強い場合は白痢になり，熱が湿より強い場合は赤痢になり，湿熱がともに強い場合は赤白痢になるとされている。寒湿痢と虚寒痢には白凍〔白色の粘液便〕が多く見られる。臨床上は下痢と鑑別する必要がある

　本病は外から湿熱や疫毒の気を受け，内では飲食損傷により脾胃と腸腑を損傷して起こるものが多い。弁証治療においては終始，去邪と扶正の関係をしっかり把握し，胃気を守るように注意をはらう必要がある。処方選穴にあたっては，証型にもとづいて施治するだけでなく，さらに具体的な症状の現れかた，転帰にもとづいて臨機応変に対処すべきである。

　本病に対して鍼灸は良い効果がある。もちろん正確な弁証，分型治療，選穴処方によって良い効果を収めることができるのである。現代医学でいう細菌性下痢，アメーバ性下痢は，本病の範疇に入る。一部の非特異性潰瘍性結腸炎，過敏性結腸炎といった結腸病変も本篇の関連する証型を参考にして，弁証施治をはかることができる。

　本病には湿熱痢，疫毒痢，寒湿痢，虚寒痢，休息痢，噤口痢といった証型がある。ここでは上記の証型の証治と症例について述べることとする。

## 弁証施治

　痢疾の発病は，外邪の感受や飲食の不節制と関係がある。この内外の2つの原因がからみあうことにより発病するのである。

　本病の病位は腸にある。湿熱，寒湿，疫毒の邪によって腸腑が壅滞したり，あるいは不衛生な食品がからんで腸腑が壅滞することによって起こるのである。気血がこれらの邪や不衛生な食品と搏結して，腸の伝導機能が失調し，腸絡が損傷して気血が凝滞した場合，これが

腐化して膿血となると赤白痢が起こる。これらには寒湿痢，湿熱痢，疫毒痢といったものがある。痢疾が遷延化し邪が留恋して正気が衰退すると，久痢〔慢性の下痢〕となったり，休息痢となる。久痢となって治らなかったり，あるいは反復発作をくりかえしていると脾胃を損傷し，その影響が腎におよぶと虚寒痢となる。湿熱，疫毒の気が胃に上攻したり，久痢によって正気を損傷して胃虚気逆となると，胃が受納できなくなって噤口痢が起こる。また気機阻滞となって腸が通じなくなると，腹痛や裏急後重が見られるようになる。

　それぞれの弁証のポイントは次の通りである。湿熱痢は赤白物を下痢し，肛門に灼熱感がある。疫毒痢は発病が急激であり，壮熱，口渇があり，鮮紫色の膿血を下痢し，ひどい場合は昏迷痙厥となる。寒湿痢は赤白色の粘い塊を下痢するが，白色物が多くて赤色物が少ないか，あるいは白凍となる。虚寒痢は久痢が治らないために起こるものであり，下痢は希薄であり白凍が混じっている。休息痢は下痢をしたり下痢が止まったりするものであり，長期にわたって治癒しないものをいう。噤口痢は下痢して食をとれないとか，嘔吐のために食をとれないといった特徴がある。

　治療のポイントは次の通りである。発病初期は収渋止瀉の法を用いてはならない。久痢には固渋の法を用いるのがよく，攻伐の法は慎むべきである。下痢に赤色物が多いものには，血分に作用する経穴を用い，白色物が多いものには，気分に作用する経穴を用いるとよい。寒湿内盛である場合は，温化寒湿の作用がある経穴を用いるとよい。湿熱が強い場合には，清熱利湿の作用がある経穴を用いるとよい。疫毒による下痢には，涼血解毒の作用がある経穴を用いるとよい。虚寒痢には温中散寒，健脾化湿の作用がある経穴を用いるとよい。休息久痢には補気温中の作用がある経穴を用いるとよい。噤口痢には降逆開胃の作用がある経穴を用いるとよい。病が長い場合は寒化することが多いが，このような場合は胃気を保護することが本となるので，健脾益胃の作用がある経穴を用いることが多い。本病の病位は腸にあるので，大腸の募穴や下合穴を取る場合が多い。また本病は胃にも波及するので，胃の募穴や合穴を取る場合も多い。久痢で脾腎虚寒，関門不固となっている場合は，温補脾腎，収渋固脱の作用がある経穴を取るべきである。

### 1　湿熱痢

［主証］　発作性の腹痛，裏急後重があり，赤白物（白色でゼリー状の粘液物に糸状の血が混じった物，あるいは鮮紅色の膠状の塊）を下痢する。肛門の灼熱感，尿短赤，渇くが飲みたくないといった症状を伴う。舌質は紅，舌苔は黄膩，脈は滑数となる。

［治則］　清熱化湿，調気行血

［取穴］　天枢，陰陵泉（瀉）により腸道湿熱の清化，通腸止痢をはかる。

［応用］　◇熱が湿より強い場合は，天枢には透天涼を配す。熱が気分を傷っている場合は，合谷（瀉）を加えるとよい。熱が血分を傷っている場合は，三陰交（瀉）を加えるとよい。

　　　　　◇食滞がからんでいる場合は，足三里（瀉）を加えるとよい。

内　科

　　◇表証を伴っている場合は，曲池（瀉）か大椎（瀉）を加えて疏散表邪をはかるとよい。邪が外から入ったものは，邪が外に出るようにすればよい。外である表が疏通すれば内も調い，痢は自然に治癒する。
　　◇熱が強くて下痢物に赤色物が多くて白色物が少なく，あるいは赤痢となり，発熱が高く口渇して冷たいものを飲みたがる，舌質紅，舌苔黄，脈滑数であるものには，天枢，三陰交（瀉，透天涼を配す）を用いることができる。この処方には白頭翁湯に類似した効がある。

### 2　疫毒痢

［主証］　激しい腹痛，裏急後重があり，鮮紫色の膿血を下痢する。壮熱，口渇，頭痛，煩躁を伴う。ひどい場合は昏睡状態，痙攣状態となる。舌質は紅絳，舌苔は黄燥，脈は滑数となる。
［治則］　清熱涼血解毒
［取穴］　天枢，三陰交（瀉，透天涼を配す）により清熱解毒，涼血止痢をはかる。これは白頭翁湯に類似した効がある。
［応用］　◇高熱があって意識障害がある場合は，熱毒が営血に侵入しているためである。上処方に曲沢（点刺出血）を加えて清営涼血をはかるとよい。また痙攣が見られる場合は，熱毒が肝風を誘発しているためであり，この場合は太衝（瀉）を加えて鎮肝熄風をはかるとよい。
　　◇顔面が蒼白となり，四肢厥冷があり，汗が出て呼吸が促迫しており，脈が細弱であるものは，邪盛正虚となって正気が邪気に勝つことができず，陽気が外脱するという内閉外脱の証候である。急いで合谷，関元（補）により先に回陽救逆をはかるべきである。脱証が解除した後は，もとの証にもとづいて治療するとよい。
　　◇『傷寒論』370条と372条，および『金匱要略』嘔吐噦下利病脈証治篇にある「熱利で下重する者は，白頭翁湯これを主る」，この3条文の状態にあるものは，白頭翁湯が主治するものである。鍼治療の場合は，天枢，三陰交（瀉，透天涼を配す）により治療することができる。
　　本証型は児童に多く見られる。意識障害，驚厥といった症状が腹痛下痢が起こる前に出現している場合は，病状がかなり重いので，薬物併用によって救急処置を施すべきである。

### 3　寒湿痢

［主証］　下痢（赤白物では白多赤少となる），あるいは白色でゼリー状の塊を下痢する。腹痛，裏急後重，飲食無味，胃のつかえ，頭重，身体の重だるさといった症状を伴う。舌質は淡，舌苔は白膩，脈は濡緩となる。

［治則］ 温化寒湿，通腸止痢
［取穴］ 足三里（あるいは上巨虚），陰陵泉，天枢に灸で瀉法を施す。これは胃苓湯加味に類似した効がある。あるいは神闕，水分，天枢（灸），足三里（瀉）により温化寒湿，通腸止痢をはかるとよい。

### 4　虚寒痢

［主証］ 痢疾の慢性化，下痢は希薄で白色でゼリー状の塊を伴う。腹部の鈍痛，飲食減少，精神疲労，無力感，四肢不温，口淡無味といった症状を伴う。舌質は淡，舌苔は薄白，脈は細弱となる。
［治則］ 温中散寒，健脾化湿
［取穴］ 天枢，建里に灸で瀉法を施し，陰陵泉または脾兪に補法を施す。あるいは神闕，関元に灸を施し，天枢に灸で瀉法を施して温中散寒，益脾止痢をはかるとよい。
［応用］ ◇久痢滑脱となり下痢が希薄で身体が痩せ，脈が弱であるものには，天枢（灸補），神闕（灸），足三里（補）により補虚温中，濇腸固脱をはかるとよい。この処方は真人養臓湯に類似した効がある。
　　　　◇脾腎陽虚，関門不固のために久痢滑脱となり，下痢が希薄で身体が痩せ，脈が弱であるものには，脾兪，腎兪（灸補），天枢（補）により温補脾腎，収濇固脱をはかるとよい。または関元（灸補），足三里（補），天枢（先少瀉後多補）により温補下元，濇腸止痢をはかってもよい。
　　　　◇久痢で脾虚下陥となり脱肛が起こるものには，足三里，合谷，大腸兪（補）により益気昇陥，濇腸固脱をはかるとよい。
　　　　◇久痢のために陰血を損傷すると，次のような症状が出現するようになる。ゼリー状の赤白物を下痢し，腹痛が長々と起こる。心中煩熱，咽頭や口の乾燥，午後の潮熱，無力感といった症状を伴い，舌質紅，少苔，脈細数となる。このような場合は，足三里，陰陵泉（瀉），三陰交（補）により滋陰養血，清熱化湿をはかるとよい。
　　　　◇『金匱要略』嘔吐噦下利病脈証治篇には，「下利し，膿血を便する者は，桃花湯これを主る」とある。本条文は虚寒下痢で膿血を便するものの治法について述べたものである。下痢し膿血を便するというのは，虚寒滑脱，気血下陥による久痢のことである。下痢が止まらず滑脱失禁となり，腹痛（喜温喜按）が起こり，膿血は血色が暗であり，口淡不渇を伴い，舌質淡，舌苔白，脈微細であるものには，桃花湯を用いて温中濇腸，固脱止痢をはかるとよい。鍼灸治療の場合には，天枢（灸補）により温中濇腸固脱をはかり，三陰交（先少瀉後多補）により活血益気，健脾止血をはかるとよい。
　　　　◇『金匱要略』嘔吐噦下利病脈証治篇には，「気利は，訶梨勒散これを主る」とある。下痢をし大便が失気とともに出るものは，気虚不固によるものである。天枢

（灸補）により温濇固脱をはかるとよい。また気虚滑脱で脱肛が見られるものには，これに百会（補）を加えて昇陽固脱をはかるとよい。

## 5　休息痢

[主証]　長期にわたって下痢が反復して起こったり止まったりする。嗜臥，無力感，倦怠，さむがり，食事量の減少を伴う。発作時には膿血を下痢し，裏急後重，腹痛が起こる。舌質は淡，舌苔は膩，脈は細となる。

[治則]　健脾温中

[取穴]　休止期は脾兪，陰陵泉（補）により健脾益気をはかる。あるいは神闕（灸）を加えて健脾益気温中をはかるとよい。再発期で湿熱による症状・所見が著しい場合は，湿熱痢として施治すればよい。また再発期で寒湿または虚寒による症状・所見が著しい場合は，それぞれ寒湿痢，虚寒痢として施治するとよい。

[応用]　◇脾陽が非常に虚して腸の中で寒積不化となり，これに寒冷刺激が加わって白色のゼリー状の下痢が起こり，倦怠，食少を伴い，舌質淡，舌苔白，脈沈であるものには，天枢，建里（灸瀉），神闕，関元（灸）により温陽散寒，消積導滞をはかるとよい。長期にわたって治らず腎虚による証候を伴うものには，上処方に腎兪（補）を加えて補腎をはかるとよい。

　　　　◇脾陽虚弱で，正虚邪恋となっているものには，太白，脾兪（灸），天枢（瀉）により温補脾陽，去邪通腸をはかるとよい。あるいは発病時には天枢，上巨虚，陰陵泉（瀉）により標を治し，休止期には太白（または足三里），脾兪（補），神闕（灸）により温補脾陽をはかって本を治すのもよい。

## 6　噤口痢

### （1）実証

[主証]　下痢。食事をとれない，あるいは吐いて食べられない。胸悶，呃逆，食欲不振を伴う。舌苔は黄膩となる。

[治則]　泄熱通降和胃

[取穴]　天枢，中脘，公孫（瀉），あるいは天枢，内関，公孫（瀉）により和胃降逆，通腸去濁をはかるとよい。

[応用]　◇湯液を飲むと吐くものには，内関（瀉），金津・玉液（点刺出血）を用いるとよい。

　　　　◇寒涼傷胃，胃気上逆となっているものには，中脘，天枢（灸瀉），公孫または足三里（瀉）により温通腸腑，暖胃降逆をはかるとよい。

　　　　◇『金匱要略』嘔吐噦下利病脈証治篇には，「下利し食を欲さざる者は，宿食あるなり，当にこれを下すべし，大承気湯に宜し」とある。この条文は宿食による下痢の治法を述べたものである。鍼灸で治療する場合は，天枢，中脘，足三里（瀉）

により宿食を下すとよい。これには「通因通用」の意がある。

◇『金匱要略』嘔吐穢下利病脈証治篇には、「乾嘔して利する者は、黄芩加半夏生姜湯これを主る」とある。この条文は熱利に乾嘔が見られるものの治法について述べたものである。邪熱が下って腸腑に迫ると下痢が起こり、胃に上逆すると乾嘔が起こるというものである。天枢（瀉）に透天涼を配して腸腑の熱邪を清熱し、中脘（瀉）により和胃止嘔をはかるとよい。この処方は黄芩加半夏生姜湯に類似した効果がある。

（2）虚証
[主証] 下痢。吐き気がして食べられない、あるいは食べると吐く。口淡不渇といった症状を伴う。舌質は淡、脈は弱となる。
[治則] 健脾和胃
[取穴] 脾兪（補）、上脘、内関（瀉）により健脾和胃止嘔をはかるとよい。
[応用] ひどく下痢をして食べられないものは、重篤な状態にある。急いで関元、気海（補）により益気回陽救逆をはかるべきである。あるいは神闕（灸）、合谷、足三里（補）により益気回陽救逆をはかるべきである。

## 症 例

[症例1] 湿熱痢
患　者：男、19歳
主　訴：痢疾を患って3日になる。
現症・現病歴：この3日ほど小腹墜痛が起こり裏急後重が起こる。大便は1日10〜20回である。初日は大便に血液と白色の粘液が混じっていた。その後2日は血便のみとなった。嘔吐がひどく飲食ができない。腹内と肛門に灼熱感がある。尿は短赤である。苦痛の表情をしており、顔は紅潮している。舌尖は紅、舌苔は白膩、脈象は弦数でやや滑であった。
弁　証：湿熱の邪が腸管に蘊鬱して起こった湿熱痢である
治　則：清熱解毒、寛腸行滞
取　穴：天枢、足三里、三陰交（瀉）とする。すべての治療穴に透天涼を配し、清熱解毒、寛腸涼血散滞をはかる。天枢の涼感は腹部全体におよんだ。足三里の涼困感は本経に沿って膝上3寸のところにいたった。三陰交の涼困感は本経に沿って上行し鼠径部にいたった。
効　果：置鍼20分後には、腹部は痛まなくなり、裏急後重は消失した。さらに置鍼30分後には空腹感が生じて食欲が起こり、腹内の灼熱感は消失した。全部で3時間置鍼したが、置鍼中に腹痛と下痢は起こらなかった。1回の鍼治療で治癒した。6日後に患

内　科

者が胸脇痛の治療に来院しており，痢疾が１回の治療で治癒していたことを確認した。

考　察：本症例は湿熱の邪が腸の中に壅滞し，腸管に影響して起こった湿熱痢証候である。湿熱の邪が腸中に壅滞して気機が悪くなり伝導が失職したために，腹部墜痛，裏急後重，腹部の灼熱感が起こっているのである。湿熱が腸管に影響して腸絡が損傷し，気血瘀滞となったものが膿血に変化すると，血液と白色の粘液が混じった便を下痢するようになる。その後，熱が湿より強い場合，血分を損傷すると血便が出るようになる。湿熱が下注すると肛門に灼熱感が起こったり，尿は短赤となる。また湿熱が胃腑に留滞して胃気失和となると，嘔吐がひどくなり飲食ができなくなる。顔面紅潮，舌尖紅，舌苔白膩，脈弦数でやや滑といった現れは，湿熱の象である。

　　　　天枢，三陰交，足三里（瀉，透天涼を配す）により治療を行った。天枢には腸の湿熱を清瀉する作用があり，三陰交には清営涼血の作用がある。また足三里には胃腸の湿熱を清瀉する作用がある。天枢と三陰交を配穴して用いると，白頭翁湯の効がある。また足三里と天枢を配穴すると，胃腸の湿熱を清瀉する作用と寛腸止痢の作用がある。この症例では速効を収めたが，これは配穴が適切であったこと，透天涼を配したこと，置鍼時間を長くしたことと密接な関係がある。

［症例２］虚寒痢

患　者：男，70歳，初診1970年４月27日

主　訴：痢疾を患って３日になる。

現病歴：３日前に冷たい野菜類を多く食べた後，食後に腹部の冷痛を覚え，２日目に痢疾を発病した。腹が痛むとすぐ下痢をし，下痢をすると腹痛は軽減する。裏急後重があり，大便は稀薄で白色ゼリー状の粘液便である。排便は１日に５～６回である。臍の周囲に冷痛がある。飲食は減少している。脈は沈弦であった。

既往歴：肺結核を患って４年になるが，まだ治癒していない。この４年来，飲食の不節制や腹部を冷やしたりすると，すぐに腹痛や腹部脹満が起こる。

弁　証：平素から脾胃が虚していて，なまものを食べると中陽が抑えられて起こる虚寒痢

治　則：温中散寒，導滞益脾

取　穴：天枢（瀉，透天涼を配す），足三里（瀉）。天枢の鍼感は最初は局部の熱感とだるい痛みであったが，最後は腹部全体が熱く感じられ，温まると気持ちよくなった。

効　果：１回の鍼治療後，その日に治癒した。1970年４月30日に患者から１回の治療後，その日に治癒していたことを確認した。

考　察：本症例の患者は高齢であり，また平素から脾虚胃寒の状態であった。最近，冷たい物を多く食べてそれが腸胃に留滞し，気機不暢となったために，腹が痛むとすぐに下痢をするようになった。また上記の一連の虚寒痢証候の症状が出現するようになっていた。

　　　　天枢（瀉，焼山火を配す）により温陽散寒，通腸導滞をはかり，足三里（瀉）により通腸和胃をはかって益脾することとした。現在の証が顕著に現れていたことと，

経過が短かったために，標治を施して効を収めることができた。

［症例3］疫毒痢

患　者：男，38歳

主　訴：痢疾を患って8日になる。

現病歴：8日前の正午，天気が非常に暑かったので冷たい水を飲み，そして肉を食べたら，翌日の午前に突然本病を発病した。壮熱，頭痛，激しい腹痛，裏急後重があり，膿血便が出るようになった。時に紫色の血液を下痢する。1日に10〜20回下痢する。煩躁，口渇，腹脹，食少，肛門の灼熱感を伴い，尿の色は黄赤である。舌質は紅絳，舌苔は黄燥，脈は滑数であった。中西薬や漢方薬の単方治療を受けたが，症状の改善はなかった。

弁　証：湿熱疫毒の邪が腸管に蘊結して起こった疫毒利である

治　則：清熱解毒，涼血止痢

取　穴：天枢，三陰交（瀉）。ともに透天涼を配す。天枢の涼感は腹部全体におよぶ。三陰交の涼感は下肢内側に沿って小腹部にいたった。1日1回の鍼治療とした。

効　果：初診時に50分置鍼したが，置鍼時には腹痛，裏急後重，煩躁，口渇は軽減していた。2診後には大便は1日8〜12回となり，腹痛，裏急後重，膿血便，壮熱，頭痛などの症状は著しく軽減した。4診で治癒した。2カ月後に4診で治癒していたことを患者から確認した。

考　察：本症例は白頭翁湯証に属している。疫毒の邪を感受し，さらに不衛生な食べ物を食べて，腸胃が壅滞し気機不暢となったために急に発病し，腹脹，食少，激しい腹痛，裏急後重といった症状が起こっている。熱毒が腸管に影響して気血を損傷したために，下痢は紫色の膿血となっている。熱が心営に影響して煩躁が起こっており，熱が津液を損傷して壮熱，口渇が起こっている。また熱が上擾しているために頭痛が起こっている。肛門の灼熱感，尿短赤は，湿熱下注によるものである。また舌質紅絳，舌苔黄燥，脈滑数は，熱毒熾盛の象である。白頭翁湯の効に類似した処方である天枢，三陰交（瀉，透天涼を配す）により，効を収めることができた。

［症例4］湿熱痢

患　者：男，20歳，初診1971年9月10日

主　訴：痢疾を患って20日余りになる。

現病歴：20日余り，腹痛，裏急後重が起こり，大便は1日に6回，赤白膿血を下痢する。下痢は白色ゼリー状の粘液便であり，未消化物が混じっている。尿の色は黄色である。脘腹部のつかえ感，食事量の減少を伴っている。舌質は紅，舌苔は白，脈は滑数であった。シントマイシン，クロラムフェニコール，ストレプトマイシンなどを用いたが効果はなかった。大便検査では，アメーバはなく，膿細胞（3＋），赤血球（＋）であった。

内　科

弁　　証：湿熱の邪が腸腑に壅滞して起こった湿熱痢
治　　則：攻下腑熱，通腸止痢
取　　穴：初診：天枢，足三里（瀉）。2～4診：天枢，足三里，中脘（瀉）。
効　　果：初診後に1昼夜の排便回数は4回となり，赤白痢は止まり便は黄色になった。腹痛は隠痛となるが，胃脘部のつかえ感，食欲不振はまだある。2診後，排便は1日2回となるが，まだ白色ゼリー状の粘液便を伴っている。腹部の隠痛はあるものの，胃の不快感はなくなり，飲食も増加した。3診後に治癒し，4診では治療効果の安定をはかった。1971年10月と11月に患者が来院し，治癒していることを確認した。
考　　察：本症例は湿熱の邪が腸腑に壅滞し，気機不暢，伝導失職となったために，腹痛，裏急後重が起こっている。湿熱の邪が胃に留滞して胃の受納が悪くなると，胃のつかえ感や飲食減少が起こる。また湿熱の邪が腸道に影響して，腸絡が損傷し気血瘀滞となって膿血に変化すると，赤白膿血を下痢するようになる。湿が熱より強いと，下痢は白色ゼリー状の粘液便が多くなる。湿熱が下注すると尿の色は黄色となる。脈滑数は実熱の象である。

天枢，足三里，中脘（瀉）により胃腸の湿熱を攻下し，通腸止痢をはかって治癒させることができた。初診の天枢，足三里（瀉）では，胃を治す力がおよばなかったので，治療後に胃のつかえ感，飲食減少に改善が見られなかった。2～4診では中脘（瀉）を加えることによって効果が見られた。

［症例5］休息痢
患　　者：男，40歳，初診1968年8月16日
主　　訴：痢疾を患って4年になる。今回は再発して1カ月が経過している。
現病歴：この4年来，毎年痢疾が2～3回再発する。夏や秋に再発してひどくなる。多くの場合は，飲食の不衛生と関係がある。この度の再発も不衛生な飲食によるものであった。腹痛，腹脹，裏急後重を伴っている。また膿血便を下痢し，回数は1日7～10回であり，尿の色は黄色である。食欲がない。脈は滑数である。平素から息切れ，倦怠，さむがり，飲食減少といった症状がある。中薬を2剤服用して症状は軽減したが，この数日また増悪している。
弁　　証：正虚邪恋，湿熱が腸腑に蘊滞して起こった休息痢
治　　則：先に去邪散滞，通腸和胃をはかり，後に温陽益脾により扶正をはかる
取　　穴：初診～3診：天枢，足三里（瀉）。治癒後に神闕，足三里に毎日灸を1回施す。灸はそれぞれ15分とし，連続して20日行った。
効　　果：3回の鍼治療で痢疾は治癒した。連続して灸を20日施した後，再発はしていない。1970年8月25日に腰痛の治療で来院したおり，痢疾が再発していないことを確認した。
考　　察：本症例は久病正虚，湿熱留滞による休息痢の症例である。正虚邪恋，伝導失調のために綿々として治らず，再発したり止まったりしている。久病のために脾胃虚弱となっているために，平素から息切れ，倦怠，さむがり，飲食減少といった症状があ

る。また脾胃虚弱，湿熱留滞となっているので，飲食の不節制のたびに再発しやすくなっている。今回の再発は，不衛生なものを食べて誘発されたものであり，そのため赤白膿血を下痢し，裏急後重，腹部脹痛，飲食減少，尿黄，脈滑数といった症状が起こっている。

天枢，足三里（瀉）により去邪散滞，通腸和胃をはかった結果，腸胃の湿熱の邪が除かれ，痢疾を抑えることができた。3診後には痢疾は治癒したので，ひき続き神闕（灸）により温陽益脾をはかり，足三里（灸）により温健脾胃をはかった。この温陽益脾の法により扶正培本をはかり根治させることができた。本症例ではまず去邪をはかり，その後に扶正をはかるという方法により治癒させたものである。

［症例6］湿熱痢

患　者：男，26歳

主　訴：痢疾を患って1年余りになる。

現病歴：1年余り前から痢疾を患っており，中西薬で治療して急性痢疾から慢性痢疾となった。その後，大便は1日3～4回となり，腹痛，裏急後重が起こり，膿血を下痢するようになった。白色ゼリー状の粘液便が多く見られる。左下腹部によく痛みが起こり，痛みは軽い場合と重い場合がある。いつも怒ったりすると耳鳴りと左脇肋部の痛みが起こる。さらに肛門の発熱感と痒み，遺精（毎週1～2回），身体消痩，語声低微といった症状を伴っている。顔色は青黄色，舌辺は嫩紅，脈は沈数でやや弦であった。以前に某医学院，某地区医院で治療を受け，ある程度は軽減していたが，服薬を止めると再発していた。現代医学診断：1．慢性腸炎，2．慢性肝炎？，3．慢性赤痢

弁　証：湿熱の邪が腸道に壅滞して起こった湿熱痢

治　則：清熱去濁，寛腸止痢

取　穴：初診，4診，5診：天枢，左大巨，足三里（瀉）。ともに透天涼を配す。
　　　　2診，3診：上処方に太衝（瀉，透天涼を配す）を加える。太衝の涼感は本経に沿って上行し脇部にいたった。天枢と大巨の涼感は局部に生じると，局部の痛みはただちに消失した。足三里の涼感は本経に沿って天枢の部位にいたった。

効　果：3診後，7日ほど腹痛，裏急後重，下痢は起こっておらず，大便も1日2回となった。ただしアイスクリームを食べて痢疾が再発したが，5診後に治癒した。5月27日に感謝の手紙が送られてきて，治癒していることを確認した。

考　察：本症例は湿熱が腸腑に蘊鬱して起こった湿熱痢である。病邪が下行結腸とS状結腸を損傷したために，左下腹部によく痛みが起こるのである。脈沈数は，内熱の象である。脈弦は肝脈であり，また痛を主っている。

天枢，左大巨，足三里（瀉，透天涼を配す）により清熱去濁，寛腸止痢をはかって，効を収めることができた。左下腹部がよく痛むので，左大巨（瀉）により局部の清熱去濁止痛をはかった。いつも怒ったりすると耳鳴りや右脇肋部痛が起こるのは，

内　科

肝気横逆，気滞脇絡と肝火が耳に上逆するためである。したがって2診と3診では太衝（瀉，透天涼を配す）を加えて清降肝火と疏肝理気をはかった。

本症例は発病期間から考えると，久痢に属している。症状から見ると虚寒痢に似ている。膿血を下痢していることと脈，治療結果から見ると，湿熱痢に属していることがわかる。虚羸による随伴症状は久痢と関係するものである。以上を考慮した結果，湿熱痢と弁証した。

［症例7］ 寒湿痢
患　者：女，41歳，初診1987年8月3日
主　訴：痢疾を患って半月になる。
現病歴：半年前から冷たい飲食物を摂取すると下痢が再発していた。中薬を3剤服用して治癒した。この半月前に冷たい飲食物を摂取して痢疾を患っている。最初は赤白痢（赤少白多）であったが，しだいに白色ゼリー状の粘液便となり，腹痛が起こると下痢をするようになった。裏急後重もある。大便は1日5～8回である。飲食無味，脘腹部の脹悶感，飲食減少，全身のだるさといった症状を伴っている。舌質は淡，舌苔は白膩，脈は濡緩であった。
弁　証：寒湿が腸腑に壅滞し，気機阻滞となって起こった寒湿痢
治　則：温化寒湿，通腸止痢
取　穴：天枢，陰陵泉（灸瀉）。隔日治療とする。
効　果：2診後には腹痛と裏急後重，白色ゼリー状の粘液便，脘腹部の満腹感は，ともに著しく軽減した。4診で治癒した。1987年10月12日に患者の夫から妻の痢疾が治癒していることを確認した。
考　察：本症例の患者は平素から脾陽不運であった。冷たい飲食を摂取して寒湿が腸に滞り，気機阻滞，伝導失常となったために，下痢，腹痛，裏急後重，赤白痢（赤少白多）白色ゼリー状の粘液便が出現している。また寒湿中阻となっているために，飲食無味，胃脘部の脹悶感が起こっている。全身のだるさは寒湿困脾と関係がある。舌脈の変化は，寒湿内盛の象である。

天枢（瀉，加灸）により腸腑を温め寒湿を散じ，陰陵泉（瀉，加灸）により寒湿の邪を温散して脾陽の補益をはかった。この温化寒湿，通腸止痢の法により効を収めることができた。

［症例8］ 湿熱痢
患　者：男，37歳，初診1969年3月29日
主　訴：痢疾を患って2年になる。
現病歴：2年来，痢疾が軽くなったり重くなったりしている。腹痛が起こると下痢をし，裏急後重がある。赤白膿血を下痢し，回数は1日4～5回である。腹部に熱感があり，尿は黄赤，口渇して飲みたがる，飲食減少といった症状がある。舌質は絳，舌苔は

白,脈は沈数であった。身体は痩せている。この数日は夜になると歯痛が起こる。
弁　証：厥陰熱利,白頭翁湯証
治　則：清熱解毒,涼血止痢
取　穴：天枢,三陰交（瀉）。ともに透天涼を配す。隔日治療とする。
効　果：初診後に下痢は著しく軽減した。3診で治癒した。母親から治癒していたことを確認した。
考　察：本症例の患者は痢疾を患って2年余りが経過しているが,まだ虚寒痢や寒湿痢には転じていない。まだ『傷寒論』370条と372条および『金匱要略』嘔吐噦下利病脈証治篇で述べている白頭翁湯証に属している。
　　　　天枢（瀉,透天涼を配す）により大腸湿熱を清し,血証の要穴である三陰交（瀉,透天涼を配す）を配穴して涼血行血散滞をはかって治癒させることができた。この処方は白頭翁湯の効に類似している。

［症例9］虚寒痢,休息痢
患　者：女,64歳,初診1979年4月24日
主　訴：痢疾を患って2年,再発して20日になる。
現病歴：2年来,下痢が治ったり再発したりする。病状は時に軽く時に重い。飲食損傷により再発または増悪する。毎回発病すると,フランスの某医院で西洋薬治療により治癒していた。しかし今回の再発はこの治療によっても無効であった。水様便であり白色の粘液が混じっている。腹部には隠痛と下垂感がある。臍腹部は冷たく感じられ,喜温喜按である。この数日は大便が1日10〜15回となる。便は少ないが,咳をしたり失気により排便してしまう。精神疲労,無力感,さむがり,四肢の冷え,飲食減少,口淡無味といった症状を伴っている。身体は痩せており,舌質は淡,舌苔は薄白,脈は細弱で遅であった。大便検査：アメーバなし,膿細胞（3＋）,赤血球（＋）,白血球（＋）
弁　証：真陽不足,脾虚下陥による虚寒痢,休息痢,および気利（痢）
治　則：温中補虚,濇腸固脱
取　穴：足三里（補）,天枢（補,加灸）,神闕（灸）
効　果：3診後には下痢の回数は減少し,臍腹部の冷痛は軽減した。咳や失気による排便もなくなった。4診後に下痢は治癒し,随伴症状もそれぞれ一定程度の好転と治癒が見られた。舌脈所見もある程度改善した。5診で治癒した。6〜7診では治療効果の安定をはかった。
考　察：本症例の病因病機は次の通りである。真陽不足のために寒湿不化となり,寒湿が腸腑に留滞したために下痢が起こったものであり,白色の粘液が混じっている。脾陽不運,中陽虚寒となっているために,臍腹部が冷たく感じられ,喜温喜按となっており,また食欲もなくなっている。脾腎陽虚になるとさむがりになり四肢が冷えるようになる。脾虚気陥となると便の回数が増え,腹部に隠痛や下垂感が起こるよう

になる。また咳をしたり失気とともに便が漏れるようになる。舌脈の変化は，陽虚内寒の象である。

足三里（補）で健脾益気による固腸をはかり，天枢（補，加灸）により温陽濇腸固脱をはかり，神闕（灸）により温運中陽，散寒益脾をはかった。この温中補虚，濇腸固脱の法により，効を収めることができた。上記の3穴の配穴は，真人養臓湯に類似した効があり，そのため著効を収めることができた。

[症例10] 噤口痢

患　者：男，16歳，初診1988年8月5日
主　訴：痢疾を患って13日になる。
現病歴：13日前，天気が暑く煩渇を覚えたので，近くの川辺で冷たい水を飲んだ。その日の午後，胃に不快感を感じた。2日目の午前には下痢が起こり始めた。赤白膿血を下痢し，腹部が激しく痛み，裏急後重が出現するようになった。大便は1日に10数回となる。当地でテラマイシン，フラゾリドンなどの薬をもらって服用し，下痢は著しく軽減した。その後，食後に満腹となり，また単方の収渋薬を用いた後，下痢が増悪し，さらに乾嘔となって食事がとれなくなった。
現　症：赤白痢（赤多白少），腹部の激痛，裏急後重があり，大便は1日に4～5回，脘腹脹満，口臭，食欲不振，乾嘔，食べると吐く，煩渇欲飲であるが飲めないといった症状がある。舌質は紅，舌苔は黄膩，脈は滑数有力であった。
弁　証：湿熱挟食内閉，胃腸腑気の通降失調による噤口痢
治　則：攻下腑実，和胃降逆
取　穴：初診～6診：天枢，中脘，足三里（瀉）。ただし3診と4診は三陰交（瀉）を加えた。
効　果：2診後には下痢，腹痛，嘔吐は軽減した。4診後には下痢，乾嘔のために食事がとれないといった症状は治癒した。飲食はほぼ正常となった。舌苔は薄黄，脈は数である。5診で治癒した。6診では治療効果の安定をはかった。
考　察：本症例は噤口痢に属している。湿熱が除かれていない時に，さらに食滞となり，収渋の薬を早期に服用したために，湿熱と食滞が腸腑に蘊結し，下痢と腹部の激しい痛みが起こるようになったものである。食挟湿熱となって胃に上攻し胃失和降となると，口臭，乾嘔となって食事がとれない，脘腹脹満といった症状が起こる。舌質紅，舌苔黄膩，脈滑数有力は，湿熱内盛の象である。

中脘（瀉）により和胃導滞をはかり，天枢（瀉）により泄熱通腸をはかって腸の湿熱を除き，足三里（瀉）により腸胃湿熱の除去と和胃降逆をはかった。これは攻下腑実の法であり，大承気湯に類似した効がある。また三陰交（瀉）を配穴して行血をはかったが，これは「行血すれば則ち便膿自然に癒える」という考え方を参考にしたものである。

> **結　語**

## 1.　症例のまとめ

　本篇では10症例を紹介した。

　例1，例4，例6，例8は，すべて湿熱痢の症例である。これらには天枢，三陰交（瀉，透天涼を配す）による清熱解毒，涼血止痢の法を用いるべきであるが，それぞれの病機あるいは随伴症状が異なるので，選穴と治則もそれに応じて変化させた。

　例1は胃熱による症状を伴っているので，上処方に足三里（瀉，透天涼を配す）を加え，佐として清胃導滞をはかった。

　例4は腑実に偏していることから，天枢，足三里，中脘（瀉）による攻下腑実，通腸止痢の法を用いた。

　例6は熱が湿より強いので天枢，足三里，左大巨（瀉，透天涼を配す）による清熱去濁，寛腸止痢の法を用いた。ウイルスにより下行結腸やS状結腸を損傷しているので，この症例では大巨（瀉）を加えた。

　例8は天枢，三陰交（瀉，透天涼を配す）による清熱解毒，涼血止痢の法を用いた。

　例3は疫毒痢であるが，例1，例8の病機と同じであるので，選穴，治則は同じものを採用した。

　例5は正虚邪恋，湿熱蘊滞による休息痢の症例である。この症例は例6の湿熱痢と対比すると，証型は異なるが再発時の病機は同じとなっている。したがって例5は再発時の治療は例6と同じ選穴，治則とした。

　例10は湿熱挟食内閉となって胃腸の腑気が通降できないという噤口痢であり，例4と証型は異なるが，その病機が同じであったので，この2症例の処方はともに天枢，中脘，足三里（瀉）とした。

　例2，例9はともに虚寒痢の症例であるが，それぞれの病因病機が異なるので，取穴と治則も異なるものとなっている。

　例2は天枢（瀉，焼山火を配す），足三里（瀉）による温中散寒，導滞益脾の法を用いた。これは邪気が去れば正気は自然に回復するという考えにもとづいている。

　例9は足三里（補），天枢（補，加灸），神闕（灸）による温中補虚，濇腸固脱の法を用いた。

## 2．選穴について

　本病の病位は腸にあるので，大腸の募穴である天枢は本病を治療する常用穴とされている。天枢に瀉法を施すと通腸散滞去濁の作用があり，天枢を瀉して透天涼を配すと腸腑の湿熱を清瀉する作用がある。また天枢を瀉して灸を施すと，腸腑の寒湿を温散する作用がある。逆に天枢に補法を施すと濇腸止痢の作用があり，天枢を補して灸を施すと温補腸腑，濇腸固脱

の作用がある

　病が血分にある場合は，三陰交に瀉法を施すと行血止痢をはかることができ，三陰交を瀉して透天涼を配すと行血涼血をはかって，血分の熱を清することができる。

　病が気分にある場合は，合谷に瀉法を施すと気分の熱を清することができ，これに内庭（瀉）を配穴すると白虎湯に類似した効果を収めることができる。

　病邪が胃を犯したり，食滞が胃にある場合は，胃の募穴である中脘が多く用いられる。中脘に瀉法を施すと和胃散滞をはかることができ，中脘を瀉して灸を施すと温胃散寒導滞をはかることができる。

　本病は湿邪がからんでいる場合が多い。このような場合は，脾経の合水穴である陰陵泉を取ることができる。陰陵泉に瀉法を施すと去湿益脾をはかることができ，陰陵泉を瀉して透天涼を配すと清利湿熱をはかることができる。また陰陵泉に補法を施すと健脾益気，健脾制湿をはかることができ，陰陵泉を補して灸を施すと温補脾土をはかることができる。さらに陰陵泉に先瀉後補法を施すと行湿健脾をはかることができる。下痢が長期化して中陽不運あるいは寒滞中焦となり，臍腹部に隠痛や冷痛が起こっている場合は，神闕（灸）を配穴して温運中陽，温陽益脾，温散寒邪をはかるとよい。

　脾虚気陥には合谷，足三里（補）により益気昇陽，濇腸固脱をはかるとよい。脾虚が腎に波及して脾腎陽虚となっている場合は，関元に鍼による補法を施すか，関元に灸による補法を施し，温補真陽をはかって脾腎の陽気を補益するとよい。あるいは関元に鍼で補法を施し焼山火を配してもよい。

　本病の病位は腸にあるが，胃に影響している場合も多いので，治療にあたっては足三里がよく用いられる。足三里は胃を治すだけでなく，腸を治したり脾を治したりすることができる。足三里に瀉法を施すと和胃導滞，和胃降逆，通腸導滞をはかることができ，瀉して灸を施すと胃腸の気機を温通することができる。また足三里に補法を施すと健脾益胃，健脾益気，補中濇腸をはかることができ，補して灸を施したり焼山火を配すと温補脾胃，温陽益脾固腸をはかることができる。さらに足三里への先少瀉後多補の法は，去邪扶正をはかるときに用いることができる。

　本病に対して用いる治療穴は，さほど多くないが，それでも多種の証型の下痢を治療することができるのは，適切な配穴，補瀉法の運用，そして必要に応じた灸，焼山火，透天涼といった手法の併用により可能となるのである。ポイントは配穴と手法にあるのである。

# 14. 小便失禁

## 概　説

　小便失禁とは，意識下で尿を漏らしてしまい排尿を自制できない尿失禁のことをいう。腎気不足，下元不固，膀胱失約によって起こるものや，肺腎気虚，膀胱不固によって起こるものが臨床上はよく見られる。
　現代医学では本病を機能性病変によるものと，器質性病変によるものとに分類している。一般的には鍼灸は機能性の尿失禁に対して，弁証が正確で選穴処方が適切であれば，満足のいく効果を収めることができる。一方，器質性病変による尿失禁に対しては，効果は劣る。小児の遺尿については別の篇で紹介するが，小児の遺尿が成年にいたるまで治癒していないものは，肺脾腎の気不足により膀胱不固となって起こる場合が多く，これについては本篇の論治を参考にして治療することができる。
　また中風や温熱病，脳疾患，陽性二分脊椎などに出現する尿失禁については，本篇で述べる内容の範囲には含まれない。。
　本病は脾肺気虚，腎気不足，気虚腎虧といった証型のものが多く見られる。ここでは以上の証型の論治と症例について述べることとする。

## 弁証施治

　『霊枢』霊蘭秘典論には，「膀胱なる者は，州都の官，津液蔵す，気化すれば則ちよく出づる」とあり，『素問』脈要精微論には「水泉止まらざる者は，これ膀胱蔵さざるなり」とある。また『類証治裁』には「夫れ膀胱は蔵溺を主るのみ，出溺を主る者は，三焦の気化なり」とある。このように正常な排尿は，膀胱と三焦の機能に依存しているのである。三焦の気化不足が起こって膀胱に影響し，膀胱の約束機能が低下すると，尿失禁が起こるようになる。三焦の気化については上焦は肺が主り，中焦は脾が主り，下焦は腎が主っている。したがって尿失禁はまた肺脾腎とも密接な関係がある。
　治療にあたっては病変部位が膀胱にあるので膀胱の兪募穴を選穴するというだけでなく，またなぜ三焦の気化機能が失調しているのかを明らかにする必要がある。つまり肺気虚弱，

脾失転輸，腎気不固，脾肺気虚のいずれと関係があるのかを明確にした上で，肺脾腎3経の関連穴を配穴することにより，良い効果を収めることができるのである。

### 1 脾肺気虚

[主証] 少腹墜脹，疲労により増悪，頻尿で尿量は少ない。息切れ，話したがらない，四肢倦怠を伴う。舌質は淡紅，脈は虚軟無力となる。あるいは咳をしたり，跳躍したり，重いものを持ったりすると尿が漏れる。

[治則] 益気昇陥，約胞止溺

[取穴] 合谷，陰陵泉（補）

益気をはかって下陥している気を昇挙すると，昇降転輸の機序が回復する。気が下陥しないようにして膀胱が圧迫を受けなくなると，約束機能は回復し自然に尿失禁は治癒する。あるいは上処方に膀胱の募穴である中極（補）や，膀胱の背兪穴である膀胱兪（補）を加えて約胞止溺をはかってもよい。この場合は標本兼治ということになる。あるいは合谷，太淵，足三里（補）により培補中気，益気昇陥をはかり，昇降転輸の機序を回復させれば，遺尿は治癒する。

[応用] 気虚下陥による症状が重い場合は，合谷，足三里，百会（補）を用いるとよい。これは補中益気湯に類似した効がある。

### 2 腎気不足

[主証] 尿が滴下する。精神疲労，さむがり，頭暈〔めまい〕，腰のだるさ，両足無力，身体が虚弱といった症状を伴う。舌質は淡，脈は沈細，尺脈は弱となる。

[治則] 温腎固渋，補益腎気

[取穴] ◇腎兪，太谿，気海（補）
◇中極，気海，腎兪または太谿（補）：補益腎気，約束膀胱

[応用] 腎陽虚に偏しているものには，関元，復溜，腎兪（補）により温補腎陽をはかるとよい。これは金匱腎気丸に類似した効がある。あるいは腎兪，太谿（灸補），中極または膀胱兪（補）により温腎固渋をはかるのもよい。

### 3 気虚腎虧

[主証] 頻尿，尿意急迫。小腹墜脹，腰膝酸軟，息切れ，倦怠，頭暈，健忘といった症状を伴う。咳をしたり，驚いたり，重いものを持ったり，跳んだり走ったりすると尿が漏れる。

[治則] 益気補腎，約胞止溺

[取穴] 合谷，太谿，腎兪または復溜（補）

［応用］　張景岳は「小水は腎にて制すると雖も，腎は上って肺に連なる，もし肺気無権となれば，則ち腎水はついに摂すること能わず。故に水を治すは必ず気を治すべし，腎を治すは，必ず肺を治すべし。」としている。肺腎気虚，膀胱失約による尿失禁に対しては，肺兪，気海（または合谷），太谿または腎兪（補）により肺腎の気を補益し，膀胱が約束できるようにして遺尿を止める方法が適している。

　この他に，腰椎骨折や脊髄炎に出現する尿失禁に対しても，上記の関連する処方を用いて施治をはかることができる。

　先天性の二分脊柱に尿失禁を合併しているものは，多くは督脈の病によるが，腎陽不足，腎気不固，膀胱虚寒による約束不能と関係するものもある。ともにあまり良い効果を収めることはできない。

　本病に対して弁証取穴による治療を行って効果がない場合は，ある種の器質性病変による尿失禁の可能性がある。この場合は，その原発病を治療すべきである。

## 症　例

［症例1］腎陽不足，膀胱失約

患　者：男，17歳

主　訴：尿失禁，夜間の遺尿を患って6年余りになる。

現病歴：原因は不明であるが6年前の春から夜間の遺尿，昼の尿失禁が起こり始めた。尿の色は清である。身体のだるさ，無力感，頭暈，眼花〔目のかすみ〕，さむがり，四肢の冷えなどの症状を伴っている。身体は痩せており，動作がにぶい。声は低く手足は冷えている。京門と中極穴の部位に強い圧痛がある。舌質は淡，無苔，脈は沈弱であった。両側の尺脈がとくに沈弱であった。中西薬の長期治療では効果がなかった。

弁　証：腎陽不足，膀胱失約

治　則：温補腎陽，約束膀胱

取　穴：初診：関元，腎兪，中極，京門（補）により補益腎陽，約束膀胱をはかる。

　　　　2診（7日）：一昨日，治療後に歩いて帰宅したが尿は漏れなかった。夜間の遺尿もなかった。ただ昼に少し尿が漏れる。治療は前回同様とした。

　　　　3診（16日）：治療後3日してまた夜間の遺尿，昼の点滴状の尿失禁が出現するようになったが，これは鍼の効果が消失したためである。尿の回数は減少している。腎兪，京門，関元，気海（補）により補益腎陽，補益腎気をはかる。

　　　　4診（12月14日）：この1カ月で遺尿は2回であった。排尿前に数滴ほど尿が漏れることがある。中極，京門穴を按圧すると少し痛む。中極（補），京門（圧痛点治療），腎兪（補）により補益腎気，約束膀胱をはかる。半年後と1年後に再発していないことを確認した。

考　察：本症例の尿失禁と夜間の遺尿は，腎陽不足のために膀胱を温煦できなくなって膀胱虚寒となり，膀胱が水液を約束できなくなって起こったものである。尿の色は清，さむがり，四肢の冷え，舌質淡，無苔，脈沈弱で両尺がとくに沈弱，これらは腎陽不足の象である。募穴は臓腑の精気が集まっている処である。膀胱の募穴である中極，腎の募穴である京門の部位に圧痛があるが，これは腎と膀胱の病変の反応である。したがって温補腎陽，約束膀胱の法を用いることとした。

関元（補）により補益元陽，補益真火をはかり，腎兪（補）により補益腎気，約束膀胱をはかった。また気海（補）により補益元気，補益膀胱をはかり，腎の募穴である京門（補）により補益腎気をはかり，膀胱の募穴である中極（補）により約束膀胱をはかった。6年にもわたる病が，4診で治癒した。

［症例2］気虚下陥，腎気不固

患　者：女，22歳，初診1973年4月26日
主　訴：尿失禁を患って4カ月になる。
現病歴：4カ月前，産後1カ月に満たない時に頻尿が起こった。その後，咳をしたり，くしゃみをしたり，驚いたり，走ったり，かがんだりする時に尿が点滴状に漏れたり，出たりするようになった。尿意急迫，頻尿，息切れ，倦怠，腹内空虚（気虚の表れ），腰のだるさ，前額部と眼窩部がだるく感じられ目を閉じると楽になるといった症状を伴っている。舌体はやや胖，脈は沈細無力で両尺はとくにそうである。
弁　証：気虚下陥，腎気不固，膀胱失約
治　則：益気補腎，約胞止溺
取　穴：合谷，復溜，太谿（補）。隔日治療とする。
効　果：2診後に頻尿と尿意急迫は軽減した。4診後にはかがんだり，走ったり，咳をしても尿は漏れなくなった。6診で治癒した。1973年11月15日に治癒していることを手紙で確認した。
考　察：本症例は気虚下陥，腎気不固，膀胱失約によって起こった尿失禁である。合谷（補）により補気昇陥をはかり，復溜（補）により補腎固胞をはかり，太谿（補）により補益腎気，約束膀胱をはかった。この益気昇陥，補腎固摂の法により，効を収めることができた。

［症例3］脾肺気虚，膀胱失約

患　者：女，35歳，初診1972年6月29日
主　訴：尿失禁を患って1カ月になる。
現病歴：もともと咳嗽，哮喘を多年にわたって患っていた。この1カ月ほど少腹墜脹が起こり，尿意が頻繁に起こり，咳をすると尿が漏れるようになった。平素から頭暈，眼花，物を見ると目が眩む，左耳の閉塞感，多夢，不眠，手指麻木〔しびれ〕，息切れ，心悸，驚きやすい，月経後期で経血量が多い，潮熱といった症状がある。舌苔

は薄黄，脈は沈細数であった。婦人科検査ではⅢ度の子宮頸部のびらんが認められた。心電図検査では洞不整脈，房室ブロックが認められた。神経症，メニエール病の疑いで当病院の第1内科に1カ月入院していた。本日，患者は尿失禁の治療を受けたいと受診にきた。

弁　証：脾肺気虚，膀胱失約
治　則：補益脾肺，益気昇陥
取　穴：合谷，足三里（補）。
効　果：1回の鍼治療で咳をしても尿は漏れなくなった。1973年5月，患者が第1内科に入院している期間中，咳嗽時の遺尿は治癒していた。また1994年6月20日に再発していないことを確認した。
考　察：本症例は脾肺気虚のために気が少腹に下陥し，下陥した気によって膀胱が圧迫され，約束無力となって少腹墜脹となり，頻繁に尿意が起こるようになったものである。咳をするたびに尿が漏れるようになっている。尤在涇は「脾肺気虚のために水道を約束できなくなって不禁となるものは，『金匱』にある上虚のために下を制することができないもののことを指す」と述べているが，本症例はこれに相当する。本症例は長らく咳嗽，哮喘を患っていたため肺気を損傷し，子盗母気となって脾に波及し，脾肺気虚となったために下を制することができなくなって，咳をすると尿が漏れるようになっているのである。頭暈，眼花，物を見ると目が眩む，息切れ，心悸，手指麻木といった症状は，気血虧虚によるものである。舌苔薄黄，脈沈細数，潮熱は，子宮頸びらんという慢性炎症と関係がある。本症例では脈によらず証に従って治療を行った。治療は尿意頻回，咳嗽時の遺尿を主証として行った。

合谷（補）により補益肺気をはかり，足三里（補）により補脾益気をはかって，効を収めることができた。これは脾肺の気を補益するものであるが，また補中益気もはかることができるものである。脾肺の気がしっかりし，気が下陥しなくなって膀胱が圧迫を受けなくなれば，膀胱の約束は有力となり，尿も正常に回復することができる。

[症例4] 気虚下陥，腎気不固

患　者：女，37歳，初診1971年11月24日
主　訴：多年にわたって尿失禁，排尿無力となっている。
現病歴：多年にわたって精神的な刺激を受けたり，緊張したり，驚いたり，仕事が忙しい時に尿失禁が起こる。尿は自然に漏れてしまい，尿意急迫，頻尿（水を飲んで10〜20分すると尿が1回出る），排尿無力，時に残尿があるなどの状態である。月経前後になると上記の症状が増悪する。平素から腰痛，息切れ，多夢，不眠，手足心熱，目の乾き，口渇，食事量の減少といった症状がある。舌体はやや胖で歯痕があり，舌心（中央）には裂紋があり，脈は細数であった。この数カ月，月経の周期が一定せず，早くなったり遅くなったりする。月経期間は長くなり，経血量は多く，経血色

内　科

は黒紫色で血塊が混じる。尿検査は正常であった。
弁　証：気虚下陥，腎気不固，膀胱失約
治　則：益気補腎により約束膀胱をはかる。
取　穴：合谷，腎兪，三焦兪（補）。
効　果：4診後に頻尿は治癒し，尿意急迫は軽減し，排尿をコントロールできるようになった。排尿も有力となり，残尿はなくなった。6診後に腰痛，不眠は軽減した。今回の月経時には腰痛は起こらなかった。月経量はまだ多い。8診で治癒した。3カ月後に治癒していることを確認した。
考　察：本症例は気虚下陥，腎気不固，膀胱失約による尿失禁だけでなく，さらに多夢，不眠，手足心熱，目の乾き，口渇，脈細数といった陰虚証候も見られる。主訴，主証をふまえて前者の病機にもとづき施治した。
　　　　つまり合谷（補）により補気昇陥をはかり，腎兪（補）により補益腎気，約束膀胱をはかり，三焦兪（補）により約束膀胱，止溺〔失禁の治療〕をはかった。この益気補腎，約束膀胱の法により，効を収めることができた。

［症例5］腎陽不足，膀胱失約
患　者：男，41歳，初診1969年12月23日
主　訴：尿失禁を患って10数年になる。
現病歴：10数年来，昼に尿が点滴状に漏れる。冬になると，あるいは咳が出たり力んだりすると漏れ方がひどくなる。平素から尿意急迫，腰痛，さむがり，四肢の冷えといった症状がある。顔色は蒼白で脈は沈遅であった。
弁　証：腎陽不足，膀胱失約
治　則：補腎陽，約膀胱
取　穴：関元，中極（補）。
効　果：2診後に尿失禁は軽減した。3診後にはほぼ治癒した。咳をした時に尿が少量漏れる程度である。4診で治癒した。
考　察：『諸病源候論』では，「遺尿は，膀胱虚寒となり，水を約すことができなくなったために起こる」としている。本症例がこれに相当する。腎陽不足，命門火衰，膀胱虚寒となって水道を制約できなくなって起こった尿失禁証候である。補益腎陽，約束膀胱の法を用いることとした。
　　　　関元（補）により補益真陽をはかり，中極（補）により約束膀胱をはかって効を収めることができた。10数年にわたる遺尿病であったが，2穴を用いただけで，しかも4回の鍼治療で治癒させることができたのは，弁証が的中していたためである。

［症例6］脾肺気虚，膀胱失約
患　者：女，64歳，初診1978年11月25日
主　訴：尿失禁を患って2年になる。

現病歴：2年前に下痢を2カ月余り患い，アメリカの某病院で治療を受けて治癒した後に尿失禁が出現するようになった。尿は点滴状であり，少腹墜脹，排尿無力で残尿があるなどの症状がある。咳をしたり，くしゃみをしたり，力んだりすると尿が自然に出てしまう。さらに頻尿，尿量は少ない，失気が多い，精神疲労，息切れといった症状を伴っている。脈は虚細であった。アメリカの某病院で治療を受けたが効果はなかった。

弁　証：脾肺気虚，膀胱約束無力

治　則：益気昇陥，約束膀胱

取　穴：合谷，足三里，中極（補）とする。1〜2日おきに1回の治療とする。

効　果：4診後には少腹墜脹，尿失禁は軽減し，失気と尿の回数は減少した。8診後には尿失禁は治癒し，随伴症状もそれぞれ好転または治癒した。脈象にも一定の改善が見られた。11診で治癒した。1979年7月2日に患者が呃逆の治療で来院したおりに，尿失禁が治癒していることを確認した。

考　察：脈証と病因にもとづくと，脾肺気虚となり，膀胱が下陥した気に圧迫されて起こった尿失禁であることがわかる。長きにわたって下痢を患ったために脾を損傷し，脾虚が肺に波及して脾肺気虚となったものである。気虚のために少腹に下陥し，膀胱が下陥した気によって圧迫されて膀胱の約束が無力となれば，遺尿が起こる。少腹墜脹，尿意頻回，排尿無力，残尿などは，気虚下陥によるものである。咳をしたり，くしゃみをしたり，力んだりすると，尿が自然で出てしまうのは，気虚下陥，膀胱不固となっているためである。失気が多い，精神疲労，息切れといった症状，脈の変化は，気虚の象である。

合谷（補）により補気昇陥をはかり，足三里（補）により補中益気をはかった。これは補中益気によって下陥している気を昇らせることを目的としたものである。さらに中極（補）を加えて直接膀胱を約束させることで，効を収めることができた。

## 結　語

### 1．症例のまとめ

本篇では6症例を紹介した。この6症例はすべて膀胱失約により尿失禁となったものである。膀胱失約を引き起こす原因は，肺脾腎の3臓と密接に関係している。例1，例5の膀胱失約は腎陽不足によるものであり，例2，例4の膀胱失約は気虚下陥，腎気不固によるものである。また例3，例6の膀胱失約は肺脾気虚によるものである。

例1と例5は病機が同じであるが，違った選穴により同様の治療効果を収めることができた。例1を例にすると，関元，腎兪（補）による補益腎陽の法を用いて約束膀胱をはかった。さらに膀胱と腎の募穴である中極，京門（補）を配穴したが，これは圧痛点反応点を取穴したものであり，これにより補腎と約束膀胱をはかった。例5は関元，中極（補）により補益

真陽，約束膀胱をはかっている。

例2と例4は病機が同じであり，治則も同じであるが，取穴は違うものとした。ただし採用した治療穴の作用はほぼ同じであるので，同様の益気補腎による約束膀胱の効果を収めることができた。例2は合谷，復溜，太谿（補）とし，例4は合谷，腎兪，三焦兪（補）とし，合谷以外は治療穴が異なるが，腎兪，三焦兪と復溜，太谿の作用は，ほぼ同じである。

例3と例6は病機が同じであり，2症例とも合谷，足三里（補）により益気昇陥をはかり約束膀胱の効果を収めることができた。ただし例6は病の経過が長いので中極（補）を加え，作用が直接膀胱にいたるようにした。

### 2．弁証のポイント

遺尿という病証は2つに分類することができる。1つは尿失禁であり，1つは睡眠中の遺尿である。両者の特徴を比較すると，前者は昼間に多く見られ，有意識下で尿が漏れるのを制御できないという特徴があるのに対して，後者は夜間に多く見られ，睡眠中に遺尿が起こり，目が覚めてはじめて気がつくという特徴がある。

本篇では尿失禁について述べることとした。証型では，脾肺気虚型で少腹墜脹，尿意頻回といった症状を伴い脈虚軟であるもの，腎気不足型で精神疲労，さむがり，腰膝酸軟といった症状を伴い脈沈細であるもの，気虚腎虧型で前2型の主要症状を伴うものに分けることができる。

### 3．選穴について

本病に対する選穴のポイントは次の通りである。補気昇陥を目的とした合谷，補中益気を目的とした足三里，約束膀胱を目的とした中極，補益脾気を目的とした陰陵泉，補益肺気を目的とした肺兪，温補真陽を目的とした関元，昇陽挙陥を目的とした百会，補益腎気を目的とした太谿，腎兪，滋陰補腎を目的とした復溜，補益元気を目的とした気海，約束膀胱を目的とした膀胱兪が選穴のポイントとなっている。本病は肺脾腎気不足，膀胱約束無力となって起こるので，上記の治療穴には，すべて補法を施すこととなる。

# 15. 癃閉

## 概　説

　癃閉は排尿困難を主証とする疾病である。ひどい場合は尿閉となる。尿の出が悪い，尿が点滴する，そして病勢が緩慢であるものを「癃」といい，尿閉となり尿の点滴もないものを「閉」という。一般的には併称して「癃閉」といっている。

　癃閉の主な病変は膀胱にあり，膀胱の気化不利が本病を引き起こすのである。膀胱の気化はまた三焦と密接な関係がある。とくに下焦の役割が重要である。膀胱と三焦の気化不利を引き起こす原因は，多方面にわたる。

　『素問』宣明五気篇では，「膀胱不利なれば癃と為り，不約なれば遺溺と為る」と述べている。膀胱は尿が貯まるところであり，排尿の状況は水道の通調と三焦の気化に依存している。水道がつまったり，三焦の気化が州都（膀胱）にうまく働かないと，癃閉を引き起こしてしまうのである。

　鍼灸は本病に対して良い効果を収めることができる。一般的には非閉塞性のものは効果がよく，閉塞性のものはあまり効果がないか，効果を収めることが容易ではない。また臓器損傷や経絡損傷によるものは，あまり効果がない。あるいは無効となる。私たちが診た癃閉の患者は，長期にわたって治療を受けたにもかかわらず効果がなかったため，鍼灸治療を受診したものが大多数を占めている。あるいは病棟の患者でカテーテルを用いたり，他の療法で効果がなかった患者が多い。そのためか虚証の患者が多く見られた。

　脊椎結核，脊髄炎，膀胱括約筋反射性痙攣，前立腺肥大，神経症，外傷，下腹部手術，腰椎骨折，出産後，尿路閉塞による尿貯留や排尿困難，腎不全による無尿症などは，すべて本篇を参考にして弁証論治を行うことができる。

　本病は湿熱壅積，肺熱壅盛，中気下陥，肝鬱気滞，命門火衰，尿道閉塞といった証型のものが多く見られる。ここでは以上の証型の論治と症例について述べることとする。

## 弁証施治

　本病の病因病機には，次のようなものがある。上焦の肺熱が強くなって気逆不降となり，

通調水道の機能に影響して起こるもの，中焦の湿熱が膀胱に移り，膀胱で湿熱阻滞が起こって膀胱が気化不利となって起こるもの，中焦気虚のために昇運無力となり，下焦の気化に影響して起こるもの，下焦の腎陽不足，命門火衰のために膀胱が気化無権〔気化不利。陽虚による水液代謝機能障害〕となって起こるもの，下焦の積熱が長期にわたって改善しないために腎陰不足を引き起こし，「陰無くば則ち陽以て化すること無し」となって起こるもの，肝鬱気滞が気化機能に影響し水道の通調が阻害されて起こるもの，尿道閉塞となって排尿に影響して起こるものなどがある。また臓器の損傷や経絡の損傷によって癃閉が起こる場合もある。

　本証の弁証治療にあたっては，まずそれぞれの証型の病因病機にもとづいて弁証取穴，全体治療を行うべきである。癃閉だからといって必ず小便を通利させなければならないということではない。小便を通利させることは目的ではあるが，治療の鍵はどのような治療法則を用いることによって，小便を通利させるかというところにある。例えば，湿熱壅積によるものには，清利湿熱，通利小便の法を用い，中気下陥によるものには，補益中気，昇清降濁の法を用いることによって，それぞれ小便を通利させ癃閉を治癒させることができるのである。また肝鬱気滞によるものには，疏利気機，通利小便の法を用い，命門火衰によるものには，温陽益気，補腎利水の法を用いることによって，それぞれ小便を通利させ癃閉を治癒させることができるのである。

## 1　湿熱壅積

[主証]　尿量が非常に少ない，排尿時の熱感，尿赤，あるいは尿閉。小腹脹満，口苦，口粘，口渇はあるが飲みたくないといった症状を伴う。あるいは大便がスッキリ出ない，尿の混濁といった症状を伴う。舌質は紅，舌苔は黄膩，脈は沈数となる。

[治則]　清利湿熱，通利小便

[取穴]　中極，陰陵泉（瀉，透天涼を配す）
　　　　清熱，通利小便の効があり，八正散に類似した効がある。

[応用]　◇心煩，不眠，口舌の瘡・びらんを伴う場合は，通里または神門（瀉）を加えて心火を清熱するとよい。
　　　　◇長期にわたって湿熱が下焦に影響すると腎陰の灼傷を引き起こす場合がある。このため口乾，咽頭の乾燥，潮熱，盗汗，手足心熱といった症状が出現し，舌質紅，少苔，あるいは舌根黄膩であるものには，復溜（補）を加えて滋補腎陰をはかるとよい。
　　　　◇湿熱蘊結により三焦の気化不利が起こり，尿量が極めて少なくなったり，無尿となったために，尿毒内攻を引き起こし，顔色がどす黒くなり，倦怠，食少，煩躁，悪心・嘔吐，口中の尿臭といた症状が出現したり，神昏〔意識不明〕や譫語といった意識障害が出現している場合は，足三里または中脘（瀉）を加えると，降濁和胃，清利湿熱の効を収めることができる。

## 2　肺熱壅盛

[主証]　尿がスッキリ出ない，または尿滴下。咽頭の乾き，煩渇して飲みたがる，呼吸促迫，あるいは咳嗽が出るといった症状を伴う。舌苔は薄黄，脈は数となる。
[治則]　清肺，通利水道
[取穴]　尺沢，中極（瀉）
　　　　上が清されて下が利すると，小便は自然に通じるようになる。
[応用]　◇心火旺盛となって心煩が起こり，舌尖紅であるものには，通里（瀉）を加えて，清心をはかり，小便の通利を助けるとよい。
　　　　◇頭痛，鼻閉，脈浮といった表証があるものには，合谷または列缺（瀉）を加えて解表宣肺をはかるとよい。


## 3　中気下陥

[主証]　小腹墜脹，排尿無力，尿滴下，あるいは尿量が少なくスッキリ出ない。食欲不振，精神疲労，息切れ，声が弱いといった症状を伴う。舌質は淡，舌苔は薄，脈は沈弱となる。
[治則]　昇清降濁
[取穴]　合谷，足三里（補），中極（瀉）
　　　　補中益気により昇をはかり，通利小便により降をはかる。このように一方で昇，一方で降をはかって気化ができるようになると，小便は自然に通じるようになる。
[応用]　◇中焦気虚，昇運無力となり，気が下焦に下陥して気化不足となっているものには，気海，足三里，合谷（補）により益気昇陥をはかって小便を通利するとよい。あるいは中極，合谷，足三里（補）により益気行水をはかるとよい。
　　　　◇腎虚を伴って膀胱の気化機能が失職しているものには，太谿，合谷，足三里，百会（補）を用いるとよい。これは補中益気湯加味に類似した効がある。あるいは合谷，太谿，気海（補）により補腎益気，化気行水をはかるとよい。
　　　　◇『金匱要略』婦人雑病脈証併治篇には転胞〔小便不通の病〕についての記載があるが，産後に気虚となって小便不利を引き起こしているものには，百会，足三里，合谷（補）により昇陽益気をはかるとよい。


## 4　肝鬱気滞

[主証]　小便不通，あるいは小便がスッキリ出ない。脇腹脹満，情志抑鬱，あるいは怒りっぽい，いらいらするといった症状を伴う。舌質は紅，舌苔は薄または薄黄，脈は弦となる。
[治則]　疏利気機，通利小便

内 科

[取穴] ◇気海，中極〔瀉〕：鍼感を小腹部・陰部にいたらせる。
　　　 ◇太衝，中極，間使〔瀉〕：疏肝理気，通利小便

### 5  命門火衰

[主証] 小便不通，あるいは尿滴下，排尿無力。精神不振，さむがり，下肢の冷え，足の無力感，腰背部のだるさ・痛みといった症状を伴う。顔色は㿠白，舌質は淡，脈は沈細で尺脈弱となる。

[治則] 温補腎陽

[取穴] ◇関元，腎兪，太谿〔補〕：右帰飲の効に類似
　　　 ◇関元，腎兪，復溜〔補〕：金匱腎気丸の効に類似

[応用] ◇虚中挟実であったり，あまり強く補えない場合は，中極〔瀉〕，関元，太谿，腎兪〔補〕とする。これは済生腎気丸に類似した効がある。
　　　 ◇寒涼な性質を持つ利尿薬を長期服用して腎陽を傷り，気化が悪くなって癃閉がひどくなったものにも，腎陽虚衰に対処する処方を用いると，良い効果を収めることができる。
　　　 ◇高齢で元気が大いに虚し，腎陽不振であるものには，気海，関元，腎兪，太谿〔補〕により大補元気，補益腎陽をはかるとよい。
　　　 ◇腎陽虚衰，命火不足のために三焦の気化が悪くなると，尿の量が少なくなったり，無尿となって尿毒内攻となる。この場合は上記の陽虚証候が出現するだけでなく，さらに頭暈〔めまい〕，倦怠，涎がでる，食欲不振，煩躁不安といった症状が出現するようになる。ひどい場合は意識障害が起こる。関元〔補〕，神闕〔灸〕，足三里〔瀉〕により温補脾腎，和胃降逆をはかるとよい。
　　　 ◇腎気不足のために膀胱が気化無権となっているものには，腎兪，太谿，気海〔補〕により補益腎気，化気行水をはかるとよい。
　　　 ◇腎虚に気虚を伴った癃閉には，合谷，太谿または復溜〔補〕により補腎益気をはかって小便の通利を促すとよい。
　　　 ◇『金匱要略』婦人雑病脈証併治篇には転胞〔妊娠尿閉〕の記載がある。主証は小便不利であり，その原因は「胞系了戻〔膀胱付近の部位がねじれた状態になること〕」であり，治療には腎気丸が用いられる。鍼治療では関元，復溜，腎兪〔補〕により腎気を振るいたたせて気化を正常にし小便を通利すると，転胞は自然に治癒する。

### 6  尿道閉塞

[主証] 尿滴下，あるいは尿の出たり出なかったりする。小腹脹満・疼痛を伴う。舌質は紫暗または瘀点がある，脈は濇または細数となる。

［治則］　行瘀散結，通行水道
［取穴］　中極，三陰交（瀉）
　　　　　中極に生じる鍼感は陰茎部にいたるようにする。
［応用］　◇病が長期化して血虚となり，顔の血色が悪い場合は，上処方の三陰交を先瀉後補の法に替えるとよい。また尿路結石がある場合は上処方に陰陵泉（瀉）を加えて化石利水をはかるとよい。
　　　　　◇この他に，産婦が腎気を傷って癃閉となっている場合は，太谿，三陰交（補）とし，肺腎を傷って癃閉となっている場合は，合谷，太谿（補）とする。また腎虚癃閉に血虚を伴っている場合は，腎兪，三陰交（補）とし，腎虚に中気不足を伴っている場合は，足三里，太谿（補）とする。
　　　　　◇『金匱要略』消渇小便不利淋病脈証併治篇に，「脈浮発熱，渇して水を飲まんと欲し，小便利せざるものは，猪苓湯これを主る」とあるが，これに対しては復溜（補），中極（瀉）により滋陰利尿をはかるとよい。また同篇に「渇して水を飲まんと欲し，水入ればすなわち吐するものは，名づけて水逆という，五苓散これを主る」とあるが，これに対しては中極（瀉，加灸），陰陵泉（瀉）を用いるとよい。

## 症　例

［症例1］ 腎気不足，膀胱気化無権
患　者：女，56歳，初診1977年2月13日
主　訴：尿閉となって17日になる。
現病歴：患者は胃癌の全摘手術を1977年1月26日午前に硬膜外麻酔下で受けた。手術後2日して小便不利となり，ついで尿意感がなくなり，尿貯留となり，癃閉が出現するようになった。10数日来，膀胱カテーテルを用いている。フラダンチン，中西薬利尿剤（中薬八正散など）で10数日治療を受けたが効果がなかったためにカテーテルを使用することとなった。本日，鍼灸科に紹介されてきた。
現　症：小便癃閉，尿貯留。身体は痩せている。顔色は蒼白，脈は沈細。尿検査：膿球（＋＋）。
弁　証：腎気不足，膀胱気化無権
治　則：補腎化気行水
取　穴：中極，復溜，太谿（補）。
効　果：2診後には尿意を感じるようになった。ただし自力では排尿できない。3診後には自力で排尿ができるようになった。ただし排尿は遅い。カテーテルをはずすこととした。5診後には排尿は有力となり，7診で治癒した。
考　察：本症例は腎が虚したために膀胱が気化無権となり，尿が出なくなった癃閉病である。したがってフラダンチンや八正散を服用しても効果がなかったのである。復溜，太

内 科

谿（補）により補益腎気をはかって膀胱の化気行水を助け，膀胱の募穴である中極（補）を配穴して膀胱の化気行水を助けることによって著効を収めることができた。

［症例２］腎気不足，気虚不運

患　者：女，35歳

主　訴：排尿困難を患って半年になる。

現病歴：分娩に４時間かかり，産後１時間後には排尿困難となった。今日で15日になるが，毎日カテーテルを用いている。排尿時には陰道，腰部，小腹部に脹痛が起こる。小腹部は鼓のように膨隆していて拒按である。さらに息切れ，無力感，精神不振などの症状を伴っている。苦痛な表情をしており，脈は虚弱であった。今日，産科から鍼灸治療を受けに来た。利尿薬の効果もよくなかった。産後４日間は悪露不下のために破血薬を服用していた。

弁　証：腎気不足，気虚不運

治　則：益気補腎により行水をはかる。

取　穴：初診：中極，陰陵泉，三陰交（瀉）により利水通竅をはかる。

　　　　２診：上処方が無効であったので，益気補腎の法に改める。合谷，太谿（補とする）。

　　　　３診：排尿はほぼ正常に回復し，カテーテルがなくても排尿できるようになった。２診と同じ治療により効果の安定をはかり，治癒して退院した。

考　察：膀胱は尿がたまるところである。正常な排尿は水道の通利と三焦の気化に依存している。本症例は分娩に時間がかかって気を損傷し，気虚不運となって下焦の気化に影響して起こったものである。分娩によって腎気を損傷して腎気不足となって，膀胱の気化が悪くなると，産後の小便不通が起こる。さらに利尿薬を内服して正気をかなり損傷したために，なかなか改善しなくなっている。服薬によって病機が変わっていることを考慮せず，誤って利水通竅の法を用いたために，鍼灸治療の初診で効果がなかったのは当然であった。２診と３診では合谷（補）による益気昇運，太谿（補）による補益腎気をはかった。これは益気昇提，補益腎気の法である。発病半月が経過している癃閉が２回の治療で治癒したのは，治則と選穴が病機に適合していたためである。本症例は「至虚に盛候あり」という真虚仮実の証候である。本質は虚であるが，現象は閉塞不通，そして陰道，腰部，小腹部の脹痛（拒按）といった実が現れたものである。したがって補益の法により本治を施して，効を収めることができたのである。

［症例３］腎気不足，膀胱気化無権

患　者：男，50歳

主　訴：尿貯留となって10日余りになる。

現病歴：脊椎結核を患ったため，両側上肢無力となり上肢を動かせない。排尿もまったくない。入院治療を受けたが，やはり排尿できずカテーテルを用いている。体質は虚弱

であり，脈は沈細である。今日，第3内科から鍼灸治療に訪れた。
弁　　証：腎気不足，膀胱気化無権
治　　則：補腎化気行水
取　　穴：初診：中極，復溜（補）。2～3診：復溜，太谿（補）。
効　　果：3診後に排尿は正常に回復した。半月後の調査により再発していないことを確認した。
考　　察：腎気不足のために膀胱の気化が悪くなり，排尿できなくなって起こった一連の腎虚膀胱気化無権による証候である。腎経の母穴である復溜（補）により滋陰補腎をはかり，腎経の原穴である太谿（補）により補益腎気をはかり，膀胱の募穴である中極（補）により化気行水をはかった。この補腎化気行水の法によって効を収めることができた。

［症例4］腎陽不足，気虚不運
患　　者：男，42歳，初診1971年12月10日
主　　訴：尿貯留となって1カ月になる。
現病歴：1カ月前に高血圧の治療でクロロサイアダイドをかなり服用してから，排尿無力が起こりだし，その後に力んでも排尿しづらくなり，小腹部が膨隆するようになった。小腹部を按圧してやっと点滴状の排尿ができる。息切れ，身体のだるさ，無力感，嗜臥，腰痛，両膝のだるさと痛み，全身の陥凹性の浮腫，さむがり，両足不温，陽痿〔インポテンツ〕，無性欲といった症状を伴っている。平素から息切れ，頭暈，倦怠，尿意急迫，頻尿があり，陰茎は萎縮していて冷たい。脈は両寸関沈細弦，両尺沈細無力であった。
弁　　証：腎陽不足，気虚不運
治　　則：温腎益気，化気行水
取　　穴：合谷，復溜，中極，関元（補）。1日1回の治療または隔日治療とする。
効　　果：初診の刺鍼後，ただちに排尿できるようになり，2分間で排尿し終った。3診後，排便時に自然に排尿した。4診後には排尿はほぼ正常となった。陰茎の冷感と萎縮も好転している。5診後に小便は正常となり，7診で治癒した。1972年1月，左腎の手術後も排尿は正常であった。1973年7月に患者の妻から再発していないことを確認した。
考　　察：患者はもともと虚弱であり，腎陽不足，気虚不運であったために，平素から尿意急迫，頻尿，陽痿，腰痛，膝に力が入らない，息切れ，頭暈といった症状があった。さらにこの1カ月の治療が不適切であったために，腎陽がいっそう虚し，気虚がいっそうひどくなったものである。腎陽不足が脾に波及して脾気不足となり，肺気も虚して肺脾腎3臓がともに虚し，膀胱の気化機能が悪くなっている。そのために排尿無力，尿貯留，さむがり，四肢の冷え，全身の陥凹性の浮腫，嗜臥，腰膝痠軟といった症状が出現しているのである。
関元，復溜（補）により温補腎陽，化気行水をはかり，合谷（補）により益気昇運

内　科

をはかり，中極（補）により膀胱の化気行水を助けた。この温腎益気，化気行水の法により治癒させることができた。

［症例５］腎陽不足，気虚不運
患　者：女，30歳，初診1973年８月19日
主　訴：排尿困難となって１カ月余りになる。
現病歴：1973年７月16日に病を患い，７月19日には脊椎結核または脊髄炎の疑いで本院の第１内科に入院した。１カ月の治療により排便できるようになり，下肢も運動ができるようになった。ただし下肢は軟弱でまだ歩行はできない。まだ尿貯留があり毎日カテーテルを用いている。本日，第１内科から鍼灸治療に訪れた。
現　症：排尿困難，小腹部の膨隆と脹痛，ただしカテーテル使用後は楽になる。両下肢および腰に力が入らないため歩行ができず座れない。脊背部・腰部・両下肢の麻木〔しびれ〕・さむがり・冷え，小腹部の冷感，上腹部の皮膚は触れると痛む，手指のふるえ・麻木，物を持っても無力といった症状がある。第７胸椎の圧痛が顕著，両側大腿内側と陰部の近くに痛みがある。さらに息切れ，頭暈，心悸といった症状を伴っている。身体は痩せており，顔色は黄色，脈は沈細無力であった。
弁　証：腎陽不足，気虚不運
治　則：温腎益気，化気行水
取　穴：初診〜７診，10診：合谷，復溜，関元，中極（補）とする。
　　　　８〜９診，11〜12診：関元，中極（補）とする。
効　果：３診後には排便と同時に少し排尿できた。４診後には小腹部の冷感，手指のふるえは治癒し，下肢の畏寒〔さむがり〕・冷感は軽減した。数歩ではあるが歩行ができるようになった。５診後，この２日はカテーテルなしで排尿ができるようになったが，まだ排尿無力であり残尿がある。９診後には腰や小腹部以下の麻木・痿軟〔麻痺〕・畏寒および排尿無力は軽減した。10診後，まだ排尿無力となることがある。11診後にはすべての症状はほぼ治癒した。12診で治癒。1973年11月８日に手紙により治癒していることを確認した。
考　察：気が虚して昇運無力となり，腎陽不足，命門火衰となって膀胱の気化無権を引き起こしているために排尿困難となっているのである。「陽なければ則ち陰以て化すことなし」とされている。腰部・下肢の麻木・畏寒・軟弱，手指のふるえ・麻木，小腹部の冷感，脈沈細無力などは，すべて気虚，腎陽不足の象である。
　　　　合谷（補）により益気昇運，復溜（補）により補腎をはかった。また中極（補）により化気行水，関元（補）により温陽化気行水をはかった。この温腎益気，化気行水の法により癃閉を治癒させることができた。腰や下肢の症状および手指無力といった症状は，気虚，腎陽不足となり経脈が温煦を受けられないために起こったものである。これらが治癒したのは，合谷，復溜，関元（補）による温腎益気の法と関係がある。関元に復溜を配穴すると，陽を補うに陰を配すことにより温補腎陽をは

かることができる。関元に中極を配穴すると，温陽化気行水をはかることができる。また合谷に復溜を配穴すると，補腎益気をはかることができ，合谷に中極を配穴すると益気昇運，化気行水をはかることができる。謹んで病機を守って厳密に選穴したために，癃閉と肢体痿軟などをすべて治癒させることができたのである。

［症例6］中気不足，昇運無力
患　者：男，35歳，初診1969年3月10日
主　訴：排尿困難を患って3年になる。
現病歴：3年前に1カ月余り下痢を患い，治癒した後に排尿無力となった。排尿の量は少なく，すっきり排尿できず，小腹部を按圧するとやっと排尿できる状態である。しばしば残尿がある。さらに小腹墜脹が起こり，尿意があっても排尿できないこともある。食欲不振，精神疲労，息切れ，身体が重だるいといった症状を伴っている。疲労や飲食の不節制，消化不良により上記の症状は増悪する。身体は痩せており，舌質は淡，舌苔は薄，脈は沈弱であった。以前に中西薬により長期治療を受けたが効果はなかった。
弁　証：中気不足，昇提無力
治　則：補中益気，化気行水
取　穴：合谷，足三里，中極（補）。2〜3日ごとに1回鍼治療を施すこととする。
効　果：2診後に小腹墜脹は軽減した。4診後に排尿は以前よりは有力となり，小腹部を按圧しなくても排尿できるようになった。ただし排尿しきれず時に残尿がある。6診後には精神状態は良好であり，飲食も倍増し，排尿困難はほぼ治癒した。8診で治癒。1970年8月12日に再発していないことを確認した。
考　察：『霊枢』口問では，「中気不足すれば，溲便は之が為に変ず」と述べている。本症例は中焦気虚のために昇提無力となり，気が下焦に陥して気化不足となり，排尿困難となった癃閉証候である。合谷，足三里（補）により補中益気，昇提脾気をはかった。清陽を上昇させて濁陰を下降させ，それによって気化を補益し，同時に中極（補）を配し化気行水をはかることにより，良い効果を収めることができた。

［症例7］腎気損傷，気虚不運
患　者：男，36歳，初診1977年9月18日
主　訴：排尿困難となって17日になる。
現病歴：17日前に5メートルの高さの所から落下した後，両下肢麻痺となった。その後，尿閉となり尿がまったく出なくなり，カテーテルに依存するようになった。大便失禁が起こることもある。陰茎は勃起しなくなり，正座できなくなり，両下肢の麻痺があり，両下肢は知覚喪失となった。本日，本院の第2外科から第3腰椎圧迫骨折による尿貯留として紹介があり，鍼灸治療を受けることとなった。
弁　証：腎気損傷，気虚不運

治　則：補腎益気，化気行水
取　穴：初診〜5診：気海，中極，合谷，太谿（補）。
　　　　6〜13診：気海，中極，腎兪（補）。2〜3日おきに鍼治療を行うこととする。
効　果：5診後に尿閉はほぼ治癒した。ただし排尿時には力むか，しゃがみこまないとまだ排尿できない。杖つき歩行で数歩ではあるが歩けるようになった。13診後に排尿は正常となる。ただしたまに排尿困難となる。下肢の麻痺は著しく好転した。経済上の問題から退院した。1978年と1981年に調査したが，尿閉は治癒していた。両下肢は杖を用いると歩けるという状態であった。
考　察：腰椎骨折により腎気を損傷し，腎気不足，膀胱気化無権となって起こった癃閉である。また腎気不足，腰髄失用となり，下肢の対麻痺が起こっている。
　　　　初診〜5診では合谷（補）により補気，中極（補）により化気行水，気海（補）により補益元気，太谿（補）により補益腎気，健壮腰髄をはかった。この処方には益気補腎，化気行水，益髄健筋の作用がある。
　　　　6〜13診では気海，中極，腎兪（補）により補腎壮腰益髄をはかった。この補益腎気，化気行水，益髄健筋により癃閉が治癒しただけでなく，下肢の対麻痺も著しく好転した。継続して入院治療をしなかったために，下肢の対麻痺は治癒には到らなかった。
　　　　初診〜5診では合谷に気海を配穴して益気昇運，大補元気をはかり，気海に太谿を配穴して補益腎気，下肢筋脈の補益をはかった。また気海に中極を配穴して補益下元，行水をはかり，中極に太谿を配穴して補腎化気をはかった。
　　　　6〜13診では気海に腎兪を配穴して補益腎気，行水道をはかり，下肢筋脈の補益をはかった。また腎兪に中極を配穴して壮腰補腎化気行水をはかり，気海に中極を配穴して補益下元，行水道をはかった。謹んで病機を守り，厳密に配穴したために良い効果を収めることができた症例である。

［症例8］気虚不運，宿寒水閉
患　者：女，26歳
主　訴：産後に尿貯留となり12日になる。
現病歴：分娩時にかなりの出血量があった。産後2日目に尿閉となった。出産は初めてであり，自然分娩であった。出産時に会陰裂傷により3鍼縫合した。尿閉のため腹部がかなり膨隆している。小腹拘急・脹満・畏寒があり，尿意はあるが排尿できず，今日までカテーテルを使用している。動くと汗が出る。飲食は正常である。精神疲労，悪露不浄，母乳が少ないといった症状がある。舌苔は薄白，脈は虚緩であった。小腹部の温湿布，利尿作用のある中薬服用による治療は無効であった。6日前，体温が37.8℃前後になった。尿検査：蛋白微量，膿細胞（＋），赤血球（3＋）。血液検査：白血球7200/μl，好中球65％，リンパ球26％，単核細胞7％，好酸球2％。抗炎症薬により現在は炎症，体温ともに抑えている。

弁　証：気虚不運，宿寒水閉
治　則：益気昇運，温陽行水
取　穴：合谷（補），中極（灸瀉）。1日1回の鍼灸治療とする。
効　果：初診後には排尿できるようになったが，すっきりは出ない。小腹拘急・脹満・畏寒は軽減した。3診後には動くと汗が出るという症状や精神疲労は治癒した。母乳の量も多くなった。排尿が正常になったので退院した。
考　察：患者はもともと虚弱であり正気が不足していた。そして今回の出産時に出血が多かったために気が血とともに虚し，陽気も傷（やぶ）り，気化無権となって起こった癃閉証候である。したがってカテーテル，小腹部の温湿布，中薬による利尿などの治療では効果はでないのである。

合谷（補）により補気昇提をはかり，中極（灸瀉）により温陽化気行水をはかった。この益気昇提，温陽行水の法により，効を収めることができた。母乳の量が多くなったのは，合谷（補）による補気が母乳の化生を助けたことによるものである。

［症例9］気虚下陥，昇運無力

患　者：女，35歳
主　訴：産後に尿閉となって8日になる。
現病歴：8日前，分娩時に力みすぎた後に癃閉となった。産後8日来，まったく尿が出ない。少腹部は膨隆して脹痛がある。尿意があっても排尿ができない。精神疲労，息切れ，身体の重だるさ，倦怠，食欲不振といった症状を伴っている。顔色は㿠白，舌質は淡，舌苔は白，脈は虚無力であった。カテーテルを2回使用したが，まだ自力で排尿できない。中薬の五苓散も用いたが効果はなかった。現在まで毎日カテーテルに依存している。
弁　証：気虚下陥，昇運無力
治　則：益気昇運により行水をはかる。
取　穴：合谷，気海（補）。1日1回の鍼治療とする。
効　果：初診後に自力で排尿できるようになった。しかし量はまだ少なく，すっきり排尿できない。2診後には普通に排尿できるようになり，精神状態も好転した。3診では治療効果の安定をはかった。
考　察：産前，産後ともに充分に食事を摂取しなかったことが原因で起こった癃閉の症例である。『霊枢』五味篇では「故に穀入らず，半日なれば則ち気衰え，一日なれば則ち少気となる」としている。これが原因の1つである。原因の2つ目は，分娩時の労倦過度が原因となり「労すれば則ち気耗る」ことによって気虚となったと考えられる。気虚下陥となって枢機失職となったために小腹脹墜が起こり，尿意があっても排尿できなくなり，精神疲労，息切れ，身体の重だるさ，倦怠，脈虚無力といった症状が出現しているのである。気虚昇運失職による癃閉であり，つまり「中気不足すれば，溲便はこれが為に変ず」といわれているものである。合谷（補）により

益気昇提をはかり，気海（補）により補益元気，補益気化をはかった。この益気昇運による行水の法によって，効を収めることができた。

［症例10］湿熱壅積，気化失常
患　者：男，29歳，初診1988年9月2日
主　訴：小便不利となって30日になる。
現病歴：おそらく炎天下で農作業をし，さらに数日連続して夜に酒を飲んだのが原因で発病したものと考えられる。発病当初は尿の色が赤く，排尿時に熱感があり，ややすっきり出ないといった状態であった。また尿意急迫，尿混濁，小腹脹満で熱感があるといった症状もあった。利尿薬を服用しても好転しなかった。この7日ほど増悪しており，尿の量は少なく，尿は赤く混濁しており，排尿時に熱感がある。小腹は脹満・膨隆しており拒按である。癃閉となって尿がまったく出なくなることもある。さらに口苦，口の粘り，口渇はあるが飲みたくない，胃脘部のつかえ，食欲不振といった症状を伴っている。舌質は紅，舌苔は黄膩，脈は沈数であった。この数日で5回カテーテルを使用している。
弁　証：湿熱壅積，気化失調
治　則：清利湿熱，通利小便
取　穴：中極，陰陵泉（瀉）。ともに透天涼を配す。中極の涼感は小腹と陰茎部および，陰陵泉の涼感は本経に沿って上り鼠径部にいたった。1日1回の鍼治療とする。
効　果：初診後の夜には排尿ができるようになった。尿赤，排尿時の熱感も軽減した。2診後に排尿はほぼ正常となった。舌苔は薄白で微黄となり，脈は数となった。3診後に癃閉はほぼ治癒した。4診で治癒。1989年10月20日の午前に治癒しており再発していないことを患者が知らせに来院した。
考　察：本症例は八正散証に属している。湿熱が膀胱に壅積して気化失調となったために，尿の色が赤くなり排尿時に熱感が生じたり，ひどい場合は癃閉となるのである。湿熱互結となり気機が阻滞すると，小腹脹満となって熱感を伴うようになる。また尿貯留のために小腹は膨隆し拒按となる。湿熱内盛となって中焦に留滞すると，口苦，口の粘り，口渇はあるが飲みたくない，胃脘部のつかえ，食欲不振といった症状が現れる。湿熱が下焦に下注すると尿の色が赤くなって熱感を伴ったり，尿混濁が現れたりするようになる。舌質紅，舌苔黄膩，脈沈数などは，下焦湿熱の象である。膀胱の募穴である中極（瀉）により膀胱湿熱の清利，小便の通利をはかり，脾経の合水穴である陰陵泉（瀉）により湿熱の除去と利尿をはかることとした。この配穴に透天涼を配し，清利湿熱，通利小便をはかることにより治癒させることができた。これは八正散に類似した効がある。

## 結　語

### 1．症例のまとめ

本篇では10症例を紹介した。

例1，例3は腎気不足，膀胱気化無権による癃閉である。中極，復溜，太谿（補）による補益腎気，化気行水の法を用いて，効を収めることができた。

例2は腎気不足，気虚不運による癃閉である。合谷，太谿（補）による益気補腎の法によって行水をはかり，効を収めることができた。

例4，例5は腎陽不足，気虚不運による癃閉である。合谷，復溜，関元，中極（補）による温陽益気，化気行水の法を用いて，効を収めることができた。

例6は中気不足，昇運無力による癃閉である。足三里，合谷，中極（補）による補中益気，化気行水の法を用いて，効を収めることができた。

例7は腎気損傷，気虚不運による癃閉である。先に気海，中極，合谷，太谿（補）とし，後に気海，中極，腎兪（補）とした。この補腎益気，化気行水の法により，効を収めることができた。

例8は気虚不運，宿寒水閉による癃閉である。合谷（補），中極（久瀉）による益気昇提，温陽行水の法を用いて，効を収めることができた。

例9は気虚下陥，昇運無力による癃閉である。気海，合谷（補）による益気昇運の法を用い，行水をはかって効を収めることができた。

例10は湿熱が膀胱に壅積したために気化失調となって起こった癃閉である。中極，陰陵泉（瀉，透天涼を配す）による清利湿熱，通利小便の法を用いて，効を収めることができた。

### 2．選穴について

この10症例で用いた治療穴は中極，気海，合谷，復溜，太谿，関元，足三里，陰陵泉，腎兪の9穴にすぎない。その中でも最もよく用いられたのは中極，気海，合谷，復溜，太谿の5穴である。このことからもわかるように，用いる治療穴の多少の問題ではなく，配穴，補瀉法や灸，焼山火や透天涼の併用をうまく行い，しっかりと病機に対処することによって，良い効果を収めることができるのである。

例えば，例1と例3では，ともに中極，復溜，太谿を選穴しているが，これは病機が同じであったので，同じ選穴，治則としたものである。例4と例5は，ともに合谷，復溜，関元，中極（補）としているが，これも病機が同じであったので，同じ選穴，治則としたものである。例6と例9は選穴は違うが，処方としての作用はほぼ同じものとなっている。

10症例中8症例は，すべて中極を用いているが，8症例の病因病機の違いに応じた処方の中で用いているため，中極に施す補瀉法もまた違ったものとなっている。また7症例に合谷を用いているが，合谷についても同様に，病因病機の違いに応じた処方の中で用いられている。

## 3. 常用穴としての中極

　本病の病位は膀胱にあるので，膀胱の募穴である中極は本病を治療する常用穴とされている。中極に瀉法を施すと通利小便をはかることができる。さらに透天涼を配すと清利小便をはかることができ，焼山火または灸を配すと温陽行水をはかることができる。また中極に補法を施すと化気行水をにかることができる。これに灸または焼山火を配すと温陽化気行水をはかることができる。とくに通利小便，通利水道の法を用いる場合は，中極に生じた鍼感を陰部，陰茎部にいたらせると，いっそう良い効果を収めることができる。また温陽化気行水の法を用いる場合は，灸または焼山火を配して，温熱感が小腹部全体に生じるようにすると，かなり良い効果を収めることができる。

　膀胱湿熱によるものには，陰陵泉（瀉，透天涼を配す）を配穴すると，膀胱湿熱の清利をはかることができる。腎陽虚衰によるものには，関元，腎兪（補），または腎兪，命門（灸補）を配穴すると温補腎陽，化気行水をはかることができる。中気不足によるものには，合谷，足三里（補）を配穴すると補中益気をはかることができる。腎気虚弱によるものには，腎兪，太谿（補）を配穴すると補益腎気，化気行水をはかることができる。肝鬱気滞によるものには，気海，太衝（瀉）を配穴すると疏肝理気，通利小便をはかることができる。腎陰不足によるものには，復溜（補）を配穴すると滋陰補腎，化気行水をはかることができる。肺熱壅盛によるものには，尺沢（瀉）を配穴すると清肺，通利小便をはかることができる。心火旺盛によるものには，通里（瀉）を配穴すると清心，通利小便をはかることができる。尿道閉塞によるものには，三陰交（瀉）を配穴すると去瘀散結，通利水道をはかることができる。

## その他

　強い補法は，必ず虚証に用いること

　癃閉は三焦の気化失職による病証であり，その病位は膀胱にある。「膀胱利さざれば癃と為す」といわれており，一般的には通利法がよく用いられている。通利法を用いて効果がなかったり，利せば利すほど病状が重くなったり，真正の虚証である場合は，塞因塞用〔閉塞不通の証に対しては一般には通利の法を用いるのだが，本質が虚の病証にはかえって補法を用いる。反治法の1つ。〕の法を用いるとよい。このような場合にのみ強い補法を用いることができる。一般の虚証または虚中挾実の証には，補法だけを用いてはならない。なぜならば，こういった場合は閉塞の証であったり，閉阻の因がからんでいるからである。このような場合は補益法と同時に，少し佐として通利の法を用いるとよい。

# 16. 陽　痿

## 概　説

　陽痿〔インポテンツ〕とは，陰茎の勃起不全あるいは勃起が持続しないために正常な性生活を営むことができないものをいう。性神経症や一部の慢性虚虧性の疾病に見られる。本篇では陽痿を主要病証とするものについて述べる。他の疾病に随伴して出現する陽痿は，本篇外とする。

　本病の病因病機は『類証治裁』で述べられている通りである。『類証治裁』には「内に傷るるは則ち起たず，故に陽の痿，多くは色欲竭精，斫喪(しゃくそう)太過，あるいは思慮傷神，あるいは恐惧傷腎による，……また湿熱下注，宗筋弛縦にて陽痿に致る者あり。」とある。ただし恐惧傷腎や湿熱下注による陽痿は，臨床上はあまり多くは見られない。本病は心，肝，脾，腎と足三陰経と関連するものが多い。近年，陽痿を肝の側面から論治するという臨床報告がある。肝気鬱結，肝経湿熱，肝鬱血虚，寒滞肝脈といった肝病証は，ともに陽痿を引き起こすことが報告されている。

　鍼灸は本病に対して一定の効果がある。とりわけ性神経症による陽痿に対しては，かなり良い効果を収めることができる。本病の多くは機能性の病であり，器質性疾患により起こる陽痿は，臨床上あまり見られない。遺精が長期にわたって改善せず，そのため腎気不足となって起こる陽痿に対しては，補腎壮陽の法を用いることはできない。この方法を用いると遺精の回数が増加するからである。こういったケースでは遺精の治療を主とすべきであり，遺精が治癒すれば陽痿は治療しなくても自然に治癒する。

　本病は命門火衰，心脾損傷，恐惧傷腎，湿熱下注，中気不足といった証型にまとめることができる。ここでは以上の証型の論治と症例について述べる。

## 弁証施治

　色欲による命門火衰，思慮憂鬱による心神損傷，恐惧による傷腎，湿熱下注による宗筋弛緩は，すべて陽痿を引き起こす可能性がある。また中気不足による陽痿のように，勃起はするが無力といったケースもある。

内　科

　命門火衰によるものには補腎壮陽をはかり，心脾損傷によるものには補益心脾をはかるとよい。恐惧傷腎によるものには補益心腎をはかり，湿熱下注によるものには清化湿熱をはかるとよい。また中気不足によるものには補中益気をはかるとよい。治療期間中は患者に適切なカウンセリングを行うとよい。

　陽痿の弁証にあたっては勃起不全の程度や性欲の程度，随伴症状などにもとづき証型を鑑別するのがポイントである。

## 1　命門火衰

[主証]　陰茎の勃起不全。頭暈〔めまい〕，目眩〔目のくらみ〕，腰膝酸軟，精神不振，四肢欠温を伴う。顔色は㿠白，舌質は淡，舌苔は白，脈は沈細となる。

[治則]　補腎壮陽

[取穴]　①腎兪（補，加灸）または命門，太谿（灸補）
　　　　②関元，腎兪，太谿（補）
　　　　命門は督脈穴であり，命門の部位は命門の火が寄寓する処である。関元への刺鍼は，鍼感が陰茎部にいたるようにする。あるいは穴下に蠕動感が起こるようにする。②の処方は右帰飲に類似した効がある。

[応用]　◇毎回性交後に少腹部に空虚感，拘急，冷痛が起こるものには，命門，気海（灸補）により温陽益気培元をはかるとよい。
　　　　◇腎気不足に偏しているものには，関元，気海，太谿（補）により補益腎陽，補益腎気をはかって腎気を強くすれば，陽痿は治癒する。


## 2　心脾損傷

[主証]　陰茎の勃起不全。不眠，精神不振，顔色不華を伴う。舌質は淡，舌苔は薄膩，脈は細となる。

[治則]　補益心脾

[取穴]　◇神門，三陰交（補）：帰脾湯に類似した効がある。
　　　　◇心兪，脾兪（補）：心脾の気を調補する。

[応用]　心脾両虚とともに命門火衰が見られるものには，補益心脾の処方である神門，三陰交（補）をベースにして関元（補）を加え温陽益火をはかるとよい。関元の鍼感は小腹全体にいたるか，陰茎部にいたると良い効果がある。


## 3　恐惧傷腎

[主証]　陰茎の勃起不全，あるいは性交時や性交前に勃起不全となる。びくびくし懐疑的になる。精神苦悶，心悸，不眠を伴う。舌苔は薄膩，脈は弦細となる。

[治則] 補益心腎
[取穴] 太谿, 腎兪, 神門（補）
[応用] 腎気不足であれば気海, 太谿または腎兪（補）により補益腎気をはかって腎気を強くするとよい。気海は男子生気の海とされており, 元気を補う作用がある。

### 4 湿熱下注

[主証] 陰茎の勃起不全。尿短赤, 下肢のだるさ, あるいは性欲減退を伴う。舌苔は薄黄, あるいは薄黄で膩, 脈は沈滑または濡滑で数となる。
[治則] 清化湿熱
[取穴] 陰陵泉（瀉）, 中極（瀉, あるいは透天涼を配す）
中極に透天涼を配す場合は, 手技によって生じる冷感が陰茎部にいたるようにする。
[応用] 上処方を用いて湿熱が清利するのを待ち, 陽痿の回復状況を観察する。もし回復しない場合は, 病状に応じて関連する証型の鍼灸処方を用いて施治をはかることとする。

### 5 中気不足

[主証] 陰茎の勃起不全, あるいは勃起はするが堅くならない。息切れ, 無力感, 食少, 精神疲労を伴う。舌質は淡で潤, 脈は沈細となる。
[治則] 補中益気
[取穴] 合谷, 足三里（補）
足三陰経の肝脾腎の脈は三陰交で交会しており, 足三陰の脈は少腹を循行し陰器に結している。また足三陰と足陽明の経筋は生殖器の部位に結集している。これについて『素問』厥論篇では「前陰なるものは, 宗筋の聚まる所」としている。したがって上処方に三陰交（補）を加えると, 前陰の宗筋を健壮にして陰茎の勃起を助けることができる。

## 症 例

[症例1] 腎陽不足, 命門衰微
患　者：男, 37歳, 初診1971年3月24日
主　訴：陽痿を患って4年になり, 再発して1カ月余りになる。
現病歴：4年前に陽痿を患ったが, 全鹿丸などの薬を服用して治癒した。この冬, 川を渡るために水に入る機会が多かったせいで再発した。陽痿となり勃起しにくくなった。勃起することもあるが勃起時間が短く, あまり堅くならない。さむがり, 四肢の冷え, 腰膝のだるさ・軟弱化といった症状を伴っており, 脈は沈細であった。

内 科

弁　証：腎陽不足，命門衰微による陽痿
治　則：温補腎陽
取　穴：関元，腎兪（補）。
効　果：3診後には陽痿は著しく改善し，5診後にはほぼ治癒した。6診で治癒。1971年7月28日に患者からの手紙により治癒していることを確認した。
考　察：本症例は腎陽不足，命門衰微，精気虚寒によって起こった陽痿証候である。そのために陰茎の勃起不能，さむがり，四肢の冷え，腰膝のだるさ・軟弱化，脈沈細といった症状・所見が現れているのである。もともと腎陽不足，下元虚寒による証候があったが，冬季に川に入って冷えたために陽痿が再発したものである。腎兪（補）により補腎をはかり，関元（補）により補益腎陽をはかった。この補腎壮陽の法により効を収めることができた。

［症例2］腎気不足，下元虚寒
患　者：男，32歳，初診1969年11月20日
主　訴：陽痿を患って6年になる。
現病歴：6年来，陰茎が勃起せず，勃起しても勃起時間が短く堅くならない。陰茎はやや萎縮しており，陰茎と陰嚢が冷たい。早泄である。また腰や下肢がだるくて力が入らず，頭がぼんやりし，息切れ，無力感，肩背部の冷えといった症状を伴っており，脈は沈遅であった。中薬を服用していたが効果がなかった。
弁　証：腎気不足，下元虚寒による陽痿
治　則：補益真気，培補元陽
取　穴：関元，気海（補）。関元の熱感を陰茎部にいたらせる。2～3日に1回の鍼治療とする。
効　果：2診後には陰茎は冷たくなくなった。4診後には勃起は有力となり，陰茎の萎縮は改善が見られた。6診でほぼ治癒した。
考　察：本症例は腎気不足，下元虚寒による陽痿証候である。そのために陰茎の勃起不能，または勃起しても勃起時間が短く堅くならないといった症状が出現しているのである。また腎気不足，下元虚寒のために陰茎と陰嚢の冷え，早泄，腰下肢のだるさ・軟弱化，脈沈遅といった一連の証候が出現しているのである。
　　　　関元（補）により補益真陽，強壮真火をはかり，気海（補）により補益元気，補益真陽をはかった。真気と元陽を補益することによって腎気を強めると，陽痿の早期治癒にとって有利となる。関元の鍼感が陰茎部にいたったことも，陽痿の早期治癒を促進した原医の1つである。

［症例3］真陽不足，精血虧虚
患　者：男，51歳，初診1982年2月10日
主　訴：陽痿を患って半年になる。
現病歴：再婚して1年余りになる。木工をしているが，おそらく過労によるものと思われる。

半年来，性欲がなく，陰茎の勃起時間が短くなり堅くならない。まったく勃起できなくなることもある。時々，早泄となる。仕事の後は腰がだるく，四肢が無力となり痛みが起こる。身体がだるくて無力であり，倦怠，口淡不渇といった症状を伴っている。舌苔は薄白，脈は沈遅であった。中西薬による治療は無効であった。

弁　証：真陽不足，精血虧虚による陽痿
治　則：補益真陽，補益精血
取　穴：初診〜2診：命門，次髎（補）により温陽補虚をはかる。
　　　　3〜13診：命門，三陰交（補）により補益真陽，補益精血をはかる。
　　　　14診：命門，復溜（補）により温腎育陰をはかる。
　　　　15〜16診：関元，三陰交，復溜（補）により補益腎陽，補益精血をはかる。
　　　　2〜4日おきに鍼治療を行うこととした。
効　果：4診後に陽痿は好転した。7診後には陽痿は著しく好転した。12診後には陽痿は治癒し，随伴症状も好転した。13〜16診では治療効果の安定をはかった。1982年6月29日に治癒していることを確認した。
考　察：過度の性生活により精を傷り，腎陽に波及したために陰茎の勃起不能または勃起時間が短くなり堅くならなくなったものである。精関不固となれば早泄が起こる。腰のだるさ，四肢の無力・痛み，身体のだるさ，倦怠は，精血不足により起こったものである。また口淡不渇や舌脈の変化は，腎陽不足の象である。補益真陽，補益精血の法により効を収めることができた。処方選穴を固定しなかったために，効果が集中せず，そのために治療効果は緩慢であった。

［症例4］陰虚火旺，陰損及陽

患　者：男，22歳，初診1973年10月29日
主　訴：陽痿を患って9カ月になる。
現病歴：1969年から1971年にかけて，炎天下で仕事をしていて遺精を患ったことがある。治療により治癒した後，今度は1972〜1973年の1月まで，徹夜するたびに滑精が起こるようになった。1973年2月には滑精も治癒していないが，さらに陽痿も現れるようになった。陰茎が勃起せず，腰のだるさ・痛み，頻尿，四肢不温，さむがりといった症状がある。さらに微熱，口苦，咽頭の乾き，頭暈，息切れ，心悸，易驚〔驚きやすいこと，ビクビクすること〕，身体のだるさ，無力感，目のくらみ，耳鳴り（2年余になる），尿は黄色く時に赤くなる，下痢，すぐ空腹になり多食する，心煩，多夢，不眠，夜間の易驚といった多くの症状を伴っている。舌質は紅で剝苔，脈は細数であった。中西薬の服用や，いろいろな治療を受けたが効果はなかった。
弁　証：初めは陰虚火旺，心腎不交による遺精であったものが，後に陰精虧虚，陰損及陽による陽痿となった症例である。
治　則：滋陰清火，交通心腎
取　穴：初診〜10診，14〜18診：神門（瀉），復溜（補）：黄連阿膠湯の効に類似。

内　科

11〜13診：関元，気海（補）。2〜3日おきに鍼治療を施すこととする。

効　果：2診後には心悸，驚きやすいといった症状は軽減し，不眠は好転した。5診後には易驚，微熱，腰痛は軽減し，5時間は熟睡できるようになった。7診後には不眠，易驚は治癒し，精神状態は好転した。10診後に耳鳴りは治癒した。初診から今日まで滑精はなく，陽痿は著しく好転した。13診後に滑精が1回あり，多夢，不眠，夜間の易驚といった症状が再発した。これは補真陽・培元気という治則に改めたせいである。16診後には易驚，心悸，心煩，腰痛，頭暈，多夢，不眠，息切れ，咽頭の乾き，目のくらみ，微熱，滑精などの症状はすべて治癒した。陽痿もほぼ治癒している。18診で治癒。1985年3月15日に患者から治癒していることを確認した。

考　察：本を治したい場合は，必ずまず本に求めなければならない。本症例は最初は陰虚火旺，心腎不交により遺精を患っていたものである。遺精が長期にわたって改善しなかったために陰液を損傷し，陰損及陽，腎気不固を引き起こし，遺精が治らず陽痿を患ってしまったものである。遺精が改善せず陰損及陽となったために，一連の陰陽両虚，寒熱錯雑，虚実挟雑による病理証候が出現している。病の根本は陰虚火旺であるので，舌脈にも陰虚火旺の象が現れている。滋陰清火，交通心腎により本治をはかった。その結果，損陽による症状もなくなり，遺精は治癒し，陽痿もそれにつれて自然に治癒した。まず初診〜10診では神門（瀉），復溜（補）による滋陰清火，交通心腎の法を用いて，病状は日増しに好転した。治癒しかけている状況下で，11〜13診では関元，気海（補）による補益真陽，補益元気の法に改めたが，再発しそうになったために，14〜18診では最初の処方に改めて効を収めることができた。

［症例5］心脾両虚，気血虧虚

患　者：男，29歳，初診1988年6月16日

主　訴：陽痿を患って1年余りになる。

現病歴：1年半前に家事で忙しく，また心労も重なって食欲に影響し飲食減少となった。また時々，心悸や不眠も起こるようになった。その後しだいに陽痿となり，陰茎が勃起しなくなり，勃起した場合でも勃起時間が短く，堅くならなくなった。精神不振，精神疲労，息切れ，不眠，入眠困難，眠っても目が覚めやすい，飲食減少，腹脹，泥状便といった症状を伴っている。顔色は不華，舌質は淡，舌苔は薄膩，脈は細弱であった。中薬治療で八味腎気丸，参桂鹿茸丸，知柏地黄丸を服用したが効果がなかった。

弁　証：心脾両虚型の陽痿

治　則：補益心脾により気血の補益をはかる。

取　穴：神門，三陰交（補）。2〜3日おきに鍼治療を施すこととする。

効　果：3診後には心悸，息切れ，不眠は軽減した。5診後には飲食量は増加し，精神状態はかなりよくなった。また腹脹，泥状便，陽痿もある程度軽減した。9診後に陽痿はほぼ治癒し，随伴症状にもそれぞれ一定程度の改善または治癒が見られた。13診

後に治癒した。14～16診では治療効果の安定をはかった。1990年10月3日に陽痿および随伴症状が治癒していることを患者から確認した。

考　察：本症例は心脾両虚と弁証することができる。患者は最初は思慮憂鬱が過ぎたために心脾を損傷し食欲不振，飲食減少，心悸，不眠が現れていた。その後，心脾両虚がなかなか改善しなかったために気血も虚し，しだいに陽痿となり，精神不振，精神疲労，息切れ，不眠，腹脹，泥状便，入睡困難，眠っても目が覚めやすいといった随伴症状が現れるようになった。顔色不華，舌脈の変化は，心脾両虚，気血虧虚の象である。神門，三陰交（補）により補益心脾，補益気血をはかった。これは帰脾湯に類似した効があり，治癒させることができた。

［症例6］中気不足，宗筋失用

患　者：男，32歳，初診1990年3月10日

主　訴：陽痿を患って9カ月になる。

現病歴：1988年9月に石をかついでいて圧迫されてから胸痛（右側が重症）が起こるようになった。咳をしたり深呼吸をすると痛みがひどくなり，動きや仕事に影響する。物をかつぐこともできない。当地の病院で胸部レントゲンをとったが異常は見られなかった。家で単方治療により破気活血の薬を長期にわたって過剰に服用していた。1989年6月に胸痛は治癒したが，息切れ，精神疲労，倦怠，陽痿が出現するようになり，失気が多く出るようになった。また動くと気喘が起こり息がうまくつながらない。排尿も無力となり，残尿があり，時々失禁も起こるようになった。食事が少ないと腹の空虚感がひどくてつらくなり，多く飲食すると午後に腹部脹満が起こる。舌質は淡で潤，脈は沈細であった。

弁　証：中気不足，気虚下陥，宗筋失用による陽痿

治　則：補中益気，佐として健補宗筋をはかる。

取　穴：初診～12診：合谷，足三里（補）により補中益気をはかる。
　　　　13～17診：上処方に三陰交（補）を加えて健補宗筋をはかり，陽痿の早期治癒を促す。

効　果：2診後には息切れは軽減し，失気は減少した。4診後には精神疲労，倦怠，腹脹は軽減し，飲食は増加し，排尿は有力となった。8診後には陽痿は軽減し，腹脹と排尿無力は治癒した。11診後，精神状態は好転し，脈は沈で有力となった。息もうまくつながるようになった。13診後には随伴症状はほぼ治癒し，陰茎が勃起するようになった。17診で治癒した。1990年10月20日に治癒していることを患者から確認した。

考　察：本症例は中気不足と弁証することができる。患者は労傷により胸痛が起こり，破気活血の品を服用して中気を損傷したために，息がうまくつながらなくなったり，動くと気喘が起こったり，精神疲労や倦怠といった症状が出現するようになっている。気虚下陥となり固摂が悪くなると排尿無力となり，時に失禁したり，失気が多くなったりする。食事量が少ないと腹の空虚感がひどくてつらくなり，食事量が多いと午後に腹部脹満となるのは，脾気虚弱のせいである。真気不足のために前陰の宗筋

が弛緩すると，陰茎が勃起しなくなり，勃起しても堅くならなくなる。舌脈の変化は気虚の象である。補中益気の法にさらに健補宗筋を考慮することにより，17診で治癒させることができた。

合谷，足三里（補）の配穴は補中益気湯に類似した効がある。合谷，三陰交（補）の配穴は八珍湯に類似した効がある。この3穴を配穴すると，中気を補い，精血を補うと同時に，さらに肝脾腎三経を補益することによって前陰の宗筋を補益する効がある。

[症例7] 湿熱下注，宗筋失用

患　者：男，38歳，初診1985年8月12日
主　訴：陽痿を患って1年になる。
現病歴：1984年秋，湿熱下注による尿道炎を2カ月余り患った。西洋薬を用いて治癒した後，陽痿が起こるようになった。某病院で命門火衰，真陽不足による陽痿として金匱腎気丸加減，五子衍宗丸加減（湯剤）などで治療を受けたが，かえって増悪し，煩躁，不眠，口渇欲飲などの症状が出現するようになった。また尿の色は黄色で量が減り出渋るようになった。さらに食べると乾嘔が起こったり，食欲不振といった症状もある。その後，いろいろな単方を用いたが効果はなかった。今日，本院の内科外来から鍼灸治療を受けるように紹介があった。
現　症：性欲減退，陰茎の勃起時間が短く堅くならない。早泄がある。胃脘部に痞満があり，食べると乾嘔が起こる，食欲不振があり，煩渇するが飲む量は少なく，飲むと乾嘔が起こる。煩躁，多夢，不眠といった症状があり，大便は硬かったり柔らかかったりする。尿は短赤で排尿時に熱感がある。下肢はだるくて重い感じがする。顔色は黄色で紅，舌質は紅，舌苔は白膩で浮黄，脈は滑数であった。
弁　証：湿熱下注，宗筋失用による陽痿
治　則：まず清利湿熱，佐として和胃暢中をはかり，後に利湿和中をはかる。
取　穴：初診〜6診：中極，陰陵泉（瀉，透天涼を配す），足三里（瀉）とする。中極の涼感は腹部にいたらす。陰陵泉の涼感は本経に沿って鼠径部にいたらす。足三里の鍼感は本経に沿って腹部にいたらす。

　　　　7〜9診：中極，陰陵泉，足三里（瀉）とする。

　　　　10〜16診：陰陵泉，足三里（瀉）とする。2〜4日おきに鍼治療を施すこととする。
効　果：3診後には尿道の灼熱感，胃脘部の痞満や食べると乾嘔が起こるといった症状は好転し，煩渇は著しく軽減した。5診後には胃と尿道の症状，煩渇は治癒した。夜間も安眠できるようになり，下肢の重だるさも好転した。9診後には陽痿は著しく好転した。13診後，陽痿は治癒しかけている。16診で治癒した。1986年12月24日に患者からの手紙で治癒していることを確認した。
考　察：本症例は湿熱下注，宗筋弛緩による陽痿証候である。患者はもともと湿熱下注による尿道炎を患っていたが，西洋薬の服用により尿道炎は治癒した。ただし湿熱下注

の邪が除かれていなかったために宗筋の弛緩を引き起こし陽痿となったのである。本症例は湿熱下注型の陽痿であるので，温補下元の法を用いると邪を留めることによって陽痿は治癒しないばかりか，かえって一連の湿熱による証候群が出現するようになる。本症例は『類証治裁』陽痿篇にある「また湿熱下注，宗筋弛緩による陽痿がある」に相当するものである。

中極，陰陵泉（瀉，透天涼を配す）により清利湿熱をはかり，足三里（瀉）により佐として和胃暢中をはかった。第一処方により湿熱証候が著しく好転したので，第二処方は中極，陰陵泉，足三里（瀉）として利湿和胃暢中をはかった。また上方，上法を用いて全身の湿熱証候は治癒し，陽痿が著しく好転したので，第三処方は陰陵泉，足三里（瀉）に改め，去湿和中をはかることによって陽痿を治癒させることができた。

## 結 語

### 1. 症例のまとめ

本篇では7症例を紹介した。

例1は腎陽不足，命門火衰による陽痿である。関元，腎兪（補）による温補腎陽の法を用いて，効を収めることができた。

例2は腎気不足，下元虚寒による陽痿である。関元，気海（補）による補益元気，培補元陽の法を用いて，効を収めることができた。

例3は真陽衰微，精血虧虚による陽痿である。状況に応じて命門，関元，復溜，三陰交といった治療穴に補法を施した。この補益真陽，補益精血の法を用いて，効を収めることができた。

例4は陰虚火旺，陰損及陽による陽痿である。神門（瀉），復溜（補）による滋陰清火，交通心腎の法を用いて，効を収めることができた。本症例は陰虚火旺のために精室が影響を受け長期にわたって遺精を患っていたために，陰精虧虚，陰損及陽となって起こった陽痿である。したがって原因から治すということで，遺精が治癒したら陽痿もそれにつれて治癒させることができた。

例5は心脾両虚，気血虧虚による陽痿である。神門，三陰交（補）による補益心脾，補益気血の法を用いて，効を収めることができた。本症例は長期にわたって薬を服用していたが効果がなかった。それは先に補益腎陽をはかり，後に滋補腎陰をはかって虚火を降ろそうとしたからであり，弁証が適切でなかったために効果がなかったのである。

例6は中気不足による陽痿である。合谷，足三里（補）による補中益気の法を用いて，効を収めることができた。この症例ではさらに三陰交（補）を配穴し，佐として健補宗筋をはかった。

例7は湿熱下注，宗筋失用による陽痿である。中極（瀉），陰陵泉（瀉，透天涼を配す），

足三里（瀉）による清利湿熱，佐として和胃暢中をはかるという法を用いたり，中極，陰陵泉，足三里（瀉）による利湿和胃暢中の法を用いたりした。また陰陵泉，足三里（瀉）により去湿和中をはかったりした。上記のように状況に応じて対処し，効を収めることができた。

## 2．弁証のポイント

本病には5つの証型のものが見られるが，それぞれに弁証のポイントがある。例えば命門衰微型には陰茎の勃起不全の他に，腰膝酸軟，四肢不温といった症状が見られ，心脾受損型には陰茎の勃起不全の他に，不眠，精神不振といった症状が見られる。また恐倶傷腎型には性交前の陽痿の他に，性欲減退，臆病，懐疑心といった症状が見られたりする。湿熱下注型には陰茎の勃起不全または勃起時間の短縮といった症状の他に，尿短赤，性欲減退といった症状が見られる。中気不足型には陰茎の勃起不全または勃起時間の短縮の他に，勃起しても硬くならない，息切れ，無力感といった症状が見られる。

## その他

### 1．陽痿の病は肝の側面から論治することについて

「陽痿は肝の側面から論治」するという報告があるが，これには理論的な根拠がある。歴代の医家は本病の病因病機と治法について，心，脾，腎，肝といった臓と関連させている場合が多いが，ともに腎の側面から論治することが重要とされてきた。しかしながら臨床経験や肝脈の循行にもとづき，一部の陽痿の症例ではあるが，肝の側面から論治して非常に良い効果を収めている。その根拠は次の通りである。『霊枢』経脈篇には「肝足厥陰の脈は……，毛中に入り，陰器を過ぎて，少腹に抵（いた）る」とあり，『霊枢』経別篇には「足厥陰の別は……，その別なる者は，脛を経て睾に上り，茎に結ぶ」とある。また『霊枢』経筋篇には「足厥陰の筋は，……陰器に結び，諸筋を絡う。その病は……陰器用いず，内に傷らるれば則ち起たず，寒に傷らるれば則ち陰縮入し，熱に傷らるれば則ち縦挺して収まらず。」とある。また肝の生理病理と肝の経脈や経筋の分布，肝と陰器との関係にもとづくと，陽痿の病を肝の側面から論治するということは，道理にかなったものであることがわかる。また『養生方』には，陰茎の勃起による陰茎の怒，大，堅，熱という現象は，肝血充盈の結果であるとしている。さらに『素女経』では，「玉茎の怒ならざるは……，怒して大ならざるは，……大にして堅くならざるは，……堅くして熱さざるは」，肝血不足によるものであるとしている。以上の点を考慮すると，肝気鬱結，肝経湿熱，肝鬱血虚，寒滞肝脈によって起こった陽痿に対しては，肝の側面から論治すると，ともに良い効果を収めることができることがわかる。

## 2. 陽痿と季節との関係

　黄志雄医師は臨床を通じて，本病が精神的な要素や社会的な要素の他に，さらに自然界の気候の変化と関係があることを発見している。統計にもとづくと，秋季の発病率が最も高く，その次が冬季，夏季となっており，春季の発病率が最も低くなっている。これは陽痿の発生に一定の季節的なリズムがあることを説明したものである。現代時間生物学の研究においては，「春季は陽気が徐々に長じ，陰気が徐々に衰えるという陽盛陰衰の変化の時期にある。この時期の昼が長く夜が短いといった日照周期は，性腺分泌を抑制する松果体の分泌ホルモンを抑制する作用がある。」(『上海中医学院学報』1980年10期) といった内容が発表されている。春季に陽痿の発病率が低いのは，このことと関連していると考えられる。夏季は日照周期は長いが，酷暑であれば陰を損傷する。古人は「陽は陰に根ざす」「陰生じ陽長ず」「孤陰なれば生ぜず，独陽なれば長ぜず」と述べている。したがって夏季における陽痿の発病率は春季より高いのである。また秋季になると，日照周期は春季に類似しているが，秋季は陰長陽消の時期であり，性腺に対する松果体の抑制作用が長くなって，性腺活動がその影響を受けるため，秋季における陽痿の発病率は著しく増加するのである。冬季の発病率は第2位である。これは冬季は日照周期が短く，そのため松果体が分泌するホルモンの性腺に対する抑制作用によるものと考えられる。

## 3. 病機，経脈所属を重視した選穴

　陽痿病は，機能性のものが多く見られる。機能性の陽痿については，心，肝，脾胃，腎と関係するものが多い。勃起の状態は，先天の精気が提供する腎気と，後天的に化生される精気に依存しており，また疏泄条達を主っている肝気，情志思惟活動の中枢である心気に依存しているのである。したがって腎気不足や脾胃の運化失調，肝の疏泄条達の失調，情志思惟活動の失調は，すべて陽痿を引き起こす可能性がある。

　『素問』厥論篇には，「前陰なるものは宗筋の聚るところ，太陰，陽明の合するところなり」とある。明代の張景岳は『類経』の中で，さらに「陰器なるものは，太陰，厥陰，陽明，少陰の筋，および衝，任，督の脈に合す，皆これに聚る，故に宗筋という」と指摘している。陰器には宗筋が集まっており，宗筋はまた経絡と密接な関係をもっている。この関係により鍼灸治療は本病に対して良い効果があるのである。

　本病の治療には，次の経穴がよく用いられる。清心安神，補心寧神を目的とした心経の神門，疏肝理気を目的とした肝経の太衝，健脾益気を目的とした脾経の陰陵泉や脾の背兪穴の脾兪，滋補腎陰，補益腎気，補益腎陽を目的とした腎経の太谿，復溜や腎の背兪穴である腎兪，和胃や健胃，補中を目的とした陽明胃経の足三里や胃の募穴である中脘などである。また補益真陽を目的とした関元，補益元気を目的とした気海，補益精血を目的とした三陰交などがよく用いられている。

　足三陰経の脈は少腹部に循行し陰器に結しており，足三陰と足陽明の経筋は上って陰器の

部位に集まっているので，足三陰経の交会穴である三陰交や，足陽明経の足三里といった経穴は本病の治療によく用いられる。また足三陰経と任脈は中極，関元で交会しているので，この2穴もよく用いられる。宗筋の状態は気血による温煦，濡養作用に依存しているので，補益気血を目的にして合谷，三陰交（補）もよく用いられる。

### 4．治療効果がよくない場合

　長期にわたって治療しても効果がない場合は，その病因をしっかり追求する必要がある。陽痿の病は単独で出現する場合もあるが，別の病が原因で起こる場合もある。その病因としては神経系，内分泌系や血管の病変，薬物，精神的要素，心理的要素，局部の炎症といったものが考えられる。鍼灸の不適応症でないと診断された場合は，全面的な分析および系統的に弁病と弁証とを関連させつつ，しっかりと証に対しての治療を行うことが，治療効果を向上させるポイントとなる。陽痿だけをとらえて治療を行ったり，陽痿だということで温補腎陽をはかったり，肝の側面から論治するといった方法では，効果がないばかりか，かえって他の証を引き起こしたりして危害をひどくしたりする可能性がある。こういったことが治療効果がすぐれない主な原因と考えられる。

# 17. 遺精，滑精

## 概　説

　遺精は一般的には睡眠中に精液が漏れることをいう。本病には夢遺と滑精の区別があり，夢を見て精液を漏らすものを「夢遺」，夢を見ないで精液を漏らすものを「滑精」という。この2者は証候上は程度の差があるが，発病の原因はほぼ同じである。それぞれ心肝腎3臓の病証および湿熱下注と関係がある。したがってここではこの2病を同時に述べることとする。

　精は人体を構成し生命活動を維持するための基本物質であり，腎に蔵されており，むやみに漏れてはならない物質である。遺精が長期にわたって治癒しないと，真元虚衰，腎精耗竭を引き起こすことになる。夢遺の病勢は軽いが，滑精の病勢は重い。夢遺も滑精もともに早泄や陽痿〔インポテンツ〕といった病を引き起こす可能性がある。

　鍼灸は本病に対して良い治療効果がある。とくに機能性の遺精は弁証を正確に行い，証型にもとづき適切に配穴を行うと，非常に良い効果を収めることができる。ただし器質性の遺精に対しての治療効果は劣る。この場合は同時に原発病の治療が必要となる。

　病理性の遺精は前立腺炎，神経症や一部の慢性疾患に見られるが，これらは本篇の関連する証型を参考にして治療を行うことができる。

　本病には陰虚火旺，腎虚不蔵，湿熱内蘊といった証型のものが見られる。ここでは上記の証型の論治と症例について述べることとする。

## 弁証施治

　遺精の発病機序は，心肝腎3臓と深い関わりがある。腎は閉蔵を主り，肝は疏泄を主り，心は神志を主っている。また肝腎にはともに相火があり，心は君火を主っている。腎が自然に虚して精関不固となり，心肝の二火が内動すると，腎の封蔵に影響を与えて遺精を引き起こすこととなる。妄想や欲求不満により心神不寧となり，君火偏亢，相火妄動となると，これも精液が自然に漏れるようになる。また心腎不交，水虧火旺となって精室に影響すると精液が漏れるようになる。腎陰が虚すと精を蔵さなくなり，肝陽が強くなると火が不秘となる。不秘となった火が不蔵となった精に作用すると，精液が漏れるようになる。色欲過度により

内　科

　陰精が内竭し，陰傷が陽に波及すると下元虚損，固摂低下，精関不固となって滑精が頻繁に起こるようになる。この他，湿熱が下注して精室に影響した場合も，精液が漏れることがある。臨床上は心腎不交，腎陰不足となり封蔵機能が失調して起こるもの，肝火擾動により起こるもの，腎不蔵精，精関不固により起こるものが多く見られる。

　本病の弁証治療に関しては，「夢あるは実と為し，夢無きは虚と為す」「夢あるは心を治し，夢無きは腎を治す」といった説がある。これは参考にできるが，絶対というわけではない。病因病機と証型はかなり複雑であるので，病因や脈証，兼証，随伴する証候群などにもとづき，四診合参をおこなって弁証施治，選穴，処方構成を行うべきである。むやみに補腎固精あるいは清心瀉火の経穴を取って，良い効果を収めようとしてはならない。

## 1　陰虚火旺

[主証]　夢精。多夢，不眠，精神不振，頭昏，頭暈〔めまい〕，心悸，倦怠無力といった症状を伴う。尿短黄で熱感を伴う場合がある。舌質は紅，脈は細数となる。

[治則]　滋陰清火，安神固精

[取穴]　復溜（補），神門（瀉）
　　　　この配穴により補北瀉南，交通心腎をはかることができる。これは黄連阿膠湯に類似した効がある。

[応用]　◇妄想したり欲求不満のために心神不安，君火偏亢，相火妄動となり，精室に影響して精液が漏れる場合は，心兪，復溜（補），神門（瀉）により養心安神をはかるとよい。同時に精神状態の安定に注意をはらい，雑念を排除するように心がけることが重要である。性交している夢を見る場合は，会陰（瀉）を加えるとよい。

　　　　◇『玉龍賦』には「心兪，腎兪は，腰腎虚乏の夢遺を治す」とある。心火旺動と腎虚不蔵によって起こる夢遺は，夢遺が長引くと腎精虧虚を引き起こす。この歌賦は心兪（瀉）により清心をはかり，腎兪（補）により蔵精をはかればいいということを示唆したものである。夢遺が治癒すれば，腰腎虚乏も起こらなくなるのである。

## 2　腎虚不蔵

### （1）相火偏盛

[主証]　遺精。耳鳴り，腰のだるさ，頭昏，目眩〔目がくらむ〕，精神疲労，無力感，痩せていて弱々しいといった症状を伴う。舌質は紅で少津，脈は細数となる。

[治則]　壮水制火，佐として固摂をはかる。

[取穴]　復溜（補，透天涼を配す），腎兪（補）

## （2）腎気不固

[主証] 頻繁に滑精が起こる。精神不振，腰のだるさ，四肢の冷えを伴う。顔色は㿠白，舌質は淡，舌苔は白，脈は沈細または沈弱となる。
[治則] 補益腎気，固渋精関
[取穴] 太谿，腎兪（補）
[応用] ◇肝火旺盛となって精室に影響し，腎の封蔵が悪くなって精液が漏れるものには，行間（瀉），復溜または太谿（補）により清肝固腎をはかって腎の封蔵機能を助けるとよい。
　　　 ◇朱丹溪は「封蔵を主るものは腎なり，疏泄を主るものは肝なり。二者は皆相火を有し，その系は上って心に属す。心は君火なり，物を感じると動じやすく，心動ずると相火もまた動ずる，動ずれば則ち精自然に走る。相火翕然として起きれば，交会せずとも，また暗に流れて疏泄する」としている。心肝失調が腎の封蔵に影響して遺精するものには，行間，神門（瀉），復溜（補）により清肝制火，補腎固精をはかるとよい。

### 3  湿熱内蘊

[主証] 頻繁に遺精が起こる。尿の色が濃く排尿時に熱感を感じる。心煩，不眠を伴い，口苦または口渇がある。舌苔は黄膩，脈は濡数となる。
[治則] 清化湿熱
[取穴] 中極（瀉，透天涼を配す），陰陵泉（瀉）
[応用] ◇心経の熱を伴うものには，神門（瀉）または心兪（瀉）を加え，佐として清心安神をはかるとよい。
　　　 ◇性交の夢を見て遺精のひどいものには，会陰（瀉）を加えるとよい。

---

## 症　例

[症例1] 陰虚火旺，心腎不交

患　者：男，24歳，初診1967年8月31日
主　訴：遺精を患って5カ月になる。
現病歴：5カ月来，数日おきに遺精が起こり，夢を見ると遺精する。平素から多夢，不眠，頭暈，耳鳴り，健忘，腰痛，両目の乾き，目のかすみ，本を見たり物を見ることによる頭痛，咽喉の乾きと痛み，五心煩熱，煩躁，多汗，驚きやすい，心悸，顔ののぼせ，胸背部の痛み，熟睡後の手のしびれなどの症状がある。また時々ジョギング時に腹痛が起こったり，食後に腹脹，悪心が起こったりする。顔色は赤く，舌尖は紅，脈は細数であった。

内　科

弁　証：陰虚火旺，心腎不交
治　則：滋陰清火，交通心腎
取　穴：初診～4診：神門（瀉），復溜（補）。5～7診：上処方に太谿（補）を加える。
効　果：2～4診の期間中に遺精は起こらなかった。7診で治癒した。1968年3月11日に治癒しており再発していないことを確認した。
考　察：脈証，兼証にもとづくと，本症例は心火が下って腎と交通できず，腎水が上って心と交通ができなくなり心腎不交，水虧火旺となって精室が影響を受けて起こった遺精証候と考えられる。心火偏旺，神不守舎となると，多夢，不眠，驚きやすい，心悸が起こる。腎陰不足となり水が上承しないと頭暈，耳鳴り，両目の乾き，目のかすみ，咽喉の乾きと痛みといった症状が起こる。五心煩熱，煩躁，多汗，顔ののぼせ，舌尖紅，脈細数などは，陰虚火旺の象である。

病機は陰虚火旺，心腎不交であるので，終始神門（瀉）により清心安神をはかり，復溜（補）により滋陰補腎をはかった。このように瀉南補北，滋陰清火，交通心腎により本を治したが，これは黄連阿膠湯に類似した効がある。5～7診では太谿（補）を加えたが，その目的は遺精をコントロールした上で，佐として補腎固精をはかることにあった。

[症例2] 心肝火旺，擾動精室

患　者：男，20歳，初診1984年6月19日
主　訴：遺精を患って3年になる。
現病歴：3年来，毎週2回ほど夢精が起こる。耳内の熱痛，耳鳴り，口苦，頭昏，頭暈，倦怠，心煩，怒りっぽい，咽頭の乾き，口渇，身体のだるさ，無力感，入眠困難，目が覚めやすいといった症状を伴っている。熟睡した後に腰背部が突然つるために驚いて目が覚める。舌苔は薄白，脈は弦数であった。
弁　証：心肝の火が内動し，腎の封蔵に影響して起こった遺精
治　則：清肝制火により封蔵を助ける。
取　穴：行間，神門，丘墟（瀉）。
効　果：2診後には，もともとあった諸症状はそれぞれ一定程度の改善が見られた。4診で治癒した。5診では治療効果の安定をはかった。
考　察：心火旺盛となり，それが精室に影響して自制できないと遺精が起こる。また情志の失調により肝の条達が悪くなり，気鬱化火となって精宮に影響して起こる遺精もある。この2者はともに遺精を引き起こす。本症例は心肝火旺となって精室に影響したために夢精となったものであり，心煩，怒りっぽい，入眠困難，目が覚めやすいといった症状を伴っている。また胆火が上逆すると耳内の熱痛，耳鳴り，口苦，咽頭の乾きといった症状が出現する。

心肝二火の併病であるので，肝経の子穴である行間（瀉）により肝火を清し，心経の子穴である神門（瀉）により心火を清した。心肝の火を清して精室を安らかにし，

封蔵を助けることによって，遺精は治癒した。また胆経の原穴である丘墟（瀉）を配穴して清降胆火をはかって清肝を助けた。

［症例3］陰虚火旺，挟湿熱下注
患　者：男，45歳，初診1973年3月4日
主　訴：遺精を患って3年余りになる。
現病歴：3年余り夢精と滑精が交互に起こっている。平臥位で眠ると毎晩のように数回滑精が起こる。側臥位で眠ると数日に1回夢精が起こる。多夢，不眠，心煩，頭昏，盗汗，耳鳴り，咽頭の乾き，口渇，便秘，尿黄，尿混濁，頻尿，尿意急迫，陰茎腫痛，排尿痛，胃の脹痛，胸やけ，吐酸，食後の悪心，身体のだるさ，無力感といった症状を伴っている。顔色は赤く，脈は弦数，左関脈がとくに顕著であった。
弁　証：陰虚火旺，心腎不交，挟湿熱濁気下注
治　則：滋陰清火，交通心腎，佐として清熱去湿をはかる。
取　穴：初診～3診：神門（瀉），復溜（補），会陰（瀉）とする。
　　　　4～8診：上処方から会陰穴を除く。
効　果：2診後には夢の量が減り遺精は起こっていない。3診後に盗汗は治癒した。4～8診の期間中に遺精の再発はなかった。
考　察：本症例は脈によらず，証に従って治療を行った。症状・所見の分析により本症例は君火亢盛，心陰暗耗，腎水不足，陰虧火旺となって精室に影響して起こった遺精であると考えられる。尿黄，尿混濁，陰茎腫痛，排尿痛，頻尿は，すべて湿熱濁気下注による症状である。湿熱が下注し精室に影響して封蔵が失職しても本病は起こる。陰虚火旺と湿熱下注の併病であるので，神門（瀉），復溜（補）により補北瀉南，滋陰清火をはかった。そして会陰（瀉）を配穴して清熱去濁をはかった。会陰はまた遺精を治す要穴でもある。この2法を併用して効を収めることができた。

［症例4］相火偏盛，腎失封蔵
患　者：男，25歳，初診1972年5月5日
主　訴：滑精を患って1年余りになる。
現病歴：1年余り3～5日おきに滑精が起こる。滑精後は腰部に空痛が起こる。また頭暈，息切れ，健忘，耳鳴り，咽頭の乾き，精神疲労，無力感といった症状を伴っている。長く座っていたり疲れたりすると，腰のだるさ・痛みは増強する。尿の色は黄色である。舌質は紅で少津，脈は沈細数であった。
弁　証：相火偏盛，腎失封蔵
治　則：壮水制火，補腎固精
取　穴：復溜（補，透天涼を配す），腎兪（補）。1～3日おきに鍼治療を施すこととする。
効　果：3診後，滑精は起こっておらず，腰痛は軽減していた。6診後には滑精は治癒しており，腰痛は著しく軽減した。精神状態も好転している。7診で治癒。1972年7月

内　科

　　　　　12日に滑精と腰痛が治癒していることを患者から確認した。
考　察：腎陰不足，相火妄動となり精室に影響して腎の封蔵が悪くなって起こった遺精である。腰は腎の府といわれているが，滑精により腎を傷り精液が不足し，腰筋の栄養が悪くなると，滑精後に腰部に空痛が起こるようになる。頭暈，息切れ，健忘，だるさ，無力感があり，長く座っていたり疲れたりすると腰のだるさや痛みが増強するというのは，精血虧虚によるものである。舌質紅で少津，脈沈細数，耳鳴り，咽頭の乾きなどは，陰虚火旺の象である。壮水制火，補腎固精の法である復溜（補，透天涼を配す），腎兪（補）により効を収めることができた。

［症例5］肝火旺動，腎虚不蔵
患　者：男，24歳，初診1970年11月3日
主　訴：滑精を患って1年余りになる。
現病歴：この1年余り夢を見なくても精液がもれる。最近それがひどくなり，毎日1回は滑精が起こるようになった。耳鳴り，怒りっぽい，頭暈，目眩，息切れ，無力感，両脇部の痛み，腰のだるさ，精神不振といった症状を伴っている。陰茎の勃起も無力であり，勃起時間も短い。また手指や肘の関節部にだるい痛みがある。脈は弦細数であった。
弁　証：肝火旺動，腎虚不蔵
治　則：平肝滋腎
取　穴：復溜（補），太衝（瀉）。隔日治療とする。
効　果：初診後，滑精は起こっていない。2診後に遺精が1回あった。3～5診の期間中には滑精は再発しておらず，陰茎の勃起も以前よりは有力となった。5診で治癒した。1972年2月3日に滑精は治癒しており，陽痿は好転していることを患者から確認した。
考　察：本症例は肝腎相火偏盛により起こったものである。腎の陰が虚すと精が蔵されなくなり，肝の陽が強いと火が秘すことができなくなる。秘すことができなくなった火が蔵されなくなった精に影響すると精液は滑泄するようになる。
　　　　　復溜（補）は腎経の母穴であり，滋陰補腎の作用がある。肝腎は同源であり，腎陰を補って腎陰が充足すると肝陰は養われるようになる。したがって復溜（補）は肝火不秘をも考慮していることになる。つまり滋補腎陰により蔵精をはかることができるのである。また太衝（瀉）は肝経の原穴であり，平肝をはかることができる。平肝により肝の陽強を制するわけである。平肝は滋補腎陰にとって有利となる。この平肝滋腎の法により効を収めることができた。

［症例6］心火亢盛，心腎不交
患　者：男，23歳，初診1973年5月29日
主　訴：滑精を患って2年余りになる。
現病歴：2年余り，疲れたり熱かったりすると滑精が起こる。腰のだるさ・痛み，頭暈，耳

鳴り，心煩，不眠，夜間の手指麻木（物が持てない），身体のだるさ，無力感といった症状を伴っている。身体は痩せており，舌質は紅，舌苔は薄白で浮黄，脈は細数無力であった。以前に中西薬で治療したが，さほど効果はなかった。

弁　証：心火亢盛，心腎不交
治　則：清心寧神，交通心腎
取　穴：神門，心兪（瀉），復溜（補）。
効　果：2診後にはすべての症状が著しく軽減していた。4診後，ほぼ治癒した。治療効果の安定をはかるために，さらに3回治療を行った。1973年7月5日に以前あった症状がすべて治癒していることを患者からの手紙で確認した。消化不良が起こることがあるとのことであった。
考　察：本症例は君火亢盛，相火妄動となり，心火と腎水の交通ができず，水虧火旺となって精室に影響して起こった滑精証候である。精気営血が不足して脳を栄養できないと頭暈，耳鳴りが起こる。心火偏亢のために心神が悪くなると心煩，不眠が起こる。また精血が肌肉を充分に栄養できないと身体は痩せてくるし，身体のだるさや無力感が現れるようになる。腎が虚すと腰のだるさや痛みが起こる。本症例の舌質，舌苔，脈象は陰虚火旺の象である。

本症例の病機のポイントは心火亢盛，相火妄動にあるので，神門（瀉）により清心安神をはかり，心兪（瀉）により同じく清心安神をはかり，復溜（補）により滋陰補腎をはかった。この清心寧神，交通心腎の法により効を収めることができた。

[症例7] 湿熱下注，擾動精室

患　者：男，30歳，初診1988年3月11日
主　訴：遺精を患って2年余りになる。離婚3年後に発症した。
現病歴：2年余り滑精がしばしば起こる。ひどい時と軽い時がある。最近ひどくなり，毎晩か1夜おきに滑精が起こる。腹部の膨満，食欲不振，口苦，口渇，渇くが飲みたくない，下痢，肛門の灼熱感，尿短赤，咽喉の痛みといった症状を伴っている。舌質は紅，舌苔は黄滑膩，脈は滑数であった。1カ月前に金鎖固精丸，八味地黄丸を服用したが，遺精はかえってひどくなり，腹部膨満，食欲不振，口苦，口渇，尿短赤といった症状もひどくなった。また時々，夢精も起こるようになっている。
弁　証：湿熱下注，擾動精室
治　則：先に清利湿熱を主とし，後に佐として補腎固精をはかる。
取　穴：初診〜11診：陰陵泉（瀉），中極（瀉，透天涼を配し，涼感を小腹部と陰茎部にいたらせる）により清熱利湿をはかる。このうち3診と4診は上処方に足三里（瀉）を加え，佐として去湿和中をはかった。また8〜11診は腎兪（補）を加え，佐として補腎固精をはかった。
効　果：2診後には隔晩1回の滑精となる。尿短赤は治癒した。まだ腹部膨満，食欲不振，泥状便といった症状はある。4診後には湿熱による症状は著しく軽減し，腹部膨満，

内　科

食欲不振は治癒した。8診後には滑精は著しく改善した。10診後には滑精および湿熱による症状と胃や腹部の症状はすべて治癒した。11診で治癒した。1990年10月18日に再発していないことを患者から確認した。

考　察：湿邪が裏に入って化熱すると湿熱になる。こくがある食べ物や飲酒によって脾胃を損傷して湿熱を形成する場合もある。また脾の水湿運化が悪くなり，湿が蘊鬱して化熱し，湿熱を形成する場合もある。これらは湿熱下注となって精室に影響した場合，封蔵機能が悪くなると滑精を引き起こす。本症例は，湿熱下注により精室が影響を受け，封蔵機能が悪くなって起こった滑精証候である。

したがって治療は清利湿熱を主とした。初診～11診では陰陵泉（瀉），中極（瀉，透天涼を配す）により清利湿熱をはかることに重点をおいた。これは八正散に類似した効がある。ただし2診後に胃と腹部の症状が残っていたため，3診と4診では足三里（瀉）を加え，佐として去湿和中をはかった。4診後には胃と腹部の症状は治癒したので，5～7診では足三里を除いた。7診後には湿熱による症状と遺精が著しく軽減したので，8～11診では腎兪（補）を加えた。これには清利湿熱による本治と同時に，佐として補腎固精をはかり腎の封蔵を助ける目的がある。治法が適切であったために，著効を収めることができた。

[症例8] 心脾両虚，腎失封蔵

患　者：男，32歳，初診19887年11月14日
主　訴：滑精を患って3年になる。最近になって増悪している。
現病歴：3年前，ひどく疲れた夜に不眠となり1度滑精が起こった。その後，5～10日ごとに滑精が起こるようになった。そしてこの状態がしだいにひどくなり，疲れると滑精が起こるようになり，現在では1～3日ごとに起こるようになっている。最近は毎晩滑精が起こる。動くと息切れや心悸が起こり，入眠困難で目が覚めやすい。精神疲労，無力感，泥状便，食欲不振といった症状を伴っている。舌質は淡胖嫩，舌苔は薄白，脈は細弱，顔色は萎黄であった。以前に当地の衛生院で知柏地黄丸，六味地黄丸をもらって服用したが，効果がなかっただけでなく，食欲不振や泥状便はいっそうひどくなったとのことであった。
弁　証：心脾両虚，腎失封蔵，精液外泄
治　則：先に補益心脾をはかり，後に佐として益腎固精をはかる。
取　穴：初診～6診：神門，三陰交（補）。
　　　　7～14診：上処方に腎兪（補）を加える。2～3日に1回の鍼治療とする。
効　果：3診後には不眠，心悸，息切れ，精神疲労は軽減したが，滑精はまだ隔日で1回起こる。5診後には心脾両虚による症状には著しい改善が見られ，滑精も再発していない。8診後，滑精はほぼ治癒（5診～今日まで再発が見られない）している。9～14診では治療効果の安定をはかった。
考　察：精は腎に蔵されており，それを主宰しているのは心である。腎は先天の根とされて

おり，脾は後天の本とされている。腎精は水穀の精微の補充と化生に依存している。本症例は思慮労倦過度に飲食の不節制が加わって心脾を損傷したものである。心脾両虚が腎の封蔵機能に影響して精関不固を引き起こし，そのために精液が滑泄したものである。

したがって初診～6診では神門，三陰交（補）による補益心脾に治療の重点をおいた。心脾両虚による症状の一定の改善を待って，7～14診では腎兪（補）を加えた。その目的は補益心脾をはかると同時に，補腎固精をはかることにある。

［症例9］陰虚火旺，挟腎陽不足

患　者：男，22歳，初診1973年10月29日
主　訴：遺精を患って3年になり，再発して1年余りになる。
現病歴：以前に遺精を3年患ったことがある。治癒した後の1年後の1972年の冬に再発した。徹夜をするたびに精液がもれる。微熱，口苦，咽頭の乾き，目のかすみ，心煩，多夢，不眠，尿は黄色いが時に赤くなる，腰のだるさ・痛み，頻尿，四肢不温，さむがり，四肢の冷え，頭暈，息切れ，心悸，驚きやすい，身体のだるさ，無力感，下痢，空腹になりやすくよく食べる，夜間に驚きやすいといった多くの症状を伴っている。舌質は紅，剝苔，脈は細数であった。中西薬の治療は効果がなかった。
既往歴：耳鳴りを患って2年余りになる。陽痿を9カ月患っている。
弁　証：陰虚火旺，心腎不交に精血耗傷，陰損及陽を伴って起こった滑精と陽痿
治　則：滋陰清火，交通心腎
取　穴：初診～10診，14～18診：神門（瀉），復溜（補）により滋陰清火，交通心腎をはかる。11～13診：関元，気海（補）により補益真陽，補益元気をはかる。
　　　　1～2日おきに鍼治療を施すこととする。
効　果：2診後には心悸，驚きやすさは軽減し，不眠は好転した。5診後に驚悸〔精神的な影響により動悸がおこる〕，微熱，腰痛は軽減した。睡眠も5時間は熟睡できるようになった。7診後には不眠と驚悸が治癒し，精神状態も好転した。10診後には耳鳴りが治癒した。初診から10診の治療期間中に滑精は起こっておらず，陽痿は著しく好転している。13診後に滑精が1回起こり，多夢，不眠および夜間に驚きやすいといった症状が再発した。16診後には滑精，陽痿，驚悸やその他の随伴症状はすべて治癒している。18診で治癒した。1985年3月15日に滑精が治癒していることを確認した。随伴症状と陽痿も再発していないとのことであった。
考　察：本症例の病因病機は次の通りである。最初は陰虚火旺，心腎不交による遺精を患っていた。それがなかなか改善しなかったために陰液が損耗して腎陽を損傷し，腎陽不足となったために一連の陰陽両虚，寒熱錯雑，虚実挟雑による病理証候群が出現するようになったものである。先に陰虚火旺があって，後に腎陽不足が起こったものであり，後者は前者が原因で起こったものである。したがって温陽培本ではなく，滋陰清火，交通心腎の法により本治をはかることとした。陰虚火旺の証が治癒する

ことにより，損陽によって虚となった腎陽不足の証も，陰虚火旺の治癒とともに治癒するからである。

この考え方にもとづき神門（瀉），復溜（補）により本治をはかった。初診〜7診の治療で病状が日増しに好転したので，11〜13診では関元，気海（補）により補益真陽，補益元気をはかったが，病機に反していたため病状が再発しそうになってしまった。したがって14〜18診では再び最初の処方に改め，最終的には治癒させることができた。

## 結　語

### 1．症例のまとめ

本篇では9症例を紹介した。

例1は陰虚火旺，心腎不交による遺精である。神門（瀉），復溜（補）とし，後に補腎固精を目的として太谿（補）を加えた。この滋陰清火，交通心腎，佐として補腎固精をはかる法を用いて，効を収めることができた。

例2は心肝火旺となり精室に影響して起こった遺精である。行間，神門（瀉）に丘墟（瀉）を配穴した。この清肝制火により封蔵機能を強くするという法を用いて，効を収めることができた。

例3は心腎不交に湿熱下注がからんで起こった遺精である。神門（瀉），復溜（補）に清熱去湿を目的として会陰（瀉）を加えた。この滋陰清火，交通心腎，佐として清利湿熱をはかるという法を用いて，効を収めることができた。

例4は相火偏亢，腎失封蔵による遺精である。復溜（補，透天涼を配す），腎兪（補）による壮水制火，補腎固精の法を用いて，効を収めることができた。

例5は肝火旺動，腎虚不蔵による遺精である。太衝（瀉），復溜（補）による平肝滋腎の法を用いて，効を収めることができた。

例6は心火亢盛，心腎不交による遺精である。神門，心兪（瀉），復溜（補）による清心寧神，交通心腎の法を用いて，効を収めることができた。

例7は湿熱下注により精室が影響を受けて起こった遺精である。先に陰陵泉，中極（瀉）とし，後に腎兪（補）を加えた。この先に清利湿熱をはかり，後に佐として補腎固精をはかることにより，効を収めることができた。

例8は心脾両虚，腎失封蔵による遺精である。神門，三陰交（補）とし，後に腎兪（補）を加えた。この補益心脾をはかり，後に佐として補腎固精をはかるという法により，効を収めることができた。

例9は陰虚火旺，心腎不交に陰損及陽，腎陽不足を伴った遺精である。神門（瀉），復溜（補）による滋陰清火，交通心腎の法を用いて，その本を治した。この方法により陰虚火旺の証が治癒しただけでなく，腎陽不足の証もこれにつれて治癒させることができた。

以上の症例から見ると，陰虚火旺と腎虚不蔵によるものが多く見られることがわかる。またその主たる病機は心，肝，腎の3臓にあり，その中でも腎との関係が最も密接であることがわかる。心脾両虚が腎不封蔵に影響して起こる滑精は，臨床的にはあまり見られない。
　例1，例3，例6，例9の病機は，ともに陰虚火旺，心腎不交であるので，すべて神門（瀉），復溜（補）による滋陰清火，交通心腎の法を用いた。その中で例1は腎気不固に偏していたので後の3診においては太谿（補）を加え，佐として補腎固精をはかった。例3は湿熱下注を伴っていたので，会陰（瀉）を加え，佐として清熱去湿をはかった。また例6は心火亢盛に偏していたので，心兪（瀉）を加え，清心安神の効を強めた。例9は陰損及陽，腎陽不足の証を伴っていたが，本は陰虚火旺にあったので，あくまで本の治療をはかることとした。

## 2．選穴について

　ここで紹介した9症例における選穴では，神門，復溜，腎兪，太谿，行間，丘墟，会陰，太衝，心兪，陰陵泉，中極，三陰交といった12穴が用いられている。その中でも前の3穴が最も多く用いられており，他の治療穴の応用は1回づつとなっている。病機にもとづいた臨機応変な選穴・配穴，適切な補瀉法の施術が，治療効果を決定しているのである。例えば，6つの症例で復溜（補）が用いられているが，その目的はすべて滋陰補腎にある。また6つの症例で神門が用いられているが，これは各症例の病因病機の違いにもとづいた治則，処方のなかで，臨機応変な配穴が施されているのである。例えば神門（瀉）により清心をはかり，復溜（補）を配穴することにより滋陰清火をはかったり，あるいは神門（補）により補益心気，補益心血をはかり，三陰交（補）を配穴することにより，補益心脾をはかるといったような応用がされているのである。補瀉法の違い，配穴の違いによって，作用も異なってくるのである。

## その他

### 1．弁証と治療について

　本病の弁証について，前人は「夢あるは心病，夢なしは腎病」といった説を提起している。君相火旺となって夢遺が起こるのは心病，精関不固となって夢を見ずに滑精が起こるのは腎病ということになる。ただ夢の有無にもとづいて病位が心だとか腎だとかするのは，実際のところ弁証の根拠としては充分ではない。やはり患者の発病の経過，脈証の現れかた，随伴証候群などと関連させることが必要とされ，そうすることによってのみより正確な診断，分型，治療が可能となるのである。
　本病の治療について一般的にいうと，発病初期はまず君相の火の清瀉を主とし，必要に応じて滋陰をはかるべきであり，固渋を急ぎすぎてはならない。久病のもので腎失封蔵によるものには，固渋精関の法を主とするとよい。またいわゆる堤を築き水を阻むという阻水，固

内 科

堤により本を治すのもよい。陰損及陽となっているものには，滋陰を主とし，同時に温陽をはかって，その本に対処すべきである。また湿熱下注によるものには，清化湿熱を主とし，肝火旺動によるものには，清瀉肝火を主としながら必要に応じて清心をはかるとよい。前立腺炎によるものは，清利湿熱を主としながら，具体的な兼症にもとづいて弁証論治をはかるとよい。

## 2．選穴について

　本病は主として心，肝，腎の問題や湿熱が関係しているので，選穴にあたっては，次のようにするとよい。心経の原穴である神門（瀉）は清心，安神を目的とし，肝経の原穴である太衝（瀉）は平肝，清肝，疏肝を目的として選穴される。腎経の母穴である復溜（補）により滋陰をはかると封蔵を助け，腎水が心に上るのを助けることができる。また腎経の原穴である太谿（補）は補益腎気を目的として選穴されるが，これにより精室を固め封蔵を助けることができる。腎経の背兪穴である腎兪（補）は，補益腎気により精室を固める目的で選穴することができる。脾経の合水穴である陰陵泉（瀉）は，去湿を目的として選穴し，膀胱の募穴である中極（瀉）は去湿熱を目的として選穴される。また夢遺を治療する要穴とされている会陰（瀉）は，湿濁下注や前立腺炎を原因として起こる遺精，夢交の治療に用いることができる。

# 18. 中　風

## 概　説

　中風は突然気を失なって人事不省となり，口眼歪斜〔顔面神経麻痺〕，言語障害，半身不随を伴うという病である。気は失なわないが，口眼歪斜，半身不随となるものも，これに含まれる。本病は突然発病することから，「卒中」ともいわれる。本病は急に発病し，証も多方面にわたり，変化も迅速であり，この特徴が自然界の風の「善く行ぐり数々変ずる」という特性に似ていることから，古代の医家は広義の風病としてとらえ，中風としているのである。本病は外邪の侵襲によって起こるものを外風と称している。真中風，真中ともいう。外邪の侵襲のよらないで発病するものを内風と称している。内風は類中風または類中ともいう。臨床上では内風（類中風）のものが多く見られる。『霊枢』刺節真邪篇には，「虚邪偏して身半に客し，其の入ること深く，内栄衛に居し，栄衛稍衰うる時は，則ち真気去り，邪気独り留して，偏枯を発す」とあるが，これは外風を指していったものである。
　中国伝統医学における中風は，現代医学でいう脳溢血，脳血栓症，脳梗塞，脳血管痙攣，クモ膜下出血，ウイルス性脳炎，高血圧性脳症，顔面神経麻痺を包括している。これらのうち脳溢血は中風病の入臓入腑に相当し，脳血栓症と脳梗塞は中風病の中経中絡に相当するものである。またクモ膜下出血は風痰上擾によるものが多く，高血圧性脳症は肝陽上亢によるものが多い。
　平素から気血虧虚や心肝腎3臓の陰陽失調という状況下にあって，外邪を感受したり，情志の失調，飲酒，暴食，房労といった要素が加わると，気血の運行や肌膚筋脈の栄養が阻害され一連の経絡証候が出現するようになる。あるいは下部で陰虧となったために肝陽暴張，陽化風動，血随気逆，挟痰挟火となって経隧〔経絡の通り道〕に影響し，心神を擾動して清竅が蒙蔽すると，下虚上実となり陰陽が相互につながらなくなって重篤な証候を引き起こしてしまう。
　中風の回復期と後遺症期のものが鍼灸治療では多く見られる。とくに意識障害（中臓腑）を伴わない顔面神経麻痺，半身不随（中経絡）を主証とする病証が多く見られる。正確に弁証し，適切に選穴して治療すれば，著しい効果を収めることができる。
　本篇では中経絡の回復期と後遺症期の鍼灸治療について述べることとする。風中臓腑のものは，その多くが病棟での救急治療を必要とするので，ここでは省略することとする。

内　科

---

**弁証施治**

　本病は本虚標実という特徴がある。本は肝腎不足や気血虧虚であり，標は風火相煽や痰湿壅盛，気血鬱阻である。本病は病位の深さの違いや病情の程度の差がある。中経絡のものは病位が浅くて病情は軽く，一般的には神志面での変化はなく，半身不随，口眼歪斜，言語障害のみが出現するというものである。一方，中臓腑のものは病位が深くて病情は重く，主として神志不清（意識障害），口眼歪斜，半身不随が出現する。また前駆症状や後遺症が見られるという特徴もある。

　中風の病理機序には，風（肝風，外風），火（心火，肝火），痰（風痰，湿痰），虚（気虚，陰虚），気（気逆），血〔血瘀〕の6つがある。これらが一定の条件下で相互に影響しあい，相互に作用しあって突然発病するのである。このうち痰湿，瘀血，痰瘀互結は，ともに中風を引き起こす可能性があるが，これらの中では痰瘀が最も重要である。痰瘀互結となって脳絡を阻滞させ，清竅を蒙蔽するというのが，中風の鍵となる発病機序である。弁証時には注意をはらって分析を行うべきである。


### 中経絡（脳血栓症，脳梗塞に多く見られる。）

#### 1　風中経絡型
[主証]　頭暈，頭痛，目昏〔物がはっきり見えないという症状〕が起こり，突然言語障害，口眼歪斜あるいは手足の動きが悪い，半身不随といった症状が出現する。舌質は紅，脈は弦滑で数となる。
[治則]　平肝潜陽，熄風去痰
[取穴]　百会，太衝，豊隆（瀉）
　　　　あるいは上処方と患側の関連穴（瀉）とを交互に用いてもよい。


#### 2　風邪入中型
[主証]　手足の麻木〔しびれ〕，肌膚不仁。あるいは突然口眼歪斜，言語障害となり，口角から涎が流れ出たり，ひどい場合は半身不随となる。あるいは悪寒発熱，肢体の拘急，関節痠痛といった症状が見られる。舌苔は薄白，脈は浮弦または弦細となる。
[治則]　去風通絡，養血和営
[取穴]　曲池，風府（瀉），三陰交（先瀉後補）
[応用]　◇半身不随には患側の関連穴（瀉）を加えるとよい。
　　　　◇言語障害には廉泉（瀉）を加えて通調舌絡をはかるとよい。
　　　　◇風熱表証のあるものには，合谷（瀉）を加えて疏風清熱をはかるとよい。

◇嘔逆し痰が盛んで舌苔が白膩であるものには，豊隆（瀉）を加えて化痰降逆をはかるとよい。

### 3 風痰上逆型

[主証] 頭昏，頭重が起こり，突然口眼歪斜となり舌が歪斜して言語障害となる。痰涎が多い。手足の動きが悪く半身不随となる。舌苔は黄膩，舌体は胖大，舌辺に歯痕がある，脈は沈滑となる。
[治則] 豁痰利湿，熄風通絡
[取穴] 陰陵泉，豊隆，太衝または風池（瀉）
あるいは上処方と患側の関連穴（瀉）とを交互に用いてもよい。
[応用] ◇痰瘀が脳絡に阻滞しているものには，豊隆，三陰交，太衝（瀉）により豁痰去瘀，熄風通絡をはかるとよい。
◇「神有余なれば則ち笑うこと休まず，神不足なれば則ち悲しむ」「心気虚すれば則ち悲しみ，実すれば則ち笑うこと休まず」といわれている。善笑不休という精神症状を伴うものには，神門または大陵（瀉）を加えて清心安神醒志をはかれば，強制的にこの精神症状をただちに抑制することができる。

### 4 気虚血瘀型

[主証] 緩慢に発病。肢体の麻木感，手足欠温，発語無力，言語障害，頭暈，頭痛，半身不随といった症状が出現する。舌苔は薄白，舌質は紫暗，脈は細濇または細弱となる。
[治則] 益気活血通絡
[取穴] 合谷（捻補8分間），三陰交（捻瀉4分間）
上処方には補陽還五湯に類似した効がある。上処方と患側の関連穴（虚実に応じて補瀉を決める）とを同時または交互に用いてもよい。

### 5 陰虚陽亢型

[主証] 平素から頭暈，頭痛，耳鳴り，眩暈，腰のだるさがある。突然口眼歪斜，言語障害，半身不随となる。舌質は紅，あるいは舌苔は黄，脈は弦細で数，あるいは弦滑となる。
[治則] 育陰潜陽，鎮肝熄風
[取穴] 復溜（補），太衝，風池（瀉）
上処方には鎮肝熄風湯に類似した効がある。上処方と患側の関連穴（虚実に応じて補瀉を決める）とを同時または交互に用いてもよい。

内　科

### 6　気血虧虚型

[主証]　平素から気血虧虚の状態にある。突然半身不随，口眼歪斜，言語障害となる。息切れ，心悸，頭暈，精神疲労，倦怠といった症状がある。顔色萎黄，脈は細弱となる。
[治則]　補益気血，壮筋補虚
[取穴]　合谷，三陰交（補）
　　　　補益気血をはかることによって壮筋を促す。上処方と患側の関連穴（虚実に応じて補瀉を決める）とを同時または交互に用いてもよい。


## 本病の兼証

1．便秘：便秘篇の関連する証型施治を参考にするとよい。
2．癃閉：癃閉篇の関連する証型施治を参考にするとよい。
3．尿失禁：小便失禁篇の関連する証型施治を参考にするとよい。
4．失明（椎骨脳底動脈循環不全症による）：風池，大杼，肝兪（補）により益髄填精明目をはかるとよい。
5．構音障害，嚥下困難（仮性球麻痺）：風池，腎兪（補）により健脳益髄をはかり，廉泉（瀉）により佐として利咽をはかるとよい。


## 後遺症

### 1．言語障害（運動性失語症，知覚性失語症，名称失語症）

◇風痰上阻，経絡失和：舌の強ばり，言語障害，肢体の麻木，脈弦滑が見られる。曲池，豊隆，廉泉（瀉）により去風除痰，宣竅通絡をはかる。
◇腎虚で精気が上昇しないもの：息切れ，心悸，失声，言語障害，腰膝酸軟が見られる。復溜，腎兪（補）により補益腎精をはかり，廉泉（補）により佐として調補舌絡をはかる。挟実であるものは廉泉を瀉法に改める。あるいは関元，腎兪，復溜（補），通里（瀉）とする。これには地黄飲子に類似した効がある。
◇肝陽上亢，痰邪阻滞によるもの：廉泉，行間，豊隆（瀉）により平肝潜陽，化痰開竅をはかる。
◇言語障害と半身不随が同時に存在するものは，中経絡のなかの関連する証型を参考にして取穴するとよい。

### 2．口眼歪斜（中枢性顔面神経麻痺は顔面下部に多く見られる。）

◇局所取穴，対症治療とする。下関，頬車，地倉といった治療穴を用いることが多い。虚には補法，実には瀉法とし，寒には灸を併用する。
◇本症と半身不随が同時に存在するもの，あるいは半身不随と言語障害が同時に存在する

ものは，中経絡のなかの関連する証型を参考にして取穴するとよい．

## 3．半身不随
### （1）対症治療，患部取穴
◇上肢麻痺

弛緩性麻痺に対しては，肩髃，曲池，手三里，肩髎，合谷，外関などを選穴して補法を施す場合が多い．あるいは腕神経叢に刺鍼して弱刺激を与え，置鍼は行わない．これらには壮筋補虚の作用がある．

痙性麻痺に対しては，極泉，尺沢，少海，間使，神門，孔最などを選穴して瀉法を施す場合が多い．あるいは腕神経叢に刺鍼して中程度の刺激を与え，鍼感が上肢全体に走るようにし，置鍼を行うとよい．これには舒筋活絡の作用がある．

下垂手（前腕の経筋拘急による）に対しては，手三陰経の前腕の経筋の拘急によるものには，局所取穴として内関（または間使），神門（または通里），列缺に瀉法を施して舒筋活絡をはかるとよい．もし手三陽経の前腕の経筋の弛緩を伴う場合は，上処方と陽池，外関，支正，偏歴（補）による健壮筋脈の法を交互に用いて経筋のバランスを調節するとよい．

肘窩部の経筋の攣急（手三陰経の経筋は肘窩部に結している）には，局所取穴として曲沢，尺沢，阿是穴（瀉）により舒筋活絡をはかるとよい．

長期にわたって寝たきりの場合や，鍼灸治療の期間中に肩部の局所穴を配穴しなかった場合，肩関節の部位に硬直や疼痛が起こることがある．このような場合は肩髃，肩髎または臂臑に瀉法を施すか，あるいは灸や吸角を併用して舒筋活絡，通利関節をはかるとよい．また治療の全過程において肩部の経穴を軽視したために，肩関節部の肌肉の萎縮，経筋の弛緩が起こったり，亜脱臼が起こっているものには，肩髎，肩髃，巨骨といった経穴に鍼補または灸補を施して壮筋補虚，強健関節をはかる必要がある．

◇下肢麻痺

弛緩性麻痺に対しては，環跳，風市，陽陵泉，足三里，解谿，絶骨などを選穴して補法を施し，壮筋補虚をはかる場合が多い．また痙性麻痺に対しては，照海，三陰交，委中，陰陵泉，蠡溝などを選穴して舒筋活絡をはかる場合が多い．

足太陰，足少陰経の足果部の経筋拘急による内反足には，公孫，照海，太谿，三陰交などを選穴して瀉法を施し，舒筋活絡をはかるとよい．また足少陽，太陽経の足果部の経筋弛緩を伴う場合は，絶骨，申脈，崑崙，丘墟などに補法を施す健壮筋脈の法と，上記の治療穴とを交互に用いて，経筋のバランスを調節するとよい．

足太陽，少陰経の経筋拘急による足下垂には，承山，太谿，崑崙（瀉）により舒筋活絡をはかるとよい．また足少陽，陽明と足厥陰経の足背部の経筋弛緩による足下垂には，丘墟，解谿，足下廉，中封などを選穴して補法を施し，健筋補虚をはかるとよい．

足下垂に内反足を合併したもので，これが足太陽，少陽，太陰の経筋拘急による場合には，承山，公孫，照海，太谿，陰谷などを選穴して補法を施し，舒筋活絡をはかるとよい．

（2）全体治療，弁証取穴

◇久病のために気血両虚になり，肌肉筋脈の濡養が悪くなると麻痺が起こる。この場合は，麻痺の他に肢体の麻木・無力，肌肉軟弱，しだいにやつれる，精神疲労，顔色萎黄といった症状が出現する。また頭暈，心悸，息切れといった症状が見られることもある。舌質は淡，脈は細弱となる。治療は合谷，三陰交（補）により補益気血，補益筋脈をはかるとよい。あるいはこの方法と患部の治療穴（補）とを交互に用いてもよい。

◇肝陽上亢，火昇風動となり，気血がともに上逆して絡脈が破れて血が溢れると，脳絡瘀阻となって麻痺が起こる。この場合は，麻痺の他に硬直拘急，頭痛，頭暈，顔面紅潮，耳鳴りといった症状が出現する。舌質は紅，舌苔は黄となり，脈は弦硬で有力となる。治療は行間，風池，百会（瀉）により平肝潜陽，熄風通絡をはかるとよい。この方法は患部の治療穴（瀉）と交互に用いることができる。

◇気虚血瘀のために脳絡瘀阻，血脈痺阻となって麻痺が起こる場合がある。この場合は，麻痺の他に肢体無力あるいは肢体麻木が起こったり，息切れ，話したがらない，顔色萎黄といった症状が出現する。舌質は淡紫となったり，瘀斑を伴ったりし，舌苔は薄白となる。脈は細濇または虚弱となる。治療においては合谷（補，連続して捻補を8分間），三陰交（瀉，捻瀉を4分間）により補気活血，去瘀通絡をはかるとよい。これは補陽還五湯に類似した効果がある。この方法は患部の治療穴（補または瀉）と同時または交互に用いてもよい。

　この気虚血瘀型は，脳血栓症や脳梗塞による半身不随に多く見られる。痙性麻痺の患者には上処方に太衝（瀉）を加えて平肝熄風をはかり，患部の治療穴には瀉法を施すとよい。また弛緩性麻痺の患者には上処方に患部の治療穴（補）を併用するとよい。脳梗塞に徐脈を伴う場合は，上処方に神門（補）を加えると補益心気，去瘀通絡の効を収めることができる。

◇肝腎不足型のものには，復溜，曲泉，太谿または腎兪（補）により補益肝腎をはかるとよい。患部の治療穴（必要に応じて補または瀉）と同時または交互に用いてもよい。

◇風邪が痰湿を触発して経絡に影響し，脳絡を閉塞させて起こった半身不随には，曲池，豊隆，陰陵泉（瀉）により，去風去痰去湿をはかるとよい。患部の治療穴（必要に応じて補または瀉）と同時または交互に用いてもよい。

◇痰瘀が脳絡に阻滞して起こった半身不随，言語障害には，豊隆，三陰交，風池（瀉）により去痰活血，通暢脳絡をはかるとよい。患部の治療穴と交互に用いてもよい。

　半身不随と言語障害，顔面麻痺が同時に見られる場合がある。これが脳血栓症の後遺症による場合は，腰膝の軟弱化，耳鳴り，視力低下，健忘といった症状が出現し，舌質は淡となり，瘀斑を伴う場合もある。舌苔は薄白，脈は虚大または細弱となる。腎精不足による場合は腎兪，太谿，復溜（補）により補腎健脳をはかるとよい。これにより脳細胞の正常な代謝機能を回復を促すことができる。とくに長期にわたって血管拡張剤を服用しても治癒しない患者に対して，この方法による効果はいっそうよい。後遺症がまだそれほど長くなく，気虚血滞を伴うものには，上処方と合谷（補），三陰交（瀉）に

よる益気行血通絡の法を交互に用いるとよい。

## 症　例

[症例1] 気血虧虚，筋脈失養
患　者：男，52歳，初診1967年9月30日
主　訴：半身不随，口眼喎斜，言語障害を患って1カ月余りになる。
現病歴：もともと胃痛を2年患っていた。1カ月余り前に4日連続して大量の紫暗色の血塊を瀉下した。最後の1日に突然昏倒して人事不省となり，口を開けていびきをかき，両目は上視し，二便失禁，四肢厥冷となり，冷汗がたくさんで，左上下肢を動かすことができなくなった。当地の病院で3日間救急治療を受け，落ちついたので当病院の第1内科に転院してきた。
現　症：この1カ月余り，左の上下肢が麻痺し，肢体痿軟〔麻痺〕となっている。左足底部にしびれと痛みがあり，患肢の肌肉は弛緩している。口眼は右に向かって歪斜しており，言葉をはっきり話すことができない。大便は硬く2日に1回，排便無力，息切れ，無力感，頭暈，心悸，耳鳴り，目昏〔目がかすむ〕といった症状を伴っている。舌質は淡，顔色は蒼白，眼瞼の色は淡，脈は虚大である。内科検査：血圧は終始高くなく，胃腸バリウム検査では異常はなかった。下血は鉤虫症の関係である。貧血性脳血管塞栓の疑いがある。西洋薬を用いて治療したが効果はなかったため，本日鍼灸治療を受診することとなった。
弁　証：気血虧虚，筋脈失養
治　則：補益気血，佐として強壮筋脈をはかる。
取　穴：初診〜2診（10月3日）：合谷，曲池，足三里，三陰交（補）により補益気血，強壮筋脈をはかる。
　　　　3診（6日）：合谷，三陰交（補）により補益気血をはかる。
　　　　4診（9日）〜12診（11月2日）：合谷，三陰交（補）に患側の曲池，足三里（補）を加えて患肢筋脈の強壮をはかる。
効　果：3診後には歩行できるようになったが，無力感を感じる。左上肢は改善していない。4診後には左下肢で歩行はできるが，まだ少し軟弱である。左上肢も動かせるようになったが，まだかなり軟弱である。9診後には歩いて治療に来られるようになった。12診で治癒し，11月3日に退院した。
考　察：「胃は水穀の海と為す」「脾は気血生化の源と為す」「陽明は宗筋の長と為す」「足は血を得て則ち能く歩く」「手は血を得て則ち能く握る」といわれている。本症例は長期にわたって胃が痛み，納運が悪く，気血虧損となっていた。もともと気血虧損であったところに，大量の血便が出て営血を損傷し，精血虧損となり元気を大いに損じたために，突然元気敗脱による脱証が出現したのである。脱証となって3日

内　科

が経過し，脳が栄養されず血行が悪くなっており，さらに精血による筋脈や四肢の濡養が悪くなったために半身不随，言語障害，顔面麻痺が出現したものである。便秘は精血不足による滋潤低下と，気虚による伝導障害によるものである。精血不足，脳髄失養となると，頭暈，耳鳴り，頭昏が起こる。また心血が不足すると心悸が起こる。舌質淡，顔色蒼白，眼瞼の色が淡，息切れ，無力感，脈虚大などは，すべて気血虧虚の象である。弁証取穴では合谷，三陰交（補）による補益気血を主とした。さらに患肢取穴では左の曲池，足三里（補）により佐として患肢筋脈の健壮をはかって，効を収めることができた。

[症例2] 風陽挟痰，上擾脳絡

患　者：男，47歳

主　訴：半身不随，言語障害を患って2カ月余りになる。

現病歴：2カ月余り前，最初は頭部の跳痛，眩暈，耳鳴りが起こり，頭が朦朧としていた。その7日ほど後に右の上下肢の動きが悪くなり，握力がなくなり，物を持てなくなった。下肢は屈伸すると強ばった感じがし，歩行痿軟となった。口舌は強ばった感じがし，舌は左に歪斜しており，言語障害になっている。咳をすると白い痰が出る。口からは水様の涎が出ている。息切れ，喉の痰鳴といった症状がある。また泣いたり笑ったりしている。血圧は高くなく，舌苔は薄白，脈は滑数である。風池，天柱の部位に強い圧痛がある。当病院の第1内科に入院して2カ月になるが，あまり治療効果がなかった。昨日退院して鍼灸治療を受けに来た。

弁　証：陰虚陽亢で風陽挟痰が脳絡に上擾し，脳絡が悪くなり経脈が失調して起こった中風，舌の強ばり

治　則：熄風豁痰，通暢脳絡，佐として益気補腎，壮筋補虚をはかる。

取穴と効果：初診：風池，豊隆，廉泉（瀉）により熄風化痰，暢通脳絡，通調舌絡をはかる。

2診：合谷（補），廉泉，豊隆（瀉）により益気化痰，通調舌絡をはかる。

3診：風池，豊隆，内関（瀉）により暢通脳絡，滌痰安神をはかる。

4診：豊隆，太衝，曲池（瀉）により去風化痰，清脳熄風をはかる。

5診：精神状態はよい。時に泣いたり笑ったりする。痰涎は減少している。太衝，豊隆，内関（瀉）により熄風去痰，安神醒志をはかる。

6診：合谷，復溜（補），間使（瀉）により益気育陰，安神醒志をはかる。

7診：四肢の活動が有力になっている。数日来，精神異常は治癒している。まだ頭暈がある。治療は5診同様とする。

8診：痰涎は減少しており，言葉ははっきりしている。昨晩は盗汗と頭暈がひどかったという。復溜（補），太衝（瀉）により育陰潜陽熄風をはかる。

9診：頭暈は軽減した。粘った痰が出る。左半身が少しだるくて力が入らない。太衝，豊隆（瀉），復溜（補）により育陰熄風，去痰降濁をはかる。

10診：左の曲池，手三里，合谷，足三里，下肢の阿是穴（補）により患肢筋脈の強

壮をはかる。

11診：昨晩は滑精が起こった。早朝に盗汗があり，現在は息切れ，無力感がある。脈は虚弱である。合谷，復溜（補），間使，廉泉（瀉）により益気補腎，理気調絡をはかる。

12診：息切れと頭暈は軽減し，精神状態はよい。会話もはっきりしている。精神異常は20数日再発していない。喉の痰鳴音はなくなっている。左肩を外展させると少し痛む。治療は11診同様とするが廉泉を除く。

13診：治療は12診同様とする。

14診：合谷，三陰交（補）により補気養血益陰をはかる。間使（瀉）を配穴した。

15診：舌筋がやや左に向いている。この2日，咳をし痰が出る。仰臥位になると息切れが起こり咳がひどくなる。合谷（補），通里，豊隆（瀉）とする。

16診：左の上下肢に力が入らない。左の肩髃，曲池，合谷，足三里，三陰交（補）により患肢筋脈の強壮をはかる。

17診：上腕を挙上する時に左肩内側にだるい痛みが起こる。早口で話したり連続して話をすると，幾つかの言葉がはっきりしない。左の肩髃，雲門，阿是穴（瀉），廉泉（瀉）とする。2カ月後の追跡調査により治癒していることを確認した。

考　察：本症例は発症当初は，頭部の跳痛，頭暈，頭が朦朧とする，耳鳴りといった症状が見られたが，これは肝陽上亢，風陽昇動により清空が影響を受けて起こったものである。約7日後に，風陽挟痰となって脳絡に上擾し，脳絡を障害し経脈失調となったために舌が強ばって言語障害となり，舌が歪斜し，肢体を動かせなくなった。また痰濁壅盛となって神明を蒙蔽すると精神症状が出現し，脈は滑数となる。

本症例に対しては熄風豁痰，通暢脳絡，佐として益気補腎，壮筋をはかるという法を用いて効を収めることができた。太衝（平肝熄風），風池（熄風，通暢脳絡），豊隆（豁痰）による熄風豁痰，通暢脳絡を主とし，合谷，復溜による益気補腎を副とした。さらに患肢取穴により佐として強壮筋脈をはかった。廉泉（瀉）の配穴は通調舌絡を目的としており，内関（瀉）の配穴は安神をはかることにより狂笑を制止させることを目的として用いた。

［症例3］真元不足，痰阻脳絡

患　者：男，74歳

主　訴：半身不随，口眼喎斜〔顔面神経麻痺〕，言語障害を患って4日になる。

現病歴：6日前に突然つまずいて倒れたが，自分で起きあがった。意識ははっきりしており，肢体の運動も正常であった。その2日後に左側が半身不随となり，口眼喎斜，言語障害が現れた。口からは清涎が流れるようになった。咳嗽，哮喘，喉の痰鳴，多眠，頻繁に泣き叫ぶ，頻尿，尿失禁，左上肢の麻痺，下肢の強ばり，胃のつかえ，食欲不振，頭暈，目眩，四肢不温，息切れのため身体をまるめて側臥位になりたがるといった症状がある。平素から頭暈，耳鳴り，早朝の下痢，精神不振といった症状が

あった。身体はやや肥満している。意識ははっきりしている。舌尖を伸ばすことができない。血圧は高くなく，脈は虚滑である。

弁　証：真元不足，腎精虧虚，痰阻脳絡

治　則：補腎培元，益気去痰，佐として壮筋補虚をはかる。

取穴と効果：初診：合谷，復溜（補）により益気補腎をはかり，間使，豊隆（瀉）により理気化痰をはかる。

　2診：痰涎は減少し言葉はかなりはっきりしてきた。咀嚼も改善が見られた。介助により数歩は歩けるようになっている。合谷，三陰交，関元，気海（補）により温陽益気，填補精血をはかり，間使，豊隆（瀉）により理気化痰をはかる。

　3診：痰涎は減少しており，顔面麻痺は軽減している。合谷，復溜，気海（補），豊隆（瀉）により補益元気，補益腎気，去痰濁をはかる。

　4診，6診：患肢の曲池，手三里，手上廉，足三里，陽陵泉，足下廉（補）により患肢筋脈の補益をはかる。

　5診：4診後には足を高く上げられるようになり，介助により歩行ができるようになった。左下肢はまだ軟弱である。左手は拳を握れるようになっている。咳嗽は治癒し喉の痰鳴はなくなった。会話は前よりはっきりしている。口眼喎斜は見てわからなくなった。合谷，復溜，関元（補），豊隆（瀉）により温補腎陽，益気化痰をはかる。

　7診：下肢は歩行ができるが軟弱である。早朝の下痢と耳鳴りは軽減している。手指で物を持てるようになっており，哮喘は治癒している。舌苔は薄白，舌質は淡紅である。治療は5診同様とする。

　8診：患肢の肩髃，曲池，手三里，環跳，足三里，陽陵泉，三陰交（補）により患肢筋脈の強壮をはかる。

　9診，11診：治療は5診同様とする。

　10診：9診後に歩行は以前よりかなりよくなった。患肢の曲池，手三里，外関，合谷，陽陵泉，足三里，三陰交（補）により患肢筋脈の強壮をはかる。

　12診：ほぼ治癒している。治療効果の安定をはかるために，さらに数回治療することとした。関元，復溜（補），豊隆（瀉）により温補腎陽，佐として化痰をはかる。

　13診：患肢の曲池，手三里，環跳，陽陵泉（補）とする。

　14～16診：合谷，足三里，三陰交（補）により補益中気，補益精血，身体の強壮をはかる。

　17診：患肢の曲池，手三里，合谷，環跳，足三里，復溜（補）により患肢筋脈の補益をはかる。

　3カ月後に治癒していることを確認した。

考　察：脈証，年齢，体質および随伴証候群にもとづくと，本症例は真元不足，腎精虧虚，痰阻脳絡による中風証候であることがわかる。この病機により口眼喎斜，言語障害，半身不随，四肢不温，頻繁に泣き叫ぶ，頭暈，目眩，息切れ，精神不振といった症

状が出現しているのである。また真陽不足，脾失健運となり，湿が集まって痰を生じ，痰湿中阻となると胃のつかえ，食少が起こり，痰涎壅盛となると咳嗽や痰喘が起こり，口からうすい涎が流れたりするようになる。腎陽不振，腎気不固となれば，四肢不温，頻尿，尿失禁が起こる。脾腎陽虚となると食欲不振，多夢，早朝の下痢が起こる。また中気不足となると息切れのため身体をまるめて側臥位になりたがるといった症状が出現する。補腎培元，益気化痰，佐として患肢筋脈の健壮をはかるという法により，効を収めることができた。

［症例4］気血虧虚，筋脈失用
患　者：女，68歳，初診1968年12月24日
主　訴：半身不随を患って13日になる。
現病歴：13日前に左下肢の無力，歩行障害，左上肢の麻木・麻痺に気がついた。息切れ，呼吸が早い，頭暈，心悸，精神倦怠といった症状を伴っている。脈は弦，血圧は171／111mmHgである。
既往歴：高血圧症。哮喘を患って40年になる。肺気腫を患って10数年になる。
弁　証：気血虧虚に肝風内動を伴い筋脈失用となったものである。
治　則：補益気血，平肝熄風，佐として健壮筋脈をはかる。
取穴と効果：初診：合谷，三陰交（補）により補益気血をはかり，患肢の曲池，足三里（補）により患肢筋脈の強壮をはかる。
　2～4診：上処方に太衝（瀉）を加えて平肝行血，熄風舒筋をはかる。
　5診：下肢は数歩ではあるが歩けるようになっている。ただし無力感がある。手指で物を持てるようになった。左上肢は有力になっている。精神状態もよい。合谷，三陰交，左足三里（補），太衝（瀉）とする。
　6診：血圧は160／111mmHgである。治療は5診同様とした。
　7診：左下肢は有力となり，ほぼ治癒している。精神状態はよい。頭暈と息切れは著しく軽減している。合谷，三陰交（補），太衝（瀉）とする。
　1969年8月に半身不随が治癒していることを確認した。血圧はまだ高い。
考　察：脈証，年齢，病歴にもとづくと，本症例は高齢による体力低下，気血虧虚に肝風内動，筋脈失用がからんで起こった中風証候と考えられる。合谷，三陰交（補）により補益気血をはかり，太衝（瀉）により平肝熄風をはかった。これは全体治療，弁証取穴によるものである。さらに患肢の経穴（補）により，佐として患肢筋脈を補益する法を用いた。この2法を同時に施して標本兼治することによって効を収めることができた。

［症例5］気虚血滞，脳絡瘀阻
患　者：男，65歳，初診1971年10月12日
主　訴：半身不随を患って13日になる。

内　科

現病歴：最初は左の上下肢の麻木，物を思うように持てない，転びやすいといった状態であったが，仕事はできた．数日後の10月12日に増悪し，左上下肢の麻痺，顔面麻痺（右に歪斜），言語障害となり，口角からは涎が流れ，嗜眠嗜臥となった．意識ははっきりしている．脈は緩無力であり，舌質は絳，舌心に裂紋がある．血圧は90／60mmHgである．頭痛歴や眩暈歴はない．

既往歴：23歳の時に左半身不随を患ったことがあり，32歳と46歳の時にそれぞれ再発し，今回また再発した．

弁　証：気虚血滞，脳絡瘀阻，経脈失用

治　則：補気活血通絡，佐として健壮筋脈をはかる．

取　穴：初診〜2診：合谷（補，10分間補法を施し益気通陽をはかる），三陰交（瀉，5分間瀉法を施し去瘀通絡をはかる），患肢の曲池，足三里（補），右風池（瀉）とする．
　　　　3〜7診：上処方から風池を除く．

効　果：初診後，左下肢の屈伸運動ができるようになった．左手指の屈伸もできるようになり拳を握れるようになった．2診後には一人で歩行できるようになったが，足にあまり力が入らない．左上肢は改善していない．4診後には100メートル歩けるようになり，言語障害も軽減した．左上肢と手指の運動は，ほぼ正常に回復しているが，まだ物を持つことはできない．5診後には左手で茶碗を持てるようになった．7診で治癒した．1971年12月5日に患者の子供から父親が治癒していることを知らされた．

考　察：気虚のために血を運べないと血行が悪くなり，このために脳絡瘀阻となって経脈失用となり，さらに上部に血鬱があって経絡瘀阻となって起こった中風証候と考えられる．前者の病因病機により肢体不随，顔面麻痺，言語障害，嗜眠嗜臥，脈緩無力などの証候群が出現しているのである．これは補陽還五湯証に属している．したがって弁証取穴，全体治療として合谷（補），三陰交（瀉）を用いた．これは補陽還五湯に類似した効がある．さらに患肢の曲池，足三里（補）により筋脈の健壮をはかった．この2法を同時に施こすことにより補気活血，去瘀通絡，佐として患肢筋脈を補益する効を収めることができた．また右風池（瀉）は右側の脳絡を通暢させる目的で用いた．

［症例6］風陽昇動，上擾脳絡

患　者：男，21歳

主　訴：半身不随を患って25日になる．

現病歴：25日前に右側の上下肢の麻木，拳を握ると強ばる，物を持てない，手指のふるえ，跛行，言語障害，右顔面麻痺といった状態が出現した．頭痛，頭憒〔頭がぼんやりする〕，前額部のほてり，耳内の熱感と耳鳴り，胸悶，脇痛，口渇，尿黄，吐痰といった症状を伴っている．顔面は紅潮しており，舌辺と舌尖は紅，舌苔は薄黄，脈は弦数であった．血圧は正常である．本日，当病院の内科から脳血栓ということで治療の依頼があった．

弁　証：風陽昇動となり脳絡に上擾し，経脈失用となって起こった麻痺
治　則：平肝熄風，通暢脳絡
取　穴：初診～2診：湧泉，太衝，曲池，風池，風府（瀉）とする。
　　　　3診：曲池，風池，前腕の阿是穴，風府（瀉）とする。
　　　　4診：内庭，太衝，右の合谷，頬車，地倉，曲池（瀉）とする。
効　果：3診後には胸悶，頭痛，下肢の麻木，跛行，言語障害，手指のふるえなどの症状は，すべて治癒した。右の手指の動きが悪く，口角が少し左に歪斜している。口渇，耳内の熱感と耳鳴り，尿黄，前額部のほてり，顔面紅潮，顔面の熱感があり，舌体は胖，舌辺と舌尖はやや紅，脈は沈数でやや弦である。4診で治癒した。1年後に患者の兄から治癒していることを知らされた。
考　察：本症例は風陽昇動となって脳絡に上擾し，経絡に横逆して筋脈失用となって起こった中風証候である。平肝熄風，通暢脳絡の法を用いて，効を収めることができた。配穴が精巧であったために速効を収めることができた。

　　　　初診～2診では湧泉（瀉）により引火下行をはかり，太衝（瀉）により平肝熄風をはかった。また曲池（瀉）により去風をはかり，風池（瀉）により清脳，去頭風，通脳絡をはかり，風府（瀉）により去頭風，通脳絡をはかった。3診では曲池，風池，風府，前腕の阿是穴（瀉）により，主として去風，熄風，通脳絡をはかった。3診後には肢体の症状は治癒したが，陽明の熱が強く現れており，右手指の運動障害，口角に若干の歪斜が残っており，肝風がからんでいたために，4診では弁証取穴を施した。内庭（瀉）により陽明の熱を清し，太衝（瀉）により平肝熄風をはかった。さらに患部取穴として右合谷（瀉）により手指筋脈の通調をはかり，曲池（瀉）により肘筋脈の通調をはかった。また頬車（瀉）により口の歪斜を治し，地倉（瀉）により口角歪斜の治療をはかった。4診の取穴は，弁証取穴による陽明の清熱と平肝熄風，患部取穴による去邪通経活絡の法を同時に施したものである。

[症例7] 元気不足，精血虧虚
患　者：男，55歳，初診1971年11月27日
主　訴：中風を患って半年余りになる。
現病歴：半年前に頭暈が起こって突然昏倒した。当時，会話ができず，意識ははっきりせず，左側が麻痺となった。血圧は160／90mmHgであった。地元の病院で脳溢血として3カ月にわたって中西薬と鍼灸による治療を受けたが効果がなかったので，当病院を受診した。
現　症：患肢は痙性麻痺を呈しており，肌肉は萎縮している。左の上下肢を伸ばすことができず，無理に伸ばすと左の肘・肩・膝窩部が痛む。左の上下肢は硬直していて動かせず，大腿部がだるく痛む。足の指はつっぱっているが少しは動かすことができる。冷えた時とか夜間には左下肢の痙攣がひどくなるが，温めると痙攣は止まる。左顔面筋はやや右に歪斜している。身体は痩せている。頭部に熱感がある。顔色は蒼白，

舌質は絳，脈は弱である。血圧は130～141／80～90mmHgの間である。
弁　　証：元気不足，精血虧損，筋脈失養
治　　則：補気養血益精，健壮筋脈
取　　穴：初診～2診：合谷（補），三陰交（瀉）により補気行血通絡をはかる。
　　　　　3診：左の足三里，曲池，外関（補）により患肢筋脈の健壮をはかる。
　　　　　4～11診，13～20診：合谷，足三里，三陰交（補）により補気，補益精血をはかる。
　　　　　12診：左の肩髃，曲池，合谷，足三里，三陰交（補）により患肢筋脈の補益をはかる。
　　　　　21～24診：合谷，足三里，三陰交（補）。左の曲池（補）により患肢上肢筋脈の補益をはかる。
効　　果：4診後には左下肢の夜間の痙攣はなくなり，活動は有力となった。11診後には介助により数歩歩けるようになった。20診後には左下肢は歩行も有力となった。24診で治癒した。1980年に治癒していることを確認した。
考　　察：脈証，兼証，病の経過と治療経過にもとづくと，本症例は久病により元気不足，精血虧損，筋脈失養となって起こった中風証候であることがわかる。患肢の硬直と他動運動による左の肘，肩，膝窩部の痛みは，長期入院による肢体運動不足のために起こったものである。実証の痙性麻痺として治療してはならない。患肢肌肉の萎縮，左下肢に時々起こる痙攣は，精血不足，筋脈失養によるものである。患肢の麻痺・萎縮の病因は，先に脳血栓，経脈失用という問題が考えられ，後に元気精血虧虚，筋脈失養の問題が考えられる。

　　　　　したがって初診～2診ではまず補気活血通絡の法を用いた。これには補陽還五湯に類似した効がある。その後に補気，補益精血の法と患肢筋脈を健壮にする法を用いて，効を収めることができた。本症例の弁証においては，現在の証と現病歴を関連させて考え，脈象や顔色や病の経過を考慮することによって，複雑な表面上の仮象と内在する真象を看破することが重要である。仮象に惑わされて誤診誤治を行ってはならない。

［症例8］気虚血滞，脳絡瘀阻
患　　者：男，43歳，初診1971年8月30日
主　　訴：半身不随，言語障害を患って6日になる。
現病歴：6日前に突然右上肢麻痺となり，物を持てず，麻木感がある。右下肢の運動も不自由となり歩行はやや跛行ぎみである。右顔面部に麻木感があり，舌筋の動きが悪く，言葉がはっきりしない。息切れがある。舌質は絳，舌体は薄白，脈は沈弱である。
弁　　証：気虚血滞，脳絡瘀阻，経脈失用
治　　則：益気活血，去瘀通絡
取穴と効果：初診：合谷（補，各穴に捻補を10分施す），三陰交（瀉，各穴に捻瀉を5分施す）。これは補陽還五湯の効に類似した処方である。
　　　　　2診：右上肢は動かすことができるようになり，手指を顔まで上げられるようにな

った。言葉ははっきり話せるようになっている。手指はまだ動かせない。右下肢はほぼ正常に回復している。息切れは軽減し，右顔面部の麻木感は軽減している。治療は初診同様とする。

3診：右手で扇子を持てるようになったが，握力はまだ弱い。息切れは軽減しており，精神状態はよい。右面頬部と口角にまだ麻木感がある。治療は初診同様とする。

4～6診：治療は初診同様とする。5診後は，右手指が伸ばせないだけとなった。

7診：手指が回復し掃除ができるようになった。右の曲池，合谷，阿是穴（補）により右上肢筋脈の補益をはかる。

8～9診：治療は7診同様とする。

10診：7～9診の患部取穴の効果はよくなかった。治療は初診同様とする。

11～12診：治療は初診同様とする。

13診：右上肢は正常に回復し，手指で箸を使えるようになった。他はすべて治癒している。治療は初診同様とする。

1971年11月14日に治癒して職場復帰していることを手紙により確認した。

考　察：本症例は補陽還五湯証に属している。気虚のために血行が悪くなって脳絡瘀阻，経脈失用となって起こった中風証候である。合谷（補）により補気をはかり，血行を促した。また三陰交（瀉）により活血去瘀をはかり，通暢脳絡を助けた。この益気活血，去瘀通絡の法による全体治療，弁証取穴によって効を収めることができた。7～9診では患肢の治療穴（補）による補益筋脈の法により，運動機能の回復をはかった。

［症例9］風陽昇動，上擾脳絡

患　者：男，57歳

主　訴：半身不随を患って4カ月になる。

現病歴：4カ月前のある時期，しばしば頭暈，頭痛が起こり，頭頂部や顔や全身にほてりが起こった。両足のほてりが最もひどかった。汗が出やすく，何度も鼻血が出た。また耳がかゆく耳の閉塞感が起こった。尿は黄色く排尿時に熱感があった。また内熱熾盛（しせい）により遺精が起こった。

この4カ月来，さらに右側の半身不随となり，患肢が重だるく感じられ，右下肢で歩行ができなくなった。また右上肢も不自由となり，手指がふるえ，物を持つことができない。物もはっきり見えなくなっている。大便は泥状，口臭があり味がよくわからない。身体は肥満している。顔色は紅潮しており，舌質は紅，無苔である。内眼角が充血している。脈は弦数有力である。当病院の内科で高血圧動脈硬化症と診断され，鍼灸治療に訪れた。

弁　証：肝胆火旺，風陽内動となって脳絡に上擾し経脈失用となったものである。

治　則：平肝瀉火，熄風潜陽，これと補益患肢筋脈の法を交互に用いることとする。

取穴と効果：初診～4診：太衝，丘墟（瀉）により平肝熄風瀉火をはかる。

5診：右の上下肢の動きがよくなり，両足のほてりは軽減した。治療は初診同様とするが，陽陵泉，足三里（瀉）を加えて血圧の下降を促すこととする。

6診：右の曲池，手三里，合谷，足三里，三陰交（補）により患肢筋脈の健壮をはかることとする。

7診：右の上下肢は以前より有力となり，手指のふるえは軽減している。まだ頭暈がある。治療は5診同様とする。

8診：治療は6診同様とし，右肩髃（補）を加えた。

9診：下肢の歩行は有力となり，今日は歩いて治療に来た。右の手指は物を持てるようになり，ほてりと汗の出方は減少している。治療は5診同様とする。

10診：頭暈は軽減している。10数日来，遺精は起こっていない。足の熱感は著しく軽減している。尿は黄色であるが排尿時の熱感はなくなった。杖を使うと1キロは歩けるようになった。治療は8診同様とする。

11～12診：治療は5診同様とする。

13診：杖がなくても歩けるようになっている。治療は8診同様とする。

14診：歩行は有力であり早く歩けるようになっている。右の曲池，手三里，合谷，陽陵泉，足三里，三陰交（補）とする。

15診：頭暈，耳鳴り，尿の異常，頭顔面部と両足および全身のほてりは，ほとんどなくなり，内眼角の充血はなくなっている。太衝，丘墟，三陰交（瀉）により清肝瀉火，活血通絡をはかることとする。

16診：右上肢の運動は正常となる。手指も箸を使えるようになったが，まだ少し無力な感じがする。下肢は正常に歩けるようになっている。他の兼証は一定程度軽減しているか，または治癒している。治療は15診同様とする。

考　察：本症例は，肝陽偏亢，風陽昇動となり，清空に上擾して起こった中風証候である。そのために発症前に肝陽偏亢，風陽昇動による頭暈，頭痛，頭頂部や顔や全身のほてり，両足のほてり，顔面紅潮，鼻出血，耳のかゆみ・閉塞感といった症状が出現していたのである。心肝火旺となり精室に擾動し，腎の封蔵が悪くなると，遺精が起こる。遺精が長期化して腎精を損傷すると，肝陽が偏亢しやすくなったり，肝風が内動しやすくなる。風陽昇動となり脳絡に上擾して経脈失調となると，半身不随が起こり筋脈失用となる。顔面紅潮，内眼角の充血，舌質紅，無苔，尿黄，排尿時の熱感，口臭，脈弦数有力などは，肝盛内熱の象である。

平肝瀉火，熄風潜陽の法と，患肢筋脈を補益する法を用いることとした。患肢筋脈を補益する法を用いた理由は，発病後の経過が長く，適宜に治療が施されなかったために筋脈失調による麻痺となっているためである。弁証取穴では太衝（瀉）による平肝熄風，行血通脳，丘墟（瀉）による清胆火をはかった。これは平肝瀉火，熄風潜陽を主とするものである。また陽陵泉，足三里（瀉）を配穴したが，これは降圧を促すためである。局所取穴で患肢の関連穴（補）を用いたが，これは患肢筋脈の補益をはかり，患肢の機能を回復させることを目的としたものである。弁証取穴

では麻痺は治せないので，患肢筋脈の補益を主として麻痺の治療を行ったのである。

［症例10］気血虧虚，瘀阻脳絡
患　者：男，68歳，初診1973年9月10日
主　訴：中風を患って5カ月になる。
現病歴：5カ月前の某日，起床時に左の上下肢が不自由に感じられ，起きあがって歩こうとすると歩けず，手指で物を持つこともできなくなっていた。2日目には左全身麻痺となり，左顔面麻痺も顕著となった。会話が少しはっきりしなくなったが，意識ははっきりしていた。平素から心悸，息切れ，倦怠，食事量の減少といった症状があったが，麻痺となって2日後には，それらが顕著となった。身体は痩せている。血圧は120～141／80～92mmHgの間である。以前に現地の病院に入院して治療を受けたが，あまり効果はなかった。
現　症：左上下肢の麻痺，顔面麻痺。身体は痩せている。まだ息切れ，心悸，倦怠，腰のだるさといった症状がある。左足は軽度に内反している。左手には力が入らず，少し硬直しているように感じられる。意識ははっきりしている。言葉ははっきりしているが，話す速さが遅い。舌質は暗淡，脈は細弱である。患肢の皮膚温は下がっており，知覚鈍麻となっている。血圧は138／90mmHgであった。
弁　証：瘀阻脳絡，経脈失用，気血虧虚，筋脈失養
治　則：補益気血，去瘀血，通脳絡
取　穴：初診～21診：合谷，三陰交（補）により補益気血をはかる。2～5日に1回の鍼治療とする。初診～4診は中薬治療を併用した。黄耆80g，当帰尾15g，赤芍15g，川芎15g，桃仁10g，紅花8g，土元15g，地竜15g，荷葉1枚，8剤，水煎とする。
効　果：5診後には息切れ，心悸，顔面麻痺は治癒した。左下肢の動きは以前よりはよくなっている。9診後には歩いて治療に来られるようになった。左手は茶碗を持てるようになっている。21診で治癒した。鍼治療の初期に補陽還五湯8剤を併用した。合計21回の鍼治療で40日で治癒した。1977年6月17日に右半身麻痺で鍼治療に訪れたおり，4年前の左半身麻痺が治癒していたことを確認した。
考　察：本症例は気血が平素から虚して正気不足となっていた患者が，血行障害のために瘀阻脳絡，経脈失調となって起こった中風証候である。現病歴から見ると，脳血栓によって起こった麻痺である。現証と関連させて考えると，麻痺が起こった後に高齢で身体が弱っていて気血虧虚，筋脈失養となっているために，長期にわたって改善が見られなくなっていたことがわかる。治療上は合谷，三陰交（補）を主とし，補益気血，補益筋脈をはかることとした。初診～4診では補陽還五湯を併用して益気活血，去瘀通絡をはかった。

［症例11］腎精虧虚，筋脈失用
患　者：男，50歳，初診1978年11月21日

内　科

主　　訴：脳血栓による半身不随を患って6カ月になる。
現病歴：原因は不明である。6カ月前のある朝，起床時に右下肢の麻痺に気がついた。当日の午後には右上肢も麻痺し，右顔面麻痺，言語障害も出現した。2日目に脳血栓による麻痺として某病院に入院した。2カ月の治療である程度の好転が見られた。右下肢は杖を使えば歩ける。右上肢は改善しておらず，手指で物を持つことができない。右顔面麻痺と言語障害はある程度軽減している。継続して西洋薬（多くは脳血管拡張剤）治療を数カ月行ったが，あまり効果がなかったため，鍼灸治療を依頼された。
現　　症：右下肢の麻痺，杖がないと歩けない。歩行は跛行し足に力が入らない。右上肢も麻痺しており，手指で物を持てない。顔の麻痺は軽度である。言語障害がある。さらに腰膝がだるくて力が入らない，左下肢がだるくて力が入らない，両耳の耳鳴り（按じると耳鳴りは軽減する），視物昏花〔目がかすむ〕，目が乾く，健忘といった症状があり，頭暈が起こることもある。舌質は淡，舌苔は薄白，脈は虚大である。血圧は135／90mmHgであった。
弁　　証：腎精虧虚，髄海不足，筋脈失調
治　　則：補腎健脳，補益筋脈
取　　穴：腎兪，太谿，復溜（補）。2～3日に1回の鍼治療とする。
効　　果：5診後には半身不随，頭暈，視物昏花，耳鳴りは，ある程度好転した。血圧は141／90mmHgであった。10診後には言葉がかなりはっきりするようになり，顔面麻痺は治癒した。半身不随と随伴症状も著しく好転している。15診後には右手指でナイフやフォークを使って食事を取れるようになった。また幾つかの文字を書けるようになっている。22診で治癒した。
考　　察：本症例は脳血栓により半身不随となり，某病院に入院して2カ月治療を受けてある程度好転したが，その後効果が現れなかった症例である。これは長期にわたって脳血管拡張剤を用いたことと，精血耗傷となっているためである。さらに現在はすでに後遺症期に入っており，また腎虚証候群も見られる。本症例は腎精虧虚，髄海失養により肢体麻痺となった中風証候である。
　　　　　腎の背兪穴である腎兪（補）により補益腎気，補益脳髄をはかり，腎経の原穴である太谿（補）により同じく補益腎気，補益脳髄をはかり，腎経の母穴である復溜（補）により滋陰補腎をはかった。この補腎健脳の法を用いて大脳の機能改善をはかって効を収めることができた。本症例では通暢脳絡の法を用いなかったが，これは前の担当医が長期にわたって脳血管拡張剤を用いていたためである。

［症例12］痰阻脳絡，経脈失用
患　　者：女，61歳，初診1987年4月18日
主　　訴：半身不随を患って2カ月になる。
現病歴：2カ月前のある早朝，起床時に右半身不随，口眼喎斜，言語障害，舌が強ばっていることに気がついた。某病院で脳血栓症として治療を受け，一定程度は軽減した。

また別の某病院で治療したが効果はなかった。
現　　症：右半身不随，右手指で物を持てない，右下肢歩行障害，舌の強ばり，言語障害，軽度の顔面麻痺。頭昏，頭重といった症状があり，痰涎が多い。舌体は歪斜している。舌体は胖，舌辺に歯痕がある，舌苔は白厚膩，脈は沈滑である。
弁　　証：痰湿壅盛，脳絡受阻，経脈失用
治　　則：豁痰去湿，舒調筋脈
取　　穴：初診，3診，4診，5診，8診：陰陵泉，豊隆，太衝（瀉）とする。
　　　　　2診，6診，7診，9～14診：右の曲沢，通里，阿是穴（瀉）とする。
効　　果：3診後には右手指をある程度ではあるが動かせるようになった。言葉はかなりはっきりしてきた。4診後には100歩ほど歩けるようになった。舌筋の動きがまだ悪い。痰涎は減少し，顔面麻痺は治癒した。9診後にはほぼ治癒し，歩いて受診に来た。言葉数が増えると少し言葉がはっきりしなくなる。頭昏と頭重は早期に治癒していた。14診で治癒した。1987年10月11日に患者の子供から母親が治癒しており，家事に従事していることを知らされた。
考　　察：本症例は痰湿壅盛，脳絡損傷，経脈失用による中風証候である。そのために右側の半身不随，口眼喎斜，舌の強ばり，言語障害が起こっているのである。また痰湿が清陽に上蒙しているために頭昏，頭重が起こっている。舌体，舌苔，脈象の変化は，痰湿の象が現れている。
　　　　　陰陵泉（瀉）により去湿をはかり，豊隆（瀉）により豁痰をはかり，太衝（瀉）により平肝舒筋をはかった。これは豁痰去湿，平肝舒筋の法である。さらに通調経脈の法として患肢の曲沢，通里，阿是穴（瀉）を用いた。この2法を交互に用いることにより，効を収めることができた。

［症例13］気虚血滞，脳絡瘀阻
患　　者：男，45歳，初診1973年5月29日
主　　訴：半身不随を患って6日になる。
現病歴：6日前の早朝，起床時に右の上下肢の麻痺に気がついた。弛緩性麻痺である。右下肢は歩行できず，右上肢は挙上できない。手指は物を持てず握力がない。まっすぐに座れない。平素から頭暈があった。舌苔は薄黄，脈は弦濡である。検査：意識ははっきりしている。嘔吐と痙攣はない。言語障害があり舌筋の動きが悪い。血圧は141／70mmHgであった。
弁　　証：気虚血滞，脳絡瘀阻，経脈失用
治　　則：補気活血，去瘀通絡，佐として通調舌絡をはかる。
取　　穴：初診～13診では合谷（補，10分間），三陰交（瀉，5分間）により補気活血通絡をはかった。ただし5～7診では右の曲池，足三里（補）を加え，患肢筋脈の補益をはかった。また8診，10診，12診，13診では廉泉（瀉）を配穴して通調舌絡をはかった。10診，15診では右の肩髃，曲池（瀉）により肩と肘関節部の痛みを止める目

効　果：2診後には右手指を動かせるようになった。右下肢は動くようになったが，まだ無力である。まだ座ることができない。血圧は171／90mmHgであった。7診後には右の手指で物を持てるようになり，右下肢を上げることができるようになった。まだ頭暈がある。血圧は220／80mmHgであった。10診後には自分で歩けるようになったが，無力感がある。右上肢の痛みと腕の熱感と腫れがある。血圧は211／80mmHgである。13診後には右の肩・肘関節部に力が入らず，力を入れると痛むだけとなった。血圧は190／90mmHgであった。したがって14〜15診では止痛を目的に，右の肩髃，曲池（瀉）により通利関節をはかった。

考　察：本症例は補陽還五湯証に属している。気虚血滞，脳絡瘀阻による中風証候である。また上部で血鬱となり経絡瘀阻となって脳血栓を形成したものである。脳絡瘀阻，経脈失用により右側の上下肢麻痺が起こり，正座できない，言語障害といった症状が出現している。

合谷（補）は補気することにより血行を促し，三陰交（瀉）は活血去瘀により通暢脳絡をはかることを目的としている。この補気活血，去瘀通絡の法を主として用いた。さらに廉泉（瀉）を配穴して通調舌絡をはかった。また対症治療として右の曲池，足三里（補）により佐として患肢筋脈の補益をはかった。最後の2診では右の曲池，肩髃（瀉）を用いたが，これは関節を通利して止痛をはかることを目的としたものである。

## 結　語

### 1．症例のまとめ

本篇では13症例を紹介した。

例1は気血虧虚，筋脈失養による中風である。合谷，三陰交（補）と患肢の曲池，足三里（補）による補益気血，佐として患肢筋脈の補益をはかるという法を用いて，効を収めることができた。

例2は風陽挟痰となり，それが脳絡に上擾し経脈失用となって起こった中風である。風池，豊隆，太衝（瀉）による熄風豁痰，通暢脳絡を主とし，合谷，復溜（補）による益気補腎を佐とした。この熄風豁痰，通暢脳絡，佐として益気補腎，壮筋をはかるという法を用いて，効を収めることができた。また廉泉（瀉）を配穴して通調舌絡をはかり，内関（瀉）を配穴して安神をはかることによって狂笑を抑制した。

例3は真元不足，腎精虧虚，痰阻脳絡，経脈失用による中風である。必要に応じて次のように対処した。関元，復溜，合谷（補），豊隆（瀉）による温補腎陽，益気化痰をはかる法，合谷，復溜（補），豊隆（瀉）による益気補腎，佐として化痰をはかる法，気海，合谷，足三里，三陰交（補）による補益元気，補益精血をはかる法，患肢の治療穴（補）による佐と

して患肢筋脈を補益する法などを用いて，効を収めることができた。

　例 4 は気血虧虚に肝風内動を伴い，経脈失用となって起こった中風である。合谷，三陰交（補），太衝（瀉）に患肢の治療穴（補）を配穴した補益気血，平肝熄風，佐として患肢筋脈を補益する法を用いて，効を収めることができた。

　例 5 は気虚血滞，脳絡瘀阻，経脈失用による中風である。合谷（補），三陰交（瀉）に患肢の治療穴（補）を加えた益気活血，去瘀通絡，佐として患肢筋脈の補益をはかるという法を用いて，効を収めることができた。

　例 6 は風陽昇動となり，風陽が脳絡に上擾し経脈失用となって起こった中風である。湧泉，太衝，曲池，風池，風府（瀉）による平肝熄風，通暢脳絡の法を用いて，効を収めることができた。

　例 7 は元気不足，精血虧損，筋脈失養による中風である。合谷，足三里，三陰交（補）と，患肢の治療穴（補）を交互に用いた補益元気，補益精血，佐として患肢筋脈の補益をはかるという法により，効を収めることができた。

　例 8 は気虚血滞，脳絡瘀阻，経脈失用による中風である。合谷（補），三陰交（瀉）による益気活血，去瘀通絡の法を用いて，効を収めることができた。

　例 9 は肝胆火旺，風陽昇動となって脳絡に上擾し経脈失用となって起こった中風である。太衝，丘墟，陽陵泉（瀉）と，患肢の治療穴（補）を交互に用いた平肝瀉火，熄風潜陽の法と患肢筋脈を補益する法を用いて，効を収めることができた。

　例10は瘀阻脳絡，経脈失用，気血虧虚，筋脈失養による中風である。合谷，三陰交（補）に補陽還五湯を数剤併用した補益気血，佐として益気活血，去瘀通絡をはかる法により，効を収めることができた。

　例11は腎精虧虚，髄海失用となって，肢体の機能を支配することができなくなって起こった中風である。腎兪，太谿，復溜（補）により補腎健脳をはかり筋脈を補益する法を用いて，効を収めることができた。

　例12は痰湿壅盛，脳絡受阻，経脈失用による中風である。陰陵泉，豊隆，太衝（瀉）に患肢の治療穴（瀉）を配穴した豁痰去湿，舒調筋脈の法を用いて，効を収めることができた。

　例13は気虚血滞，脳絡瘀阻，経脈失用による中風である。合谷（補），三陰交（瀉）を主とした補気活血，去瘀通絡の法に，佐として廉泉（瀉）を配穴した通調舌絡の法を用いて，効を収めることができた。

　例 1，例 4，例10は，ともに気血虧虚，筋脈失養によるものであるので，3 症例とも補益気血により補益筋脈をはかる法を用いた。例 1，例 4 は佐として患肢筋脈を補益する法を加えた。また例 4 は肝風を伴っていたので，さらに佐として平肝熄風の法を用いた。例10は脳絡瘀阻を伴っていたので，補陽還五湯を併用し佐として益気活血去瘀をはかった。

　例 5，例 8，例13は，ともに気虚血滞，脳絡瘀阻という補陽還五湯の証であるので，補気活血，去瘀通絡の法を用いた。例 5 は患肢がかなり重症であったので，佐として患肢筋脈の補益をはかった。例13は舌強のため言語障害がひどいので，佐として舌絡の通調をはかった。

　例 3，例 7，例11は，ともに虚虧のために筋脈失養となっている。病因病機が異なってい

るので，補益筋脈の法もそれぞれ異なっている。例3は真元不足，痰阻脳絡，経脈失用によるものであるので，補腎培元，益気去痰，健壮筋脈の法を用いた。例7は元気不足，精血虧虚，筋脈失養によるものであるので，補益元気，補益精血，健壮筋脈の法を用いた。また例11は腎精虧虚，髄海不足，筋脈失養によるものであるので，補腎健脳，補益筋脈の法を用いた。

例6，例9は，ともに風陽昇動となり，風陽が脳絡に上擾し経脈失用となったものである。例9は肝胆火旺を伴っているので，この2症例の治法は異なっている。例6は平肝熄風，通暢脳絡の法を用いた。例9は平肝瀉火，熄風潜陽の法と，佐としての患肢筋脈を補益する法とを交互に用いた。

ここで紹介した13症例は，脳血栓症による片麻痺のものが多い。その病因病機はかなり複雑であり，ある証型が単独で出現したものや，いくつかの証型が混在しているものがある。しっかりと四診を行えば，弁証および論治は正確となり，効果も著しいものとなる。

## 2．予後について

鍼灸は中経絡の中風に対して，良い効果がある。卒中期に出現する閉証，脱証という中臓腑証候に対しては，鍼灸治療だけでは一時的に一部の症状を緩解させることができるだけである。このような場合は，中西医結合による治療を採用して救急処置を行うべきである。意識が回復し病勢が安定した後は，鍼灸単独の治療を行うことができる。卒中による昏迷の程度が重いものは，予後は不良であるものが多い。後遺症も短期間での回復は難しく，また再発の可能性もある。経絡症状だけのものは，つまり中経絡に対しては，鍼灸はかなり良い効果がある。臓腑症状が治癒し，後遺症としての経絡症状がなかなか治らないものは，麻痺が残り回復も難しいものとなる。鍼灸による半身不随の治療は薬物治療の場合と同様，下肢は上肢よりも回復しやすい。

## 3．活血化瘀通絡の運用

中風後遺症の患者で，以前に脳血管拡張剤や活血化瘀通絡の薬を用いてもあまり効果がなかったもの，あるいは効果があったが継続して用いても病状があまり好転しなかったものは，それ以上用いるべきではない。こういった状況で用いると，虚を虚させるという弊害が生じるからである。ただちに別の治療法に改めるべきである。中風虚血性かどうか，あるいは腎精虧虚，肝腎陰虚，気血虧虚のどのタイプなのかを判断すべきである。あるいは破血化瘀に大補元気の作用がある薬を併用しなかったためなのかどうかといったことを，しっかりと判断すべきである。

脳血栓症だからといって，それだけで血管の通りをよくし瘀血の除去をはかるという方法にこだわってはいけないのである。虚血性のものであれば，補益気血の法を用いるべきであり，腎虧髄海失養によるものであれば，補腎健脳の法を用いるべきである。また肝腎陰虚によるものであれば，滋補肝腎，補益筋脈の法を用いるべきであり，気血双虚によるものであ

れば，補益気血，補益筋脈の法を用いるべきである。補気去瘀通絡の法を用いるべきなのに，まだ補気の薬を併用していないといった場合は，鍼灸では補気行血により脳絡を通じるといった法を用いるとよい。

脳溢血，クモ膜下出血といった出血性の中風は，「血と気と，并して上に走る」という病機によるものが多い。こういった場合，活血化瘀，通暢脳絡の法を早期に用いると，出血をひどくするという弊害が生じる。脳血栓症と脳塞栓症で虚血性中風に属すものは，「上気不足，気虚血滞，脈絡瘀阻，不能上栄」によるものが多く，この場合は活血化瘀，通暢脳絡の法を用いることができる。出血は必ず瘀を引き起こすし，虚血は血行緩慢による瘀を引き起こす。したがって脳溢血やクモ膜下出血は，その回復期と後遺症期であれば，活血化瘀，通暢脳絡の法を用いることができるのである。

### 4．中風回復期と後遺症期の特徴

中風の回復期と後遺症期の証は，本虚標実であるものが多く，また本虚が標実より多いという特徴がある。この本虚には気虚，肝腎陰虚，心脾腎陽虚が多く見られる。また標実には血瘀，痰濁，陽亢，腑実が多く見られ，この中でも血瘀がとくに多く見られる。回復期と後遺症期は，その主証の他に兼証が多く，変化が早く（回復期），証が複雑であるといった特徴がある。しっかりと弁証を行って分型論治を施すべきであり，同時に血瘀が最も多く見られるという特徴に注意をはらって治療を行うべきである。

「年四十にして陰気自ら半ばたり」といわれているが，中風病は40歳以上の人に多く見られ，気血虧虚，肝腎陰虚や陰陽倶虚（陰虚がとくに多い）を特徴としている。治療上は虚を本とし，実を標とし，本虚を主として標本兼治をはかるべきである。扶正と去邪の法をうまく用いることが重要である。病の段階の違い，証候の違い，証型の違いにもとづいて，弁証論治を行うべきである。回復期と後遺症期においては，各種証型の相互関係と相互転化という特徴を把握し，審証求因によりしっかりと本に対処した治療を行うことが重要である。

## その他

### 1．強制性自笑と強制性自哭について

内心から起こった感情でないことから，これらの名称がある。中風病の回復期に多く見られる。飲食，睡眠や日常の生活には支障がないが，患者にとっては精神的な苦痛である。これらと関連する記載としては，『素問』宣明五気篇に「精気心に并すれば則ち喜ぶ」とあり，『霊枢』本神篇に「心は脈を蔵し，脈は神を舎す，心気虚すれば則ち悲しみ，実すれば則ち笑いて休まず」とある。これは心は神明を主っているが，邪が心を犯して心竅を蒙蔽し神明の状態が悪くなると，哭いて休まずといった症状が出現することを説明したものである。また心は神を蔵して神明を主っており，脳は元神の府といわれているが，心が邪を受けて神明に影響すると，脳に神が充たなくなって自笑して休まずといった症状が出現することを説明

したものである。内関は心包絡経の絡穴であり、また八脈交会穴の1つでもある。これに瀉法を施して気機を調節し寧神をはかると、自笑を治すことができる。また神門は心経の原穴であり、これに補法を施して補益心気、安神をはかると、自哭を治すことができる。

## 2. 身体のもつ自己調節作用について

　本病の後遺症期に対しては、長期にわたる治療が必要とされる。毎日鍼灸治療をしたり隔日で鍼灸治療をすると、開始当初は良い効果があるが、しだいに効果が減じてくるので、3～4日に1回くらいの鍼灸治療のほうが、長期的にみると良い効果を収めることができるのである。長期にわたる治療は適応性や耐性が生じるからである。鍼灸治療のポイントは、いかにして患者自身の自己調節機能を回復させるかにある。患者の自己調節の力によって正気が邪気に勝り、陰陽の平衡、気血の調和、経絡の通暢、臓腑機能の協調がはかられるようにさせることが重要である。つまり患者自身の抵抗力と修復能力を主体としながら、鍼灸のサイドからはこういった能力をいかにバックアップできるかが問われるのである。

　長期治療が必要とされる中風の後遺症期においては、治療間隔を3～4日に1回とすることによって、治療穴に発生する適応性と耐性を減らし、患者自身の修復能力と調節能力を充分に発揮させることが可能となる。

## 3. 中風の前兆

　近年来、中国の多くの都市部や地区において、中風病は病死原因の首位に位置するようになっている。したがってこの発病率と死亡率を低下させることが、急務とされている。その発生率を低下させることを目的として、本篇は中風の前兆となる症状を提起しておくこととする。

　中風の前兆となる主たる症状は、感覚、運動、精神、脈象の4つの面に現れ、具体的な症状としては以下のものがある。手の母指・示指のしびれ感、足の指のしびれ感、身体の動きが鈍くなる、四肢の軟弱化、歩行不安定、身体が重く感じられる、頸項部のつっぱり感といった症状。四肢の部分的な痙攣、握力低下、眼瞼や鼻の顫動、眩暈、耳鳴り、眼花〔目のかすみ〕、頭重脚軽。舌の強ばり、言語障害、口角流涎。一時的な意識喪失、健忘、精神恍惚、懐疑心、焦燥、決断力低下、思慮不安定。脈細弦、弦硬で長、寸盛尺弱、弦勁。

　中風の前兆として現れる症状の数は、個体差によって異なる。上記の4つの面がすべてそろう必要はないが、2つ以上の面の症状が出現した場合は、中風前兆期とすることができる。4つの面がそろっている場合は、いつ発病してもおかしくないということになる。中風前兆の出現は45歳以上の人に多く見られるが、肥満している患者で高血圧症、脳動脈硬化症、糖尿病、高脂血症、心疾患、血栓性静脈炎、症候てんかんなどを患っている場合は、すべて中風発生の危険因子をもっていることになるので注意を要する。

## 4．中風の予防と治療

### 1．養生の重要性

　規則正しい生活を送り，気持ちをコントロールし，飲食は淡白なものを摂取し，野菜や果物を多く摂取し，タバコや酒をひかえたり，こくがあってうまい食事はひかえたりするのがよい。生命を維持するためには運動が必要であるので，身体を鍛える必要があるが，これは因人制宜の原則にもとづいて自分にあった気功，太極拳，五禽戯といったものを採用するとよい。

### 2．薬物による予防・治療および早期診断

　中風の前兆期に出現する4つの脈証の現れかたにもとづいて，弁証施治をはかるとよい。また中風の前兆と関係する症状が出現している場合は，適時に現代医学的検査をしっかりと行うべきである。各種血液検査の他に，CTなどの検査も必要である。早期に検査を行い中風と関連する危険因子をつきとめることにより，早期の予防・治療が可能となり，中風の発病を予防することができるのである。

### 3．鍼灸による予防・治療

　中風の前兆期に出現する4つの脈証の現れかたにもとづいて，具体的には次のように対処するとよい。行間，百会，三陰交（瀉）は清肝熄風，引血下行を目的として用いることができ，太衝，豊隆，風池（瀉）は平肝熄風，化痰清脳を目的として用いることができる。また太衝，風池（瀉），復溜（補）は平肝熄風，育陰潜陽を目的として用いることができ，太衝，丘墟，陰陵泉（瀉）は肝経湿熱の清瀉を目的として用いることができる。太衝（瀉），復溜，太谿または腎兪（補）は平肝熄風，育陰補腎を目的として用いることができ，湧泉，曲池，足三里（瀉）は降圧を目的として用いることができる。具体的な病状や証型をしっかり把握して，それに対応する上記の方法をうまく用いると，中風の発生を遅らせたり，予防することが可能となる。

## 5．痰瘀阻滞脳絡の原因と疾患について

　中風病における脳血栓症と脳梗塞は，瘀や痰瘀が脳絡に阻滞して起こるものが多い。その原因としては次のものが考えられる。気虚のために血行が悪くなって血瘀が生じて発病するもの，脾失健運により湿や痰が生じ，血中の痰濁が血行に影響して発病するもの，痰瘀互結となって脳絡に阻滞し，脳内の気血の運行が悪くなって発病するものがある。痰や瘀の属性は陰である。また夜間の属性も陰で静を主っている。したがって陰が盛んで静を主っている夜間に，瘀や痰瘀が脳絡に阻滞して発病しやすいのである。痰瘀が脳絡に阻滞して起こる病は，痰瘀阻滞型であり，気虚のために血行が悪くなり瘀を形成して起こる病は，気虚血瘀型ということになる。

内 科

# 19. 面　癱〔顔面神経麻痺〕

## 概　説

　面癱とは顔面神経麻痺のことである。これは一側または両側の顔面筋が弛緩して起こる病証である。口や眼が歪斜することから，中医では「口眼喎斜」という。本病は中風病の範疇に入る。本病は鍼灸臨床の場でよく見られる疾患であるが，他の療法で効果がなかったために受診するケースが多い。その証型は多く，治療も複雑であるので，ここでは一篇を設けて述べることとした。

　『霊枢』経筋篇には，「足の少陽の筋は，……太陽の前に出で，耳後を循り，額角に上り，巓上に交わり，下りて頷に走り，上りて頄に結ぶ。支なるものは，目眥に結びて外維と為る。……左より右に之けば，右目開かず，上りて右角に過ぎり，蹻脈に並びて行き，左は右に絡う……。」「足の陽明の筋は，……頸に上り，上りて口を挟み，頄に合し，下りて鼻に結び，上りて太陽に合す。太陽は目上網と為り，陽明は目下網と為る。その支なるものは，頄より耳前に結ぶ。その病は……，卒かに口僻し，急するものは目合せず，熱すれば則ち筋縦み，目開かず。頰筋に寒あれば，則ち急して頰を引き口を移す。熱あれば則ち筋弛縦して緩み，収まるに勝えず，故に僻す。」とある。

　これらの記載は本病の病因病機を概括して述べたものである。また『医部全録』には「凡そ半身不遂なるものは，必ず口眼喎斜となる，また半身不遂なくして口眼喎斜となる者もある，……多くは陽明経病に属す」とある。これは半身不随を伴わず単独で口眼喎斜となるものは，陽明経が病んで起こった喎僻であることを指摘したものである。経脈の循行と経筋の分布から見ると，本病は手陽明，足少陽，陽明の経脈および経筋と関係があることがわかる。その病因は風寒外襲によるものが多いが，さらに肝胆火逆，陽明熱盛，熱勝風動によるものもある。これらも上記の3経と関係したものである。したがって本病の治療にあたっては，この3経の関連穴を取穴して治療することが多い。

　本病は中枢性の面癱と末梢性の面癱とがある。中枢性の面癱は，脳血管障害や脳腫瘍により起こるものである。本篇では主として末梢性顔面神経麻痺と末梢性顔面神経炎により起こる面癱について述べることとする。外傷性の面癱もこれに含まれる。

　症状の現れかた，病情の変化，転帰などにもとづくと，本病は風寒阻絡，風熱侵襲，陽明熱盛，熱勝風動，肝胆火逆，気血虧虚，中気不足，瘀血阻絡といった証型に帰納することが

できる。ここでは上記の証型の証治と症例について述べることとする。

## 弁証施治

　面癱は一般的には急に発症するという特徴がある。目が覚めた時に一側（または両側）の顔面部の違和感，麻木〔しびれ〕，麻痺に気がつくことが多い。一般的な症状としては前額のしわがなくなり，しわを寄せられない，完全に目を閉じられない，閉眼することができない，風にあたると涙がでる，患側の筋の張力減退，患側の口角は健側に引かれる，鼻唇溝は消失または浅くなっているといった症状が出現する。また口輪筋と頬筋の麻痺により，会話をすると息がもれる，口笛を吹くことができない，口角から涎が流れる，食べ物が患側口中にたまるといった症状も出現する。少数の患者には，先に患側の耳内，耳後，耳下や顔面部に軽度の疼痛または熱痛が起こる場合があるが，これは顔面神経炎に多く見られるものである。ひどい場合は，さらに患側の舌前2／3の味覚減退または味覚消失が出現したり，聴覚過敏といった症状が出現するものもある。

　発病経過が長く，回復が緩慢である場合は，患側の顔面筋の痙攣によって口角が患側に引かれるようになる。これは「倒錯現象」といわれている。さらに肌肉がピクピク動いたり，顔面部がつっぱったような不快な感じが起こったりすることもある。

　少数の症例では発病前に耳内や乳様突起部または側頭部に著しい痛みが起こる。このような場合，血圧の高低にかかわらず，まず痛み（多くの場合は顔面神経炎による）の治療もしくは清熱止痛をはからないで面癱の治療だけを行った場合は，非常に治癒しにくくなる。

　本病の治療にあたっては，まずしっかりと証型を把握する必要がある。実証であれば去邪通絡を主とすべきであり，邪が去れば正気は自然に安定する。全身または患部に虚の症状が現れている場合にのみ，補を施すことができる。全身症状があるものには，弁証取穴を行い，患部の関連穴（補）を配穴するとよい。また全身症状がないものには，患部取穴を行い，補または先少瀉後多補の法を施すとよい。


### 1　風寒阻絡型（発病初期に多く見られる。）

[主証]　突然発病する。一側の顔面の違和感・麻木感が起こり，健側に向かって歪斜する。額のしわ寄せができない。口笛を吹くことができない。頬をふくらませることができない。患側の目を閉じることができない。風にあたると涙がでる。会話をすると息がもれる。言葉がはっきりしない。食べ物が患側口中にたまる。患部に風があたったり，冷えたりするのを嫌がるが，温めると気持ちがよい。舌苔は薄白，脈は浮となる。一般的に外感表証はない。

[治則]　去風散寒，舒筋活絡

[取穴]　曲池（瀉），患部の太陽，下関（瀉，加灸），頬車（瀉，加灸）

内　科

　　　　あるいは迎香，四白または陽白（瀉）などを加える。
［応用］◇棒灸がない場合は下関と頬車には快速捻瀉を施して局部に熱感を生じさせるとよい。あるいは焼山火を施すとよい。
　　　　◇血虚受風に属するものには，三陰交（補），曲池，患部穴（瀉）により養血去風，舒筋活絡をはかるとよい。


2　風熱侵襲型（発病初期に多く見られる。）

［主証］突然発病する。一側の顔面の麻痺，健側に向かって歪斜する。会話をすると息がもれる。言葉がはっきりしない。口角から涎がもれる。患側の目を閉じることができない。風にあたると涙がでる。結膜の充血。鼻唇溝が浅くなっている。額のしわの消失。頬をふくらませたり，口笛を吹いたり，額のしわ寄せができない。顔面紅潮，舌苔は薄黄または薄白，脈は浮数となる。
［治則］疏風清熱，舒筋去邪
［取穴］合谷，顔面部の関連穴（瀉）
［応用］患側の乳様突起部に軽い痛みが発病前にあったり，発病後に出るものには，必ず翳風（瀉）を配穴して清宣鬱熱をはかる必要がある。


3　陽明熱盛型（発病初期または顔面神経炎に多く見られる。）

［主証］突然発病する。一側の顔面の麻痺，健側に向かって歪斜する。顔が熱く感じられる。あるいは発病前に軽い痛みがあったり，耳下腺部に痛みがあったりする。患側の目を閉じることができない。熱感を伴う涙がでる。口笛を吹いたり頬をふくらませたり，歯を見せたり眉をひそめることができない。額のしわの消失。会話をすると息がもれる。言葉がはっきりしない。口角から涎がもれる。食べ物が患側口中にたまる。口渇欲飲，顔面紅潮，唇の紅潮を伴う。舌質は紅，舌苔は黄，脈は洪数となる。
［治則］清瀉陽明熱邪，通調面絡
［取穴］合谷，内庭または解谿（瀉），顔面部の治療穴（瀉）
［応用］便秘を伴う場合には，足三里（瀉）を加えるとよい。耳下腺部に痛みがあるものには，翳風（瀉）を加えるとよい。


4　熱勝風動型（発病初期や中期，あるいは顔面神経炎に多く見られる。）

［主証］突然発病する。患部顔面の麻痺。患部に熱感を感じたり，患部につっぱった感じが起こったり，患部がピクピクひきつったりする。発病前あるいは発病後に耳後の風池穴のあたりが痛んだり，その痛みが側頭部におよんだりする状況が出現する。患側の目が充血している。目を閉じることができない。風にあたると涙がでる。眉を

ひそめたり，頬をふくらませたり，口笛を吹いたりすることができない。歯を見せたり額にしわを寄せたりすることができない。鼻唇溝は浅くなっている。舌質は紅，舌苔は薄黄，脈は弦または弦数となる。

[治則] 清熱熄風，舒筋活絡

[取穴] 合谷，太衝（瀉）による清熱熄風の法と，顔面部の治療穴（瀉）による舒筋活絡の法を交互に用いる。

### 5 肝胆火逆型（発病初期および顔面神経炎に多く見られる。）

[主証] 突然発病する。患側顔面の麻痺。患側の目を閉じることができない。涙がでる。目が充血している。眉をひそめたり，額にしわを寄せたり，頬をふくらませたり，口笛を吹くことができない。発病前あるいは発病後に風池穴の部位の圧痛，片頭痛が出現する。耳鳴り，耳痛，口苦，怒りっぽい，顔面紅潮，目の充血といった症状を伴う。舌質は紅，舌苔は黄，脈は弦数となる。

[治則] 清胆瀉火，平肝熄風，通調面絡

[取穴] ◇合谷，太衝，丘墟（瀉）
◇患部の治療穴，風池または翳風（瀉）
この2処方を交互に用いる。

### 6 気血虧虚型（中期または末期で効果がなかったものに多く見られる。）

[主証] 発病経過が長い。患側顔面の肌肉の弛緩。眼瞼弛緩による閉眼不全。風にあたると涙がでる。面頬部肌肉が垂れる。口角から涎がもれる。会話をすると息がもれる。言葉がはっきりしない。食べ物が口中にたまる。口笛を吹いたり眉をひそめたり，額にしわをよせたり頬をふくらませたりすることができない。息切れ，心悸，頭暈，精神疲労といった症状を伴う。疲れると顔面肌肉の弛緩が著しくなる。顔色は萎黄，脈は細弱となる。

[治則] 補益気血，健壮筋脈

[取穴] 合谷，三陰交（補）による補益気血の法と，患部治療穴（補）による健壮筋脈の法を交互に用いる。

[応用] 標実に属するものは，患部治療穴を瀉法または先瀉後補の法に改める。

### 7 中気不足型
　　（中期または末期で長期治療にもかかわらず効果がないものに見られる。）

[主証] 発病経過が長い。患側顔面の肌肉の弛緩。眼瞼弛緩による閉眼不全。涙がでやすい。面頬部・額・眼瞼・顎の部位の肌肉が垂れる。口角から涎がもれる。会話をすると息がもれる。言葉がはっきりしない。食べ物が口中にたまる。息切れ，無力感，四

肢倦怠，腹脹，下痢，飲食減少といった症状を伴う。疲れると顔面筋の弛緩が著しくなる。顔色は萎黄，唇の色は淡紅，舌苔は薄白，脈は虚弱となる。
［治則］　補中益気，健壮筋脈
［取穴］　合谷，足三里（補）による補中益気の法と，患部治療穴（補）による健壮筋脈の法を交互に用いる。
［応用］　虚中挟実のものは，患部治療穴を先瀉後補の法に改めるとよい。

### 8　瘀血阻絡型（顔面部の外傷または脳外傷のものに多く見られる。）

［主証］　患部顔面の肌肉の弛緩。眼瞼弛緩による閉眼不全。風にあたると涙がもれる。顔面筋の隠痛，麻木が見られる場合もある。顔面筋と眼瞼の運動障害。会話をすると息がもれる。言葉がはっきりしない。損傷部位の違いにより患側顔面部の上半分の歪斜がひどいものと，下半分の歪斜がひどいものがある。一般的には発病経過が短い場合は実のものが多く，発病経過が長い場合は虚のものが多い。
［治則］　去瘀通絡
［取穴］　患部治療穴（瀉）
［応用］　◇経過が長く肌肉が弛緩している場合は，上処方を補法または先瀉後補の法に改めるとよい。
　　　　◇経過が長く気血虧虚による症状が出現しているものには，気血虧虚型の治療を採用するとよい。
　　　　◇また気虚血瘀による症状が出現しているものには，合谷（補），三陰交（瀉）とし，状況に応じて患部治療穴には瀉または補を施すこととする。
　　　　◇本病に対する患部取穴としては，患側の下関，頬車，太陽，地倉といった経穴が多く用いられる。眉をひそめられないものには陽白を加え，上下の唇の動きが悪いものには人中，承漿を加えるとよい。
　　　　◇耳後が痛むものには翳風（瀉）を加え，耳痛または耳鳴りが強いものには聴会（瀉）か耳門（瀉）を加えるとよい。鼻唇溝が平坦になっているものには迎香（瀉）を加え，下眼瞼が拘急または弛緩するものには四白を加えるとよい。
　　　　◇側頭部が痛むものには風池（瀉）を加えて鍼感が側頭部にいたるように誘導する。人中溝が歪斜しているもの，あるいは涎も漏れるものには人中を加えるとよい。
　　　　◇ここで紹介した人中，承漿，迎香，四白は，それぞれが位置する局部の後遺症を改善するために取穴したものであり，虚には補法を施し，実には瀉法を施す。
　　　　◇下関穴の前方1寸の部位から地倉穴の後方1寸の部位にかけて強ばっているものには，下関穴の前方から地倉穴の後方に向けて斜刺するとよい。
　　　　◇また口腔内頬部で上下歯の間の筋膜が紫紅色または白くなっており，高く突出して強ばっているものには，三稜鍼か毫鍼を使って点刺し少量出血させるとよい。
　　　　◇局所取穴の補瀉手技については，次の通りに行うとよい。顔面部の筋脈が弛緩し

ているものには補法を施し，筋脈が拘急しているものには瀉法を施すとよい。拘急していたものが弛緩するようになった場合は，先瀉後補の方を用いるとよい。また弛緩していたものが正常に回復しかけている場合には，そのまま補法を用いるとよい。発病初期では顔面部の筋脈が弛緩していても，瀉法または先瀉後補の法を用いて，まず去邪をはかってから扶正をはかるべきである。経過が長くて顔面部の筋脈が拘急している場合，あるいは患者の自覚症状として顔面部がつっぱったように感じられる場合は，瀉法を用いて対処すべきである。これは去邪舒筋活絡を主として施し，その後に扶正をはからないと，邪閉となってなかなか治癒しなくなるからである。

## 症例

[症例1] 風熱侵襲型

患　者：男，49歳
主　訴：面癱〔顔面神経麻痺〕を患って5日になる。
現病歴：5～15日前に感冒を患い，発熱と頭痛が起こった。感冒が治癒した後に両側の面頬部の動きが悪くなり，口を開ける力がなくなり，唇を閉じることができなくなった。咀嚼がうまくできず，下唇の動きが悪くなっている。食べると頬部と歯の間に食べた物がはさまる。舌筋の動きが悪く，嚥下無力であり，言葉がはっきりしない。流動食をすする力がない。両目の眼瞼を閉じることができず，熱感を伴った涙が流れる。頭部は熱く感じられる。外観上は両側の顔面筋麻痺が見られる。舌質は暗淡紅，無苔，舌体は胖，脈は浮数である。舌尖を伸ばして上下唇に触れることができない。
弁　証：風熱の邪が面絡に侵襲し，邪気によってかえって緩められて起こった両側の顔面麻痺
治　則：疏風清熱，宣暢面絡
取穴と効果：初診：合谷，内庭，風池，三陰交（瀉）。風池の鍼感は眼瞼部にいたらせる。この処方には疏風行血，清宣陽明の効がある。

2診（9日）：両目の涙と頭部発熱は軽減した。眼瞼を閉じることができるようになった。気持ちがスッキリしている。言葉ははっきりするようになっている。下唇の動きがまだ悪く，唇をしっかり閉じることができない。治療は初診同様とし，承漿（瀉）を加えて通調唇絡をはかる。

3診（10日）：頭部の熱感と涙は治癒した。下唇の動きもかなり良くなった。合谷（瀉）により疏風清熱をはかり，患部の魚際，地倉，承漿（瀉）により通調唇絡をはかる。

4診（12日）：まだ眼瞼をしっかり閉じることができない。下唇の動きは良くなり，口笛を吹けるようになった。治療は3診同様とし，魚際を除く。

5診（15日）～6診（19日）：下唇にわずかに違和感があるだけで，他の症状はす

内　科

　　　べて治癒した。治療は4診同様とする。
　　　7診（27日）：この数日，口眼が左に歪斜するようになった。左顔面麻痺は治癒した。右目から熱感を伴う涙が出る。口笛を吹けなくなり，咀嚼障害，言語障害が現れている。舌質は絳，脈は浮数である。右の太陽，地倉，頰車，風池（瀉）により去風散邪と面部経絡の通暢をはかることとする。
　　　8診（11月3日）：治療は7診同様とする。
　　　9診（7日）：右顔面麻痺は軽減している。右の太陽，下関，頰車，地倉，合谷（瀉）。
　　　10診（13日）：外観上，顔面麻痺はわからなくなった。右の地倉，合谷（瀉），承漿（瀉）とする。半年後に患者の手紙により治癒していることを確認した。
考　察：風熱感冒を患っていた期間中に，風熱の邪が顔面部に侵襲して経絡が阻滞し，両側顔面部の経筋が弛緩して起こった面癱証候である。疏風清熱，通調面絡の法を用いて，効を収めることができた。本症例は風熱の邪によって患ったものである。風は陽邪であり，風は百病の長とされている。「面口は合谷が収める」とされているので，合谷を主とし，合谷（瀉）により清熱去風をはかり，顔面部の経絡の通暢をはかった。初診〜2診では内庭（瀉）を配穴して陽明の熱を清したが，これは面絡にとって有益である。また風池（瀉）により熄風清脳をはかった。ここでの三陰交（瀉）には，「風あるは当に血を行らすべし，血行れば風は自然に滅ぶ」という効がある。この4穴の配穴が適切であったので，2回の鍼治療で効を収めることができた。2診後には病状は著しく軽減したので，3〜6診では合谷（瀉）に局所穴を配穴して治療を行った。6〜7診の間隔が8日隔たってしまったので，右顔面麻痺が再発してしまった。7〜10診では右患部経穴（瀉）とし，去邪舒筋活絡をはかって効を収めることができた。

［症例2］気血虧虚型
患　者：男，60歳，初診1990年8月23日
主　訴：口眼喎斜〔顔面神経麻痺〕を患って5カ月になる。
現病歴：仕事をして汗をかき，風にあたって発症した。左目を閉じることができない。風にあたると涙が出る。口は右に歪斜している。前額のしわ寄せや頰をふくらませることができない。咀嚼障害があり，食べると口角から流出しやすい。当地の民間療法では効果がなく，去風散寒の作用がある中薬を多剤服用したら，かえって症状が増悪した。
現　症：症状は前と同じである。さらに左顔面筋の萎縮，口角下垂となっている。長期にわたって中薬を服用したために飲食減少，身体のだるさ，無力感，嗜眠，嗜臥，精神不振，頭暈，眼花〔目のかすみ〕，動くと気喘が起こり汗が出る，心悸といった症状も現れている。舌質は淡，舌苔は白，脈は沈弱である。血圧は141〜152／88〜90mmHgの間である。
弁　証：気血虧虚，筋脈失養による面癱

治　則：補益気血，健筋補虚
取　穴：20回の鍼治療を施した。そのうち4診，7診，10診は下関，太陽，頬車，地倉，四白（先に少し瀉し後に多く補う）とした。他は合谷，三陰交（補）とした。
効　果：3診後には全身のだるさ，無力感，頭暈，眼花，気喘，汗といった症状は，ある程度軽減し，飲食は増加した。7診後には顔面麻痺は軽減した。13診後には顔面麻痺と随伴症状はほぼ治癒した。18診後に治癒し，19〜20診では治療効果の安定をはかった。1991年10月28日に再発していないことを確認した。
考　察：本症例の患者は高齢のために，抵抗力が低下し衛外不固となっていた。仕事をして汗をかき，風邪が虚に乗じて面部の筋脈を侵襲して発症したものである。また治療が不適切であったために顔面麻痺が増悪している。さらに服薬により胃を傷めたために飲食減少となっている。また気血耗傷のために動くと息切れして汗が出たり，嗜臥，頭暈，眼花〔目がかすむ〕，身体のだるさ，無力感といった症状が出現している。顔面筋の弛緩，口角下垂は，筋脈失用により起こったものである。

　　　　合谷，三陰交（補）により補益気血をはかり本を治すこととした。これは八珍湯に類似した効がある。患部の治療穴には先に少し瀉し後に多く補うという法を採用し，去邪を副とし扶正を主とした。これにより直接面絡の調補をはかった。患部取穴を副，弁証取穴を主とし，扶正治本の法を採用して効を収めることができたのである。発病経過が長く，高齢であり，去邪の薬をかなり服用していたので，外邪は去っているが，気血虧虚による症状を伴っている。邪を留めないようにしながら，去邪による正気の損傷を防ごうとすると，正虚は回復しにくい。したがって補益気血をベースにした上で，患部取穴を行い，先に少し瀉して後に多く補うという法を採用することによって去邪を副，扶正を主として面部筋脈の調補をはかった。

[症例3] 邪客面絡，経筋失調
患　者：男，50歳，初診1981年1月9日
主　訴：口眼喎斜を患って7日になる。
現病歴：8日前には何も違和感がなかった。その翌朝の起床後に右顔面に麻木感が起こり，咀嚼がうまくできなくなった。口は左に歪斜しており，右目を閉じることができず涙がでるようになった。また眉のしわ寄せ，前額部のしわ寄せ，口笛を吹く，頬をふくらませるといった動作ができなくなっている。右側の鼻唇溝が浅くなっている。食べ物が頬と歯の間にはさまりやすくなっている。舌苔は厚膩，脈は数無力であった。
弁　証：邪客面絡，邪気反緩，経筋失調による面癱
治　則：舒筋通経活絡
取　穴：右の太陽，頬車，地倉，下関（瀉）。
効　果：初診後には咀嚼がかなり改善した。2診後には両目は等大となる。右目がしっかりと閉じられない。饅頭を咀嚼できるようになった。3診で治癒し，4診は治療効果の安定をはかった。1981年12月20日に手紙により治癒していることを確認した。

内　科

考　察：本症例は面部経脈に邪が侵襲し，経筋失用となって起こった面癱証候である。病変が単純であり，経過が短く，面癱だけであったので対症治療とした。患部の治療穴（瀉）により去邪をはかって面部経絡を通暢させることにより，効を収めることができた。

［症例4］経筋失用，面肌弛緩
患　者：男，39歳，初診1969年11月7日
主　訴：口眼喎斜を患って4カ月余りになる。
現病歴：4カ月前，内熱熾盛のために露天で眠って発症した。右の顔面麻痺，鼻唇溝が浅くなっており，患側の面頰部はつっぱった感じがし，按じるとだるく痛む。顔面筋は左に歪斜しており，口角と面頰部が下垂している。右目は閉眼できず涙が出ている。眉のしわ寄せ，口笛を吹く，頰をふくらます，前額部のしわ寄せといった動作ができない。また咀嚼障害，右耳の閉塞感，聴力減退がある。身体は肥満しており，血圧は正常である。以前に上海，長治，南京，鄭州などの病院で末梢性顔面神経麻痺として，60回にわたって鍼治療を受け，また中薬を90剤あまり服用した。さらにビタミン剤の穴位注射や通電療法を受けたが，どれも効果はなかった。
弁　証：筋脈失用，面肌弛緩による面癱
治　則：補益筋脈
取　穴：初診～12診：右の太陽，下関，頰車，禾髎，大迎（先に少し瀉し後に多く補う）により去邪扶正，舒筋補虚をはかった。
　　　　13～23診：右の陽白，太陽，下関，頰車，禾髎，大迎（補）などにより局部筋脈の健壮をはかった。
効　果：12診後には顔面麻痺は著しく軽減した。17診後には，ほぼ治癒し，23診で治癒した。追跡調査により再発していないことを確認した。
考　察：本症例は発病経過が長く，筋脈失用，顔面筋弛緩となって起こった面癱証候である。全身性の証候群がなく，顔面麻痺だけであったので，局部取穴を用いて去邪扶正，健壮筋脈をはかることにより効を収めることができた。長期にわたって治らなかった理由は次の通りである。最初の鍼灸治療は局部の通経活絡の法を用いただけであった。内熱熾盛および外感風寒の邪が除かれず，邪気反緩〔邪気によってかえって緩められる〕という因に対処しなかったために，経筋の弛緩を促し面筋失用となってしまったのである。その後に中薬を用いて清内熱疏風寒をはかって本を治したが，顔面部経筋の弛緩は改善しなかった。最後に用いた通電療法では本を治すことができないので，治療がいっそう長引く結果となってしまったのである。手技を改めて患部の治療穴に補法を施し，去邪扶正，面部筋脈の健壮をはかることによって，効を収めることができた。

［症例5］熱盛風動型

患　者：男，46歳，初診1982年2月25日
主　訴：口眼喎斜を患って10日になる。
現病歴：10日前に左の乳様突起部に痛みが起こり，ついで左顔面筋の麻痺が起こり，つっぱった感じがし，ひきつったりする。閉眼できず，乾くと涙が出る。鼻唇溝は浅くなっている。眉のしわ寄せができず，頬をふくらませたり口笛を吹くことができない。咀嚼障害があり，舌筋は少し右に向いている。言葉が少し話しづらい。口苦があり，左乳様突起部と下顎部と耳根上部に痛みがある。舌心は薄黄，脈は数であった。
弁　証：熱勝風動となって面絡に上擾し，邪気反緩となって起こった面癱
治　則：清熱熄風，舒筋活絡
取　穴：合谷，太衝（瀉）と，局所取穴である太陽，頬車，地倉，下関（瀉）を交互に用いる。
効　果：2診後には顔面部のつっぱった感じは軽減した。四診後には咀嚼がかなり改善された。耳の前後にまだ痛みがある。七診で治癒した。追跡調査により再発していないことを確認した。
考　察：顔面麻痺，患側の乳様突起部，下顎部と耳根上部の痛み，口苦，脈数，舌心薄黄などは，顔面神経炎と関連する症状である。また顔面部のつっぱった感じ，ひきつりといった風動の象もある。以上にもとづき本症例は熱勝風動となり面絡に上擾して経筋失調となって起こった面癱であることがわかる。したがって清熱熄風，舒筋活絡の法を用いることとした。

　合谷（瀉）により清熱，清宣面絡をはかり，太衝（瀉）により熄風，舒筋をはかった。これは弁証取穴によるものであり，清熱熄風をはかることにより本を治すこととした。また患部の治療穴（瀉）により舒筋活絡をはかり標治とした。この2法を交互に用いることにより，7診で治癒させることができた。本症例は顔面神経炎によって起こった面癱である。

［症例6］邪客面絡，経筋失用

患　者：男，9歳
主　訴：口眼喎斜を患って3ヵ月になる。
現病歴：3ヵ月前に感冒を患い，それが治癒してから右の顔面神経麻痺が出現した。左に歪斜しており，右の鼻唇溝が浅くなっている。閉眼できず風にあたると涙が出る。眉のしわ寄せ，頬をふくらませる，口笛を吹くといった動作ができず，会話をすると息がもれる。言葉がはっきりせず，咀嚼障害がある。右の下眼瞼には発作性の痙攣が起こり，顔面部はつっぱった感じがする。脈は数であった。
弁　証：邪客面絡，邪気反緩，経筋失用による面癱
治　則：去邪舒筋活絡
取　穴：右の承泣，太陽，下関，頬車，迎香（瀉）とする。
効　果：10診後には顔面麻痺は著しく軽減した。22診で治癒した。1979年7月10日に治癒し

内　科

ていることを確認した。
考　察：久病は虚のものが多い。本症例は面癱を患って久しく，補益筋脈の法を用いるべきなのに，去邪舒筋活絡の法を用いて効を奏したのは何故か。患者は感冒が原因で発症しており，感冒は治癒したが面癱の病因である外邪はまだ除かれておらず，また面癱を患って3カ月が経過しているが証がまだ虚に転じていない。眼瞼の痙攣，顔面部のつっぱった感じ，脈数は実の現れであるので，邪客経絡，筋脈失用の証と考えられる。したがって実証として治療を行ったのである。また他の症状が見られないので，患部取穴を主として瀉法を施し，邪実を治すことにより効を収めることができた。

[症例7] 肝胆火逆型
患　者：男，18歳，1985年3月10日
主　訴：面癱を患って1カ月になる。
現病歴：1カ月前から右耳の後ろが痛み始め，ついで右の側頭部（足少陽経の循行部位）が痛みだし，右側の顔面神経麻痺が出現した。口角は左に歪斜しており，閉眼不能で熱感を伴う涙が出る。咀嚼障害となり，食べ物が口角から流出する。会話もはっきりしない。眉のしわ寄せ，頬をふくらませる，前額部のしわ寄せといった動作ができない。右の鼻唇溝は浅くなっている。口苦，怒りっぽい，顔面紅潮，目の充血といった症状がある。舌質は紅，舌苔は黄，脈は弦数である。以前に中薬を服用したがあまり効果はなかった。
弁　証：肝胆火逆となり頭顔面部に上擾し，邪気反緩となって起こった面癱
治　則：肝胆の火を清降させ，面部経脈の宣暢をはかる。
取　穴：丘墟，太衝，合谷（瀉）により肝胆の火を清降させる。局所の頬車，下関，地倉，太陽（瀉）などにより通経活絡散邪をはかる。この2法を交互に用いることとする。
効　果：4診後には頭痛，耳後の疼痛，顔面麻痺はある程度軽減した。11診後には顔面麻痺が著しく軽減し，頭痛や耳痛などはほぼ治癒した。14診で治癒した。1985年5月20日に患者の母親から治癒していることを知らされた。
考　察：本症例は肝胆火逆となり，それが頭顔面部の経絡に影響して起こった面癱証候である。そのためにまず患側の耳の後と側頭部に痛みが起こり始め，ついで面癱が出現したものである。口苦，怒りっぽい，顔面紅潮，目の充血，舌質紅，舌苔黄，脈弦数などは，すべて肝胆有熱による現れである。
　　　　丘墟（瀉）により清胆と少陽経気の清宣をはかり，合谷（瀉）により陽明経脈の清宣をはかった。また太衝（瀉）により平肝，舒筋をはかった。この弁証取穴により陽明の熱を清し肝胆の火を降ろして本を治し，また局所穴（瀉）により去邪通経活絡をはかって標を治した。この本治と標治の2法を交互に用い，標本兼治をはかることにより効を収めることができた。14回の鍼治療により面癱が治癒しただけでなく，肝胆火旺の証も同時に治癒させることができた。本症例は先に顔面神経炎を患

い，その後に顔面神経麻痺を患ったものである。肝胆火旺が本であり，面癱は標である。したがって弁証取穴により本を治し，局所取穴により標を治した。

[症例8] 陽明熱盛型

患　者：女，28歳，初診1973年7月27日
主　訴：口眼喎斜を患って8日になる。
現病歴：18日前から右の歯痛，咽頭の乾き，口渇が起こり始め，その数日後に右の顔面神経麻痺が出現した。顔面部には麻木感とほてりがあり，右目を閉眼できず風にあたると涙が出る。咀嚼障害となっており，食べた物が口角から流出する。眉のしわ寄せ，頬をふくらませる，口笛を吹くといった動作ができない。言葉が少しはっきりせず，右の鼻唇溝は浅くなっている。前額部のしわも消失している。舌質は紅，舌苔は黄，脈は沈数である。以前に某病院で6回鍼治療を受けたが，効果はなかった。
弁　証：陽明熱盛，熱鬱面絡による面癱
治　則：陽明熱邪を清瀉し，面絡の宣暢（せんちょう）をはかる。
取穴と効果：初診：合谷，内庭（瀉）により陽明熱邪の清瀉をはかる。
　　　　　2診（28日）：右の翳風，頬車，下関，太陽（瀉）により面絡の清宣をはかる。
　　　　　3診（30日）：右目の涙は減少した。合谷，内庭（瀉）とする。
　　　　　4診（31日）：治療は2診同様とする。
　　　　　5診（8月2日），7診（6日）：合谷，内庭（瀉）とする。
　　　　　6診（8日）：右顔面麻痺は著しく軽減している。口渇はなくなった。右の下関，頬車，地倉，太陽（瀉）とする。
　　　　　8診（8日）：咀嚼はかなり改善し，食べた物が口角から流出しなくなった。右目の閉眼もかなりよくなり，会話ははっきりするようになった。前額部や眉のしわ寄せ，頬をふくらませるといった動作はほぼ正常となった。歯痛と咽頭の乾きは治癒している。右の下関，頬車，太陽，地倉（瀉）とする。
　　　　　9診（9日）：合谷，内庭（瀉）とする。
　　　　　10診（11日）：顔面神経麻痺はほぼ治癒している。治療は8診同様とする。
　　　　　11診（13日）：治療効果の安定をはかる。治療は9診同様とする。
　　　　　1973年10月20日に治癒していることを確認した。
考　察：手足陽明経は顔面部を循行している。本症例は最初は胃熱熾盛によりまず歯痛，咽頭の乾き，口渇といった症状が出現し，その後に陽明熱邪が循経によって上擾して熱が面絡に鬱したために，数日後に面癱と顔面部の麻木感とほてりが出現したものである。舌質紅，舌苔黄，脈沈数は，内熱の象である。陽明邪熱を清瀉する法を用いることとした。
　　　　手陽明経の合谷（瀉）と足陽明経の内庭（瀉）により本を治し，顔面部の局所穴（瀉）により面絡を宣暢して標を治した。この弁証取穴と局所取穴を交互に用い，標本兼治を施すことにより，11診で治癒させることができた。ここで用いた合谷と内庭の

内　科

　　　　配穴は，白虎湯に類似した効がある。

[症例9] 脳部外傷，経筋失用

患　者：男，37歳，初診1989年8月12日
主　訴：外傷性面癱を患って9カ月になる。
現病歴：9カ月前に交通事故にあい，顔面部を創傷して出血し，10数鍼縫合した。某病院で7日間救急治療を受けた。その後，他の病院でCT検査を受け，右脳（右耳尖上方のあたり）に約3×2cmの血塊が見つかった。脳外科手術により血塊を除去した。術後意識はしだいに回復し，しだいに上下肢の運動も正常にできるようになったが，右の顔面神経麻痺が後遺症として残った。長期にわたって中西薬により治療を受けたが，あまり効果がなかったので，鍼灸治療を受けに来た。
現　症：右目は閉眼できず涙が出ている。右の鼻唇溝が浅くなっており，右の面頬部が左に歪斜している。食べた物が右頬内にたまる。会話時に息がもれる。右前額部と側頭部，下眼瞼部につっぱった感じがする。前額部のしわは消失している。顔の傷が残っており，右頭蓋骨には3×3cmの術後の空洞がある。
弁　証：脳部外傷，瘀血阻絡，経気失暢，筋脈失用による面癱
治　則：鍼灸治療を主とする。局部取穴により面部筋脈を調和させるために，先に去邪，後に扶正をはかる。弁証取穴と中薬（補助的）により益気活血通絡，益気養血をはかる。
取穴と効果：8月12日〜9月14日：右の太陽，陽白（あるいは攢竹に変更），四白（あるいは迎香に変更），下関，頬車（瀉）。2〜3日に1回の鍼治療とする。中薬は補陽還五湯に釣藤，僵蚕，天麻を加え，2〜4日ごとに1剤服用させる。
　10月15日〜12月：右目の周囲の筋が弛緩しているように感じられる。まだ閉眼できず涙が流れ，物がはっきり見えない。中薬を中止する。右の太陽，陽白（あるいは攢竹に変更），四白（あるいは迎香に変更）（瀉）による方法と，益気活血の法である合谷（補），三陰交（瀉）を交互に用いることとする。3〜5日に1回の鍼治療とする。
　1990年2月20日〜4月10日：右目の周囲の筋の弛緩は，著しく軽減したので患部の局所穴（補）による治療と，合谷，三陰交（補）による補益気血の法を交互に用いることとする。3〜6日に1回の鍼治療とする。半年後に治癒していることを確認した。
考　察：本症例は頭部外傷により瘀血阻絡，経脈阻滞，経気失暢となり，顔面部の筋脈の栄養が悪くなって起こった面癱証候である。他の随伴症状を伴っていないので，局所治療を主とした。第1段階では局所取穴により通経活絡をはかり標を治した。さらに中薬を併用したのは益気活血通絡をはかることにより，本を治すためである。第2段階では右目周囲の肌肉が弛緩し，物がはっきり見えないということであったので，眼区の治療穴を補法に改め，眼区筋脈の補益をはかることとした。この法と弁証取穴による益気活血通絡の法を交互に用いた。第3段階では，治療間隔がかなり

あいてしまい，眼区周囲の肌肉がまだ弛緩していたので，上方による局所取穴と，補益気血の法を交互に施すこととした。

## 結　語

### 1．症例のまとめ

本篇では9症例を紹介した。

例1は風熱の邪が面絡に侵襲し，邪気によってかえって緩められて起こった面癱証候であるので，疏風清熱，宣暢面絡の法を用いた。

例2は気血虧虚，経脈失養，経筋失用による面癱証候であるので，補益気血，健筋補虚の法を用いた。

例3は邪が面絡に侵襲し，経気失暢，筋脈失用となって起こった面癱証候であるので，患部取穴のみを行うこととし，通経活絡の法を用いた。

例4は筋脈失調，経気失用となり面筋が弛緩して起こった面癱証候であるので，患部取穴のみを行うこととし，健壮筋脈の法を用いた。

例5は熱勝風動となり面絡に上擾したために筋脈失用となって起こった面癱証候であるので，清熱熄風，舒筋活絡の法を用いた。

例6は久病であり虚証として現れるべきであるのに，実際は邪客面絡，経気失暢，経筋失用による面癱証候となっている。そのため患部取穴のみを行うこととし，去邪舒筋活絡の法を用いることとした。

例7は肝胆火逆となって頭顔面部に上擾し，経筋失用となった面癱証候であるので，肝胆の火を清降させ，面絡を宣暢させる法を用いた。

例8は陽明熱盛，熱鬱面絡，経筋失用による面癱証候であるので，陽明熱邪を清瀉し面絡を宣暢させる法を用いた。

例9は脳部外傷，瘀血阻絡，経気阻滞，経筋失調，経筋弛緩による面癱証候であるので，まず活血通絡の法を用い，その後に補益気血と補益筋脈の法を用いた。

### 2．治療大法

本病の治療は証型をしっかり分け，配穴と補瀉手法をしっかり把握しておけば，良い効果を収めることができる。次に例をあげる。

#### 1．患部取穴

選穴と補瀉法については，本篇の弁証施治の瘀血阻絡型を参考にするとよい。

## 2．弁証取穴

気血虧虚には合谷，三陰交（補）と，患部穴（虚には補法，実には瀉法）を交互に用いる。肝胆火逆には太衝，丘墟（瀉）と，患部穴（瀉）を交互に用いる。陽明熱盛には合谷，内庭（瀉）と，患部穴（瀉）を交互に用いる。中気不足には合谷，足三里（補）と，患部穴（補）を交互に用いる。風熱外襲には合谷または曲池（瀉）と，患部穴（瀉）を同時に用いる。熱勝風動には合谷，太衝（瀉）と患部穴（瀉）を交互に用いる。

## その他

### 1．予後不良の原因

本病に対する鍼灸治療は，非常に満足のいく効果を収めることができる。効果が悪いという例は極めて少ない。予後不良，あるいは終身麻痺が残る原因としては次のことが考えられる。

#### 1．誤診誤治

面癱病証は外因によるものが多く，とくに風寒，風痰によるものが多く見られる。一般的には，局部治療により去邪，通経活絡をはかれば，多くの場合はただちに治癒する。風熱外襲，肝胆火逆，陽明熱盛，ウイルス感染による顔面神経炎に起因する麻痺と，乳突炎によるものは，臨床上はあまり見られない。このため比較的軽視されがちであり，これが誤診や誤治につながることがある。去風散寒，あるいは去邪通絡の法だけで効果を得るのは，非常に難しい。顔面神経の損傷や壊死を引き起こしている場合は，さらに効果を得るのが難しくなる。

#### 2．通電療法

通電療法は本病に対して一定の効果がある。ただしどのような原因，どのような条件下で用いるかが問題となってくる。通電を行う目的は，直接的な刺激を与えて弛緩している筋脈を強め正常な状態に回復させることにある。外邪による面癱の場合は，去邪をはかってから，あるいは去邪をはかると同時に通電療法を併用すると，もちろん良い効果を収めることができる。去邪をはかる前に通電療法を用いると，表面的に口眼歪斜は治っているように見えるが，往々にして顔面筋の痙攣が後遺症として残り，なかなか治らないものとなるので注意を要する。

肝胆火逆や陽明熱盛，乳突炎によって起こった面癱は，効果がないだけでなく，かえって病状が増悪する。この原因は内熱が除かれていないことと，顔面筋の筋脈が弛緩していることにある。これによって邪気反緩，筋脈失養となるのである。筋脈は気血により濡養を受けている。気血虧虚，筋脈失養による面癱，長期化した面癱で実から虚に転じたもの，あるいは失治によって筋脈が弛緩しているものには，通電療法はいずれにも不適応となる。

#### 3．虚を実として治す弊害

『金匱要略』中風歴節病脈証併治篇には，「……絡脈空虚にして，賊邪泄せず，或いは左，

或いは右す。邪気かえって緩み，正気即ち急，正気邪を引き，喎僻不遂す」とある。本病は正気不足，絡脈空虚，衛外不固の状態にある時に，風寒の邪が虚に乗じて侵襲して顔面部の経絡に中り，気血痺阻，経絡反緩となって肌肉が弛緩して起こるものである。肌肉が弛むと患側は健側に引っ張られるのでゆがむようになる。現代医学では，顔面部が寒冷刺激を受け，患部の栄養血管が痙攣し，顔面神経に虚血，浮腫が起こって発病すると考えられている。ウイルス感染説もある。

　本病は実証のものが多く見られる。「邪が去れば正は自然に安ずる」とされている。また身体には自己修復能力があるので，去邪の法を用いると，このような面癱はすばやく治癒させることができる。医師はこのようなマニュアル通りに治療する習慣がついており，面癱に対しては実の側面から治療を行っているので，一部の虚証あるいは虚中挟実による面癱を見過ごすと，なかなか治らないということになってしまうのである。

　本病の虚証には，気血虧虚や中気不足のような虚証のもの，本虚標実のもの，失治による虚証の3タイプがある。本虚標実のものには，去邪の法を用いると病状は軽減するが，その後に補益筋脈の法に改めないと，なかなか治らないということになる。あるいは弁証取穴により本虚を治さず，患部取穴により標実を治すという場合も，同じ結果となる。

　気血虧虚や中気不足といった虚証の面癱に，虚としての治療をしなかったり，あるいは先に標邪を去って後に本虚を補うという法を採用しない場合も，なかなか治らないことになる。失治により虚となった面癱は，治療が不適切であったために起こったものである。あるいは実から虚に転じて眼瞼下垂，口角下垂，顔面筋の著しい弛緩が出現しているのに，依然として実の側面から治療を行うならば，これは虚を虚させるという弊害を生じてしまう。本来はその病機にもとづき，段階ごとの治療を行うべきである。つまり初期は去邪をはかり，中期は調和をはかり，後期は補益をはかるべきであるのに，終始去邪の法しか用いないとしたら，これも長期治療にかかわらず治らない原因となる。

## 2．頬車，地倉の補瀉法と，左右刺について

　『玉龍歌』には「口眼喎斜は最も嘆かわしい，地倉と頬車が妙穴である。左喎には右を瀉し，右喎には左を瀉せばよい」とある。左喎斜には右の頬車，地倉を瀉し，右喎斜には左の頬車，地倉を瀉すとあるが，これは理解しがたい内容である。また口眼喎斜の治療は頬車，地倉への瀉法だけで限定する必要もない。病状の虚実にもとづいて瀉法，補法，あるいは先瀉後補といった法を採用すべきである。我々は左側に向かって喎斜となっている場合は右側の頬車，地倉といった治療穴を取り，右側に向かって喎斜となっている場合は左側の頬車，地倉といった治療穴を取り，虚には補法，実には瀉法を施すという方法をよく採用している。あるいは先瀉後補を用いたりしている。

## 3．顔面神経炎による顔面神経麻痺の治療

　顔面神経炎はベル麻痺ともいわれている。一種の急性非化膿性感染によって起こる顔面神経麻痺のことである。ウイルス，アレルギー，自己免疫などが原因となって起こる。茎乳突孔内を通過している顔面神経が，感染または浮腫によって神経繊維が圧迫を受けることによって麻痺が起こるのである。その炎症期は患側の耳周囲と側頭部に痛みが起こるが，これは陽明熱盛や肝胆火逆に見られる循経上擾による症状に類似している。この場合は急いで面癱の治療を行うべきではなく，ましてや外邪侵襲（とくに風寒の邪）として治療を行ってはならない。この場合は，まず清熱疏風，清熱解毒，陽明の熱の清瀉，肝胆の火の清降をはかるべきであり，炎症を抑えて面癱が軽減（自然治癒する場合もある）するのを待って，面癱の治療と同時に翳風（瀉）や風池（瀉）といった治療穴を配穴して，清熱去瘀，通絡止痛をはかるべきである。ただし耳周囲や風池穴の部位に圧痛がなくなれば，翳風や風池などは配穴する必要はない。

　顔面神経炎による顔面神経麻痺は，近年多く見られるようになっているが，往々にして見過ごされている。誤って風寒外襲や単純性面癱として治療して，難治性の面癱を引き起こしたり，一生面癱が残るようなことをしてはならない。

# 20. 腰痛

## 概説

　腰痛は自覚的な腰部の痛みを主症とする病証である。腰痛は１つの症状であり，多くの疾病の中で出現する。本篇では腰痛を主症とするものについて述べることとする。正確に弁証し処方が適切であれば，鍼灸治療は腰痛に対して著しい効果がある。痛みがあるから単純に止痛をはかるといった対処法を採用してはならない。

　現代医学における腎臓疾患，リウマチ，慢性関節リウマチ，腰筋挫傷，潜在性脊椎披裂，脊椎外傷などで腰痛が著しい場合は，本篇を参考にして弁証施治をはかることができる。それぞれ治癒する場合や一時的な疼痛緩和といった効果を収めることができる。

　本病は寒湿，湿熱，瘀血，気滞，気滞血瘀，気血虧虚，腎虚などの証型のものが多く見られる。ここでは以上の証型の論治と症例について述べることとする。

## 弁証施治

　腰痛の弁証にあたっては，まず表裏虚実寒熱を鑑別するとよい。一般的にいうと，外邪の感受による場合は表や実であるものが多く，寒を伴うもの，熱を伴うものがある。一方，腎精虧損や気血虧虚により起こるものは，裏や虚であるものが多い。気滞血瘀により起こるものは，実であるものが多い。ただし虚と実が同時に見られる場合もある。また一般的には新病は実のものが多く，久病は虚のものが多いという特徴がある。治療においては審因弁証により治療すべきであり，単純に止痛だけをねらってはならない。止痛はあくまでも目的である。重要なのはどのような治療法則を用いることによって止痛という目的を果たすかにある。

　腰椎部の肥大性脊椎炎は，中医学の腰痛の範疇に含まれている。督脈は脊を貫いて腎に属している。また腎は骨を主り精を蔵し髄を生じるので，腰椎や脊柱はともに腎に属しているのである。本病は腎と密接な関係にあり，実際に腎虚による症状を伴うものが多い。その病理類型，治則，取穴も腎虚腰痛に対処する場合と，ほぼ同じものとなる。本病は労損，退行性病変に属しており，臨床上はまた気血虧虚による症状を伴うものもよく見られる。このような場合は補益気血をはかったり，あるいは補腎壮腰と益気養血の法を用いるとよい。

内　科

　肥大性脊椎炎と腰筋挫傷による腰痛（気血虧虚と腎精虧虚が多く見られる）は，腰部捻挫を引き起こしやすい。腰部捻挫を引き起こした場合は，捻挫性腰痛に準じて治療し，激痛が緩解した後に腎虚腰痛あるいは気血虧虚性腰痛として対処すればよい。

　腰痛は腎虚を本とし，外邪の感受や捻挫などは標とする。外邪や捻挫によって起こる腰痛は再発しやすく，あるいはなかなか治りにくいという特徴がある。こういった場合は，先に去邪をはかり，その後に補腎扶正をはかるとよい。あるいは去邪と扶正を同時にはかることによって標本兼顧を施すとよい。


## 1　寒湿腰痛

[主証]　腰部の冷痛や重痛がしだいに増悪する。腰をひねることができない。静かに寝ていても痛みは軽減しない。あるいは痛みがかえって増強する。雨天の時や寒い時に痛みは激しくなるが，温まると軽減する。舌苔は白膩，脈は沈で遅緩となる。寒が強いものには腰部の痙攣が見られ，屈伸ができず，夜間の休息時にかえって痛む。早朝は動いた後に痛みが少し軽減する。

[治則]　散寒除湿，温経通絡

[取穴]　腎兪，阿是穴（灸瀉）

[応用]　◇痛みがひどく，四肢が冷えている場合は，上処方に命門（補）を加えて温腎去寒をはかるとよい。あるいは関元（補）に焼山火を配して温熱感を腰部と両下肢にいたるようにし，温陽逐寒をはかるとよい。

　　　　◇『金匱要略』で論治が紹介されている腎着病〔腎虚で寒湿を感受し，腰部が冷え痛み，重たく感じ，運動が困難になる病症〕に対しては，腎兪，三焦兪または大腸兪（灸瀉），陰陵泉（先少瀉後多補）により温陽散寒去湿をはかるとよい。

　　　　◇『霊枢』経筋篇には，「陽急すれば則ち反折〔頭項強直し，腰背が反折して後に向って角弓のように弯曲する状態〕し，陰急すれば則ち俛して伸びず」，「寒すれば則ち反折筋急し，熱すれば則ち弛縦して収まらず」とある。腰筋の経筋が寒邪を感受したために，発作性の拘急または拘急疼痛が起こっているものには，三焦兪，腎兪，気海兪に浅刺し，瀉法を施してから灸頭鍼を施し，温経散寒，舒筋活絡をはかるとよい。


## 2　湿熱腰痛

[主証]　腰が重く感じられ熱感を伴う痛みがある。長く座ると痛みが増強し，活動すると痛みはやや軽減する。雨天や熱いと痛みは増強する。尿は短赤，舌苔は黄膩，脈は濡数となる。

[治則]　清熱利湿，舒筋活絡

[取穴]　◇陰陵泉（瀉），膀胱兪（瀉，透天涼を配す），阿是穴

　　　　　◇三焦兪，膀胱兪，阿是穴（瀉，透天涼を配す）

### 3　瘀血腰痛
[主証]　刺すような腰部の痛み，痛む部位は一定しており，圧痛が著しい。軽症の場合は前後屈に不便を感じるだけだが，重症の場合は全く動けなくなる。痛む部位は拒按となる。振動痛が見られたり，運動制限となる場合がある。舌質は紫暗，または瘀斑がある。脈は濇となる。

[治則]　活血化瘀，通絡止痛

[取穴]　◇腰筋の痛みが著しいものには，患側の委中の血絡に三稜鍼で点刺して出血させ，泄血通絡，行血去瘀をはかるとよい。あるいは阿是穴（瀉）に2～3鍼ほど刺鍼する。
　　　　◇腰椎部の痛みが著しいものには，人中，阿是穴（瀉）により通絡止痛をはかるとよい。

[応用]　瘀血に風寒または寒湿がからんでいるものには，三陰交（瀉），阿是穴（瀉，加灸）により活血去瘀，散寒止痛をはかるとよい。


### 4　気滞腰痛
[主証]　腰痛は軽い時と重い時がある。重い時は腰の前後屈ができず，歩行困難となり，腰を捻ることができなくなる。咳をすると痛む。痛む部位は一定していない。

[治則]　理気活絡

[取穴]　間使（瀉）により行気散滞をはかる。あるいは阿是穴（瀉）か夾脊穴（瀉）を配穴する。


### 5　気滞血瘀腰痛
[主証]　腰痛，痛む部位は固定している。痛みは脹痛，放散痛，刺痛のいずれかである。咳やくしゃみをすると掣痛が起こる。腰を回転させたり屈曲すると痛みは増強し，運動制限がある。舌苔は薄白，あるいは瘀点がある。脈は濇または弦となる。

[治則]　行気活血，通絡止痛

[取穴]　間使，三陰交（瀉）。
　　　　捻瀉しながら患者に腰の運動をさせる。咳やくしゃみをしたり腰部の運動をさせても痛まなくなるか，痛みが軽減したら抜鍼する。早期治療では患部の治療穴を配穴しなくとも，2～3回の鍼治療で治癒させることができる。

　上記の気滞，瘀血，気滞血瘀の3タイプの腰痛が，腎虚または痺証が原発病である場合は，まず捻挫期には捻挫性腰痛として施治し，治癒した後に腎虚または痺証腰痛の治療を本とすることによって，再発を防止したり根治させることができる。

## 内科

### 6 腎虚腰痛

[主証] 腰部のだるさ・軟弱化，腰痛が長々と続くが，押さえたり揉んだりすると気持ちがよい。腰膝が無力であり，疲れるとひどくなり，休息をとると軽減する。上記の状態が反復して起こる。腎陽虚に偏しているものは，少腹拘急，手足不温，顔色㿠白を伴い，舌質は淡，脈は沈細となる。また腎陰虚に偏しているものは，心煩，不眠，手足心熱，口燥，咽頭の乾き，顔面紅潮を伴い，舌質は紅で乾，脈は弦細数となる。

[治則] 腎陽虚に対しては補腎助陽をはかり，腎陰虚に対しては補腎滋陰をはかる。

[取穴] 腎陽虚：命門，腎兪，太谿（補）。右帰飲に類似した効がある。
腎陰虚：復溜，腎兪（補）。左帰飲に類似した効がある。

[応用] ◇『素問』脈要精微論には「腰なるものは，腎の府なり，転揺すること能わざるは，腎まさに憊(つか)れんとす」とある。腎精虧損，筋脈失養となって起こるものには，腎兪，太谿，三陰交（補）により補益精血，壮腰補腎をはかるとよい。また気虚による症状を伴っている場合には，腎兪，太谿または復溜，合谷（補）により益気補腎，壮腰補虚をはかるとよい。

◇『金匱要略』血痺虚労病脈証併治篇には，「虚労の腰痛，少腹拘急し，小便利せざるものは，八味腎気丸これを主る」とある。このタイプに鍼治療をする場合は，関元，腎兪，復溜（補）により，滋陰斂陽をはかり，腎中の真陽の気を補納するとよい。

◇真陽不足となり陽気が腰部に分布せず腰部冷痛（風寒湿痺に属さないもの）が起こり，手足不温，尿意急迫，頻尿といった症状を伴っているものには，関元（補，焼山火を配す）に刺鍼して温熱感を腰部にいたらせると，温陽補虚の効を収めることができる。あるいは腎兪，気海兪（補）にそれぞれ連続して大きな幅で捻補を6分間施し，腰部に熱感を生じさせると，温補腎陽の効を収めることができる。

◇腰筋には足太陽経筋が分布している。この経筋の機能は気血の滋養に依存している。気血虧虚による腰痛には，合谷，三陰交（補）により補益気血をはかるとよい。

◇腰筋挫傷は，疲労後に腰部がだるくなって痛み，四肢倦怠が起こり，休息をとると痛みが軽減するといった特徴がある。舌苔は薄白，脈は細緩となる。この場合は益気補腎，壮腰養血をはかればよく，合谷，腎兪，三陰交といった治療穴に補法を施すとよい。

◇肥大性脊髄炎（腰椎部）は腎虚との関係が密接であり，多くの場合は腎虚による症状を伴う。その病理類型，治則，取穴は腎虚腰痛の場合と，ほぼ同じものとなる。

## 症 例

[症例1] 瘀血腰痛
患　者：男，56歳
主　訴：腰痛を患って10日になる。
現病歴：10日前，仕事中の不注意でギックリ腰となった。当時，右側の腰が痛く，咳やくしゃみ，腰の運動をすると痛みは増強し，運動制限があった。右側の気海兪と大腸兪の部位に強い圧痛がある。痛みの部位は固定している。同側の委中の部位の静脈が太く紫色になっている。舌質は淡紅，舌苔は白膩，脈は弦実であった。
弁　証：瘀血留注，経脈阻滞
治　則：行血去瘀，通経止痛
取　穴：右側の委中の血絡に三稜鍼で点刺し1ccほど出血させる。
効　果：黒紫色の出血が見られ，ただちに腰痛は著しく軽減し，自由に腰を動かせるようになった。1回の治療で治癒した。3カ月後に再発していないことを確認した。
考　察：本症例は腰を捻って瘀血阻滞，経気失暢となって起こった瘀血腰痛である。その血絡を視て，その血を刺して出し，悪血が経に入るのを阻止する旨にもとづき，三稜鍼を用いて患側の委中穴の部位の血絡を出血させた。これは行血去瘀によって経脈の疏通をはかって止痛するという法である。舌象と脈象に瘀血の象が現れていないのは，発病経過が短いことと，病が局部に限定していたことによるものである。

[症例2] 湿熱腰痛
患　者：女，43歳
主　訴：腰部のだるさ・痛みが起こるようになって2カ月余りになる。
現病歴：2カ月余り，腰がだるく感じられ，重くて腰が落ちるような感じがし，熱痛がある。この状態は夜間に増強する。症状は気候の変化とは関係がない。正座位では腰疝部が重く感じられ，腰が落ちるような痛みがあり，側臥位ではシーツに触れる部位に同じような感じを覚える。白色帯下の量が多く，心悸，頭暈〔めまい〕，息切れ，倦怠，全身の沈痛，食欲不振，尿黄，手足心熱などの症状を伴っている。疲れるといつも悪寒発熱が起こり，全身に痛みが走り，起きることができなくなる。月経は4～5日早く発来し，月経前に小腹部痛，身体痛が起こる。経血色は淡紅である。身体は肥満しており，顔色は黄色く，舌苔は薄黄，脈は濡数であった。
治療経過：もともと本科で気血双虧と判断し，合谷，三陰交（補），間使（瀉）により補益気血，佐として理気をはかる治療を受けた。5回の治療後，心悸，息切れ，倦怠，無力といった症状は好転し，頭暈は治癒した。白色帯下も減少した。ただし全身の沈痛，食欲不振，腰の症状は改善しなかった。
弁　証：湿熱蘊鬱，経脈失暢

内　科

治　則：清利湿熱，通経活絡
取　穴：初診：陰陵泉，三焦兪，腎兪（瀉）とする。
　　　　2〜3診：上処方に三陰交（瀉）を加える。
　　　　4診：気海兪，膀胱兪（瀉）とする。
　　　　5〜7診：陰陵泉，三陰交（瀉）とする。
　　　　8診：気海兪，大腸兪（瀉）とする。
効　果：3診後には腰の熱痛は軽減し，重い下垂感は消失した。手足心熱も軽減した。7診後，腰の症状および随伴症状は治癒した。8診では治療効果の安定をはかった。3カ月後に患者が右下肢の坐骨神経痛の治療に訪れており，腰痛と随伴症状が治癒していることを確認した。
考　察：本症例では湿熱が蘊鬱して経脈を阻滞させ，そのために気血の運行が悪くなったために腰がだるくなり，重くて腰が落ちるような感じがし，熱痛が起こっているのである。また全身の沈痛も起こっている。湿には重濁性があるので，正座位で腰疝部が重く感じられ，腰が落ちるような痛みが生じたり，側臥位ではシーツに触れる部位に同じような感じが生じたりするのである。湿熱が中焦に留滞して運化が悪くなると，食欲不振が起こる。また湿熱が下注すると尿黄となり，帯下が多くなったりする。疲れると悪寒発熱，身体痛が起こるのは，労倦内傷のためである。湿熱が胞宮に影響して衝任失調となると，月経前に腹痛が起こったり，月経期が早まったりするようになる。肥満は多湿である場合が多い。舌苔薄黄，脈濡数は，湿熱の象である。息切れ，頭暈，心悸，倦怠，無力感などは，久病のために身体が虚していることや，飲食減少と関係のある症状である。また白色帯下の量が多くなっているが，これは脾虚湿盛と関係がある。

　　　　最初は気血虧虚として補益気血をはかった。これにより気血虧虚と関係する症状は，一定程度好転または治癒した。しかし湿熱による中焦と下焦および腰部経脈の病変には，変化は認められなかった。そこで清利湿熱，通経活絡の法を用いることとした。陰陵泉（瀉）により利湿益脾をはかり，三陰交により利湿活血をはかった。また必要に応じて気海兪（瀉），大腸兪（瀉），膀胱兪（瀉），三焦兪（瀉）などの局所穴をそれぞれ用いて，駆邪散滞，清熱利湿，通経活絡をはかって効を収めることができた。

［症例3］腎虚腰痛
患　者：男，23歳，初診1974年2月25日
主　訴：腰部のだるさ・痛みを患って10年余りになる。
現病歴：10年余り腰のだるさ・痛みがあり，なかなか治らない。この4年来，両下肢に冷痛が起こるようになり，雨天や冷やすと痛みが増強するようになった。これはスポーツをして汗をかいた後，冷たいシャワーをあびてから起こるようになった。毎年秋には熱いために汗をかいた後に衣類が湿ったままだと，腰と下肢の痛みが増強する。

さらにさむがり，頻尿，尿意急迫，排尿無力，身体のだるさ，無力感，息切れ，頭暈といった症状を伴っている。また時々ではあるが腹脹，食事量の減少，胃のむかつきといった症状もある。夜眠る時に両下肢は伸ばしても曲げても具合が悪い。顔色は蒼白，脈は沈細無力であった。血沈はやや速い。

既 往 歴：結核性副睾丸炎を患って5年になる。数度の検査の結果，無精子であった。以前にリウマチ性腰痛の治療で水鍼〔穴位注射〕，ジアテルミー，中西薬治療を受けたが，少し効果があっただけで根治しなかった。西洋医内科で腰筋挫傷として治療を受けたが，これも効果がなかった。

弁　　証：真陽不足，陽気不達

治　　則：温補真陽

取　　穴：関元，命門（補）。2～4日おきに鍼治療を施すこととする。

効　　果：初診後，腰痛は軽減し，下肢の冷えも軽くなった。3診後には腰痛と尿意急迫，頻尿は治癒した。両下肢の状態もよく，夜間睡眠時に下肢を伸展しても屈曲しても，違和感はなくなった。4診で治癒した。1974年3月18日に治癒していることを患者から確認した。

考　　察：本症例は以前にリウマチ性腰痛，腰筋挫傷として治療を受けたが，あまり効果がなかった。腰部のだるさ・痛み，さむがり，四肢の冷え，下肢の冷痛といった症状があり，また雨天時や冷やすと痛みが増強することから，真陽不足，陽気不達となり経脈が温煦を受けられないために起こったものと考えられる。命門火衰，脾失健運となれば，腹脹，食事量の減少が起こる。納運失職，化源不足となれば頭暈，息切れ，身体のだるさ，無力感といった症状が出現するようになる。頻尿，尿意急迫，排尿無力，脈沈細無力などは，真気不足の象である。弁証取穴として補益真陽，補益腎気の作用がある関元，命門（補）により治療を行い，著効を収めることができた。

[症例4] 腎虚挾気虚腰痛

患　　者：男，45歳，初診1968年3月11日

主　　訴：腰痛を患って4年になる。

現 病 歴：4年前に重い物を運んでいて腰を捻ったために腰痛が起こるようになった。最初は咳をしたり，かがんだり腰を回したり，深呼吸をしたりすると，腰痛がひどくなる状況であった。治療を経て腰痛は軽減したが，隠痛（鈍痛）がずっと残っている。腰痛は左側が右側よりも強い。痛みは気候の変化とは無関係である。平素から息切れ，頭暈，精神不振，頻尿，尿意急迫，消化不良，1日に3～4回下痢するといった症状がある。脈は沈細無力であった。腰椎レントゲン検査では，腰椎肥大性脊柱炎が認められた。

弁　　証：腎精不足に気虚を伴う腰痛

治　　則：補腎壮腰，佐として益気をはかる。

取　　穴：復溜，太谿，合谷（補）。2～4日おきに鍼治療を施すこととする。

内　科

効　　果：4診後に腰痛は軽減し，腰の運動も正常に行えるようになった。大便と小便の回数は減少した。7診後は左腰の隠痛だけとなった。小便は夜1回，大便は1日1回となった。12診後，腰痛はほぼ治癒し，大便と小便は正常となった。頭暈も治癒した。13診で治癒した。10カ月後に確認したところ，腰痛は治癒しており再発していないとのことであった。

考　　察：本症例は重い物を運んでいて腰を捻り，腰部筋脈を損傷して起こった腰痛である。治療を経て，瘀血あるいは気滞血瘀による腰痛ではなくなっている。現症を分析すると『景岳全書』にある「腰痛証で長らく発して治らないものは，腎の虚によるものである。労働して即痛むものは，気の衰えによるものである」というタイプの腰痛に相当する。本症例は腎精虧虚，筋脈失養となり，それに気虚を伴って起こった腰痛証候と考えられる。弁証取穴により，腎経の母穴である復溜（補）と腎経の原穴である太谿（補）を選穴して補腎壮腰をはかり，合谷（補）を配穴し佐として益気をはかって治癒させることができた。

［症例5］寒湿腰痛

患　　者：男，49歳

主　　訴：腰痛を患って2カ月になる。

現病歴：2カ月前に，過労ぎみの時に汗をかき寒を感受して発症した。腰はだるく冷痛があり，雨天や寒冷刺激により痛みは増強する。温めると楽になる。腰を曲げたり長く座っていると痛む。さらに息切れ，無力感，頭暈，両膝の冷痛（すでに10年になる）などの症状を伴っている。顔色は黄色く，舌苔は白厚，脈は沈弱であった。

弁　　証：寒湿の邪が経脈に阻滞して起こった腰痛

治　　則：温散寒湿，通絡止痛

取　　穴：初診～2診：大腸兪，阿是穴（瀉），ただし2診は焼山火と灸を併用した。

　　　　　3診：腎兪，志室（瀉），ともに焼山火を配した。志室の熱感は局所に生じ，腎兪の熱感は委中にいたった。

　　　　　4診：腎兪，肓門，胞肓（瀉），ともに焼山火を配す。腎兪のだるい感じと熱感は委中にいたり，肓門と胞肓のだるい熱感は腰および下肢全体にいたった。

効　　果：2診後，腰痛は著しく軽減した。その後，患者が両膝の冷痛の治療に訪れたおり，腰痛が治癒していることを確認した。

考　　察：患者は平素から身体が虚していた。過労ぎみの時に汗をかいて寒を感受し，寒湿の邪が虚に乗じて腰部に侵襲して経絡を阻滞させて起こったものと考えられる。そのために気血の運行が悪くなって腰部にだるさと冷痛が起こり，雨天時や寒冷刺激によって痛みが増強するという状態になっているのである。ただし温めると楽になる。息切れ，無力感，頭暈，脈沈弱などは，虚の体質によるものであり，これは別の問題によるものである。本症例の病因は『金匱要略』にある「身労して汗出で，衣裏冷湿し，久久としてこれを得」というタイプの腰痛に相当する。腰部のだるさと冷痛，

雨天時や寒冷刺激を受けると増強することが，弁証のポイントである。患部の治療穴（瀉）に焼山火または灸を併用する目的は，腰部の寒湿の温散，腰部の経脈の通暢をねらったものである。

［症例６］気滞血瘀腰痛

患　者：男，50歳，初診1968年１月25日
主　訴：腰痛を患って５年になり，再発して10日余りが経過している。
現病歴：５年来，仕事の不注意で腰を捻るたびに腰痛が再発しやすい。再発時には腰に激痛が起こり，咳やくしゃみ，深呼吸，腰の運動によって痛みは増強し，物を持ったり歩くことができなくなる。今回も腰を捻って再発した。症状は以前と同じである。舌質は絳，脈は沈濇であった。
既往歴：肥大性脊椎炎
弁　証：気滞血瘀，経脈阻滞
治　則：行気活血により経脈を通じる。
取　穴：間使，三陰交（瀉）。
効　果：初診後に腰痛は軽減し，咳をしても痛みは軽いものとなった。また腰を曲げて物を持てるようになった。３診後，腰痛は著しく軽減し，６診で治癒した。３カ月後に，腰痛が治癒していることを確認した。また1989年６月〜８月に膝関節の病変の治療に来院されたおり，腰痛が前回の治療後に治癒していることを確認した。
考　察：脈証，病因，病歴にもとづき，本症例は腰部を捻って筋脈を損傷し，気血阻滞となって起こった腰痛証候であることがわかる。これといった随伴症がないので，間使（瀉）により行気散滞をはかり，三陰交（瀉）により活血去瘀をはかった。行気活血することにより経脈を通暢して効を収めることができた。

［症例７］腎虚腰痛

患　者：男，35歳，初診1971年４月28日
主　訴：腰痛を患って10数年になる。
現病歴：徹夜して長く座っていて疲れたのが原因で発症した。10数年来，腰と尾てい骨部がずっと痛む。疲労や力仕事をしたり，長く座っていたり，腰を振動させると腰痛が増強する。足を踏みはずしたりしても，腰痛は増強する。平素から頭暈，耳鳴り，不眠，頭昏，健忘，心悸，身体のだるさ，無力感，反応のにぶさといった症状がある。
弁　証：腎精虧虚，筋脈失養
治　則：補腎壮腰
取　穴：腎兪，気海兪（補）。
効　果：２診後に腰痛は軽減したが，まだ腰に力を加えることができない。４診後には腰痛はわずかとなった。７診で治癒した。1971年７月３日に治癒していることを確認した。

内　科

考　察：本症例は腎精虧虚による腰痛である。腰は腎の府であり，腎は骨を主り精を蔵し髄を生じる。腎精虧虚となって骨髄が充たされず，腰部の筋脈が栄養されなくなると，腰痛が起こる。また脳をうまく栄養できないと頭暈や健忘が起こるようになる。この症例の場合は腰痛の治療を主とした。患部の腎兪（補），気海兪（補）により補腎壮腰をはかって，効を収めることができた。

[症例8] 気血虧虚腰痛

患　者：男，61歳

主　訴：腰痛を患って1年余りになる。

現病歴：1年余り，よく腰がだるくなり空痛〔空虚感やぼんやりした感じをともなう痛み〕が起こる。疲れたり，食べる量が少なかったり，便がゆるかったりすると腰痛は増強する。また両下肢がだるく，無力である。平素から息切れ，頭暈，四肢無力，心悸などの症状がある。舌質は淡，舌苔は白，脈は細弱であった。顔色は萎黄である。いつも八珍湯を服用すると，痛みは軽減するように感じられる。

弁　証：気血虧虚，筋脈失養

治　則：補益気血

取　穴：合谷，三陰交（補）。2～3日に1回の鍼治療とする。

効　果：3診後には腰痛と両下肢の症状は著しく軽減した。5診後には腰のだるさと空痛はほぼ治癒し，随伴症状も著しく好転した。8診で治癒した。3カ月後に治癒していることを確認した。

考　察：脈証と治療経過を考慮すると，本症例は気血虧虚，筋脈失養による腰痛証候と考えられる。気は之を温め，血は之を濡すといわれている。気血が不足して筋脈失養となると，腰がだるくなって空痛が起こるようになる。気血虧虚となると四肢無力，心悸，頭暈といった症状が出現するようになる。また疲れると気を傷り，食少や泥状便であれば化源が不足するので，いつも疲れたり食事量の減少や泥状便といった状態になると，腰痛も増強し下肢痿軟〔麻痺〕となる。顔色や舌，脈の変化，八珍湯を服用すると効果があるといったことから，気血虧虚であることは疑う余地がない。弁証取穴は補気の作用がある合谷（補），養血益脾の作用がある三陰交（補）を用いた。これは気血双補をはかることができ，八珍湯に類似した効がある。

[症例9] 気滞血瘀腰痛

患　者：女，30歳，初診1985年5月3日

主　訴：腰痛を患って1カ月余りになる。

現病歴：1カ月余り前，怒った後に腰痛が起こるようになった。怒るとただちに腰痛が起こる。腰椎と腰筋に発作性のひきつったような激痛が起こる。そしてこのひきつるような激痛により，腹部もひきつる。咳やくしゃみ，深呼吸，腰の運動時に，痛みは増強し動けなくなる。早朝は腰がこわばった感じがする。飲食減少，味がよくわからないといった症状がある。舌質は暗，舌苔は薄黄，脈は沈数弦であった。

　　　　　某病院の内科救急で膀胱結石を疑われた。1回目の検査では結石が認められたが，2回目の検査では結石の存在は否定された。大便，小便，血液検査では，異常は認められなかった。婦人科検査，整形外科検査でも異常はなかった。腫瘍の検査も行ったが異常はなかった。某病院では診断が出ず，薬も効果がなかったので，当病院の鍼灸科を受診した。
既往歴：1985年1月に肺炎，胸膜炎を患い，当病院の第1内科に入院し，2カ月の入院治療で治癒している。
弁　証：気滞血瘀，経脈失暢
治　則：疏肝理気，活血去瘀
取　穴：初診：間使，三陰交（瀉）により行気活血をはかる。
　　　　2診（4日）：間使，三陰交，太衝（瀉）により疏肝理気，活血止痛をはかる。
　　　　3診（6日）：2診に同じ。
　　　　4診（7日）：2診に同じ。ただし患部に棒灸を加えた。
効　果：2診時には腰部の脹痛は軽減していた。2診時の日に第4，5腰椎の部位に痛みがあり，腹部に影響して腹部がひきつっていた。3診時には上述した症状は著しく軽減しており，腰も自由に動かせるようになっていた。4診時には，腰がやや強ばる程度となっていた。1985年7月12日に治癒していることを確認した。
考　察：本症例は肝気鬱結，気滞血瘀，経気失暢による腰痛である。咳，くしゃみ，深呼吸をしたり腰部を捻る動作をすると腰痛が増強し，また腰部のひきつる様な激痛により腹部がひきつるといった状況は，経気失暢，筋脈失和によるものである。舌質，舌苔と脈象の反応は，気血瘀滞を表している。
　　　　間使（瀉）により行気をはかり，太衝（瀉）により疏肝理気をはかり，三陰交（瀉）により活血去瘀，通暢経脈をはかった。間使で行気をはかると血の行りもよくなり，太衝で理気をはかると，散滞止痛と行血の効を収めることができる。この疏肝理気，活血散滞の法により効を収めることができた。4診時に患部に灸を加えたが，これは腰部経脈を温通して腰部の強ばった感じを改善する目的で用いた。

［症例10］寒湿腎着腰痛
患　者：男，41歳，初診1979年10月3日
主　訴：腰および腰仙部の重だるさ・冷痛が起こるようになって6カ月になる。
現病歴：6カ月前のある日，引っ越しで汗をかいたままのシャツでいる時に雨に降られ，雨にぬれたのが原因で腰痛が起こるようになった。当日の夜には全身に痛みが起こるようになった。2日目には腰や仙骨部にも冷痛が起こるようになり，その後，腰の周囲（帯脈の循行部）も重く感じられ，腰が抜けるような感じがするようになった。生活にも影響する。こういった症状は，雨天時や寒冷刺激により増悪し，温めると楽になる。二便と食欲は正常である。舌苔は薄膩，脈は沈でやや遅である。以前に透熱療法を受けたが効果はなかった。腰部レントゲン検査では異常は認められなかった。

内 科

既往歴：2年間，坐骨神経痛を患っていたが，10カ月前に本科で鍼治療を受けて治癒している。
弁　証：寒湿痺阻，経脈失暢による腎着病
治　則：温陽散寒除湿
取　穴：腎兪，大腸兪（灸瀉）。計12回の灸治療を行った。その内，3回の治療は命門を加えた。温熱感がそれぞれ腰部，仙骨部，季肋部にいたるようにする。2～3日おきの灸治療とした。
効　果：4診後には腰部と仙骨部の冷痛は軽減したが，腰周囲の症状は改善していない。7診後には，腰部と仙骨部の冷痛は著しく軽減した。腰周囲の症状も軽減した。10診で治癒した。11～12診では治療効果の安定をはかった。
考　察：本症例は仕事をして汗をかいて衣服が湿り，さらに雨にあたって寒冷刺激を受けたために発症したものである。寒湿の邪が虚に乗じて侵襲し，陽気がつまって行らなくなると，腰や仙骨部の冷痛が起こったり，腰周囲の重い抜けるような異常な感覚が生じたりする。本症例は『金匱要略』五臓風寒積聚病脈証併治篇で述べている「腎着の病は，其の人身体重く，腰中冷え，水中に坐するが如く，形水状の如くかえって渇せず，小便自利し，飲食故の如きは，病下焦に属す。身労して汗出で，衣裏冷湿し，久久としこれを得，腰以下冷痛し，腹重きこと五千銭を帯びるが如し，甘姜苓朮湯これを主る」というタイプの腎着病に相当する。腎兪，大腸兪，命門（久瀉）により温陽散寒除湿をはかり経脈を通暢して効を収めることができた。

## 結　語

### 1．症例のまとめ

本編では10症例を紹介した。

例1は瘀血が経脈に阻滞して起こった腰痛である。三稜鍼で委中の血絡を点刺出血させるという行血去瘀の法を用い，経脈を通じさせることにより効を収めることができた。

例2は湿熱が筋脈に蘊鬱して起こった腰痛である。陰陵泉，三陰交（瀉）と患部穴である気海兪，大腸兪，三焦兪，膀胱兪といった治療穴による清利湿熱，通経活絡の法を用いて，効を収めることができた。

例3は腎陽が筋脈を温煦できないために起こった腰痛である。関元，命門（補）による温補真陽の法を用いて，効を収めることができた。

例4は腎虚に気虚を伴って起こった腰痛である。太谿，復溜，合谷（補）による補腎壮腰，佐として益気をはかるという法を用いて，効を収めることができた。

例5は寒湿が経脈に阻滞して起こった腰痛である。状況に応じて大腸兪，阿是穴，腎兪，志室，肓門，胞肓といった患部穴に瀉法（透天涼を配す）を施した。この温散寒湿によって経脈を通暢させるという法を用いて，効を収めることができた。

例6は気滞血瘀，経脈失暢による腰痛である。間使，三陰交（瀉）による行気活血，通暢

経脈の法を用いて，効を収めることができた。

例7は腎精虚虧，筋脈失養による腰痛である。腎兪，気海兪（補）による補腎壮腰の法を用いて，効を収めることができた。

例8は気血虧虚，筋脈失養による腰痛である。合谷，三陰交（補）による補益気血，補養筋脈の法を用いて，効を収めることができた。

例9は気滞血瘀，経脈阻滞による腰痛である。間使，三陰交，太衝などに瀉法を施すという疏肝理気，活血散滞の法により，効を収めることができた。

例10は寒湿留注による腎着病である。腎兪，大腸兪（久瀉）による温陽散寒去湿の法を用いて，効を収めることができた。ただし必要に応じて命門（久瀉）を加えたこともある。

例5，例10は，ともに寒湿腰痛である。病位はともに腰部にあるため，患部取穴の法を採用した。前者には焼山火を配し，後者には灸を配すことにより，ともに温散寒湿の作用を得ることができた。

例6，例9は，ともに気滞血瘀腰痛である。ただし前者は捻挫によるものであり，後者は鬱怒によるものである。このように病因が異なることから，前者には行気活血，通経止痛の法を用い，後者には疏肝理気，活血止痛の法を用いた。

例3，例7は，ともに腎虚腰痛である。ただし前者は腎陽不足によるものであり，後者は腎精虧虚によるものであるので，この2症例の治則と取穴は異なったものとなっている。

## 2．弁証と治療について

### 1．弁証

病因および随伴症状や証候群をしっかり弁別する必要がある。本篇では腰痛を主証とするものを紹介した。腰痛が主証であることを確認した上で，その虚実寒熱と兼症あるいは随伴証候群をはっきりさせることにより，証型を分類した弁証論治をはかることができるのである。『景岳全書』腰痛篇では，腰痛の弁証について実際にもとづいた詳しい記載があるので，ここで紹介しておく。『景岳全書』腰痛篇では，「腰痛証でなかなかよくならず，しばしば再発するものは腎虚である。雨天時や久座によって痛み重く感じられるものは湿である。諸寒に遭遇して痛んだり，温めると楽になり冷やすとひどくなるものは，寒である。諸熱に遭遇して痛んだり，冷やすと楽になり温めるとひどくなるものは，熱である。鬱怒によって痛むものは，気滞である。憂愁思慮によって痛むものは，気虚である。労働により痛むものは，肝腎の衰退である。その因を弁別して治すべきである。」と述べている。

### 2．治療

痛みだからといって止痛法により痛みを止めようとするのはよくない。止痛は目的であって方法ではなく，重要なのはどのような治療法則を用いて，止痛という目的を達するかにある。本篇で紹介した10症例の証型，治則，選穴から見ると，それぞれの症例が病因病機と証型の違いにもとづき，それぞれに適合する治療法則，選穴によって腰痛を治すという目的を

達成していることがわかる。『証治匯補』腰痛篇には，「標が急するものは標を治し，本が急しているものは本を治すとよい。初痛は邪の滞りを疏通し経隧を理すのがよく，久痛は真元を補い血気を養うのがよい。」としている。このように標本緩急をしっかりと区別して，去邪をはかったり扶正をはかるという治療法則は，臨床を導く上で一定の意義がある。

腰痛という病は，腰部経脈の失養や阻滞，あるいは温煦が悪いことにより起こるものである。したがって腰部の経脈に影響を与えている病の根源をさがすべきであり，それにより弁証分型にもとづいた治療が可能となるのである。

## その他

### 1．効果がよくない理由

本病に対する効果の良し悪しは，弁証や治則，選穴などが正確であるかどうかということの他に，さらに患者が描写する病状が真実であるかどうかという内容とも密接に関連している。患者がうまく病因や病状を表現できなかったり，あるいは他の原因により病因がうまくクローズアップされないと，治療効果に影響がおよぶ場合が多い。

例えば，遺精や帯下，房事過多の患者は，恥ずかしくてこういった症状を隠してしまう場合もあるし，あるいはこういった原因を軽視していると，腰痛を長く治療してもなかなか治らないものである。あとでその原因をうまく聞き出して，それに応じた治療法則に変えると，腰痛が治るだけでなく，遺精や帯下といった症状もそれについて治癒する場合が多い。以上のように遺精や帯下，あるいは房事過多は腰痛を引き起こすし，腰痛がなかなか治らない重要な原因ともなる。根本から治療しなければ，腰痛は治りにくいのである。

例をあげる。長期にわたって遺精（夢精）を患っていた患者が腰痛となった。腎虚腰痛として補腎をはかったら，腰痛は治療後は軽減したが，後に腰痛が増強した。次に実証として瀉法を施したら，腰痛はやはり増強した。後で知ったことだが，この患者は補法を施した時は腰痛は好転したが遺精が増悪していた。そのまま治療を続けた結果，遺精が増悪し，また腰痛も増悪した。治療を瀉法に変えると，虚証の腰痛だったために，症状はいっそうひどくなった。この患者の場合，腰痛としてではなく遺精として治療した結果，遺精が治ると腰痛も治った。

### 2．瘀血腰痛に委中（刺絡）を用いる理由

打撲や捻挫で筋脈を損傷し，気機阻滞となって血行が悪くなると瘀血性の腰痛が起こる。三稜鍼で委中の部位の血絡を点刺出血させるという方法は，「その血絡を視て，刺してその血を出す」という考えにもとづいたものである。

瘀血腰痛の場合は，委中穴の部位の血絡が暗紅色となっている。この血絡を点刺出血させると，泄血通絡の作用があり，血が行って瘀が散じるのである。

### 3．腰痛があって帯下病が見られる場合は，先に帯下を治すべきである。

　帯下の病は湿邪と関係が密接であり，また任脈や帯脈とも関係がある。臓腑では脾腎の虚，肝経湿熱下注と関係するものが多い。帯脈は腰を一周していることから，帯下病には程度の差はあるが，腰の痛みやだるさを伴うものが多い。女性の腰痛患者を診る場合は，帯下の状態をしっかり把握することが重要である。もし帯下病があって，それが腰痛よりも前にあった場合は，先に帯下病を治すべきである。この場合は帯下病が治れば腰痛も治るからである。帯下病が治癒したのに腰痛が治らない場合は，帯下病と腰痛の病機が混在しているからであり，この場合は腰痛のサイドから再度，弁証論治をはかるとよい。


### 4．臨床経験

　1．腰痛の患者で器質性の病変でもなく，また虚癧や風寒湿痺証でもなく，長期治療にもかかわらず効果が出ない場合は，まず咳やくしゃみにより腰痛が増強するかどうかを確認すべきである。咳やくしゃみにより腰痛が増強する場合は，打撲捻挫などの原因でなくとも，気血瘀滞型の腰痛として治療するとよい。間使，三陰交（瀉）により行気活血をはかると，著しい止痛効果を収めることができる。

　2．咳嗽，くしゃみ，深呼吸，腰の回転などによって腰痛が増強するものは，気血瘀滞型である場合が多い。間使，三陰交（瀉）により行気活血をはかるとよい。治療後に同様の動作をさせ，痛みが軽減しない場合は，腰椎椎間板ヘルニア，腰椎腫瘍，転移瘤などを考慮して，検査にまわしたほうがよい。

　3．一部の単純性腰痛の患者で，風寒湿邪や気候の変化と関係がなく，多種の治療でも効果がなく，鍼による局所治療でも効果がない場合は，局所穴に瀉法を施して灸頭鍼を施すと，血脈を温通することによって止痛効果を収めることができる。

内科

# 21. 痺証

## 概説

　痺には，つまって通じないという意味がある。痺証は病邪によって経絡，気血がつまって起こる疾病である。痺証は正気が不足して抵抗力が低下している状況下で，風・寒・湿や湿熱の邪が肌表経絡を侵襲することによって引き起こされる場合が多い。通常は気候の変化と密接な関係がある。経絡閉阻，気血運行の障害が，その主たる病理機序である。主な特徴としては筋骨，肌肉，関節部に痛み，だるさ，重だるさ，麻木〔しびれ〕が現れたり，関節部の腫脹，発熱，屈伸困難といった症状が出現する。

　本病の弁証治療においては，邪の偏盛にもとづいてしっかりと風，寒，湿，熱の違いを分別し，去風，散寒，除湿，清熱といった治療法を採用すべきである。ただし痰瘀痺阻の場合には，化痰搜風，活血云瘀をはかるべきである。また同時に通経，止痛の法を用いて，経絡気血の阻滞を疏通させ，邪気が留まれないようにすることが重要である。このようにすることで「通則不痛」，「住痛移疼」という治療目的を達成することができるのである。

　病が長期化して臓腑・気血に影響したり，肝腎を損傷している場合には，益気養血，調補肝腎をはかって，正気を助けるようにするとよい。また湿熱が中宮や下焦に留滞している場合には，清利湿熱，理脾暢中をはかるべきである。これは内外双治の法といわれている。

　本病は鍼灸臨床の現場でよく見られるものであり，またその効果もかなり満足のいく結果が出ている。とりわけ痛みやだるさ，麻木といった症状を軽減させる作用は，非常にすぐれている。

　現代医学におけるリウマチ熱，リウマチ性関節炎，慢性関節リウマチ，骨関節炎，痛風，結合組織炎，神経痛といった疾患は，本病の弁証取穴を参考にすることができる。

　風寒湿が経脈を阻滞させて起こる腰痛や坐骨神経痛については，腰痛と坐骨神経痛の篇であつかうこととした。

　本病には風寒湿痺，風湿熱痺，痰瘀痺阻，尪痺といった証型がある。ここでは上記のいくつかの証型の証治と症例について述べることとする。

### 弁証施治

臨床上は病邪の偏盛の状態や症状の特徴にもとづいて，行痺，痛痺，着痺，熱痺の4つに分類されている。風気偏盛のものを行痺とし，痛みの部位が一定せず遊走性という特徴がある。寒気偏盛のものを痛痺とし，痛みが激しく温めると痛みが軽減するという特徴がある。湿気偏盛のものを着痺とし，だるい痛みや重だるさが起こり，雨天に発症しやすいという特徴がある。また急に発病して身熱を伴い，患部に紅潮・腫脹・熱痛が出現するものを熱痺としている。

風，寒，湿，熱の偏盛によって各種痺証が引き起こされるが，これらの病因は互いにからんだり，互いに因果関係をなしている。したがって弁証をベースにしてこれらの主次を判断し，全面的に考慮して治療を行うべきである。これについて『類経治裁』では，「行痺を治す場合は散風を主とし，兼ねて去寒利湿をはかり，活血を加えれば，血が行り風は自ずと滅ぶ。痛痺を治す場合は温寒を主とし，兼ねて疏風滲湿をはかり，加えて益火を加えれば，辛温は凝寒を解す。着痺を治す場合は利湿を主とし，兼ねて去風逐寒をはかり，補脾益気を加えれば，土が強くなって湿に勝る」と述べている。熱痺に対しては清熱を主とし，兼ねて去風利湿をはかるとよい。湿熱痺証に対しては清利湿熱を主とし，兼ねて調胃，活絡，行血をはかるとよい。また尪痺に対しては補腎を主とし，兼ねて去風，散寒，除湿，清熱，温陽といった方法を尪痺の具体的な状況にもとづいて採用するとよい。新病と久病の違い，局部の病邪と全身の正気の強弱の関係，発病経過における寒熱の変化の有無，痰瘀が関節を阻滞させているかどうか，臓腑気血に影響がおよんでいるかどうか，脾胃肝腎を損傷しているかどうかといったことを全面的に考慮して弁証取穴を決定することが重要である。また本病は早期治療が重要である。適宜に鍼灸治療を行えば，未然に正虚邪恋を防止できるし，著しい効果を収めることができる。

### 1 風寒湿痺

（1）行痺（風痺）

[主証] 肢体関節部の痛み，痛みは遊走性で痛む部位が一定しない。屈伸が不便である。あるいは悪風，発熱といった表証を伴うこともある。舌苔は薄白か白膩，脈は浮の場合が多い。

[治則] 去風通絡を主とし，佐として散寒除湿をはかる。

[取穴] 患部の治療穴または阿是穴（瀉）により去邪通絡をはかって止痛する。痛む部位が多い場合には，曲池（瀉）を加えると去風散邪，通絡止痛の効を収めることができる。

[応用] ◇久病で気血虧虚であるものには，患部の治療穴（瀉）に合谷，三陰交（補）を加え，去邪通絡，補益気血をはかるとよい。これは虚実併治の法である。

◇去風発汗，散寒除湿の作用をもつ薬を飲み過ぎて気血虧虚となっているものには，

合谷，三陰交（補）により補益気血をはかり，気血の回復を待ってからこの処方に患部の治療穴（瀉）を配穴して施治するとよい。

◇風湿偏盛のものに対しては，曲池，陰陵泉（瀉）により去風除湿をはかるとよい。あるいはこの法と患部の治療穴（瀉）を同時または交互に用いてもよい。

◇局部の紅潮・腫脹・発熱，悪熱を伴い，舌苔が黄，脈が数であるものは，「歴節風」と呼ばれている。熱盛型に偏しているものには，曲池，内庭または解谿，阿是穴（瀉）により去風清熱，通絡散邪をはかるとよい。

◇『金匱要略』痙湿暍病脈証治篇にある「病者一身尽く疼み，発熱し，日晡所劇しきものは風湿と名づく。この病は汗出でて風に当るに傷られ，或は久しく冷を取るに傷られて致す所なり。麻黄杏仁薏苡甘草湯を与うべし」という証治に対しては，鍼灸では陰陵泉，曲池（瀉）により去風除湿，散邪通絡をはかるとよい。久しく冷を取るに傷られてという寒を受けて起こっているものには，上穴に灸頭鍼を施すとよい。

### （2）寒痺（痛痺）

[主証] 肢体の痛み，激しい冷痛，痛む部位は一定している。活動が不便であり，皮膚色は赤くない。局部は冷えていて温めると痛みは軽減するが，冷やすと痛みは増強する。舌苔は薄白，脈は弦緊となる。

[治則] 温経散寒を主とし，佐として去風除湿をはかる。

[取穴] 患部の治療穴あるいは阿是穴（瀉）に焼山火を配すか，あるいは灸頭鍼とし，温経散寒，通絡止痛をはかる。痛む部位が多い場合や，風寒湿がともに強い場合は，曲池，陰陵泉（灸瀉）を配穴して温陽散寒，去風除湿をはかることとする。多くの部位が痛み，同時に陽気不足，陰寒内盛による全身症状を伴っている場合には，局部の治療穴に灸頭鍼を施し，さらに関元（補）を加えて温陽逐寒をはかるとよい。

[応用] ◇両下肢に関節痺痛があるものには，関元（瀉，焼山火を配す）に温熱感を発生させて患部にいたるように誘導するだけで，下肢の経脈を温通させて良い効果を収めることができる。

◇真陽不足のために陽気が分布せず，陰寒偏盛となって両下肢に冷痛が起こっているもので痛痺に属さないものには，関元（補，焼山火を配す）に鍼を少し下方に向けて斜刺し，関元に生じた温熱感が両下肢にいたるように誘導するとよい。このようにして火の源を益し，陽光が分布するようになれば陰霾は消え，扶陽逐寒の効を収めることができる。あるいは関元，腎兪，太谿（補）により温補腎陽，扶正駆寒をはかってもよい。

◇『素問』挙痛論篇には，「寒気脈外に客すれば則ち脈寒え，脈寒ゆれば則ち縮蜷し，縮蜷すれば則ち脈紬急し，紬急すれば則ち外に小絡を引く。故に卒然として痛む」とある。このような状況下で起こる股関節痛，膝関節痛，肩関節痛に対しては，それぞれ環跳（瀉，加灸），膝眼（瀉，加灸），肩髃（瀉，加灸）とい

った治療穴を用いて，駆邪散寒をはかるとよい。つまり「炅〔熱のこと〕を得れば則ち痛み立ちどころに止む」ということである。
- ◇『傷寒論』少陰篇305条には「少陰病，身体痛み，手足寒え，骨節痛み，脈沈なるものは，附子湯これを主る」とある。これに対して鍼灸治療を行う場合は，関元，陰陵泉（補）により温陽逐寒，健脾除湿をはかるとよい。

### （3）着痺（湿痺）

[主証] 肢体関節の痛み，重だるさ，あるいは腫脹。痛む部位は一定している。肌膚の麻木，手足の重だるさがある。活動に不便を感じる。症状は雨天に増悪する。舌苔は白膩，脈は濡緩となる。

[治則] 除湿通絡を主とし，佐として去風散寒をはかる。

[取穴] 患部の治療穴または阿是穴（瀉，加灸）により去湿散邪，通絡止痛をはかる。

[応用]
- ◇着痺を患っている部位が多い場合には，陰陵泉，足三里（瀉）を配穴し去湿散邪をはかるとよい。
- ◇着痺を患っている部位が多く，同時に陽気不足，寒湿不化による症状を伴うものには，患部治療穴（瀉，加灸）に関元，陰陵泉（灸瀉）を配穴して温陽散寒去湿をはかるとよい。もし脾陽不足による症状が見られる場合には，患部治療穴（瀉，加灸）に関元，陰陵泉（補）を配穴して温陽益脾，去湿散寒をはかるとよい。
- ◇久病となり脾虚湿勝となっているものには，患部治療穴（灸瀉）に足三里，陰陵泉または脾兪（補）を配穴して健脾制湿，去湿活絡をはかって標本兼顧を施すとよい。
- ◇局部の肌膚に麻木不仁が見られるものには，局部に棒灸を施すか，あるいは皮膚鍼で局部を叩刺するとよい。
- ◇長期にわたって着痺を患い四肢関節の腫大，屈伸困難，肌肉の萎縮，顔色白，消瘦，倦怠無力といった症状が見られるようになり，舌質淡，舌苔白，脈細緩であるものには，合谷，三陰交（補），患部治療穴（灸瀉）とすれば，補益気血，去邪通絡の効を収めることができる。
- ◇『金匱要略』痰飲咳嗽病脈証治篇には，「胸中に留飲有れば，其の人短気して渇し，四肢の歴節痛む。脈沈のものは，留飲有り。」とある。水飲が関節に流注した場合，とりわけ下肢の関節に流注した場合で脈に沈象が見られるものには，陰陵泉（瀉），関元（補，焼山火を配して温熱感を両下肢にいたらせる）とすれば，温陽行湿化飲の効を収めることができる。
- ◇『霊枢』五禁論篇には，「著痺移らず，䐃肉破れ，身熱し，脈偏絶するは，是れ三逆なり」とある。これは湿邪偏盛となって経脈に留着し，そこに湿邪が固定して起こった着痺を指したものである。肌肉の萎縮と身熱が見られるものは，湿邪が化熱して形を傷り痿となったものである。また脈は本来は滑数か濡数となるべきなのに，かえって細弱がひどくなったり，あるいは脈微欲絶が見られるのは，形気敗傷となったためである。このような場合には曲池，陰陵泉（瀉）により清

化湿熱をはかるとよい。湿熱がある程度去るのを待ってから，合谷，太白（補）による健脾益気の法と清化湿熱の法を交互に用いるとよい。

◇『金匱要略』痙湿暍病脈証治篇には「太陽病，関節疼痛して煩し，脈沈にして細なるものは，これを湿痺と名づく。湿痺の候は，小便利せず，大便かえって快し。ただ当にその小便を利すべし。」とある。これは湿痺の証候と治則について述べたものである。鍼灸で治療する場合には，陰陵泉（瀉），中極（瀉，加灸）により逐湿行水をはかるとよい。

◇『金匱要略』痙湿暍病脈証治篇には「風湿，脈浮，身重く，汗出で悪風するものは，防已黄蓍湯これを主る」とある。これに対して鍼灸治療を行う場合は，陰陵泉（瀉），合谷（補）により益気行湿をはかるとよい。

以上，風，寒，湿痺が単独に出現するケース，相兼して出現するケース，相互に転化するケースについて述べた。ここで述べた各種治法に関しては証にもとづいて臨機応変に用いるべきである。長期化してなかなか治らない場合には，気血虧虚を伴ったり，肝腎不足を伴ったり，あるいは腎精虧虚，筋脈失養を伴ったりする。それぞれの病情にもとづいて患部取穴と補益気血の法，補益肝腎の法，補腎填精の法を同時または交互に用いて施治するとよい。

痺証の疼痛に関して，具体的に痛みの部位や痛点がない場合は，多くは虚証である。このような場合は「以痛止痛〔痛を以て痛を止める〕」の法を用いることはできない。患部の治療穴に対しては補法または先瀉後補の法を用いたり，あるいは弁証取穴，全体治療を施すべきである。少数の症例ではあるが，局部に激痛があって按じると痛みが軽減したり，あるいは身体の虚を伴ったり，あるいは実証として治療して無効である場合がある。これらは虚虧性の痛みと判断すべきである。単純に激痛だから実だとして患部取穴を行って瀉法を施してはならないケースである。このようにすると「虚虚〔虚を虚させる〕」の弊を犯すことになるので注意を要する。

『素問』痺論篇には，「脈痺已えずして，復た邪に感ずれば，心に内舎す。……心痺なるものは，脈通ぜず，煩すれば則ち心下鼓し，暴かに上気して喘し，喉乾きて善く噫し，厥気上れば則ち怒る。」とある。風寒湿3邪が血脈に搏し，内の心に及んで心気が抑止されると心血瘀阻となり，心悸，息切れ，胸悶が起こり脈濇または結代，舌質暗紫，口唇紫となる。心俞，膈俞または厥陰俞（灸瀉），神門（瀉）により温陽通絡，活血去瘀をはかるとよい。心気不足を伴うものには，上処方の神門を補法に改め，さらに合谷（補）を加えて補益心気をはかるとよい。

『金匱要略』痰飲咳嗽病脈証治篇には，「飲水流れ行き，四肢に帰し，当に汗出づべくして汗出でず，身体疼重す，これを溢飲と謂う。」とある。飲邪がしだいに肌表を侵し，さらに外邪を感受して毛竅閉塞となると汗とともに外邪を排出することができなくなる。したがって身体疼重となる。曲池，陰陵泉，列缺（瀉）により解表宣肺化飲をはかるとよい。あるいは曲池，陰陵泉，大椎（灸瀉）により温陽解表，行湿化飲をはかってもよい。

## 2  風湿熱痺

[主証] 急に発病し，局部に紅潮・腫脹あるいは紅潮・腫脹・発熱が起こる。触れると熱く，痛みのため触れない。冷やすと痛みは軽減する。痛みは遊走性を呈する場合もある。活動が不自由となり，さらに煩躁，胃のつかえ，食欲不振，尿黄，便秘または泥状便，口渇または口渇するが飲みたがらないといった症状を伴う。舌苔は黄で燥，または白膩または黄膩，脈は濡数または滑数となる。悪寒（微悪寒）や微悪風，発熱，自汗，口乾・口苦といった症状を伴う場合もある。

[治則] 清熱利湿，去風通絡

[取穴] 曲池，陰陵泉（瀉）

[応用] ◇湿熱偏盛であるものには，合谷，陰陵泉（瀉）により清利湿熱をはかるとよい。胃腸の症状が著しいものには，足三里（瀉）を加えて和胃暢中をはかるとよい。熱が湿より強いものには，合谷に透天涼を配す。胃熱による症状が著しいものには，内庭（瀉）を加えて清降胃火をはかるとよい。血瘀による症状を伴うものには，三陰交（瀉）を加えて活血通絡をはかるとよい。また血熱による症状を伴うものには，三陰交（瀉，透天涼を配す）を加えて清熱涼血をはかるとよい。尿が黄赤で排出しづらく尿量が少ないものには，中極（瀉，透天涼を配す）を加えて通利小便と膀胱湿熱の清利をはかるとよい。

◇関節部に紅潮・腫脹が見られ，激痛があって筋脈が拘急している場合がある。症状は昼は軽く，夜に増強する。また煩熱，舌質紅，無苔少津，脈弦細数といった症状が見られるものは，熱痺に属しており，熱が強いために陰を損傷し，陰虚熱盛の象が現れたものである。合谷，内庭（瀉），復溜（補）により清熱養陰をはかるとよい。

◇熱痺に下肢の腫痛，尿が赤色で排尿時に熱感があり，舌苔黄膩，脈濡数といった状態が見られる場合がある。これは湿熱下注の象である。陰陵泉，足三里（瀉）により清化湿熱をはかるとよい。陰陵泉は局部と全身の湿を行らすことができ，足三里は陰陵泉と配穴して用いると下肢の湿熱を清することができる。

◇風湿熱痺証に対して局部治療は弁証取穴，全体治療よりも効果が劣るし，根治もできないので，臨床においては弁証取穴，全体治療が多く採用されている。

## 3  痰瘀痺証

[主証] 発病経過が長い。関節部の浮腫・疼痛，冷えると増悪する。あるいは関節部の腫大・硬直・奇形が見られる。活動が不自由である。発熱を伴う場合もある。舌質は紫，舌苔は薄白または白膩，脈は沈濇または細濇となる。

[治則] 化痰去瘀，活血通絡

[取穴] 豊隆，三陰交，患部治療穴（瀉）

内　科

寒に偏しているものには灸を加える。

　以上の各種痺証が長期的に改善せず反復発作を繰り返していると，心に影響してリウマチ性心疾患を引き起こす可能性がある。

　さらに痺証の診断にあたっては流注（多発性膿腫），流痰（股関節・膝関節結核），脱疽，骨腫といった病との鑑別が必要である。

## 4 尫痺（おう）（腎虚寒盛型）

[主証]　四肢関節部の疼痛・腫脹・硬直・変形。早朝時の全身の関節部（あるいは最も痛みのある関節部）の強ばり，筋肉の痙攣，関節の屈伸困難，あるいは変形。督脈に影響した場合は脊柱の歪斜・変形が見られる。さらに腰膝のだるさ・痛み，両足無力，易疲労，喜温悪冷といった症状を伴う。舌苔は薄白，脈は沈弦，沈滑または沈細弦，尺脈は弱，小あるいは沈細となる。

[治則]　補腎去寒，佐として化湿去風，養肝栄筋，去瘀通絡をはかる。

[取穴]　太谿，腎兪（補），患部治療穴（灸瀉）または関元（補）
　　　　風が強いものには曲池（瀉）を加え，湿が強いものには陰陵泉（瀉）を加える。瘀血が強いものには三陰交（瀉）を加える。また気虚による症状を伴うものには，合谷（補）を加える。

[応用]　◇腎虚標熱の軽症型（臨床上はあまり見られない）には以下の症状が見られる。関節部に微熱があり，夜間に痛みが増強し，伸展させようとすると痛みが一時的に軽減する。口乾，排便困難，手足心熱といった症状がある。舌質は微紅，舌苔は微黄，脈は沈弦細でやや数となる。これは腎虚邪実であったものが，寒邪久鬱により邪が熱化しようとしている現れであり，あるいは熱剤の服用によって助陽傷陰となり，邪が熱化しようといている現れである。補腎滋陰をはかり，佐として去風化湿，養肝栄筋，去瘀通絡をはかるとよい。治療穴は太谿，復溜（補）に上記の治療穴を配穴するとよい。

　　　　◇腎虚標熱の重症型（臨床上はあまり見られない）には以下の症状が見られる。関節部の熱痛・腫大・変形，触れると熱く感じられ，皮膚色はやや紅，喜冷であるが冷やすと痛みは増強する。口乾，咽頭の乾燥，五心煩熱，尿黄，大便乾燥。舌質は紅，舌苔は黄厚で膩，脈は滑数または弦滑数となり，尺脈は沈小である場合が多い。これは標邪が長期に鬱して化熱した現れ，あるいは温腎助陽薬を服用した後に陽気が急に旺盛となって邪気が熱化した現れである。このような場合は，補腎清熱をはかればよい。標熱が清されるのを待って，補腎去寒の法を用い本を治すとよい。後者の選穴は腎虚寒盛型と同じである。

## 症例

[症例1] 風寒湿邪, 痺阻経脈

患　者：女, 46歳, 初診1982年7月26日
主　訴：全身性の関節リウマチを患って4年になる。
現病歴：4年前に瘧疾を患って高熱が出た時, 冷たい所で眠った後に全身の関節に冷痛とだるさが出現するようになった。雨天時や寒冷刺激を受けると, 症状は増強する。腕に時計をはめるだけで, 腕と手指の冷痛はいっそうひどくなり, 手指がしびれる。1年ごとに増悪し, 発病時には手足心熱と全身の関節の冷痛およびだるさが起こる。ひどい時には体温が37.5～38.5℃になる。ASLO（＋）833単位。
弁　証：風寒湿邪が経脈を阻滞させたために, 気血の運行が悪くなり, 営衛失調となって起こった痺証
治　則：去風散寒除湿
取　穴：初診～4診：局所穴（瀉）, 灸頭鍼とする。
　　　　5～13診：曲池, 陰陵泉（瀉）, 灸頭鍼とする。
効　果：初診～4診の治療では, 局所効果しかなかったので, 5～13診では全身療法に改めた。7診後には発熱および全身の関節の冷痛は止まり, 曇りや雨天時でも再発しなくなった。8～13診では治療効果の安定をはかった。
考　察：本症例は, 風寒湿邪が人体に侵襲し, 関節部をつまらせて絡道不通, 気血不暢, 営衛失調となって起こった痺証証候である。初診～4診では局部の冷痛は軽減したものの, 全身の関節の冷痛とだるさ, および発熱は改善しなかった。5～13診では全体治療に改めて弁証取穴とし曲池, 陰陵泉（瀉, 灸頭鍼を配す）により疏風解表, 散寒除湿をはかって効を収めることができた。

[症例2] 真陽不足, 陰寒阻絡

患　者：男, 45歳
主　訴：下肢に冷痛が起こるようになって2日になる。
現病歴：この2日ほど両下肢が冷えてだるく力が入らない。両膝関節部の冷痛がとくに強い。精神不振, 倦怠, 無力感といった症状を伴っている。脈は沈弱である。
既往歴：腰部のだるい痛みを患って1年余りになる。
弁　証：真陽不足のため陽気が巡らず, 寒邪阻絡となって起こった痺証
治　則：温補真陽
取　穴：初診：関元（補, 焼山火を配す）2診：同左
効　果：初診の治療時, 温熱感は小腹部に走り, また小腹部から左右に分かれて両下肢に走ると, 両下肢が温かく感じられ気持ちがよかったという。2診時には, 前回の治療の後に両下肢の症状が軽減していたので, 前回同様に治療を行った。1カ月後に治

内　科

癒していることを確認した。また2年後にも追跡調査を行い、再発していないことを確認した。

考　察：患者の年齢、発病時間や下肢冷痛といった状況にもとづくと、寒湿痺証に似ているが、脈象と随伴症状にもとづくと、真陽不足のために陽気が散布せず、陰寒阻絡となって下肢経脈が温通しないために起こった寒痺証候と考えられる。補益元陽の要穴である関元（補、焼山火を配す）により温補真陽をはかった。真陽が下肢に分布するようになり、下肢経脈が温められることにより、寒痺は治癒した。

[症例3] 気血素虚、外邪痺阻

患　者：男，30歳，初診1971年10月27日
主　訴：両膝に冷痛が起こるようになって6年になる。
現病歴：6年来、両膝の関節部にだるさと冷痛が起こる。夜間にひどくなり、睡眠に影響する。両下肢はだるく痛み、歩行時に力が入らない。両側の股関節部と果関節部に冷えとだるさがある。また平素から息切れ、頭暈、不眠、多夢といった症状がある。
弁　証：平素から気血両虚であるところに、寒邪が虚に乗じて侵入し、関節部の経脈を阻滞させて起こった寒痺
治　則：補益気血と温散寒邪の法を同時または交互に用いる。
取　穴：初診、3～8診、17～23診：足三里、三陰交（補）とする。
　　　　2診：膝眼（瀉、灸頭鍼を併用）とする。
　　　　9～16診：足三里、三陰交（補）、膝眼（灸瀉）とする
効　果：4診後には下肢のだるさは軽減し、睡眠にも影響しなくなった。膝関節部はまだ冷痛がある。8診後には下肢も歩行時有力となった。膝関節部はまだ冷痛がある。14診後も歩行時は有力であるが、まだ少しだるい。20診後には歩行も有力であり、膝関節部の冷痛もなくなった。23診で治癒した。
考　察：「邪気の湊する所、其の気は必ず虚す」といわれている。本症例の患者は平素から気血が虚しており、寒邪が虚に乗じて入り、関節部の経脈を阻滞させると、両膝の関節部のだるさと冷痛、両下肢のだるさと痛み、歩行時の下肢の無力感といった症状が起こるようになる。息切れ、頭暈は気血虧虚による症状である。
　　　　補益気血と温散寒邪の法を用い、標本兼治することにより効を収めることができた。膝眼（灸瀉）は局所穴である。この場合、足三里、三陰交（補）には局所取穴（下肢筋脈の健壮）の意味と弁証取穴（補益気血）の意味とがある。両側の股関節部と果関節部の冷えとだるさは、気血がこれらの部位にいたらないために起こったものである。これらの症状に対しては、局所取穴を行わなくても、補益気血の法によって気血が充足すると、自然に治癒する。

[症例4] 寒阻経脈、気血失暢

患　者：男，19歳

主　訴：両上肢痛を患って1年余りになる。
現病歴：1年余り前に監獄の地べたで睡眠をとって寒冷刺激を受け，さらに受刑時に縛られていたために発症した。両側の肩，肘，腕関節部に冷痛があって動かすことができない。物を持っても力が入らず，疲れやすい。肌肉は少し萎縮している。両手の手指の関節も痛み，左背部も痛む。両側の三角筋下部の皮膚には色素沈着があり，円形を呈している。いろいろな治療を受けたが効果はなかった。
弁　証：寒邪が侵入して経脈が阻滞し，さらに縄で縛られたために経絡気血の流れが悪くなって起こった痺証
治　則：温経散寒
取　穴：外関，曲池，合谷，肩髃（瀉，灸頭鍼を併用）。各治療穴に灸を10分間施す。
効　果：5診後には両上肢の痛みは軽減し，運動も前よりは有力となった。10診後には両上肢の状態ははすでに著しく好転していた。ただし手指の運動はまだ無力である。15診で治癒した。1979年11月12日に両上肢の冷痛が治癒していることを確認した。まれに痛みが起こる時があるが，痛みはすぐ止まり，他には異常はないとのことであった。
考　察：地べたで睡眠をとっていて寒邪が侵入し，経脈痺阻，気血失暢となり起こった両上肢関節部の冷痛，運動障害の症例である。『素問』挙痛論には，「寒気経に入りて稽遅して泣して行かず。脈外に客する時は則ち血少なく，脈中に客する時は則ち気通せず。故に卒然として痛む。」とある。本症例は，これに相当するものである。さらに両上肢を縄で縛られていたことが原因で，経絡気血の流れが失暢し，肌肉の萎縮，筋力の低下が認められ，易疲労となっている。「炅を得れば則ち痛み立ちどころに止まる」という治則にもとづき，温経散寒の法を用いて寒邪を散じ，経脈が通暢し気血が調和することによって治癒した。

［症例5］湿熱蘊鬱中宮，下注下肢関節
患　者：男，44歳，初診1969年6月23日
主　訴：関節部の腫痛・発熱を患って3年になる。
現病歴：3年来，両足の果関節部と膝関節部に腫痛と発熱がある。痛いので触れず，運動も不自由である。痛みは気候の変化とは関係がない。さらに頭部の発熱，口苦，尿黄，便秘，胃脘部のつかえ，食欲不振，口渇はあるが飲みたくないといった症状を伴っている。舌苔は白膩，脈は滑数であった。以前にリウマチ性関節炎を患い，長期にわたって治療を受けたが効果はなかった。
弁　証：湿熱蘊鬱中宮，湿熱が関節部に下注し，経脈が阻滞して起こった湿熱痺
治　則：清熱利湿，活血通絡
取　穴：合谷，陰陵泉，三陰交（瀉）。2～3日おきに鍼治療を施した。
効　果：3診後には飲食は増加した。尿は黄色くなくなり，大便も硬くなくなった。右側の果関節部にはまだ腫痛がある。4診後には右側果関節部の腫痛は消失した。5診後

には各関節部の腫痛はすべて消失した。6診で治癒した。1970年2月3日に治癒していることを確認した。

考　察：湿熱が下注して関節部に留滞し，経絡が阻滞して気血の運行が悪くなって起こった熱痺証候の症例である。湿熱が関節部に阻滞したために，下肢関節部の腫痛・発熱が起こり，屈伸困難となっている。また湿熱が中宮に留滞しているために，胃脘部のつかえ，食欲不振，口渇はあるが飲みたくない，口苦といった症状が出現している。湿熱が膀胱に下注しているために，尿は黄となっている。舌苔と脈象の変化は，湿熱の現れである。

本症例は湿熱熾盛による湿熱痺証の症例であるので，合谷（瀉）により清熱，陰陵泉（瀉）により利湿，三陰交（瀉）により活血をはかった。この清熱化湿，活血通絡の法により，効を収めることができた。

[症例6] 湿熱蘊鬱中宮，留滞関節

患　者：男，46歳，初診1969年3月10日

主　訴：手足関節部の腫痛が起こるようになって11カ月になる。

現病歴：11カ月来，両手の指節関節，腕関節および果関節部に腫痛が起こり屈伸がうまくできない。触れると熱感がある。痛くて触れない。さらに胃脘部のつかえ，食少，泥状便，口や鼻の熱気，耳痛出血などの症状がある。舌尖は紅，舌苔は黄膩，脈は数であった。苦痛と憂鬱な表情をしている。以前に某病院で慢性関節リウマチと診断されて治療を受けたが効果はなかった。また羊肉，犬肉，牛肉スープを飲んだり，虎骨酒を3瓶，土骨蛇酒3斤飲んだり，活絡丸を3箱服用したり，コルチゾンを100粒余り服用したが，いずれも効果がないばかりか，病状は増悪した。

弁　証：湿熱の邪が関節に留注し，中宮に蘊鬱して起こった熱痺

治　則：清熱瀉火，利湿活血

取　穴：初診〜2診：曲池，陰陵泉，三陰交（瀉）とする。
　　　　3診：上処方に合谷（瀉）を加えた。
　　　　4〜9診：3診に同じ。

効　果：初診〜2診では清利湿熱，活血通絡をはかった。
　　　　3診：下肢の関節部の腫痛は著しく軽減し，歩行ができるようになった。耳痛出血，口や鼻の熱気はまだある。上処方に合谷（瀉）を加えて，清熱瀉火，利湿活血をはかることとした。
　　　　5診：下肢関節部の腫痛は治癒した。上肢関節部の腫痛は一定程度ではあるが軽減していた。泥状便と食少は治癒している。
　　　　6〜7診：耳痛出血および口と鼻の熱気は止まった。
　　　　8診：指節関節が早朝時に強ばって痛む。
　　　　9診：熱痺はほぼ治癒し，諸症状は消失している。ただ早朝時に右手の指節関節を屈伸させると強ばって痛む。

1970年4月16日に旧正月に酒を飲み過ぎたため，右示指の指節関節に腫痛と発熱が生じたために，再度治療に訪れた。他の関節部の腫痛は治癒していた。1971年4月に再度治癒していることを確認した。

考　察：湿熱の邪が中宮に留滞しているので，胃脘部のつかえ，食少，泥状便といった症状が出現している。また湿熱が関節部に留滞し，経絡が阻滞して関節部の腫痛・発熱が起こっている。薬酒と血肉友情の熱性の品を長期にわたって服用し，熱邪を助ける結果になったため，口や鼻の息が熱くなり，耳痛出血が起こり，熱痺がかえって増悪している。舌質紅，舌苔黄膩，脈数などは，熱が湿より強く作用している現れである。合谷，曲池，陰陵泉，三陰交（瀉）により清熱瀉火，利湿活血をはかって効を収めることができた。

[症例7] 痰瘀痺阻両膝関節

患　者：女，54歳，初診1970年1月18日
主　訴：両膝の関節腫痛を患って5年になる。
現病歴：5年前に不注意で転んで両膝を地面にぶつけ，膝蓋部の皮膚から出血した。次の日から膝蓋部に腫痛が起こりはじめ，運動がしにくくなった。民間の単方を用いて腫痛は消失し，膝関節の運動が少ししづらく，軽い痛みを覚える程度となっていた。数カ月後に寒冷刺激を受けた後に痛みが増強した。中西薬や民間の単方による治療を受けたが，効果はなかった。この3年来，両膝の関節部に腫大と強ばりがあり，屈伸すると痛み，運動がしずらいといった状態が続いている。時に拒按となり，冷やしたりすると症状は増悪する。舌質は紫暗，舌苔は薄白，脈は沈濇であった。
弁　証：久疾のため痰瘀が凝滞し，経絡気血が阻滞して起こった痺証
治　則：化痰去瘀，駆邪通絡
取　穴：三陰交，豊隆（瀉），膝眼（灸瀉）。2～3日に1回の鍼灸治療とする。
効　果：3診後には膝関節部の痛みは軽減した。8診後には膝関節部の腫大と強ばりが著しく軽減し，屈伸がしやすくなった。また寒冷刺激を受けても痛まなくなった。12診後には膝関節病はほぼ治癒した。13～18診では治療効果の安定をはかった。1978年5月4日に再発していないことを確認した。
考　察：病の長期化により病が絡に入り，経絡が失暢して気血が阻滞し，気の滞りによって津液が集まって痰を形成し，血行が悪くなったために瘀を形成している。この痰と瘀が凝滞して起こった痺証証候の症例である。

三陰交（瀉）により行血去瘀をはかり，豊隆（瀉）により化痰をはかり，膝眼（灸瀉）により温経散邪をはかった。膝眼により温経散邪をはかったが，これは膝関節内の痰瘀の消散を目的としたものである。この化痰去瘀，駆邪通絡の法により，効を収めることができた。豊隆と三陰交の配穴により去瘀化痰をはかったが，これは本治を目的としたものである。また膝眼（灸瀉）は病所に対処したものであるが，標治と本治を目的としたものである。

内 科

本症例は膝関節部に腫大，強ばり，疼痛があり，寒冷刺激により増強することを考えると，寒湿痺証を疑うことができる。しかし舌象と脈象および病の経過から分析すると，痰瘀凝滞による痺証であることがわかる。上記の3穴でないと，効果を得ることは非常に難しいといえる。

[症例8] 腎虚寒盛型尫痺

患　者：女，43歳，初診1988年8月27日
主　訴：全身の関節部に冷痛・硬直が起こるようになって3年になる。
現病歴：3年来，全身の関節部がだるく冷痛が起こり強ばっている。とくに腕関節，果関節部および第1～第5腰椎関節部の症状がひどい。腕関節と果関節部は腫大しており変形しており，冷えている。動かしづらく温めると楽になる。腰椎関節部は冷痛があって強ばり，腰を曲げづらい。ときどき腰に空洞感が起こり，だるくて力が入りにくくなる。またさむがり，四肢の冷え，両膝の無力感，易疲労，頸項部が柔らかく動かすと小さい音が鳴る，小腹部の冷え，頻尿，かかとの空痛といった症状を伴っている。冬に病状は増悪する。舌苔は薄白，脈は沈弦で両尺は沈細であった。検査ではASLO価は高くなく，リウマチ因子は陰性であった。
弁　証：腎陽不足，寒邪侵襲，関節留滞による痺証
治　則：補腎助陽，温散寒邪
取　穴：初診～8診：太谿，腎兪（補）。腕関節，果関節，腰椎関節部には毎晩交互に棒灸を施すこととする。
　　　　9～18診：関元（補）を加える。
　　　　19～23診：太谿，三陰交（補）。棒灸は同上。
　　　　23診後は自宅にて棒灸を患部に施させて，治療効果の安定をはからせることとした。
効　果：5診後には腰椎関節部，腕関節部，果関節部の症状は軽減し，頸項部の症状は改善した。8診後には関節部の症状は大いに軽減した。頻尿，小腹部の冷え，さむがり，四肢の冷えといった症状はまだある。13診後には腰椎関節は自由に弯屈させることができるようになり，腕関節部の腫脹も消失した。果関節部の腫脹はまだある。18診後にはさむがり，四肢の冷え，頻尿，小腹部の冷えは治癒した。腰部の空痛もなくなり，歩行や手も有力となり，精神状態も好転した。かかとの空痛はまだある。23診で治癒した。1989年5月26日に治癒していることを確認した。
考　察：本症例は腎気虧虚をベースにして寒邪が侵襲し，寒が関節に作用し経脈気血が失暢して起こった腎虚寒盛型の尫痺証候である。腎は骨を主り，精を蔵して髄を生じるとされており，また腰は腎の府とされている。腎陽不足，精血虧虚となっていると，寒邪が侵襲しやすく，寒邪が侵襲して関節部に阻滞し，経脈気血が失暢すると，本症例のように全身の関節部のだるさ・冷痛・腫脹・強ばりが起こるようになる。小腹部の冷え，頻尿，かかとの空痛，頸項部軟といった症状は，腎虚によるものである。冬季は陰寒が盛んになり，陽気の温煦が弱くなると，上記の諸症状は増悪する。

初診〜8診では太谿，腎兪（補）により補益腎気，補益腎精をはかって本を治した。また患部に灸を施すことにより，温散寒邪をはかり標を治した。8診後には腎虚と局部の症状が一定程度改善したが，腎陽不足による症状は軽減していないため，9〜18診では関元（補）を加えて温補腎陽，塡補精血をはかった。これは右帰飲に類似した効がある。18診後は腎陽不足と患部の状態がほぼ治癒していたので，19〜23診では太谿，三陰交（補）に改め，補益腎気，補益肝腎，補益精血をはかって治癒させることができた。

[症例9] 寒湿痺阻兼気血虧虚

患　者：男，56歳
主　訴：鶴膝風を患って2年になる。
現病歴：2年来，両膝の関節部が腫大し冷痛が起こる。膝は鶴の関節のようで，屈伸困難のために歩行が困難である。雨天時や寒冷刺激を受けると，症状は増悪する。温めると気持ちがよい。長期にわたって中薬を服用していたために脾胃に影響し，食欲不振とか多く食べると腹脹が起こるとか，時々下痢が起こるといった症状も出現している。また息切れ，精神疲労，倦怠などの症状も伴っている。顔色は蒼白であり，脈は沈細であった。
弁　証：寒湿痺証，さらに納運失職，化源不足を伴っている。
治　則：温散寒湿と補気血健脾胃の法を交互に用いる。
取　穴：初診，2診，4診，6診，8診，12診：膝眼（瀉，灸頭鍼とする）。
　　　　3診，5診，7診，9診，11診，13〜16診：合谷，三陰交，足三里（補）。
効　果：初診〜2診では膝眼に灸（瀉）を施している時に暈鍼が出現した。3診は補益気血，健壮脾胃の法を用いた後に膝眼に鍼灸を施したところ，暈鍼は起こらなかった。8診後には両膝の関節腫大・冷痛，腹脹，下痢は著しく軽減した。飲食も増加し精神状態も好転した。11診後には膝関節の腫大・冷痛はほぼ治癒し，歩行ができるようになり，家事もできるようになった。随伴症状と脈象にも著しい改善あるいは治癒が見られた。16診で治癒した。2年間追跡調査を行ったが再発していない。
考　察：本症例は寒湿を感受し，寒湿の邪が膝内に留滞して経絡を阻滞させ，気血の流れが悪くなったために起こったものである。そのために両膝関節部の腫大・冷痛，鶴膝状の変形が出現している。雨天時や寒冷刺激を受けると症状が増悪するのは，外邪により阻滞がひどくなるためである。なぜ中薬の服用によって効果がなかったのであろうか。『素問』至眞要大論では「気に高下あり，病に遠近あり，証に中外あり，治に軽重あり，そのいたる所に適するを故となすなり」としている。中薬により効果がなかった原因は，1つは中薬の内服が鍼灸のように直に病所にいたって効を得ることができなかったことと，もう1つは用薬が不適切であったためである。用薬が不適切であったために，かえって脾胃を損傷し，腹脹，下痢，食欲不振といった症状が出現するようになっている。また脾胃の損傷により化源不足となって気血虧

虚を引き起こしたために，顔色蒼白，脈沈細，息切れ，精神疲労，倦怠，無力感といった症状も出現している。初診と2診で暈鍼が起こったが，これは気血虧虚，中気不足であったためである。

本症例の証は本虚標実，虚中挟実である。したがって標本兼治の法を採用することとした。膝眼（灸瀉）により温散寒湿をはかって標を治し，合谷，三陰交，足三里（補）により補益気血，健脾胃をはかって本を治した。合谷，三陰交（補）には，八珍湯に類似した効があり，合谷，足三里（補）には補中益気湯に類似した効がある。喩嘉言は「鶴膝風は風寒湿が膝に痺したものである。膝骨が日増しに大となり，上下の肌肉は日増しに枯れる。先に膝は治してはならず，気血を養って肌肉をしだいに栄えさせ，その後に膝を治すべきである」としている。本症例では初診と2診において，この説に従わなかったために，正気をいっそう傷り暈鍼を引き起こしてしまったのである。その後，去邪と扶正の法に改め，補益気血，健脾胃を治療のベースとして，その中に温散寒湿を加えて虚実併治とし，やっと効を収めることができた症例である。

[症例10] 寒湿痺阻，陽失温煦

患　者：男，46歳，初診1979年4月3日
主　訴：全身痛，両下肢痛を患って2年余りになる。
現病歴：2年半前に野外で仕事をし，湿地で眠ってしまったために寒湿を感受して発症した。アメリカの某病院でリウマチ性関節炎と診断され，西洋薬治療を2カ月受けたが効果がなかった。その後，別の病院でリウマチ性関節炎として治療を受けたが，薬を用いている間はある程度効果があったが，薬を止めると病状は再発する。
現　症：全身痛であるが両下肢関節部がとくにひどく，重墜感を伴っており活動が不自由である。雨天や寒い時に症状は増強する。倦怠，無力感，全身の重だるさ，味覚減退，手足不温といった症状を伴っている。舌質は淡，舌苔は白，脈は沈緩である。平素からさむがり，四肢の冷え，頻尿といった症状がある。血沈とASLOは正常範囲であった。
弁　証：寒湿が経脈に阻滞し，陽虚のために温煦ができず，気血の運行が悪くなって起こった寒湿痺
治　則：温経扶陽，健脾除湿
取　穴：関元，陰陵泉（補）。2～3日に1回の鍼治療とする。関元穴の温熱感は小腹部に生じ，温熱感が両下肢にいたった時は下肢が気持ちよく感じられる。
効　果：3診後にはさむがり，四肢の冷え，下肢の関節部の冷痛は軽減した。6診後には下肢関節部の痛みはほぼ治癒した。舌脈所見および倦怠，精神疲労，全身の重だるさ，頻尿といった症状も，それぞれ好転または治癒した。10診で治癒し，11診では治療効果の安定をはかった。
考　察：本症例は『傷寒論』305条の「少陰病，身体痛み，手足寒え，骨節痛み，脈沈なる

ものは，附子湯これを主る」という附子湯証の病候である。寒湿の邪が経脈に阻滞し，陽が虚して温煦できなくなり，気血の運行が悪くなったために，全身に痛みが起こり，とくに両下肢の関節部に強く症状が現れている。真陽が不足するとさむがりになり，四肢の冷え，頻尿といった症状が現れる。舌や脈の変化および精神疲労，倦怠，全身の重だるさ，手足不温といった症状は，陽気虚衰，寒湿内停の現れである。陽気が温煦できなくなり，寒湿が経絡に留滞しているので，温経扶陽，健脾除湿の法を用いることとした。

関元（補）により真陽を補益して寒湿の除去をはかり，陰陵泉（補）により健脾をはかることにより除湿をねらって効を収めることができた。

本症例は弁証施治の非常に典型的なものである。患者は全身の痛みを訴えている。さてどこに取穴すればいいのであろうか。下肢関節部の痛みが著しいからといって，下肢関節部の経穴を取ったわけではない。本症例においては陽が虚して寒湿が盛んになっているという病機をしっかり把握して治則を決定し，全身治療として弁証取穴を行い温陽健脾除湿をはかったのである。陽が回復して湿が除かれることによって，身体痛や下肢の症状が治癒しただけでなく，さらに陽虚湿盛という病理によって起こっていた精神疲労，倦怠，さむがり，四肢の冷え，四肢不温といった随伴症状もすべて治癒させることができたのである。もし患部取穴によって効果があったとしても，それは一時的な効果であり，陽気が回復して寒湿が除かれなかったとしたら，これほどの効果を収めることは決して望めなかったであろう。

[症例11] 寒湿の邪，痺阻肩背

患　者：男，45歳，初診1988年9月18日
主　訴：肩背部の沈重感・冷痛を患って1年余りになる。
現病歴：1年余り前に仕事中に汗が出ているところに雨にあたって発症した。当初は肩背部に冷痛があり，しだいに重い感じも出現するようになった。雨天時に症状は増強し，温めると症状は軽減する。患部は局部が熱くなるまで揉按すると楽になる。また患部をこぶしで数分間たたくと，症状は一時的に緩解する。舌脈や顔色に異常はない。西洋薬の治療では効果がなく，中薬の治療ではある程度軽減するが，服薬を止めると再発する。
弁　証：寒湿の邪が肩背部の経脈を阻滞させ，気血の運行が悪くなって起こった寒湿痺である。
治　則：温陽散寒去湿
取　穴：大椎，風門（瀉，焼山火を配す）。大椎穴への刺鍼は鍼尖を左に向けて斜刺すると，温熱感は左肩部にいたり，鍼尖を右に向けて斜刺すると，温熱感は右肩部にいたる。風門穴の温熱感は心兪，厥陰兪にいたった。
効　果：3診後には肩背部の重い感じと冷痛は軽減した。6診後には肩背部の症状は治癒した。3診後には咽頭の乾き，多夢，不眠といった症状が出現したが，麦門冬を水に漬けて少しずつ飲ませることとした。7診で治癒した。

内　科

考　察：本症例は仕事中に汗をかいた後に雨に濡れて冷え，寒湿の邪が虚に乗じて侵襲したために起こったものである。寒湿が肩背部の経脈を阻滞させて気血の運行が悪くなったために，肩背部に一連の寒湿痺阻による症状が出現したのである。全身症状がなかったので扃所取穴とした。大椎，風門（瀉）に焼山火を配して温陽散寒去湿をはかって，効を収めることができた。3診後に咽頭の乾き，多夢，不眠といった症状が出現したが，これは風門穴の温熱感が心兪や厥陰兪にいたって邪熱が生じてしまい，それが神明に影響したために起こったものである。

[症例12] 寒痺肩凝
患　者：女，56歳，初診1990年8月24日
主　訴：肩関節周囲炎を患って3年になる。
現病歴：3年前に左肩を冷やして発症した。発症時は左肩に冷痛が起こり，激痛となることもあった。温めると軽減した。その後しだいに増悪し，左肩関節部の運動制限が出現するようになった。肩を挙上すると痛みが強くなる。肩峰と上腕前面の痛みが強く，痛みは肘までいたる。雨天時や寒冷刺激により痛みは増強する。上腕部の圧痛が強い。血沈は60mm／h，ASLO価は正常であった。
弁　証：寒邪が肩部の経脈を阻滞させ，気血の流れが阻滞して起こった寒痺肩凝症〔肩関節周囲炎〕である。
治　則：温散寒邪，通経活絡
取　穴：左肩髃，肩髎，曲池（瀉，焼山火を配す）。曲池穴の温熱感は本経に沿って肩部までいたった。肩髃穴の温熱感が肩関節腔内にいたると関節内の痛みはただちに消失した。
効　果：3診後には肩関節部の冷痛は軽減し，肩を挙上することができるようになった。運動時痛も軽減した。6診後には左肩関節部の冷痛は消失し，上腕部の圧痛もなくなった。肩峰と上腕前面の痛みもなくなった。8診で治癒した。
考　察：本症例は寒邪を感受して肩部の経脈を阻滞させ，気血の運行が悪くなって肩周囲の経筋に影響して起こった寒痺肩凝の証候である。寒邪が肩部の経脈を阻滞させているため，肩部に冷痛が起こり，肩関節の運動制限を引き起こしており，雨天時や寒冷刺激により増悪するようになっている。上腕部の圧痛が強く，痛みは手陽明経脈の循行部位に起こっている。したがって肩髃，肩髎，曲池（瀉）に焼山火を併用した。本症例には他の随伴症状が見られず，単純な寒痺肩凝症であったので，局所治療によって局部の寒邪の温散をはかり，局所の経脈気血の通りをよくすることにより効を収めることができた。

## 結　語

### 1．症例のまとめ

本篇では12症例を紹介した。

例1は風寒湿邪が経脈を阻滞させ，気血の運行が悪くなり営衛失調となって起こった痺証である。弁証取穴による去風解表，散寒除湿の法を用いて，効を収めることができた。

例2は真陽不足のために陽気が巡らず，陰寒阻絡となって下肢の経脈が温通できなくなって起こった寒痺証である。弁証取穴による温補真陽の法を用いて，効を収めることができた。

例3は平素から気血両虚であるところに，寒邪が虚に乗じて入り，膝関節部の経脈を阻滞させて起こった寒痺証である。補益気血と温散寒邪の法を用いて標本兼治をはかり，効を収めることができた。

例4は寒邪が侵入して経脈が阻滞し，さらに縄で縛られたことによって気血の流れが悪くなって起こった上肢関節部の痺証である。全身症状がなかったので患部取穴とし，温経散寒の法を用いて効を収めることができた。

例5は湿熱が中宮に蘊鬱し，下肢関節部に下注して経脈の気血が阻滞したために起こった下肢関節部の湿熱痺証である。弁証取穴による清熱利湿，活血通絡の法を用いて，効を収めることができた。

例6は湿熱の邪が関節部に留滞し，中宮に蘊鬱して起こった手足関節部の熱痺証である。熱が湿より強かったので，清熱瀉火，利湿活血の法を用いて，効を収めることができた。

例7は痰瘀が両膝の関節部に凝滞し，経絡気血が阻滞して起こった膝関節部の痺証である。弁証取穴と患部取穴による化痰去瘀，駆邪通絡の法を用いて，効を収めることができた。

例8は腎陽不足のため，その虚に乗じて寒邪が全身の関節部に侵入し，経絡気血の運行が阻害されて起こった腎虚寒盛型の尪痺証である。関節部の冷痛と強ばりが主症であったので，弁証取穴と患部への直接施灸を併用することとした。この補腎助陽，温散寒邪の法を用いて，効を収めることができた。

例9は寒湿が膝部に阻滞し，さらに納運失職，化源不足を伴って起こった膝関節部の痺証である。弁証取穴と患部取穴を併用することとした。温散寒湿と補益気血，健脾益胃の法により標本併治をはかって，効を収めることができた。

例10は寒湿が経脈に阻滞し，陽虚のために温煦ができず，気血の運行が阻害されて起こった下肢関節部の痺証である。弁証取穴による温経扶陽，健脾除湿の法を用いて，効を収めることができた。

例11は寒湿の邪が肩背部の経脈を阻滞させ，気血の運行が悪くなって起こった肩背部の寒湿痺証である。局部の寒湿であるので局部取穴とし，温陽散寒去湿の法を用いて効を収めることができた。

例12は寒邪を感受して肩部の経脈が阻滞し，気血の運行が阻害されて起こった寒痺肩凝証である。局部病変であるので局部取穴とし，温散寒邪，通経活絡の法を用いて，効を収める

## 2．痺証の治療について

「邪が湊する所，その気必ず虚す」といわれている。痺証はまず正気が虚しているという条件下で，風寒湿熱の邪が侵襲して起こる。あるいは久病により気血肝腎がともに損傷し，邪気が経絡血脈の間につまって絡道不通となることによって起こる。気血肝腎内虚と真陽不足は，痺となる内在因子であり，風寒湿熱の外襲は，痺となる外在条件である。また経絡気血痺阻は，痺証の基本病変である。治療面においては，去邪と扶正がポイントとなるが，邪気と正気の状況にもとづいて弁証選穴における去邪と扶正の比重を臨機応変に変化させることが重要である。

風寒湿熱の邪が錯雑して侵入し，混じり合って痺証を形成するが，患者の体質や感受した外邪のそれぞれの程度が異なっているので，治療にあたっては一辺倒というわけにはいかない。痺証の治療で効果が得られない理由としては，大半が用穴が雑になっていたり，局部取穴だけになっていたり，弁証が明確でないことによるのである。邪の偏盛や程度にもとづいて弁証取穴を行うべきであり，病状に応じて全体治療，因果併治，虚実同治，標本兼顧といった治療方針を決定すべきである。

長期にわたって治癒しない症例では，病状がいっそう増悪したり，あるいは痼疾〔難治性疾患〕となる。治療が不適切であったために脾胃の損傷，気血の損傷，精血の損傷を引き起こすこともある。痰瘀痺阻や湿熱蘊鬱，あるいは真陽不足が原因となっていたり，仮象が出現することもある。したがって臨床にあたっては，こういった問題を明確にして対応しなければならないのである。

痺証の治療にあたっては，まず内因と外因の関係を明確にする必要がある。初期または急性発作時は邪実に偏している場合が多く，急であればその標を治すべきである。また久病や病状が慢性遷延化している場合は正虚に偏していたり，または虚中挟実である場合が多く，標本兼治にすべきであり，去邪と扶正を交互に用いるとよい。邪実と正虚の面を同時に考慮しながら弁証取穴と患部取穴の法を用いるが，邪実と正虚の状況に応じた選穴処方とすべきである。

痺証の治療のポイントは，正邪の盛衰にもとづいて補瀉の程度を決定し，病の初期は疏散，去邪を重視し，久病は固本，扶正を重視することにある。

## その他

### 1．患部取穴の運用

痺証は関節部に多く出現する。治療に際して関節部位にある経穴を取穴することは，患部取穴ということになる。患部取穴は作用が直接病所に及ぶので，効を奏するのである。『素

問』五蔵生成篇には,「人に大谷十二分,小谿三百五十四名ありて,十二兪少なし。此れ皆衛気の留止する所,邪気の客する所なり。鍼石縁りてこれを去る。」とある。四肢の関節部は邪気が客して病変が発生しやすい部位であり,これに鍼刺して作用を病所にいたらせ,邪を除けば病は癒えるのである。その病の虚実寒熱を視て,虚補（先瀉後補の法が多く用いられる）,実瀉（瀉法を用いる）,寒温（瀉法に灸や焼山火を配す）,熱涼（瀉法に透天涼を配す）といった法を採用すれば,それぞれ駆邪散滞,宣通気血,温経散寒去湿といった効を収めることができるのである。

　痺証で長期化している場合は,虚であるものが多い。こういった場合は患部取穴による補法を施してはならない。なぜならばこういった場合は挟実の余邪が存在したり,経絡気血がまだ完全には通暢していないからである。先瀉後補の法を用いて,去邪扶正をはかるべきである。また単純な関節痛というのがある。風寒湿邪の感受によるものではなく,また病状が気候の変化とも関係ない患者に,患部取穴による瀉法を用いても効果がない場合には,灸頭鍼として温通血脈の法を用いれば,効を収めることができる。

## 2．熱痺の証には全体治療を用いるべきである。

　熱痺の証には,関節部の紅潮,腫脹,発熱,疼痛が出現する。これは内在要素が体表症状として出現したものである。臨床にあたっては,臓腑・経絡の病変を軽視して表面上の関節の問題だけをとらえ,関節の腫痛のみを治療しても,なかなか満足のいく効果を得ることはできない。『金匱翼』には,「臓腑経絡,先に蓄熱があり,さらに風寒湿気に客されると,熱は寒により鬱し,気が通じなくなる,久しいと寒も化熱する。」とある。

　熱痺の証には,壮熱,煩渇,小便黄赤,便秘といった症状を伴い,舌質紅で少津,脈弦数であるもの,口渇はあるが飲みたくない,小便熱赤,泥状便,胃のつかえ,食欲不振,下肢の腫痛といった症状を伴い,舌苔黄膩,脈濡数であるもの,胃腸病と表証を伴い,関節の腫痛（遊走性）があるものといったいろいろなケースがある。1966年以前は,われわれは熱痺（風湿熱痺）に対して,まだ充分な認識をもっていなかった。そのため対症治療として患部取穴を行っていたが,まったく良い効果を収めることはできなかった。その後,何度も検討をくり返し,さらに尤在涇の『金匱翼』にある熱痺に対する病因病機にもとづいて弁証取穴,全体治療を行うことによって,非常に満足のいく効果を得ることができるようになったのである。

## 3．鍼を刺せば刺すほど虚す理由

　痺証の主たる病機は,「不通則痛」〔通ぜざれば則ち痛む〕である。痺には,閉塞して通じないという意味がある。鍼灸による痺証の治療は,「通」を主とし,邪気の偏盛を考慮しながら去風,散寒,除湿といった基本となる治療法則を運用するが,さらに病状にもとづいて益気,養血,活血,温陽,健脾といった法と併用して用いる必要がある。とくに久病の場

内 科

合は正虚を引き起こすし，また体質的に平素から虧虚となっている人が痺証を患うので，治療する場合には扶正去邪の法が必要となるのである。一部の医師ではあるが，虚実がわからないために，実証の治療に用いる通法のみを使って治療したり，補益の法がわからないために，患部取穴による散邪法のみによって治療するものがいる。このようにすると虚している患者をいっそう虚させることになるので注意を要する。

## 4．個体差と痺証との関係

人体の陰陽には盛衰があり，気血には虚実があり，五臓には盈虧(えいき)がある。個体差としては病邪を感受しやすい，感受しにくいといった違い，寒化や熱化の仕方の違い，虚になりやすい実になりやすいといった違いがある。これらは病理変化の内在条件となるものである。

例えば，脾虚であれば外湿が侵入しやすい，血虚であれば外風が侵入しやすい，陽虚であれば外寒が侵入しやすい，陰虚であれば外熱が侵入しやすい，気血虧虚であれば外邪が侵入しやすいといった特徴がある。また平素から腠理が虚していて営衛不固であれば，外邪はこの虚に乗じて侵入しやすいといったものもある。

陰盛の人，または陽気偏虚で体内に虚寒がある人は，寒邪や寒湿の邪を感受しやすく，あるいは風熱の邪を感受しても寒化しやすいという特徴がある。こういった人は，寒痺とか寒湿痺証となりやすい。陰虚の人，または陽気偏亢で体内に鬱熱がある人は，風熱の邪を感受しやすい。あるいは寒湿の邪を感受しても熱化しやすい。こういった人は，熱痺とか湿熱痺証となりやすい。

脾虚失運で内湿が強い人は，湿邪や寒湿の邪を感受しやすく，湿痺とか寒湿痺証となり，これが熱化した場合は湿熱痺証となる。脾虚失運のため湿が集まって痰を形成すると，湿痰痺証となる。寒痺または寒湿痺証が長びき，薬によって熱がこもって化熱すると，熱痺となったり湿熱痺証となる。

痺痛が長期化して久痛入絡となり，瘀がからんでくると，寒または寒湿挟瘀の痺証となる。肺衛不固の人は肺気虚による易感冒といった症状を伴いやすい。また気血虧虚の人は，多くが虚中挟実であり，気血虚虧による症状を伴いやすい。肝腎陰虚の人は，多くが虚中挟実であり，筋脈拘急といった肝腎陰虚による症状を伴いやすい。真陽不足の人には虚寒隠痛が多く見られ，さらにさむがり，四肢の冷えといった症状を伴いやすい。腎精虧虚の人は，隠痛があり，腎精虧虚による症状を伴いやすい。心気不足や心血瘀阻の人は，心気不足による症状や心血瘀阻による心と関連する症状を伴いやすい。

患者の体質の違いや感受した邪の違いにもとづいて，痺証は風痺，寒痺，湿痺，尫(おう)痺，風寒湿痺，風湿痺，寒湿痺，湿熱痺，熱痺などの証型に分類することができる。また挟痰，挟瘀となる場合もある。

外邪を感受した病歴がなかったり，雨にぬれたり湿気の多い場所に居住したこともないのに，痺証を患うという患者がかなり多い。これには脾虚失運，水湿内停によるもの，痰湿内生によるもの，血虚血燥，筋脈失養となって内風が生じて起こるもの，陽気不足のため内寒

が生じて起こるもの，陰精虧虚のため内熱が生じて起こるもの，気虚のため血行が緩慢となって瘀を形成して起こるもの，寒凝や湿阻のため久痛入絡となり瘀を形成して起こるものなどがある。つまり風，寒，湿，熱，痰濁，瘀血といったものが内生し，裏から表に影響を及ぼして経脈痺阻となり，関節や肌膚に留滞し気血が阻滞して起こるのである。これらの痺証は外邪によるものではなく，内から生じたものである。あるいはこういった病態にある場合，患者は気がつかないものの，少し外邪を感受しただけでも内外の邪が合して痺証となりやすいのである。

内　科

# 22. 痿　証

## 概　説

　痿証とは肢体の筋脈が弛緩して軟弱・無力となり，しばらくすると随意運動ができなくなって肌肉の萎縮が起こるという病証である。臨床上は下肢の痿弱が多く見られることから，「痿躄(いへき)」ともいわれている。

　本病の発病の外因としては主として温邪，湿熱があり，これらにより津液が損傷すると本病が起こる。また内因としては正虚または久病による虚，あるいは労傷過度による気血陰精の虧損があげられる。病変は肺，脾，胃，肝，腎といった臓腑におよぶと考えられている。これについて雛滋九(すうじきゅう)は「凡そ痿証の旨は，肝腎肺胃四経の病を外れず。蓋し肝は筋を主り，肝傷るれば則ち四肢は人の用いることを為さずして筋骨拘攣す。腎は精を蔵し，精血は相生す，精虚すれば諸末を漑溉すること能わず，血虚すれば筋骨を営養すること能わず。肺は気を主り，清高の臓と為す，肺虚すれば則ち高源化絶す，化絶すれば則ち水涸す，水涸すれば則ち筋骨を濡潤すること能わず。陽明は宗筋の長と為す，陽明虚すれば則ち宗筋縦(ゆる)む，宗筋縦めば則ち筋骨を束して以て機関に流利すること能わず。此れにより歩履すること能わず，痿弱筋縮の証作すなり。」と述べている。

　痿証は，鍼灸臨床上よく見られる病証の1つである。その証型は多くて複雑であるので，その病因，病機，脈証，兼証にもとづいて，証型をしっかり鑑別し，弁証施治，全体治療ができてこそ，満足のいく治療効果をだすことができる。

　現代医学における多発性神経炎，急性脊髄炎，小児麻痺後遺症，進行性筋萎縮症，重症筋無力症，周期性麻痺，筋ジストロフィ，ヒステリー性麻痺，中枢神経系感染後遺症といった疾患は，本篇の痿証を参考にして弁証取穴を行うことができる。

　本病は肺熱津傷，湿熱浸淫，脾胃虚弱，気血虧虚，肝腎虧虚，腎精不足，肺腎両虚，肝熱筋痿，脾熱（胃熱）肉痿といった証型のものが多く見られる。ただし臨床上は前の5つの証型のものが多く見られる。ここでは上記の証型の証治と症例について述べることとする。

## 弁証施治

　痿証の弁証治療の原則は，まず虚実を弁別することから始まる。温邪による病証の初期の段階で邪熱がまだ除かれていないで肺熱傷津となっているもの，湿熱浸淫によるものは実証である場合が多い。この場合は急性であり進行も速いという特徴がある。治療は前者は清熱潤燥，養肺生津をはかり，後者は清利湿熱をはかるとよい。

　一方，脾胃虚弱，肝腎虧虚，気血両虚，肺腎両虚，腎精虧虚によるものは虚証であり，経過が長く発病および進行が緩慢であるという特徴がある。それぞれ健脾益気，補益肝腎，気血双補，補益肺腎，補腎壮骨益髄といった角度から治療するとよい。

　虚中挟実や実中挟虚といった場合は，兼顧治療が必要となる。さらに治療にあたっては『素問』痿論篇にある「痿を治すは独り陽明を取る」という旨にもとづき，調理脾胃という原則を重視すべきであるが，これに固執する必要はない。

　肺熱薫灼による痿証は，温熱病中あるいは病後に突然見られる場合が多い。また肝腎陰虚や気血虧虚，腎精不足などにより起こる痿証は，緩慢に発病し，徐々に麻痺が見られるようになり，また虚虧性の証候群を伴うという特徴がある。湿熱浸淫による痿証は，しだいに下肢の痿躄が見られるようになる特徴があり，湿熱が足に下注した場合は，両足の痿軟が見られ，あるいは軽度の浮腫が見られたりする。痿弱の程度は前者のほうが軽いという特徴がある。湿熱傷陰といった実中挟虚による痿証も存在する。また産後に痿証となるものは急に発病するが，これには気血虧虚によるものが多く見られる。

### 1　肺熱傷津

[主証]　発熱時あるいは発熱後に肢体の軟弱・無力が出現する。乾いた咳，咽頭の乾き，心煩，口渇，便秘といった症状がある。尿は量が少なく黄色である。舌質は紅，舌苔は黄，脈は細数となる。

[治則]　清熱潤燥，養肺生津

[取穴]　尺沢，内庭（瀉），復溜（補）：清燥救肺湯に類似した効がある。

[応用]　◇身熱はなくなったが食欲減退，口の乾燥，咽頭の乾きがひどいものは，肺胃津傷の証である。復溜，太淵（補），内庭（瀉）により滋陰清火，補益肺胃をはかるとよい。

　　　　　◇『素問』痿論篇には「肺熱し葉焦ぐるに因りて，発して痿躄となる」というタイプの痿証，「肝気熱すれば，……筋膜乾けば則ち筋急して攣し，発して痿躄となる」というタイプの痿証が紹介されている。行間（清肝），合谷（清肺）に瀉を施し，肝肺の熱を清し筋脈を益すか，あるいはこれに陽陵泉（瀉）を加えて舒筋利胆益肝をはかるとよい。

　　　　　◇熱極生風と，邪熱が筋脈を傷り余熱がとれていないものには，合谷，太衝（瀉）

という四関穴によりまず余熱を清し，その後に局所取穴か弁証取穴を施すと，良い効果を収めることができる。少数の症例ではあるが，余熱がしだいにとれ，それにつれて病情がしだいに軽減している場合には，局所取穴を加えなくても治癒する場合がある。

## 2　湿熱浸淫

[主証]　両足痿軟，肢体がだるく重い。あるいは軽度の浮腫・麻木・熱感を伴う。押さえると微熱を感じる。胸脘部のつかえ，煩熱。尿の色が濃く，尿が少なく，排尿時に熱感と痛みを感じる。あるいは口苦，口粘がある。舌苔は黄膩，脈は濡数となる。

[治則]　清熱利湿

[取穴]　陰陵泉，足三里（瀉）
　　　　熱が湿より強い場合には，透天涼を配す。

[応用]　◇熱が強くて陰を損傷し，やせ，下肢の熱感，心煩が見られ，舌辺と舌尖が紅，あるいは剥落苔か無苔，脈細数であるものには，曲池または合谷（瀉），復溜（補）により清熱養陰をはかるとよい。
　　　　◇肢体の麻木・不仁〔知覚麻痺〕，関節の運動障害があり，舌質が紫，脈が濇である場合は，瘀血阻滞を伴ったものである。この場合は清利湿熱の処方か，疏通経絡をはかる局所取穴の処方に三陰交（瀉）を加えて，活血通絡をはかるとよい。あるいは合谷，陰陵泉，三陰交（瀉）により清利湿熱，活血通絡をはかるとよい。

## 3　脾胃虚弱

[主証]　肢体の痿軟・無力がしだいに増悪する。飲食減少，泥状便，精神疲労，無力感，顔色不華。舌苔は薄白，脈は細となる。

[治則]　健脾益気

[取穴]　陰陵泉，足三里（先少瀉後多補）：参苓白朮散に類似した効がある。
　　　　さむがりや四肢の冷えがあるものには，神闕（灸）を加えて温補脾陽をはかる。

[応用]　脾虚湿盛であるものには，陰陵泉（瀉），足三里または脾兪（補）により健脾去湿をはかるとよい。

## 4　気血虧虚

[主証]　緩慢に発病する。肢体の痿軟・無力がしだいに増悪する。やせ，息切れ，無力感，精神不振，顔色不華。頭暈，心悸，声が低微といった症状を伴う場合がある。舌質は淡，舌苔は白，脈は細弱となる。

[治則]　補益気血

［取穴］　三陰交，合谷または足三里（補）に陽陵泉（補）を加える。
　　　　　陽陵泉（補）は佐として強壮筋脈をはかるためである。
［応用］　◇脾胃虚弱，化源不足によって気血虧虚となっているものには，脾胃虚弱の治療を
　　　　　主とする。脾胃虚弱が治癒して化源が正常になってから，合谷，三陰交（補）に
　　　　　より補益気血をはかると，いっそう良い効果を収めることができる。このような
　　　　　場合は，脾胃を治さずに直接補益気血をはかってはならない。
　　　　◇『傷寒論』太陽篇160条には，「傷寒吐下の後，汗を発し，虚煩し，脈甚だ微，
　　　　　八九日，心下痞鞕し，脇下痛み，気上り咽喉を衝き，眩冒し，経脈動惕のものは，
　　　　　久しくして痿を成す」とある。汗吐下の後に陽傷陰損，気血双虧となって正気が
　　　　　回復しにくく経脈失養となると，必ず動惕〔筋肉がピクピクひきつること〕不安
　　　　　となる。この場合，長期にわたって適切な治療が行われない状態が続くと肢体麻
　　　　　痺を引き起こすこととなる。復溜，三陰交，合谷（補）により育陰益気養血をは
　　　　　かるべきである。

## 5　肝腎虧虚

［主証］　肢体の痿軟・無力がしだいに増悪する。腰脊部のだるさ・軟弱化。頭暈，目眩，耳
　　　　鳴り，遺精または遺尿を伴う。月経不順を伴う場合もある。舌質は紅，少苔，脈は
　　　　細数となる。
［治則］　補益肝腎，滋陰清熱
［取穴］　◇復溜，三陰交（補，透天涼を配す）：補益肝腎，滋陰清熱
　　　　◇曲泉，腎兪，復溜（補）：補益肝腎，強壮筋骨
　　　　◇肝兪，腎兪，絶骨，陽陵泉または大杼：補益肝腎，強壮筋骨
［応用］　◇心悸，怔忡，顔色萎黄無華といった症状を伴い舌質淡紅，脈細弱であるものには，
　　　　　合谷，三陰交，腎兪（補）により補益気血，補血肝腎をはかるとよい。
　　　　◇さむがり，精神不振，陽痿〔インポテンツ〕，小便清長といった症状を伴い舌質
　　　　　淡，脈沈細無力である場合は，久病による陰損及陽，陰陽倶虚の象が現れたもの
　　　　　である。関元，腎兪，復溜，陽陵泉（補）により補腎助陽，強壮筋脈をはかると
　　　　　よい。この処方は金匱腎気丸加味に類似した効がある。

## 6　腎精虧虚

(1)

［主証］　下肢の痿軟，身体を支えられない。腰脊部のだるさ・軟弱化。ひどい場合は頚項部
　　　　無力，脛部のだるさ・冷え，歩行時の動揺が出現する。
［治則］　補腎壮骨益髄
［取穴］　絶骨，大杼，腎兪，太谿（補）

## (2)

[主証] 上肢の痿軟，物を持ち上げられない，頸項部痿軟，無力（天柱骨倒）
[治則] 補腎壮骨益髄
[取穴] 天柱，大杼，復溜，腎兪（補）
　　　天柱と大杼には局所取穴と循経取穴による健筋補虚と，弁証取穴による壮骨補虚の目的がある。

## （3）骨痿

　『素問』痿論篇には，「腎気熱すれば，則ち腰脊挙がらず，骨枯れて髄減じ，発して骨痿となる」という痿証が述べられている。これは腎気が熱したために精液が枯渇して起こるものである。復溜（補）により滋陰補腎をはかり，腎兪（補）により補腎をはかって精髄を補益し，大杼（補）により壮骨補虚，あるいは絶骨（補）により補髄壮骨をはかるとよい。

## 7 肺腎両虚

[主証] 下肢の痿軟，身体を支えられない。腰脊部のだるさ・軟弱化。息切れ，自汗，声が低微。動くと息切れ，頭暈が起こる。舌質は淡で少津，脈は軟無力または沈細となる。
[治則] 補益肺腎
[取穴] ◇太淵，復溜（補）：肺腎陰虚に用いる。
　　　◇合谷，太谿（補）：肺腎気虚に用いる。合谷は補益肺気を目的とする。

## 8 肝熱筋痿

　『素問』痿論篇には，「肝気熱すれば，則ち胆泄し口苦く，筋膜乾く。筋膜乾けば，則ち筋急して攣し，発して筋痿となる」とある。これに対して鍼灸治療を行う場合は，太衝，陽陵泉，合谷（瀉）により清肝舒筋活絡をはかるとよい。あるいは太衝，陽陵泉（瀉），復溜（補）により清肝養陰，柔筋通絡をはかるとよい。

## 9 脾熱（胃熱）肉痿

　『素問』痿論篇には，「脾気熱すれば，則ち胃乾きて渇し，肌肉不仁，発して肉痿となる。」とある。これに対して鍼灸治療を行う場合は，内庭，合谷（瀉），復溜（補）により清熱養陰益脾をはかるとよい。

## 症例

[症例１] 気血虧虚，筋脈失用

患　者：男，18歳

主　訴：四肢痿軟を患って30日になる。

現病歴：30日前に頭暈が起こり始めた。ついで両下肢がだるくなって無力となり，歩行時に足に力が入らなくなった。両上肢は握力が弱くなった。肘や膝，手指を伸ばすと違和感がある。頭暈，健忘，身体のだるさ・無力感，精神疲労といった症状を伴っている。脈は細弱であった。

弁　証：気血虧虚，筋脈失養

治　則：気血双補，強壮筋脈

取　穴：初診，２診，３診，５診：合谷，三陰交（補）により補益気血をはかる。
　　　　４診：大杼，絶骨（補）により壮骨益髄をはかる。
　　　　６診：委中，委陽（瀉）により通経活絡をはかる。
　　　　７～９診：曲池，合谷，足三里（補）とする。
　　　　10～11診：膝眼（補）により健膝補虚をはかる。
　　　　12診：膝眼，右合谷，曲池（補）により健壮筋脈をはかる。
　　　　13～14診：合谷，曲池，足三里（補）により益気補虚をはかる。

効　果：５診後には四肢痿軟はほぼ治癒し，昨日からは農作業ができるようになった。ただし農作業後に膝窩がだるく痛む。局所取穴により通経活絡をはかることとする。６診後には膝窩のだるい痛みは治癒した。10～11診時の症状は膝関節の屈伸無力，起立やや困難だけとなる。12診時には両膝のだるさ・無力は軽減していたが，右上肢はまだだるく無力である。１年後に患者の父親から治癒していることを確認した。

考　察：本症例は気血虧虚，筋脈失用による痿証の証候である。精血が四肢を滋潤できなくなって筋脈を栄養できなくなり，また気が虚して四肢の筋脈を支配できなくなり筋脈失調となると，肢体の弛緩，痿軟が出現するようになる。頭暈，健忘，身体のだるさ・無力感，精神疲労といった随伴症状は，気血虧虚の現れである。補益気血，強壮筋脈の法を用いて効を収めることができた。

[症例２] 気虚失調，腎精虧虚

患　者：男，９歳，初診1975年８月８日

主　訴：四肢麻痺を患って20日になる。

現病歴：発病当初は四肢の運動麻痺，手足の麻木，呼吸困難，多汗といった症状があった。７月24日に多発性神経炎と診断されて当病院の小児科に入院し，ペニシリン，ビタミン$B_{12}$，ATPなどの薬による治療を受けた。現在は四肢軟，言語障害，手指の屈伸困難，腰の軟弱化，舌筋の運動低下，開口障害といった症状がある。また上半身は

汗がよく出るが，下半身は無汗で冷たい。手足の麻木，息切れ，呼吸促迫，食欲不振を伴っている。脈は沈細，舌質は紅で少津である。

弁　証：気虚失調，腎精虧虚
治　則：益気補腎，佐として調補筋脈をはかる。
取　穴：初診〜7診：合谷，復溜（補）とする。
　　　　8〜9診：上処方に左解谿，右曲池（補）を加える。隔日治療とする。
効　果：4診後には四肢を動かすことができるようになった。下肢は歩行できるようにはなったが，まだ力が入らない。汗の量は減少した。食欲は正常で言葉もはっきりしている。7診後，左下肢の歩行がまだしずらく，左腕の動きがまだぎこちない。右上肢と手指は物を持つと少し振るえる。9診で治癒し退院した。
考　察：本症例の痿証は，多発性神経炎によるものである。なぜ補益の法により効を収めることができたのであろうか。それは次の理由による。本症例の患者は入院期間中に消炎薬などの西洋薬を用いて，炎症の病状は抑えることができたが，身体が虚弱で気虚失調，陰虧失養となっていたため，機能が回復せず痿証となったものである。したがって補気益腎，健壮筋脈の法を用いることによって，肢体の機能を回復させることができたのである。

［症例3］気血虧虚，筋脈失用

患　者：女，17歳，初診1971年10月11日
主　訴：両下肢痿軟となって1年余りが経過している。
現病歴：1年余り前に間日瘧を患った。瘧疾がまだ治癒していない時に，仕事の後に風呂に入って露天の湿地で眠ってしまった。その翌日には両下肢痿軟が出現し，跛行となり転びやすくなった。歩行または起立時には，足が内反して転んでしまう。症状は右足が左足よりも重い。下腿の肌肉はすでに萎縮している。両膝の関節部に時々跳痛が起こるがすぐに止まる。脈は沈細数である。当病院の神経内科で瘧疾後の神経炎と診断され，中西薬で治療を受けたが効果はなかった。
弁　証：気血虧虚，筋脈失用
治　則：補益気血，壮筋補虚
取　穴：初診〜11診：足三里，三陰交（補）とする。
　　　　12〜26診：上処方に右環跳（補）を加える。
　　　　27診：右環跳，足三里，三陰交（補）とする。
効　果：3診後には下肢は有力となり，転びにくくなった。ただし鍼感はまだにぶい。5診後には両下肢とも歩行時有力となり，転ばなくなった。両膝の関節部にまだ時々跳痛が起こる。鍼感は敏感になった。24診後には下肢は有力となり，歩行時の跛形も軽減している。26診後には走っても下肢は有力であり，車をひっぱることもできるようになった。27診で治癒した。1973年5月30日に治癒していることを確認した。
考　察：本症例では，両下肢の痿軟が重要な問題である。瘧疾がまだ回復していない時に，

さらに寒湿の邪を感受して発病したものであるが，寒湿の侵襲による証候は出現していない。発病後，1年余りが経過しており，前の担当医は外邪によるものとして長期にわたって治療したが効果がなかった。病が長期にわたると，必ず虚してくる。こういった場合は，筋脈失養による痿証として治療すべきである。気血虧虚による症状は出現していないが，筋脈の運動機能は気血の滋養と調節に依存しているので，弁証取穴として足三里（補）による補気，三陰交（補）による養血をはかった。これは補益気血の法である。さらに患部取穴として右の環跳，足三里，三陰交（補）により健壮筋脈をはかり，効を収めることができた。治療効果から考えると，この弁証施治の方法が正しかったことがわかる。

[症例4] 腎陽虚衰，真気不足

患　者：女，30歳，初診1973年8月19日
主　訴：両下肢の麻痺を患って1カ月になる。
現病歴：1973年7月16日に発病。7月19日に脊椎結核，脊髄炎の疑いにより当病院第1内科に入院した。1カ月の治療により便秘は治癒し，下肢も動かすことができるようになった。ただし，下肢に力が入らないために歩行ができず，まだ尿貯留がある。本日，第1内科から鍼灸治療を受診にきた。
現　症：腰および両下肢に力が入らず，歩いたり正座することができない。脊背部と腰部，両下肢に麻木と冷えがある。上腹部の皮膚に触れると痛みを覚える。手指のふるえ・麻木があり，物を持っても力が入らない。第7胸椎に強い圧痛がある。両側の大腿内側と陰部の近くが痛む。排尿困難のため，毎日カテーテルを用いて排尿している。さらに息切れ，頭暈，心悸，小腹部の冷えといった症状を伴っている。身体は痩せており，顔色は黄色い。脈は沈細無力である。
弁　証：腎陽虚衰，真気不足
治　則：温補腎陽，益気補虚
取穴と効果：初診～7診，10診：合谷，復溜，関元，中極（補）とする。

　　　　　8診，11～12診：関元，中極（補）とする。

　　　　　4診後には小腹部の冷えと手指のふるえは治癒した。下肢の冷えも軽減している。数歩ではあるが歩行ができるようになった。5診後にはカテーテルを用いないでも排尿ができるようになった。ただし残尿はある。9診後には腰と下肢の麻木・冷え・無力は改善し，排尿は正常となった。ただしたまに排尿無力になることがある。11診後にはすべての症状がほぼ治癒した。12診で治癒した。1973年11月8日に手紙により治癒していることを確認した。
考　察：本症例は腎陽虚衰，真気不足による痿証証候である。腎陽虚衰となって陽気が散布せず真気が失調すると，腰および両下肢の痿軟・麻木と冷え，手指のふるえ・麻木無力，小腹部の冷えといった症状が出現するようになる。また真陽不足となり昇運無力になると，排尿無力となり残尿が出現するようになる。腎陽不足，命門火衰と

なると膀胱の気化が悪くなり排尿困難，癃閉が起こるようになる。これは「陽無きは則ち陰以て化することなし」といわれているものである。息切れ，頭暈，心悸といった随伴症状や脈象の変化は，虚虧の象である。

温補腎陽，益気補虚の法を用いると，腰や下肢の痿軟が治癒するだけでなく，癃閉も同時に治癒させることができる。合谷（補）により補気をはかると，膀胱の気化を補益するだけでなく，さらに筋脈の機能を調節することができる。また関元（補）により温補真陽，化気行水をはかったが，これはまた合谷の益気を助けることもできる。さらに復溜（補）により滋陰補腎をはかったが，これは関元を補佐することにもなり，助陽配陰の法といわれている方法である。陽気がいきわたり筋脈が養われると，肢体の機能も回復する。中極（補）は直に病所にいたって膀胱の化気行水を助けることができる。配穴が非常に適切であったことと，治法が的を得ていたために，著しい効果を収めることができた。

[症例5] 脾虚湿困，湿浸筋脈

患　者：男，66歳，初診1982年5月3日
主　訴：両下肢の麻痺を患って半年余りになる。
現病歴：半年前に突然両下肢が重くだるくなり，立つと酔っているような感じで不安定となった。原因は不明であった。歩くことはできるが，しばらく歩いていると下肢の状態がひどくなる。休むと症状は軽減する。症状は気候の変化とは関係がない。中薬で薫洗すると下肢の症状は軽減していたが，そのうち効かなくなった。また中西薬の内服や理学療法の治療でも効果はなかった。
現　症：両下肢が重くだるく力が入らない。歩行時には症状が増悪し，立っているのが不安定である。嗜眠，嗜臥，夜間頻尿，下腿の浮腫といった症状がある。
弁　証：脾虚湿困，湿浸筋脈，筋脈失養
治　則：去湿健脾，補益筋脈
取　穴：足三里，陰陵泉（先に少し瀉し後に多く補う）。隔日治療とする。この2穴への刺鍼はともに痛感が生じた。
効　果：2診後には両下肢の症状は軽減した。5診後はまだ嗜眠，嗜臥の症状があるが，下腿の浮腫は消失した。7診後には下肢の症状はなくなり，長く歩行しても異常が生じなくなった。たまに起立時に少し不安定になることはある。8診で治癒した。
考　察：本症例の病因病機は次の通りである。脾虚のために湿をうまく運化できず，湿邪が下肢の筋脈を侵して筋脈が弛緩すると，下肢が重くだるくなり，立つと不安定となり，行動に支障をきたすようになる。これは内湿の問題であるので，症状は気候の変化に左右されない。中薬で薫洗すると湿が汗とともに出るので，一時的には症状が軽減する。しかしこれは標治に過ぎないので，しだいに効果が出なくなっている。嗜眠，嗜臥の状態，下腿の浮腫といった症状は，脾虚湿困の象である。これは李東垣のいう「脾気虚すれば則ち怠惰嗜臥となる」，あるいは朱丹溪のいう「脾胃が湿

を受けると，沈困無力となり，怠惰嗜臥となる」といった状態に相当するものである。足三里と陰陵泉に先少瀉後多補の法を用いて，去湿健脾をはかった。これは参苓白朮散の作用に相当したものであり，本病の病機，治則に符合したものであったので効を収めることができた。この2穴には直接下肢の筋脈を健壮にする作用もある。弁証取穴としての去湿健脾の作用と，局所取穴としての健壮筋脈の作用といった二重の作用を収めることができる。

[症例6] 肝熱熾盛，筋脈失用

患　　者：男，5歳，初診1975年5月31日
主　　訴：四肢痿軟，開口障害を患って11日になる。
現病歴：2カ月前に扁桃炎を患ったが，当地での治療により治癒した。さらに腎炎を患い，某病院で治療して治癒した後に，突然四肢に力が入らなくなり，呼吸困難，喉の痰鳴が出現するようになった。体温は高くなかった。某病院でウイルス性脳炎と診断され当病院に転院してきたが，当病院では多発性神経炎と診断されて第1内科に入院した。
現　　症：四肢麻痺，腰に力が入らず正座できない。頚項部も軟弱である。開口できず，口から白沫を吐いている。舌筋を動かすことができず，食事をとることができないので鼻腔栄養法を用いている。声は低微であり，泣いても声がでない。脈は弦数であった。
弁　　証：肝熱熾盛，筋膜損傷，筋脈失用
治　　則：肝熱を清して筋脈を補益する。
取　　穴：太衝，合谷（瀉）。隔日治療とする。
効　　果：初診後には鼻腔カテーテルをはずしめん類を食べられるようになり，立つことができるようになった。腰もしっかりとし正座ができるようになった。また幾つかの単語を話せるようになり，白沫も吐かなくなった。右手でスプーンを使えるようになった。泣き声はまだ低微である。2診後には泣き声も大きくなった。3診で治癒した。1975年6月12日に病棟を訪ね，ほぼ治癒していたので退院させた。
考　　察：肝は筋を主っており，全身の筋脈の機能活動は肝が主っている。本症例は肝熱熾盛となって筋膜が損傷し，筋の機能が失調して起こった痿証証候である。清肝熱による補益筋脈の法を用いることとし，太衝，合谷（瀉）により効を収めることができた。太衝（瀉）は肝熱を清すことにより筋脈を補益する作用がある。また合谷（瀉）は陽明の熱を清し，太衝の清肝の力を助けることができる。この2穴の配穴は「四関穴」といわれているものである。発病の経過が短かったことと，弁証が正確で配穴が適切であったこと，治法が的を得ていたことにより，3診で治癒させることができた。

肝熱の証には口苦などの症状が現れるべきであるが，患者が幼児であったために症状を表現できず，したがって脈象と肢体の症状を根拠に弁証論治を行った。また発病経過が短く，肢体の麻痺だけが現れており，まだ「筋急して攣す」といった状態

内　科

は出現していなかった。治療効果から判断すると，弁証治則が正しかったことがわかる。

[症例7] 熱傷筋脈，風動竅阻

患　者：女，4歳，初診1975年5月10日
主　訴：偏癱〔片麻痺〕，失語を患って31日になる。
現病歴：発病当初は高熱があり，現地の病院で10日治療を受けたが効果がなかった。1975年4月14日に肺炎に心不全を合併し，本病院の小児科に入院した。3日の治療によりほぼ治癒したが，突然痙攣が起こるようになった。2日間痙攣した後，右側の上下肢が麻痺し，顔面麻痺が出現した。顔は左のほうにゆがんでいる。さらにたびたび頭を横に振るようになり，会話ができず，意識がはっきりしなくなった。本日，中毒性脳炎ということで，小児科から鍼灸科での治療を依頼された。
現　症：右側の上下肢麻痺，顔面麻痺，頭の動揺，言語障害，神志不清，大便はやや硬い。舌苔は黄，脈は弦である。
弁　証：熱損筋脈，風動竅閉
治　則：清熱宣竅，熄風調絡
取　穴：合谷，太衝，廉泉（瀉）。隔日治療とする。
効　果：3診後には，右上下肢が動くようになり，「ママ」「おじーさん」「おしっこ」などの会話ができるようになった。5診後には少し曲がるが歩行ができるようになった。右上肢はまだ挙上できない。頭の動揺は軽減した。顔面麻痺には変化がない。9診後には泣いたり笑ったりすると，口角がやや歪斜する程度となった。右下肢で歩くとやや曲がる。頭の動揺はなくなった。右上肢は挙上できるようになり，手指で物を持てるようになった。会話はほぼ正常となった。10診で治癒し退院した。
考　察：発病当初は温邪が肺を犯し，心にも影響がおよんだ状態であった。肺炎と心不全は入院治療により改善が見られたが，温熱の邪がまだ除かれていなかった。その後，熱極生風，肝風内動となり，熱が神明に影響したため突然痙攣が起こり神志不清となった。また温邪が経脈を傷り，筋脈失用となったために面癱〔顔面麻痺〕，右の上下肢麻痺，言語障害が出現するようになった。舌苔黄，脈弦は，肝熱の象である。合谷，太衝，廉泉（瀉）による清熱宣竅，平肝熄風，通調舌絡の法を用いて効を収めることができた。合谷（瀉）により清熱宣竅をはかったが，清熱することにより熱極生風の勢いを減じることができるし，また熱による経脈の損傷を補益することができる。太衝（瀉）により平肝熄風をはかった。肝は筋を主っているので，平肝することにより筋脈の回復を助けることができる。廉泉（瀉）は直接病所に対処することができ，これにより通調舌絡をはかることができる。合谷と太衝を配穴したものは，「四関穴」といわれており，これは本病を主治する要穴である。

[症例8] 気血虧虚，腎精不足

患　者：男，28歳

主　訴：四肢の麻痺を患って20日余りになる。
現病歴：体質はもともと虚弱であった。それに加えて情志の失調により食欲不振，栄養不良となり，さらに疲れているところに雨にぬれたり，湿地で眠ったりといったいろいろな要因がかさなって発病した。5月20日には四肢痿軟，身体のだるさと軽度の痛み，胸背部の痛み，頸部軟，腰部軟で正座できないといった症状が出現し，咽頭の乾き，水を飲みたがらない，排尿無力，耳鳴り，ため息，食後の腹脹・隠痛，噯気や失気後に腹脹と腹鳴は消失するといった症状があった。いつも空腹時や大小便後には汗が出たり，心悸，頭暈，眼花，腹部空痛，息切れが起こり，身体軟はいっそう増悪する。声は低微である。四肢に触れたり，四肢を動かしても痛みはない。腹壁反射と膝蓋腱反射は消失，バビンスキー反射は弱陽性，提睾筋反射は陽性であった。血圧は100／78mmHg，体温は37.3℃であった。口は乾いており，舌苔は白で少津，体質は痩せており虚弱である。脈は沈細でやや弦であった。中西薬の治療では効果がなかった。
弁　証：気血虧虚，腎精耗傷，筋脈失養
治　則：補益気血，填補精髄，佐として疏肝理気をはかる。
取穴と効果：初診：先に内関，太衝（瀉）により疏肝理気をはかる。抜鍼前に左下肢は屈伸できるようになり，胸痛も止まった。後に合谷，復溜，腎兪（補）により益気補腎をはかる。抜鍼後に介助により数歩ではあるが歩行ができるようになった。
　2診：四肢の活動は有力となり，寝返りもできるようになった。空腹時と二便後の腹中の空虚感，汗，頭暈，心悸，息切れなどの症状は軽減している。ため息はなくなった。合谷，復溜（補）により益気補腎をはかり，間使，太衝（瀉），足三里（先少瀉後多補）により和胃健中をはかる。
　3診：腰部と脊背部無力，胃脘部のつかえ，腹脹，胸背部痛，腹鳴は治癒した。排尿は有力となった。まだ息切れがあり，心悸が起こることもある。合谷，復溜，腎兪（補），間使（瀉）を施す。
　4診：上処方に気海（補）を加えて元気を補う。
　5診：数歩ではあるが歩行ができるようになった。合谷，足三里，三陰交，気海（補）により益気培元，養血健脾をはかる。
　6診：上処方から気海を除く。
　7～9診：合谷，足三里，三陰交，腎兪，気海（補）により補益元気，填補精血，補益脾腎をはかる。7診後には20歩ほど歩行ができるようになり，上肢の運動は正常となった。食事の量も増加している。9診後には下肢無力と腰部無力は著しく改善した。
　10診：患者の父親が死去したために半月ほど治療に来られなかった。すでに30歩は歩行ができるようになっていた。下肢はやや無力な感じはするが，上肢の運動は正常に行える。合谷，足三里，三陰交（補），間使（瀉）により補益気血，佐として理気をはかる。

内　科

11診：肩井，血海，絶骨（補）とする。肩井（補）による補気，血海（補）による養血，絶骨（補）による益髄の効果を観察することとする。血海のだるい鍼感は上行して腹部両側の大横穴にいたった。置鍼中もこの鍼感は存在した。絶骨はたえず捻補を施すことにより，そのだるい感じの鍼感は上行して腋下部にいたった。

12～17診：手技と鍼感は11診と同じとする。13診後には腰部軟はなくなり一般の家事ができるようになった。かがんだ後，立ちあがることができない。16診後には5～6キロ歩いて治療に来ることができるようになった。17診で治癒した。1年後に健康に回復して農作業に従事していることを確認した。

考　察：脈証，兼証，病因，体質にもとづくと次のことがわかる。肝の疏泄が悪くなって脾胃を損傷すると，食欲不振となって栄養が失調する。それが長びくと津液の生成が悪くなり，また気血虧虚，精血不足，元気不足といったような状態が出現するようになる。本症例はこのような状態をベースにして，気血が不足して筋脈の栄養や調節が悪くなり，精血が不足して四肢の濡養が悪くなって起こった痿証証候である。さらに肝気鬱結，気血大傷，腎精虧虚による一連の証候群も伴っている。

病状は複雑であるが，病機をしっかり把握して弁証取穴を施して治癒させることができた。具体的には補益気血，補益精髄をはかり，佐として疏肝理気をはかるという法によって治癒させることができた。患者は疲れているところに雨にぬれたり，湿地で眠ったりして発病しているが，これらの原因による他の随伴症状が出現していなかったので，これらの原因を本痿証の成因とすることはできない。

[症例9] 湿熱浸淫，筋脈弛縦

患　者：男，10歳，初診1966年2月8日

主　訴：四肢の麻痺を患って30日になる。

現病歴：発病時には腹痛，発熱，食欲不振，悪心，嘔吐，から咳があった。当地の衛生院で腸寄生虫病と診断され，駆虫薬により回虫を10匹下した後に腹痛は消失したが，発熱，食少，悪心，口渇により少し飲むといった症状は残っていた。その2日後には両下肢の痿軟が出現し，ついで両上肢の麻痺が出現した。また腰軟のために正座することができない。悪心，嘔吐，胃脘部のつかえ，食少，煩躁，不眠，尿黄，便秘，手足の軽度の浮腫，口臭といった症状を伴っている。言語はやや不明瞭，声はやや重い。あらい呼吸をしている。四肢に触れたり，四肢を運動させても痛みはない。皮膚知覚は存在しているが，鈍感である。身体は肥満しており，顔色は赤く，唇は乾燥している。体温は37.9℃であった。舌苔は白膩でやや黄，脈は濡数であった。

弁　証：湿熱浸淫，筋脈弛縦

治　則：清利湿熱，和胃暢中

取穴と効果：初診：合谷，陰陵泉，足三里，内庭（瀉）。この4穴の鍼感は弱かった。

2診：煩躁と口や咽頭の乾燥は軽減した。四肢痿軟，飲食減少，悪心，嘔吐がまだある。治療穴と手技は初診と同じくする。

3診：不眠，煩躁，口や咽頭の乾燥，悪心，嘔吐，尿黄，便秘は治癒した。両上肢は動かすことができるようになり，手で頭頂部を触ることができるようになった。飲食は増加した。舌苔は薄白となる。両下肢はまだ動かすことができない。治療穴と手技は初診と同じくする。鍼感（痛感）はかなり強くなってきた。

4診：治療穴と手技は同上。

5診：両下肢は自動運動で45度屈曲できるようになり，両上肢は正常に運動できるようになった。声も正常となり，手足の浮腫は消失した。脈は数である。治療穴と手技は同上。

6診：腰軟であり立つ時に支えられないが，正座はできるようになった。治療穴と手技は同上。鍼感はさらに敏感になっている。

7診：腎兪，大腸兪（補）により壮腰補虚をはかる。

8診：ほぼ治癒している。治療穴と手技は同上。

1966年7月に同じ村出身の患者から，彼が治癒しており健康であることを確認した。1971年5月にも治癒していることを再度確認した。

考　察：湿熱の邪が内部では胃腸にこもり，外部では筋脈を侵して気血を阻滞させ，筋脈失用となって起こった痿証である。湿熱が鬱蒸して内腑にこもると，胃脘部のつかえ，悪心・嘔吐，食欲不振が起こる。湿熱の邪が筋脈を侵すと，筋脈が弛緩して四肢痿軟となり，また手足に浮腫が出現したりするようになる。湿性は綿々と作用し，湿熱が蘊蒸して肌膚を閉塞させ毛竅が阻滞すると，熱がなかなか下がらなくなる。舌苔が白膩でやや黄，脈濡数，声が重いなどは，湿熱の象である。呼吸が粗い，大便秘結，尿黄，口臭，口渇により少し飲む，煩躁，唇の乾燥，顔色紅潮といった症状は，実熱と熱邪傷陰の象である。本症例は『素問』痿論にある「湿熱攘ぜずして，大筋軟短し，小筋弛長す，軟短なるは拘を為し，弛長なるは痿を為す」という病因病機に該当するものである。

合谷（瀉）により清熱をはかり，陰陵泉（瀉）により利湿をはかった。この2穴の配穴によって清利湿熱をはかるが，これはこの症例のような証型を治療する要穴である。また内庭（瀉）により清熱保陰をはかるが，これに合谷（瀉）を配穴すると白虎湯に類似した効がある。本症例では熱が湿より強く作用しているので，この2穴を配穴すると清熱の効を強めることができる。さらに足三里（瀉）を配穴して和胃暢中をはかることにより，胃腸の湿熱の除去をはかった。湿熱の邪が完全に除かれるのを待ってから補の治療に改めることとした。したがって7〜8診では，腎兪，大腸兪（補）とし，局所取穴により刺激を病所にいたらせ，腰部の筋脈を健壮にすることにより，腰軟の治療を行った。病機をしっかり把握し，配穴が的を得ていたために，著効を収めることができた。

[症例10] 肺腎陰虚，筋脈失養

患　者：男，17歳，初診1976年9月4日

主　訴：四肢痿軟を患って1カ月余りになる。
現病歴：まず両下肢痿軟となって立つことができなくなった。その2日後には両上肢も麻痺し，物を持ったり握ったりすることができなくなり，咀嚼障害となり，食欲不振となった。伝染性多発性神経炎と診断されて当病院第1内科に入院し，22日間の治療によって病状はある程度好転した。本日，第1内科病棟から鍼灸治療に訪れた。病棟ではビタミン$B_{12}$，$B_6$などを内服していた。
現　症：両上肢無力，左手指痿軟のために物を持てない。両下肢痿軟のために歩行ができない。左が右より重症である。大便は3日に1回，尿は黄色で量は少ない。口乾少津，舌質は紅絳，舌苔は黄厚で乾，脈は細数であった。
弁　証：肺腎陰虚，筋脈失養
治　則：補肺養陰，益気濡筋
取　穴：初診～24診：太淵，復溜（補）とする。
　　　　25～30診：上処方に肩井（補）を加えて益気昇挙をはかる。
　　　　2～3日に1回の鍼治療とする。
効　果：3診後にはお椀を持てるようになった。下肢は以前よりは有力となり，杖を用いて数歩ではあるが歩けるようになった。6診後には左下肢の歩行はほぼ正常となった。10診後には右上肢を挙上できるようになり，杖を用いて歩行ができるようになった。杖なしでも歩行ができることもある。肩・肘・大腿・膝窩部の筋が強ばって痛む。15診後に退院した。24診後には1.5キロほど歩けるようになった。右膝窩部の強ばりは強くなくなった。両上肢を挙上できるようにはなったが，まだ無力である。27診後には痿証はほぼ治癒した。28～30診では治療効果の安定をはかった。鍼治療の期間中，ビタミン$B_1$，$B_6$，ジバゾール，6-542などを服用していた。3カ月後に患者の父親から治癒していることを確認した。
考　察：本症例は肺腎陰虚となり，筋脈が濡養されなくなったために，四肢痿軟，麻痺が出現したものである。便秘，小便短赤，口乾少津や舌脈の変化は，すべて陰虚の象である。
　　　　太淵（補）により補肺生水をはかり，復溜（補）により滋陰補腎をはかって筋脈を潤すこととした。これは金水相生により筋脈を濡潤させるという方法である。その後に，肩井（補）を加えて益気することにより，肢体の機能の回復をはかった。上記の方法により補肺養陰，益気濡筋をはかって治癒させることができた。

[症例11] 気血不足，腎精虧損

患　者：男，29歳
主　訴：四肢痿軟を患って1年余りになる。
現病歴：原因は不明であるが，1年余り両下肢痿軟となり活動ができない。軽度の肌肉の萎縮もある。両上肢の動きが悪く，手指も無力である。正座ができない。さらに息切れ，頭暈，腰脊痿軟，陽痿，頻尿，尿意急迫，排尿無力，残尿といった症状を伴っ

ている。身体は痩せている。舌質は淡，舌苔は薄白，脈は沈細無力である。当地の病院で中薬による治療を半年受けたが効果はなかった。当病院の西医の検査による診断では，①脊髄炎，②脊椎結核を疑われた。西医の治療では効果がなかったため，鍼灸治療を受診した。長期にわたってよくならないために，患者は2回自殺未遂を起こしている。

弁　証：気血虧虚，腎精不足，筋脈失用
治　則：補益気血，培腎填精
取　穴：合谷，三陰交，足三里（補）による補益気血の法と，腎兪，太谿，復溜（補）による補腎填精の法を交互に用いることとする。1日1回または2～3日に1回の鍼治療とした。
効　果：5診後には両上肢の屈伸運動ができるようになった。ただし持続させることはできない。両下肢は何回か屈伸することができるようになった。息切れ，頭暈，腰脊痠軟はある程度軽減している。10診後には両下肢の屈伸は力強くなり，両上肢は挙上できるようになった。正座もできるようになった。排尿もいきおいがでてきて，尿の回数は減少している。15診後には両上肢を自由に動かすことができるようになり，両下肢は数分間立てるようになった。自分で寝返りができる。精神状態は好転している。20診後には両手でお椀を持ち箸を使えるようになった。ただし持続時間は短い。また杖を用いて数歩ではあるが歩行ができるようになった。腰脊痠軟は治癒している。25診後には両手の手指の運動は正常となる。両下肢は数歩ではあるが歩けるようになった。30診後には両上肢と手指は正常に回復した。両下肢は杖なして十数歩歩けるようになったが，無力感がありまだ持続できない。陽痿は治癒した。34診で治癒した。鍼灸治療で治癒した後，仕事に復帰したが，10数年後に他の病により死亡した。
考　察：本症例は気血虧虚，腎精不足，筋脈失用によって起こった痿証である。精が虚して四肢を灌漑できず，血が虚して筋骨を栄養できず，気が虚して肢体の筋脈を支配できなくなったために，四肢痿軟，正座ができない，肌肉の萎縮といった症状が出現している。腎気不足，精血虧虚のために，腰脊痠軟，陽痿，頻尿，排尿無力といった症状が出現している。頭暈，息切れ，舌質淡，舌苔薄白，脈沈細無力などは，気血内虚，腎精内虚の象である。

合谷（補）により補気をはかり，三陰交（補）により養血益肝脾腎をはかり，足三里（補）により補気建中をはかった。また別の処方として腎兪（補）により補益腎気，健壮腰脊をはかり，太谿（補）により補益腎気，補益精血をはかり，復溜（補）により滋陰補腎，育陰益肝をはかった。上記の補益中気，補益気血による健壮筋脈の法と，補益腎気，補益精血による健壮筋脈の法を交互に用いることによって効を収めることができた。

[症例12] 気血虧虚，精血不足

患　者：男，13歳

主　訴：両下肢の痿軟を患って8カ月になる。

現病歴：この8カ月来，原因は不明であるが両下肢の痿軟がしだいに増悪している。父母が死去しており，誰も面倒をみてくれず，治療も受けていなかった。両下肢の痿軟により運動することができず，肌肉には軽度の萎縮が見られる。腰軟のために立つことができない。両上肢の運動は無力である。ただしこれは病態ではなく，体質虚弱のせいである。身体はひどく痩せている。声は低微であり精神も委縮している。顔色は不華，唇と舌質は淡，脈は細弱であった。身体は極度に衰弱している。

弁　証：気血虧虚，腎精不足，筋脈失用

治　則：補益気血，培塡精髄，補益筋骨

取　穴：初診～4診，15～25診：合谷，足三里，三陰交（補）とする。
　　　　5～14診，26～41診：合谷，三陰交，太谿（補）とする。

効　果：4診後には両下肢を屈伸できるようになり，正座ができるようになった。8診後には両下肢で立てるようになった。精神状態もよくなった。10診時には連続して数日間雨が降ったために鍼治療ができなかったことと，近所の人が時間どおりに食事をもって来てくれなかったために，両下肢が再び痿軟となり立つことができなくなっていた。また精神状態も悪くなってしまった。13診後にはふたたび両下肢で立てるようになり，正座もできるようになった。精神状態も改善をみた。17診後にはベッドに寄り掛かりながら10数歩けるようになり，両手でしっかり物を持つことができるようになった。25診後には自力で立ち上がり10数歩けるようになった。腰部にも力が入るようになり，寝返りも自由にできるようになり，生活も介助が必要でなくなった。両上肢の運動も正常に行うことができるようになり，肌肉の萎縮もあまりわからなくなった。32診後には1キロほど歩けるようになり，簡単な家事もできるようになった。41診で治癒した。1剤の服薬もなく鍼治療で治癒した後，身体はしだいに健康となった。10年来，追跡調査を行ったが健康であり，現在は肉体労働に従事している。

考　察：脈証にもとづくと，本症例は中気不足，気血虧虚，腎精不足，筋脈失用による痿証証候であることがわかる。気が虚して四肢を支持する力がなくなり，精血虧虚のために筋脈を栄養できなくなると，両下肢の痿軟，両上肢無力，精神状態の委縮といった症状が出現するようになる。また腎精虧虚となり筋骨の濡養が悪くなると，腰軟となる。声が低微，肢体無力は，気虚による症状である。舌，唇，顔色の変化や脈象の変化は，すべて気血虧虚の象である。

　　　　合谷（補）により補気をはかり，三陰交（補）により養血と補益肝腎をはかり，足三里（補）により補気建中をはかった。また別の処方として合谷，三陰交，太谿（補）により補腎壮骨益髄をはかった。この補益中気，補益気血の法と，補益気血，補益肝腎の法を交互に用いることにより，効を収めることができた。

合谷（補）に足三里（補）を配穴したものは補中益気湯に類似した効がある。合谷（補）に三陰交（補）を配穴したものは八珍湯に類似した効がある。また合谷（補）に太谿（補）を配穴すると益気補腎の作用があり，さらに三陰交（補）を配穴すると気血双補，補腎益髄の効がある。これらすべての経穴を配穴したものは，八珍湯加味に類似した効がある。終始，合谷と三陰交を配穴し，足三里と太谿を交互にこの処方内に加えるという方法を採用した。合谷，三陰交，足三里（補）の組み合わせの重点は補中益気にあり，また佐として養血をはかることができる。一方，合谷，三陰交，太谿（補）の組み合わせの重点は補益精血にあり，また佐として補気をはかることができる。

[症例13] 肺熱傷津，経脈失養

患　者：男，3歳，初診1975年8月4日
主　訴：四肢の麻痺を患って21日になる。
現病歴：21日前に熱発が起こり，熱が退いて4日後に四肢が動かなくなり，会話ができなくなり，泣き声が弱くなった。多発性神経炎として当病院の小児科に入院した。治療期間中に肺炎を合併し熱発，咳嗽，呼吸促迫が起こったが現在は治癒している。
現　症：四肢麻痺，下肢が重症。正座ができない。頸項部に力が入らない。飲食減少，口唇が乾燥している。舌質は紅で少津，脈は細数であった。本日，小児科から鍼灸科に移ってきた。
弁　証：肺熱津傷，経脈失養，経筋失用
治　則：清肺養陰により筋脈を補益する。
取　穴：初診〜9診：尺沢（瀉），復溜（補）により清肺養陰をはかる。
　　　　10〜14診：上処方に環跳（補）を加えて下肢筋脈の補益をはかる。
効　果：4診後には四肢を動かすことができるようになり，5診後には正座ができるようになった。9診後には両下肢の動きが有力となる。12診後には自分で立つことができるようになり，物に寄り掛かって歩けるようになった。ただし力が入らず長くはできない。14診で治癒し退院した。
考　察：受診時の現症と病歴を考慮して分析を行った。患者は最初に発熱が4日続いた後に，四肢の麻痺が出現している。小児麻痺を疑うことができるが，小児麻痺に伴う胃腸症状や上呼吸道の症状，不規則・非対称の肢体麻痺証候を伴っていない。現症および多発性神経炎として入院治療を受けていた期間に肺炎を併発したことを考慮して，以下のように判断した。つまり本症例は温邪犯肺，肺熱傷津，津液不布，筋脈失潤による痿証と考えた。これは『素問』痿論にある「肺熱し葉焦するに因って，発して痿躄と為る」に相当する痿証である。

　　　　尺沢（瀉）により清肺をはかり，復溜（補）により補養腎陰をはかった。この清肺養陰を主とし，佐穴〔補助穴〕として環跳（補）を加えて下肢筋脈の補益を直接はかり，効を収めることができた。

## 結　語

### 1．症例のまとめ

本篇では13症例を紹介した。

例1は気血虧虚，筋脈失養によるものであり，補益気血，強壮筋脈の法を用いた。

例2は気虚失調，精血失養によるものであり，益気補腎，佐として調補筋脈をはかるという法を用いた。

例3は気血虧虚，筋脈失用によるものであり，補益気血，壮筋補虚の法を用いた。

例4は腎陽虚衰，真気不足によるものであり，温補腎陽，益気補虚の法を用いた。

例5は脾虚湿困，湿浸筋脈によるものであり，去湿健脾，補益筋脈の法を用いた。

例6は肝熱熾盛，筋膜損傷によるものであり，肝熱を清して筋脈を補益するという法を用いた。

例7は熱傷筋脈，風動竅阻によるものであり，清熱宣竅，熄風調絡の法を用いた。

例8は気血虧虚，腎精不足によるものであり，補益気血，填補精髄の法を用いた。

例9は湿熱浸淫，筋脈弛縦によるものであり，清利湿熱，補益筋脈の法を用いた。

例10は肺腎陰虚，筋脈失養によるものであり，補肺養陰，濡養筋脈の法を用いた。

例11は気血虧虚，腎精不足によるものであり，補益気血，培補腎精の法を用いた。

例12は気血虧虚，精血不足によるものであり，補益気血，填補精髄，補益筋脈の法を用いた。

例13は肺熱津傷，筋脈失養失用によるものであり，清肺養陰，佐として下肢筋脈の補益をはかるという法を用いた。

以上の症例から見ると，病因病機の違いによって治療大法も異なり，鍼灸処方も異なることがわかる。また病因病機が同じであれば，出現している具体的な症状が異なっていても，治療大法は同じものとなり，鍼灸処方もほぼ同じであることがわかる。ただし若干の配穴が異なる場合はある。例えば例1，例3，例8，例11，例12は，それぞれ随伴症状は異なるが，病因病機が同じでともに気血虧虚によるものであるので，治療大法および処方はほぼ同じとなっており，随伴症状に対する配穴のみが異なったものとなっている。

### 2．痿を治すは独り陽明に取る。

本篇の【弁証施治】と【症例】から，痿証の病因，脈証，兼証，病機は非常に複雑であり，証型もかなり多いことがわかる。したがって「痿を治すは独り陽明に取る」に固執すべきではない。

『素問』痿論篇には，「論に痿を治するものは独り陽明に取るというは何ぞや。岐伯曰く，陽明なるものは，五蔵六府の海にして，宗筋を閏（じゅん）するを主る。宗筋は骨を束ねて機関を利するを主るなり。……故に陽明虚すれば，則ち宗筋縦み，帯脈引かず。故に足痿えて用いられざるなり。」とある。高士宗はこれに注をつけて，「陽明は胃である。水穀を受盛するので，五臓六腑の海とされている。皮，肉，筋，脈，骨は，水穀の精により栄養されているの

で，陽明は宗筋を潤し主っているのである。宗筋は前陰の総筋であり，したがって骨を束ねて機関を利している。痿は，機関不利，筋骨不和となる。これはすべて陽明が濡潤できないためである。このため痿を治す場合は独り陽明を取るのである。」としている。この説明は「痿を治すは独り陽明に取る」という道理を明確に説明したものである。

いわゆる独り陽明を取るとは，一般的には後天を補益するという治療原則を指したものである。臨床上見られるものとしては，湿熱の邪が陽明に蘊蒸し，陽明が病んで宗筋が弛緩し，筋骨を束ねて関節を利することができなくなっているものは，陽明湿熱を治せばよい。

また陽明津気虧損となって生化の源が不足し，百脈空虚，宗筋失用となったために肌肉の弛緩・萎縮が起こり，筋骨痿軟無力となっているものには，補益気陰，生化の源（陽明胃腑）の補益をはかるとよい。

もし脾胃の機能が失調したために肺津不足や肝腎精血不足を引き起こして痿証となっているものには，脾胃の調理をベースにして養陰潤肺または補益肝腎をはかるとよい。

脾胃虚弱，納運失職となり津液精血の生化の源が不足し，肌肉筋脈失養となって肢体の痿軟が起こっている場合は，まず調理脾胃をはからなければ，肢体の痿軟はなかなか回復できないことになる。胃津不足によるものには益胃養陰をはかり，脾胃虚弱によるものには健脾益気をはかるとよい。脾胃の機能を改善させ納運が正常となれば，気血津液が充足して肌肉や筋脈の栄養状態がよくなるので，痿証の回復や治癒にとって有利となる。

どの証型の痿証にかかわらず，もし脾胃の納運機能に異常がある場合は，すべて治療効果に影響する。したがって中薬による治療であろうと，鍼灸取穴による治療であろうと，一般的にはすべて調理脾胃という治療原則を重視する必要がある。「独り陽明に取る」ということだけにもとづいて，さまざまな証型の痿証を治療することはできないのである。また「痿を治すは独り陽明に取る」ということだけにもとづいて，手足陽明経の経穴を主として治療することもできないのである。鍼灸臨床においては，必ず証型にもとづいた弁証取穴，全体治療が必要とされる。ここで挙げた13症例が，この点をまさに実証しているといえるだろう。

## 3．痿証の病因

『素問』痿論では，痿証についてかなり詳細な論述を行っている。痿証の主な成因については，五臓の病変をあげており，その病はともに熱が関与していると考えられている。また肺熱葉焦がその主たる成因であるとしている。例えば，これについては「五蔵人をして痿せしむるは何ぞや。……肺熱し葉焦ぐれば，……則ち痿躄(いへき)を生ずるなり。……肝気熱すれば……則ち筋急して攣し，発して筋痿となる。脾気熱すれば……肌肉不仁，発して肉痿となる。腎気熱すれば……骨枯れて髄減じ，発は骨痿となる。」としている。また『素問』生気通天論篇では，「湿熱攘(はら)わざれば，大筋緛(ぜん)短し，小筋弛長す。緛短は拘たり，弛長は痿たり」と述べている。もしすべてを火のサイドから論じてしまうと，精血耗傷や気血衰敗が痿を引き起こす重要な要素であることを忘れていることになる。

これについては『臨床指南』で鄒滋九が，「痿証は肝腎肺胃四経の病に他ならない。肝は

筋を主っており，肝が傷れると四肢不用となり筋骨は拘攣する。腎は精を蔵しており，精血は相生する。精が虚すと諸末を潅漑することができず，血が虚すと筋骨を栄養することができなくなる。肺は気を主っており，清高の臓とされている。肺が虚すと高源化絶となり，化絶となると水は枯れる。水が枯れると筋骨を濡潤することができなくなる。陽明は宗筋の長とされている。陽明が虚すと宗筋が弛む。宗筋が弛むと筋骨を束ね機関を利すことができなくなる。そのため歩行ができなくなったり，痿弱筋縮といった症状が出現するようになるのである。」と指摘している。『景岳全書』痿証でも，すべてを火のサイドだけから論じると，真陽虧敗や土衰水涸によるものを見落としてしまうと指摘している。

　上述した痿証の原因の捉え方では，鄒滋九と張景岳の論述が正確である。原因を熱邪のみ，あるいは湿熱のみとしていないからである。本篇で紹介した証型と症例からも，痿証の病因は多方面にわたっており，けっして湿熱浸淫だけでないことがわかる。5臓の熱による痿証については，肺熱葉焦による痿躄が多く見られ，他の4臓の熱による痿は極めてまれである。ただし臨床上はさらに痰瘀互結によって起こる痿証もある。

## その他

　痿証の治療は，全体治療に重きをおくべきである。

　痿証の証型はかなり多い。もし証型に分類せず，ただ患部取穴による局所治療や，局部取穴による通電治療といった方法を用いるならば，満足のいく治療効果を得るのは難しいといえる。例えば，肝腎不足型，気血虧虚型，湿熱浸淫型といった痿証に対して，補益肝腎とか，補益気血，清利湿熱といった根本治療を行わず，ただ患部取穴や，単一の局部取穴に通電療法を併用するといった方法を用いるとしたら，かえって病状を増悪させることになる。一部の肝腎陰虚型の患者ではあるが，両下肢の痿軟，肌肉の軽度の萎縮が見られ，時々ではあるが局所の筋がピクピク動いたり，下肢の筋脈が痙攣する場合がある。こういった患者に対して，単純に通電療法を用いると，両下肢の痿軟がひどくなるだけでなく，下肢筋脈の痙攣がひどくなったりするので注意を要する。

　痿証が長期化して治りずらいものは，肝腎虧虚証であるものが多い。肝は血を蔵して筋膜を主っており，罷極の本とされている。また腎は精を蔵して骨髄を主っており，作強の官とされている。肝血と腎精が充実していれば，筋骨もしっかりした状態にある。逆に，肝腎虧虚，精血不足となれば，筋骨失養となり筋は萎えて骨はもろくなる。筋が萎えれば弛緩するし，骨がもろくなれば身体を支えられなくなる。肝腎虧虚型としてその本を治さず，ただ患部取穴としたり，または通電のみを施すならば，こういった痿証は治りにくいだけでなく，さらに病状を増悪させることにもなる。このように標を治して本を治さなければ，肝腎精血が筋骨を栄養することができないので，鍼をすればするほどますます虚してしまうことになるのである。

# 23. 坐骨神経痛

## 概　説

　坐骨神経痛とは，坐骨神経の通路およびその分布域内の疼痛を指している。足太陽膀胱経あるいは足少陽胆経の下肢の循行線上に痛みが起こる場合が多い。本病は中国伝統医学の「痺証」「腰腿痛」の範囲に含まれている。その病因病機は複雑であり，また鍼灸治療においてよく見られる疾患でもあるので，ここでは一篇をさいて紹介することとした。

　鍼灸治療は原発性の本病に対して，かなり良い効果を収めることができる。腰部椎間板ヘルニア，脊椎腫瘍，脊椎カリエスなどによる続発性のものは，これら本病の治療を主とすべきである。本篇では原発性の坐骨神経痛の論治について述べるものとする。

　本病は寒湿阻滞，気滞脈絡，気滞血瘀，気血虧虚，湿熱蘊鬱，腎精虧虚の証型のものが多く見られる。ここでは以上の証型の証治と症例について述べることとする。

## 弁証施治

　本病は一側の腰腿部に発作性または持続性の痛みが起こるものが多い。痛みは腰部，殿部または寛骨部から始まって，大腿後面，下腿後面に沿って，あるいは大腿外側に沿って足部まで痛みが走る。一般的には下肢のだるい痛み，脹痛，跳痛，刺痛，掣痛，麻木痛，あるいは空痛，灼熱痛といった痛みが起こり，動くと痛みは増強する。ラセーグ徴候は陽性となり，圧痛点は第4～第5腰椎棘突起平面の外側1.5～2cmの部位や，膝窩，下腿外側，外果の後などに出現しやすい。病因，経過，痛みの特徴，随伴症状などにもとづいて証型を区別し，弁証施治をはかることとする。単純に鍼治療によって止痛だけはかろうとしてはならない。ただし単純性疼痛のみで一定の証型に属さないものには，局所取穴による対症治療を主とすることができる。

### 1　寒湿阻滞型

［主証］　腰の寛骨部の経筋の掣痛。痛みは下に向かい大腿後面，膝窩部，下腿外側および足

内　科

背外側に向かって放散する。冷えると痛みは増強する。患肢は冷えた感じがし，温めると気持ちよく感じる。痛みが強い場合は，活動に影響する。また雨天や寒冷刺激によって，症状は増強する。舌苔は白膩，舌質は淡紅，脈は弦緊または緩となる。

[治則]　散寒去湿，通経活絡
[取穴]　患肢の環跳，陽陵泉，殷門，阿是穴（瀉，加灸）
　　　　腰腿部が冷たく感じられ，痛みが強いものには，患部の痛点に火罐を施す。


### ２　気滞脈絡型

[主証]　坐骨神経部位の痛みの他に，持続性の脹痛があり，咳嗽や深呼吸，くしゃみの動作によって痛みが激しくなり，運動制限が現れる。舌苔は薄白，脈は弦となる。
[治則]　行気散滞，通経活絡
[取穴]　間使，患部の治療穴（瀉）


### ３　気滞血瘀型

[主証]　坐骨神経部位の痛みの他に，脹痛，刺痛，顕著な圧痛が出現する。咳嗽やくしゃみにより痛みは増強し，また腰をひねると痛みが増強する。痛む部位は一定しており，運動制限がある。舌苔は薄白，舌質は紫暗，脈は弦濇となる。
[治則]　行気活血，通暢経脈
[取穴]　◇経過が短いもの：間使，三陰交（瀉）
　　　　　深呼吸や咳嗽をさせたり腰をひねらせたりすると，痛みは軽減する。
　　　　◇経過が長いもの：上処方と通経活絡を目的とした患部の治療穴（瀉）とを交互に用いて因果併治をはかる。


### ４　気血虧虚型

[主証]　坐骨神経部位の痛みの他に，持続性のだるい痛み，麻木痛が見られる。按圧すると痛みは軽減する。活動無力である。舌質は淡，舌苔は薄白，脈は沈弱または沈細となる。あるいは気血虧虚による症状を伴う。
[治則]　補益気血
[取穴]　合谷，三陰交（補）：八珍湯に類似した効がある。
[応用]　◇本虚標実のものには，上処方と通経活絡の法である患部の治療穴（瀉）とを同時または交互に用いて虚実併治をはかるとよい。
　　　　◇気血虧虚で夾実の症状を伴わないものには，局所穴を配穴する必要はない。局所穴を瀉すとますます虚すし，局所穴を補すと経気を滞らせやすいからである。
　　　　◇単純に補益気血の法である合谷，三陰交（補）を用いて経気が滞る可能性がある

場合には，間使（瀉）を加えて行気をはかると，経気の通暢を助けることができるし，補による滞りも生じなくなる。

### 5 湿熱蘊鬱型

[主証] 坐骨神経部位の痛みの他に，患肢が重だるく感じられ熱感がある。あるいは患肢の重墜感・微熱・痛みがある。舌根部が黄膩，舌質は偏紅，脈は弦あるいは濡数あるいは滑数となる。
[治則] 清利湿熱，通経活絡
[取穴] 陰陵泉（瀉，透天涼を配す），患肢の環跳，胞肓，阿是穴（瀉）
[応用] ◇湿熱による症状が著しい場合は，上記の患部治療穴に透天涼を配す。
　　　 ◇胃脘部のつかえ，食欲不振，口渇があるが飲みたくない，尿が黄色，便秘または泥状便，全身の重だるさといった症状を伴う場合は，曲池，陰陵泉，足三里または三陰交（瀉）からなる処方と，患部治療穴（瀉）とは同時または交互に用いて標本兼治をはかるとよい。
　　　 ◇本型は坐骨神経炎に多く見られる。また熱が強い型と熱が湿よりも強い型のものが多く見られる。全身症状がない場合には，患肢の環跳，委中，阿是穴に瀉法を施し，透天涼を配すとよい。痛みが少陽経の線上にある場合には，委中のかわりに陽陵泉を用いるとよい。また血熱を伴う場合には，三陰交（瀉，透天涼を配す）を加え，湿熱による症状が著しい場合には，陰陵泉（瀉）を加えるとよい。

### 6 腎精虧虚型

[主証] 坐骨神経部位の痛みの他に，腰脊部痛，足と膝の無力，患肢痿軟，長く立っていられない，さむがり，四肢の冷えといった症状を伴う場合が多い。舌苔は薄白，脈は沈遅となる。
[治則] 温補腎陽，填補精血
[取穴] 関元，腎兪，太谿（補）：右帰飲の効がある。

　この他に肥大性脊椎炎によって起こる坐骨神経痛に対しては，一方で脊椎傍痛点といった腰部治療穴を注意しながら加え，一方で弁証取穴による処方との併用を考える必要がある。寛骨部から足にいたる部位で，腓骨外側の陽交から光明までの部位に脹痛，だるい痛み，あるいはしびれと脹痛が起こる場合がある。これは難治性坐骨神経痛に多く見られる。このような場合は患側の環跳，陽陵泉，陽交，光明といった治療穴に瀉法を施すとよい。寛骨部から大腿部の痛みが消失し，腓骨外側の陽交から光明の部位の脹痛，しびれと痛み，だるさと痛みだけが残っている場合は，陽交，光明といった治療穴を主に取ればよい。
　本病で具体的な痛みの部位や痛点がないものは，多くは虚虧によるものである。このよう

な場合は，痛を以て痛を止めるといった単純な止痛法を用いるべきではなく，証型にもとづいて弁証取穴を行い，全体治療を行うべきである。少数の症例ではあるが，患部に激痛が起こるが按じると軽減したり，虚の症状を伴ったり，実証として治療したが効果がなかったというものがある。これは虚虧性の痛みであるので，単純に激痛だから実として患部取穴を行ってはいけない。このようにして瀉法を施してしまうと，虚虚の弊〔虚を虚させるという弊害〕という過ちを引き起こしてしまうからである。

環跳は本病治療の常用される有効穴である。本穴に生じた鍼感を循経によって足の指までいたるようにすると，通経活絡，駆邪散滞，宣通気血といった効を収めることができる。全身症状がなくて坐骨神経痛だけが出現するものには，対症治療として本穴を瀉したり，あるいは本穴に強刺激を与えて置鍼しないといった方法により，良い効果を収めることができる。それでも効果があまりよくない場合は，痛みのある線上から治療穴を選穴して配穴するとよい。例えば痛みが足少陽経の線上にあるものには，風市，陽陵泉，丘墟といった治療穴を配穴して瀉法を施せばよい。また痛みが足太陽経の線上にあるものには，殷門，委中，崑崙といった治療穴を配穴して瀉法を施せばよい。

## 症　例

[症例1] 気血虧虚，経脈失養

患　者：女，59歳

主　訴：下肢痛を患って半年になる。

現病歴：半年来，左側の腰仙部と寛骨部から坐骨神経の走行にそって足にいたるまでの部位に痛みと麻木が起こる。歩いたり立っていると症状は増強し，休息をとると症状は軽減する。症状は気候の変化とは関係がない。平素から頭暈，息切れ，心悸，尿は黄色で混濁といった症状がある。尿が黄色で混濁している時に下肢の痛みは増強する。舌苔は薄白，脈は沈緩である。以前に本科で坐骨神経痛ということで局所治療により通経活絡をはかったが，15回の鍼治療でもあまり効果はなかったとのことであった。また中西薬による治療も受けたが効果はなかった。

既往歴：1964年にリウマチ性関節炎を患ったが治癒している。また1964年に本態性高血圧症を患ったが現在まで治癒していない。

弁　証：気血虧虚，経脈失養

治　則：補益気血，佐として疏理気機をはかる。

取　穴：合谷，三陰交（補），間使（瀉）。1～2日おきに鍼治療を施すこととする。

効　果：3診後には痛みは軽減した。7診後には坐骨神経痛は著しく軽減し，精神状態も好転した。10診後には坐骨神経痛はほぼ治癒し，随伴症状も著しく好転した。12診で治癒した。

半年後に再発していないことを確認した。

考　察：本症例は気血虧虚，経脈失養となって起こった坐骨神経痛の症例である。15診までは局所取穴により通経活絡，宣導気血をはかり，虚を実として治療したために効果がなかった。脈象と発病経過，治療経過にもとづき改めて弁証取穴を用いることとし，補益気血をはかり，佐として疏理気機をはかって効を収めることができた。

合谷，三陰交（補）には補益気血の作用がある。間使（瀉）を配穴した目的は，佐として疏理気機をはかることにある。これは強く補って経気が阻滞することを心配したのと，疼痛は気機不暢による滞りを伴うので，単純に補を施すことができないためである。したがって佐として間使（瀉）を用いたのである。

[症例 2] 気滞血瘀，経気失暢

患　者：男，51歳，初診1980年10月4日

主　訴：腰下肢痛を患って3年になり，再発して30日になる。

現病歴：3年前に重い物を持って腰をひねった後，左側に腰痛が起こった。続いて左下肢の足少陽経の走行にそって外果にいたる部位に発作性の跳痛，刺痛が起こるようになった。腰を屈曲させたりひねったり，足を上げたり咳をすると痛みは増強する。運動制限があり，睡眠にも影響している。左の環跳，陽陵泉の部位に強い圧痛がある。ラセーグ徴候陽性。この3年来，仕事の不注意で腰をひねると再発をくり返している。今回は再発して30日になる。西医では坐骨神経痛と診断された。中西薬と単方による治療では，あまり効果がなかった。1977年の腰椎レントゲン検査では，第2，第4腰椎骨棘形成が認められた。

弁　証：気滞血瘀，経気失暢

治　則：行気活血により経気を通じる。

取　穴：間使，三陰交（瀉）。隔日治療とする。

効　果：2診後には咳嗽や腰のひねり，足の挙上といった動作をしても，痛みは軽減していた。杖を用いて歩行できるようになっていた。3診後には腰のひねり，足の挙上により腰部にわずかに痛みを感じるが，自分で歩いて通院してきた。5診で治癒した。1981年7月3日に治癒していることを確認した。

考　察：本症例は気滞血瘀型の坐骨神経痛の症例である。腰部をひねって気血瘀滞となり，経気の流れが悪くなっているために，左腰部および下肢に痛みが起こったものである。間使（瀉）により行気散滞をはかり，三陰交（瀉）により活血去瘀通経をはかった。病機は気血瘀滞であるので局所取穴で通経活絡による標治は行わなかった。つまり弁証取穴とし行気活血の法を用いて本治を施して効を収めることができた。

[症例 3] 気血双虧，挟腎虚

患　者：男，37歳，初診1973年9月12日

主　訴：腰下肢痛を患って2年になる。

現病歴：原因は不明であるが，左に腰痛が起こりはじめ，そして左下肢痛が起こるようにな

った。また左下肢の足太陽経の走行上につっぱった感じが起こり，足少陽経の走行上には麻木感がある。足を挙げると左腰部・寛骨部が痛む。屈むと立ちあがれず，歩行時には左膝に突然力が入らなくなりよく転んでしまう。歩行時の無力，息切れ，頭暈，心悸，身体のだるさ・無力感，多夢，嗜眠・嗜臥，頻尿，尿意急迫，排尿無力，残尿といった症状を伴っている。脈は沈細無力である。

弁　証：気血双虧に腎虚がからんだ坐骨神経痛
治　則：補益気血，補腎壮腰
取　穴：初診～14診：合谷，三陰交（補）により補益気血をはかる。
　　　　15～17診：合谷，復溜（補）により益気補腎壮腰をはかる。
効　果：4診後には腰痛は軽減した。6診後には尿の回数が減少し，排尿も有力となり，頭暈と心悸は軽減した。13診後にはほぼ治癒し，17診で治癒した。1974年3月15日に治癒していることを確認した。
考　察：本症例は気血虧虚に腎虚を伴った坐骨神経痛の証候である。気血虧虚となって筋脈が養われないために，左下肢痛が起こっており，左膝に力が入らなくなって歩行時に無力となり，息切れ，頭暈，心悸，嗜眠，嗜臥，身体のだるさ・無力感といった症状を伴っている。気虚と腎虚不固のために頻尿，尿意急迫，排尿無力，残尿といった症状も出現している。脈には虧虚の象が現れている。

　　　　初診～14診では補益気血の法を採用し，合谷，三陰交（補）により効を収めることができた。合谷（補）による補気は，膀胱の気化機能を助けて膀胱が約束できるようにすることができる。また三陰交（補）は養血益脾をはかるだけでなく，足三陰経の交会穴でもあるので，肝脾腎を補益して排尿を助けることができる。したがって6診後には排尿回数が減少し，排尿が有力となった。15～17診では合谷，復溜（補）により益気補腎をはかった。これは坐骨神経痛がほぼ治癒した状況下で，三陰交を復溜に変えて補腎をはかったのである。また補腎により膀胱を約束させるために，合谷（補）を配穴して頻尿，尿意急迫，残尿を治療することとした。

［症例4］気滞血瘀，経脈失暢
患　者：女，36歳，初診1982年1月14日
主　訴：下肢痛を患って1カ月になる。
現病歴：1カ月余り前に怒った後，力仕事をして発症した。始めは腰痛であったが，続いて左下肢痛が起こるようになった。痛む部位は左殿部であり，足太陽経に沿って痛みは足跟部にいたる。咳嗽や深呼吸，腰のひねり，足の挙上によって痛みは増強する。患部には跳痛，刺痛があり，歩行や睡眠に影響する。当地で中薬による治療を受けたが効果はなかった。
弁　証：気滞血瘀，経脈失暢
治　則：行気活血，通暢経脈
取　穴：間使，三陰交（瀉）による行気活血の法と，左環跳，委中，承筋（瀉）による通暢

経脈の法を交互に用いることとする。なお左環跳の鍼感は足少陽経に沿って足部にいたらせる。委中を殷門に替えたり，承筋を承山に替えた場合もある。

効　果：初診後には咳嗽や深呼吸時の下肢痛は軽減した。2診後には患肢の痛みは著しく軽減し，数歩ではあるが歩けるようになった。5診後には300メートル，8診後には800メートル歩行ができるようになった。16診後はほぼ治癒し，17〜20診では治療効果の安定をはかった。1982年4月10日に再発していないことを確認した。

考　察：肝気鬱結，気滞脈絡となっているところに，力仕事をして筋脈を損傷して瘀血が停滞し，気滞血瘀，経気阻滞となって起こった坐骨神経痛である。全体治療として行気活血の法を用い，局所取穴による通暢経脈の法と交互に用いることによって効を収めることができた。本症例は発病経過が短いにもかかわらず，治療効果が緩慢であった原因は，最初は気滞脈絡，経気失暢であったところに，力仕事により筋を損傷して瘀血阻滞となってしまったためである。

[症例5] 寒湿痺阻，兼脾腎両虚

患　者：女，38歳，初診1976年11月10日

主　訴：腰下肢痛を患って1年余りになる。

現病歴：1年余り腰部にだるい痛みが起こり，白帯下が多く，右側の腰部と下肢の坐骨神経の走行上に冷痛が起こる。局部取穴による鍼灸治療により坐骨神経痛は，著しく軽減した。腰のだるさと痛みには変化がなく，白帯下も多く，腹脹，泥状便といった症状がある。排便回数は1日に3回である。平素から月経は6〜7日ほど早く発来し，月経期間は5〜7日である。舌苔は薄白で滑潤，脈は濡であった。この1カ月余りは腰部のだるさと痛みが増悪しており，白帯の量も多い。

弁　証：寒湿痺阻，経脈失暢に脾腎両虚がからんだ証候である。

治　則：まず補腎健脾，利中制湿をはかり，その後に温散寒湿，通暢経脈の法を用いる。

取　穴：初診〜2診：腎兪，陰陵泉（補），足三里（先少瀉後多補）とする。
　　　　3〜16診：右環跳，環中，阿是穴（瀉），ともに灸頭鍼とし，温経散寒去湿をはかる。

効　果：初診後には腰痛と帯下は軽減した。2診後には腰痛と帯下は著しく改善したので，3〜16診は局所取穴に改め，坐骨神経痛の治療を行った。3診後には腰は痛まなくなった。右下肢はまだ痛み，休息後も痛む。6診後には右下肢の痛みは著しく軽減した。9診後には右下肢の痛みはわずかとなり，仕事もできるようになった。16診で治癒した。1978年5月28日に再発していないことを確認した。

考　察：本症例の患者はもともと腎虚腰痛と，帯脈失約，脾虚湿阻による帯下の病を患っていた。したがってまず補腎健脾制湿の法を施すこととした。腎兪（補）で補腎をはかり，陰陵泉（補）で健脾制湿をはかり，足三里（先少瀉後多補）により和胃建中をはかった。腰痛と帯下が著しく軽減した後，3〜16診では坐骨神経痛の治療を行った。寒湿侵襲，経脈阻滞，気血不暢により痛みが起こっているので，局所取穴により温散寒湿，通経活絡をはかって効を収めることができた。

内 科

[症例6] 寒湿痺阻，経脈失暢

患　者：男，63歳，初診1982年4月8日
主　訴：下肢の冷痛を患って4年になる。
現病歴：4年前に疲れて汗が出ている時に，風のあたる所で休息をとり，風寒を感受して発症した。右の寛骨部から足少陽経の走行に沿って冷痛が足部までいたり，歩行に影響する。動かすと痛みが激しくなり，ひきつったような激痛となることもある。痛みは雨天時や寒冷刺激により増強するが，温めると気持ちがよい。長期にわたって中西薬や単方を用いて治療を受けたが効果はなかった。
弁　証：寒邪痺阻，経脈失暢
治　則：温経散寒，通暢経脈
取　穴：右環跳，陽陵泉，光明（瀉），ともに灸頭鍼とする。環跳の鍼感は足少陽経に沿って足部にいたらせる。1～2日おきに1回の鍼治療とした。
効　果：初診後には右下肢の冷痛は軽減した。2診後には右寛骨部の痛みは消失した。3診で治癒し，4診では治療効果の安定をはかった。
考　察：患者は高齢のために寒熱の変化に弱く，邪の侵襲を受けやすかった。疲れて汗をかいて風にあたり，寒邪が虚に乗じて経脈を侵襲し，経気痺阻となって気血の流れが悪くなったために，右下肢に冷痛が起こるようになっている。ひきつったような激痛は，寒の収引性の現れである。全身症状がないため，局所取穴とした。右の環跳，陽陵泉，光明など（瀉，加灸）の足少陽経の経穴により温経散寒，通暢経脈をはかって効を収めることができた。

[症例7] 気血瘀滞合気血虧虚

患　者：男，36歳，初診1970年1月18日
主　訴：腰下肢痛を患って2カ月余りになる。
現病歴：2カ月余り前に腰部をひねって発症した。最初は左側の寛骨部に痛みがあり，咳嗽やひねったり深呼吸，くしゃみをしたりすると痛みは増強した。その後，左側の下肢痛が起こるようになった。とくに下腿部は激痛と空痛が混ざったような痛みが起こる。歩行時には足に力が入らないように感じられる。さらに口乾，息切れ，無力感といった症状を伴っている。また頭痛が起こることがある。脈は沈弱であった。以前に行気活血薬による治療を長期にわたって受けたが効果はなかった。
弁　証：気血瘀滞，経気失暢に気血虧虚，経脈失養を合併している。
治　則：まず行気活血により標実を治し，後に補益気血により本虚を治す。
取　穴：初診～2診：三陰交，太衝（瀉）により行気活血をはかる。
　　　　3～5診：合谷，三陰交（補）により補益気血をはかる。
　　　　1～2日おきに鍼治療を施すこととする。
効　果：初診後，咳をしたり腰をひねった時の痛みは軽減した。2診後には咳をしたり腰をひねっても痛まなくなった。4診後には左下肢の激痛と空痛は治癒した。歩行にも

力が入るようになった。精神状態はよい。5診で治癒した。
考　察：患者は平素は身体が丈夫なほうである。腰部をひねって気血瘀滞，経気失暢となり起こった腰下肢痛である。その後，行気活血薬を長期にわたって服用して正気を損傷し，気血を損耗したために，もともとあった気血瘀滞による腰下肢痛に加えて，さらに左下肢，とくに下腿部に激痛と空痛が起こるようになり，歩行時も足に力が入らなくなっている。これは気血虧虚による坐骨神経痛の証候である。

まず三陰交（瀉）により活血去瘀をはかり，太衝（瀉）により行気散滞をはかった。行気活血，通暢経脈をはかることにより，標を治した。2診後には実証は緩解したので，3～5診では合谷（補）により補気をはかり，三陰交（補）により養血をはかった。つまり補益気血をはかって内虚を治したのである。先に去邪をはかり，後に扶正をはかったのである。この標本併治，虚実兼顧の法によって効を収めることができた。この2処方は，ともに弁証取穴によるものである。

[症例8] 湿熱蘊鬱，経脈失暢
患　者：男，38歳，初診1985年7月2日
主　訴：腰下肢痛を患って6カ月になる。
現病歴：6カ月来，右下肢に重くだるい墜痛が起こり，軽い熱感がある。痛みは右腰部・寛骨部から足少陽経の循行部位に起こり，歩行困難となっている。杖がないと歩けない。雨天時や寒冷刺激を受けると痛みは増強する。悪心，口苦，渇くが飲みたくない，尿黄，泥状便，食欲不振といった症状を伴っている。舌苔は黄膩，舌辺は紅絳，脈は濡数であった。

当地で寒湿性腰腿痛として中薬および単方による治療を受けたが，さらにひどくなった。

検　査：第4，第5腰椎の右側に強い圧痛がある。ラセーグ徴候は陽性。血液検査，血沈，ASLO価は正常範囲であった。本日，本院の骨科から坐骨神経痛として鍼灸科に紹介があった。
治療経過：2カ月前に本科で局所治療として右環跳，陽陵泉（瀉）などに鍼治療（パルス治療）を12回受けたが効果はなかった。
弁　証：湿熱蘊鬱，経脈失暢
治　則：清利湿熱，和胃暢中
取　穴：曲池，陰陵泉，足三里（瀉）。2～4日に1回の鍼治療とする。
効　果：3診後には，右下肢の重くだるい墜痛と軽い熱感は軽減し，悪心は好転し，飲食は増加した。8診後には，右腰部・寛骨部の症状と右下肢の症状は著しく軽減した。第4，5腰椎右側の圧痛も著しくなくなった。舌苔は薄黄となった。また随伴症状も好転をみたり軽減をみた。12診後には杖なしで600メートルほど歩行ができるようになり，随伴症状もほぼ治癒。14診で治癒した。1986年12月5日に手紙により治癒していることを確認した。

内　科

考　察：湿熱の邪が経脈に蘊鬱して経気が阻滞し，気血の流れが悪くなったために，右腰下肢に重くだるい墜痛が起こったものである。軽い熱感を伴い，歩行にも影響している。雨天時や寒冷刺激を受けると痛みが増強するのは，これらの変化により湿熱が拘束されるためである。湿熱の邪が中宮に留滞して，悪心，口苦，食欲不振，渇くが飲みたくないといった症状が出現している。また湿熱下注により尿黄，泥状便となっている。舌質，舌苔と脈象の変化は，湿熱内蘊の象である。当地で寒湿性腰腿痛として中薬と単方により治療を受けた。病機に反した治療であったために，治療すればするほど病状は重くなり，いっそう湿熱の邪を助ける結果となってしまったものである。

　　　　曲池（瀉）により肌膚の熱を清し，陰陵泉（瀉）により利湿行湿をはかり，足三里（瀉）により和胃暢中をはかって中宮の湿熱を治した。この清利湿熱，和胃暢中の法により，著効を収めることができた。もともと本科で通暢経脈の法による鍼治療を12回受けたが効果はなかった。これは誤診誤治のためである。

[症例9] 腎精虧虚，経脈失養

患　者：男，40歳，初診1978年10月23日
主　訴：腰下肢痛を患って2年になる。
現病歴：2年前に左腰部と左下肢に痛みが起こり始めた。ドイツの某病院でリウマチ性坐骨神経痛と診断され，西洋薬により3ヵ月の治療を受け，痛みは著しく軽減した。その後，継続して治療を受けたが，あまり効果はなく，遺精がしだいに頻繁に起こるようになり，左腰部と左下肢が痿軟となり歩行時に力が入らなくなった。その後もドイツの某病院で坐骨神経痛として治療を受けたが効果はなかったので，中国の鍼灸専門家による治療を依頼された。
現　症：左腰部と左下肢がだるく痛む。痛みの部位は腰から足太陽経脈の走行に沿って足にいたる。歩行時に足に力が入らず，両側の足と膝が無力である。2〜4日に1回遺精が起こり，滑精が起こることもある。環跳穴の圧痛はあまりない。多夢，不眠，心煩，頭暈，健忘，両目昏花，口や咽頭の乾き，時にかかとの痛みが起こるといった症状を伴っている。尿はやや黄色，脈は細数無力であった。
弁　証：腎精虧虚，経脈失養による坐骨神経痛，さらに陰虚火旺，心腎不交による遺精を伴っている。
治　則：まず滋陰清火，交通心腎により遺精を治療し，その後に補益精血により経脈を補益する。
取　穴：初診〜8診：神門（瀉），復溜（補）とする。
　　　　9診：上処方に太谿（補）を加える。
　　　　10〜18診：三陰交，太谿（補）とする。
効　果：3診後には多夢，不眠，心煩は軽減した。8診後には多夢，不眠，頭暈，両目昏花といった症状には一定程度の軽減が見られた。遺精は著しく軽減し，20日間の治療

中に遺精は3回しか起こっていない。13診後には左腰部と下肢の症状は著しく軽減し，随伴症状も一定程度の好転または治癒が見られた。治療を始めてから30日間は滑精は起こっていない。この10日間は遺精もなく，精神状態は好転している。17診後には左腰部と下肢の症状はほぼ治癒し，歩行にも力が入るようになった。随伴症状はほぼ治癒している。滑精は40日間起こっておらず，遺精も20日間起こっていない。18診で治癒した。1979年10月3日に患者が腰痛の鍼治療に来院した時に，前の病が治癒していることを確認した。

考　察：本症例は発病当初は，西洋薬を用いて効果があった。その後，遺精が出現するようになり，精血を耗傷してしまった。西洋薬でも効かなくなり，かえって左腰下肢が痿軟となり足や膝が無力となり，時にかかとの痛みが起こるようになった。これらは腎精虧虚による症状である。鍼灸治療受診時には，陰虚火旺，心腎不交による遺精と不眠，そして腎精虧虚，経脈失養による症状が出現していた。

後者の症状は前者を原因としているので，まず神門（瀉）により清心安神をはかり，復溜（補）により滋補腎陰をはかった。これにより黄連阿膠湯に類似した効を収めることができた。9診では太谿（補）を加えて補腎固精をはかり，腎の封蔵を助けた。9診までの治療で遺精と滑精はほぼ治った。10～18診では太谿（補）により補腎をはかり，三陰交（補）により養血をはかった。この補益精血による補益経脈の法により，坐骨神経痛が治癒しただけでなく，腎精虧虚の証候も治癒させることができた。これは堤を築いて水を阻み，堤を固めて本を治すという方法である。

## 結　語

### 1．症例のまとめ

本篇では9症例を紹介した。

例1は気血虧虚，経脈失養によるものである。合谷，三陰交（補），間使（瀉）による補益気血，補益経脈，佐として行気をはかるという法を用いて，効を収めることができた。

例2は気滞血瘀，経気失暢によるものである。間使，三陰交（瀉）による行気活血の法を用いて，効を収めることができた。

例3は気血虧虚に腎虚を伴ったものである。合谷，三陰交，復溜（補）による補益気血，補益経脈，佐として補腎をはかるという法を用いて，効を収めることができた。

例4は気滞血瘀，経脈阻滞によるものである。間使，三陰交（瀉）による行気活血，通暢経脈の法と，患部穴である環跳，委中，承山（瀉）による通暢経脈の法を交互に用いて，効を収めることができた。

例5は寒湿痺阻，経脈失暢に脾腎両虚を伴ったものである。先に腎兪，陰陵泉（補），足三里（先少瀉後多補）を用い，後で患部の関連穴（瀉，加灸）を用いた。この先に補腎健脾，和中制湿をはかり，後に温散寒湿，通暢経脈をはかるという法を用いて，効を収めることが

例6は寒邪痺阻，経脈失暢によるものである。患部の関連穴である環跳，陽陵泉，光明（灸瀉）による温経散寒，通暢経脈の法を用いて，効を収めることができた。

　例7は気血瘀滞，経気失暢と，気血虧虚，経脈失養が混在して起こったものである。先に三陰交，太衝（瀉）を用い，その後に合谷，三陰交（補）を用いた。このように先に行気活血により標実を治し，後に補益気血により本虚を治すという法を用いて，効を収めることができた。

　例8は温熱蘊鬱，経脈失暢によるものである。曲池（瀉）により解肌膚熱をはかり，陰陵泉，足三里（瀉）により清利湿熱，和胃暢中をはかるという法を用いて，効を収めることができた。

　例9は腎精虧虚，経脈失養による坐骨神経痛に，陰虚火旺，心腎不交による遺精を伴ったものである。先に神門（瀉），復溜（補）とし，その後に三陰交，太谿（補）とした。先に滋陰清火，交通心腎をはかって遺精を治し，その後に補益精血，補益経脈をはかって，効を収めることができた。

　以上の9症例から見ると，証型が異なれば治則と取穴処方も異なり，証型が同じであっても兼証が異なれば，その治則と取穴処方は同じであるが，佐として用いる治則と取穴が異なっていることがわかる。

## 2．選穴について

　【弁証施治】と【症例】の項目の中で用いた経穴を，統計してみると次のようになっている。弁証取穴では，三陰交，合谷，間使，陰陵泉，足三里，太谿，腎兪，曲池，関元，復溜，太衝の11穴が用いられている。これらの中で前から8穴までが，かなりよく用いられている。患部取穴では，環跳，陽陵泉，委中，風市，承山，阿是穴，環中，殷門，光明，陽交，丘墟，崑崙，承筋，胞肓の14穴が用いられている。このうち前から9穴までが，かなりよく用いられている。

## その他

## 1．「痛則不通」と「通則不痛」について

　前者は病機を指していったものであり，後者は治則を指していったものである。本病の痛みは，「不通」と関係したものであり，「不通」を引き起こし痛みを引き起こす原因は多方面にわたる。どの原因による痛みであっても，必ず経脈阻滞，経気不通という病機が存在している。気滞，血瘀，寒凝，熱鬱，湿熱といったものは，すべて経気を阻滞させる可能性がある。経気不通を引き起こす原因の違いに応じて，痛みの程度も異なり，経気を通暢させる方法も異なってくる。寒熱の違い，気血の問題の違い，虚実の違い，あるいは寒熱錯雑や虚

実混在の違い，あるいは気滞血瘀，気虚血滞の違い，実中挟虚，虚中挟実の違いといった具体的な状況にもとづいて，経気の通暢に影響している原因をしっかり鑑別し，治療の重点のおきかたに注意をはらう必要がある。病状に応じて，補中有通，通中寓補といった法を採用するとよい。具体的には，多補少通，多通少補とか，通じて補さない，通を以て補となすとか，温中兼通，通中兼温，温通併用とか，行気を主とする，行血を主とする，行気活血をともに強く施すといった種々の方法があるのである。

　気血虧虚，あるいは腎精虧虚，あるいは肝腎不足によって経脈失養となっているものは，痛みの程度をしっかり把握する必要がある。痛みが著しい場合は，経気阻滞が必ずからんでいるので，それぞれ補益気血，補益精血，補益肝腎によって補益経脈をはかるという処方の中に，佐として経気を通暢させるという法を加え，補中寓通とする必要がある。


## 2．臨床経験

　1．本病の中で，器質性病変でもなく，虚虧や風寒湿痺証でもなく，それでいて長期治療にもかかわらず治らないものに対しては，まず咳嗽，深呼吸，くしゃみなどによって痛みが増強するかどうかを確認しておく必要がある。もしそうであるとしたら，打撲や捻挫といった現病歴がなくとも，打撲または捻挫による気血瘀滞型のものとして治療を行うべきである。こういったケースでは間使，三陰交（瀉）により行気活血止痛をはかると，非常にすぐれた効果を収めることができる。

　2．咳嗽，くしゃみ，深呼吸，下肢の運動などによって痛みが増強するもので，先に紹介した間使，三陰交（瀉）による方法や，患部穴（瀉）を用いても激痛が軽減しないものは，腰椎椎間板ヘルニア，腰椎腫瘍，転移瘤，股関節の器質病変といった問題を考慮すべきであり，それぞれの専門分野に紹介して検査を行うべきである。

　3．一部の単純性坐骨神経痛の患者で，風寒湿邪の感受によるものでもなく，気候の変化とも関係がないといったケースもある。多方面にわたる治療によっても効果がなく，鍼治療でも効果がない場合は，患部穴（瀉）に灸頭鍼を施し，温通血脈により止痛をはかると，往々にして良い効果を収めることができる。

　4．主訴が単純性坐骨神経痛というだけで，他にこれといった症状もなく，鍼治療で効くはずなのに効かないといったケースがある。このような場合は，さらにつっこんで病状や病因について問診すると，遺精や帯下といった病と関係していることがしばしば見うけられる。このような場合は，遺精や帯下を治療すべきであり，遺精や帯下が治癒すれば，坐骨神経痛もそれにつれて治癒することが多い。

　5．腰椎の骨棘形成により起こる坐骨神経痛に対しては，患側の腰椎の傍ら，または圧痛点に鍼で瀉法を施し，さらに環跳（瀉）を配穴すると，著しい効果を収めることが多い。

### 3．坐骨神経炎との鑑別の必要性

　湿熱蘊鬱や熱鬱経脈による坐骨神経痛は，坐骨神経炎によって起こった坐骨神経痛である場合が多い。このタイプのものは臨床上あまり見られないために，見落とされがちであり，誤診や誤治をまねきやすいので注意を要する。症状としては患肢に重だるさ・熱痛が起こったり，あるいは坐骨神経の走行に沿った部位に微熱・疼痛が出現したり，それぞれ灼熱痛，微熱刺痛，灼熱麻木脹痛となったりする場合がある。さらに湿熱内盛とか熱邪蘊鬱による証候群を伴ったりする。弁証取穴では清利湿熱とか清熱涼血の作用がある治療穴を配穴する場合が多い。また患部取穴による治療穴には瀉法（透天涼を配す）を施すと，患肢の鬱熱を清宣したり，患肢経脈の清熱と通暢といった効果を収めることができる。

# 婦人科・小児科

# 1. 帯下

### 概説

　帯下は膣から流出する粘い液体のことである。帯下色は白色のものが多く見られ，これは「白帯下」といわれている。女性では発育成熟期，月経前後，妊娠初期に，白帯下の量が多くなるが，このような場合は病としては扱わない。帯下の量が多く，その色や性状，臭いに異常があり，あるいは全身症状を伴うものを「帯下病」とする。

　帯下病の主な原因としては，脾虚肝鬱，湿熱下注や，あるいは腎気不足，下元虧損があげられる。また湿邪を感受して起こる場合もある。臨床上は白帯下，黄色の帯下，赤い色のついた白帯下が多く見られる。現代医学でいう膣炎，子宮頸部炎，付属器炎，子宮内膜炎などには，帯下の症状が見られる。これらはすべて本篇を参考にして弁証施治を行うとよい。

　本病に対して鍼灸治療は良い効果があるが，帯下を主要病証として弁証分型を行い，その分型にもとづいて治療を行わなければならない。悪性病変や正常な生理現象として帯下の量が多くなっている場合は，本篇の論述範囲外として扱うこととする。

　本病では脾虚湿困，腎陽虚衰，肝経湿熱などの証型のものが多く見られる。ここでは以上の証型の論治と症例について述べることとする。

### 弁証施治

　帯下の弁証のポイントは，帯下の色，臭い，性状の清濁にある。帯下が白色で性状が希薄である場合は，脾虚湿盛によるものが多い。帯下が黄色または赤白が混ざっていて性状が粘く臭いがあり，陰部の痒みが強い場合は，湿熱または肝経鬱熱によるものが多い。帯下の性状が希薄で冷たく感じられ，腰がだるくて力が入らない場合は，腎虚によるものが多い。一般的にいうと，帯下が白色で性状が希薄である場合は，虚証，寒証のものが多く，帯下が黄色または赤色で性状が粘く臭いが強い場合は，実証，熱証のものが多い。

　本病の病理は湿と関係が深く，病変は脾との関係が深いが，帯脈とも関係がある。病変の経過においては，実から虚に転じる場合がある。例えば，湿熱による帯下が長びくと脾虚を引き起こすし，さらに進行すると腎を傷ることさえある。帯下病は脾虚，湿盛と関係するも

のが多いので，治療にあたっては健脾，昇陽，除湿を主とすることが多い。また具体的な状況にもとづいて疏肝をはかったり，固腎をはかったり，清熱解毒をはかったりする場合もある。例えば帯下が清冷であり滑脱して止まらないといった場合は，温補腎元，固渋止帯をはかるべきである。また帯下が赤白色であって生臭い臭いがする場合は，婦人科検査を行うべきであり，もし子宮頸癌であれば，その専門分野に治療を依頼すべきである。

### 1　脾虚湿困

[主証]　帯下は白色または淡黄色，性状は粘稠，臭いはない。顔色は㿠白または萎黄，四肢が温まらない，精神疲労，食欲不振，下痢，両足の浮腫といった症状を伴う。舌質は淡，舌苔は白または膩，脈は緩弱となる。

[治則]　健脾益気，昇陽除湿

[取穴]　脾兪（補），陰陵泉（先瀉後補）

[応用]　◇腰痛を伴うものには，腎兪（補）を加え，腹痛を伴うものには，阿是穴（瀉）を加えるとよい。また帯下が長期にわたって止まらないものには，帯脈（補）を加えて固渋止帯をはかるとよい。

◇湿蘊化熱となり帯下が粘稠になって色が黄色であるものには，陰陵泉，中極，帯脈（瀉）により清熱利湿止帯をはかるとよい。

◇寒湿に属し，白帯下の量が多く性状が希薄で，小腹部が冷え，舌苔が白厚膩，脈が沈緩であるものは，関元，帰来（灸），陰陵泉（灸瀉）により温散寒湿をはかるとよい。

◇平素から気虚の状態であり，それに労倦や飲食の不節制が加わって脾の運化が悪くなり，湿が集まって下注し，それが任脈を損傷して起こった白帯下には，陰陵泉，合谷，足三里または三陰交（補）により補中益気，健脾制湿をはかるとよい。

◇脾虚のために制水行湿ができなくなり，湿が下焦に下注して任脈を損傷して起こった白帯下には，中極（瀉），陰陵泉，三陰交または太白（補）を用いる。あるいは陰陵泉（瀉），足三里，三陰交（補）を用いる。陰陵泉，足三里（先少瀉後多補）を用いてもよい。これらの処方には健脾益気，除湿止帯の効がある。陰陵泉，足三里（先少瀉後多補）には，参苓白朮散に類似した効がある。

### 2　腎陽虚弱

[主証]　白帯下の量が多い，白帯下が淋漓として止まらない，性状は希薄である。腰が折れるようにだるい。小腹部が冷たく感じられる。尿の色は清で頻尿である。頻尿は夜間にひどい。大便は泥状，舌質は淡紅，舌苔は薄白，脈は沈遅となる。

[治則]　温腎培元，固渋止帯

[取穴]　◇命門，腎兪（灸補），帯脈（補）

◇関元，腎兪，太谿（補）：右帰飲に類似した効がある。
[応用] ◇腎陽不足，命門火衰，帯脈失約，任脈不固に，脾陽不振がからんで湿を生じ，湿が下注して起こる白帯下には，陰陵泉，関元，太谿または腎兪（補）により温補脾腎，勝湿止帯をはかるとよい。

◇脾腎両虚，帯脈失約，任脈不固となって起こる帯下には，陰陵泉，太谿（補）に必要に応じて帯脈（補）を加え補益脾腎，培本止帯をはかるとよい。

### 3　肝経湿熱

[主証] 帯下の量が多く，色は膿のような黄緑色である。あるいは血液が混じったり，米のとぎ汁のように混濁している場合もある。また帯下の臭いが強く，陰部が痒くなったり小便短赤となったりする。耳鳴り，口苦，咽頭の乾き，怒りっぽいといった症状や，小腹部痛，脇肋脹痛といった症状を伴う。舌質は紅，舌苔は黄膩，脈は数または滑数または弦数となる。

[治則] 清肝利湿

[取穴] 陰陵泉，行間，丘墟（瀉）：肝経湿熱の清利をはかる。
これは竜胆瀉肝湯に類似した効がある。

[応用] ◇湿毒が顕著であるものは，中極，陰陵泉，血海（瀉）により清熱利湿をはかって止帯するとよい。

◇湿邪が侵入し，それがこもって熱を生じ，湿熱となって下注し，胞宮に鬱結して起こる黄帯下または赤白帯下には，中極（瀉，透天涼を配す），陰陵泉（瀉）により清化湿熱をはかるとよい。

◇湿熱の邪が胞宮に鬱結し，それが化火し火が営血を焼灼して起こる血液の混じった帯下には，中極（瀉），陰陵泉，三陰交（瀉，透天涼を配す）を用いると，清化湿熱，涼血止帯の効がある。

## 症　例

[症例1] 湿熱下注，肝胆火逆

患　者：女，51歳

主　訴：帯下病を患って2年になる。

現病歴：9年前に血液の混じった帯下を患い，八宝治紅丹を内服して治癒した。この2年ほど白帯下が多くなり，白帯下は粘く生ぐさい臭いを伴っている。月経は停止している。この数日，頭がぼんやりして熱痛が起こり，耳鳴り，耳痛，咽頭の乾き，口苦，歯痛，食少，眩暈といった症状が起こる。全身の皮膚に突然灼熱感が起こることもあり，ひどいと煩熱して汗が出る。顔面は紅潮しており，舌苔は白厚浮黄，舌質は紫

紅，舌中に裂紋があり，脈は濡数であった。帯脈穴を按圧すると痛みがある。
弁　　証：湿熱が下注して胞宮に蘊鬱し，任脈と帯脈を損傷，さらに肝胆火逆を伴っている。
治　　則：清瀉肝胆，清利湿熱
取穴と効果：初診：陰陵泉，三陰交，太衝（瀉）により肝経湿熱の清利をはかって帯下を止める。また聴会（瀉）により耳の病の治療を行う。

2診：耳鳴り，耳痛，眩暈は軽減し，歯痛は止まった。まだ口苦，頭の症状がある。太衝，陰陵泉，三陰交（瀉）に太陽（瀉）を配穴して，頭の症状の治療をはかる。

3診：帯下の量はまだ多い。腎兪（補），陰陵泉，三陰交，帯脈（瀉）により補腎利湿，益脾止帯をはかる。

4診：まだ口苦があり，帯下の量も多い。止帯の効果がいまひとつである。処方を三陰交，太衝，丘墟，帯脈（瀉）とする。帯脈の鍼感は臍部にいたらせる。

5診：口苦が軽減したのは丘墟穴（瀉）と関係がある。また帯下の減少は帯脈穴（瀉）と関係がある。全身の皮膚に突然起こる灼熱感と汗の出る回数は6割がた減少した。顔色も紅潮しなくなった。内庭，丘墟，帯脈，陰郄，三陰交（瀉）とする。

6診：帯下の粘りは軽減した。昨晩は耳鳴りが消失した。これは丘墟（瀉）による少陽の火の清降と関係がある。全身の爽快感が5時間続くようになった。丘墟，帯脈，陰郄，三陰交，陰陵泉（瀉）により利湿止帯，清心利胆をはかることとする。

7診：上処方の陰陵泉を除く。

8診：口苦はなくなり，帯下の量は減少している。舌質の紫紅は軽減した。帯脈，丘墟，陰陵泉（瀉）とする。

9診：帯下は著しく減少している。左脈は弦数，右脈は細数であった。帯脈，丘墟，三陰交，陰陵泉（瀉）とする。

10診：帯下は8割がた減少した。突然起こる全身の皮膚の灼熱感と汗は著しく軽減している。舌質は紫から紅に転じ，顔色は正常となった。按圧時の右帯脈の痛みは消失しており，左帯脈穴の部位はわずかにだるい感じがする。治療穴と手技は同上とする。帯脈穴の鍼感は臍部で交わるようにした。

11診：もともとあった症状は軽減または治癒している。一昨日，刺鍼後に心悸と息切れが生じた。神門（補），帯脈，陰陵泉，丘墟（瀉）に改めた。神門により補心益気をはかることとした。

12診：まだ心悸，息切れがある。合谷（補），陰陵泉，三陰交，丘墟（瀉）とする。2カ月後に帯下と他の諸症状が治癒していることを確認した。

考　　察：湿熱が下注して胞宮に蘊鬱し，任脈と帯脈を損傷すると，帯下の量が多くなり，帯下は粘くて生臭い臭いを伴うようになる。肝胆火旺となって清陽に上擾すると，耳鳴りや耳痛が起こったり，眩暈や頭がぼんやりして熱痛が起こったりするようになる。また湿熱が肌膚に蘊蒸すると，全身の皮膚に突然灼熱感が起こって汗が出るようになる。湿熱が上蒸すると咽頭の乾き，口苦，歯痛，顔面紅潮が起こる。舌質紫紅，舌苔白厚浮黄，脈濡数は，熱が湿より強く作用している現れである。帯脈穴の

部位の圧痛は，帯脈の病の反応である。

本症例では弁証に誤りはなかった。帯下と兼証は12回の鍼治療で治癒したが，処方上に問題があったために，治療効果に影響がでてしまった。本来は太衝，丘墟，陰陵泉，帯脈（瀉）により肝胆の火を清降させ，利湿止帯をはかれば，治癒していた症例である。初診と2診では三陰交（瀉）を配穴するべきではなかったし，ましてや聴会，太陽などを加える必要はなかった。耳鳴り，耳痛，頭憺熱痛は肝胆の火の上擾によるものであるので，太衝と丘墟で治癒させることができたはずである。帯下の量が多いが，これは腎虚とは関係がなく，3診で腎兪（補）を加えて補腎止帯をはかっても，やはり効果はなかった。4診後には口苦，帯下，全身の灼熱感と汗は軽減し，顔の紅潮もなくなっているので，処方を変える必要はなかった。しかし5診で内庭，陰郄を加えてしまった。10診と11診後に心悸，息切れが出現したが，これは前の数回にわたる利湿行血活血により正気を損傷したことと関係がある。これは一時的に出現した症状である。したがって神門，合谷（補）を加えて補心益気をはかるべきではなかった。

[症例2] 脾腎両虚，湿濁下注

患　者：女，51歳
主　訴：帯下病を患って1年余りになる。
現病歴：1年余り，白帯下の量が多く，腰仙部がだるく痛む。立ち上がる時に腰仙部と大腿部に墜痛〔下垂感を伴った痛み〕が起こる。腰部の重い感じは腰に銅銭の束をぶらさげたような感じである。精神倦怠があり，顔色は黄白，舌苔は薄白，左脈は数で有力，右脈は濡弱であった。リウマチ性腰痛ということでアナルギン注射とコルチゾン内服により治療を受けたが効果はなかった。また腎虧腰痛，風湿腰痛として中薬を20余剤服用したが，これも効果がなかった。
弁　証：脾虚湿困，腎気不固，帯脈失約による帯下
治　則：補益脾腎，去湿止帯
取　穴：初診～3診：足三里，三陰交（補），陰陵泉（瀉）により益気健脾，去湿止帯をはかる。
　　　　4～5診：腎兪，三焦兪，気海兪（補）により補腎約胞，止帯をはかる。
　　　　6～7診：命門，腎兪，上髎（補）により温腎益脾約胞，止帯をはかる。
効　果：初診後には白帯下は減少した。腰仙部の症状も軽減した。4診後には白帯下は著しく減少し，腰仙部の症状も大半はよくなった。7診で治癒した。18日後に白帯下が治癒していることを確認した。腰部は時に隠痛があるとのことであった。
考　察：脈証と治療経過にもとづくと，本症例は脾失健運，湿困脾土が長期にわたって改善しなかったために，病が腎におよんで腎気不足になったものと考えられる。そのために任脈不固，帯脈失約となり，白帯下が多く出るようになり，精神倦怠や腰部の症状が出現するようになっているのである。腰と大腿部の墜痛は，湿邪によるものである。

初診〜3診では足三里，三陰交（補）により健脾益気をはかり，制湿をねらった。また陰陵泉（瀉）により去湿をはかることにより脾を助けた。つまり健脾益気により本を治し，去湿することにより標を治したのである。4〜5診では腎兪，三焦兪，気海兪（補）により補腎約胞止帯をはかって本を治した。これにより帯下は出にくくなった。最後に6〜7診では命門，腎兪（補）により温補腎陽をはかり，上髎（補）により約胞止帯をはかった。温腎約胞により止帯し，固本をはかることによって著効を収めることができた。

［症例3］湿熱下注，腎虚不固

患　者：女，36歳，初診1976年11月9日
主　訴：帯下病を患って4年になる。
現病歴：1973年に小腹脹痛を患った。同年の5月に避妊手術を受けた時に，輸卵管などの部位に炎症があることがわかった。その後，帯下が非常に多くなった。帯下の色はやや黄，性状は粘く，生ぐさい臭いを伴っている。月経前に帯下は非常に黄色くなり，月経後にはピンク色になり，または糸状の血液が混じることがある。平素から腰のだるさと痛み，頭暈，下肢無力といった症状があり，臍の周囲が痛くなることもある。大便は正常である。
既往歴：1975年に右の胸膜炎を患った。また胆嚢炎を患って8カ月になる。
弁　証：湿熱下注，蘊鬱胞宮，腎気不固，帯脈失約による帯下
治　則：固腎益脾，去湿熱，清営により止帯をはかる。
取　穴：腎兪（補），陰陵泉，三陰交（先瀉後補）。
効　果：初診後には帯下は減少し，腰のだるさも軽減した。3診後には帯下はほぼ治癒した。また腰と下肢のだるさといった症状は治癒した。4診で治癒した。1977年3月3日に患者の手紙により治癒していることを確認した。
考　察：湿熱の邪が胞宮に蘊鬱し，熱が営血を損傷したために帯下は赤白となっている。帯下が長期にわたって改善しなかったために腎気を傷り，腎気不固となれば，いっそう治りにくくなり，さらに腰のだるさ・痛み，下肢無力，頭暈といった症状も出現するようになる。腎兪（補）により補腎固胞をはかって止帯し，脾経の陰陵泉，三陰交（先瀉後補）により湿熱の除去，営血の清熱，益脾制湿をはかって止帯することとした。多年にわたる帯下の病が4診で治癒したのは，弁証が正確であり，治則配穴が適切であったためである。

［症例4］肝経湿熱，下注胞宮

患　者：女，42歳，初診1984年3月8日
主　訴：帯下病を患って4年になる。
現病歴：4年来，しばしば帯下の量が多くなる。帯下は黄白が混在しており，臭気を伴っている。この1カ月余りは陰部に痒みが起こり，排尿時に熱感がある。尿意急迫とな

ることがある。頻尿で尿意が頻繁に起こるが残尿がある。また子宮出血が起こることもある。心煩，怒りっぽい，口苦，耳鳴り，耳痛などの症状を伴っている。月経周期は短い。舌質は紅，舌苔は黄，脈は弦数である。婦人科検査：膣壁は赤い，白帯下は膿性，子宮頸部（＋）。膣炎，子宮頸管炎と診断された。

弁　　証：肝経湿熱が下焦に下注し，胞宮に蘊鬱して起こった帯下
治　　則：肝経湿熱の清利
取　　穴：太衝（瀉，透天涼を配す），丘墟，陰陵泉（瀉）。
効　　果：2診後には陰部の痒みは軽減した。膣にはまだ少量の出血がある。3診後には出血量は少なくなった。4診後には帯下の量が少なくなり，膣からの出血はなくなった。まだ口苦がある。5診で治癒した。同年3月26日に患者の夫から帯下などの病が治癒していることを確認した。
考　　察：本症例の帯下は竜胆瀉肝湯証に属すものである。肝経の湿熱が胞宮に下注して任帯二脈を損傷したために，帯下の量が増え，黄白物が混在し，臭気を伴っているのである。湿熱が下焦に下注すると，陰部に痒みが起こったり，排尿時に熱感を伴ったり，尿意急迫となる。湿熱の邪が胞絡を損傷すると，時に膣出血が起こるようになる。また肝胆火逆となると口苦，耳鳴り，耳痛が起こる。舌質紅，舌苔黄，脈弦数，怒りっぽいなどは，肝熱の象である。帯下，陰部の痒み，膣出血は，肝経湿熱下注によるものである。

　　　　　この病機に対処するために肝経湿熱を清利するという法を採用した。太衝（瀉，透天涼を配す）により肝熱を清し，丘墟（瀉）により胆熱を清し，陰陵泉（瀉）により利湿をはかった。この竜胆瀉肝湯の効に類似した処方により，治癒させることができた。

[症例5] 腎気不固，脾虚湿困

患　　者：女，44歳，初診1976年10月30日
主　　訴：帯下病を患って10年余りになる。
現病歴：10年余り前に原因は不明であるが，帯下の量がしだいに増加した。帯下の色はやや黄であり，性状は粘く，生ぐさい臭いを伴っていた。さらに頭痛，腰のだるさと痛み，全身倦怠，下肢無力といった症状を伴っていた。この3年はいつも月経前後や疲れたり怒ったりした後に，帯下の量が多くなり，1日に7〜8回ほど下痢をし，口苦が起こり食欲不振となる。またこの数カ月はよく頭痛が起こって頭が重くなり，口の中が粘くなったりするようになった。舌苔は薄白，脈は沈細である。
弁　　証：腎気不固，脾虚湿困，帯脈失約，湿濁下注による帯下
治　　則：固腎健脾，去湿止帯
取　　穴：腎兪（補），陰陵泉，足三里（先瀉後補）。2〜3日に1回の鍼治療とする。
効　　果：2診後には下痢の回数は減少し，1日に2回となった。帯下の量も少し減少した。3診後には大便は1日に1回となり，頭痛と腰のだるさと痛みは軽減した。精神状

婦人科・小児科

態もよい。この数日で月経が終わり，帯下の量は非常に少なくなっている。5診後には帯下の量は著しく減少し，下痢と腹脹は治癒した。ただ頭部に空痛があるだけとなった。6診で治癒した。1976年12月18日に手紙により治癒していることを確認した。

考　察：腎気不固のために封蔵失職となり，脾虚のために湿が集まり，湿濁が下注したために帯脈失約，任脈不固となって起こった帯下証候である。腎兪（補）により補腎して封蔵を助けることにより止帯をはかった。陰陵泉（先瀉後補）で去湿健脾することにより止帯をはかった。また足三里（先瀉後補）により調中去湿，健脾益気をはかった。固腎健脾，去湿止帯をはかり，佐として理気和中をはかるという法によって効を収めることができた。10数年にもわたる帯下の病が治癒したばかりか，随伴していた腎虚と脾虚運化失職による証候も，同時に治癒させることができた。

[症例6] 脾虚湿困，湿濁下注

患　者：女，49歳，初診1990年7月27日
主　訴：白帯下が多くなって2年半余りになる。
現病歴：2年余り，食事量の減少と泥状便が再発または増悪するたびに，帯下病が再発したり増悪する。帯下の色は白であり，つねに下りている状態である。臭気はない。帯下の性状は粘いが稀薄になることもある。精神疲労，下肢の重だるさ，食欲不振，食事量が減少といった症状を伴っている。腹脹が起こることもある。1日に2〜3回下痢が起こる。この半年は，食事量が減少，下痢の症状があり，白帯下の量も多くなっている。口淡無味で涎が出ることもある。舌質は淡，舌苔は白，脈は緩弱，顔色は萎黄である。血圧は141／88mmHgである。以前に竜胆瀉肝湯を服用したが効果はなかった。また他の中薬を数剤服用して有効であったが，服用を止めると再発する。
弁　証：脾虚湿勝，湿困脾土，湿濁下注による帯下
治　則：健脾益気，除湿止帯，止瀉
取　穴：足三里，陰陵泉（先に少し瀉し後に多く補す）。2〜4日に1回の鍼治療とする。
効　果：3診後には大便の回数は減少し，食事量は増加し，帯下も少なくなった。精神状態もよい。5診後には大便は好転し，食事量は増加している。帯下も減少しており，精神状態は好転している。歩行も有力となった。7診後には大便は正常となり，帯下は著しく減少した。随伴症状は治癒している。8〜10診では治療効果の安定をはかった。
考　察：本症例は参苓白朮散証に属すものである。脾虚湿困，湿濁下注による帯下である。脾虚のために湿を運化できず，湿邪が下注すると，白帯下の量が多くなり，下痢，下肢の重だるさといった症状が出現するようになる。脾虚湿勝，湿困脾土となると，食欲不振，飲食減少，腹脹，精神倦怠といった症状が出現するようになる。脾虚のために湿を運化できないと湿邪が盛んとなり，湿盛困脾となると脾がいっそう虚す

ようになり，これが因果関係となる。そのために慢性化するのである。流涎，口淡無味，顔色萎黄，舌質淡，舌苔白，脈緩弱などは，脾虚湿困の象である。

足三里，陰陵泉（先少瀉後多補）により健脾益気，除湿止帯，止瀉をはかって効を収めることができた。この2穴の配穴は，参苓白朮散に類似した効がある。この配穴には健脾の中に去湿を求め，去湿の中に健脾を求める意味がある。健脾は制湿に有利に働き，去湿は健脾に有利に働くので，虚実兼顧，因果併治を行った。

## 結　語

### 1．症例のまとめ

本篇では6症例を紹介した。

例1の病機は湿熱下注，肝胆火逆である。太衝，丘墟，陰陵泉，帯脈といった治療穴に瀉法を施し，清瀉肝胆，清利湿熱の法を用いて，効を収めることができた。

例2の病機は脾腎両虚，湿濁下注である。まず足三里，三陰交（補），陰陵泉（瀉）による健脾益気，去湿止帯の法を用い，次に腎兪，気海兪，三焦兪（補）による補腎約胞，止帯の法を用いた。そして最後に命門，腎兪，上髎（補）による温腎益脾，約胞止帯の法を用いて固本をはかり，効を収めることができた。

例3の病機は湿熱下注，腎虚不固である。腎兪（補），陰陵泉，三陰交（先瀉後補）による固腎益脾，去湿熱，清営血の法を用いて，効を収めることができた。

例4の病機は肝経湿熱であり，湿熱が胞宮に下注したものである。太衝（瀉，透天涼を配す），丘墟，陰陵泉（瀉）による清利肝経湿熱の法を用いて，効を収めることができた。

例5の病機は腎気不固，脾虚湿困である。腎兪（補），陰陵泉，足三里（先瀉後補）による固腎健脾，去湿止帯，佐として理気和中をはかるという法を用いて，効を収めることができた。

例6の病機は脾虚湿困，湿濁下注である。陰陵泉，足三里（先少瀉後多補）による健脾益気，除湿止帯の法を用いて，効を収めることができた。

以上の6症例から見ると，病状が複雑であることがわかる。つまり2つの証型が混在していたり，他の証を伴ったりしているのである。したがって臨床にあたっては，しっかりと鑑別して弁証を誤らないように注意すべきであり，そうすることによって良い効果を収めることが可能となるのである。

### 2．弁証のポイント

帯下には，脾虚湿困や腎陽虚弱，肝経湿熱，脾腎両虚といった病因病機のものが多く見られるが，その中でも脾虚と関係したものが多く見られる。脾虚には脾虚及腎，腎虚不蔵によるもの，脾虚生湿，湿濁下注によるもの，脾虚生湿，湿蘊化熱，湿熱下注によるもの，脾陽

不運，寒湿下注によるものといったものがある。弁証にあたっては上記の病因病機に見られる症状や舌脈所見を弁証のポイントとするだけでなく，さらに帯下の色，臭い，清濁といった性状にも注意をはらって弁証することが重要である。

次に例を示しておく。脾虚生湿，湿注下焦となり任脈を損傷して起こっている場合は，帯下の色は白色で臭いはなく，性状は希薄であり，なかなか止まらないという特徴が見られる。

脾虚生湿，湿蘊化熱，湿熱下注によるものは，帯下の色は黄色で臭いを伴い，性状は粘稠となる場合が多い。脾陽不振，湿邪内生，寒湿下注によるものは，帯下の色は白で量が多くなり，性状は希薄となり，さらに小腹部の冷えを伴うという特徴が見られる。

腎陽虚衰，下元虧損，帯脈失約，任脈不固となって起こるものは，白帯下となり量は多い場合も少ない場合もある。つねに下りていて止まらず，性状は水のように希薄である。さらにひどい腰のだるさや小腹部の冷えを伴うことを特徴としている。

湿邪侵襲，肝鬱化火，湿熱下注となって起こるものは，帯下の量が多くなり，色は膿のように黄緑色となり，赤い色がつく場合もある。性状は粘稠となり，臭いを伴う。さらに尿赤，陰部の瘙痒感を伴ったりもする。

湿熱の邪が胞宮に鬱結し，それが化火して営血を焼灼して起こる場合は，帯下の色は赤色となったり血液が混じったりし，性状は粘稠で臭いを伴うという特徴がある。

## 3．選穴について

選穴としては，陰陵泉，腎兪，足三里，三陰交，帯脈，中極，関元，太谿，丘墟，合谷，脾兪，帰来，太衝，行間，命門，太白，血海，三焦兪，気海兪，上髎の20穴が選穴の候補となるが，前から10穴までがよく用いられる。平均すると各証型や各症例における各処方は，少ないもので2穴，多いもので4穴くらいが選穴される。用穴はその多少が問題なのではなく，その巧みさ，その効果の高さが重要なのである。適切な配穴，作用を明確にすることによって，治療に的を得ることができ良い効果を収めることができるのである。

## 2. 陰　痒

### 概　説

　陰痒とは，陰部の瘙痒感のことである。婦人科でよく見られる症状であり，「陰門瘙痒」とか「陰䘌」ともいわれている。外陰部や膣の強い痒みを特徴としている。痒みが肛門周囲におよんだり，帯下を伴ったり，黄水が出たりすることもある。

　本病は主として肝，脾，腎の機能失調によるものが多い。肝脈は陰器をめぐっており，肝はまた血を蔵し，風木の臓といわれている。腎は精を蔵し，生殖を主り，二陰に開竅している。脾は水湿の運化を主っている。肝経の湿熱，あるいは肝鬱脾虚，化火生湿による湿熱が経に随って下注し，陰器に蘊結した場合や，肝腎不足，精血虧虚となり生風化燥となって陰部の皮膚の栄養が悪くなったような場合，さらには虫䘌の感染により虫が陰部に影響した場合，これらはすべて本病を引き起こす。

　現代医学では外陰瘙痒症といわれている。一般的には糖尿病，ビタミンAやBの欠乏症，卵巣機能低下，精神的要素などは，すべて本病を引き起こす可能性がある。ただし臨床上は，トリコモナス膣炎，カンジダ症，老人性膣炎，外陰白斑症などによるものがよく見られる。

　鍼灸治療は本病に対して一定の効果がある。陰痒を引き起こしている原因に対して，弁証施治をはかることが重要である。経過が長びいている場合や，痒みが激しい場合は，薬物治療の併用や局部用薬を併用すると，効果はいっそう良くなる。

　本病には湿熱下注と肝腎陰虚（血虚風燥）という2つの証型が見られるが，その中でも湿熱下注型のものが多く見られる。ここでは以上の証型の証治と症例について述べることとする。

### 弁証施治

　一般的にいうと，湿が強くて痒い場合は浸出液を伴いやすく，熱が強くて痒い場合は強い熱感または糜爛を伴いやすい。風寒による痒みの場合は，患部の皮膚が白色となる。精血虧虚による痒みは，陰部の乾燥・灼熱感または皮膚の肥厚か萎縮を伴いやすい。陰部の虫による痒みは，帯下の量の増加や色・性状の異常を伴い，また虫がはうような奇妙な痒みとなる。本病の治療は肝，脾，腎の機能の調節に重点をおくとよい。さらに「外を治すは必ず諸内を

本とする」という原則に注意し，全体と局部との関係を考慮して弁証論治を行う必要がある。

## 1 湿熱下注

- [主証] 陰部の痒み，痒みがひどい場合は痛みを伴う。座っても横になっても落ちつかない。帯下の量の増加，帯下は黄色で膿状または泡沫状，帯下の臭いが生臭い。尿の色は黄。心煩，不眠，口苦，口が粘る，胸悶，食欲不振といった症状を伴う。舌苔は黄膩，脈は弦数または滑数となる。
- [治則] 清熱利湿
- [取穴] 中極（瀉，透天涼を配す），陰陵泉（瀉）
- [応用] 肝経湿熱によるもので，陰部の痒み，心煩，怒りっぽい，大便燥結，小便短赤，胸脇脹痛，口苦，口乾といった症状があり，舌質紅，舌苔黄，脈弦数などが見られる場合は，行間，丘墟，陰陵泉（瀉）により清肝瀉熱利湿をはかるとよい。これは竜胆瀉肝湯に類似した効果がある。小便黄赤で排尿痛，排尿時の熱感がある場合は，上処方から丘墟を除き，かわりに中極（瀉，透天涼を配す）を加えると，清利湿熱を助ける効果がある。

## 2 肝腎陰虚

- [主証] 陰部の乾燥，灼熱感を伴う痒み。帯下の量は少なく色は黄，または帯下の色が血色。五心煩熱，頭暈，目眩，時にほてって汗が出る，口が乾くが飲みたくはない，耳鳴り，腰のだるさといった症状を伴う。舌質は紅，少苔少津，脈は細数または細数無力となる。
- [治則] 滋陰降火，調補肝腎
- [取穴] ◇復溜，太谿（補），照海（瀉）
  ◇復溜，腎兪（補）。知柏地黄湯加当帰，白鮮皮，地膚子などの服用を併用。
  ◇復溜，三陰交（補，透天涼を配す）：滋補肝腎，養血涼血降火
- [応用] 血虚生風化燥による症状が著しい場合は，三陰交，復溜（補），曲池（瀉）により養血去風潤燥をはかるとよい。

上記の分類の他に，脾虚血少がある。脾虚血少の場合には陰部の痒み，頭昏，目花，息切れ，心悸，不眠，腹脹，食欲不振，泥状便，精神疲労，倦怠といった症状が出現する。また舌質は淡紅，脈は細弦となる。このタイプには三陰交（補），陰陵泉（先少瀉後多補）により健脾養血をはかるとよい。

## 症例

[症例1] 肝経湿熱下注

患　者：女，64歳

主　訴：陰部に瘙痒が起こるようになって20年余りになる。

現病歴：20数年来，小便短赤，陰部の腫れ・痒み，排尿時の熱感といった症状が出現する時には，胃脘部のつかえ，腰腹部が帯状にしめつけられる感じと攣縮感，四肢や眼瞼・顔面部の浮腫，心煩躁熱，耳鳴り，咽頭部の乾きと熱感，頭部が熱くてぼんやりする，空腹感はあるが食欲はない，時々頭頂部に跳痛が起こるといった症状が起こる。疲れたり思慮により発病しやすい。また平素から早朝の下痢，息切れ，心悸，頭暈，夜間の水様の涎，口苦，怒りっぽい，両側の乳房の脹痛，帯下の量が多いといった症状がある。カステラや竜眼肉を食べた後には吐血が起こる。身体は肥満している。舌苔は薄白，脈は沈数でやや弦である。

弁　証：肝経湿熱，下注下焦

治　則：清利湿熱，疏肝和中

取穴と効果：初診：中極，中脘，陰陵泉，太衝（瀉）により清利湿熱，疏肝和中をはかる。刺鍼15分後には咽喉部が気持ちよくなり，抜鍼後には頭と腹部と咽頭部の症状がなくなった。中極穴の鍼感は捻瀉法を施していると，中極から任脈に沿って上り，臍，中脘，天突，口唇と前額部を経て頭頂部にいたると，頭部が熱くてぼんやりするといった症状はしだいに消失した。中極穴から下に向かった鍼感は，両側の鼠径部と陰部にいたり，ついで中極穴から足少陰腎経に沿って下り，足底部にいたった。

2診（21日）：頭部の症状，耳鳴り，陰部の腫れ，尿赤，乳房の脹痛は治癒していた。頭部には空虚感がある。胃脘部のつかえは軽減し，腰腹部の症状はなくなった。咽頭部は粘くなくなった。治療穴と手技は初診と同じくし透天涼を配すこととする。捻鍼時には頭部にぼんやりした感じが起こった。中極穴の涼感は陰部と鼠径部に達し，また足少陰腎経に沿って下り足底部にいたった。また任脈に沿って上り口唇部にいたった。陰陵泉穴の涼感は陰部にいたると，陰部の熱感と痒みが消失した。太衝穴の涼感は肝経に沿って上り陰部にいたった。

3診（23日）：陰部の熱感・腫れ・痒みは治癒した。頭のぼんやりした感じは軽減した。咽頭部の乾きと熱感はなくなった。舌苔もよくなった。治療穴と手技は2診同様とする。

4診（27日）：左耳が痛む。睡眠がよくない。口苦と陰部の痒みがまだある。涎はなくなり，尿も熱感がなくなった。舌は乾いており裂紋がある。脈は弦であった。陰陵泉，丘墟，太衝，陽陵泉（瀉）に透天涼を配すこととする。今回も捻鍼時に頭部にぼんやりした感じが起こった。陽陵泉と丘墟の涼感は陰部と少腹部にいたった。また太衝と陰陵泉の涼感は循経により陰部にいたった。3カ月後に患者宅に訪れ治

考　察：湿熱内蘊のために脾胃を損傷して受納と運化が失調すると，胃脘部のつかえ，食欲不振が起こり，水様の涎が出るようになる。脾虚のために湿を運化できず，湿邪が肌膚に溢れると，四肢や眼瞼，顔面部に浮腫が起こるようになる。脾虚湿盛となりかえって肝を侮り，肝鬱生熱となって湿熱が下注すると，陰部の腫れ・痒みが起こり，尿は短赤となって排尿時に熱感を伴うようになり，帯下の量も多くなる。肝胆鬱熱が清竅に上擾すると，口苦，怒りっぽい，頭頂部の跳痛，頭部が熱くてぼんやりする，耳鳴りといった症状が出現する。熱が神明に影響すると心悸，心煩躁熱，不眠が起こる。

　　　　初診では中極（瀉）により尿の出をよくし，中脘（瀉）により和胃暢中をはかり，陰陵泉（瀉）により利湿をはかり，太衝（瀉）により疏肝をはかった。これは清利湿熱，疏肝和中の法である。中極（瀉）により尿の出をよくし，湿を尿によって排出すると，熱は自然に退く。これは治湿利尿の法である。2～3診の手法は初診同様としたが，透天涼を加えると本病の早期治癒に有利となる。4診では陰陵泉，丘墟，太衝，陽陵泉（瀉）とした。丘墟は胆熱を清すために用い，陽陵泉は清熱利胆を目的として用いた。すべてに透天涼を施すことにより，清利湿熱，肝胆の火の清瀉をはかり，治癒作用を加速させることができる。治法が的を得ていたため，長年にわたる持病を4回の治療で治癒させることができた。

［症例2］肝腎陰虚，精血不足

患　者：女，52歳，初診1986年9月22日

主　訴：陰部に瘙痒が起こるようになって1年余りになる。

現病歴：原因は不明であるが，1年余り陰部が常にかさつき，灼熱感と瘙痒感が起こる。時々，帯下が黄色くなるが量は少ない。症状の程度は一定していない。また頭暈，目眩，五心煩熱，口や咽頭や鼻の乾き・少津，耳鳴り，腰部のだるさといった症状を伴っている。舌質は紅，舌苔は少なく少津，脈は細数無力であった。以前に竜胆瀉肝湯，完帯湯で治療したが，あまり効果がなかった。また過マンガン酸カリウム水で外洗したこともある。

弁　証：肝腎陰虚，精血不足

治　則：滋陰降火，調補肝腎

取穴と効果：初診～2診（24日）：復溜，腎兪（補）により滋補肝腎をはかる。

　　　　3診（27日）：腰部のだるさ，頭暈，目眩，口や咽頭や鼻の乾きは軽減した。陰部の症状，五心煩熱はまだある。復溜（補），三陰交（先に少し瀉し後に多く補す）により滋補肝腎，活血育陰をはかる。

　　　　4診（10月2日）：治療穴と手技は3診同様とする。

　　　　5診（4日）：五心煩熱は軽減したが，他の症状はあまり軽減していない。復溜，三陰交（補）に透天涼を配して滋補肝腎，養血涼血降火をはかる。2穴の涼感は，

それぞれの経に沿って上行し陰部にいたると，ただちに陰部の灼熱感と瘙痒感は軽減した。

6診（8日）〜7診（10日）：治療穴と手技は5診同様とする。

8診（14日）：陰部の灼熱感と瘙痒感は9割がた軽減し，随伴症状は治癒した。

9診（17日）〜10診（20日）：治療穴と手技は5診同様とする。

1988年6月15日に患者の夫から治癒していることを確認した。

考　察：脈証と兼証にもとづくと，本症例は肝腎陰虚，精血虧虚，血虚生風化燥による陰部瘙痒の証候であり，したがって陰部が常にかさつき，灼熱感と瘙痒感があるのである。陰虚陽亢となると五心煩熱，口や咽頭や鼻の乾きが起こる。頭暈，目眩，耳鳴りは精血不足となり清竅が養われないために起こった症状である。腎が虚すと腰部がだるくなる。舌質紅で少津，脈細数は，肝腎陰虚の象である。

初診〜2診では復溜（補）により補益肝腎をはかり，腎兪（補）により補腎をはかった。この滋補肝腎の法では陰部のかさつき，灼熱感，瘙痒感および五心煩熱には改善が見られなかった。3〜4診では腎兪を三陰交（先少瀉後多補）に改め活血養血育陰をはかることとした。この滋補肝腎，活血育陰の法では五心煩熱が軽減しただけで，他の症状はあまり軽減しなかった。5〜7診では復溜，三陰交（補，透天涼を配す）に改めて滋補肝腎，養血涼血降火の法に改めた。この法により陰部の瘙痒は9割がた軽減し，他の症状は治癒した。効果があったので8〜10診では，5診同様の治療を施して陰部の瘙痒を治癒させることができた。

[症例3] 肝経湿熱下注

患　者：女，36歳，初診1984年1月6日

主　訴：陰部に瘙痒が起こるようになって8カ月になる。

現病歴：8カ月来，陰部が痒くて我慢ができない。帯下は黄白色が混じっている。排尿時の灼熱感，尿意急迫，頻尿，腰痛，口苦，耳鳴り，心煩，怒りっぽいといった症状もある。陰部の痒みのために食事と睡眠に影響し，身体がしだいに痩せてきている。胃酸が出ることもある。顔色は黄色く肌肉は痩せている。舌尖は紅，舌苔は薄黄，脈は濡数であった。本病院の婦人科と皮膚科で治療を受けたが効果がなかった。

弁　証：肝経湿熱下注

治　則：清利肝経湿熱

取　穴：陰陵泉，丘墟，太衝（瀉）。隔日治療とする。

効　果：初診後には陰部の痒みは軽減した。2診後には，痒みはほとんどなくなり，帯下の量は少なくなった。尿意急迫，頻尿，心煩，怒りっぽい，口苦といった症状は好転し，飲食は増加した。3診で治癒した。1984年3月に再発していないことを確認した。

考　察：本症例は竜胆瀉肝湯証に属すものである。脾虚生湿，湿鬱化熱となって湿熱が肝経に鬱し，肝経湿熱が下注して起こった陰部瘙痒の証候である。湿熱が膀胱に下注すると排尿時の灼熱感，尿意急迫，頻尿が起こる。湿熱が下注して任帯2脈を損傷し

汚濁が下るようになると，帯下の量が多くなり，帯下は黄白色となる。湿熱内盛となると口苦が起こったり胃酸が出たりするようになる。舌脈の変化は，湿熱の象を表している。

陰陵泉（瀉）により利湿をはかり，胆経の原穴である丘墟（瀉）により胆熱を清し，肝経の原穴である太衝（瀉）により疏肝理気をはかった。この肝経湿熱を清利するという法により，竜胆瀉肝湯に類似した効を収め治癒させることができた。

[症例4] 湿熱下注挟陽明腑実

患　者：女，36歳，初診1973年8月25日
主　訴：陰部に瘙痒が起こるようになって1年余りになる。
現病歴：1年余り陰部に熱感と痒みがあり，よく眠れない。尿は黄色く排尿時に熱痛がある。白帯下の量が多い。平素から胃が痛み，腹脹，食少，噯気，吐酸，口苦，口臭といった症状があり，便秘になることもある。嗜眠といった症状もある。舌苔は薄黄でやや膩，脈は滑実（同時に患っている癲癇病と関係がある）。
既往歴：癲癇を患って1年余りになる。
弁　証：湿熱下注に陽明腑実がからんでいる。
治　則：清利湿熱，佐として陽明実熱を清瀉する。
取穴と効果：初診～2診（28日）：陰陵泉，足三里（瀉）により利湿和胃暢中をはかる。

3診（30日）：陰部の熱感と痒みは軽減し，安臥できるようになった。尿がまだ黄色く排尿時に熱痛がある。これは内熱がまだ除かれていないためである。中極，陰陵泉，足三里（瀉）に透天涼を配し，清利湿熱と陽明腑実の清瀉をはかる。中極穴の涼感は小腹部と陰部に達し，陰陵泉穴の涼感は脾経に沿って小腹部と陰部に達した。両手が冷たくなったように感じられ，両下肢と足先に風があたるような涼しさを感じた。足三里穴の涼感は胃経に沿って上り小腹部にいたり，陰陵泉で生じた涼感と交叉し，一緒になって前陰部にいたった。

4診（9月1日）：治療穴と手技は3診同様とする。

5診（3日）：陰部の痒みは軽減している。尿は微黄となり，排尿時の熱感は消失した。治療穴と手技は3診同様とする。

6診（10日）：数日間，陰部の痒みは起こっていない。昨日から陰部が痒くなりそうになり，尿が黄色くなり，排尿時に熱痛が起こるようになった。治療穴と手技は3診同様とする。

7診（24日）：陰部の痒みは治癒した。喉に痛みを感じる。尿はまだ黄色く熱感がある。中極，陰陵泉（瀉）により利水行湿，通利小便をはかる。

8診（27日）：治療穴と手技は7診同様とする。

1973年11月10日に患者が癲癇の治療に来院したおりに，陰部の痒みと随伴症状が治癒していることを確認した。

考　察：「謹んで病機を守り，各おのその属を司る」といわれている。本症例は湿注困脾が

改善しなかったために化熱し，湿熱が下注したために陰部に熱感と痒みが起こり，尿は黄色く排尿時に熱痛が起こり，白帯下の量が多くなっている。また湿熱の邪が中焦に影響したために，胃の痛み，腹脹，食少，噯気，呑酸が起こっている。口苦，口臭，便秘といった症状や舌脈の変化は，陽明実熱の象である。病機は湿熱が下注し中焦に蘊鬱したものと考えられる。

したがって初診～2診では陰陵泉（瀉）により利水行湿をはかり，足三里（瀉）により和胃暢中をはかった。2診後には陰部の瘙痒が軽減し，安眠できるようになった。まだ尿が黄色くて熱痛があることから，内熱が残っていることがわかるので，3～6診では上処方に中極（瀉）を加え，すべての治療穴に透天涼を配した。この清利湿熱，通瀉腑熱の法により，良い効果を収めることができた。6診後には痒みが起こりそうな感じがするだけとなった。尿はまだ黄色く熱痛がある。7～8診では中極，陰陵泉（瀉）による利水行湿，通利小便の法を用いて，効を収めることができた。

## 結　語

### 1．症例のまとめ

本篇では4症例を紹介した。

例1は肝経湿熱下注によるものである。先に中極，陰陵泉，太衝（瀉）による清利湿熱，疏肝和中の法を用い，その後に陰陵泉，丘墟，太衝，陽陵泉（瀉，透天涼を配す）による清利湿熱，肝胆の火を清瀉するという法を用いて，効を収めることができた。

例2は肝腎陰虚，精血不足によるものである。病状が複雑であったので，先に復溜，腎兪（補）により滋補肝腎をはかり，その後に復溜（補），三陰交（先少瀉後多補）により滋補肝腎，活血育陰をはかった。そして最後に復溜，三陰交（補，透天涼を配す）により滋補肝腎，養血涼血降火をはかって，効を収めることができた。

例3は肝経湿熱によるものである。陰陵泉，丘墟，太衝（瀉）により肝経湿熱の清利をはかって，効を収めることができた。

例4は湿熱下注に陽明腑実がからんで起こったものである。先に陰陵泉，足三里（瀉）により利湿和胃暢中をはかり，次に中脘，陰陵泉，足三里（瀉，透天涼を配す）により清利湿熱，瀉下腑実をはかった。そして最後に中極，陰陵泉（瀉）により利水去湿，通利小便をはかって，効を収めることができた。

例1と例3は，ともに肝経湿熱下注による陰痒証候である。例1は経過が長く病状も複雑であったので，2つの処方，2つの治則を用いることによって治癒させることができた。例3は病状が単純であったので，1つの処方，1つの治則で効を収めることができた。

例2は虚証の陰痒証候である。病状がかなり複雑であったので，3つの処方，3つの治則を用いることによって治癒させることができた。

例4は湿熱下注に陽明腑実を伴ったものであり，治療を3段階に分け，3つの治則を用いることによって治癒させることができた。

## 2．選穴について

本病の選穴では陰陵泉，中極，復溜，三陰交，太衝，丘墟，腎兪，中脘，足三里，行間，陽陵泉，曲池といった12穴を用いたが，前から7穴までが最もよく用いられる選穴である。選穴の数はけっして多くはないが，満足のいく効果を収めることができた。その決め手となるものは，配穴の厳密性，補瀉法の運用の仕方，透天涼といった手法の併用の仕方などによって，経穴のいろいろな効能をいかに強めるかにある。

# 3. 痛 経 〔月経痛〕

## 概　説

　月経期あるいは月経前，月経後（1週間以内）に周期的に下腹部に痛みが起こり，あるいは他の不快な症状を伴うものを「痛経」という。これは「経前腹痛」ともいわれている。痛経は主として気血の運行障害によって起こる。経水は血が化したものであり，血は気によって化す。気が充実していれば血も充足し，気の流れがよければ血は和する。このような正常な状態であれば，経行は通暢し痛みは起こらない。一方，気滞血瘀となったり，寒湿凝滞となったり，気虚血少になると，経行が悪くなり，通じなくなると痛みが起こるようになるのである。

　鍼灸は機能障害により起こる痛経に対しては，止痛作用があるだけでなく，さらに本を治す作用があり，満足な治療効果を収めることができる。1～2回の鍼治療で止痛できる場合が多い。しかし器質病変により起こる痛経に対しては，多くの場合効果はよくない。効果があったとしても一時的な鎮痛効果となる。

　本病は子宮発育不全，子宮の過度の前屈や後屈，子宮頚管狭窄，膜様月経困難，内性器炎，子宮内膜症などの疾患に多く見られる。必要に応じて婦人科検査により診断するとよい。

　臨床上は気滞血瘀，寒湿凝瘀，気血虧虚，湿熱阻滞，血虚気滞，肝腎虧損などの証型のものが見られるが，前者4つの証型のものが多く見られる。ここでは上記の証型の証治と症例について述べることとする。

## 弁証施治

　本病は腹痛を主証としている。弁証を行うにあたっては「審時度勢」に注意をはらうべきである。つまり痛みの原因，部位，性質，程度，時間を把握し，月経の周期，量，色，質や全身症状とも関連させて，虚実寒熱を弁別する必要がある。一般的にいうと，寒凝，気滞，血瘀，湿熱阻滞により起こるものは，実証であるものが多く，気血虚弱，肝腎虧損により起こるものは，虚証であるものが多い。経期の問題でいうと，月経前，経期中に痛むものは実証が多く，月経後に痛むものは虚証が多い。痛みの喜悪の問題でいうと，痛んでいる時に拒

按であれば実に属し，喜按であれば虚に属している。痛みの性質の問題でいうと，絞痛，冷痛は寒に属し，灼熱感を伴う刺痛は熱に属す。休みなく痛んだり隠痛のものは虚である。痛む時間の問題でいうと，持続的に痛むものは血滞であり，間欠的に痛むものは気滞である。

さらに痛みが脹感より強いものは血瘀であり，脹感が痛みより強いものは気滞である。経色の問題でいうと，色がうすいものは血虚，紫は血熱である場合が多く，黒は熱が強い場合が多い。痛みの状況や症状と関連させて証型を分類し治療するとよい。

月経痛の治療原則は，「痛ずれば則ち痛まず」というメカニズムにもとづき，通調気血を主とすればよい。例えば虚によるものは補って通じさせるか，補中に通の要素を加えて調節するとよい。気鬱によるものは行気を主とし，佐として活血をはかるとよい。また血瘀によるものは行血を主とし，血熱気実によるものは清熱涼血を主として治療するとよい。病因が異なれば治法も異なるが，調血通経に重点をおいて治療すれば，痛みは自然に除かれるのである。病が痛経であるからといって，通下の法を用いるといったようなことを行ってはならない。治療時間に関しては，実証のものは月経期の5〜10日前から2〜3回の鍼治療を行うとよい。また虚証のものは月経期が終わった3〜5日後から3〜5回の鍼治療を行うとよい。月経期中で痛むものは，その場で治療を行うとよい。ただし虚証のものは一時的な止痛をはかる程度とし，虚だからといって強く補ってはならない。痛経が長期にわたる患者に対しては，連続して2〜3周期ほど治療しないと効果はでにくい。また経過が短く，しかも実証である患者に対しては，月経期中に治療すれば1〜2回の鍼治療で治癒する場合が多い。

### 1　気滞血瘀型

[主証]　月経前または月経期中の小腹部の脹痛，拒按，ひどい時は痛みが腰脊部におよぶ。月経量は少なく，淋漓として出が悪い。月経の色は紫暗色である。血塊を伴うか，腐肉状の物が混じることがある。このような塊が出ると痛みは軽減する。胸脇部や乳房の脹痛を伴う。舌質は紫暗，あるいは舌辺に瘀点がある，脈は弦または沈弦となる。

[治則]　理気活血，去瘀止痛

[取穴]　帰来，阿是穴（瀉）

[応用]　◇気滞が強い場合は，気海（瀉）を加えて行気するか，太衝（瀉）を加えて疏肝理気をはかるとよい。

◇血瘀が強い場合は，三陰交か血海（瀉）を加えて活血去瘀をはかるとよい。

◇気滞に血熱がからみ，経色が深紅色で血塊があり，舌苔黄で脈数のものには，間使（瀉），三陰交（瀉，透天涼を配す），帰来か水道か阿是穴（瀉）により行気散滞，涼血去瘀をはかるとよい。

## 2 寒湿凝瘀型

[主証] 月経前または月経期中の小腹部の冷痛，ひどい時は痛みが腰脊部におよぶ。温めると痛みは軽減する。月経量は少なく，月経の色は暗色である。血塊を伴うか，豆乳状のものを伴う。月経後期。帯下の量が多い。さむがり，手足欠温。舌苔は白膩，脈は沈緊または弦となる。

[治則] 温化寒湿，通経行血

[取穴] ◇帰来か水道，阿是穴（灸瀉），三陰交（瀉）
◇気海，水道（灸瀉），三陰交（瀉）

[応用] 腎陽虚弱，虚寒内生となり，衝任と胞宮の温煦が悪くなると，虚寒血滞が起こる。この場合は以下の症状・所見が出現するようになる。月経期または月経後の小腹部の冷痛，喜按喜温となり温めると気持ちがよくなる。月経量は少なく，月経の色は暗淡となる。腰腿部がだるく力が入らない。小便清長，さむがり，四肢の冷えを伴う。舌苔は白潤，脈は沈または沈弦または沈緊となる。関元，帰来か水道，腎兪（灸）により温陽暖宮止痛をはかるとよい。


## 3 気血虚弱型

[主証] 月経後の小腹部の隠痛，按じると痛みは軽減する。月経量は少なく，月経の色はうすく希薄。小腹部と陰部に空虚感・下垂感があり喜按。倦怠，無力感を伴う。顔色は蒼白，舌質は淡，舌苔は薄，脈は細無力となる。

[治則] 補益気血，佐として通経行血をはかる。

[取穴] ◇合谷，三陰交（補），帰来か阿是穴（瀉）
◇合谷，三陰交（補）。気血が充足してから帰来か阿是穴（瀉）により佐として通経行血をはかる。

[応用] ◇陽気不振を伴い，そのために血を運ぶことができなくなって経行不暢となったものには，合谷，三陰交（補），気海，帰来か水道（灸）により補益気血，温陽行血をはかるとよい。
◇脾胃虚弱，運化失調となり，化源不足のために気血虧虚となったものには，合谷，三陰交（補）という補益気血の処方の中に，足三里（先少瀉後多補）を配穴し，健脾和胃をはかって気血の化源を補益するとよい。あるいは陰陵泉（補），足三里（先瀉後補）により健脾益胃，和胃調中をはかり，脾胃の機能が好転するのを待って，さらに合谷，三陰交（補）による補益気血の法を用いるとよい。この2法は交互に用いると，良い効果がある。

[注意] 本型の痛経には，局所取穴をして補法を施してはならない。この場合，局所に補法を施すと，気血の通暢に影響するからである。また月経期に治療してはならず，平時に調補すべきである。

## 4 血虚気滞型

[主証] 月経後に余血が残る。小腹部が痛む。痛みが両脇部におよぶ場合がある。あるいは両側の乳房に脹痛が起こる。噯気がすっきり出ない。脈は虚弦または細弦となる。
[治則] 養血行気
[取穴] 三陰交か血海（補），気海か太衝（瀉）
[応用] 気滞が血虚よりも重い場合は，帰来，間使（瀉），三陰交（先少瀉後多補）とするか，あるいは気海，帰来（少瀉とし長く置鍼する），三陰交（先少瀉後多補）とすればよい。
[注意] 本型の痛経には，局所取穴をして補法を施してはならない。この場合，局所に補法を施すと，気滞血瘀を助けることとなり，経行不暢となるからである。

## 5 湿熱阻滞型

[主証] 月経前の小腹部の灼熱刺痛または脹痛，拒按。腰部の脹痛を伴う。あるいは平素から小腹部がときどき痛み，月経期にそれが増強する。経色は暗紅，経質は粘く塊がある。帯下は黄色で粘い。小便短黄。微熱を伴うこともある。舌質は紅，舌苔は黄または膩，脈は弦数または滑数となる。
[治則] 清熱除湿，化瘀止痛
[取穴] ◇陰陵泉（瀉，透天涼を配し清利湿熱をはかる），三陰交，帰来か阿是穴（瀉）
◇中極（利湿，湿を尿とともに出す），三陰交，帰来か阿是穴（瀉）
[応用] 陰部の痒み，口苦，心煩，怒りっぽい，耳鳴り，顔面紅潮といった症状を伴い，脈弦数であるものは，肝経湿熱下注に属している。陰陵泉（瀉，透天涼を配す），三陰交（帰来か阿是穴でもよい），太衝に瀉法を施し，肝経湿熱の清利，通経止痛をはかるとよい。

## 6 肝腎虧虚型

[主証] 月経後1～2日すると小腹部が綿々として痛む。按じると痛みは軽減する。経色は暗淡，経量は少なく，経質は希薄。腰脊部のだるさ，健忘，不眠，潮熱，頭暈，耳鳴りといった症状を伴う。舌質は淡紅，舌苔は薄白，脈は沈細となる。
[治則] 補益肝腎
[取穴] 復溜（補）
[応用] 腰仙部痛があるものには腎兪（補）を加える。小腹部の両側が痛むものには帰来か太衝（瀉）を加える。両側の脇部が痛むものには間使（瀉）を加える。精血不足であるものには三陰交（補）を加える。

## 症　例

[症例1] 気滞血瘀型

患　者：女，34歳，初診1977年4月4日
主　訴：痛経〔月経痛〕を患って11カ月になる。
現病歴：11カ月前，生理中に怒ったのが原因で発症した。その後，いつも月経期間中に小腹の脹痛，両脇部痛が起こる。ひどい時には小腹部に発作性の激痛が起こる。痛みは拒按である。また腰部がだるく脹った感じがする。月経量は少なく淋漓としてすっきり出ず，月経の色は紫黒色であり血塊が混じる。月経前になると帯下の量が多くなる。平素から怒りっぽく，ちょっとした事でも腹を立ててしまう。顔には色素沈着があり，舌には瘀点がある。脈は沈濇であった。以前に中西薬で治療したが効果はなかった。婦人科検査：子宮の大きさは正常，動きに欠ける，子宮後屈，左付属器は肥厚しており索状を呈しているが右付属器は正常。付属器炎と診断されている。
弁　証：気滞血瘀型の痛経
治　則：行気活血，去瘀止痛
取　穴：間使，三陰交（瀉）。月経発来の6日前に2回の鍼治療とする。
効　果：2診後には最初の月経期の小腹脹痛と両脇部痛は軽減した。4診後には2回目の月経期の小腹部の脹痛と両脇部脹痛は著しく軽減した。腰はまだだるく痛む。月経量は多くなり，血塊はなくなっていた。6診で治癒した。1977年10月10日に患者の友人を通じて治癒していることを確認した。
考　察：本症例は情志抑鬱となり衝任二脈の気血が鬱滞し，気血の流れが悪くなっているために，月経前と月経期中に小腹部の脹痛（拒按）が起こって両脇部が痛み，月経量が少なくなり淋漓としてすっきり出なくなっているのである。また月経血が瘀滞しているために，色は紫黒色となり血塊が混じっている。瘀血は月経血とともに排出されるので，月経後には痛みが自然に緩解する。舌の瘀点，脈沈弦，ちょっとした事でも腹を立ててしまうといった状態は，気滞血瘀の現れである。間使（瀉）により寛胸利気をはかり，三陰交（瀉）により行血去瘀をはかった。この行気活血，去瘀止痛の法により，効を収めることができた。

[症例2] 気滞血瘀

患　者：女，19歳，初診1985年4月6日
主　訴：痛経を患って半年になる。
現病歴：半年来，いつも月経前と月経中に小腹部に脹痛・刺痛が起こる。痛みがひどいために夜も眠れず，食欲にも影響する。月経量は極めて少なく淋漓としてすっきり出ない。月経の色は紫暗色で血塊を伴っている。血塊が出ると痛みは軽減する。舌質は紫暗，舌辺には瘀点がある。脈は沈弦であった。普段から怒りっぽい性格である。

痛経はいつも2～3日すると自然に緩解する。西洋薬による治療を受けたことがあるが効果はなかった。

弁　証：気滞血瘀型の痛経
治　則：行気活血，去瘀止痛
取　穴：間使，三陰交，帰来（瀉）。隔日治療とする。毎月，月経発来の4日前から2回鍼治療を行うこととする。
効　果：1回目の月経前に行った2回の鍼治療により，痛経は著しく軽減した。2回目の月経前に行った2回の治療後に痛経は治癒した。5カ月後に患者の姉から治癒していることを確認した。
考　察：本症例は情志の変化といった原因はなかったが，気滞血瘀の証がある。肝気鬱滞となって疏泄が悪くなり，気の滞りによって血瘀となり，気血瘀滞となって血行が悪くなったために，月経前と月経期中に小腹部の脹痛，刺痛，拒按，激痛が起こっている。月経血が瘀滞しているために月経の量は極めて少なくなっており，月経の色は紫暗色であり血塊を伴っている。血塊が出ると瘀滞は軽減し，気血が一時的に通じるので，血塊が出ると痛みは減じる。舌質紫暗，舌辺の瘀点，脈沈弦，平素の怒りっぽいなどは，気滞血瘀の証である。

間使（瀉）により行気をはかり，三陰交（瀉）により活血去瘀をはかり，帰来（瀉）により通経去瘀止痛をはかった。この行気活血，去瘀止痛の法により，効を収めることができた。

[症例3] 気血虧虚型

患　者：女，26歳，初診1986年8月12日
主　訴：痛経を患って8カ月になる。
現病歴：平素から身体は痩せていて弱かったが，去年流産し多量の出血をしてから痛経が起こるようになった。その後の8カ月，月経の量は少なく，月経期中と月経後に小腹部に隠痛が起こる。痛みは按じると軽減する。月経の色はうすく質は希薄である。倦怠と無力感があり，頭暈や目眩が起こることもある。また息切れ，懶言といった症状もある。顔色は蒼白，舌質は淡，舌苔は薄，脈は細弱であった。当地の病院で気血瘀滞による痛経として治療を受け，行気活血，通経去瘀の中薬を数剤服用したが効果はなかった。西洋薬も効果がなかった。
弁　証：気血虧虚型の痛経
治　則：補益気血，佐として通経行血をはかる。
取　穴：月経期後の5日目から鍼治療を行うこととした。

初診～4診（第1経期後の4回）：合谷，三陰交（補）により補益気血，補益経血をはかる。

5～7診（第2経期後の3回）：上処方に帰来（瀉）を加え，佐として通経行血をはかる。

効　　果：3診後には精神状態が好転し，頭暈，目眩，息切れ，倦怠といった症状は軽減した。6診後にはすべての症状が治癒した。7診後，2回の月経発来時に腹痛は出現せず，月経の量と色ともに正常となった。1987年9月6日に再発していないことを確認した。

考　　察：患者は平素から気血不足であった。また産後に出血が多かったために，衝任失養となっていた。月経の後は血海がいっそう虚し，血虚のために濡養不足となり，気虚のために運行無力となって血行が凝滞するので，月経期と月経後に小腹部に鈍痛が起こり，痛みは喜按を呈する。月経後数日すると衝任の気血はしだいに回復してくるので，小腹部の鈍痛は自然に緩解する。ただし身体の虚は回復していないので，次の月経期に痛経が再発するのである。気虚のために陽気が充たず，血虚のために精血による栄養が悪いと，月経量の減少，色がうすい，経質希薄，顔色蒼白，息切れ，懶言，倦怠無力となり，頭暈や目眩が起こったりするようになる。舌質淡，舌苔薄，脈細弱は，気血虧虚の象である。

初診〜4診ではまず合谷，三陰交（補）により補益気血をはかって月経血を補益し，気血が充足するのを促した。その後，5〜7診では補益気血をベースとして帰来（瀉）を加え，佐として通経行血をはかった。このようにして気血が充足して衝任が養われ，経脈が調和することによって周期どおりに月経が発来し痛経は自然に治癒した。前の担当医が気血瘀滞の痛経として治療したのは，病機の把握ミスであり，したがって中薬治療では効果がなかったばかりか，かえって気血を損傷する結果となってしまったのである。

[症例4] 寒湿凝瘀型

患　　者：女，35歳，初診1987年6月8日
主　　訴：痛経を患って半年になる。
現病歴：半年前に建築現場で仕事をしていたが，長期にわたって湿地に居住し寒冷刺激を受けたために痛経が起こるようになった。この半年来，月経発来前の2日間と月経期中に小腹部に冷痛が起こるようになった。温めると痛みは軽減する。局部は拒按である。月経量は減少しており，月経の色は暗黒で塊を伴う。さむがりであり，身体痛がある。舌苔は白膩，脈は沈緩（月経期でない時の脈）であった。西洋薬で治療したが効果がなかった。その後，中薬を服用して効果があったが根治はしなかった。
弁　　証：寒湿凝瘀型の痛経
治　　則：温化寒湿，通経行血
取　　穴：帰来，阿是穴（瀉，棒灸を加える），三陰交（瀉）。第1回目の経期の7日前（6月20日）から3回治療し，第2回目の経期の7日前（7月20日）から3回治療を行った。
効　　果：第1回目の月経期前の3回の治療後には，痛経は著しく軽減した。第2回目の月経期前の3回の治療後に痛経は治癒した。5カ月後にも再発していないことを確認した。
考　　察：寒湿の邪には重濁性と凝滞性があり，これが衝任，胞宮に客して月経血と搏結すると，経血の運行が悪くなり，そのために月経発来の2日前と経期中に小腹部に冷痛

婦人科・小児科

が起こるようになっている。血が寒によって凝滞すると、月経の色は暗黒となり血塊を伴うようになる。温めると凝滞は少し減じるので、温めると痛みは軽減する。舌苔白膩、脈沈緩は、寒湿内閉の象である。月経期の時の脈ではないので、脈象に沈緊は見られなかった。これは『素問』挙痛論にある「経脈は流行して止まず。環周して休まず。寒気経に入りて稽遅し泣して行かず。脈外に客するときは則ち血少なく、脈中に客するときは則ち気通ぜず。故に卒然として痛む」というタイプの痛経である。

三陰交（瀉）により活血化瘀、通経止痛をはかり、患部にあたる帰来、阿是穴（灸瀉）により温化寒湿をはかって血行が通暢するように促した。灸を加えたのは、寒凝となっている血は温められると、通暢するようになるからである。

[症例5] 湿熱阻滞型

患　者：女、30歳、初診1987年8月3日
主　訴：痛経を患って10カ月になる。
現病歴：この10カ月来、いつも月経期前と月経期中に小腹部に灼熱痛が起こる。痛みは拒按である。腰仙部には脹痛が起こる。月経の色は暗紅色であり、質は粘く血塊を伴っている。血塊が下ると痛みは軽減する。顔は紅潮しており、舌質は紅、舌苔は黄膩、脈は弦数であった。以前に当地の病院で中西薬と単方により治療を受けたが効果はなかった。
既往歴：2年来、黄色く粘っこい帯下が出る。尿は短黄、陰部が痒く、口苦、怒りっぽい、渇くが飲みたくないといった肝経湿熱下注による症状があり、治療は受けているが治癒していない。
弁　証：湿熱阻滞型（肝経湿熱下注に偏している）の痛経
治　則：清利肝経湿熱、化瘀止痛
取　穴：陰陵泉（瀉、透天涼を配す）、太衝、三陰交（瀉）。
効　果：第1回目の月経期の7日前から鍼治療を開始し、3回の鍼治療後には尿黄、帯下、陰部の痒みといった症状は一定程度軽減し、痛経は著しく好転した。第2回目の経期前の4回の治療後には、痛経と随伴症はすべて治癒した。1987年12月22日に患者が別の病気の治療で来院した時に、痛経および随伴症状が前回の7回の治療で治癒していたことを確認した。
考　察：本症例の患者は平素から肝経湿熱下注による症状があった。さらに内にこもった湿熱の邪が衝任と胞中に影響して、湿熱と経血が凝結し、血行が悪くなったために月経前と月経期に小腹部の灼熱痛が起こるようになっている。また痛みは腰仙部にいたったり、月経の色が暗、質が粘稠、血塊を伴う痛経となっている。血塊を排出すると瘀滞が緩み、気血が一時的に通じるようになるので、小腹部と腰仙部の痛みは緩解する。舌脈と関連させて考えると、肝経湿熱、経血阻滞による痛経であることがわかる。

陰陵泉（瀉，透天涼を配す）により清利湿熱をはかった。太衝（瀉）と配穴すると肝経湿熱を清利することができる。さらに三陰交（瀉）を加えて活血化瘀を行うことによって止痛をはかった。

［症例6］寒湿凝瘀型
患　者：女，30歳，初診1986年6月28日
主　訴：痛経を患って1年になる。
現病歴：1985年の夏，月経発来時に雨にぬれて身体を冷やしてから痛経が起こるようになった。その後，湿気の多い部屋に居住していたために，痛経がしだいに増悪してしまった。いつも月経前あるいは月経期中に小腹部に激しい冷痛が起こる。温めると楽になる。月経量は少なく，色は暗であり血塊を伴っている。舌苔は白膩，脈は沈緩（月経の10日前の脈）であった。身体のだるさ・冷痛，食少，泥状便といった症状を伴っている。某病院から破血薬10数剤投与され服用したが効果はなかった。
弁　証：寒湿凝瘀型の痛経
治　則：温化寒湿，通経行血
取　穴：帰来，気海（瀉，棒灸を加える），三陰交（瀉）。月経発来の10日前から鍼灸治療を開始することとした。
効　果：3診後には全身のだるさ・冷痛は軽減し，食少，泥状便は好転した。5診後に治癒した。1986年7月25日に患者が腰痛の治療で来院した時に，痛経が前の5回の治療で治癒していたことを確認した。今回の月経時には小腹部の冷痛は消失し，月経の量も増加したとのことであった。
考　察：寒湿の邪が外から侵襲して衝任，胞中に客し，寒湿の邪と経血が搏結したために経血の運行が悪くなり，経前と経期中に小腹部に激しい冷痛が起こるようになっている。月経血は暗色で血塊を伴っている。寒湿による痛みであるので，温めると冷痛は一時的に軽減する。某病院で破血薬を投与されたが，証に適合していないため効果はなかった。

帰来，気海（灸瀉）により温散寒湿をはかって気血を通暢させることとした。寒凝となっている血は温めることによって行るようになる。さらに三陰交（瀉）を配穴して活血化瘀，通経止痛をはかった。この3穴の配穴により温化寒湿，通経行血の効を奏し，治癒させることができた。

結　語

1．症例のまとめ

本篇では4つの証型，6つの症例を紹介した。
例1，例2は，ともに気滞血瘀型のものであり，行気活血，通経止痛の法を用いて，効を

収めることができた。例2のほうが例1よりも腹痛が強かったので，例2では患部取穴として帰来（瀉）を加え，活血通経止痛の効の増強をはかった。

　例3は気血虧虚型のものである。初診〜4診では補益気血の法を用いた。また3〜7診では帰来（瀉）を加えることにより，補益気血の効をベースにして佐として通経行血をはかった。この法は，「補中寓通」といわれているものである。

　例4，例6は，ともに寒湿凝瘀型のものである。例6では帰来，気海（灸瀉）とし，例4では帰来，阿是穴（灸瀉）としたが，これはともに患部取穴により作用を直接病所にいたらせ，温散寒湿をはかることによって気血を通暢させることをねらったものである。さらに三陰交（瀉）を配穴することにより，活血去瘀，通経止痛をはかることとした。

　例5は肝経湿熱下注，血瘀不暢によるものである。陰陵泉（瀉，透天涼を配す），太衝，三陰交（瀉）による清利肝経湿熱，去瘀止痛の法を用いて，効を収めることができた。


## 2．選穴について

　ここで紹介した6症例から見ると，三陰交，帰来，間使，合谷，陰陵泉，太衝，気海の6穴しか使っていないことがわかる。これらの中でも三陰交と帰来が最もよく用いられている。用穴が多ければいいということではなく，いかにしっかりと病機を把握し，臨機応変に選穴し，適切な配穴を行ってうまく補瀉法を運用するかが，治療効果を収めるポイントであることが，これらのことからわかる。病因病機が異なれば，選穴処方も異なり，補瀉法も異なるのである。

　例1，例2はともに間使，三陰交（瀉）により行気活血をはかっている。これは病因病機が同じであったので，選穴と治則も同じものとしたのである。また　例4と例6は証型が同じであったので，選穴もほぼ同じものとなっており，治則も同じものとなっている。


## 3．痛経の治療法則について

　痛経の主な病機は，気血運行の不暢である。この気血の運行に影響を与える原因としては，情志失調による肝気鬱滞，経血阻滞，鬱怒損傷による肝気乗脾，肝脾不和，経血阻滞，寒冷刺激による寒湿凝滞，経血阻滞，湿熱内蘊となりこの湿熱と月経血の互結による経血阻滞などがある。

　また腎陽虚弱，虚寒内生となり，衝任や胞宮が温煦されなくなり，虚寒血滞となって起こるもの，気血虧虚のために運血無力，血海空虚，胞脈失養となって起こるもの，肝腎虧虚，精血不足となり，胞脈が滋養されないために起こるものなどがある。気血の運行をよくし，胞脈が濡養されるようにすれば止痛の目的は達成できるが，このためには病因病機にもとづいて因果併治をはかる必要がある。それぞれ病因病機にもとづいた疏肝理気，通経行血の法，温化寒湿，活血通経の法，補益気血の法あるいは補益気血をはかりながら佐として活血調経をはかるという法，滋補肝腎，養血調経の法，養血行気の法あるいは養血行気をはかりなが

ら佐として調経をはかるという法，温経散寒，行血去瘀の法，清利湿熱，通経止痛の法を用いることによって，はじめて効を収めることができるのである。

## その他

### 1．患部取穴と補瀉法について

　気血虧虚型や肝腎虧損型の痛経では，月経後に血海空虚，胞脈失養となるために，少腹部や小腹部に隠痛が起こるという特徴がある。気海，帰来，水道，関元といった患部取穴には，虚だからといって補法を用いてはならない。なぜなら月経後のこういった部位の隠痛には，必ず気機不暢といった要素がからんでいるので，補法を施すと気血の通暢に影響してしまうからである。また痛みがあるからといって瀉法を用いてはならない。これはこのようなケースでは病の本は正虚であるので，瀉法を施すと虚をますます虚させることになるからである。このような場合の最もよい方法は，先瀉後補の法である。この法により去邪扶正，虚実兼顧をはかれば，非常によい効果を収めることができる。

### 2．痛経治療におけるベストの治療タイミング

　月経周期を28日とし，7という数字を基礎数字とする。これは『素問』上古天真論篇を参考にしたものである。7日ごとを1段階（あるいは1期）とすると，月経前期，月経期，月経後期，中間期の4段階とすることができる。
　痛経治療におけるベストの段階は，月経前期と月経期である。月経後期と中間期は，弁証調治の段階とすることができる。前者は多くの場合，実証性の痛経に適用する。例えば気滞血瘀，寒湿凝滞，血虚気滞，湿熱阻滞といった証型に適用し，この場合は通経止痛が主な治則となる。後者は肝腎虧損，気血虚弱，脾胃虚弱（化源不足）といった虚証性の痛経に適用する。この場合は調補培本が主な治則となる。一般的にいうと，実証のものは多くの場合，月経前期に施治したほうがよく，虚証のものは多くの場合，月経後期に施治したほうがよいということである。また激痛が起こっている場合や，一時的に止痛をはかりたい場合は，月経期に施治したほうがよい。調理脾胃，補益肝腎，調理気血をはかりたい場合は，中間期に施治するか，あるいは中間期を主として施治したほうがよい。実に偏しているものは月経前期に治療し，虚に偏しているものは月経後期に治療したほうがよい。『霊枢』衛気行篇では，「謹みて其の時を候えば，病期に与すべく，時を失ない候に反すれば，百病治せず」と述べている。このように本病に対する治療のタイミングは，非常に重要な意義があるのである。

### 3．三陰交は本病治療の常用穴

　三陰交では肝脾腎の三陰経が交会している。足三陰経の循行や肝脾腎3臓の生理・病理の

特徴にもとづいて，三陰交は婦人科疾患，血証，肝脾腎3臓と関連する男女の生殖器疾患，泌尿器疾患を治療する常用穴とされている。血証の要穴としての三陰交から見てみると，本穴に補法を施すと，養血の作用と全身の血分の虚虧を補益する作用がある。また本穴に瀉法を施すと，活血去瘀の作用と全身の血液の運行を通暢させる作用がある。瀉して透天涼を配すと，涼血去瘀の作用と血分の熱を清する作用がある。先瀉後補の法を施すと，和血，去瘀生新の作用がある。婦人は血を本とし，月経は血を用としている。痛経の主たる病機は，気血の運行不暢，気血虧虚による胞脈失養，精血虧損による胞脈失養である。このことから痛経の治療に三陰交を応用する重要性をうかがい知ることができる。次に例をあげる。

　気滞血瘀による場合は，行気活血，去瘀止痛を目的とした処方の中に，三陰交（瀉）を配穴すると活血去瘀をはかることができる。気虚血瘀による場合は，益気行血を目的とした処方の中に，三陰交（瀉）を配穴すると活血去瘀をはかることができる。気滞血熱による場合は，行気散滞，涼血化瘀を目的とした処方の中に，三陰交（瀉，透天涼を配す）を配穴すると涼血化瘀をはかることができる。寒湿凝滞による場合は，温化寒湿，通経行血を目的とした処方の中に，三陰交（瀉）を配穴すると行血去瘀をはかることができる。気血虧虚による場合は，補益気血を目的とした処方の中に，三陰交（補）を配穴すると養血をはかることができる。血虚気滞による場合は，養血行気を目的とした処方の中に，三陰交（補）を配穴すると養血をはかることができる。湿熱阻滞による場合は，清熱利湿，去瘀止痛を目的とした処方の中に，三陰交（瀉）を配穴すると去瘀止痛をはかることができる。肝経湿熱下注による場合は，清利肝経湿熱，通経止痛を目的とした処方の中に，三陰交（瀉）を配穴すると通経止痛をはかることができる。このようにほとんどの証型や病因によって起こる痛経に対して本穴を配穴できることから，本穴は本病を治療する常用穴とされているのである。

# 4. 欠　乳〔母乳分泌不足〕

## 概　説

　欠乳とは産後に母乳の分泌が少なくなったり，まったく出なくなったりすること。中医学では「少乳」「乳汁不足」「乳汁不行」ともいわれている。

　『婦人良方』には，「婦人の乳汁不行〔母乳分泌不足〕は，皆気血虚弱，経絡不調によるものである」としている。母乳の分泌不足は，分娩時に出血過多となり気が血とともに消耗して起こるもの，母体がもともと気血虧虚であったのに加え，出産により気血がより虚したために母乳の生成が不足して起こるもの，産後に肝鬱気滞となり気機不暢のために乳絡の通りが悪くなり，そのため母乳がつまって出なくなるもの，脾胃虚弱により納運失職となって化源が不足し気血虧虚となって起こるもの，肝気犯胃となって受納が悪くなり，気血の化生に影響して母乳が不足するものなどがある。また先天的に無乳といったものもあるが，この場合は欠乳として論治することはできない。また急性や慢性の乳腺炎により起こる欠乳も，本篇の内容には含まれない。本病と乳癰〔急性乳腺炎〕とは鑑別する必要がある。

　本病に対して鍼灸治療は，かなり有効である。欠乳が3ヵ月以内のものであれば，弁証が正確で取穴が適切であれば，その効果は著しい。一般的には1～5回の鍼治療で治癒させることができる。本科を受診する患者は，中西薬や単方の服用によって効果がなかったために，鍼灸治療を受診するものが大多数である。

　本病は臨床上では気血虧虚，肝鬱気滞，肝気犯胃，脾胃虚弱といった証型のものが多く見られる。ここでは以上の証型の証治と症例について述べることとする。

## 弁証施治

　本病には虚のものと，実のものがある。乳房が軟らかくて脹痛感がないものは，気血俱虚である場合が多く，気血虧虚による症状を伴うものが多い。あるいは脾胃虚弱による場合もあるが，この場合には納運失職による症状を伴うものが多い。乳房が脹り硬くなって痛むものは，肝鬱気滞や気滞血瘀による場合が多い。これらの場合は肝鬱気滞や気滞血瘀による症

状を伴うものが多い。
　本病の治療にあたっては，弁証取穴を行う必要がある。審因論治の原則のもとに全身治療を行うことにより，よい効果を収めることができるのである。例えば脾胃虚弱，化源不足による場合は，脾胃の健壮脾胃を本とすべきであり，肝鬱気滞，乳絡阻滞による場合は，疏肝理気が治療のポイントとなる。また気血虧虚のために母乳の生成が悪い場合は，補益気血が治療のポイントとなる。肝気犯胃となり母乳の生成に影響している場合は，まず理気和胃をはかる必要がある。

## 1　気血虧虚型

[主証]　母乳の減少，あるいは無乳。母乳は水様。乳房は軟らかく脹った感じはない。息切れ，精神疲労，頭暈，心悸。顔色がすぐれないといった症状を伴う。舌質は淡，少苔，脈は虚細となる。

[治則]　補益気血，佐として調乳をはかる。

[取穴]　合谷，三陰交（補）：補益気血
　　　　あるいは少沢（瀉）を配穴して佐として通乳をはかる。これは虚中挟実に用いる。
　　　　または少沢（補）を配穴して母乳の分泌を促す。これは虚証に用いる。

[応用]　合谷，三陰交（補）により阻滞が生じる恐れがあるもの，あるいは気機不暢を伴うものには間使（瀉）を加え，佐として理気通乳をはかるとよい。

## 2　脾胃虚弱型

[主証]　母乳の減少，あるいは母乳が極めて少ない。乳房は軟らかい。腹脹，食少，息切れ，精神疲労，倦怠，無力感，下痢といった症状を伴う。顔色は萎黄，舌質は淡，舌苔は薄，脈は軟弱となる。

[治則]　健壮脾胃

[取穴]　◇足三里，陰陵泉（補）：健脾益胃
　　　　◇脾兪，胃兪（補）：健脾益胃

[応用]　◇脾胃虚弱，納運失職となって胃や腹部に不快感があるものには，脾兪，胃兪（補），足三里（瀉）により健脾益胃，和中導滞をはかって，脾胃の機能改善をはかるとよい。
　　　　◇脾胃の納運機能が回復しているのに，母乳の分泌がまだ不足しているものには，合谷，三陰交（補）により直接補益気血をはかり，気血を旺盛にさせ母乳の生成を促すとよい。

### ③ 肝鬱気滞型

[主証] 母乳の減少，あるいは無乳。乳房脹痛。胸脇脹悶，食欲不振，情志抑鬱といった症状を伴う。舌質は正常，舌苔は薄白，脈は弦または沈弦となる。
[治則] 疏肝解鬱，通絡下乳
[取穴] ◇間使か内関，期門，少沢（瀉）：疏肝解鬱，理気通乳
　　　 ◇膻中，間使（瀉），少沢（点刺出血）
　　　　 膻中は乳房に向けて横刺し，鍼感を乳房にいたらせると，疏調気機，宣通乳絡をはかることができる。
[応用] ◇乳房が脹れていて微熱があるものには，疏肝解鬱，理気通乳の処方である間使，期門，少沢（瀉）に，内庭（瀉）を加えて清熱散結をはかるとよい。
　　　 ◇肝気鬱滞，気機不利，血行瘀阻，乳絡不暢となっているものには，間使，三陰交（瀉）により行気活血をはかるか，肝兪，膈兪（瀉）に少沢（鍼刺）を加えて行気活血，通絡行乳をはかるとよい。あるいは間使，太衝，少沢（瀉）により疏肝理気をはかるとよい。これは活血作用のある経穴を配穴せず行血をはかるものであり，気行れば血も行るの意をとったものである。

### ④ 肝気犯胃型

[主証] 乳房脹痛，母乳のひどい減少。胃の脹満，脇肋痛，胃のつかえ，食少，噯気がすっきり出ないといった症状を伴う。舌苔は薄白，脈は沈弦となる。
[治則] 理気和胃，佐として通乳をはかる。
[取穴] 内関，足三里（瀉）：理気和胃
　　　 少沢（瀉）を配穴して佐として通暢乳汁をはかる。胃痛がひどい場合は，足三里を中脘（瀉）に変えるか，上処方に中脘（瀉）を加えるとよい。

　上記の肝気鬱滞，気血虧虚，脾胃虚弱によらない単純な欠乳には，対症治療やマニュアルにある取穴で対処できる。例えば膻中，少沢（瀉），乳根（灸）を用いれば，一定の効果がある。もし効果が優れない場合は，合谷，三陰交（補），少沢（点刺）により補益気血，通暢乳汁をはかるとよい。たとえ気血虧虚による症状がない場合でも，気血は母乳生成の基礎であるので，この方法を採用すれば母乳の増加を助けることができるので，良い効果を収める場合が多いのである。

婦人科・小児科

## 症　例

[症例１] 血虧気虚合気滞乳絡
患　者：女，34歳，初診1969年３月14日
主　訴：母乳分泌不足となって30日になる。
現病歴：1967年の出産後，怒ったことが原因で母乳の出が悪くなったことがある。今回は産後30日たった頃，やはり怒った後に母乳の出が悪くなってしまった。平素から息切れ，頭暈，胃痛，飲食減少といった症状がある。脈は虚弱であった。中西薬や単方を服用したが効果はなかった。
弁　証：血虧気虚と気滞乳絡の合併による母乳分泌不足
治　則：補益精血を主とし，佐として益気，理気通乳をはかる。
取穴と効果：初診：合谷，三陰交（補），間使（瀉）とする。
　　　　　２診：前回の治療後，乳房と脇肋部に脹った感じが生じた。三陰交，復溜（補）により補益精血をはかり，間使（瀉）により理気通乳をはかることとする。
　　　　　３診：２診の治療後，乳房と脇肋部に脹った感じが生じ，母乳が増加した。治療穴と手技は２診同様とする。
　　　　　４診：母乳が充分に出るようになった。治療穴と手技は２診同様とする。
　　　　　1969年９月に患者の妹から治癒していることを確認した。
考　察：母乳は気血が化生したものである。また気血は水穀の精微から作られる。本症例の患者は平素から胃脘部の脹痛，食事量の減少といった症状があり，気血の来源が不足し，母乳の生成に影響があったと考えられる。さらに産後の情志抑鬱によって気機不暢，乳絡凝滞となり，母乳の運行に影響が生じてしまったものである。息切れ，頭暈，脈虚弱は，気血不足の象である。
　　　　初診では合谷，三陰交（補）により補益気血をはかり，間使（瀉）により利気通乳をはかった。初診後に気虚はある程度改善が見られたので，２～４診では前処方の合谷を復溜に変えて補益精血を主にはかり，佐として理気通乳をはかって効を収めることができた。もし肝鬱気滞，情志失和によるものとして施治し，補益気血，補益精血の法を用いなかったら，これほど満足のいく効果を収めることはできなかったであろう。

[症例２] 肝鬱気滞，乳絡阻滞
患　者：女，32歳，初診1972年２月26日
主　訴：母乳分泌不足となって１カ月余りになる。
現病歴：１カ月前，怒った後に両側の乳房に刺痛，脹痛が起こり，しだいに母乳の分泌が減少し始めた。身体は肥満している。脈は沈弦であった。以前に３人の子供を出産しているが，母乳の分泌はすべて順調であった。

弁　証：肝鬱気滞，乳絡阻滞
治　則：理気通乳
取　穴：内関（瀉），少沢（鍼刺）。
効　果：初診後には乳房の刺痛，脹痛が軽減し，母乳の分泌が少し増加した。2診後には母乳の分泌は正常に回復した。
考　察：情志抑鬱，肝失条達，気機不暢となり，乳絡が凝滞して母乳の運行が悪くなった症例である。内関（瀉）により理気散滞通絡，通乳をはかり，少沢（鍼刺）により通暢母乳をはかった。この理気散滞，通乳下乳の法により，2回の鍼治療で母乳の状態は正常となった。

［症例3］気血虧虚，気滞乳絡
患　者：女，26歳，初診1973年5月26日
主　訴：母乳分泌不足となって1カ月余りになる。
現病歴：1カ月前怒った後に母乳の分泌がしだいに減少し始めた。平素から身体は弱いほうであり，熱いと頭暈や頭痛がひどくなり，息切れ，空腹時の全身のふるえ，だるさ，無力感，腰痛，身体痛，下肢無力，空腹になっても食欲がないといった症状があった。身体は痩せており，顔色は蒼白，脈は細弦であった。中西薬と単方により治療を受けたが効果はなかった。
弁　証：気血虧虚と気滞乳絡が合併して起こった母乳欠乏
治　則：補益気血を主とし，佐として理気通乳をはかる。
取　穴：合谷，三陰交（補），間使（瀉）。2～3日に1回の鍼治療とする。
効　果：2診後には母乳は増加し，精神状態も好転した。頭暈，腰痛，だるさ，無力感は改善をみた。3診後には母乳が充分に分泌するようになった。4カ月後に前回の3回の治療で治癒していたことを確認した。
考　察：母乳は気血が化生して生じるものである。気が無ければ母乳は化せず，血が無ければ母乳は生じない。患者は平素から気血虧虚の状態にあったが，さらに情志失調のために食欲がなくなり母乳がいっそう欠乏するようになったと考えられる。本症例の母乳欠乏は気血虧虚が主な原因であり，肝鬱気滞は二次的な原因である。
　　　　したがって合谷，三陰交（補）により補益気血をはかった。これは八珍湯に類似した効がある。さらに間使（瀉）を配穴して理気通乳をはかり効を収めることができた。本症例は2つの証型からなるものであるが，1つの処方で効を収めることができた。

［症例4］気血虧虚，母乳不生
患　者：女，24歳，初診1972年12月10日
主　訴：母乳分泌不足となって3カ月になる。
現病歴：第1子の時は母乳の分泌は正常であった。今回は出産後1カ月に満たないが，母乳

婦人科・小児科

の分泌がしだいに減少した。原因は不明である。脈は沈弱である。外観的にも身体の状態はよくない。西洋薬と通乳作用のある単方を服用したが効果はなかった。
弁　　証：気血虧虚，母乳不生
治　　則：補益気血，佐として通乳をはかる。
取　　穴：合谷，三陰交（補），乳根（瀉）。
効　　果：1回の鍼治療で治癒した。1973年2月28日に治癒していたことを確認した。
考　　察：本症例には気血虧虚による症状がなく，また他の原因も見られない。脈が沈弱であり，外観上身体が弱そうであり，また母乳の来源が気血であるということにもとづいて治療を考えた。つまり合谷，三陰交（補）により補益気血をはかり，乳根に鍼刺することにより佐として通暢乳絡をはかるという法により，効を収めることができた。1回の鍼治療で良い効果をおさめることができた理由は，気血虧虚による症状がひどくなかったので回復しやすかったからである。

［症例5］気滞胃腑，化源不足

患　　者：女，28歳，初診1974年3月30日
主　　訴：母乳分泌不足となって3カ月になる。
現病歴：産後に母乳の分泌がしだいに減少し，乳房に脹痛が起こるようになった。腹脹，食少，胃の隠痛，息切れ，頭暈，心悸，だるさ，無力感といった症状を伴っている。舌苔は薄白，脈は沈弦であった。中西薬や単方による治療では効果がなかった。
弁　　証：気滞胃腑，納運失職，化源不足，母乳不生
治　　則：理気和胃，佐として補気をはかる。
取　　穴：初診：合谷，三陰交（補）により気血双補をはかる。
　　　　　2〜4診：間使，足三里（瀉，理気和胃），合谷（補，補気）とする。
効　　果：初診後は効果がなかった。2診後には飲食が増加し，母乳の分泌が増えた。3診後には腹脹，食少，胃の隠痛は治癒し，母乳の分泌は増加した。4診で治癒した。
考　　察：脈証にもとづくと，気滞胃腑，納運失職となり，そのために気血化源不足，気機不暢となって母乳の化生と通行に影響して起こったものと考えられる。そのため腹脹，食少，胃の隠痛，母乳の不足，乳房脹痛といった症状が出現しているのである。さらに息切れ，頭暈，心悸，だるさ，無力感といった症状を伴っているが，これらは納運失職のために気血の化源が不足して起こったものである。
　　　　　初診では直接，補益気血をはかって母乳の化生を促進させるという法を用いたが効果がなかった。2〜4診では理気和胃の法に改め，胃気を調和させて飲食を増加させ，気血化生の源を充実させることとした。その結果，母乳の量が増加した。さらに合谷（補）を配穴したのは，1つは体質強化をはかるためであり，1つは母乳の化生を促すためである。

［症例6］気血虧虚，母乳不生
患　　者：女，30歳，初診1973年12月28日
主　　訴：母乳分泌不足となって2カ月になる。
現病歴：産後に母乳がしだいに減少した。乳房は柔らかく，母乳は稀薄である。息切れ，心悸，倦怠，無力，盗汗，自汗といった症状を伴っている。右脈は沈細無力であり，左脈は沈弱であった。西洋薬，中薬ともに効果がなかった。
弁　　証：気血虧虚，母乳不生
治　　則：補益気血により母乳を増やす。
取　　穴：合谷，三陰交（補）。
効　　果：2診後には母乳が充分に出るようになった。1974年4月27日に患者の夫から治癒していることを確認した。
考　　察：「気無ければ則ち乳以て化すこと無く，血無ければ則ち乳以て生ずること無し」といわれている。脈証にもとづくと，本症例は気血虧虚のために母乳を化生することができなくなって起こったものと考えられる。
　　　　　合谷（補）により補気をはかって母乳を化し，三陰交（補）により養血をはかって母乳を生じさせることとした。この補益気血により母乳を化生させるという法により，2診後には母乳の量も増加し，著効を収めることができた。

［症例7］宿食傷脾，乳失化源
患　　者：女，29歳，1988年1月27日
主　　訴：母乳分泌不足となって25日になる。
現病歴：初産であり出産時は順調であった。現在は産後45日である。もともと消化機能が弱いほうであった。25日前の夕飯時に食べ過ぎ，食後に眠ってしまった。目が覚めると胃が苦しく，食事の量が減ってしまった。続いて胃脘脹満，腹鳴が起こり，1日に2～4回ほど下痢が起こるようになった。飲食の減少とともに母乳の分泌も減少し，まったく出なくなりそうである。四肢に力が入らず，倦怠，無力感がある。唇の色は淡，舌質は淡紅，舌苔は薄白，脈は沈細無力である。通乳作用がある単方を何度となく服用したが効果がなかった。
弁　　証：宿食傷脾，乳失化源
治　　則：健脾益気，佐として理気和胃をはかって通乳を促す。
取　　穴：陰陵泉，足三里（補），内関（瀉）。2～4日に1回の鍼治療とする。
効　　果：2診後には飲食は増加し，腹鳴と下痢は軽減した。大便は1日2回となった。3診後には胃腸の症状が治癒し，母乳の分泌もやや増加した。4診後には脾，胃腸の症状は治癒し，母乳の分泌も増加した。5診で治癒し，6診では治療効果の安定をはかった。
考　　察：本症例の患者は平素から消化不良であった。産後に身体が弱くなっているのに食べ過ぎたため，宿食傷脾，運化失職となり，胃の不快感，腹鳴，下痢が起こり食欲不

婦人科・小児科

振となっている。飲食減少と下痢により化源が不足すると，母乳の化生にいっそう悪い影響がおよぶ。そのため母乳の量がしだいに減少し，ついにはまったく出なくなっている。舌，唇，脈象の変化は，気血虧虚の象が現れている。薛立斎は「血なるは水穀の精気なり，五臓に和調し，六腑に洒陳す。婦人は上れば則ち乳汁と為し，下れば則ち月経と為す」と述べている。本症例は脾胃虚弱，納運失職となり生化の源が不足したために，母乳の生成が少なくなったものである。

陰陵泉（補）により健脾益気をはかり，足三里（補）により健脾益胃をはかり，内関（瀉）により調和胃気をはかった。これは健脾益気，佐として調和胃気をはかるという法であり，生化の源を助けて母乳の量を増加させるというものである。6診で効を収めることができた。

[症例8] 失血損気，乳失化生

患　者：女，28歳，初診1991年2月21日
主　訴：母乳分泌不足となって3カ月になる。
現病歴：産後，月経が2回発来したが，月経の質は稀薄であり，量は多い。毎回の月経は10日ほど続く。分娩後，母乳の分泌は少なかったが，1カ月後にはしだいに減少し，現在はまったく出なくなってしまった。乳房は柔らかく脹痛感はない。通乳作用のある中西薬や単方を服用したが効果はなかった。心悸，不眠，折れるような腰のだるさ，倦怠感，無力感といった症状を伴っている。顔色不華，舌質は淡，舌苔は少，脈は虚細であった。来院時は月経が終わって5日目であった。
弁　証：産後の経量過多による失血傷気，乳失化生
治　則：まず益気養血，益脾摂血をはかり，後に益気養血，佐として通乳をはかる。
取　穴：初診〜4診：合谷，三陰交（補）とする。
　　　　5〜9診：上処方に少沢（瀉）を加える。2〜3日に1回の鍼治療とする。
効　果：4診後，月経が発来せず，精神状態は好転しており，乳房に張った感じがある。6診後，月経が依然として発来せず，随伴症状が著しく改善した。乳房は張った感じがし，少量の母乳が分泌するようになった。8診で治癒し乳児に哺乳させることができるようになった。3カ月後に治癒していることを確認した。
考　察：本症例の患者は本来は産後には月経は起こらないのに，気虚のために統血することができないために月経が発来し量が増加している。陰血を損傷し，また気を損傷して気血双虧となっている。気血虧虚になると母乳は化生しなくなり，母乳はしだいに出なくなる。乳房が軟らかくて脹った感じがないことから，虚によるものであることがわかる。陰血不足となり血が心を養わないと，心悸，不眠が起こるようになる。気血両虚となると，精神疲労，無力感が起こり，腰に折れるようなだるさが生じたりするようになる。顔色，舌，脈の変化は，気血虧虚の象である。

初診〜4診では，合谷（補）により補気をはかり，三陰交（補）により益脾養血をはかった。補気をはかると摂血や生血を助けることができるし，また益気化乳の効

がある。三陰交（補）は益脾養血の他に，益脾摂血をはかることもできる。5〜9診では合谷（補）により補気をはかり，三陰交（補）により養血をはかり，少沢（瀉）により佐として通乳をはかって母乳の分泌を促した。第1処方は益気することにより生血，摂血をはかり，益脾することにより統血をはかるという配穴がなされている。また第2処方は母乳の来源は気血の化生にあるので，通乳することによって母乳の分泌を助けることができるように配穴したものである。

## 結　語

### 1．症例のまとめ

本篇では8症例を紹介した。

例1は気血虧虚，気滞乳絡によるものである。気滞乳絡によるものではあるが症状が強く出ておらず，また平素から精血不足に気虚を伴った状態にあることから，治療は補益精血を主とし，佐として補気と理気通乳をはかることとした。具体的には合谷，三陰交（補），間使（瀉）により補益気血，理気通乳をはかった。初診後には気虚に改善が見られたので，2〜4診では合谷（補）を復溜（補）に改め，補益精血，理気通乳をはかって，効を収めることができた。

例2は肝鬱気滞，乳絡阻滞によるものである。理気通乳の法を用いることとし，内関（瀉），少沢（鍼刺）により効を収めることができた。

例3は気血虧虚，気滞乳絡によるものである。平素から気血虧虚の状態にあったところに，鬱怒による気滞が加わって発症したものである。したがって2つの証型が出現しているのである。気血虧虚による症状が強く現れているので，補益気血を主とし，佐として理気通乳をはかることとした。合谷，三陰交（補），間使（瀉）により，効を収めることができた。

例4は気血虧虚，母乳不生によるものである。気血虧虚による症状は著しくないが，脈象が虚弱であること，外観的にも身体が弱そうであること，また母乳が気血の化生によるといったことを弁証の根拠とした。補益気血，佐として通乳をはかることとし，合谷，三陰交（補），乳根（瀉）により効を収めることができた。

例5は気滞胃腑，乳失化源によるものである。気滞胃腑となり納運機能が悪くなって化源が不足すると，母乳が生成されなくなる。合谷，三陰交（補）により補益気血をはかったが，効果がなかった。治則を本に求めることとし，理気和胃，佐として補気をはかるという法に改め，間使，足三里（瀉），合谷（補）として効を収めることができた。

例6も気血虧虚，母乳不生によるものである。ただし虧虚証候が例4よりも強かったので，補益気血の法のみを用いることとし，合谷，三陰交（補）により効を収めることができた。

例7は宿食傷脾，乳失化源によるものである。健脾益気，佐として理気和胃，通乳をはかるという法を用いることとし，陰陵泉，足三里（補），内関（瀉）により効を収めることができた。

例8は失血損気，乳失化生によるものである。先に補益気血，益脾摂血をはかり，ついで佐としての通乳の法を加えることとした。したがって第1処方は合谷，三陰交（補）とし，第2処方はこれに少沢（瀉）を加えたものとなっている。

## 2．選穴について

本篇で紹介した8症例では，合谷，三陰交，間使，内関，少沢，復溜，足三里，陰陵泉，乳根の9穴が用いられているが，前の5穴までがよく用いられている。症例によって異なるが，選穴は少ないものでは2穴，多いものでも3穴となっている。選穴は多くないが，弁証が正確で配穴が適切であれば，良い効果を収めることができるのである。

## その他

### 1．欠乳〔母乳分泌不足〕の病因と治則

『女科経綸』産後証下では『大全』を引用して，「婦人の乳汁は，気血が化したものである。無乳は気血虚弱，経絡不調によるものである。産後には必ず乳汁が出るものであるが，乳房が脹っているのに無乳となる場合は，若い人の初産に見られ，風熱によるものである。清利作用がある薬を服用すれば乳汁が通じるようになる。また経産婦で無乳となる場合は，津液枯渇によるものである。滋養作用がある薬を服用させこれを助けるべきである。乳汁が多くない場合は，通経の薬を服用すべきである。婦人の乳汁は衝脈と胃経の通暢に依存している。多産の婦人で乳汁の出が旺盛であるものは，血気が衰えていないことによるものである。もともと衝任に病があるもので乳汁の量が少なく乳汁の色が黄色となるものは，その子供も身体が弱く病気がちになる。」と述べている。この前人の経験則は，臨床上参考にすることができる。

### 2．経験談

われわれは1967～1985年までに，欠乳の患者280症例に対して鍼治療を行った。有効率は95％以上に達し，治癒率は90％に達した。多くのものは産後欠乳が30～60日間経過しており，少数ではあるが産後欠乳が90日経過しているものもあった。また特殊な症例では産後30～60日経過してから欠乳となり，30日間欠乳状態が続いたため鍼治療を受診したというものもある。多くの患者は先に中西薬や民間薬を服用して効果がなかったため，鍼灸治療を受診したものである。産後欠乳が100～150日経過しているものは，あまり良い効果を収めることができなかった。この280症例の欠乳患者に対しては，すべて弁証取穴，分型治療を行った。多年にわたる経験から見ると，欠乳の原因は気滞乳絡による母乳不暢を除くと，絶対多数は気血虧虚による乳失化生，化源不足による母乳不生であった。したがって母乳不行，母乳欠乏

あるいは無乳だからといって，一概に通乳の法を用いるというのは適切ではないことがわかる。産後は多くの場合が虚しており，気血を損傷している場合が多い。通乳の法は気や血を損傷させるので注意を要する。長期にわたって通乳の法を用いると，身体を損ねるのでいっそうの注意が必要となる。

婦人科・小児科

# 5. 小児麻痺

## 概　説

　小児麻痺はポリオとも呼ばれている。
本病の急性期には頭痛，発熱，咳嗽，嘔吐，咽頭痛といった証候が出現するが，これは「温熱病」の範疇に含まれる。麻痺が出現した後は，「痿証」の範疇に含まれる。夏季や秋季に流行しやすく，年齢的には1〜5歳児が罹りやすい。本病は一般的には，まず発熱，腹痛，胃腸症状や上気道感染症状が出現する。その後，解熱した後に不規則性，非対称性の弛緩性の麻痺が出現するようになる。麻痺は下肢に出現しやすい。一般的には癱→軟→細→涼→変形といった特徴がある。本病は肺，胃，肝，腎の4経の病であり，肌肉，血脈，筋骨の3者が損傷するというものである。
　臨床上は多発性神経炎，閉塞性脳動脈炎，ウイルス性脳炎，日本脳炎といった病との鑑別を行う必要がある。
　鍼灸臨床では「痿証」の段階のものが多く見られる。つまり一般外来や入院病棟での治療を受け，その後に鍼灸科を受診するものが多い。当病院では1963〜1976年の期間に，本病の受診が集中した。鍼灸治療では癱瘓前期，癱瘓期の効果は優れているが，後遺症期のものに対しては完全に回復させるのは難しい。とくに患肢が奇形していて患者の体質が悪かったり，痞積を伴っている場合は，完全回復はかなり困難である。
　症状の現れかた，病状の変化および転帰にもとづくと，本病は邪犯肺胃，邪注経絡，湿熱入絡，気虚血滞，気陰両虚，肝腎虧損，気血双虧といった証候に分類することができる。ここでは以上の幾つかの証型の証治と症例について述べることとする。

## 弁証施治

　本病は経過の長短，麻痺の程度および随伴症状の出方にもとづき，虚実と証型をしっかり鑑別して治療を行う必要がある。癱瘓前期では風，湿，熱や時邪の侵入による実証のものが多い。去邪を主とした云風清熱利湿の法を用いるとよい。癱瘓期は湿熱入絡のものが多く見られる。この場合は清熱利湿通絡の法を用いるとよい。また気陰両虚のものには益気養陰の

法を用いるとよい。回復期および後遺症期では虚証のものが多く見られる。肝腎両虚のものには補益肝腎の法を用い，気血双虧のものには大補気血による補益筋脈の法を用いるとよい。

　鍼灸治療の選穴処方は，弁証取穴による全体治療を主とし，必要に応じて局所穴を配穴して局所治療を施すとよい。


### 弁証取穴による全体治療：

#### 1　邪犯肺胃型（前駆期）
[主証]　発熱，咳嗽，あるいは悪心・嘔吐，食欲不振，下痢，咽頭の紅潮または咽頭痛。舌苔は薄膩，脈は濡数となる。
[治則]　去風解表，清熱利湿
[取穴]　曲池，魚際，陰陵泉（瀉）


#### 2　邪注経絡型（癱瘓前期）
[主証]　再度発熱，肢体疼痛，寝返り困難。なでられたり抱かれたりするのを嫌がり，泣き叫ぶ。煩躁が起こったり嗜眠となる。汗が多い。舌質は紅，舌苔は膩，脈は滑数となる。
[治則]　去風利湿，清熱通絡
[取穴]　曲池，足三里，陰陵泉（瀉）


#### 3　湿熱入絡型（癱瘓期）
[主証]　数日間発熱した後に，発熱や身体痛といった前駆期や癱瘓前期に出現した症状は，しだいに軽減あるいは消失する。ただし肢体が軟弱・無力となって動けなくなったり完全癱瘓となる。これらは下肢に多く見られる。さらに食欲不振，泥状便，尿黄といった症状を伴う。舌苔は薄黄で膩，脈は濡数または滑数となる。
[治則]　清熱化湿通絡
[取穴]　足三里，陰陵泉（瀉）
[応用]　◇発病経過がやや長いものには患部の局所穴（瀉）と上述した処方を交互に用いるとよい。
　　　　◇熱が湿より強いものには，合谷，陰陵泉（瀉）を用いる。内庭（瀉）を加えてもよい。
　　　　◇癱瘓前期あるいは癱瘓期で胃腸の湿熱症状が著しい場合，あるいは発病経過が短い場合は，局所穴を配穴せず足三里，陰陵泉（瀉）だけでも効果はよい。
　　　　◇癱瘓期で脾虚有湿による症状を伴っているものには足三里，陰陵泉（先瀉後補）により健脾去湿をはかるとよい。

### 4 気虚血滞型（癱瘓期－回復期）

[主証] 解熱後に肢体癱瘓・無力，皮膚が温まらない，言語無力となる。あるいは精神不振，少気懶言，下肢が温まらないなどとなる。膩苔からしだいに舌苔薄白となる。脈は濡または細濇となる。
[治則] 益気活血通絡
[取穴] 合谷（捻補5分間），三陰交（捻瀉3分間）：補陽還五湯に類似した効がある。
[応用] 癱瘓が著しいものには，上処方に患部局所穴（瀉または補）を配穴するとよい。患部局所穴（瀉）と患部局所穴（補）は交互に用いることとする。


### 5 気陰両虚型（癱瘓期－回復期）

[主証] 肢体癱瘓，痿軟無力。自汗または盗汗，息切れ，顔色は黄色，口が乾燥する，咽頭の乾きといった症状を伴う。剥落苔少津，舌質は光淡，脈は細数となる。
[治則] 益気養陰栄筋
[取穴] 合谷，復溜（補）


### 6 気血虧虚型（回復期－後遺症期）

[主証] 肢体痿軟無力。消痩，皮膚欠温，精神不振。顔色がすぐれないといった症状を伴う。舌質は淡，舌苔は白，脈は細弱または虚細となる。
[治則] 補益気血，栄養筋脈
[取穴] 合谷，三陰交または血海（補）
　　　　患部経穴（補，ただし標実のものには瀉法か先瀉後補の法）
　　　　上記の2法を交互に用いる。
[応用] 脾虚症状を伴い下肢痿軟であるものには足三里，三陰交（補）を用いるとよい。これには補気養血健脾と，下肢筋脈を壮健にするという二重の効果がある。


### 7 肝腎虧虚型（後遺症期）

[主証] 長期にわたる癱瘓による肌肉の著しい萎縮，身体の奇形，皮膚欠温。
[治則] 補益肝腎，強筋壮骨
[取穴] ①腎兪，復溜，絶骨，陽陵泉（補）
　　　　②患部経穴（状況に応じて補または瀉）
　　　　上記2法を交互に用いる。

**局部取穴による局所療法：**

　本病の癱瘓期，回復期，後遺症期の局所療法は以下のように行う。全身症状がある場合は，局部取穴と証型にもとづく弁証取穴を同時または交互に用いて標本兼顧，因果併治をはかる。全身症状がなく単純に局所症状しかない場合は，局所の状況にもとづいて虚には補法を施し実には瀉法を施す。これによって去邪舒筋活絡と強壮筋脈，強壮筋骨，補益虚損の効を収めることができる。対症治療としての局部取穴は以下のように行うとよい。

### 1　上肢麻痺

　肩髃，曲池，手三里，孔最，支正などの経穴を選穴する。発病経過が短いもの，あるいは実の証型に属しているものには瀉法を施し，舒筋活絡をはかるとよい。また発病経過が長いもの，あるいは後遺症期のものには補法を施し，健壮筋脈をはかるとよい。具体的な選穴施治は以下の通りである。

◇上肢挙上困難
　　肩中，天宗，肩髃，臂臑などを選穴し，虚には補法，実には瀉法を施す。

◇肘部無力
　　曲池，手三里，支溝などに補法を施す。

◇下垂手
　　手少陽，陽明，太陽経の上腕の経筋が弛緩しているものには，曲池，外関，養老，偏歴などに補法を施す。

◇手内旋
　　陽谿，列缺，手三里に補法，あるいは後谿，通里などに瀉法を施す。

◇手外旋
　　後谿，通里に補法，あるいは陽谿，手三里，偏歴，列缺などに瀉法を施す。

### 2　下肢麻痺

　発病経過が短いもの，あるいは実の証型に属しているものには環跳，委中（または陽陵泉），崑崙に瀉法を施し舒筋活絡をはかるとよい。全身症状がない場合は，上記の3穴を取穴するだけでよい。発病経過が長いもの，あるいは後遺症期のものには環跳，足三里，絶骨，白環兪などに補法を施し，健壮筋脈をはかるとよい。具体的な選穴と施治は以下の通りである。

◇大腿挙上無力
　　髀関，伏兎などに補法を施す。

◇膝屈曲
　　膝関節が屈曲し攣縮しているものには委中（または委陽），殷門，承山などに瀉法を施す。

◇膝反屈
　膝関節が過度に弛緩しているものには曲泉，殷門，承山，委陽などに補法を施す。
◇下垂足
　解谿，足下廉，丘墟，中封などに補法を施す。
◇内反足
　絶骨，足三里，陽陵泉，申脈などに補法を施すか，あるいは三陰交，照海，太谿などに瀉法を施す。
◇外反足
　照海，三陰交，太谿などに補法を施すか，あるいは絶骨，足下廉，陽陵泉，申脈などに瀉法を施す。
◇踵歩行
　承山，崙論，太谿などに補法を施す。

## 3　腹筋麻痺

梁門，天枢，帯脈，脾兪，胃兪に補法を施す。あるいは患側の10，11，12胸椎の傍ら1 cmの部位にそれぞれ5〜8分ほど鍼刺して補法を施す。患側の10，11，12胸椎の傍ら1〜2 cmの部位を皮膚鍼で叩打してもよい。

## 症　例

[症例1] 邪犯肺胃，経脈損傷
患　者：男，2歳，初診1968年1月3日
主　訴：下肢痿軟となって5日になる。
現病歴：5日前に発熱，咳嗽，腹脹，便秘，尿黄，食少，乾嘔，口渇といった症状が出現した。そして3日後には両下肢痿軟が出現した。唇の色は紅，舌苔は薄黄，脈は濡数であった。
検　査：意識はしっかりしている。体温は38.8℃，腹部は柔らかい。肝脾の腫大はない。下肢の筋張力の低下，腱反射（−）。胸部X線：肺野ははっきりしており，心隔は正常。白血球数11400/ml，リンパ球31％，単球1％，好中球68％。血沈9 mm／h。当病院の西医内科から小児麻痺として鍼灸治療を依頼された。
弁　証：温熱病毒が肺胃に侵犯し，脊髄を損傷して経脈失用となって起こった下肢麻痺
治　則：宣肺退熱，清胃利湿
取　穴：合谷，陰陵泉，内庭（瀉）。隔日治療とする。
効　果：2診後には数歩ではあるが歩行ができるようになった。3診後には前回より歩行が改善しており，発熱や咳嗽，腹脹，食少，便秘，乾嘔，口渇といった症状は著しく軽減した。5診で治癒した。3カ月後に父親が来院し治癒していることを確

認した。
考　察：本症例は邪犯肺胃の前駆期であり，また熱勝挟湿となり経脈に侵犯して起こった癰瘓証候である。病因病機は次の通りである。病邪が肺胃を侵して陽明の熱が強くなったために発熱，咳嗽，腹脹，食少，乾嘔，口渇，便秘などの症状が出現している。病邪に湿がからんで下肢の筋脈を損傷したために，下肢痿軟が起こっている。舌苔薄黄，脈濡数，唇の色が紅といった所見は，熱勝挟湿の象である。

合谷（瀉）により清熱宣肺，退熱をはかり，内庭（瀉）により胃熱を清し，陰陵泉（瀉）により去湿益脾をはかった。この宣肺退熱，清胃利湿の法により諸症状はすべて治癒した。

[症例2] 湿熱蘊鬱中焦，浸淫経脈
患　者：男，9歳，初診1972年8月11日
主　訴：下肢痿軟となって4日になる。
現病歴：6日前に39℃の高熱が起こり高熱が5日間続いた。悪心，嘔吐，腹脹，食少，尿黄，下痢といった症状を伴っていた。扁桃炎と誤診されてペニシリン，ストレプトマイシン注射と薬物の服用後に熱は下がったが，右下肢が痿軟となり，跛行をするようになり，転びやすくなった。顔色は黄色く，舌苔は白膩であった。
検　査：意識は正常，心肺（−），肝脾（−）。右下肢痿軟のため跛行，尖足位。腱反射は左より減弱しているが病理反射はない。両側の殿部に異常所見および痛みはない。当病院の内科，外科にて小児麻痺と診断され鍼灸科に紹介された。
弁　証：温邪挟湿，蘊鬱中焦となり，脊髄損傷，浸淫経脈，筋脈失用となって起こった下肢痿軟
治　則：清熱利湿
取　穴：合谷，陰陵泉（瀉）。隔日治療とする。
効　果：2診後には右下肢の歩行がほぼ正常となる。悪心，嘔吐，尿黄，下痢，腹脹，食少はすべて治癒した。舌苔は白膩から薄白となった。4診で治癒した。
考　察：病邪に湿がからんで中焦に蘊鬱し脾胃を損傷したために，悪心，嘔吐，腹脹，食少，下痢が起こっている。湿熱が肌表に蘊蒸したために発熱が起こり，湿熱が燻蒸したために顔色は黄色くなっている。湿熱の邪が脊髄を損傷して筋脈を侵したために，下肢の筋脈が弛緩し麻痺が出現している。

湿熱の邪による癰瘓期であるので，合谷（瀉）により清熱をはかり，陰陵泉（瀉）により利湿をはかった。この清利湿熱の法により，効を収めることができた。本症例の病機は，『素問』生気通天論にある「湿熱攘わざれば，大筋緛短し，小筋弛長す。緛短は拘たり，弛長は痿たり」というタイプの小児痿証に相当する。したがって清熱利湿の法によって効を収めることができた。

［症例3］病邪挟湿，浸淫経筋
患　　者：男，2歳半，初診1973年11月8日
主　　訴：下肢痿軟となって20日になる。
現病歴：20日前に発熱が起こり，咳嗽，くしゃみ，涙が出る，腹脹，食少といった症状が3日ほどあった。薬物治療により治癒した後に，右の下肢痿軟に気がついた。中西薬による治療を受けたが，あまり効果がなかった。
現　　症：右の下肢痿軟，跛行し転びやすい。尿は黄色，顔色は黄色，舌苔は薄白であった。
弁　　証：病邪挟湿，浸淫経脈，筋脈弛緩による下肢痿軟
治　　則：去湿理脾和中，舒筋活絡
取　　穴：陰陵泉，足三里（瀉）。隔日治療とする。
効　　果：2診後に下肢がやや軟であるが歩行ができるようになった。跛行しなくなった。3診で治癒した。1973年11月25日に父親から治癒していることを知らされた。
考　　察：本症例は発病当初は病邪が肺胃に侵犯したものであった。肺胃の症状は治癒しておらず，病邪がまだ除かれていない。そして病邪が脊髄に入り，下肢の筋脈に影響して下肢痿軟が出現したものである。病機は病邪に湿がからみ経筋に浸淫して起こった下肢麻痺と考えられる。
　　　　　足三里（瀉）により理脾和中をはかり，陰陵泉（瀉）により利湿をはかった。これらはともに下肢筋脈の調節にも有利に作用する。去湿理脾和中と下肢筋脈の調節という二重の効果により，治癒させることができた。

［症例4］邪犯肺胃合気血虧虚
患　　者：女，6歳，初診1969年12月1日
主　　訴：下肢痿軟となって14日になる。
現病歴：20日前に6日間発熱した後，両下肢痛が出現し，続いて微熱が起こり両下肢痛がひどくなった。この14日ほどは両下肢が軟弱となり歩行ができなくなった。微熱はまだある。さらに食少，腹脹を伴っており，腹痛が起こることもある。また咳嗽や呼吸促迫，息切れがあるため夜も熟睡できない。舌苔は白厚である。胸部レントゲンの結果では肺結核とされている。
弁　　証：病邪が肺胃を犯して経絡に注ぎ，さらに気血虧虚を伴っており，筋脈失養となって起こった下肢痿軟である。
治　　則：まず宣肺退熱，和胃暢中をはかり，後に補中益気，養血栄筋をはかる。
取　　穴：初診〜3診：合谷，陰陵泉，足三里（瀉）により宣肺退熱，和胃暢中をはかる。
　　　　　4〜21診：合谷，足三里，三陰交（補）により補中益気，養血栄筋をはかる。
効　　果：2診後には微熱は軽減し，飲食は増加した。6診後には息切れ，咳嗽は治癒し熟睡できるようになった。跛行している。10診後には500メートルは歩行ができるようになったが，まだ跛行している。15診後には歩行中やや軟弱に感じるが，跛行はなくなった。17診後には下肢痿軟はほぼ治癒した。21診で治癒した。

考　察：病邪の肺胃への侵犯と気虚精血不足（筋脈の栄養不良）という2つの病変によるものである。病邪が肺胃に侵犯すると発熱，咳嗽，腹脹，食少，腹痛といった症状が出現する。邪が経絡に注ぐと両下肢に痛みが起こるようになる。温邪により微熱が続くと気や津を損傷し，加えて肺結核を患って気虚精虧となっていたので，筋脈失養になりやすい状態にあった。本症例は本虚標実の証である。

　　　　初診〜3診ではまず去邪をはかって標を治すこととした。合谷（瀉）により宣肺退熱をはかり，足三里（瀉）により和胃暢中をはかった。湿邪の現れがないのに陰陵泉（瀉）により去湿をはかったのは，誤りであった。4〜21診では扶正をはかることとした。合谷（補）により益気をはかり，足三里（補）により健脾益気をはかり，三陰交（補）により養血益脾をはかった。足三里と三陰交は，また下肢筋脈を補益するねらいもある。この補中益気，養血栄筋の法により，効を収めることができた。病状が複雑であり，また虚象も伴っていたので，治療の回数が多くなってしまった。

［症例5］病邪所傷，経筋失用
患　者：女，5歳，初診1976年6月6日
主　訴：下肢痿軟となって3カ月になる。
現病歴：3カ月前に数日間発熱した後に右の下肢痿軟が出現し，跛行し転びやすくなった。患肢を運動させても苦痛の表情はなく，患肢に奇形もない。中西薬でいろいろ治療を行ったが効果はなかった。内科では小児麻痺と診断され，本日内科外来から鍼灸科に紹介があった。
弁　証：病邪により経脈失調，経筋失用となって起こった下肢痿軟
治　則：補益筋脈
取　穴：右側の血海，陰陵泉，陽陵泉（補）。2〜3日に1回の鍼治療とする。
効　果：3診後には下肢痿軟は軽減した。8診後には患肢の歩行がしっかりしてきて，跛行もめだたなくなり，転びにくくなった。11診後には下肢痿軟はほぼ治癒した。12〜13診では治療効果の安定をはかった。1976年11月3日に父親が治癒していることを知らせに来た。
考　察：発病当初は病邪が脊髄を損傷し，損傷が経脈に及んだために下肢痿軟が出現したものである。受診時には癱瘓期の状態であった。経過が長くなると邪が去っても正気が損傷している場合が多く，筋脈失用となったために右の下肢痿軟となり，長期にわたって改善していない。全身症状がなかったので局所取穴とした。患肢の血海，陽陵泉，陰陵泉（補）による強壮筋脈の法を用いて，効を収めることができた。

［症例6］邪注経絡，筋脈失用
患　者：男，1歳
主　訴：下肢痿軟となって6日になる。
現病歴：2月16日から発熱が起こりだし，薬物治療によって解熱した後は，何の症状もなか

った．3月5日に下肢痿軟に気がついた．膝窩を伸展することができず，物につかまって立ち上がると足先が地につく．患肢を按圧しても苦痛の表情はない．患肢の皮膚温は正常である．

弁　証：邪注経絡，経気不暢，経脈失調，経筋失用
治　則：去邪通暢経脈
取穴と効果：初診～3診：右環跳，委中，崑崙（瀉）により患肢の経脈の通暢をはかる．

　4診：体温は37.9℃である．排便前に腹痛があり，便は稀薄であり乳片が混じっており，便の色は緑色であった．腹部は脹満している．指紋〔小児の食指の手掌側の表層静脈〕は太くて紫色である．退熱利湿導滞の作用がある中薬を1剤投与する．

　5診：熱は下がって37℃となった．下痢，腹脹は改善しておらず，便は稀薄で緑色である．腹痛が起こると下痢をする．同じ中薬を1剤投与する．

　6診：腹脹，食少といった症状がある．腹痛が起こると下痢をするが，下痢をした後は機嫌がよい．陰陵泉，足三里（瀉），右側の四縫（点刺）により清熱利湿，消食導滞をはかることとする．

　7診：腹脹と下痢は軽減した．右下肢の運動も以前よりは有力となった．治療穴と手技は6診同様とする．

　8診：腹脹と下痢は治癒した．右環跳，委中，崑崙（瀉）により患肢経脈の疏通をはかることとする．

　9～10診：右下肢は歩行ができるようになった．ただし少し力が入らない．治療穴と手技は8診同様とする．

　11～13診：右環跳，委中（瀉）とする．

　14診：今日の午前中に6回排便した．便は希薄で緑色であった．陰陵泉，足三里（先少瀉後多補）により健脾去湿，和中止瀉をはかることとする．この処方は参苓白朮散に類似した効がある．

　15診：今日は2回下痢をした．治療穴と手技は14診同様とする．治癒してから3カ月後に，右の下肢麻痺と下痢などの症状が治癒していることを報告しに，父親が子供をつれて来院した．

考　察：病邪が脊髄を損傷し，経気不暢，経筋失用となったために，下肢麻痺，膝窩を伸展することができないといった癱瘓期の症状が出現している．発病当初から全身症状がなかったので，局所取穴とした．去邪，通暢筋脈の法を用いて，効を収めることができた．鍼治療期間中に消化不良が出現したので，陰陵泉（瀉）により利湿益脾，腸道水湿の分利をはかり，足三里（瀉）により和胃消食導滞をはかり，四縫穴（点刺）により消導積滞をはかって効を収めることができた．数日して下痢が再発したので，足三里，陰陵泉に先少瀉後多補の法を施し，健脾去湿，和中止瀉をはかった．これには参苓白朮散に類似した効があり，止瀉するだけでなく，さらに下肢筋脈を補益する作用がある．6診と7診では足三里，陰陵泉（瀉）を用いたが，これにも下肢筋脈の通暢を助ける作用がある．

［症例7］気血虧虚，筋脈失養
- 患　者：女，8歳，初診1970年3月5日
- 主　訴：下肢痿軟となって13カ月になる。
- 現病歴：平素から消化不良，腹脹，食欲不振，下痢といった症状がよく出現していた。13カ月前に発熱（38～39℃の間），咳嗽，咽頭痛，腹脹，食欲不振，下痢，悪心，嘔吐といった症状が出現し数日続いた。当地の病院で治療を受け，発熱，咳嗽，咽頭痛は治癒した。しかし腹脹，食欲不振，下痢，悪心，嘔吐が改善せず，さらに両下肢の麻痺が出現し，麻痺がしだいに増悪した。当地の病院で中西薬や鍼灸治療を受けたが，あまり効果がなかった。
- 現　症：腹部の膨満，食事量の減少，大便は1日に3～5回，便は泥状，両下肢痿軟，非常に痩せている，四肢欠温，歩行障害，立っても不安定といった症状がある。精神不振，身体虚弱，顔色不華。舌質は淡，舌苔は白，脈は細弱であった。
- 弁　証：脾胃運遅，化源不足，気血虧虚，筋脈失養
- 治　則：まず健脾益気，和胃制湿をはかり，後に補益気血により補益筋脈をはかる。
- 取　穴：初診～4診：陰陵泉（補），足三里（先に少し瀉し後に多く補す）とする。
　　　　　5～14診：合谷，三陰交（補）により補益気血をはかり，筋脈を補益する。
- 効　果：4診後には腹脹，食欲不振，下痢は治癒し，精神状態は好転した。6診後には支えられて5メートルほど歩行ができるようになった。8診後には自力で数歩歩行ができるようになったが，足がまだ軟弱である。しかし立つと比較的安定している。10診後には歩行がしっかりしてきて，自力で100メートル歩行ができるようになった。身体は太ってきたし，顔色もよくなっている。14診で治癒した。1971年10月11日に父親が治癒していることを知らせに来た。
- 考　察：本症例の患者は平素から脾胃の納運機能が悪く化源が不足していたため，体が虚していて抵抗力が弱くなっていた。病邪がこの虚に乗じて入り，肺胃を侵したために一連の前駆症状が出現したのである。当地の病院で治療を受け，発熱と咳嗽，咽頭痛は治癒したが，脾胃の納運機能は回復していなかった。さらに病邪がすでに脊髄を損傷し，損傷が経脈に及んだために両下肢痿軟が出現した。加えて化源不足，気血虧虚，筋脈失養のために下肢麻痺は長期にわたって改善せず，現在は後遺症期となっている。脾胃の納運失職，化源不足，筋脈失養が主な病機として治療することとした。
　　　　　初診～4診ではまず陰陵泉（補）により健脾益気をはかり，足三里（先少瀉後多補）により健脾養胃和中をはかった。これは健脾益気，和胃制湿の法である。4診後には脾胃の納運機能は正常となり化源も回復したので，5～14診では合谷（補）により補気をはかり，三陰交（補）により養血益脾，補益肝腎をはかった。気血が旺盛になり筋脈を栄養できるようになったために，下肢痿軟は正常に回復することができた。

婦人科・小児科

[症例8] 気血虧虚，筋脈失養

患　者：男，2歳，初診1990年5月20日
主　訴：小児麻痺を患って1年になる。
現病歴：1989年5月某日から発熱（38℃），咳嗽，食欲不振，食べると悪心が起こる，腹脹，下痢といった症状が5日ほど続いた。当地の病院で治療して治癒してから4日後に両下肢の麻痺に気がついた。立つことができず，座ることができない。右側の腹筋麻痺がある。多くの病院で小児麻痺として中西薬による治療や鍼灸による治療を受けたが，効果がなかった。
現　症：両下肢麻痺のための歩行障害，正座できない，右側腹筋の麻痺，患肢の萎縮および皮膚欠温といった症状がある。時に乳片が混じった下痢をする。腹脹，食少，声に元気がない，精神不振といった症状もある。顔色少華，舌質は淡，舌苔は白，脈は細弱であった。
弁　証：気血虧虚と脾胃虚弱のために筋脈失養，筋脈失用となって起こった下肢痿軟
治　則：補益気血により補益筋脈をはかり，佐として健脾補虚をはかる。
取　穴：初診〜4診，9〜35診：合谷，足三里，三陰交（補）とする。
　　　　5〜8診：腎兪，気海兪，右脾兪，右胃兪（補）とする。2〜4日に1回の鍼治療とする。
効　果：4診後には腹脹，下痢は治癒した。両下肢も挙上できるようになった。まだ座ることができず，右側腹筋も麻痺している。8診後には短い時間ではあるが座れるようになった。腹筋麻痺も著しく改善した。15診後には数歩歩けるようになった。消化器系の症状はない。座ることができるようになっている。20診後には下肢の萎縮が著しく好転し，患肢の皮膚温は正常となった。26診後には自力で10数歩ほど歩行ができるようになり，萎縮も著しく改善している。身体は丈夫になっている。32診後には30歩（10メートル）歩行ができるようになり，下肢の萎縮はめだたなくなり，身体も太ってきた。35診で治癒した。
考　察：本症例の患者は発病当初は病毒が肺胃と腸道に侵襲したために，一連の癰痙の前期症状が出現した。薬物治療によってこれらの症状は抑えることができたが，病毒がすでに脊髄に侵犯していたので，4日後には両下肢痿軟が出現し，正座ができなくなり，右側の腹筋麻痺が出現した。発病して1年が経過し，すでに後遺症となっている。経過が長く，経脈失養，経筋失用，血行不暢となり，両下肢の肌肉には萎縮が見られ，患肢は皮膚欠温となっている。時に下痢が起こったり，腹脹，食少が起こるために化源に影響し，気血虧虚となると，下肢筋脈の回復にとってはますます不利となる。顔色，舌，脈の変化は，虧虚の象である。
　　　　合谷（補）により補気をはかり，三陰交（補）により養血益脾をはかって下肢筋脈を補益し，足三里（補）により補中健脾をはかって下肢筋脈を補益した。この益気養血，健壮筋脈，佐として健脾をはかるという法により，効を収めることができた。4診後には両下肢を挙上できるようになったが，まだ座ることはできず，右側腹筋

も麻痺していたので，5〜8診では腎兪（補）により補腎壮腰をはかり，気海兪（補）により壮腰補虚をはかった。また右の脾兪により益脾壮筋をはかり，右の胃兪により益胃壮筋をはかった。これは壮腰補虚をはかり，腰背部筋脈を補益して腹筋麻痺を治療することを目的としたものである。8診後には正座ができるようになり，右側の腹筋麻痺も著しく軽減した。9〜35診では引き続き補益気血，健壮筋脈をはかり，佐として健脾胃をはかるという法を用いて治癒させることができた。

弁証が正確で，治則と配穴が病機に的中していたために，これらの効果を得ることができたのである。合谷と足三里の配穴は，補中益気湯に類似した効があり，合谷と三陰交の配穴は気血双補の効がある。また三陰交と腎兪の配穴は壮腰補腎，補益精血の効がある。局所取穴として右の脾兪，胃兪（補）を配穴したのは，患部の筋脈を補益し右側の腹筋麻痺を治療するためである。

[症例9] 肺熱津傷，経脈失養

患　者：男，4歳，初診1976年8月14日
主　訴：小児麻痺，両下肢痿軟を患って25日になる。
現病歴：35日前に肺炎，扁桃炎，胃腸炎を患い，体温は38〜39.8℃であった。当病院の小児科に入院し10日間の治療で治癒したが，両下肢の麻痺が出現した。座ることもできない。小児科で治療を受けたが効果がなく，本日小児科から鍼灸科に治療を依頼された。
現　症：両下肢の麻痺，立ちあがることも座ることもできない。軽い咳が出る。痰はない。唇が乾いており，泣いても涙がでない。舌質は紅で少津，顔は紅潮している。脈は細数であった。
弁　証：肺熱傷津，経脈失養，筋脈失用
治　則：清熱養陰により経脈の補益をはかる。
取　穴：初診〜6診：尺沢（瀉），復溜（補）により清肺養陰をはかる。
　　　　7〜9診：上処方に環跳（補）を加える：下肢筋脈の健壮をはかる。
効　果：2診後には下肢を動かすことができるようになった。4診後には下肢の動きはしっかりしてきて，座ることができるようになった。咳は治癒した。6診後には歩行ができるようになった。ただし長くは歩けない。唇の乾きは改善している。また涙も出るようになっている。顔の紅潮，舌質にも改善が見られた。9診で治癒し退院した。
考　察：受診時の現症と病歴を考慮して次のように判断した。患児は肺炎，扁桃炎，胃腸炎を患っていたが，これらは小児麻痺の前駆症状と癲癇の前期症状である。小児麻痺の前駆症状は入院治療により治癒したが，病邪がすでに脊髄に侵犯して経脈を損傷していたために，小児麻痺と肺熱傷陰による症状が出現したのである。受診時は温邪犯肺，肺熱傷津，筋脈失養による小児麻痺証候を呈していた。これは『素問』痿論にある「肺熱し葉焦ぐれば，発して痿躄を為す」というタイプの痿証である。

尺沢（瀉），復溜（補）により清肺養陰，補益筋脈をはかった。さらに環跳（補）

を配穴したが，これは佐として下肢筋脈を直接補益するためである．

## 結　語

### 1．症例のまとめ

本篇では9症例を紹介した．

例1は温熱病邪が肺胃に侵犯し，脊髄を損傷して経脈失調，経筋失用となって起こったものである．この病機に対して，合谷，陰陵泉，内庭（瀉）による宣肺退熱，清胃利湿の法を用いて，効を収めることができた．

例2は温邪挟湿となって中焦に蘊鬱し，脊髄損傷，浸淫経脈，筋脈失用となって起こったものである．合谷，陰陵泉（瀉）による清利湿熱の法を用いて，効を収めることができた．

例3は温邪挟湿，脊髄損傷，筋脈弛緩によって起こった下肢痿軟である．足三里，陰陵泉（瀉）による清利湿熱，通調経脈の法を用いて，効を収めることができた．

例4は病邪が肺胃を犯して邪注脊髄となり，同時に気血虧虚，筋脈失養という病機も存在している．初診～3診では合谷，足三里，陰陵泉（瀉）により宣肺退熱，和胃暢中をはかった．その後，4～21診では合谷，足三里，三陰交（補）による補中益気，養血栄筋の法を用いて，効を収めることができた．

例5は初期は病邪による損傷であったが，長期化したために経脈失調，経筋失用となって起こったものである．全身症状がなかったので患部取穴とし，直接病所の治療を行うこととした．患肢の血海，陽陵泉，陰陵泉（補）により下肢の筋脈を強壮することによって，効を収めることができた．

例6は邪注脊髄，経脈失暢，筋脈失用となって起こった下肢痿軟である．全身症状がなかったので患部取穴とした．環跳，委中，崑崙（瀉）による去邪通経活絡の法を用いて，効を収めることができた．

例7は脾胃の納運失職により化源不足，気血虧虚，筋脈失養となって起こったものである．初診～4診では陰陵泉（補），足三里（先少瀉後多補）による健脾益気，和胃制湿の法を用いた．4診後には脾胃の納運機能が回復したので，5～14診では合谷，足三里，三陰交（補）による補益気血，補益下肢筋脈の法を用いて，効を収めることができた．

例8は発病後の経過が長く，気血虧虚，脾胃虚弱，筋脈失養，筋脈失用となったものである．合谷，足三里，三陰交（補）による補益気血，補益筋脈，佐として健脾をはかるという法と，腎兪，気海兪，右の脾兪，胃兪（補）による補腎壮腰益脾の法とを交互に用いて，効を収めることができた．

例9は温邪犯肺，肺熱津傷，筋脈失養，筋脈失用によるものである．尺沢（瀉），復溜（補）に環跳（補）を配穴して清肺養陰，補益筋脈，補益下肢筋脈をはかって，効を収めることができた．

実証の症例は例1，例2，例3，例6の4症例であり，虚証の症例は例5，例7，例8の

3症例である。また虚中挟実の症例は例4，例9の2症例である。

例1と例4はともに病邪が肺胃に侵犯して筋脈失用となったものであるが，具体的な治法が異なっている。例1の治法は宣肺退熱，清胃利湿である。また例4の治法は宣肺退熱，和胃暢中であり，気血虧虚がからんでいるので，補中益気，養血栄筋の法と交互に用いて施治することとした。

例4と例9はともに虚中挟実である。例4の治法は上記の通りであるが，例9は清肺養陰により補益筋脈をはかった。

例2と例3はともに病邪挟湿，浸淫経脈，筋脈弛緩によるものであるので，ともに清利湿熱の法を用いた。ただし具体的な選穴については若干異なっており，例2は合谷，陰陵泉（瀉）とし，例3は足三里，陰陵泉（瀉）とした。

例5と例6はともに局部病変であるので患部取穴とした。ただし2者の病機は異なるので，治療法則には違いがある。例5は健壮筋脈の法とし，例6は通暢経脈の法とした。

例7と例8はともに気血虧虚，筋脈失養，筋脈失用によるものである。ただし例7は脾胃の納運失職のために化源不足，気血虧虚となり筋脈失養，筋脈失用が起こったものであり，例8は病が長期化したために気血虧虚となり，筋脈失養，筋脈失用が起こったものである。したがって2者の治療法則には違いがある。例7は先に健脾益気，和胃制湿をはかり，その後に補益気血をはかった。また例8は補益気血，佐として健脾をはかるという法と，補腎壮腰益脾の法とを交互に用いた。

## 2．本病の治療について

本病の治療に際しては，肢体筋脈の弛緩だから虚証だとしてはならない。本病は病邪（毒）が肺胃および経絡に侵犯して起こる病変である。発病当初は実証のものが多く見られ，邪気反緩によって起こるのである。もしこのようなものに補益筋脈の法を用いれば，邪を閉じこめてしまうことになる。去邪をはからないのは不適切であり，病因を治さず通電するのも不適切である。

本病が長期化すると後遺症として肢体の痿軟が起こり，虚虧証候を伴ったりする。あるいは薬により炎症を治療したり，病邪が去った後に肢体の痿軟，麻痺が残ったりする。このような場合には補益筋脈の法を用いることができる。全身症状がない場合は，患部取穴により補益筋脈（あるいは壮筋補虚）の法を用いるとよい。気血虧虚により筋脈失養，筋脈失用となっているものには，補益気血による補益筋脈の法を用いるとよい。気陰両虚により筋脈失養，筋脈失用となっているものには，益気養陰による補益筋脈の法を用いるとよい。肝腎虧虚により筋脈失養，筋脈失用となっているものには，補益肝腎による補益筋脈の法を用いるとよい。脾胃虚弱のために化源不足となり筋脈失養，筋脈失用となっているものには，健壮脾胃と補益気血による補益筋脈の法を用いるとよい。

一般的にいうと，癱瘓前期は，風，湿，熱や時邪の侵犯による実証のものが多く見られる。このような場合は去邪を主とし，去風清熱利湿をはかるとよい。癱瘓期で湿熱入絡によるも

のには，清利湿熱，通経活絡をはかるべきである。

　癱瘓期から回復期にあって気虚血瘀となっているものには，補気活血通絡をはかるべきであり，気陰両虚となっているものには，益気育陰をはかるべきである。

　回復期と後遺症期は虚証が多く見られる。気血虧虚であるものには，補益気血をはかるべきであり，肝腎両虚であるものには，補益肝腎をはかるべきである。中気不足であるものには，補中益気をはかるべきである。また麻痺の状況を見ながら，必要に応じて患部取穴を行い，佐として補益筋脈をはかってもよい。

## その他

　本病の予後については，1963～1976年の間に診た220症例の小児麻痺に対する初歩的な統計結果にもとづくと，有効率は98％，治癒率は90％であった。癱瘓前期と癱瘓期の治療効果が著しく高く，後遺症期の治療効果は緩慢なものであった。とりわけ失治や誤治（消炎や去邪の法を用いなかったもの）による後遺症，経過が長いもの，体質がかなり虚弱なもの，虚なのに補に耐えられないもの，実なのに瀉に耐えられないもの，鍼灸治療の期間中に下痢，腹脹，食欲不振といった症状が起こり治癒しないもの，以上のような場合は，効果はよくない。あるいは治癒しにくいという結果がでた。経過が1年以上たっているものは，完全に回復する可能性は少ない。また病が長期化して肌肉が萎縮し，患肢が細くなって奇形が見られるものは，いっそう治癒しにくい。腹筋，横隔膜，肋間筋麻痺を伴い，言葉に力がなく，咳も弱々しく，ひどい場合は呼吸困難となっている場合は，病状が重篤である現れであり，治癒させるのが非常に難しい。

# 6. 小児遺尿

## 概　説

　小児遺尿は夜尿症のことである。これは3歳以上の小児に起こるものを指す。3歳に満たない幼児は知の力発育がまだ不完全であり，正常な排尿の習慣もまだ形成されておらず，昼間遊びすぎたり精神的に疲れていると夜尿を起こすことがある。これは病態としてはあつかわない。3歳以上の幼児で排尿を自制できず，眠ると尿を洩らしてしまうものは病態としてあつかう。本病は成年になって治癒するというものもある。

　鍼灸治療は本病に対して非常によい効果がある。弁証が正確であって選穴が適切であれば，満足のいく効果を収めることができる。成年に見られる「睡中遺尿」に対しても非常によい効果がある。弁証取穴による全体治療によっても効果がない場合は，器質性病変を疑う必要がある。この場合は原発病を治療すべきである。

　臨床上は下元虚冷，脾肺気虚，肝経湿熱といった証型が見られるが，下元虚冷と脾肺気虚によるものが多く見られる。ここでは以上の証型の論治と症例について述べることとする。

## 弁証施治

　小児遺尿の発病原因は肺，脾，肝や膀胱と密接に関係しているが，とりわけ腎，膀胱との関係が密接である。腎気不足，下元虚冷によって起こるもの，病後の体質虚弱，脾肺気虚により起こるもの，肝経湿熱や悪い習慣によって起こるものなどがある。弁証施治を行う場合は，本病と肺脾肝腎との関係に注意をはらうとともに，腎と膀胱との直接関係を重視すべきである。病状にもとづいて肺脾肝腎4経の関連する治療穴や膀胱の兪募穴を選穴すると，良い効果を収めることができる。

　弁証時にはさらに習慣性の遺尿との鑑別や，知能の遅れによる遺尿との鑑別が必要である。その治療法は若干異なるからである。

婦人科・小児科

## 1 下元虚冷

[主証] 睡眠中に遺尿が起こる。遺尿の回数は1夜に1〜3回。目が覚めて遺尿に気がつく。知能の遅れ、腰膝軟弱、頻尿で尿清長といった症状を伴う。あるいはさむがり、四肢の冷えといった症状を伴う。顔色は晄白、舌質は淡、脈は沈遅無力となる。

[治則] 温補腎陽、固摂下元

[取穴] ◇関元、中極、太谿または腎兪（補）：補益腎気、固約膀胱
　　　　◇中極、気海、腎兪または太谿（補）：補益腎気、固約膀胱
　　　　◇命門、腎兪、膀胱兪（灸補）：温補腎陽、固約膀胱

[応用] 腎虚に気虚を伴うものには、復溜、太谿（または腎兪）、合谷（補）による補腎益気の法を用いて補益膀胱をはかるとよい。


## 2 脾肺気虚

[主証] 病後に起こるものが多い。睡眠中に遺尿が起こる。頻尿、尿量は少ない。顔色は白、精神疲労、四肢無力、食欲不振、泥状便といった症状を伴う。舌質は淡、脈は緩または沈細となる。

[治則] 培元益気、佐として固濇をはかる。

[取穴] 合谷、足三里、中極または膀胱兪（補）

[応用] ◇元気不足であるものには気海、中極（補）により益気摂胞をはかるとよい。
　　　　◇深く眠って目が覚めにくいものには合谷、足三里（補）により補益肺脾をはかり、神門（補）を加えて補心益智をはかるとよい。
　　　　◇気虚下陥、腎不固摂、膀胱失約となっているものには合谷、足三里、太谿、腎兪または復溜（補）による益気補腎の法を用いて約束膀胱をはかるとよい。


## 3 肝経湿熱

[主証] 睡眠中に遺尿が起こる。尿は黄で臊〔あぶらくさい〕。イライラする、または夜間に歯ぎしりをする。顔色は赤く唇も赤い。舌苔は薄黄、脈は弦滑となる。

[治則] 瀉肝利湿

[取穴] 太衝、中極または陰陵泉（瀉）

[応用] 長期にわたって遺尿が改善しないために実から虚に転じ、舌光無苔、脈細数となって陰虚が顕著であるものには、復溜、腎兪（補）、照海（瀉）により滋腎養陰清熱をはかるとよい。


この他のケースとして、悪い習慣により起こるものには、眠る姿勢を側臥位にし、悪い習慣を改めさえすれば、鍼灸治療を施さなくても自然に治癒する場合がある。

夜尿点への鍼刺，あるいは耳穴の腎，膀胱，尿道，皮質下，交感，腎上腺，神門などへの鍼刺，トイレをさがしている夢をみたり，熟睡して目が覚めにくく尿刺激があっても目が覚めないで遺尿が起こるもので，耳穴や手鍼の夜尿点に鍼刺しても効果がないもの，これらはすべて弁証取穴による全体治療が必要である。こういった状況は下元虚冷や脾肺気虚などの証型に多く見られる。

本病に対して弁証取穴を用いても効果がないものは，器質性疾患を疑うべきであり，原発病を治療すべきである。

成人で本病を患っているものも，本篇の弁証施治を参考にして治療を行うことができる。

## 症　例

［症例1］真陽不足，元気不固

患　者：男，22歳，初診1968年4月10日
主　訴：遺尿を患って10年余りになる。
現病歴：10数年来，ほとんど毎晩熟睡している時に遺尿が起こる。目が覚めると遺尿に気がつく。尿意急迫，頻尿，息切れ，頭暈，無力感，精神不振，さむがり，四肢の冷え，腰膝のだるさといった症状を伴っている。
弁　証：真陽不足，元気不固による遺尿
治　則：補真陽固下元
取　穴：関元，気海（補）。隔日治療とする。
効　果：3診後には尿意急迫，頻尿，息切れ，頭暈は著しく軽減した。10診後には尿意急迫，頻尿は治癒し，精神状態も正常となった。熟睡後の遺尿も著しく改善し，さむがり，四肢の冷えといった症状も著しく好転している。20診で治癒した。1969年7月23日に治癒していることを確認した。またこの1年余り再発していない。
考　察：真陽不足，元気不足，閉蔵失職となり，膀胱の気化機能が失調して水道を制約できなくなると，睡眠中に遺尿が起こるようになる。尿意急迫，頻尿，息切れ，無力感，さむがり，四肢の冷え，腰膝痠軟といった症状は，真陽不足，元気不固によるものである。

関元（補）により補益真陽，補益気化をはかり，気海（補）により補益元気をはかった。これは補益真陽，固元の法である。元気が充実して元陽が盛んになると，膀胱の固摂がよくなっただけでなく，他の兼証もそれにつれて改善した。本症例の治療効果は緩慢であったが，これは発病経過が長かったことと関係がある。

［症例2］真陽不足，膀胱失約

患　者：男，19歳，初診1969年7月12日
主　訴：遺尿を患って18年になる。

婦人科・小児科

現病歴：幼少の頃からこの18年来，毎晩熟睡後に遺尿が起こり，目が覚めて始めて遺尿に気がつく。ひどい場合は1夜に2～3回遺尿が起こる。遺尿を心配したり恐れたりすると遺尿はいっそうひどくなる。また尿意急迫，頻尿，だるさ，倦怠感といった症状がある。脈は沈弱である。以前に中西薬や単方により長期にわたって治療を受けたが効果はなかった。
弁　証：真陽不足，膀胱失約による遺尿
治　則：補益真陽，約束膀胱
取　穴：関元，中極（補）。隔日治療とする。
効　果：初診後には排尿の回数は減少した。2診後には熟睡後の遺尿は著しく改善した。3診で治癒した。1971年5月2日に再発していないことを確認した。
考　察：脈証と病歴にもとづくと，本症例は真陽不足，膀胱虚寒となり約束機能が弱くなっているために起こった遺尿であることがわかる。関元（補）により補益真陽，温補膀胱をはかり，膀胱の募穴である中極（補）により水道の約束と補益膀胱をはかった。この補益真陽，約束膀胱の法により，効を収めることができた。

[症例3] 真気不足，膀胱失約
患　者：男，10歳，初診1979年8月29日
主　訴：遺尿を患って10年になる。
現病歴：原因はわからないが幼児の頃から今日にいたるまで，夜間熟睡すると遺尿が起こる。ほとんど毎晩遺尿が起こり，ひどいと1夜に2回遺尿が起こる。目が覚めて始めて遺尿に気がつく。平素から精神不振，倦怠，無力感，頻尿，尿意急迫といった症状がある。脈は沈弱であった。以前に西洋薬による治療を受けたが効果はなかった。
弁　証：真気不足，膀胱失約による遺尿
治　則：補益元気，補益真陽，約束膀胱
取　穴：初診：関元，中極（補）により補益真陽，約束膀胱をはかる。
　　　　2～10診：気海，中極（補）により補益元気，約束膀胱をはかる。
　　　　11～16診：腎兪，膀胱兪，中極（補）により補益腎気，約束膀胱をはかる。
　　　　17～20診：関元，中極（補）により補益真陽，約束膀胱をはかる。
効　果：10診後には夜尿は一定程度改善した。11～16診はあまり効果がなかった。17～20診では再び効果を収めた。実際のところは14回の治療で治癒したことになる。
考　察：本症例の患者は幼少のころから身体が虚弱であった。元気不足，下元虚冷，元神失聡，閉蔵失職となり，膀胱の機能が失調して水道を制約できないために，睡眠中に遺尿が起こるのである。
　　　　関元（補）により補益真陽をはかり，気海（補）により補益元気をはかり，中極（補）により約束膀胱をはかって，効を収めることができた。初診～10診では関元，気海，中極（補）とし，治療法則が正しかったので夜尿は一定程度改善した。11～16診では腎兪，膀胱兪，中極（補）とし補益腎気，約束膀胱をはかったが，前法にくらべ

て効果は劣った。17～20診では関元（補）により補益真陽，補益元気をはかって膀胱の気化機能を助け，中極（補）により直接膀胱を約束させ気化を強めることにより，良い効果を収めることができた。

［症例4］腎陽不足，下元不固
患　者：女，11歳，初診1972年5月22日
主　訴：遺尿を患って10年になる。
現病歴：幼児の頃から今日まで夜間熟睡後に遺尿が起こり，目が覚めて始めて気がつく。熟睡した後は起こされても目が覚めにくい。頻尿であり1昼夜に15回ほど排尿する。尿量は多くない。1夜に5回排尿する。さむがりであり四肢が冷えている。顔色は㿠白，舌質は淡，脈は沈遅無力であった。
弁　証：腎陽不足，下元不固による小児遺尿
治　則：温補腎陽，固摂下元
取　穴：関元，腎兪（補）。
効　果：2診後には1夜の排尿は減少し2～3回となった。熟睡時の遺尿は起こっていない。4診後には熟睡時の尿は自分で抑えることができるようになり，目が覚めるのを待って排尿することができるようになった。遺尿は起こっていない。5診で治癒した。1972年6月10日に患者の知人を通じて再発していないことを確認した。
考　察：本症例の患者は平素から身体が虚弱であり，腎陽不足，元神失調，膀胱不固となっており，水道を制約する力が弱いために，睡眠中の遺尿が起こり，尿意頻回，さむがり，四肢の冷えといった症状が出現している。
　　　　関元（補）により補益真陽，補益膀胱，補益気化をはかり，腎兪（補）により補益腎気，補益膀胱，補益気化をはかった。この温補腎陽，固摂下元の法により効を収めることができた。

［症例5］脾肺気虚，膀胱失約
患　者：男，11歳，初診1970年1月4日
主　訴：遺尿を患って2年余りになる。
現病歴：1967年に患者は消化不良，下痢を数カ月患い，治癒した後に遺尿が起こるようになった。目が覚めて始めて遺尿に気がつく。1夜に1～2回遺尿が起こる。頻尿であるが尿量は少なく，尿意急迫がある。食欲不振，泥状便，四肢無力，精神疲労，倦怠といった症状を伴っている。顔色は蒼白であり，舌質は淡，脈は緩であった。以前に中西薬で治療したが効果はなかった。
弁　証：脾肺気虚，膀胱不固による小児遺尿
治　則：補益脾肺により補益膀胱をはかる。
取　穴：合谷，陰陵泉（補）。隔日治療とする。
効　果：2診後には排尿の回数は減少し，夜間の遺尿は1回となった。3診後には熟睡後の

遺尿は再発していない。4診後も遺尿は再発しておらず，飲食は増加し，泥状便も治癒した。5診で治癒した。1970年4月17日に患者の父親から治癒していることを確認した。

考　察：本症例の患者は病後に脾虚体弱となっている。土が金を生ぜず，脾虚が肺に及んで脾肺気虚となり，水道を約束することができなくなって起こった小児遺尿である。『金匱要略』にある「肺脾気虚し，水道を約束すること能わずして病禁ぜざるもの」に相当する。

培元益気により膀胱を補益するという法を用いることとし，合谷，陰陵泉（補）により効を収めることができた。この病の治療においては，合谷（補）には補益肺気と昇提をはかった。また陰陵泉（補）により健脾補気をはかって水道を制約した。この脾肺の気を補益する法により，遺尿が治癒しただけでなく，脾虚及肺による症状も治癒した。

[症例6] 肝経湿熱，蘊鬱膀胱

患　者：男，12歳，初診1969年11月17日
主　訴：遺尿を患って2年になる。
現病歴：原因はわからないが2年来，ほとんど毎晩熟睡後に遺尿が起こり，目が覚めて始めて遺尿に気がつく。ひどい時は1夜に2回遺尿が起こる。尿の色は黄色であり，尿意急迫，頻尿，尿量は少ない，いらいらする，多夢，寝言，咽頭の乾きといった症状を伴っている。口渇はない。顔色は紅潮しており，唇の色も赤い。舌苔は薄黄，脈は弦滑であった。以前に中西薬により長期にわたって治療を受けたが効果はなかった。
弁　証：肝経湿熱，蘊鬱膀胱による小児遺尿
治　則：清利肝経湿熱
取　穴：太衝，中極（瀉）。
効　果：初診後には尿意急迫は軽減し，排尿回数は減少した。3診後には熟睡後の遺尿は起こっていない。いらいら，尿意急迫，尿黄といった症状も著しく軽減した。5診で治癒した。1970年4月18日に患者の父親から再発していないことを確認した。
考　察：脈証と兼証にもとづくと，本症例は肝経湿熱，湿熱下注となり，湿熱が膀胱に蘊鬱して気化が失調したために起こった遺尿証候と判断することができる。肝経の原穴である太衝（瀉）により清肝をはかり，膀胱の募穴である中極（瀉）により小便を利し去湿をはかった。湿が去れば熱も去る。この肝経湿熱を清利するという法により効を収めることができた。

## 結　語

### 1．症例のまとめ

本篇では6症例を紹介した。

例1は成人の睡眠中の遺尿である。これは真陽不足，下元不固によるものである。関元，気海（補）による補益真陽，固摂下元の法を用いて，効を収めることができた。

例2も成人の睡眠中の遺尿である。これは真陽不足，膀胱失約によるものである。関元，中極（補）による補益真陽，約束膀胱の法を用いて，効を収めることができた。

例3は小児の睡眠中の遺尿である。これは真気不足，膀胱失約によるものである。関元，気海，中極（補）による補益元気，補益元陽，約束膀胱の法を用いて，効を収めることができた。

例4は小児の睡眠中の遺尿である。これは真陽不足，下元不固によるものである。関元，腎兪（補）による温補腎陽，固摂下元の法を用いて，効を収めることができた。

例5は小児の睡眠中の遺尿である。これは脾肺気虚，膀胱不固によるものである。陰陵泉，合谷（補）により脾肺の気を補益し膀胱を補益して，効を収めることができた。

例6も小児の睡眠中の遺尿である。これは肝経湿熱が膀胱に蘊鬱して起こったものである。太衝，中極（瀉）により肝経湿熱を清利して，効を収めることができた。

以上の6症例について見ると，補益真陽，温補下元を目的として用いた関元が，最も重要な治療穴であることがわかる。その次が膀胱の固摂，膀胱湿熱の清利を目的として用いた中極であり，その次が補益元気，補益膀胱を目的とした気海，益気昇提を目的とした合谷，健脾益気を目的とした陰陵泉の順となっている。

### 2．選穴について

本病の3つの証型での選穴数はともに少ないものとなっている。補としては温補真陽を目的とした関元，約束膀胱を目的とした中極，大補元気を目的とした気海，補益腎気を目的とした腎兪，益気昇提を目的とした合谷，健脾益気を目的とした陰陵泉，益気健中を目的とした足三里，益脾補腎を目的とした三陰交がよく用いられている。また瀉としては清利膀胱を目的とした中極，平肝を目的とした太衝，清瀉肝火を目的とした行間がよく用いられる。本病に対して用いられる経穴の数は多くはないが，配穴さえ適切であれば，満足のいく効果を収めることができるのである。

### 3．成人の遺尿と小児の夜尿の治法は同じである。

成人の睡眠中の遺尿は多くの場合，小児のころから成年となるまで治癒しないで起こるものが多い。これは真陽不足，下元不固，膀胱失約を原因とするものが多い。また小児の睡眠

中の遺尿は，下元虚寒によるものが多く見られ，ついで脾肺気虚によるものが多く見られる。成人の睡眠中の遺尿と小児の睡眠中の遺尿とでは，病証は異なるが，腎陽不足や脾肺気虚といった病因病機はすべて同じであるので，その治則や選穴はほぼ同じものとすることができる。

## その他

### 検討問題

　腎陽不足と脾肺気虚によって起こる睡眠中の遺尿は，元神の府に影響して尿刺激の反応を遅らせる可能性がある。温補腎陽とか脾肺の気の補益といった治療が，大脳（元神の府）の警戒性（機能）を向上させたり，大脳（元神）の夜尿に対する警戒信号点の興奮性を向上させることによって，効果を収めているのかどうかについて検討を要する。

　また夜間の睡眠中の遺尿が，心の主っている神明と関係があるのかどうかについても，検討を要する。手少陰心経の脈は心中より起こり，出て心系に属し，膈に下って小腸に連絡している。また上るものは脳に通じている。脳は髄の海であり，脳系は上っては頭頂部にいたり，下っては尾骶骨にいたり，精髄昇降の路とされている。温補腎陽とか，脾肺の気の補益といった治療が，大脳（元神）の警戒性（機能）の向上を助けることによって，心の主っている神志機能に影響を与えているのかどうかについて検討を要する。

# 7. 小児泄瀉〔下痢〕

## 概　説

　小児泄瀉とは，患児の排便回数が増加し，便がゆるい，または水様，あるいは水様で未消化物が混じっているものをいう。脾胃虚弱，ミルクによる内傷，外邪の感受，脾胃虚寒，これらはすべて下痢を引き起こしやすい。下痢は小児によく見られる消化器疾患である。季節をとわず発症するが，夏と秋にとくに多く見られる。

　下痢の主な責任は脾胃にある。胃は水穀を受納し脾は精微を運化している。脾胃の機能が悪くなると，水穀を受納したり運化するという機能が失調するが，これが本病の基本病理である。これに加えて外邪を感受したり，ミルクによる内傷によって脾胃の機能が悪くなり，清濁を分別できなくなって大腸に下ると下痢が起こるのである。あるいは先天的に身体が弱かったり，病後であったり，寒涼性の薬を多用したために脾胃虚弱となって運化機能が失調しても下痢が起こる。また病が長引いて脾虚が腎に影響し，脾腎陽虚，命門火衰となって水穀を温運できなると，完穀不化となったり，激しい下痢が起こったりするようになる。これは重篤な証候である。

　鍼灸治療は本病に対してかなり良い効果がある。一般的にいうと，暴泄は治しやすいが，久泄は治しにくい。各種証型の泄瀉は，単独で出現する場合もあるが，複合的なものとなって出現する場合もある。また証型どうしで相互に転化する場合もある。鍼灸治療においては，こういった状況を考慮した上で，証にもとづいて臨機応変に選穴し対処すべきである。小児は稚陰稚陽の身体という特徴があり，脾胃薄弱であり，身体および気血がまだ充実しておらず，抵抗力も強くないため，内外の要因の影響を受けやすく，病も伝変しやすい。また身体を損傷しやすく，虚衰の状態を引き起こしやすい。したがって病機をしっかり把握して速やかに短時間で対処すべきである。

　本病には内傷乳食（傷食泄瀉），湿熱内蘊（湿熱泄瀉），寒湿内停（寒湿泄瀉），脾胃虚弱（脾虚泄瀉），脾腎陽虚（脾腎陽虚泄瀉）といった証型が見られる。ここでは以上の証型の論治と症例について述べることとする。

婦人科・小児科

## 弁証施治

　本病は急性と慢性とに分類される。急性の下痢は実証である場合が多く，慢性の下痢は虚証である場合が多い。弁証時には，まず虚実寒熱をしっかり区別し，その後に病変の過程において出現する虚実挟雑，寒熱挟雑，本虚標実といった複雑な病状について分析を行うとよい。一般的にいうと，水様便，未消化便は寒証のものが多く，便の色が黄褐色で臭いが強いもの，急激に下すもの，肛門に灼熱感があるものは，熱証のものが多い。また下す時に腹痛が起こり，病勢が急迫し，拒按で下した後に痛みが軽減するものは，実証のものが多い。経過が長く，腹痛は隠痛で喜温喜按，精神疲労，四肢の冷えがあるものは虚証のものが多い。

　治療にあたっては新病と久病に分けて対処するとよい。新病で急迫している場合は，，その標を治し，久病の場合は，その本を治すとよい。下痢の初期のものには，強く補ってはならない。強く補ってしまうと，邪気をとじこめてしまう可能性があるからである。また久病のものには強く分利を行ってはならない。強く分利すると陰液を損傷する可能性があるからである。

　本病は気陰を損傷したり，脾気を損傷しやすいという特徴がある。発病経過が長い場合は，失治や誤治によって傷陰や陰損及陽，陰陽倶傷といった重篤な証候を引き起こす可能性がある。また長期にわたって治らない場合は，栄養不良とか発育不良となったり，疳積や慢脾風を引き起こしたりするので，とくに注意をはらうべきである。

　下痢の「本」は脾胃にある。脾胃の機能が正常であれば，消化・吸収・輸送は正常に働き，吸収された精微は気血に化生して全身を栄養し，糟粕を排泄することができる。ただし小児の脾胃の機能は未成熟であり，消化機能は薄弱なので，乳食による内傷や外感六淫によって，脾胃の機能が失調すると下痢が起こる。したがって治療では脾胃の調理にポイントをおいて弁証論治を行うべきであり，また食事のメニューにも注意をはらう必要がある。

### 1　内傷乳食

[主証]　腹痛，腹脹が起こる。下痢をする前に泣きじゃくる。下痢をした後は痛みが軽減する。便には腐った卵のような腐臭がある。失気や噯気も臭いが強い。口臭，食欲不振を伴う。舌苔は厚膩または微黄，脈は滑または滑実，または沈実有力となる。指紋は紫黒色である場合が多い。

[治則]　消食導滞

[取穴]　①足三里，天枢（瀉），四縫穴（点刺）：保和丸加減に類似した効がある。
　　　　②天枢，陰陵泉，足三里（瀉）：枳実導滞丸に類似した効がある。
　　　　①の処方を用いて食滞が消え，脾胃が調和すれば下痢は治癒する。②の処方は消食導滞，利湿止瀉をはかることができる。

## 2 湿熱内蘊

[主証] 腹鳴，腹痛が起こって下痢をする。便は水様便であり，未消化物が混じっている。便の色は黄色であり，粘液が混じる場合もある。下痢の回数は1日に10数回となる。肛門の熱感と紅潮がある。尿は黄色で短少。舌質は紅，舌苔は黄膩，脈は滑やや数，あるいは濡数となる。指紋〔3歳以下の小児の食指の手掌側の表層静脈。その長さ，形，色によって弁証の参考にする〕は紫色となる。

[治則] 清熱利湿

[取穴] ①湿が熱より強い場合は陰陵泉，天枢，上巨虚（瀉）。
②熱が湿より強い場合は天枢（瀉），足三里，陰陵泉（瀉，透天涼を配す）
①の処方により大腸の湿熱の清利をはかる。湿熱が清利し胃腸が調和すれば下痢は自然に治癒する。

[応用] 高熱を伴う場合は，合谷，天枢，陰陵泉（瀉）により解肌清熱，利湿止瀉をはかるとよい。


## 3 寒湿内停

[主証] 腹鳴，下痢が起こる。便は希薄または水様便，または完穀不化となる，便は緑色便または黄緑便となる。小便は清長。舌質は淡，舌苔は白滑，脈は沈遅で細となる。

[治則] 温中散寒，益気健脾

[取穴] 天枢，足三里（灸瀉），神闕（灸）

[応用] ◇下痢の回数が多いものには，天枢（灸瀉），足三里（補），神闕（灸）により温中散寒，健脾益気をはかるとよい。
◇胃腸冷痛には天枢，中脘（灸瀉），神闕，水分（灸）により温脾陽散寒湿をはかるとよい。


## 4 脾胃虚弱

[主証] 時々下痢が起こる，あるいは下痢が長期に改善しない。便は希薄で色は淡白となる，あるいは完穀不化となる。便に白色の母乳の塊が混じったり，食べ物の糟が混じる。いつも食後に下痢する。食欲不振，精神疲労，倦怠，顔色蒼白といった症状を伴う。睡眠時に瞼が閉じていない。舌質は淡，舌苔は白，脈は沈無力または緩で弱となる。

[治則] 健脾止瀉

[取穴] ◇陰陵泉，足三里（補）：健運脾胃，濇腸止瀉
◇合谷，陰陵泉（補，焼山火を配す，あるいは脾兪に灸を施す）：健脾益気，温運脾陽

[応用] ◇脾虚有湿であるものには，陰陵泉，足三里（先少瀉後多補）により健脾益気，滲

◇ 湿止瀉をはかるとよい。これは参苓白朮散に類似した効がある。
◇ 脾陽虚衰，陰寒内盛によるもので，腹中冷痛，水様便，あるいは食べ物の精が混じる，腹がゴロゴロ鳴るといった症状があり，舌苔白滑，脈遅あるいは沈細無力である場合は，関元（補），神闕，天枢（灸）により温陽益脾，散寒止瀉をはかるとよい。
◇ 脾虚があり，驚いて下痢するもので，便が海苔のように青く，腹痛によりよく泣き，睡眠中に驚き声をあげ，指紋が青色である場合は，陰陵泉（補），太衝，神門（瀉）により平肝健脾，鎮驚安神をはかるとよい。

## 5 脾腎陽虚

[主証] 久瀉不止，ひどい場合は脱肛が起こる。食べると下痢する。完穀不化，四肢厥冷，さむがり，精神不振といった症状を伴う，睡眠時に瞼が閉じていない。舌質は淡，舌苔は白，脈は微細となる。
[治則] 温補脾腎
[取穴] ◇ 関元，神闕，天枢（灸）：温陽益脾
◇ 関元，陰陵泉，太谿（補）：温補腎陽，健脾止瀉
[応用] 慢性病となり，再三にわたる治療でも治癒せず，さらに親が子供を溺愛している場合は，関元，神闕，足三里に棒灸を施して温陽益脾止瀉をはかるとよい。

## 症 例

[症例1] 脾胃虚弱，運化失職
患　者：男，10カ月，初診1971年11月13日
主　訴：下痢が起こって5日になる。
現病歴：5日前に牛乳にカステラを混ぜて飲んだ後に下痢が起こりだした。食後3時間後には下痢が起こる。下痢は1日10〜20回起こり，色は黄色であり，白色の乳塊が混じっている。便は水様便である。排便時には腹痛のない表情をしている。腹脹，食少を伴っており，尿の色は清であり量は少ない。口渇はない。肝脾は腫大しており，身体は痩せている。元気がない。顔色は蒼白，指紋は淡細である。中西薬では無効であったため，鍼灸治療を受けにきた。
既往歴：数カ月前に肺炎を患って当病院に入院し，3日間の治療で治癒した。その後，下痢を患い，これも治癒している。
弁　証：脾胃虚弱，運化失職による下痢
治　則：補脾健胃
取　穴：陰陵泉，足三里（補）。

効　　果：初診後には下痢の回数は減少し，便の色は緑色となった。排尿回数が増加し，精神状態は良くなった。2診後にはほぼ治癒した。3診で治癒した。
考　　察：病因，症状，指紋，病歴にもとづくと，本症例は脾胃虚弱，食傷脾胃のために運化機能が失調して起こった下痢であることがわかる。脾胃が平素から弱く，さらに飲食の不節制が加わって脾胃を損傷し，納運無権，水穀不化となると大便は希薄になって水様の下痢が起こり，腹脹，食少といった症状が出現する。水液が大便から排泄されると，尿の量は減少する。脾胃虚弱，納運失職，化源不足となると，顔色は蒼白となり，精神不振となったり，身体が痩せてくる。
　　　　　陰陵泉（補）により健脾制湿をはかり，足三里（補）により補中健脾益胃をはかった。この健脾制湿，補中益胃の法により，効を収めることができた。

［症例2］内傷乳食，挟熱内盛
患　　者：男，10カ月，初診1971年8月14日
主　　訴：下痢が起こって3日になる。
現 病 歴：3日前に飲食の不注意により下痢を患った。下痢は1日に10数回起こる。腹脹，腹痛がある。腹痛が起こると下痢をし，下痢をすると腹痛は止まる。便は稀薄で黄色であり，臭いが強い。尿は黄色で量が少ない。ときどき噯気が出る。ミルクを飲みたがらず，精神不振となっている。山根部〔左右両内眥の中間の部位〕は青色であり，指紋は太くて紫色になっている。体温は38.5℃である。生理食塩水と10%のブドウ糖に塩酸クロルプロマジンを加えて輸液したり，イーストなどの薬を内服させたが効果がなかった。
弁　　証：内傷乳食に熱邪内盛がからんだ下痢
治　　則：消食導滞，通腑泄熱
取　　穴：天枢，足三里（瀉）。1日1回の鍼治療とする。
効　　果：初診後には下痢は1日2～3回となり，便は水様から泥状となり，腹脹は軽減した。体温は37.5℃となった。まだミルクを飲みたがらない。2診で治癒した。1971年8月17日にすべての症状が治癒し，昨日の午後の体温が37.5℃，昨晩の体温が36.5℃であったことを知らされた。1971年11月16日に下痢が再発して3日の時，症状は前回同様であり，薬による治療が無効であったために天枢，足三里（瀉）に1日1回の鍼治療を施したところ，2回の治療で治癒した。
考　　察：乳食物が胃腸に阻滞し，そのため伝化機能が悪くなったために腹脹，腹痛が起こったものである。腹痛が起こると下痢をし，噯気が出て食べられないという状態になる。濁気が下ると，下痢をした後に痛みは止まる。食滞蘊蒸となり腸に熱があると，便は黄色となり強い臭いを伴うようになる。清濁不分となると大便は希薄となり尿は黄色で量が少なくなる。熱邪内盛となると発熱が起こる。
　　　　　大腸の募穴である天枢（瀉）により腸腑の熱邪を清し，導滞をはかって腹痛，腹脹，下痢を治すこととした。また足三里（瀉）により通腸和胃，消導積滞，通腑泄熱を

婦人科・小児科

はかった。この消食導滞，通腑泄熱の法により，効を収めることができた。

[症例3] 内傷乳食，挟熱内盛
患　者：女，10カ月，初診1971年8月12日
主　訴：下痢が起こって6日になる。
現病歴：6日前にミルクを飲んだ後に発症した。下痢は1日10数回起こり，腹痛が起こると下痢をする。噴射状に下痢し，下痢をすると腹痛は軽減する。便は黄色で臭いが強い。便は稀薄であり乳塊や粘液が混じっている。腹脹，腹鳴，噯気，食欲不振，精神不振といった症状を伴っている。肛門は赤く少し腫れており，痛みがある。尿は黄色で量は少ない。舌尖は赤く爛れており，指紋は太く紫色になっている。体温は38℃，脱水状態となっている。
既往歴：数カ月来，乳食損傷により下痢が再発する。今回は輸液や中薬の治療では効果がなかった。
弁　証：内傷乳食に熱邪内盛がからんだ下痢
治　則：消食導滞，通腑瀉熱
取　穴：天枢，足三里（瀉）。1日1回の鍼治療とする。
効　果：初診後には下痢と腹脹は軽減した。体温は37.5℃となり，37.0℃まで下がった。2診で治癒した。治癒した後，2カ月ほど下痢を再発していない。その間，感冒を1回患ったが下痢は再発しなかった。
考　察：本病の病因病機は前に提示した症例2と同じである。したがって治則，取穴も同じものとした。

[症例4] 湿熱内盛，伝化失常
患　者：男，2歳，初診1971年7月10日
主　訴：下痢が起こって5日になる。
現病歴：5日前に嘔吐，下痢が起こり始めた。当地の医師は急性胃腸炎として治療し，嘔吐は治癒したが下痢は止まらなかった。下痢は1日に数回起こり，便は稀薄で色は黄色である。腹痛，腹脹，食事量減少，涎が出るといった症状がある。尿の色は黄色である。舌苔は白膩，脈は濡数であった。いつも生ものや冷たい物を食べると下痢が再発しやすい。
弁　証：湿熱内盛，伝化失調による下痢
治　則：清利湿熱
取　穴：陰陵泉，足三里（瀉）。隔日治療とする。
効　果：初診後には下痢の回数と涎の量が減少し，腹脹と腹痛は軽減した。飲食も増加した。2診で治癒した。1971年7月24日に患者の父親から治癒していることを確認した。
考　察：湿熱が腸道に蘊鬱して気機が悪くなり，伝導機能が失調したために腹痛，下痢が起こり，大便は希薄で黄色，腹脹，食少といった症状が出現している。尿黄，涎が出

る，舌苔黄膩，脈濡数などは，湿熱の象である。

脾経の合水穴である陰陵泉（瀉）により利水去湿をはかった。湿が去れば熱は自然に消えるからである。また胃経の合土穴である足三里（瀉）により和胃通腸導滞をはかった。この腸胃湿熱を清利するという法により，効を収めることができた。本症例は蘊湿伏熱〔湿がこもって熱が伏すること〕によるものであり，湿が鬱して熱が生じたものであるので，除湿を主とし，清熱を副とした。この考えにもとづき陰陵泉に足三里を配穴して瀉すことにより，腸胃湿熱の清利をはかって著効を収めることができた。

[症例5] 脾虚挟湿，食滞腸胃

患　者：男，1歳
主　訴：下痢，腹脹が起こって5日になる。
現病歴：5日前に発熱（体温37.9℃），下痢が起こり始めた。中薬2剤を服用し熱は下がったが，下痢は改善していない。5日来，腹部が膨張しており，下痢の回数は1日に10数回となっている。下痢をする前には腹痛が起こる。便は稀薄であり色は黄色である。便には乳片が混じっている。便が緑色になることもある。食欲はない。指紋は太く紫色をしている。また下肢痿軟を伴っている。
弁　証：脾虚挟湿，食滞腸胃による下痢
治　則：消食導滞，健脾去湿
取　穴：初診〜2診：陰陵泉，足三里（瀉），四縫穴（点刺）とする。
　　　　3〜4診：陰陵泉，足三里（先に少し瀉し後に多く補す）とする。
効　果：初診後には下痢の回数が減少した。2診後には下痢は治癒した。3診時，下痢が治癒して10日後に下痢が再発していた。下痢をする前に腹痛が起こる。下痢は1日に10数回起こり，便は緑色である。3診の治療後には下痢の回数は減少し，4診で治癒した。3カ月後に手紙を通じて治癒していることを父親から確認した。
考　察：本症例は脾虚挟湿，食滞腸胃による泄瀉証候である。初診〜2診では陰陵泉（瀉）により去湿益脾をはかり，足三里（瀉）により通腸和胃導滞をはかった。また四縫穴（点刺）により消導積滞をはかった。この去湿消食導滞の法によって標実を治し効を収めた。下痢が治癒して10日後に再発したが，これは脾虚挟湿という本が改善されていなかったためである。したがって3〜4診では，取穴は同上としたが手技を先少瀉後多補の法に改めて健壮脾胃をはかって本虚を治し，佐として去湿散滞により標実を治すこととした。この虚実併治，標本兼顧の治療により治癒させることができた。初診〜2診で去湿消食導滞をはかって湿や食に対処していなかったら，3〜4診の治療では効を収めることができなかったであろう。

[症例6] 脾腎陽虚，運化失司

患　者：男，2歳，初診1990年4月8日

主　　訴：下痢を患って5カ月になり，再発して5日になる。
現病歴：5カ月前に飲食の不節制が原因で下痢を患った。当地の医師が傷食泄瀉として治療し，中薬を3剤服用して下痢は治癒した。その後，飲食の不節制をするたびに下痢が再発するが，いつも中薬を服用すると治癒する。今回の再発は5回目であり，生ものを食べて起こった。今回はいつもの中薬を服用しても効果がなく，小児下痢として当地の病院に入院した。抗生物質，イースト，輸液により治療を受けたが効果がなく，かえって増悪したため鍼灸科を受診した。
現　　症：下痢は1日に6〜10回起こり，大便失禁を呈している。便は失気とともに出る。便は稀薄で完穀不化となっており，腹脹喜按，腹部冷痛，温めると痛みは軽減，食欲不振といった症状を伴っている。また四肢厥冷，疲労感，さむがりといった症状もある。身体は痩せており，脱水状態になりかけている。眠っても目が開いており，泣いても涙が出ない。ぐったりしており，顔色は㿠白，口唇は淡白，舌質は淡，舌苔は白，脈は微細であった。
弁　　証：脾腎陽虚，運化失調による下痢
治　　則：温補脾腎，益気健中
取　　穴：関元，神闕（灸），足三里（灸により先に少し瀉し後に多く補す）。1日2回の灸治療とし，毎回それぞれの治療穴に20〜30分灸を施すこととする。
効　　果：2診後には下痢の回数が減少し，失禁はなくなった。3診後には腹部冷痛がなくなり，便は1日に4〜5回となった。眠ると目を閉じており，腹脹はなくなり，飲食は増加した。また疲れた様子はなくなり，さむがり，四肢厥冷といった症状も軽減した。脈は沈細である。部屋の中で遊べるようになっている。4診後には便は1日に1〜2回となり，便の状態は正常となった。飲食は増加し，精神状態もよく，顔色や唇の色は淡紅色に転じ，脈は沈細有力であった。5診後には下痢は治癒し，身体は回復期にある。6診では治療効果の安定をはかった。
考　　察：下痢が長引いて反復して再発すると，脾胃虚弱を引き起こし運化機能が悪くなる。最近，なま物を食べて食滞腸胃となり，脾陽をいっそう損傷したので，下痢は完穀不化となり，さらに腹脹喜按，腹部冷痛，温めると痛みは軽減する，大便失禁といった症状が出現するようになっている。現在は脾陽虚衰から脾腎陽虚へと進行した重篤な証候を引き起こしている。そのため顔色は㿠白となり，眠っても目が開いており，身体は痩せ，さむがり，四肢の冷え，唇の色は淡白，泣いても涙が出ないといった症状が出現しており，脈は微細となっているのである。
　　関元（灸）により温補腎陽をはかることによって脾陽を助け，神闕（灸）により温補脾陽をはかるとともに腹中の寒を温散することとした。また足三里（先少瀉後多補）により先に瀉して和中をはかって滞りが生じるのを防止し，後に補って補中健脾胃益気をはかることとした。この温補真陽，補益脾陽，益気健中の法により効を収めた。

## 結　語

### 1．症例のまとめ

本篇では6症例を紹介した。

例1は脾胃虚弱，運化失職によるものである。陰陵泉，足三里（補）による健壮脾胃の法を用いて，効を収めることができた。

例2は内傷乳食に熱邪内盛がからんで起こったものである。天枢，足三里（瀉）による消食導滞，通腑瀉熱の法を用いて，効を収めることができた。

例3も内傷乳食に熱邪内盛がからんで起こったものである。天枢，足三里（瀉）による消食導滞，通腑瀉熱の法を用いて，効を収めることができた。

例4は湿熱内蘊，運化失調によるものである。陰陵泉，足三里（瀉）により腸腑湿熱の清利をはかって，効を収めることができた。

例5は脾虚挟湿，食滞腸胃によるものである。まず陰陵泉，足三里（瀉），四縫穴（点刺）による去湿消食導滞の法を用いて，標実を治した。その後，陰陵泉，足三里（先少瀉後多補）による健壮脾胃の法を用いて，本虚を治し，佐として去湿散滞をはかって，効を収めることができた。

例6は脾腎陽虚，運化失職によるものである。足三里（先少瀉後多補），関元，神闕（灸）による温補脾腎，益気健中の法を用いて，効を収めることができた。

以上の6症例で用いた治療穴は，陰陵泉，足三里，天枢，関元，神闕，四縫穴の6穴のみである。その中でも陰陵泉，足三里，天枢を用いる機会が最も多かった。治療穴は多ければよいということではなく，臨機応変に選穴，配穴を行い，適切な補瀉法を施すことが重要である。例えば例1，例4，例5ではともに陰陵泉を選穴しているが，この3症例はそれぞれ病因病機が異なっているので，違った補瀉法を採用することによって，異なる効果をそれぞれ収めることができたのである。また例2と例3は病因病機が同じであったので，ともに天枢，足三里に同じ瀉法を用いることによって，同じ効果を収めている。

### 2．選穴について

本病の病位は腸にあることから，大腸の募穴である天枢が最もよく用いられる。これは直接，腸腑の病変に作用させることができるからである。天枢に瀉法を施すと通腸散滞の効があり，瀉して透天涼を配すと腸腑の熱を清熱することができる。また瀉して灸を併用したり焼山火を配すと，温陽散寒導滞の効を収めることができる。天枢に補法を施すと濇腸固腸の効を収めることができる。虚中挟実のものには，先瀉後補の法を用いるか，先少瀉後多補の法を施すとよい。この場合，強く補うと閉塞または阻滞を引き起こしやすいので強く補ってはならない。

下痢の病は多くは脾胃の問題により起こるので，陰陵泉（補）による健脾益気，足三里（補）

による健脾養胃益気，脾兪や胃兪（補）による健脾益気養胃を目的とした選穴が多く用いられている。

下痢の病は湿によるものが多いことから，陰陵泉がよく選穴される。陰陵泉に補法を施して健脾すると制湿にとって有利に働く。また陰陵泉に瀉法を施して去湿をはかると益脾にとって有利に働くし，去湿により清熱もはかりやすいといった利点がある。陰陵泉を瀉して透天涼を配すと，清利湿熱をはかることができる。

また下痢の病は食によるものが多い。このような場合は，足三里（瀉）に四縫穴（点刺）を配穴して消食導滞をはかる場合が多い。

下痢が長期化すると脾陽を損傷したり，脾腎陽虚となる場合が多い。脾陽損傷には神闕，脾兪（灸）により温陽益脾をはかるとよい。脾腎陽虚となった場合は，関元（補）により温補真陽をはかり脾陽を補益するとよい。また胃の症状を伴っている場合は，中脘（瀉）を配穴して和胃導滞をはかるとよい。ただし寒証には灸を加えて温胃散寒導滞をはかり，久瀉気脱には，合谷（補）を加えて益気昇陥をはかるとよい。

## その他

### 1．湿は五泄を引き起こす。

中国伝統医学には，「湿は多くは五泄を成す」という説がある。また「湿勝れば則ち濡泄す」「泄瀉なるものは，水湿の為す所なり」「脾虚すれば湿を生じ，湿盛んなれば則ち脾困となる，湿なくば瀉を作らず」といった説もある。これらから湿勝が一定程度まで達すると，下痢が起こることがわかる。湿による下痢では，暑湿（または湿熱），寒湿によるものの他に，次のようなものがある。飲食の不節制，脾胃の損傷のために，水穀が湿に変化し，穀が滞って下痢となるもの，脾陽不振のために化湿できなくなり，この湿によって下痢となるものがある。湿盛困脾や脾虚生湿はすべて下痢を引き起こすことがわかる。

治療面では，以下の例を参考にすることができる。例えば，『丹渓心法』では泄瀉について，「多くは湿によるものである，小水を分利することが最も上策といえる」としている。また『景岳全書』では，「泄瀉の病には，小水不利が多く見られる，水穀が分かれれば，則ち泄瀉は自ら止まる。したがって泄瀉を治すのに小水を利さないのは，その治とはいえない」と述べ，下痢の多くが湿によるものであることを強調している。利尿させれば湿は去り，下痢は止まるのである。

臨床上はこういった特徴にもとづいて，必要に応じてそれぞれ健脾去湿とか，淡滲利湿，清利湿熱，温化寒湿といった法や，消食導滞に佐として去湿をはかるといった法が用いられている。ただし脾陽不振，脾胃虚寒，脾腎陽虚といった下痢については，別の治則を用いることとする。ところで利尿して去湿止瀉をはかるという法を用いる場合は，以下の点に注意する必要がある。新病，身体が強い場合，陰津がまだ損傷していない場合は，それぞれ利してもよいが，久病や身体が弱い場合，陰津不足となっている場合は，軽率に分利してはなら

ない。ひどく分利すると陰津枯竭となるからである。

### 2．久瀉は脾のサイドから治すべし。

　小児泄瀉の病因病理について『幼幼集成』では，「泄瀉の本は，脾胃によらないものはない。胃は水穀の海をなし，脾は運化を主っている。脾を健やかにさせ胃を和せれば，水穀は腐化して気血となり榮衛は行る。もし飲食失節，寒湿不調となって脾胃を傷れば，水はかえって湿となり穀はかえって滞る，精華の気が輸化できなければ，汚と合して下降し泄瀉となる。」と述べている。

　下痢の成因としては，寒湿，暑湿（あるいは湿熱）によって脾胃を損傷して起こる他に，飲食の不節制によるものが多く見られる。ただしこれらの諸因はあくまで外的要因にすぎない。根本の原因は個々人の脾胃虚弱にあるのである。小児の臓腑はまだ成熟しきっておらず，脾は常に不足の状態にあるとされているので，外邪の感受にしろ内傷乳食にしろ，脾胃を損ねて昇降が失調すれば，下痢が非常に起こりやすいのである。治療が不適切であったり，外邪を感受したり積滞となったりすると，脾胃はいっそう打撃を受けることとなる。脾胃が病めば水穀は精微になることができず，かえって集まって湿を形成することとなる。このようにして生じた湿は陰邪であるので，いっそう脾陽を傷つけることとなる。また湿には粘滞性と重濁性があるので気機昇降を阻害して，いっそう脾気を虚させることとなる。このような状態になると下痢は慢性化し治らなくなるのである。　脾虚となって陽気が充実しないと，陽気不足となって脾の運化機能は低下し，昇挙無力となって下陥すると下痢が起こるようになる。また脾の陽気は腎中の真陽の温煦機能と密接な関係をもっている。脾腎の陽気は相互に助けあっており，共同して肢体の温煦，水穀精微の運化，水液の気化といった一連の機能活動を行っている。ひとたび腎陽虚衰となれば脾陽を温養できなくなるし，脾陽不振になると腎陽を助けることができなくなる。このようにして脾腎の陽気俱損となれば，久瀉が起こるようになる。また「腎は胃関を為す」とされていることから，腎陽不足となって関閉が密でなくなると，やはり下痢が起こるようになる。このように下痢と脾虚とは密接な関係にあるのである。したがって治療にあたっては，調補脾胃に重点をおくべきであり，温補脾陽，健脾益気，温補脾腎といった法が重視されているのである。

　以上述べた脾虚の機序にもとづくと，脾虚の患児では下痢，浮腫といった湿盛の証があっても，淡滲利湿の法を単独で用いてはならないことがわかる。単独で淡滲利湿の法を用いると気を降ろすこととなり，そのため気がいっそう虚して病はいっそう重くなるので注意を要する。ましてや寒涼攻下の薬剤を用いて，脾胃陽気をいっそう損傷させるようなことをしてはならないのである。臨床上，脾陽不振の患児に対して，寒涼攻伐の品を誤って投与し，重篤な状態にさせてしまっている例は少なくないので注意を要する。また温補脾陽，健脾益気，温補脾腎の処方を用いる場合，補虚することによって壅滞を生じさせないように注意する必要がある。

## 3．注意事項

1．小児の脾は不足の状態になると，下痢を誘発することが多い。その治療原則は成人に対するものと似てはいるが，小児はきわめて傷食となりやすいので，消食化滞にも注意をはらうべきである。治療が不適切であったために気陰を耗損すると，傷陰または傷陽という2種類の変証を誘発しやすいので，充分注意をはらうべきである。

2．病邪による下痢は，患者の抵抗力の差や脾胃虚弱によるものである。したがって治療にあたっては正気の保護が重要であり，たえず全身を考慮しながら臓腑の機能の調節をはかるべきである。その他に，平素からの療養に注意し，下痢の治療期間中は脂っこいものや寒性の食材は摂取させないように注意すべきである。また寒冷刺激を受けないようにしたり，悪い精神的刺激を与えないように注意すべきである。

3．小児期の脾虚泄瀉，あるいは久瀉による脾腎損傷は，脾腎陽虚を引き起こしやすい。適時に温補しないと中陽を損ない，土敗木乗，虚風暗動となり，慢脾風という重篤な状態を引き起こす可能性がある。このために死亡するという例も少なくないので，治療に際してはとくにこの点に注意をはらうべきである。

## 4．捏脊法

小児の慢性下痢で脾胃虚弱証に属し，納運失職により消化不良となり，胃腸の機能が失調しているものには，捏脊法〔手の指を用いて小児の脊柱部の皮膚をこねるようにつまむことによって治療する法〕が適用する。小児で鍼治療を恐がるものにも用いることができる。捏脊部位は脾兪，胃兪，腎兪，大腸兪などに重点をおくとよい。この方法は補益脾腎をはかって胃腸の機能を調節することができる。

## 5．家伝による小児泄瀉の診かた

家伝による小児泄瀉の診かたのポイントは，便の色においている。つまり便の色から本病の寒熱虚実を鑑別するのである。とくに久瀉の患児で，多方面の治療を受けたにもかかわらず効果がないものは，とくにこの方法を重視している。黄色便は熱，実とすることには異論はないが，緑色便を湿熱とするのは誤りである。他の医師により緑色便を湿熱泄瀉として扱われ，かえって症状が増悪したためにわれわれのところを受診した患者は少なくない。緑色便は寒，寒湿，虚寒または寒熱錯雑である場合が多い。冷たいミルクを飲んだり腹部を冷やしたりして陽気を損傷すると緑色便が出現する。あるいは患児の体質が脾胃陽虚で納運失職となり，ミルクが温煦，腐化されず，水穀精微が昇清せず，便色がまだ黄色に変化していないのに汚と合して下ると緑色便となるのである。

以下に臨床経験を紹介しておく。便の色が淡白または緑色を伴っているものは，脾胃陽虚である場合が多い。便の色が緑または黄緑が半々であり，黄色が淡であるものは，寒湿であ

る場合が多い。便の色が黄色であるものは，熱であるものが多く，熱が湿より強い場合は黄褐色となり，湿が熱より強い場合は淡黄色となる。黄色が多くて緑色が少なく，黄色が濃く緑色が淡であるものは，熱に偏している場合が多い。時に黄色，時に緑色となり，変化して一定せず，あるいは黄緑相兼となるものは，寒熱錯雑である場合が多い。

婦人科・小児科

# 8. 日本脳炎

## 概　説

　日本脳炎には高熱，傾眠，頭痛，驚厥，昏迷といった症状や，脳膜刺激による所見が出現する。本病は夏，秋の季節に多発する特徴がある。また10歳以下の小児に発症しやすく，生命の危険を伴う疾患であるので注意を要する。

　古代文献においては温病〔さまざまな外感急性熱病の総称〕の「暑温」「暑痫」「暑厥」といった篇の中に，本病に類似する記載が見られる。臨床上は温病の弁証施治の原則を用いて本病を治療し，良い効果を収めている。古代の医家は臨床を通じて本病の発病が夏季の気候と密接な関係にあり，その臨床証候が基本的に温病の伝変法則に符合していることを認識していた。本病は暑温の邪毒を感受して起こるものであり，小児暑温の範疇に属している。

　本病は急性期が過ぎた後，少数の重症の患児には痙性麻痺，失語，失明，痴呆，震顫，精神異常といった回復期に起こる証候が見られる。こういった証候が，6カ月が経過しても回復しない場合は，後遺症となる。鍼灸治療は回復期の治療効果は著しいが，後遺症期の効果は緩慢なものとなる。

　われわれが診た日本脳炎の患児は，その多くが病棟から外来に来た回復期の患児と，外来治療を受けた回復期，後遺症期の患児である。急性期は多くの患児が入院による薬物治療を受けているため，本篇ではふれないこととする。本篇では回復期と後遺症期の鍼灸弁証論治について述べることとする。

　日本脳炎の回復期と後遺症期の症状・所見にもとづくと，証型は陰虚陽亢，虚風内動，筋脈失養，邪蔽心竅，邪阻竅絡，熱盛風動，気陰両傷，気血虧虚，熱蘊胃腸，脾腎陽虚といった証型に分類することができる。ここでは以上の証型の論治と症例について述べることとする。

## 弁証施治

　本病の病機の特徴は，衛表が邪を受け，邪が表から裏に入り，その伝変が迅速であることにある。臨床上は衛気同病，気営両燔，熱陥営血といった証候が多く見られる。発病が急激である場合は，直陥営血，逆伝心包といった危険な証候も見られる。本病は発病の各段階に

おいて，それぞれ気陰を損傷するが，これは回復期にとくにはっきり現れる。余熱がまだ清熱されつくしておらず，津液が不足している場合は，軽い証候として現れる。心肝腎3臓の陰精を大いに損傷し，気血営陰が虧損すると陰虚陽亢が出現し，そのために虚風内動と筋脈失養になっているものは，重症の証候である。また痰濁がとれず心竅を蒙蔽すると痴呆，失語といった症状が見られるようになる。少数の患児では急性期の病状が重篤であった場合に，邪毒が退いても気陰の損傷程度がひどく，真陰が衰竭しそうになるので，後遺症が残ってしまう。

　回復期と後遺症の残りかたにもとづき，多くの証型に対しては全身治療として弁証取穴を用いるか，あるいは局所取穴を併用して標本同治をはかるとよい。少数の証型では局所取穴による対症治療をはかる場合もある。病状にもとづいて証型をしっかり鑑別し，施治をはかることにより，はじめて効を収めることができるのである。


### 1　陰虚陽亢（回復期）

[主証]　微熱，多汗，煩躁，不眠，精神疲労，無力感といった症状が出現する。舌質は紅，舌苔は黄，脈は細数となる。
[治則]　清熱滋陰
[取穴]　陰郄（瀉），復溜（補）


### 2　虚風内動（回復期）

[主証]　手足の強直または拘急，肢体の強直，歯ぎしり，言語障害，口乾少津といった症状が出現する。舌質は紅絳，脈は細数となる。
[治則]　育陰潜陽
[取穴]　復溜，三陰交（補），太衝（瀉）：大定風珠に類似した効がある。
[応用]　熱盛風動のみの場合は，合谷，太衝（瀉）により対処するとよい。


### 3　筋脈失養（回復期と後遺症期）

[主証]　肢体の痙性麻痺。経過が長いために肌肉の萎縮が見られる。舌質は淡で紫を帯びている。舌苔は薄，脈は細となる。
[治則]　益気養血，活血通絡
[取穴]　合谷（補），三陰交（先瀉後補）
[応用]　◇精血虧虚，筋脈失養となり肢体痿軟となっているものには，三陰交，復溜（補）により補益精血をはかり，補益筋脈を促すとよい。
　　　　◇肺腎陰虚，筋脈失養の場合は，太淵，復溜（補）により補肺育陰をはかり，補益筋脈を促すとよい。
　　　　◇肝腎陰虚に属し，肢体の強直または震顫が見られ，肌肉が萎縮し，皮膚欠温であ

るものには，復溜，曲泉（補）により滋補肝腎をはかるとよい。また肝腎陰虚，血不栄筋でによるものには，上処方に三陰交（補）を加えると，滋補肝腎，養血栄筋の効を収めることができる。虚中挾実である場合，あるいは強く補うことによって筋脈拘急，肢体強直の回復に影響がでる場合には，上処方に太衝（瀉）を加えて平肝熄風舒筋をはかるとよい。

### ④ 邪蔽心竅（回復期）

[主証] 痴呆，言語障害，神志恍惚，昏迷，煩躁，不眠といった症状が出現する。舌質は紅，舌苔は薄黄，脈は細数となる。
[治則] 清心安神，開竅醒志
[取穴] 神門（または通里），大陵（瀉）
[応用] 痰閉心竅の場合は，神門，豊隆（瀉）により豁痰清心開竅をはかるとよい。

### ⑤ 邪阻竅絡（回復期または後遺症期）

[主証] 両目失明，両耳の聴力減退，あるいは言語障害といった症状が出現する。舌質は紅，舌苔は白，脈は細数となる。
[治則] 聡耳明目，宣通音竅，通暢舌絡
[取穴] 復溜（補），聴会，風池，廉泉，瘂門（瀉）
復溜により養陰をはかる。耳聾（難聴）の場合は聴会により宣通耳竅をはかる。また失明の場合は風池に生じる鍼感を眼区にいたらせるようにする。舌筋の動きが悪く言語障害となっている場合は，廉泉により通暢舌絡をはかる。音竅閉阻による言語障害には瘂門により音竅を開く。

### ⑥ 熱盛風動（回復期）

[主証] 四肢の硬直または拘急，頚項部の硬直，舌筋運動障害による言語障害，眼球上視といった症状が出現する。舌苔は薄黄，脈は弦数となる。
[治則] 清熱解痙，鎮肝熄風
[取穴] 合谷，太衝（瀉）
[応用] ◇あるいは上処方に風池または風府（瀉）を加えるとよい。
◇熱擾心神を伴うものには，神門（瀉）を加えて清心開竅安神をはかるとよい。

### ⑦ 気陰両傷（回復期または後遺症期）

[主証] 肢体の硬直または拘急，手足の震顫，口や咽頭の乾き，息切れ，顔面紅潮といった

症状が出現する。舌苔は剥落少津，舌質は光淡，脈は細数となる。
[治則] 益気養陰栄筋
[取穴] ◇合谷，復溜（補）
　　　◇合谷（補），復溜（補，透天涼を配す），太谿（補）

### 8 気血虧虚（後遺症期）

[主証] 肢体麻痺，萎軟無力，肌肉の消痩，皮膚欠温，精神不振，顔色少華といった症状が出現する。舌質は淡，舌苔は白，脈は細弱となる。
[治則] 補益気血，栄養筋脈
[取穴] ①合谷，三陰交（補）
　　　②局所の関連穴（補）
　　　①と②の処方を交互に用いることとする。

### 9 熱蘊胃腸（回復期）

[主証] 腹脹，腹部の熱感，悪心，嘔吐，大便秘結，飲食減少，口苦，口渇といった症状が出現する。舌苔は薄黄または黄厚，脈は数または洪数となる。
[治則] 清熱通便，または攻下腑実
[取穴] 天枢，足三里（瀉）
[応用] ◇胃腑の症状が著しいものには，上処方に中脘（瀉）を加えるとよい。
　　　◇胃熱が著しいものには，上処方に内庭（瀉）を加えるとよい。
　　　◇胃気上逆が著しいものには，上処方に公孫（瀉）を加えるとよい。
　　　◇便秘がひどい場合には，上処方に支溝（瀉）を加えるとよい。
　　　◇胃腸の鬱熱が強く，濁気が上逆し頭痛，耳鳴り，悪心，嘔吐といった症状を伴うものには中脘，天枢，公孫，太衝（瀉）を用いるとよい。

### 10 脾腎陽虚（回復胃，後遺症期。慢脾風に多く見られる。）

[主証] 神志昏迷，両目上視，言語障害，嚥下困難，手足の痙攣，頸部後屈（天柱骨倒）。泣いても涙が出ない，泣き声が弱い。唇の色は淡，嗜臥，四肢厥冷，消痩。顔色は㿠白，舌質は淡または灰黒色，脈は遅または遅緩となる。病状は重篤である。
[治則] 温陽救逆，培元固本
[取穴] 関元，足三里（補），神闕（灸）
[応用] ◇衰弱しているために鍼治療に耐えられないものには，関元，足三里は棒灸を施すこととする。
　　　◇痙攣が著しいものには，太衝（瀉）を加えて平肝熄風をはかるとよい。

婦人科・小児科

◇心煩が強いものには，神門（瀉）を加えて清心安神をはかるとよい。
◇危篤状態から脱した後，再び病状および転帰の状態にもとづいて弁証施治をはかることとする。

## 症　例

[症例1] 気血虧虚，筋脈失用
患　者：女，7歳，初診1973年4月19日
主　訴：下肢痿軟となって10カ月になる。
現病歴：1972年6月に日本脳炎を患い，当地の病院に入院して1カ月の治療を受けた。後遺症として下肢痿軟が残った。跛行歩行のために転びやすい。左足のほうが右足よりも重い。意識はややぼんやりしており，精神不振となっている。顔色はすぐれず，舌質は淡，舌苔は白，脈は細弱であった。以前に中西薬で長期にわたって治療を受けたが効果はなかった。
弁　証：気血虧虚，筋脈失養による下肢痿軟
治　則：補益気血，健壮筋脈
取　穴：初診～5診，7診，8診，10診：足三里，三陰交（補）により補益気血，栄養筋脈をはかる。
　　　　6診：左環跳，足三里（補）により左下肢筋脈の健壮をはかる。
　　　　9診：足三里，三陰交，左環跳（補）により補益気血をはかり，佐として左下肢筋脈の健壮をはかる。
効　果：3診後にはかなり速く歩行ができるようになり，神志の状態にも改善が見られた。9診後は歩行も有力となり，ほぼ治癒した。神志状態はよくなり，精神状態も好転している。10診で治癒した。
考　察：本症例は暑温病の後に気血虧虚となり，筋脈が栄養を受けられなくなったために両下肢痿軟となったものである。精神不振，顔色がすぐれない，舌質淡，舌苔白，脈細弱などは，気血虧虚の象である。
　　　　気血虧虚型の後遺症であるので，足三里（補）により益気と下肢筋脈の壮健をはかり，三陰交（補）により養血と下肢筋脈の壮健をはかった。この2穴は弁証取穴としては補益気血がはかれるし，局部取穴としては下肢筋脈の壮健がはかれるものである。6診と9診では左環跳（補）を配穴して左下肢筋脈の壮健をはかった。

[症例2] 邪蔽心竅，熱盛風動
患　者：男，13歳，初診1969年9月11日
主　訴：神昏，煩躁，肢体の痙攣が起こるようになって30日余りになる。
現病歴：1969年7月に日本脳炎を患い，当病院の伝染科に入院して治療を受けた。この30

来，神志がはっきりせず，会話ができず，泣きさわいでいる。煩躁不安であるために手足を振り回している。四肢に振るえがある。また顔面筋が痙攣し，唇が振るえており，手足に抽搐が起こることもある。上肢は屈曲していて伸ばすことができず，食少，食欲不振，嚥下困難といった症状がある。身体はひどく痩せている。舌苔は白厚，脈は弦細数であった。

弁　証：邪蔽心竅と熱盛風動に属している。
治　則：清心宣竅，清熱熄風
取穴と効果：初診（11日）：合谷，太衝（瀉）により清熱熄風解痙をはかる。
　　　２診：痙攣，抽搐の起こる回数は減少した。煩躁不安がまだある。上処方に神門（瀉）を加えて清心安神をはかることとする。
　　　３診：治療は２診同様とする。
　　　４診：「頭が痛い」という会話ができるようになった。泣きさわぐ，煩躁，手足を振り回すといった症状は止まった。内関，神門，太衝（瀉）により清心安神，平肝熄風をはかることとする。内関により和胃をはかり，また上肢屈曲の改善をはかる。神門により清心安神醒志をはかる。また太衝により平肝熄風解痙をはかる。
　　　５診：頭痛は軽減し，神志はやや改善した。嚥下は回復し，飲食は増加し，饅頭を食べられるようになった。治療は４診同様とする。
　　　６診：治療は４診同様とする。
　　　７診：頭痛はなくなり，発語ははっきりし，唇の振るえは軽減した。合谷，太衝，内関（瀉）により清熱安神，熄風解痙をはかることとする。
　　　８診：左肘の伸展ができず，両足の指を伸ばすことができず，手指で物を持つと振るえるといった症状のみとなる。唇の振るえは止まっている。治療は７診同様とする。
　　　９診：左上肢はやや伸展できるようになった。歩行時に足を高く上げられるようになった。左尺沢，曲沢（瀉）とする。この局所取穴により筋脈の改善をはかることとする。
　　　10診（10月２日）：左上肢は伸展できるようになり，他の症状もすべて治癒し，本日退院することとなった。治療は９診同様とした。
考　察：邪蔽心竅と熱盛風動という２つの証型が混在している回復期の証候である。邪蔽心竅，熱盛生風，肝風内動により，神志不清，煩躁不安，泣きさわぐ，四肢の振るえ，嚥下困難，言語障害といった症状が出現している。両型同治を目的として合谷，太衝，神門または内関（瀉）による宣竅安神，清熱熄風の法と，患部の尺沢，曲沢（瀉）による舒暢筋脈の法を併用して効を収めた。


［症例３］邪蔽心竅，気陰両傷
患　者：女，13歳
主　訴：神志痴呆（意識がぼんやりしている），四肢痿軟となって１カ月になる。
現病歴：日本脳炎を患って当病院の伝染科にて入院治療を受け，一昨日退院した。後遺症と

して四肢痿軟，不随意運動，神志痴呆，目がぼんやりしている，言語障害，唇の振るえ，飲食減少，空腹満腹がわからない，口渇欲飲，尿失禁といった症状がある。尿の色は黄赤であり，頻尿である。大便は硬く1日に5～6回である。泣きじゃくるが，声に元気がなく，話しをしたがらない。

検　査：身体はとても痩せている。顔色は黄白，舌尖は紅，舌苔は白厚，鼻と唇は乾燥しており，脈は虚数。触れても動かしても苦痛な表情はしない。右上肢は無力，手指は軽度に振るえている。右下肢痿軟で麻痺しており，脊柱は左に傾斜している。

弁　証：邪蔽心竅と気陰両傷，筋脈失養

治　則：清心宣竅，益気育陰，佐として壮筋補虚をはかる。

取穴と効果：初診：復溜，足三里，曲池，手三里（補），内関（瀉）。復溜は育陰，足三里は益気と下肢筋脈の壮健，曲池は上肢筋脈の壮健，手三里は上肢筋脈の壮健，内関は安神醒志を治療目的としている。

　2診，4診：曲池，手三里，三陰交，足三里（補）により益気養血育陰，壮筋補虚をはかる。

　3診，5診：復溜（補），神門（瀉）により滋陰補腎，清心安神をはかる。これは黄連阿膠湯の効に類似したものである。

　6～7診：5診後には両下肢で立てるようになった。神志は以前よりはしっかりしている。右上肢は挙上して屈伸できるようになった。手指は拳を握れるようになった。舌の強ばりによる言語障害がまだある。復溜（補），神門（瀉）により滋陰清火をはかり，曲池，手三里（補）により上肢筋脈の壮健をはかることとする。

　8診：四肢の活動はほぼ正常となった。神志の改善が見られないので，復溜（補），神門，大陵（瀉）により育陰清心宣竅をはかることとする。

　9～10診：神志は以前よりはっきりしている。物を持つ時に手指が振るえる。神門，大陵，風池（瀉）により清心宣竅醒脳をはかることとする。この処方には手指の振るえを止める作用もある。

　11～17診：神門，大陵（瀉）により清心宣竅醒志をはかり，また手指の振るえの改善をはかることとする。13診後には神志は著しく好転し，小さな子供と遊べるようになった。空腹満腹もわかるようになった。15診後には歩行，会話ともに正常となった。17診で治癒した。1カ月前後の治療で効果を収めた症例である。17診後の数日後に患者が小便黄赤熱痛のために鍼治療に訪れたが，その治療期間中に日本脳炎の後遺症が完全に回復していることを確認した。

考　察：本症例は日本脳炎の回復期に，邪蔽心竅と気陰両傷という2つの証型が同時に出現したものである。邪蔽心竅のために意識がぼんやりし，目がぼんやりし，二便がわからず，言語障害となっている。また熱邪により気陰を損傷し，陰液枯渇，精血不足，筋脈失養となっているために四肢痿軟，不随意運動，唇の振るえ，泣き声や声に元気がない，身体が痩せているといった症状が出現している。脈虚数，尿黄，便秘，口渇，舌質紅，鼻や唇の乾燥などは，陰虚火旺の象である。清心宣竅，益気育

陰をはかり，佐として壮筋補虚をはかって効を収めた。配穴に一貫性がなかったために，治療回数が多くなってしまった。

［症例4］邪蔽心竅，邪阻竅絡
患　者：女，4歳
主　訴：言語障害となって2カ月になる。
現病歴：2カ月前に高熱，昏迷，抽搐〔痙攣〕が起こり，日本脳炎として当病院伝染科に入院して治療を受けた。入院期間中に鍼灸治療を併用し，高熱，抽搐，舌筋の運動は治癒した。
現　症：2カ月来，後遺症が治らない。舌が動きづらく会話ができない。両手の環指と小指の屈伸ができない。意識がはっきりせず，軽度の煩躁不安がある。口臭がある。かん高い声で泣き，泣く時に喀痰する。患肢に触れたり動かしたりしても苦痛な表情はしない。身体は痩せており，舌質は紅，舌苔は白膩（舌筋運動が悪いことと関係がある），脈は細数であった。
弁　証：暑温の邪が心竅を蒙蔽している。また温邪が竅絡に阻滞し，筋脈失調となっている。
治　則：清心宣竅，宣暢舌絡・筋脈
取穴と効果：初診～2診：通里，瘂門，廉泉（瀉）とする。患者が鍼を恐がり，ひどく泣くために置鍼は行わないこととした。
　　3診：2診後，泣き声は高い。この数日は舌質は紅，脈は数であり，口臭がひどく飲食は減少している。上処方に内庭（瀉）を加え胃熱を清熱することとした。
　　4診：治療は3診同様とする。
　　5診：4診後には口臭，舌質紅は軽減し，飲食は増加した。また「ママ，パパ」といえるようになった。胃熱がとれたので上処方から内庭を除くこととする。
　　6診：5診後には神志がはっきりし，煩躁はなくなった。「いや」「食べる」など10数語くらい話せるようになった。治療は5診同様とする。
　　7～11診：治療は5診同様とする。7診後には言葉ははっきりしているが，成句はまだ話せなかった。9診後には成句を話せるようになった。ただ早口で話すと言葉がはっきりしない。手指の屈伸運動はほぼ正常となった。11診で治癒した。2年後に治癒していることを父親から確認した。
考　察：「舌は心の苗を為し，心は舌に開竅する」といわれている。心は神明〔精神〕を主っており，環指と小指は手少陰心経と手太陽小腸経が走行している部位である。脈証，舌質にもとづくと，本病の病変が心絡にあることがわかる。温邪が神明を蒙蔽すると神志不清，心煩が起こる。邪が舌絡に影響すると舌筋の動きが悪くなる。
　日本脳炎回復期に邪蔽心竅と邪阻竅絡という2つの証型が出現したものであるので，心経の絡穴である通里（瀉）により清心宣竅，宣暢舌絡をはかり，瘂門（瀉）により開（音）竅，醒脳をはかり，廉泉（瀉）により宣暢舌絡をはかった。通里はここでは環指と小指の筋脈を疏暢する作用もある。清心宣竅，開音竅通舌絡，通経

婦人科・小児科

脈をはかり，佐として内庭により清胃熱をはかって効を収めた。

［症例5］ 邪阻竅絡，失語失聴
患　者：男，5歳，初診1970年10月17日
主　訴：言語障害となって2カ月余りになる。
現病歴：2カ月前に日本脳炎を患い，後遺症として言語障害，聴力減退が残った。神志はややぼんやりしている。脈は細数であった。
弁　証：暑温余邪が耳竅と舌絡を阻滞させて起こったものである。
治　則：清宣音竅，宣暢耳絡
取　穴：初診〜2診：瘂門，廉泉（瀉）とする。
　　　　3〜6診：聴会，瘂門（瀉）とする。
効　果：4診後には幾つかの字を発語できるようになり，聴力に改善が見られた。5診後には聴力は正常に回復し，簡単な会話ができるようになった。6診で治癒した。1970年11月26日に治癒していることを父親から確認した。
考　察：暑温の邪が音竅に影響し，舌絡と耳絡を障害したために言語障害，聴力減退が起こったものである。局所取穴により対処した。瘂門（瀉）により清宣竅絡をはかり，廉泉（瀉）により清宣舌絡をはかり，聴会（瀉）により耳絡を通じ，耳竅の改善をはかった。この清宣音竅，通暢耳絡・舌絡の法により効を収めた。

［症例6］ 邪阻竅絡，邪蔽心竅
患　者：女，4歳，初診1971年7月11日
主　訴：失語，失明となって20日余りになる。
現病歴：日本脳炎を患い当地の病院で治療を受けて治癒したが，後遺症が残った。失語，失明，心煩，急躁，潮熱などの症状がある。また泣いたりわめいたりしている。両手で何度も頭を叩いたりする。手足の運動が不自由であり，座ったり立ったりすることができない。手指で物をもつことができない。体温は正常である。身体は非常に痩せており，舌苔は白でやや厚，脈は沈細数であった。
弁　証：邪阻竅絡と邪蔽心竅があり，また筋脈失調となっている。
治　則：清心安神，清熱宣竅，舒筋
取穴と効果：初診〜2診：百会，合谷，太衝（瀉）により清熱宣竅，熄風舒筋をはかる。百会で清脳，合谷で清熱，宣竅，太衝で熄風舒筋をはかることとする。
　　　　3診：2診後には狂躁，泣きわめくといった症状は軽減した。合谷，太衝，神門，風池（瀉）により清心除煩，熄風清脳，宣竅明目をはかる。神門で清心安神，風池で清脳明目をはかることとする。
　　　　4診：3診後には両目とも6メートルくらい離れたところの物が見えるようになった。治療は3診同様とする。
　　　　5診：4診後には両目とも10メートルくらい離れたところの物が見えるようになっ

た。また20数歩ほど歩行ができるようになった。治療は3診同様とする。

6診：5診後には心煩，狂躁が治癒した。両目の視力および歩行は正常となった。治療は3診同様とする。1973年11月28日に手紙により治癒していることを確認した。ただ失語は完全には治癒していないとのことであった。

考　察：日本脳炎の回復期の症例である。暑温の邪により邪蔽心竅となって竅絡が阻滞し，竅道損傷，筋脈失用となった証候である。そのため失明，失語，心煩，急躁，肢体痿軟といった症状や泣いたりわめいたりするといった症状が出現している。

治療のポイントを清熱宣竅，清心除煩，清脳明目と熄風舒筋におき，開音竅・通舌絡を軽視して瘂門と廉泉を配穴しなかったために，失語を完全に治癒させることができなかった。これは配穴処方上のミスであり，また治療回数が少なかったこととも関係がある。

[症例7] 邪蔽心竅，気陰両傷

患　者：女，5歳，初診1971年8月17日

主　訴：神志痴呆，言語障害，四肢麻痺となって1カ月余りになる。

現病歴：7月中旬に日本脳炎を患い，当病院の伝染科に入院し治療を受けたが，後遺症が残った。本日，伝染科から鍼灸科に治療の依頼があった。舌筋の動きが悪くて会話ができず，また嚥下困難となっている。四肢の動きが悪く，歩行時に足に力が入らず，物を持っても力が入らない。飲食減少，神志がぼんやりしている，泣いても涙がでないといった症状もある。身体は非常に痩せており，顔色は蒼白，脈は沈細弦数であった。

弁　証：暑温により気陰を損傷し，心竅が蒙蔽され，また筋脈失用となっている。

治　則：まず清熱宣竅，舒筋通絡をはかり，後に益気育陰，清心調絡をはかることとする。

取　穴：初診〜2診：合谷，太衝（瀉）により清熱宣竅，舒筋活絡をはかる。

3〜4診：合谷，復溜（補），神門，廉泉（瀉）により益気育陰，清心安神，疏調舌絡をはかる。

5〜7診：合谷，復溜（補），廉泉（瀉）とする。

効　果：4診後には神志はしっかりし，四肢の動きもかなり良くなった。嚥下困難は治癒した。5診後には飲食は増加した。6診後には1〜2つの単語が話せるようになった。歩いたり物を持ったりすることができるようになったが，まだ軟弱である。7診で治癒した。1973年11月21日に患者の祖母から治癒していることを確認した。

考　察：暑温の邪が心竅を蒙蔽し，気陰を損傷して筋脈失養となって起こった日本脳炎回復期の証候である。まず四関穴（瀉）により清熱宣竅舒筋をはかった。その後3〜4診では合谷（補）により益気をはかり，復溜（補）により育陰をはかった。また神門（瀉）により清心醒志をはかり，廉泉（瀉）により清宣舌絡をはかった。5〜7診では上処方から神門を除いて益気育陰，清宣舌絡をはかった。清心醒志をはかると心竅を開くのに有利であり，清宣舌絡をはかって舌筋の動きをよくすると会話や

嚥下にとって有利となる。また益気育陰は筋脈の栄養，体質強化に有利に働く。前後してこの5穴を用いることにより，すみやかに邪蔽心竅と気陰両傷は治癒した。

[症例8] 邪阻竅絡，気陰両傷
患　者：女，1歳半，初診1971年7月21日
主　訴：耳聾，失明，四肢麻痺となって1ヵ月余りになる。
現病歴：日本脳炎を患い，後遺症として失明，難聴，嚥下困難，口から物を吸うことができない，四肢痿軟といった症状が残った。また腰に力が入らず座ることができず，頸部も力が入らず後ろに傾いている（天柱骨倒）。熟睡後にはよく四肢の痙攣が起こるが，数分後には自然に緩解する。また神志昏迷，泣いても涙がでない，両目がぼんやりしている，煩躁不安，驚いたり恐がったりしやすいといった症状もある。身体は痩せており，舌苔は薄白で少津，脈は沈細数であった。もともと語遅である。聴力は正常である。眼底検査：眼底は豹紋状であり乳突部は淡黄色，動脈と静脈ともに狭窄が認められる。
弁　証：熱盛風動，邪蔽心竅，竅絡閉阻。気陰両虚，筋脈失用。
治　則：先に清熱宣竅，聡耳明目をはかり，後に益気育陰により補益筋脈をはかる。
取穴と効果：初診：風池，通里，太衝（瀉）により清心宣竅，熄風明目，熄風解痙をはかる。
　2診：昨晩は何度か笑い，神志はしっかりしてきた。合谷，太衝，風池，聴会（瀉）により清熱宣竅，熄風舒筋，聡耳明目をはかる。
　3診：治療法は2診同様とする。
　4診：視力が回復しはじめた。昨晩は明かりが見えたため笑った。熟睡後の四肢の突発性痙攣は軽減した。難聴はまだある。治療は2診同様とした。
　5診：音が聞こえるようになり，視力も一定程度であるが向上した。また「ア」という声が出るようになった。治療は初診同様（清心宣竅，熄風益目）とする。
　6診：聴力，視力ともにほぼ正常となった。熟睡後の四肢痙攣は治癒した。まだ会話はできないが，これは語遅と関係するものと思われる。風池，通里，廉泉（瀉）により清脳醒志，宣通舌絡をはかることとする。
　7診：聴力と視力は正常となった。飲食も増加している。歯ぎしり，四肢痿軟，腰の軟弱，嚥下困難といった症状があり，脈は沈細数である。補益の法に改めることとする。合谷，復溜（補）により益気育陰をはかり，太衝（瀉）により舒筋熄風をはかる。
　8診：合谷，復溜（補）に風池（瀉）を加えて熄風清脳をはかる。
　9診：腰の軟弱は改善し座れるようになった。歯ぎしりは軽減した。合谷，復溜（補）を施した。
　10～11診：上肢の運動は正常となった。手指の運動はまだ不自由である。両下肢は立てるようになった。肢体はまだ軟弱である。目はややぼんやりしている。まだ歯ぎしりがある。物を吸うことがまだできない。治療は9診同様とする。

12～13診：治療は9診同様とする。1971年12月11日に手紙により失明，耳聾，肢体痿軟などが治癒していることを確認した。

考　察：暑温邪熱が心竅を蒙蔽すると，神志昏迷，心煩，急躁が起こる。邪熱により目絡を損傷すると失明となり，邪熱が耳竅を鬱閉させると難聴が起こる。肝風余邪が除かれていないと，四肢の痙攣が起こる。暑温の邪が気陰を損傷すると，肢体痿軟，嚥下困難が起こり，口から物を吸えなくなったり，泣いても涙が出なくなったりする。本症例は邪阻竅絡，気陰両虚，熱盛風動という3つの証型が出現した日本脳炎回復期の証候である。

　　　　まず清熱熄風，宣竅醒志，聡耳明目の法を用いることとした。初診～6診ではそれぞれ風池（瀉）による清脳益目，太衝（瀉）による熄風益目，舒筋通絡，通里（瀉）による清心安神，宣通心竅，合谷（瀉）による清熱宣竅，聴会（瀉）による清宣耳竅，通暢耳絡などをはかって，邪阻竅絡，熱盛風動による失明と難聴，神志昏迷および熟睡後の四肢痙攣などを治癒させることができた。その後，益気育陰による補益筋脈の法を用いることとし，7～13診では合谷，復溜（補）により肢体痿軟，嚥下困難，吸引力の衰退を引き起こしている気陰両傷を治癒させることができた。

[症例9] 熱鬱胃腸，濁気上逆

患　者：女，9歳，初診1969年11月17日

主　訴：頭痛，腹脹，悪心，嘔吐が起こるようになって2カ月余りになる。

現病歴：1969年7月に日本脳炎を患い治癒した後に後遺症が残った。いつも食後に腹脹，耳鳴り，激しい頭痛（痛点は前額部と側頭部にある）が起こり，その後に悪心・嘔吐が起こる。そして呼吸促迫が数分間起こって症状は自然に緩解する。よく頭痛が起こり，いつも30分前後続く。頭痛は夜間が強い。また食欲不振，大便秘結，尿黄赤，口苦，口渇，腹部の熱感といった症状を伴っている。舌苔は薄白，脈は弦細数であった。苦痛な表情をしている。当地の病院での治療は効果がなかった。10月11日に当病院の伝染科に入院して1カ月にわたる治療を受けたが効果がなく，本日鍼灸科を受診することとなった。

弁　証：温邪蘊鬱胃腸，通降失調，濁気上逆

治　則：清熱通便，降逆去濁

取穴と効果：初診：足三里，豊隆，印堂（瀉）とする。

　　　　2診：頭痛は軽減した。便秘，食後の頭痛，腹脹，悪心，嘔吐，耳鳴りなどには，あまり効果がなかった。支溝，足三里，内庭（瀉）により清熱通便をはかる。また印堂（瀉）により局部止痛をはかる。

　　　　3診：便秘は軽減した。この2日ほど頭痛，悪心はない。治療は2診同様とするが，印堂は除くこととした。

　　　　4診：4日間頭痛がなく，腹脹，悪心は軽減しており，飲食は増加した。治療は3診同様とする。

5診：6日間頭痛がなく，口渇，便秘，腹脹は治癒した。腹部に熱感がある。治療は3診同様とする。
6診：腹部の熱感は消失した。治療は3診同様とする。
7診：すべての症状が治癒した。治療効果の安定をはかるために再度治療し，明日退院させることとした。治療は3診同様とした。1970年4月18日に父親から治癒していることを確認した。また1971年10月5日に手紙により治癒していることを再度確認した。

考　察：本症例は日本脳炎の後遺症として，食後の腹脹，頭痛，耳鳴り，悪心・嘔吐，便秘，食少，腹部の熱感が出現している。これらは暑温の邪が胃腸に蘊鬱しているために，胃腸の通降失調と，濁気の上逆によって起こったものである。
　　　　清熱通便，降濁平逆の法を用いることとした。足三里（瀉）により通腸和胃をはかり，内庭（瀉）により清降胃火をはかった。また通便の要穴である支溝（瀉）を用いた。以上の弁証取穴により効を収めた。また初診～2診では局所取穴として印堂（瀉）を配穴し，佐として局部の止痛をはかった。

[症例10] 熱盛風動，竅閉筋急

患　者：女，4歳，初診1982年8月20日
主　訴：神志不清，四肢の運動障害が起こって20数日になる。
現病歴：20日ほど前に，頭痛，発熱が起こり，体温は40℃以上となった。発熱後の3日目に発作性の抽搐が起こるようになった。当地の病院で治療を受けたが効果がなかった。8月10日に日本脳炎として当病院の伝染科に入院して治療を受け，病状は一定程度好転した。本日，鍼灸治療を依頼された。
現　症：神志不清，煩躁不安，言語障害，舌筋の運動障害，眼球上視，頚項部の硬直，四肢硬直による運動障害，泣いても声がでないといった症状がある。尿は黄色で大便は乾いている。舌苔は薄黄，脈は弦数有力であった。
弁　証：熱盛風動，竅閉筋急，経気失暢
治　則：清熱宣竅，熄風解痙
取　穴：合谷，太衝（瀉）。
効　果：2診後には頚項部の硬直は軽減し，四肢は動かせるようになった。5診後には眼球が自由に動くようになり，泣くと声が出るようになった。また寝返りや数歩であるが歩行ができるようになり，両手で箸を使えるようになった。9診後には自分で数10メートル歩けるようになった。泣き声も大きくなり，神志ははっきりしている。会話は少しはっきりしない。12診後に治癒し退院した。
考　察：本症例は熱盛風動型のものである。熱盛生風，肝風内動，筋脈拘急，経気不暢となったために，眼球上視，頚項部の硬直，四肢硬直による運動障害，舌筋の運動障害が起こっている。熱が神明に影響すると，煩躁が起こったり神志不清となる。尿黄，便秘，舌苔薄黄，脈弦数有力などは，熱盛肝旺風動の象である。熱盛風動型として

治療を行った。合谷（瀉）により清熱宣竅をはかり，太衝（瀉）により熄風解痙をはかって効を収めた。

[症例11] 脾腎陽虚，真陽欲絶
患　者：男，4歳，初診1967年9月16日
主　訴：神昏，抽搐，麻痺，失語が起こるようになって20日余りになる。
現病歴：20数日入院していて病状がしだいに増悪した。両目上視，手足の抽搐，失語，嚥下困難が起こり，飲食が極めて少ない。頚項部軟弱のために頭は後ろに傾いている。小便清，泥状便，四肢軟弱・無力，泣いても涙がでない，泣き声が弱い，唇の乾燥，眠ると目が開いているといった症状がある。舌尖は淡白，舌心は灰黒，脈は遅無力である。身体は非常に痩せており，四肢厥逆が起こっており病状は重篤である。左側の手指，腕を動かせない。本日，当病院の伝染科から鍼灸科に治療の依頼があった。
弁　証：脾腎陽虚，真陽欲脱の危険な証候である。
治　則：温陽救逆，培元固本
取　穴：神闕，関元（灸）。それぞれ10〜15分間灸を施す。1日2回の灸治療とする。2日に1回病棟回診を行うこととする。4診時には麦門冬12gを煎じたものをゆっくり飲ませた。
効　果：2診後には頭の揺れは止まった。眠ると目を閉じるようになった。意識はすこしよくなり，「お兄さん」と呼べるようになった。泣き声に力があるようになった。3診後には両目上視は治癒し，「ママ」とか「お兄さん」と呼んだり，「家に帰る」といったりすることができるようになった。手足の抽搐は止まっており，嚥下も正常となった。頭の後屈も軽減している。舌心はまだ灰黒色であり，唇は淡白で乾燥し裂紋がある。舌尖は淡紅色となった。脈は数である。心煩があり屋外に出たがる。5診後には会話が依然よりはっきりとしてきた。左側の手指と腕の動きはまだ悪い。7診後にはすべての症状がほぼ正常となったが，手指と腕の動きがまだ悪い。1967年10月2日に退院した。合計17日の治療を行ったことになる。
考　察：本症例は脾腎陽虚，陽気欲脱による慢脾風の危険な証候である。患児は身体が極度に弱っていたので，鍼による温補脾腎，回陽固脱は行わず，関元，神闕に棒灸で対処し，回陽固脱をはかった。関元は壮陽の要穴であり，この関元により脾腎の陽気を回復させた。また神闕により温運脾陽をはかった。3診後には数脈，唇の乾燥，心煩して屋外に出たがるといった症状が出現したが，これは灸により生じた虚熱の象である。病の本は脾腎陽虚，真陽欲絶であるが，久病のために陰津を損傷している。陰液不足の状態に灸を施したので，虚熱による象が出現したのである。したがって4診では麦門冬を服用させて育陰生津をはかった。弁証が正確で治法が適切であり，少数穴で厳密に配穴したことにより，速効を収めることができた。左手指と腕の動きが悪いが，このための治療を施す前に，患者は退院してしまった。

婦人科・小児科

[症例12] 邪蔽心竅，邪阻竅絡
患　者：男，8歳，初診1970年10月30日
主　訴：神志痴呆，言語障害，耳聾となって2カ月余りになる。
現病歴：8月13日に日本脳炎を患って当病院に入院し，伝染科で治療を受け，10月2日に退院した。後遺症として言語障害，両耳の難聴，神志がぼんやりしている，二便がわからない，左側の上下肢の動きが悪いといった症状がある。身体は痩せている。
弁　証：暑温の邪が心竅を蒙蔽し，竅絡阻滞となっている。
治　則：清心宣竅，宣通舌絡
取　穴：初診：神門，合谷，太衝（瀉）とする。
　　　　2〜6診：通里，廉泉（瀉）とする。
効　果：2診後には「見えた」といえるようになった。4診後には神志がはっきりとし，左側の上下肢の動きは正常となった。難聴も治癒している。また「おねしょをしなかった」とか「鍼刺すのいや」とかいえるようになった。6診で治癒した。1971年10月9日に手紙で治癒していることを確認した。ただし会話のスピードが遅いとのことであった。
考　察：暑温の邪が侵襲して発病したものである。日本脳炎は治療により治癒したが，後遺症として神志がぼんやりしている，難聴，言語障害，上下肢の動きが悪いといった症状が残った。これらは余熱が残り，邪が心包に入り，竅絡を阻滞させたために起こったものである。本症例は邪蔽心竅，邪阻竅絡という2つの証型が混在したものである。
　　　　初診では合谷（瀉）により清熱，宣竅をはかり，太衝（瀉）により熄風，舒筋をはかり，神門（瀉）により清心宣竅醒志をはかった。これは清熱舒筋，清心宣竅の法である。2〜6診では心経の絡穴である通里（瀉）により清心宣竅醒志，宣暢舌絡をはかり，廉泉（瀉）により清宣舌絡をはかった。この清心宣竅，宣暢舌絡の法によって効を収めることができた。会話のスピードが遅いのは，治療回数が少なかったことと関係がある。

[症例13] 邪阻竅絡，言語喪失
患　者：男，6歳，初診1966年11月15日
主　訴：言語障害となって1年余りになる。
現病歴：1965年の夏に日本脳炎を患い，某病院に入院して治療を受け治癒した。ただし後遺症として言語障害が残り，全く話せなくなった。聴力は正常である。以前に鍼灸治療や中薬治療を長期にわたって受けたが効果はなかった。耳鼻咽喉科検査：両耳の鼓膜は正常，聴力は正常，両耳に膿水はない。舌筋に異常はなく，神志はしっかりしている。日本脳炎後遺症として鍼灸治療を依頼された。
弁　証：邪閉竅絡，言語喪失
治　則：宣舌絡，開音竅

取　穴：瘂門，廉泉（瀉）。2〜4日に1回の鍼治療とする。
効　果：3診後には幾つかの言葉を話せるようになった。7診後には幾つかの単語を話すだけでなく，発語がはっきりするようになった。11診で言葉は正常となった。12〜13診では治療効果の安定をはかった。1967年12月21日に治癒していることを確認した。
考　察：本症例は日本脳炎後遺症として邪阻竅絡型の言語障害が現れたものである。全身症状と神志異常がないので局所取穴による対症治療とした。瘂門（瀉）により清宣音竅をはかり，廉泉（瀉）により清宣舌絡をはかって効を収めた。

## 結　語

### 1．症例のまとめ

本篇では13症例を紹介した。

例1は気血虧虚型のものである。合谷，足三里，三陰交といった治療穴に補法を施し，補益気血，健壮筋脈をはかって，効を収めることができた。

例2は邪蔽心竅と熱盛風動の混合型である。合谷，太衝，神門，内関といった治療穴に瀉法を施し，清心宣竅，平肝熄風をはかって，効を収めることができた。

例3は邪蔽心竅と気陰両傷の混合型である。神門，大陵，風池（瀉）による清心宣竅の法と，復溜，足三里，曲池，三陰交（補）による益気育陰，佐として栄筋をはかるという法を用いて，効を収めることができた。

例4は邪蔽心竅と邪阻竅絡の混合型である。通里，瘂門，廉泉，内庭といった治療穴に瀉法を施し，清心宣竅，通暢舌絡，佐として清胃をはかるという法を用いて，効を収めることができた。

例5は邪阻竅絡型のものである。瘂門，廉泉（瀉）による清宣竅絡の法を用いて，効を収めることができた。

例6は邪阻竅絡と邪蔽心竅の混合型である。合谷，太衝，神門，風池といった治療穴に瀉法を施し，清心安神，清熱宣竅，舒筋をはかって，効を収めることができた。

例7は邪蔽心竅と気陰両傷の混合型である。まず合谷，太衝，廉泉，神門（瀉）により清熱宣竅，舒筋通絡をはかった。その後に合谷，復溜（補），廉泉，神門（瀉）により益気育陰，清心調絡をはかって，効を収めることができた。

例8は邪阻竅絡，熱盛風動，気陰両傷という3つの証の混合型である。まず風池，通里，合谷，太衝，聴会（瀉）により清熱宣竅，聡耳明目をはかった。その後に合谷，復溜（補）により益気育陰，補益筋脈をはかって，効を収めることができた。

例9は胃腸鬱熱型のものである。足三里，支溝，内庭（瀉）を主とした清熱通便，通降濁逆の法を用いて，効を収めることができた。

例10は熱盛風動型のものである。合谷，太衝（瀉）による清熱宣竅，熄風解痙の法を用いて，効を収めることができた。

例11は脾腎陽虚型のものである。神闕，関元（棒灸）による温陽救逆，培元固本の法を用いて，効を収めることができた。

例12は邪蔽心竅と邪阻竅絡の混合型である。神門，合谷，太衝といった治療穴や通里，廉泉といった治療穴に瀉法を施し，清心宣竅，通暢舌絡をはかって，効を収めることができた。

例13は邪阻竅絡型のものである。瘖門，廉泉（瀉）による通暢舌絡，宣開音竅の法を用いて，効を収めることができた。

以上の13症例は7つの証型におよんでおり，同の中に異があったり，異の中に同があったりすることがわかる。

例えば例3と例7は，ともに邪蔽心竅と気陰両傷の混合型である。病機が同じであり治療法則が同じであるが，出現している症状が異なっていることから，選穴が異なっている。例3には神志痴呆，目がぼんやりしている，言語障害，四肢痿軟，肢体の震えといった症状があるので，神門，大陵，風池（瀉）により清心宣竅をはかり，復溜，足三里，曲池，三陰交（補）により益気育陰，佐として栄筋をはかった。また例7には神志痴呆，舌筋の動きが悪くて会話ができない，肢体痿軟はあるが震えはないといった症状があるので，合谷，太衝，廉泉，神門（瀉）により清熱宣竅，舒筋通絡をはかり，合谷，復溜（補），廉泉，神門（瀉）により益気育陰，清心宣竅，通暢舌絡をはかった。

例4，例6，例12は，ともに邪蔽心竅と邪阻竅絡の混合型である。病機が同じであり治療法則が同じであるが，出現している症状が異なっていることから，選穴が異なっている。例4には軽度の神志痴呆と煩躁不安，舌筋の動きが悪くて会話ができない，手の小指と環指の屈伸困難といった症状があるので，通里，瘖門，廉泉（瀉）により清心宣竅，通暢舌絡をはかった。例6には失語，失明，心煩，急躁，四肢痿軟といった症状があるので，必要に応じて合谷，太衝，神門，風池といった治療穴に瀉法を施して清熱安神，宣竅舒筋をはかった。また例12には神志痴呆，二便がわからない，失語，難聴，左側の上下肢の動きが悪いといった症状があるので，必要に応じて通里，神門，合谷，太衝，廉泉といった治療穴に瀉法を施して清心宣竅，宣暢竅絡をはかった。

例5，例13は，ともに邪阻竅絡型のものである。病機は同じであるが出現している症状が異なるので，治療法則は同の中にも異があるものとした。例5には失語，聴力減退，軽度の神志痴呆が見られるので，瘖門，廉泉，聴会（瀉）により清宣竅絡をはかった。また例13には後遺症として言語障害だけが見られ，聴力は正常であったので，廉泉，瘖門（瀉）により通暢舌絡，宣開音竅をはかった。

13症例中，邪蔽心竅と気陰両傷の混合型が2症例，邪蔽心竅と邪阻竅絡の混合型が3症例，邪阻竅絡型が2症例，邪蔽心竅と熱盛風動の混合型が1症例，気血虧虚，筋脈失養型が1症例，熱鬱胃腸，濁気上逆型が1症例，脾腎陽虚，真陽欲絶型が1症例，熱盛風動型が1症例，邪阻竅絡と気陰両傷と熱盛風動の混合型が1症例であった。最も多かった証型は邪蔽心竅型と邪阻竅絡型と気陰両傷型であった。次が熱盛風動型で，次いで気血両虚型，脾腎陽虚型，熱鬱胃腸型となっている。

13症例中，現代薬で効果がなかったために，伝染科から鍼灸科に紹介されたものが7症例，

伝染科を退院の後に鍼治療を受診したものが2症例，外地から鍼治療を受診に来たものが4症例であった。これらの絶対多数の患者は，回復期と後遺症期における現代薬の効果があまりよくなかったが，鍼灸治療では良い効果を収めることができた。

## 2．病機をしっかり把握し，弁証論治を行うことについて

　日本脳炎では温邪が内陥して壮熱が下がらず，熱毒傷陰，痰火壅塞となるために，清竅の蒙蔽，神明の失調，経気の厥逆，竅絡の阻滞が起こる。このために熱，痰，驚，風の4証と，搐，搦，掣，顫，反，引，竄，視の8候が見られるのである。病勢がかなり重篤であるものは，遷延化して治りにくい。正虚邪恋となったり，温邪耗傷（気陰両虚とか，気血虧虚，肝腎陰虚，虚風内動，精血虧虚などが出現する）となったり，温邪が心竅を蒙蔽したり竅絡を閉塞させたりすると，回復期には多種の症状や後遺症が出現するようになる。以下に例をあげる。

　熱邪久恋，陰虚陽亢には微熱，心悸，煩躁などが見られ，虚風内動には筋脈の痙攣や手足の瘈瘲が見られる。邪蔽心竅には神志の恍惚，痴呆や精神異常が見られ，邪阻竅絡には難聴（邪閉耳竅・耳絡），失語（邪阻舌絡または音竅），失明（熱邪耗傷）が見られる。熱盛風動には肢体の硬直または痙攣，舌筋麻痺が見られ，温邪が胃腸に蘊鬱し通降失調となると胃腸病変が見られるようになる。久病のために気血虧耗，筋脈失養となると癱瘓，肌肉の萎縮，精神不振といった症状が見られるようになる。暑温により気陰を損傷すると声が低微となったり，泣いても涙が出なくなったり，口や鼻や咽頭が乾いたり，あるいは筋脈失養のために麻痺が起こったりするようになる。肝腎陰虚，筋脈失養となれば，肢体の痙攣，硬直，麻痺が起こったりする。失治や誤治により気血虧虚，津陰損傷，気陰両傷，肝腎陰虚，腎陽虚衰，脾腎陽虚といった証候が出現することもある。

　ここで紹介した症例からもわかるように，回復期であっても後遺症期であっても単純に1つの証型が出現するというケースは，かなり少ないということができる。多くの場合は2つ，あるいは3つ以上の証型の混合型となったり，錯雑化した証候群を呈したりするのである。したがってしっかりと病状，病機を把握して証型を鑑別し，弁証論治を行うことによって，はじめて満足のいく効果を収めることができるのである。選穴の面においては，正確な弁証を前提とし，証にもとづく立法，法にもとづく選穴が重要となる。1つの病候，あるいは1つの証型に対して，毎回あるいは1つの治療段階において2～3穴を選穴して対処するとよい。多い場合でも3～4穴あれば充分である。

## その他

### 1．回復期と後遺症の発生について

　本病は重篤な時期を経過した後，邪毒が退いても臓腑経絡気血がひどく損傷していると，

身体機能が適時に回復しないために後遺症が発生する。また失治や誤治によって邪気（暑温余邪，虚風，痰濁，瘀血など）が留まったり，正虚邪恋となったり，気陰両傷となったりして後遺症となるケースもある。後遺症はいろいろ複雑な現れかたをするが，一般的には神志異常，運動障害，機能障害（難聴，言語障害，失明など）が主証となる。回復期と後遺症の発生は，邪気の留滞，正気の損傷という2つの要素によるものである。

## 2. 鍼灸による聾唖病の治療

聾唖には先天性のものと，後天性のものがある。後天性の聾唖は，日本脳炎や各種脳炎，薬物中毒，瘧疾，高熱などによって引き起こされる。発病経過の長さの違いがあったり，患児の知力の程度にも差異があるが，治療効果の良し悪しについていうと，一般的には患児の知力がよければ効果はよく，経過が短ければ効果はよい。さらに弁証論治の正確さも効果を決定する重要な要素となる。

# 五官科・外科

# 1. 眼瞼下垂

## 概　説

　眼瞼下垂は「瞼廃」「瞼皮垂緩」「上瞼下垂」「上胞下垂」ともいわれている。本病は現代医学でいう眼筋型重症筋無力症に類似している。上眼瞼麻痺により上眼瞼を挙げることができず，目が部分的あるいは全部覆われてしまうため，視力に影響するのが特徴である。
　眼瞼下垂は「風牽偏視」を伴う場合もある。動眼神経麻痺は突然発症し，一側の上眼瞼が下垂して眼球の外斜を伴い，眼球の内転運動ができなくなり，瞳孔散大，複視といった症状が出現する。これが「風牽偏視」といわれるものであり，眼瞼下垂とは鑑別を要する。
　重症筋無力症に見られる眼筋型，延髄型，全身型の3型の中では，眼筋型が占める割合が最も高く，重症筋無力症の初期段階として現れる場合が多い。現代医学ではネオスチグミン，ピリドスチグミン，アンベノニウムといった抗コリンエステラーゼ剤が多く用いられているが，これらは一部の症例には有効であるが，持続効果が短く副作用を伴う欠点がある。また免疫抑制剤は副作用が強いだけでなく，効果もあまりよくない。胸腺切除という方法は適応範囲が小さく，効果もあまりよくなく，また患者が受け入れがたいという欠点がある。
　鍼灸治療は本病の先天性のものには効果がよくないものの，後天性のものには一定の効果がある。発病経過が短いものには，かなり効果が期待される。本病は神経科や眼科から鍼灸科に紹介されるケースが多く，また臨床上多く見られ，鍼灸の効果がかなり良いことから，本病について一篇をもうけて述べることとした。
　本病は脾虚気陥，気血虧虚，風邪中絡，脾虚湿困，肝腎不足といった証型のものが多く見られる。ここでは以上の証型の論治と症例について述べることとする。

## 弁証施治

　軽症のものは瞼が目を半分くらい覆うが，重症のものは瞼が目全体を覆い視力に影響をきたす。本病は同時に複視，斜視または眼球運動障害といった症状を伴うことが多い。
　重症筋無力性の眼瞼下垂は両側性のものが多く，疲労後に増悪するという特徴がある。また一般的には朝は症状が軽く，夜に症状が増悪する。進行すると全身性の無力感，嚥下困難，

呼吸障害といった症状が出現するようになる。

　単純性の眼瞼下垂には局所取穴（虚には補法，実には瀉法）で対処するが，全身症状を伴うものには弁証施治を行う必要がある。例えば脾虚気陥により経筋失調をきたしているものには補中益気を主として局所穴（補）を配穴し，実を伴っている場合は局所穴に瀉法を施す。気血虧虚により経筋失栄となっている場合は，補益気血を主として局所穴（補）を配穴する。気血虧虚，風邪中絡のものには補益気血を主とし局所穴（瀉）を配穴する。肝腎不足により経筋失用となっているものには，滋補肝腎を主とし，あるいは必要に応じて局所穴（補）を配穴する。気虚腎虧により経筋失用となっているものには益気補腎を主とし局所穴（補）を配穴するが，実を伴っている場合は局所穴に瀉法を施す。風邪中絡により経筋失用となっているものには去風散邪，通経活絡をはかる。風熱上攻により経筋失調をきたしているものには疏散風熱，通暢筋脈をはかる。脾虚湿困により経筋失調をきたしているものには，健脾去湿，通暢経筋をはかる。また外傷により経筋失用となっており全身症状がないものには，局所穴を取穴し，経過が短いものには瀉法，経過が長いものには補法を施す。斜視で内斜視のものには内眼角の治療穴に瀉法，外眼角の治療穴に補法を施す。逆に外斜視のものには内眼角の治療穴に補法，外眼角の治療穴に瀉法を施す。このようにすれば眼球運動のバランスを矯正することが可能となる。

## 1 脾虚気陥（中気下陥）

[主証]　緩慢に発症する。一側または両側の眼瞼下垂。症状は早朝はやや軽いが午後には増悪する。眼筋が疲れやすく，常に仰視する必要がある。あるいは眼瞼を手で押し上げないと見えない。顔色萎黄，食欲不振，倦怠，無力感といった症状を伴う。舌質は淡，舌苔は白，脈は緩で弱，または虚無力となる。感冒を患いやすく，眼瞼下垂は感冒により誘発されたり増悪するという特徴がある。

[治則]　益気昇陥

[取穴]　①合谷，足三里（補）
　　　　②患側の陽白，攅竹（補）：健筋補虚，昇提眼瞼
　　　　①と②の処方を交互に用いてもよい。

[応用]　◇脾気虚弱，風痰阻絡により眼瞼皮膚の麻木感，眼球運動障害を伴うものには合谷，陰陵泉（補）により健脾益気をはかり，患側の陽白，攅竹（瀉）により去邪通絡をはかるとよい。
　　　　◇気虚に腎虚を伴うものには合谷，復溜または太谿（補）により益気補腎をはかるとよい。必要に応じて局所穴を配穴し，虚実にもとづいて補法または瀉法を施してもよい。

## 2 気血双虧

[主証] 眼瞼下垂。頭暈，眼花，心悸，不眠，少気，懶言，顔色少華といった症状を伴う。舌質は淡，脈は虚，または脈細弱となる。眼瞼下垂は早朝や休息後に軽減する。

[治則] 補益気血

[取穴] ①合谷，三陰交（補）
②陽白，太陽，攢竹または風池（補）：健壮筋脈，昇提眼瞼
①と②の処方を交互に用いてもよい。

[応用] 気血虧虚，風邪中絡であるものには合谷，三陰交（補）により補益気血をはかり，風池，陽白または魚腰，太陽といった治療穴を配穴して瀉法を施し，佐として去風散邪活絡をはかるとよい。風池に生じる鍼感が上眼瞼に達するのがよい。あるいは弁証選穴による処方と局所穴による処方を交互に用いてもよい。

## 3 風邪中絡

[主証] 眼瞼下垂。急に発症する。児童に多く見られる。眼瞼の痒みを伴うことがある。上眼瞼を揉むと下垂が緩解する。

[治則] 去風散邪活絡

[取穴] 合谷または曲池，風池，患側の陽白（瀉）
攢竹，魚腰，太陽（瀉）

## 4 肝腎不足

[主証] 眼瞼下垂。緩慢に発症する。頭暈，目眩，昏花，両目の乾燥を伴う。耳鳴りを伴うこともある。舌は乾いており，舌苔は少，脈は沈細濇または沈細無力となる。

[治則] 補益肝腎

[取穴] 復溜，太衝または曲泉（補）
肝兪，腎兪（補）

## 5 脾虚湿困

[主証] 眼瞼下垂。症状は早朝に軽く，夜に増悪する。また感冒後に増悪する。頭暈，身体のだるさ，倦怠，口淡あるいは口粘で不渇，食欲減退，泥状便といった症状を伴う。舌苔は白膩，脈は濡緩となる。

[治則] 運脾化湿，益気昇清

[取穴] 合谷（補），陰陵泉（先瀉後補）

[応用] ◇単純性の眼瞼下垂で全身症状を伴わないものには，局所取穴により対症治療を施

すとよい。つまり陽白，太陽，攢竹（瀉）により舒筋活絡をはかるとよい。体が弱いもの，経過が長いものは，上処方を補法に改め，健筋補虚をはかるとよい。

◇脾気虚弱のもので，病が肝腎に波及すると，消痩，精神疲労，複視，斜視，眼球運動障害，心煩，怒りっぽいといった症状が見られたり，あるいは懶言，言葉数が少ないといった症状が見られるようになる。舌質淡，舌苔白となるか，舌質淡嫩，あるいは舌体が乾いていて痩舌，少苔となる。脈は沈細無力または細数となる。この場合は補腎平肝，益気通絡をはかる必要がある。復溜，陰陵泉または合谷（補），太衝（瀉）を用いるとよい。さらに患部の陽白，攢竹（内斜視に用いる），あるいは瞳子髎（外斜視に用いる）などの治療穴を用いるとよい。

◇外傷により経筋を損傷し，胞瞼（眼瞼）が弛緩して無力となり，眼瞼下垂となっているものには，攢竹，陽白，阿是穴（補）により強壮筋脈，補益上瞼をはかるとよい。

## 症 例

［症例1］邪中経絡，目系眼瞼失調

患　者：男，34歳，初診1968年3月6日
主　訴：眼瞼下垂を患って3カ月になる。
現病歴：3カ月来，左の眼瞼が下垂し目を開くのが困難である。目が乾き眼球を動かしづらい。眼球は外に向かって斜視となっており（眼球内転筋麻痺），物がだぶって見える。
弁　証：邪中経絡による眼瞼と目系の経筋失調
治　則：去邪舒筋活絡
取　穴：左の攢竹，陽白，太陽（瀉）とする。
効　果：2回の治療で治癒した。1968年5月25日に今度は右眼瞼下垂を患い，治療に訪れた時に前回患った左眼瞼下垂と複視が治癒していることを確認した。
考　察：発病経過は長いが，これといった証候群や虚象は見られない。これは「邪気反緩」といわれているものである。外邪が眼瞼と目系の経絡に侵襲したために眼瞼失用，目系失調となって起こったものである。局所取穴により去邪舒筋活絡をはかり，2回の鍼治療で治癒させることができた。

［症例2］気血虧虚，眼瞼失養

患　者：女，60歳，初診1970年10月17日
主　訴：眼瞼下垂を患って2カ月余りになる。
現病歴：原因はわからないが，2カ月余り両側の眼瞼下垂を患っている。まぶたがあがらず，また咀嚼無力といった症状がある。これらの症状は疲労時に増悪し，休息をとると軽減する。息切れ，言葉に元気がない，だるさ，無力感，嗜臥，傾眠，両足が冷た

く感じるといった症状を伴っている。また半年来，空腹になりやすく，早朝に下痢が起こる。大便は泥状で便の回数は1日に4～5回である。脈は細弱であった。検査：血圧は141～180／60～90mmHgの間である。意識ははっきりしている。不整脈で期外収縮がある。肺（－），腹部（－），総コレステロール5.6mg／dl。

弁　証：気血虧虚，経脈失養による眼瞼失用
治　則：補養気血により経筋の補益をはかる。
取　穴：初診：合谷（補），陽白（瀉）とする。
　　　　2～7診：合谷，三陰交（補）とする。
効　果：2診後には両足は冷えなくなり，精神状態は好転し，下痢は治癒した。5診後には眼瞼下垂は治癒し，傾眠と嗜臥も治癒した。6～7診では治療効果の安定をはかった。
考　察：本症例は八珍湯証に属するものである。空腹になりやすい，早朝の下痢，嗜臥，傾眠，息切れ，言葉に元気がないといった状態で眼瞼下垂が起こっている。このことから脾虚気陥，健運失職，化源不足のために気血虧虚，絡脈失養，経筋弛緩，眼瞼失用となって起こったものであることがわかる。

　　　　弁証取穴として合谷（補）により補気昇提をはかり，三陰交（補）により益脾養血をはかった。この益気養血により筋脈を補益するという法により，眼瞼下垂が治癒しただけでなく，脾運失職による病証も同時に治癒させることができた。

［症例3］気虚下陥，肝腎陰虚

患　者：女，41歳，初診1974年3月11日
主　訴：眼瞼下垂を患って3カ月になる。
現病歴：3カ月前に怒った後，両目の眼瞼のつっぱり感，両側の眼窩部の跳痛・冷痛が起こり始め，開眼に影響するようになった。当地の病院でリウマチとして治療を受けた後，開眼の無力，眼瞼下垂，全身の筋のひきつり，多汗，息切れ，頭暈，心悸，目の乾き，口渇して飲みたがるといった症状が起こるようになった。涙が出ると一時的に目が開く。また前額部，側頭部と顔面部の大きな筋が音を発するような感じがする。舌苔は薄白，脈は沈細数であった。昨日は本科で印堂，魚腰（瀉）に治療したが効果はなかった。
弁　証：気虚下陥，肝腎陰虚による眼瞼失用
治　則：益気昇陥，滋補肝腎
取　穴：合谷，復溜（補）。隔日治療とする。
効　果：3回の鍼治療で治癒した。1974年3月30日に患者の知人が治癒していることを知らせに来た。
考　察：本を治したい場合は，必ず先に本を求めるべきである。本症例は怒った後に気機阻滞，経脈失暢となり，眼瞼と眼窩部に病変が出現したものである。前の担当医が中薬を投与して疎風散邪を強くはかったために，気と津を損傷させてしまったと考えられる。その結果，前証が治癒しなかっただけでなく，さらに一連の気虚下陥，肝

五官科・外科

腎陰虚の証候群が出現するようになったものである。

初診では局所取穴として印堂，魚腰（瀉）で治療したが，本を治さなかったので効果はなかった。次に本を求めた弁証取穴とし，合谷（補）により補気昇陥をはかり，復溜（補）により滋陰補腎，補益肝陰をはかった。この益気昇陥，滋補肝腎の法によって効を収めることができた。

［症例4］肝腎不足，眼瞼失用

患　　者：女，25歳，初診1973年4月12日
主　　訴：眼瞼下垂を患って15日になる。
現病歴：平素から頭暈，発作性の昏花〔目がかすむこと〕があった。15日前に徹夜で洋裁をしていたが，その翌日には両目がかわき，眼瞼に疲労感を感じ，物がはっきり見えなくなった。眼球がだるく感じられ，眼瞼無力となってしまった。顔色は蒼白，脈は沈弱である。当病院の五官科と市の眼科外来を受診したが，診断がつかず，肝油，ビタミン剤などを投与されたが効果はなかった。
弁　　証：肝腎不足による眼瞼失養失用
治　　則：補益肝腎により補益筋脈をはかる。
取　　穴：復溜，太衝（補）。隔日治療とする。
効　　果：初診時，抜鍼前に目を開くことができるようになり，目がかなりはっきり見えるようになった。また目の乾きがなくなり眼球のだるさもなくなった。2診後には物がはっきり見えるようになり，眼瞼も下垂しなくなった。ただし長く物を見ていると両目に軽度の昏花と眼瞼疲労を感じる。3診後には眼瞼の機能はほぼ正常に回復した。4診で治癒した。1973年7月8日に手紙により眼瞼下垂が治癒していることを確認した。目の乾きはまだあり，長く物を見ていると，それがひどくなるとのことであった。
考　　察：本症例は肝腎陰虚となり精血が目系を栄養できなくなって起こった眼瞼下垂の証候である。肝は目に開竅しており，目は血を得ることによって視力を保っている。また瞳孔は腎に属しており，腎は精を蔵している。肝腎の精血が不足して目や経筋の栄養が悪くなると，目の乾きや視力低下，眼瞼疲労，眼瞼無力といった症状が出現するようになる。顔色蒼白，脈沈弱は，虚を表している。また平素から頭暈が起こったり目がかすんだりしているが，これは肝腎不足の象である。

したがって弁証取穴として，腎経の母穴である復溜（補）により滋補肝腎をはかり，肝経の原穴である太衝（補）により補養肝血をはかった。補益肝腎，補益精血の効により，本病を治癒させることができた。まだ目の乾きがあり，長く物を見ていると，それがひどくなるといった状態が残っているが，これは治療回数が少なかったために根治していない現れである。

［症例5］目系失調，眼瞼失用
患　者：女，52歳，初診1971年9月28日
主　訴：眼瞼下垂，斜視を患って40日余りになる。
現病歴：40数日余り左眼瞼が下垂している。まぶたを上げる力がなく，まぶたを上げると頭暈が起こる。左の眼球は外に向かって斜視となっており，物がはっきり見えず，物がだぶって見える。さらに耳鳴り，咽頭の乾き，両目の乾き，息切れといった症状を伴っている。舌質は絳，無苔，脈は弦であった。内科検査：血圧190／100mmHg。心音亢進。五官科検査：左眼球は外に向かってしか動かない。瞳孔，対光反射ともに正常。眼窩上に麻木感がある。眼底動脈は細く反光が強い。
弁　証：目系失調による眼瞼失用
治　則：経筋の調和をはかる。
取　穴：左の晴明（補），左の攢竹，陽白（瀉）とする。
効　果：初診後には左眼瞼を動かすことができるようになり，複視は軽減した。2診後には左眼瞼は上がるようになったが，あまり持続しない。長く目を使うと少し複視になる。3診後には複視は治癒した。眼瞼下垂もかなり軽減している。4診で治癒した。1971年10月27日に眼瞼下垂と複視が治癒していることを確認した。まだ両目は乾くとのことであった。
考　察：本症例では左目内眼角の経筋が弛緩したために，斜視と複視が起こっている。左の晴明（補）により内眼角の経筋を補益し，目系の筋脈を調和させることによって斜視を矯正したら，複視は自然に治癒した。左の上眼瞼が邪によって客され，邪気反緩となって眼瞼下垂が起こったものである。

これに対しては，局所取穴として攢竹（瀉）により去邪をはかって眼瞼経筋を調節し，陽白（瀉）により同じく去邪をはかって眼瞼経筋の調節し，晴明（補）により内眼角の筋脈を補った。去邪活絡舒筋をはかることによって，眼瞼経筋の機能は正常となり治癒した。

［症例6］脾虚湿困，目系眼瞼失調
患　者：女，50歳，初診1978年11月21日
主　訴：眼瞼下垂，斜視を患って半年になる。
現病歴：1年来下痢を患っている。大便は泥状便で1日に4～5回ほど排便する。食欲がなく飲食減少，嗜臥，傾眠といった症状がある。この半年ほど両側の眼瞼がしだいに下垂しだした。まぶたを上げる力がない。症状は早朝は軽く，夜になると増悪する。右目は外斜視，複視となっており，物がはっきり見えない。また全身のだるさ，倦怠，口が粘る，息切れといった症状を伴っている。口渇はない。舌苔は白膩，脈は濡細であった。検査：血圧130／80mmHg。右目は外斜視，瞳孔は散大しており直径は8mm，対光反射は正常，眼裂2mm，右眼球は上，下，内側の運動制限がある。内側に動かす時に複像の幅が広くなる。両側の眼瞼下垂は弛緩性である。眼底検査は

正常であった。本日，某病院の五官科で右動眼神経麻痺，眼筋型重症筋無力として鍼灸科に治療の依頼があった。

弁　証：脾虚湿困，清陽不昇による眼瞼弛緩，目系失調

治　則：運脾化湿，益気昇陽，補益眼瞼経筋

取　穴：合谷（補），陰陵泉（先瀉後補），陽白（補），右睛明（補）。隔日治療とする。陽白は初診から10診まで用いることとした。

効　果：5診後には，右瞳孔は直径5mmとなり，眼裂は6mmに回復し，視力は0.7となった。また両眼瞼下垂は軽減し，下痢と傾眠は治癒した。息切れ，全身のだるさ・倦怠はまだある。10診後には左右の瞳孔は等大となる。右眼球の動きはやや制限を受けている。眼瞼下垂はほぼ治癒した。全身のだるさ・倦怠は著しく好転している。舌苔は薄白，脈は沈緩となる。15診で治癒した。五官科検査：両眼瞼の下垂はほとんどわからなくなった。眼瞼の開閉も正常である。右眼球は上，下，内側の運動が自由にできるようになっている。左右の瞳孔は等大，対光反射は良好，複視は消失した。

考　察：脈証，兼証，もともとあった病証にもとづいて弁証すると，脾虚湿困型の症例であることがわかる。脾気虚弱となって運化が悪くなり，湿邪が阻滞して清陽が昇らなくなり，眼瞼弛緩，目系失調となって起こった眼瞼下垂に風牽偏視（斜視）を合併した証候である。そのために両眼瞼下垂，外斜視，昏花〔目がかすむ〕，複視が出現している。眼瞼下垂が早朝に軽く夜に増悪し，まぶたを上げる力がないのは，脾気虚弱と関係がある。脾虚湿阻となると下痢や飲食減少，倦怠，全身のだるさ，傾眠，嗜臥といった症状が出現する。口が粘る，口渇はない，舌苔白膩，脈濡細などは，脾虚内湿の象である。

合谷（補）により益気昇陽をはかり，陰陵泉（先瀉後補）により去湿健脾をはかった。また陽白（補）により健筋補虚をはかって上眼瞼が上がるようにし，右睛明（補）により右内眼角経筋の補益をはかった。この運脾化湿，益気昇陽，補益経筋の法により効を収めることができた。

## 結　語

### 1．症例のまとめ

本篇では6症例を紹介した。

例1は邪中経絡のために眼瞼失用，目系失調となって起こったものである。左眼瞼下垂と内斜視だけが見られ，これといった証候群が見られないので「邪気反緩」と判断し，患部取穴を採用した。左の攅竹，陽白，太陽（瀉）による去邪舒筋活絡の法を用いて，効を収めることができた。

例2は気血虧虚のために眼瞼失養となって起こったものである。両眼瞼の下垂に気血虧虚の証候を伴っているので，全身治療として弁証取穴を採用した。合谷，三陰交（補）による

益気養血，補益経筋の法を用いて，効を収めることができた。

例3は気虚下陥，肝腎陰虚のために眼瞼失用となって起こったものである。両眼瞼の下垂に気虚下陥，肝腎虧虚の証候を伴っているので，全身治療として弁証取穴を採用した。合谷，復溜（補）による益気昇陥，滋補肝腎の法を用いて治癒させることができた。

例4は肝腎不足のために経脈失養，眼瞼失用となって起こったものである。両眼瞼の下垂に肝腎不足の証候を伴っているので，全身治療として弁証取穴を採用した。復溜，太衝（補）による補益肝腎，補益筋脈の法を用いて，治癒させることができた。

例5は目系失調，眼瞼失用となって起こったものである。左目の外斜視と眼瞼下垂が見られるが，これといった証候群が見られないので，対症治療として患部取穴を行った。左の睛明（補），左の攢竹，陽白（瀉）により内眼角の経筋の補益と眼瞼経脈の補益をはかって，効を収めることができた。

例6は脾虚湿困，清陽不昇のために眼瞼弛緩，目系失調となって起こったものである。両眼瞼の下垂，右目の外斜視に脾虚湿困の証候を伴っているので，弁証取穴と患部取穴を併用することとした。合谷，陽白，右睛明（補），陰陵泉（先瀉後補）により運脾化湿，益気昇陽をはかり，目系眼瞼の経筋を補益して治癒させることができた。

## 2．治療大法

眼瞼下垂は，眼筋型重症筋無力症に類似したものである。眼球斜視は動眼神経麻痺によるものである。この2症状はともに局部症状である。治療にあたっては，しっかりと弁証論治をはかるべきである。眼瞼下垂が眼瞼の筋脈弛緩によることから，単純に虚と判断して補法を施してはならない。また単純に対症治療として患部取穴により瀉法を施してはならないのである。

「邪気反緩」によるもので全身症状がないものには，局部治療とし患部取穴を採用して瀉法を施すとよい。また全身症状を伴うものには，その証候群にもとづいた弁証取穴を採用して瀉法を施すとよい。

虚証に属し眼瞼をあげる力がないもので，全身症状がないものには，患部取穴を採用して補法を施すとよい。また全身症状を伴うものには，その証候群にもとづいた弁証取穴を採用して補法を施すとよい。

この他に，患部への補瀉法は，眼瞼が弛緩していると感じているのか，ひきつったように感じているのか，あるいは発病が急なのか緩慢なのか，新病なのか久病なのかなどにもとづいて決定するとよい。一般的には，眼瞼がひきつった感じがし，発病が急で経過が短い場合は，瀉法を採用することが多く，眼瞼が弛緩している感じがし，発病が緩慢で経過が長い場合は，補法を採用することが多い。

内斜視と外斜視の治療について紹介しておくと，内斜視には目の内側の経穴に瀉法を施し，目の外側の経穴に補法を施す場合が多い。また外斜視には目の外側の経穴に瀉法を施し，目の内側の経穴に補法を施す場合が多い。目の上視に対しては球後穴への補法，目の下視には

球後穴への瀉法が多く用いられている。

## 3．本病の弁証について

　表面的に見ると，本病は眼瞼の下垂であり，あるいは複視を伴う場合もあるということで，症状は簡単に見える。ただし兼証や随伴する全身性の証候群と関連させて考えると，病状は複雑であり，本病を引き起こす病因病機も多いことがわかる。例えば，脾虚気陥，筋脈失調によるもの，気血虧虚，筋脈失養によるもの，気血虧虚，風邪中絡によるもの，風邪中絡，筋脈失調によるもの，風熱上攻，経筋失調によるもの，気虚腎虧，筋脈失調によるもの，肝腎不足，眼瞼失養によるもの，脾虚湿困，筋脈失養によるもの，さらには打撲損傷，経筋失用によるものといったものがあるのである。したがってしっかりと審因弁証を行って証型を確定し，正確に施治することによってのみ，満足のいく効果を収めることが可能となるのである。証を形成している源をしっかりとらえることが重要であり，「外を治すに，必ず本は諸内にある」という観点にもとづき，全体と局部との関係を大事にした弁証法則を忘れてはならない。

# 2. 軟口蓋麻痺

## 概　説

　軟口蓋麻痺は，現代医学の病名である。本病には嚥下困難，食べるとむせる，食べ物が鼻孔から流出しやすい，会話がはっきりしない，鼻声になるといった特徴的な症状が出現する。本病は臨床上はあまり多く見られない。われわれが診た患者は，当病院の耳鼻咽喉科で軟口蓋麻痺と診断され，耳鼻咽喉科から紹介されてきたものである。中医にはこのような病名がないため，患者の病状にもとづき，気虚上挙不能・腎水上承不能タイプ，気虚合腎気不足タイプ，湿熱燻蒸タイプ，中気不足，気虚下陥タイプの4つの証型に分類している。
　ここでは上記の代表的ないくつかの証型の症例について述べることとする。

## 症　例

［症例1］気虚腎虧
患　者：女，62歳，初診1969年12月2日
主　訴：食べるとむせるようになり嚥下困難となって数カ月になる。
現病歴：数カ月前に右咽喉が腫れて痛み化膿した。治癒した後に，食べるとむせるようになり，嚥下困難となった。飲食物が鼻から流れ出る。言葉がはっきりしなくなり，会話は鼻声となった。さらに咽喉がつっぱった感じがして呼吸に影響する。咽頭は乾くが口渇はない。軽い咳がでる。白くて粘い痰がでる。便秘，息切れ，倦怠といった症状があり，耳鳴りが起こることもある。身体は痩せている。舌心は白苔があり，脈は細数であった。耳鼻咽喉科検査：上顎の色は淡，悪心・嘔吐反射はない。口蓋垂は短く色は淡。咽喉壁に小さい顆粒状のものがある。「あー」という声を発すると声が低くて短い。軟口蓋麻痺と診断されて鍼灸治療を依頼された。
弁　証：気虚のため上挙できず，腎水が上承できないために起こった軟口蓋麻痺
治　則：益気滋腎，佐として昇陽挙陥，局部機能の調理をはかる。
取穴と効果：初診：合谷，復溜，百会（補）により益気昇挙，滋陰補腎をはかる。さらに毫鍼で口蓋垂と上顎に数カ所点刺を施して局部を充血させる。

2～3診：治療は初診同様とするが百会は除く。

4診：食べても飲食物が鼻から流出することはなくなった。喉からの声が大きくなり，鼻声は小さくなった。咳は軽減し，痰と涎は減少した。治療は合谷，復溜（補），廉泉（瀉）とする。また口蓋垂と上顎に毫鍼で数カ所点刺を施し，局部を充血させる。これにより益気補腎，通調舌絡，局部機能の調理をはかった。

5～8診：治療は4診同様とする。5診後には食べてもむせなくなった。

9診：喉がつっぱる感じはするが，その他の症状はすべて治癒した。合谷，復溜（補）により益気補腎をはかる。

10診：治療は9診同様とする。1971年10月12日に手紙により治癒していることを確認した。

考　察：脈証と兼証にもとづくと，本症例は気虚のために腎水が上承できなくなって起こった軟口蓋麻痺の証候であることがわかる。典型的な軟口蓋麻痺の症状と，かなり典型的な気虚腎陰不足の証候群が出現している。

合谷（補）により補気をはかって昇挙を助け，復溜（補）により滋陰補腎をはかった。また口蓋垂と上顎の充血している部位に毫鍼で点刺し，局部の機能の調節をおこなった。廉泉（瀉）を配穴して，舌絡と咽喉の調節をはかった場合もある。この益気補腎の法を主として治療を行って効を収めることができた。

［症例2］湿熱薫蒸，軟口蓋失用

患　者：女，3歳，初診1967年10月20日

主　訴：嚥下困難となって15日になる。

現病歴：半月前に発熱，痢疾（5～6日間）を患ったが治療により治癒した。治癒した後に，食べるとむせるようになり，嚥下困難が出現するようになった。飲食物が鼻から流出する。言葉ははっきりせず，鼻声となった。昨日には腹脹，食少，嘔吐，下痢，五心煩熱，尿が黄色いといった症状も出現するようになった。顔色は黄色く，唇は乾いており，山根の色は青である。鼻から黄色い鼻水が出ている。脈は濡数，舌苔は黄膩であった。耳鼻咽喉科では軟口蓋麻痺と診断されている。

弁　証：湿熱が上竅に燻蒸し，軟口蓋が邪を受けて起こった軟口蓋麻痺である。

治　則：清利湿熱，暢中導滞

取　穴：初診～4診：合谷，陰陵泉，足三里（瀉）とする。

5診：上処方に人中（先瀉後補）を加える。2～3日に1回の鍼治療とした。

効　果：初診後には鼻水は止まり，むせる，鼻声，尿黄，腹脹，下痢といった症状は軽減した。2診後には嚥下は順調となり，腹脹，嘔吐，下痢は治癒し，小便も黄色くなくなった。3診後には，舌心白膩だけとなった。唇の乾きもなくなった。話し声は少し鼻声である。4診後にはすべての症状が治癒したが，まだ少し鼻声である。5診で治癒した。

考　察：半月前に発熱，痢疾を患っているが，これは湿熱が腸道にこもって阻滞し，腸絡が

邪を受けたために，下痢や裏急後重が起こるようになったものである。下痢が治癒した後も，腸道の湿熱が残っていたために，湿熱が中宮に留滞し，脾胃の受納・運化・転輸の機能が失調した。そのために清陽が昇らず濁陰が下らなくなって嘔吐，下痢，食少，腹脹，腹熱といった症状が出現するようになっている。また湿熱が上竅に燻蒸して軟口蓋が邪を受けたために，軟口蓋麻痺が出現したのである。これは「邪気反緩」といわれているものである。顔色は黄色，唇の乾き，鼻水が黄色，尿が黄色，脈濡数，舌苔黄膩などは，湿熱の象である。

合谷（瀉）により清熱，退熱をはかり，陰陵泉（瀉）により利湿をはかった。利湿をはかった目的は湿がなくなれば，熱も退くからである。また足三里（瀉）により暢中導滞をはかって胃腸湿熱の蘊滞を調節した。この清利湿熱，暢中導滞の法により効を収めた。

## ［症例3］気虚腎虧

患　者：女，39歳，初診1972年3月15日

主　訴：嚥下困難となって4カ月になる。

現病歴：最初は四肢関節の痛みだけであったが，その後に嚥下困難となり，食べると飲食物が鼻から流出したり，噴射状にむせるようになった。言葉ははっきりせず，鼻声である。動くと呼吸が促迫する。咽頭が乾き，肢体に力が入らず歩行に影響する。身体は痩せている。脈は沈細無力，この脈状は両側の尺脈に特に顕著に現れている。苦痛な表情をしている。耳鼻咽喉科，内科検査：鼻甲介が陥凹している。鼻咽腔（－），心臓（－），リンパ（－）。肺呼吸音が荒い。悪液質である。軟口蓋麻痺と診断され鍼灸治療を依頼された。ASLO価625，カーン試験（－），バリウム食道検査は正常であった。

弁　証：気虚のために上挙できず，さらに腎虧を伴っている。

治　則：益気補腎，佐として補益舌咽をはかる。

取　穴：合谷，復溜，廉泉（補）。2～3日に1回の鍼治療とする。

効　果：5診後には饅頭を食べられるようになった。咽頭の乾き，息切れは軽減した。会話もかなりはっきりするようになった。9診後には歩いて受診に来られるようになった。流動食が鼻から流出しなくなり，食べてもむせなくなった。飲食は増加し，精神状態も好転している。会話もはっきりしている。13診で治癒した。1972年8月20日に手紙により治癒していることを確認した。

考　察：気虚のために昇挙できなくなって腎気が上承しないと，軟口蓋麻痺が起こる。この場合は食べるとむせたり，嚥下困難になったり，言葉がはっきりしなくなるだけでなく，さらに動くと呼吸が促迫したり，咽頭の乾き，肢体軟，身体の痩せといった症状，脈沈細無力などの気虚腎虧の証候を伴うようになる。

合谷（補）により補気昇陥をはかり，復溜（補）により滋陰補腎をはかって咽喉を補益した。また廉泉（補）により補益舌咽をはかった。この益気補腎をはかり，佐

五官科・外科

として直接舌咽を補益するという法により効を収めた。

[症例4] 中気不足，気虚下陥
患　者：男，40歳，初診1985年9月16日
主　訴：嚥下困難となって5カ月になる。
現病歴：5カ月前に咽喉腫痛を患った。寒涼散気薬（六神丸，薄荷喉片，五香散など）を服用して咽喉腫痛は治癒したが，食べるとむせる，嚥下困難，流動食が鼻から流出するといった症状が出現するようになった。息切れのため茶碗1杯分のご飯を食べるのに何度も休憩をとらなければならない。言葉は声が低くなりはっきりせず，鼻声になっている。息がつながらず，動くと呼吸が促迫する。汗が出，心悸，精神疲労，倦怠，精神不振，失気が多い，屈曲位を好む（中気不足）といった症状を伴っている。身体は痩せており，舌苔は薄白，脈は虚弱である。以前に中西薬を長期にわたって服用したが効果はなかった。耳鼻咽喉科検査：上顎の色はうすい，悪心・嘔吐反射はない。口蓋垂は短く色は淡，「あー」という声を発すると声が低く短い。バリウム食道検査は正常であった。軟口蓋麻痺と診断される。
弁　証：中気不足，気虚下陥
治　則：補中益気，益気昇挙
取穴と効果：初診～2診：合谷，足三里，百会（補）とする。
　　　3診：むせる，嚥下困難は軽減した。動くと呼吸が促迫する，汗，心悸といった症状も軽減し，失気の回数は減少した。治療は同上。
　　　4診：治療は初診同様とする。
　　　5診：むせる，嚥下困難，流動食が鼻から流出するといった症状は，著しく軽減した。動くと呼吸が促迫する，汗，心悸といった症状は治癒した。話し声も大きくなり，はっきりするようになった。精神状態も良い。この2日ほど胃が少し脹満し，食事量が減少しているが，これは峻補したことと関係がある。合谷，足三里（補），内関（瀉）を施す。
　　　6診：治療は5診同様とする。
　　　7診：腹脹は治癒し，食事量は増加した。むせる，嚥下困難は治癒し，話し声は正常となった。脈は沈有力であり，屈曲位もしなくなった。失気の回数も普通となった。治療は5診同様とする。
　　　8診：明日退院することとなった。今日再度鍼治療を施した。治療は5診同様とした。1986年10月16日に治癒していることを確認した。
考　察：脈証，病因，兼証にもとづき，本症例は中気不足，気虚下陥による軟口蓋麻痺の証候と判断した。食べるとむせる，嚥下困難，茶碗1杯分のご飯を食べるのに何度も休憩をとる，声が低くなり元気がないといった症状は，気虚によるものである。動くと呼吸が促迫する，汗が出る，心悸，精神疲労，倦怠，失気が多い，屈曲位を好むといった症状を伴っているが，これらは中気不足，気虚下陥によるものである。

初診〜4診では合谷（補）により補気をはかり，足三里（補）により益気健中をはかり，百会（補）により昇陽挙陥をはかった。これには補中益気湯に類似した効がある。気虚下陥による症状に好転が見られた。この状況でさらに強く補うと，中宮阻滞による腹部脹満を引き起こす恐れがあるので，5〜8診では上処方から百会を除いて内関（瀉）を加え，佐として理気和胃をはかることとした。本症例は補中益気をはかり，佐として理気和胃をはかって効を収めた。

［症例5］気虚腎虧

患　者：男，52歳，初診1972年5月20日
主　訴：嚥下困難となって10カ月になる。
現病歴：10カ月来，食べると咳をしてむせる。流動食が鼻から流出する。話し声は鼻声である。さらに声のかすれ，咽頭の乾き，息切れ，咳嗽，頭暈，頭痛（咳嗽時に頭頂部が痛む），食べる量が減る，身体のだるさ，無力感といった症状を伴っている。舌苔は薄白，脈は沈細無力であった。血圧は96／70mmHgであった。以前に中西薬により治療を受けたが効果はなかった。当病院の耳鼻咽喉科で軟口蓋麻痺と診断された。
既往歴：脱肛を患って6年になる。
弁　証：気虚により上挙できず，さらに腎虧を伴っている。
治　則：益気補腎，佐として舌絡を通じ咽喉を利する。
取穴と効果：初診〜5診：合谷，復溜（補）により益気補腎をはかる。

　　6診：食べるさいのむせりは治癒した。食べ物が鼻から流出しなくなった。頭暈は軽減している。まだ嚥下がしずらく，声がかすれている。合谷，復溜（補），廉泉（瀉）により舌絡を通じ咽喉を利することとする。

　　7〜10診：治療は6診同様とする。

　　11診：咽頭部に痰があるように感じられ，嚥下がしっかりできない。列缺，豊隆，廉泉（瀉）により理肺化痰利咽，通調舌絡をはかることとする。

　　12〜13診：治療は11診同様とする。嚥下困難が治癒しており再発していないことを追跡調査によって確認した。

考　察：食べるとむせる，流動食が鼻から流出しやすい，話し声が鼻声であるといった症状に，声のかすれ，息切れ，頭暈，咽頭の乾きを伴っているが，これらは気虚のために昇挙ができない証候と，腎虚による証候である。脈が沈細無力であり脱肛の病歴があるが，これらも気虚の象である。

　　初診〜5診では合谷，復溜（補）により益気補腎をはかった。6〜10診では上処方に廉泉（瀉）を配穴して舌絡を通じ咽喉を利した。10診後には咽頭部に痰があるように感じられ，嚥下がしづらい症状だけとなったので，11〜13診では列缺（瀉）により理肺化痰をはかり，豊隆（瀉）により化痰をはかり，廉泉（瀉）により舌絡を通じ咽喉を利した。合計13回の鍼治療で治癒させることができた。

五官科・外科

## 結　語

### 1．症例のまとめ

　本篇では5症例を紹介した。

　例1は気虚腎虚によるものである。治療は合谷，復溜（補）を主とし，時に百会（補）を加えたり，局部を点刺して充血させた。この益気補腎，佐として昇陽挙陥をはかり，局部の機能を調節する法により，効を収めることができた。

　例2は湿熱燻蒸によるものである。合谷，陰陵泉，足三里（瀉）による清利湿熱，暢中導滞の法を用いて，効を収めることができた。

　例3は気虚腎虧によるものである。合谷，復溜，廉泉（補）による益気補腎，佐として補益舌咽をはかるという法を用いて，効を収めることができた。

　例4は中気不足，気虚下陥によるものである。初診〜4診では合谷，足三里，百会（補）により補中益気，昇陽挙陥をはかった。5〜8診では上処方の百会を内関（瀉）に代え，補中益気，佐として理気和胃をはかって，効を収めることができた。

　例5は気虚腎虧によるものである。初診〜5診では合谷，復溜（補）により益気補腎をはかり，6〜10診ではさらに廉泉（瀉）を加えて舌絡を通じ，咽喉を利して効を収めることができた。

### 2．効果について

　多年来の経験を統計すると，弁証が正確で選穴が適切であり治療を中断しなければ，一般的には薬物治療を併用しなくとも，その有効率は95％，治癒率は90％に達した。薬物治療よりも治療効果が高いという結果がでた。

## その他

　本病は臨床上，あまり多く見られない。とくに中国伝統医学では本病のような病名がないので，丁寧に病状を診察しないと誤診や誤治を招きやすい。往々にして食道癌，喉喑〔喉頭部疾患による失声症〕，梅核気〔喉頭部に異物感を覚えること〕として治療し，効果がなくて病状を長引かせてしまうので注意を要する。本病が長期にわたって治らないため摂食困難になると悪液質が出現するようになる。

# 3. 耳鳴り，難聴

## 概　説

　耳鳴り，難聴は聴覚異常によって起こる症状である。耳鳴りは耳内で音がして聴覚に影響するというものであり，難聴は聴力減退または聴覚喪失となり，音が聞こえなくなるというものである。この2者は症状は異なるが，その発病機序，治則，取穴はほぼ同じであるので，ここでは一緒に論じることとする。

　本篇は耳鳴り，難聴を主証とするものに対しての弁証論治について述べる。ただし先天性の難聴，外傷による耳鳴り，難聴，他の慢性疾患のなかで随伴症状として現れる耳鳴り，難聴は，本篇の論治の対象とはならない。

　本病は鍼灸の臨床上でよく見られるが，耳鼻咽喉科の外来から紹介されてくる患者や，温熱病の後に後遺症として病棟から紹介されてくる患者が多い。実証のものが多く見られ，治療効果も満足のいく結果をだしている。一部の慢性や虚証の耳鳴り，難聴および，ストレプトマイシン中毒による難聴に対しては，鍼灸の効果は緩慢である。

　『素問』至眞要大論篇には「気に高下あり，病に遠近あり。証に中外あり，治に軽重あり。その至る所に適するを故となすなり」とある。本病の弁証治療も発病経過の長短を考慮したり，経絡の病によるものなのか臓腑の病によるものなのかを鑑別し，標を治すのか本を治すのか，昇らせるのか降ろすのか，局所取穴をするのか弁証取穴をするのかといったことを判断する必要がある。

　本病は肝火上擾，肝胆火逆，痰火上壅，風熱上攻，腎精虧損，脾虚気陥といった証型のものが多く見られる。ここでは以上の証型の論治と症例について述べることとする。

## 弁証施治

　耳鳴り，難聴の弁証治療にあたっては，まず虚実をしっかり弁証する必要がある。実証のものでは，肝鬱化火となり火が耳竅に上擾して起こったものには，清肝瀉火，宣通耳絡をはかる。肝胆火逆となり火が耳竅に上壅して起こったものには，肝胆の火を清降させ宣通耳絡をはかる。痰鬱化火となり痰火が上昇して耳竅を閉塞させて起こったものには，清降痰火，

宣通耳絡をはかる。風熱感冒を何度か患い，風熱の邪が耳絡に上擾して起こったものには，疏風清熱，清宣耳絡をはかる。温邪の上攻により耳絡を損傷して起こったものには，清宣少陽，宣通耳絡をはかる。

　虚証のものでは，腎精虧虚となり耳竅が栄養されないために起こったものには，補腎益精，滋陰潜陽をはかる。脾虚気陥，清気不昇によるものには健脾益気昇陽をはかる。また脾陽不振，清気不昇によるものには健脾益気昇陽をはかり，さらに佐として温陽をはかる。化源不足，気血虧虚によるものには補益気血をはかり，さらに佐として補虚聡耳をはかる。

　外傷による耳鳴り，難聴に対しては，発病経過が短い場合は活血去瘀の法がよく用いられるが，発病経過が長い場合は腎のサイドから論治することが多い。

## 1　肝火上擾

[主証]　耳鳴り，または難聴が急に起こる。耳鳴りは持続性，難聴は軽くなったり重くなったりする。気持ちがふさいだり怒ったりすると症状は増悪する。頭痛，眩暈，顔面紅潮，目の充血，心煩，怒りっぽい，多夢，不眠，尿赤，便秘といった症状を伴う。脇痛を伴うこともある。舌質は紅，舌苔は黄，脈は弦数となる。

[治則]　清肝瀉火，宣通耳絡

[取穴]　行間（または太衝に透天涼を配す），翳風，聴会または耳門（瀉）

　　　　耳部の経穴は抜鍼後に鍼孔を閉じないで少し出血させると，耳内の鬱熱の消散，清宣耳竅を助けることができる。

## 2　肝胆火逆

[主証]　耳鳴り，または難聴が急に起こる。耳内に潮の音がする。症状は発作性である。耳内の脹痛，頭痛（片頭痛），顔面紅潮，口苦，咽頭の乾き，心煩，怒りっぽいといった症状を伴う。怒ると症状は増強する。不眠，大便秘結を伴うこともある。舌質は紅，舌苔は黄，脈は弦数有力となる。

[治則]　肝胆の火を清降させる，清宣耳絡をはかる。

[取穴]　行間，丘墟，耳門（瀉，透天涼を配してもよい）

[応用]　◇大便秘結がある場合は，天枢（瀉）を加えるとよい。

　　　　◇竜胆瀉肝湯証であるものには，太衝，丘墟，陰陵泉（瀉）を用いるとよい。

　　　　◇温邪上攻によるもの，あるいは温熱病証で熱薬を誤用し竅絡を損傷して起こったものには丘墟，外関，患部の耳門または聴宮（瀉）を用いるとよい。丘墟には透天涼を配してもよい。鍼感が胆経に沿って耳区にいたるようにする。外関の鍼感は上行させるようにする。これらによって少陽経気の清宣をはかるとよい。また耳門や聴宮によって清宣耳絡をはかるのもよい。この2穴には透天涼を配してもよい。

## 3 痰火上壅

[主証] 耳内にセミの鳴き声，または「フーフー」という音がする。耳の中がつまったようになり，音がはっきり聞こえなくなることがある。頭昏，頭重，胸悶，痰が多い，口苦，二便不暢といった症状を伴う。呃逆が起こることもある。舌苔は黄膩，脈は弦滑となる。このような状態を『古今医統』では「痰火鬱結し，壅塞して聾をなす」と述べている。

[治則] 清降痰火，宣通耳絡

[取穴] 豊隆，内庭，患部の耳門，翳風（瀉）

耳部の経穴は抜鍼後に鍼孔を閉じないで少し出血させると，耳内の鬱熱の消散，清宣耳竅を助けることができる。


## 4 風熱上攻

[主証] 急に耳鳴り，鼻閉，頭痛，全身のだるさが起こる。鼻汁は水鼻の場合，黄色い鼻汁の場合がある。舌苔は薄白または薄黄，脈は浮数となる。

[治則] 去風清熱，清宣耳絡

[取穴] 合谷または曲池，外関，患部の翳風，耳門または聴会（瀉）

耳部の経穴には透天涼を配してもよい。

[応用] 急に耳鳴り，または難聴，鼻閉が起こるようになり，風熱による脈証が見られるもの，外感風熱を患い，風熱の邪が肺衛を犯し，耳竅に上擾しているもの，風熱感冒として施治する前に表邪が自然に去ったのに，耳竅に上攻した風熱の邪だけが残って耳鳴りまたは難聴が起こっているもの，これらはすべて風熱感冒として施治することができる。耳門，翳風，合谷，尺沢（瀉）により疏風清熱，宣肺利竅をはかるとよい。耳鳴り，または難聴だけが残ってしまい，発病経過が短い場合には，耳門，翳風（瀉）に2～3回治療するだけで治癒させることができる。流行性感冒を患い，西洋薬で治療して流行性感冒は治癒したのに，耳鳴りが残ってしまうという患者は少なくない。これは風熱の邪が耳に上攻して起こったものであるが，西洋薬を用いただけで，去風清熱をはかっていないためである。


## 5 腎精虧虚

[主証] 耳内に持続性のセミの鳴き声がする。耳鳴りの音はしだいに大きくなる。夜間にひどくなり，虚煩が起こり不眠となる。頭暈，目眩，腰膝のだるさ，遺精といった症状を伴いやすい。舌質は紅，少苔，脈は細弱または細数となる。

[治則] 補腎益精，滋陰潜陽

[取穴] 腎兪，復溜（補），湧泉（瀉）

　　　　　太谿, 三陰交（補）, 耳門または聴会（瀉）
[応用]　◇腎陽虚に偏した耳鳴り, 難聴で, 下肢の冷えや陽痿〔インポテンツ〕を伴い, 舌質淡, 脈虚弱であるものには腎兪, 太谿（灸補）により温補腎陽をはかるとよい。あるいは関元, 腎兪, 太谿（補）により温補腎陽, 填補精血をはかってもよい。これは右帰飲に類似した効がある。
　　　　◇高齢で腎気不足, 精血虧損により起こるものには, 気海, 太谿, 三陰交（補）により補益腎気, 補益精血をはかるとよい。
　　　　◇肝腎陰虚によるものには復溜, 曲泉（補）により滋補肝腎をはかるか, 復溜, 太谿（補）, 太衝（瀉）により滋補肝腎をはかり, 佐として潜陽をはかるとよい。
　　　　◇心腎不交の証で耳鳴り, 難聴を伴うものには, 復溜（補）, 神門（瀉）により滋腎清火, 交通心腎をはかるとよい。これは黄連阿膠湯に類似した効がある。さらに聴会または耳門（瀉）を配穴し, 佐として清宣耳竅をはかるとよい。
　　　　◇『傷寒論』太陽篇75条には,「いまだ脈を持たざる時, 病人手を叉（はさ）み自ら心を冒（おお）い, 師よりて教試し咳をせしめて, 咳せざるものは, これ必ず両耳聾し聞くところ無きなり, 然るゆえんは, 重ねて汗を発するをもって, 虚するが故にかくのごとし。」とある。望診の「病人手を叉み自ら心を冒い」ということから心陽虚証であることがわかる。また問診の「教試し咳をせしめて, 咳せざるもの」ということから, 耳聾のために聞こえないことがわかる。これは重ねて汗を発し虚となったために起こったものである。心兪（灸補）により温補心陽をはかり, 復溜（補）により滋補腎陰をはかり, 耳門または聴会（瀉）を配穴し佐として宣通耳竅をはかるとよい。

## 6　脾虚気陥

[主証]　耳鳴り, 難聴, 疲れると症状は増悪する。あるいは起立時にひどくなる。耳内に突然空虚感を覚えたり, 耳内が涼しくなったように感じられる。倦怠, 無力感, 食欲不振, 食後の腹脹を伴い, 大便は時に泥状となる。顔色萎黄, 唇や舌質は淡紅, 舌苔は薄白, 脈に虚弱となる。
[治則]　益気健脾
[取穴]　合谷, 陰陵泉（補）
　　　　あるいは聴会または耳門（補）を配穴し佐として補虚聡耳をはかる。
[応用]　◇脾胃虚弱, 気血化源不足となり, 耳の栄養が悪くなって起こるものには, 合谷, 三陰交（補）により補益気血をはかり, 耳門または聴宮（補）を配穴して補虚聡耳を助けるとよい。あるいは耳部の経穴（瀉）を配穴して佐として宣通耳絡をはかってもよい。
　　　　◇湿濁内停, 清気不昇によるものには, 足三里, 陰陵泉（瀉）により行湿和中をはかり, 耳部の経穴（瀉）を配穴し佐として宣通耳絡をはかるとよい。

## 症例

［症例１］耳竅閉塞

患　者：女，82歳

主　訴：耳鳴り，難聴を患って10年余りになる。

現病歴：原因は不明であるが，10年来両耳に耳鳴りがよく起こる。耳内にはセミが鳴くような音がする。聴力は減退しており，大きな音しか聞こえない。体つきはしっかりしている。両耳に化膿歴はない。

弁　証：耳竅閉塞

治　則：宣暢耳竅

取　穴：聴会（瀉）。２〜３日に１回の鍼治療とする。

効　果：２診後には耳鳴りは軽減した。聴力にも改善が見られた。３診後には両耳の耳鳴りと難聴は著しく軽減した。４診で治癒した。１年後に治癒しており再発していないことを確認した。

考　察：この患者は右膝関節痛の鍼治療を２回受けて，痛みが軽減した後に，耳鳴りと難聴の治療を同時に受けたいとのことであった。耳鳴り，難聴に関しては，高齢でありしかも発病経過が長いことから，当初は効果が望めないと考えていた。ただ患者の強い要望があったので，やるだけやってみようとの姿勢で両側の聴会（瀉）に刺鍼したところ，意外にも４回の鍼治療で治癒してしまった症例である。一般的にいうと，高齢者の耳鳴り，難聴は虚のものが多い。また久病の場合も虚のものが多い。この患者は高齢ではあったが，体質がよかったために，久病にもかかわらず，まだ邪閉耳竅の証であった。したがって宣通耳絡耳竅という治則で治癒したのである。本症例からもわかるように，病には常なるものと変なるものがあり，弁証施治が鍵となっているのである。

［症例２］湿濁内停，清気不昇

患　者：男，50歳

主　訴：耳鳴りが起こるようになって５日になる。

現病歴：半年前から耳鳴りが起こり始めた。耳鳴りが起こるようになった半月後に中薬を服用して，耳鳴りは治癒した。５日前から再発し，両耳にセミの鳴くような耳鳴りが起こる。耳鳴りのせいで言葉がはっきりしない。大便は泥状であるが，１日に１回である。昼食後に下肢が重く感じられ無力となるが，小便の色が黄色くなったり，口渇が起こったりすると，この症状は消失する。空腹時に精神状態はしゃきっとする。舌苔は薄白，舌心はやや膩，左脈は沈弱，右脈は緩滑である。

弁　証：湿濁内停，清気不昇，耳竅閉塞

治　則：行湿和中，宣暢耳絡

取穴と効果：初診：足三里，陰陵泉（瀉），聴会，翳風（瀉）とする。

2診：初診後には耳鳴りと食後の下肢の症状は治癒した。この数日来，雨が続いたせいか，食後の下肢の症状が再び出現したが，症状が出現する時間は治療前よりは短くなっており，出現する回数も減っている。最近，腰仙部痛と肩背部痛が起こるようになったが，温めると気持ちがよい。大椎，陶道（瀉，加灸）により肩背部痛を治し，陰陵泉，足三里（瀉）により行湿和中をはかることとした。8カ月後に治癒していることを確認した。

考　察：本症例のような耳鳴りの症例は，きわめて少ない。これは脾虚のために湿が勝り，湿困脾土，脾失健運，清陽不昇となり起こった証候である。湿困脾土，脾失健運になると，大便は泥状便となる。食後には脾の運化の負担が増大するので，食後に下肢が重く感じられ無力となるのである。逆に空腹時には脾の運化の負担は軽減するので，精神状態はしっかりするようになる。尿黄，口渇といった陽熱の象が出現している時は，湿邪がこれに制されるので，泥状便や食後に起こる下肢の症状は消失する。脾が湿の影響を受け，湿濁内停，清気不昇となって清竅が蒙蔽されると，耳鳴りが起こる。舌苔白膩，左脈沈弱，右脈緩滑は，脾虚湿濁内停の象である。

陰陵泉（瀉）により去湿益脾をはかり，足三里（瀉）により理脾和中をはかった。つまり行湿和中により本を治した。また聴会，翳風（瀉）を配穴して宣暢耳竅耳絡をはかってその標を治した。この標本兼治により湿濁が除かれ耳絡が通じて，耳鳴りは治癒し聴力は正常となった。

［症例3］肝胆火逆，上阻耳竅

患　者：男，56歳，初診1968年2月24日

主　訴：耳鳴り，耳聾〔難聴〕が起こるようになって20日になる。

現病歴：この20日来，両耳に耳鳴りが起こり，聴覚が減退している。両耳は塞がった感じがし，耳を按じても耳鳴りが軽減しない。頭がぼんやりしのぼせた感じがするが，この症状は午前中がひどく，光を見るととくにひどくなる。耳に痛みが起こることもある。口苦もある。五官科検査：鼓膜は混濁している。ポリッツェル光錐転位，粘液はなし，椎骨柄に軽度の充血が認められる。カタル性オイスタヒイ管炎と診断され，鍼灸科に治療の依頼があった。

弁　証：肝胆火旺，循経上擾，耳竅閉塞

治　則：肝胆の火を清降させ，耳竅の宣通とはかる。

取　穴：初診，3～9診：太衝，丘墟，聴会（瀉）とする。

2診：聴会，翳風（瀉）とする。

効　果：初診後には耳鳴り，難聴は軽減した。2診後は効果がよくなかった。3診後には耳鳴り，難聴，耳内の閉塞感が著しく軽減した。頭のぼんやりした感じ，のぼせも軽減した。4診後には耳鳴り，難聴，頭のぼんやりした感じ，のぼせは治癒した。この20日ほど治療に来なかったために再発した。7診後には左の耳鳴りは治癒し，右

の耳鳴りは軽減した。まだ耳の閉塞感と頭のぼんやりした感じはある。9診で治癒した。

考　察：足少陽経脈は上って耳に入り，下って肝を絡い胆に属している。『中蔵経』は「肝気逆すれば則ち頭痛し，耳聾す」としている。本症例は肝胆の火が循経により上逆して耳を阻滞させ，清竅が悪くなって起こった耳鳴り，聴覚減退である。両耳には閉塞感があり，終始耳鳴りがあり，耳内に痛みが起こることもある。肝陽が頭頂部に影響すると，頭部がぼんやりし，のぼせた感じが生じ，光を見るととくにひどくなる。口苦，脈弦数などは，肝胆火盛の象である。

循経取穴して肝経の太衝（瀉）と胆経の丘墟（瀉）を取り，局所取穴として聴会（瀉）を取った。この肝胆の火を清降し，耳竅を宣通するという法により，効を収めた。第2診で効果がなかったのは，標を治して本を治さなかったためである。

[症例4] 胆火熾盛，上擾耳竅
患　者：男，60歳
主　訴：耳鳴り，耳内熱痛が起こるようになって10日余りになる。
現病歴：この10日余り，右側の耳内に熱痛が起こり，耳鳴りがし聴力が減退している。歯痛があり，熱いと痛みがひどくなる。また口苦があり，顔面は紅潮している。舌質は紅，舌苔は薄黄，脈は弦数であった。
弁　証：胆火熾盛，循経上擾，竅絡蒙蔽
治　則：清降胆火，耳部の竅絡の清宣をはかる。
取穴と効果：初診：右側の聴会，翳風，地五会（瀉，透天涼は配す）とする。地五会の涼感としびれ感は本経に沿って上り右耳と右側頭部にいたった。置鍼時に右耳の熱痛は軽減した。聴会，翳風には涼感は出現せず，だるい痛みが出現した。

2診：右の耳鳴りと熱痛は軽減した。右の地五会（瀉）に透天涼を配したらだるい涼感としびれ感が本経に沿って上り右の耳内と右の懸釐穴の部位にいたり，ただちに耳内の熱痛は消失した。その後，治癒したことを確認したが，2年後に再度再発していないことを確認した。

考　察：足少陽胆経の火が循経により上って耳を閉塞させ，邪熱が壅結して清竅に影響したために耳鳴り，耳内の熱痛，聴力減退が起こっている。歯痛，口苦，顔面紅潮，舌質紅，舌苔黄，脈弦数などは，胆火上攻の象である。

局所取穴として聴会，翳風（瀉）を取り，循経取穴として地五会（瀉）を取り，ともに透天涼を配した。これにより清降胆火，清宣耳竅の効を収め治癒させることができた。

[症例5] 耳竅閉阻，耳絡失用
患　者：男，7歳，初診1968年2月20日
主　訴：耳聾を患って6年余りになる。

五官科・外科

現病歴：幼い頃から聴力がよくなかった。その後，脳炎を患った後に難聴がひどくなり，聴覚が喪失した。耳から膿がでたことはない。耳道に乾性の耳垢がある。当病院の五官科からの紹介で鍼灸治療を受けにきた。
弁　証：温邪上攻，耳竅閉塞
治　則：耳部の竅絡の清宣をはかる。
取　穴：聴会（瀉）。2〜3日に1回の鍼治療とする。
効　果：3診後には難聴は軽減した。4診後には小さな音でも聞こえるようになった。10診で治癒した。1968年3月21日に患者の父親から難聴がほぼ治癒していることを確認した。ただ複雑な言葉は理解していないらしい。これは幼い時の聴力減退と関係があると思われる。
考　察：本症例の患児は生まれつき聴力が悪かった。急性熱病を患い，温邪が上攻して清竅に影響し，両耳の竅絡が閉塞したために難聴がひどくなったものである。温熱病を患った後，余熱が残り，両耳に上攻した熱邪が除かれていないために，難聴が長期にわたって治らなくなっているものである。複雑な症状は見られず，邪閉耳竅の症状だけであったので局所取穴とし，耳部の竅絡を清宣するという法を採用した。聴会（瀉）だけで多年にわたる難聴を治癒させることができた。

［症例6］痰火上壅，閉阻耳竅
患　者：男，21歳，初診1969年12月27日
主　訴：耳聾を患って5年になり，再発して10日余りになる。
現病歴：1964年から仕事中または仕事後に両耳にセミの鳴くような耳鳴りが起こりはじめた。3カ月このような状態が続いた後，両耳の耳鳴りがひどいために突然昏倒した。当時は人事不省となり，手足のひきつけ，両目上視，白いあわを口から吐く，牙関緊急といった症状が出現した。約3〜5分後には症状は自然に緩解し，耳鳴りもそれにつれて消失した。半年の間に癇証の発作が3回起こっている。1965年8月に本科にて10数回の鍼治療を受けて治癒していた。
　　　　この10日あまり，耳鳴りが再発し，両耳に耳鳴りが起こるようになった。後頭部で鳴っているように聞こえる。頭が少しぼんやりしている。午後と夜間に耳鳴りと頭がぼんやりした感じがひどくなる。耳鳴りのために再び癇証が起こるのを恐れて鍼治療に訪れた。
弁　証：痰火上壅，耳絡閉塞，耳竅失宣
治　則：清降痰火，耳部竅絡の宣通をはかる。
取　穴：初診〜2診：聴宮（瀉），豊隆（瀉，透天涼を配す）とする。
　　　　3〜4診：翳風（瀉），豊隆（瀉，透天涼を配す）とする。
効　果：初診後に耳鳴りは治癒した。3診後には後頭部で鳴る感じも治癒し，4診後に治癒した。1970年5月6日に患者が左肩甲部痛の治療で来院した時に，耳鳴りと頭の症状が治癒していることを確認した。

考　察：『古今医統』には「痰火鬱結，壅塞すれば聾を成す」とある。本症例はまさに痰火上壅となり耳竅が閉塞して起こった耳鳴りの証候である。豊隆（瀉，透天涼を配す）により清降痰火をはかってその因を治し，また聴会（瀉）や翳風（瀉）を取ってその果を治した。本症例は実証であり，発病経過が短かったのと，弁証が正確で治則配穴が適切であったために著効を収めることができた。癎証の病因病機にもとづき，本症例を痰火上壅によるものと判断した。

［症例7］風熱上攻，耳竅失宣
患　者：男，17歳，初診1973年10月13日
主　訴］耳聾を患って1カ月余りになる。
現病歴：1カ月余り両耳の聴力が減退している。5日前に流行性感冒を患って発熱，頭痛が起こり，口は鼻の息が熱くなった。その2日後に左耳が痛くなり聴力がいっそう減退した。大きな声はやっと聞こえるが，何を言ってるかはわからない。脈は数である。当地の病院で鍼治療を受けたが効果はなかった。
弁　証：風熱の邪が耳部の竅絡に上擾して起こった難聴である。
治　則：疏風清熱，耳部竅絡の清宣をはかる。
取　穴：初診～6診：聴会，翳風，合谷，丘墟（瀉）とする。
　　　　7～8診：合谷，丘墟（瀉）とする。
　　　　9診：上処方に聴会（瀉）を加える。
　　　　10診：合谷，丘墟，翳風（瀉）とする。
効　果：2診後には聴力はかなり改善し，普通の大きさの声が聞こえるようになった。また何を話しているかもわかるようになった。7診後には耳の前で腕時計の音が聞こえるようになった。8診後には腕時計の音がはっきりと聞こえるようになった。10診で治癒した。1973年12月1日に手紙により治癒していることを確認した。また1974年に患者の父親から治癒していることを再度確認した。
考　察：本症例の患者は最初は耳竅閉阻によって両耳の聴力が減退していた。その後，流行性感冒を患い，風熱が上攻したために耳部の竅絡の閉阻がひどくなり，聴力がいっそう減退し聴力喪失になりかけている。また耳に痛みも生じている。
　　　　合谷（瀉）により疏風清熱をはかり，丘墟（瀉）により少陽を清宣して耳竅を清宣した。また聴会（瀉）や翳風（瀉）により耳部竅絡の清宣をはかった。この疏風清熱，清宣竅絡の法により，10回の鍼治療で治癒させることができた。私の経験では，風熱感冒の失治により耳鳴りが残ったり，耳鳴りや難聴がひどくなったものには，この疏風清熱，宣通耳竅の法を用いると良い効果がある。

［症例8］薬物中毒，耳絡損傷
患　者：男，34歳，初診1969年10月15日
主　訴：耳聾を患って1年余りになる。

五官科・外科

現病歴：肺結核を患って3年になるが，連続してストレプトマイシンを3カ月注射された後に，両耳に難聴が起こり聴力が喪失してしまった。当病院の五官科で中毒性難聴と診断され，鍼灸科に治療の依頼があった。
弁　証：薬物中毒による耳絡損傷，聴力喪失
治　則：耳部竅絡の宣暢をはかる。
取　穴：聴会，翳風（瀉）。2～3日に1回の鍼治療を施すこととする。
効　果：5回の治療で治癒した。1971年10月17日に治癒していることを確認した。
考　察：本症例は薬物中毒によって耳絡を損傷し，両耳の竅絡が失宣したために，両耳の聴力が喪失したものである。病状は単純であり，随伴する証候群を伴っていないので，対症治療とし局所取穴を行った。耳部の竅絡を宣通するという法により5診で治癒した。

［症例9］脾虚気陥，清陽不昇
患　者：女，40歳，初診1977年4月4日
主　訴：耳聾を患って2年余りになる。
現病歴：2年前に飲食の不節制が原因で脾胃を損傷して腹脹，食少，下痢が出現するようになった。長期にわたって治療を受けたが効果がなかった。ついで両耳の難聴が起こるようになり，目の前で会話しても聞き取れない。仕事中や空腹時にとくにひどくなる。屈んでいて立ち上がると，耳内に突然空虚感が起こる。平素から倦怠，無力感，息がつながらない，失気が多いといった症状がある。また1日に3～4回下痢が起こり，午後には腹脹が起こる。飲食も減少している。顔色は萎黄，唇の色は淡紅，舌質は淡，舌苔は薄，脈は虚弱であった。
弁　証：脾虚気陥，清陽不昇による聴力喪失
治　則：益気健脾，佐として聡耳をはかる。
取　穴：合谷，陰陵泉，聴会（補）。2～3日に1回の鍼治療とする。
効　果：3診後には腹脹，下痢は軽減した。6診後には腹脹，下痢は治癒し，食事量も増加した。精神状態はよく，難聴も以前よりは軽減している。9診後には難聴は著しく改善し，12診ですべての症状は治癒した。1977年6月25日に患者の夫から治癒していることを確認した。
考　察：飲食の不節制が原因で脾胃を損傷し，脾胃の納運機能が失調したために腹脹，食少，下痢といった症状が出現したものである。腹脹，食少，下痢が長期にわたって改善しなかったために，中気を損傷し，中気不足，清気不昇，耳竅失聡となって難聴が出現したのである。疲れたり，空腹時に難聴がひどくなったり，立ち上がると耳内に突然空虚感が起こるといった状態は，中気不足によるものである。平素から倦怠，息切れ，息がつながらない，失気が多いといった症状や，顔色萎黄，舌質淡，舌苔薄，脈虚弱などは，脾気虚弱の象である。
　　　　　合谷（補）により補気をはかり，陰陵泉（補）により健脾益気をはかり，本治を行

った。この益気健脾の法により腹脹，食少，下痢は治癒し，気が上達するようになって難聴も自然に治癒した。局所取穴として聴会（補）を配穴して聡耳をはかった。2年余りの難聴と脾胃納運失職の病が，12回の鍼治療で治癒した。

[症例10] 腎精虧虚，耳絡失養
患　者：男，41歳，初診1970年3月14日
主　訴：耳鳴り，難聴を患って2年になる。
現病歴：2年前に書類作りのため10日ほど不眠不休で仕事をした後，頭暈，腰のだるい痛み，虚煩，不眠，セミの鳴くような耳鳴りが起こるようになり，このような状態が続くようになった。中薬を用いた治療で，ほとんどの症状は治癒したが，耳鳴りだけが治らず少しずつ増悪した。夜間に耳鳴りはひどくなり，聴力が減退する。咽頭の乾き，目のかすみ，目の乾きといった症状を伴っている。舌質は紅，舌苔は少，脈は細数であった。当病院の五官科で神経性難聴と診断され，鍼灸治療を依頼された。
弁　証：腎精虧虚，虚火上浮，耳絡失養
治　則：補腎益精，滋陰潜陽
取　穴：腎兪，復溜（補），湧泉（瀉）。2～3日に1回の鍼治療とする。
効　果：3診後には目のかすみ，目の乾き，咽頭の乾きは軽減した。6診後には耳鳴りが軽減した。9診後には目のかすみ，目の乾き，咽頭の乾きは治癒し，聴力は向上した。15診で治癒した。1970年6月15日に当病院の五官科で耳鳴り，難聴が治癒していることを告げられた。
考　察：腎は精を蔵し骨を主り髄を生じる。脳は髄海といわれている。腎精が充実していて，髄海が濡養され耳絡が養われれば，聴覚は正常となる。本症例は不眠不休で仕事をして陰精を損傷し，陰液不足となって陰精が耳を充たせなくなったために，耳鳴りがしだいに増悪したものである。夜間にとくにひどくなり，聴力が減退している。目のかすみ，目の乾き，咽頭の乾き，舌質紅，少苔，脈細数などは，腎陰不足，虚火上炎の象である。

腎兪（補）により補益腎精をはかり，復溜（補）により滋補腎陰をはかった。また湧泉（瀉）により浮火を下行させ潜陽をはかった。この補腎益精，滋陰潜陽の法により効を収めた。虚火を下降させて陽が陰に帰するようにしたのである。

[症例11] 腎精虧虚，耳絡失養
患　者：女，65歳，初診1979年3月19日
主　訴：耳聾を患って5年になる。
現病歴：5年前に慢性腎炎を患った。アメリカの某病院に入院して1年近く治療を受け，慢性腎炎は治癒した。腎炎を患っている時に両耳に耳鳴りが起こりだし，しだいに難聴となり聴力が喪失してしまった。さらに頭暈，目眩，腰膝の軟弱化，虚煩，多夢，不眠といった症状を伴っている。舌質は紅，舌苔は少，脈は細弱数であった。アメ

リカの某病院で長期にわたって治療を受けたが効果はなかった。本日，耳鼻咽喉科で老人性の神経性難聴と診断され，鍼灸治療を依頼された。

弁　証：腎精虧損，陰液不足

治　則：補腎益陰により耳絡を養う。

取　穴：復溜，太谿（補）。2～3日に1回の鍼治療とする。

効　果：3診後には腰膝の軟弱化と虚煩は改善が見られた。6診後には腰膝の軟弱化と虚煩は治癒した。難聴と頭暈，目眩は軽減し，睡眠も改善した。10診後には頭暈，目眩，不眠は治癒した。耳鼻咽喉科の検査では，聴力は大いに改善が認められた。15診で治癒した。16～17診では治療効果の安定をはかった。

考　察：本症例の患者はもともと慢性腎炎を患っていた。病は治癒したが，腎陰不足，精血虧耗の状態から回復しておらず，陰精が耳に充たないために耳絡失養となり，両耳の聴力喪失が起こったものである。腎精虧耗となり上部を充たすことができないと，頭暈や目眩が起こる。腎精虧虚のために筋脈失養となると，腰と膝が軟弱化する。陰精不足，虚火擾心となると虚煩，多夢，不眠が起こる。舌質紅，少苔，脈細弱で数は，腎精虧虚，陰液不足の象である。本症例は『霊枢』決気篇の「精脱するものは耳聾し，……液脱するものは耳数しば鳴る」，『霊枢』海論篇の「髄海不足すれば，則ち脳転し耳鳴る」という病因病機のものに相当する。

　腎経の母穴である復溜（補）により滋補腎陰をはかり，腎経の原穴である太谿（補）により補益腎精をはかった。この滋陰補腎をはかることによって耳絡を養うという法により効を収めた。この2穴の配穴は，左帰飲に類似した効がある。滋陰補腎により虚火を制し，虚火を降ろすことによって陽は陰に帰することができる。これは「水の主を壮じ，以て陽光を制す」といわれている方法である。局所穴を用いないで効を得たのは，腎という本を根治したためである。

[症例12] 少陽熱熾，上壅耳竅

患　者：男，30歳

主　訴：右耳の耳聾を患って20数年になり，左耳の耳鳴りを患って30日余りになる。

現病歴：右耳は幼い時に耳から黄色の膿が出て聴覚が喪失した。左耳は黄色の液体と膿液が流出して耳鳴り，耳痛が起こり，聴力が減退している。さらに頭がぼんやりし，耳内に痛みがあり，圧痛が強く，咀嚼に影響するといった症状を伴っている。舌質は紅，無苔，脈は数であった。

弁　証：少陽熱盛，循経上擾，熱鬱耳竅

治　則：少陽熱邪を清瀉し，耳部竅絡の宣暢をはかる。

取穴と効果：初診：聴会，翳風，丘墟，地五会（瀉，透天涼を配す）とする。左聴会と翳風の涼困感は耳中および左耳区にいたった。左丘墟は捻瀉と透天涼の刺激を強めると，その涼困感は本経に沿って上り左肩に達し，それから上って左耳中と耳区にいたった。時々ではあるが左風池穴の部位にいたり，最後には涼麻感がすばやく両手の少

陽経に沿って下って肘尖部にいたった。右地五会の涼麻感はすばやく本経に沿って上り右耳中と耳区にいたり（右聴会，翳風は捻瀉と透天涼を施す前に，この反応が出現した），ついで両手の少陽経に沿って下って外関穴の部位にいたった。肩背部の涼麻感は冷水をあびたような感じであった。5分間置鍼してから右丘墟に捻瀉を施して透天涼を配すと，その涼麻感の伝達は地五会に生じた経路と同じであった。右聴会の涼麻感は右耳中にいたると，耳内が涼しく感じられ気持ちがよかった。右翳風の涼麻感は直接耳中にいたり，また頭頂部の百会穴の部位にもいたった。抜鍼前に左の耳鳴りと頭のぼんやりした感じは軽減し，右耳内の耳鳴りは起こらなくなった。頭のぼんやりした感じはなくなったが，右耳にぼんやりした感じがある。

2診（20日）：一昨日の治療後の午後には難聴は軽減し，耳鳴りは起こらなくなった。また左耳からは膿水が出なくなった。治療は初診同様とする。

3診（24日）：治療は初診同様とする。

4診（12月7日）：左耳から出ていた黄色の液体と膿液は止まり，耳鳴りは軽減し，頭のぼんやりした感じは7割がた軽減した。治療は初診同様とする。

6診（14日）：右耳にわずかに耳鳴りがする。右耳は1メートル離れた時計の音が聞こえるようになった。左耳の耳鳴りはなくなり，1.5メートル離れた時計の音が聞こえるようになった。右聴会，翳風，両側の丘墟，地五会（瀉，透天涼を配す）とし，鍼感は初診同様とする。

7診（21日）：両耳の耳鳴り，難聴および左耳の耳痛と膿の流出はともに治癒した。この2日ほど感冒を患い，頭部にのぼせ感があり，口や鼻の息が熱く，脈は浮数，舌質は絳である。魚際，内庭，丘墟（瀉，透天涼を配す）とする。魚際により清肺，宣肺退熱をはかり，内庭により陽明の熱を清瀉し，丘墟を配穴して清降胆火（感冒が耳鳴り，難聴を再発させる恐れがあるため配穴した）をはかることとした。魚際の涼感は胸部と口および鼻にいたり，10分置鍼した後には口や鼻の熱い息は治癒し，唇の回りが涼しく感じられた。丘墟の涼麻感は初診同様であった。内庭の涼感は本経に沿って上り肩までいたり，肩から両手の手指にいたった。2カ月後に追跡調査を行い，耳鳴り，難聴，左耳の耳痛，流膿が治癒していることを確認した。

考　察：足少陽の脈は側頭部に循行しており，耳の後ろから耳中に入り，浅く耳前に出ている。本症例は足少陽胆経の火が循経によって上り，耳を閉塞させたために耳鳴り，難聴が起こっている。熱鬱壅結，気血閉阻となると耳から膿が出て，耳に熱痛が起こるようになる。

聴会（瀉）と翳風（瀉）によりそれぞれ清熱散結，宣通耳竅をはかった。また丘墟（瀉）と地五会（瀉）により少陽の火の清降をはかった。これら4穴には，すべて透天涼を配した。この少陽熱邪を清瀉し，耳絡耳竅を宣通するという法により，効を収めた。

五官科・外科

## 結　語

### 1．症例のまとめ

本篇では12症例を紹介した。

例1は経気閉阻，耳竅失宣によるものである。これといった随伴証候群がないので患部取穴とし，聴会（瀉）による宣通耳絡・耳竅の法を用いて，効を収めることができた。

例2は湿濁内停，清気不昇となり清竅が蒙蔽されて起こったものである。陰陵泉，足三里，聴会，翳風（瀉）により去湿和中，宣通耳絡・耳竅をはかり，効を収めることができた。これは標本兼治の法を採用したものである。

例3は肝胆火旺，循経上擾となり耳竅が閉塞して起こったものである。太衝，丘墟，聴会，翳風（瀉）により肝胆の火を清降させ，耳絡耳竅を宣通させることにより，効を収めることができた。

例4は胆火熾盛となり胆火が耳竅に上擾して起こったものである。聴会，翳風，地五会（瀉，透天涼を配す）による清降胆火，清宣耳竅の法を用いて，効を収めることができた。

例5は温邪上攻により耳竅が閉塞し耳絡失用となって起こったものである。随伴症状がないので患部取穴とし，聴会（瀉）による清宣耳絡・耳竅の法を用いて，効を収めることができた。

例6は痰火上壅となり耳絡・耳竅を閉塞させて起こったものである。弁証取穴として豊隆（瀉，透天涼を配す）と取り，患部取穴として聴宮（瀉）や翳風（瀉）を取った。この清降痰火，宣通竅絡の法を用いて，効を収めることができた。

例7は風熱の邪が耳竅に上擾し，耳絡失暢となって起こったものである。合谷，丘墟，翳風（瀉）により疏風清熱と耳部竅絡の清宣をはかって，効を収めることができた。ただし翳風の代わりに聴会を用いたこともある。

例8は薬物中毒により竅絡を損傷し，聴力喪失となったものである。随伴症状がなかったので患部取穴とし，聴会，翳風（瀉）により耳部竅絡の宣通をはかり，効を収めることができた。

例9は脾虚気陥，清陽不昇により聴力喪失となったものである。弁証取穴として合谷，陰陵泉（補）を取り，患部取穴として聴会（補）を取った。この益気健脾，佐として聡耳補虚をはかるという法を用いて，効を収めることができた。

例10は腎精虧虚，虚火上浮，耳絡失養によるものである。腎兪，復溜（補），湧泉（瀉）による補腎益精，滋陰潜陽の法を用いて，効を収めることができた。

例11は腎精虧損，陰液不足となり清竅を充たすことができなくなったために起こったものである。弁証取穴として復溜，太谿（補）を取った。この補腎益陰による補益耳絡の法を用いて，効を収めることができた。

例12は少陽熱邪が循経上擾し，熱が耳に鬱したために起こったものである。患部取穴として聴会，翳風（瀉）を取り，循経取穴として丘墟，地五会（瀉，透天涼を配す）を取り，少

陽熱邪の清降と宣暢竅絡をはかって，効を収めることができた。

## 2．選穴について

本病の病位は耳にある。したがって耳区にある耳門，聴会（または），翳風が常用穴とされている。実証のもので随伴症状がない場合は，耳区の治療穴に瀉法，または透天涼を配して清宣耳竅，宣通耳絡をはかるだけでよい。熱邪上擾によるものには合谷（瀉）または曲池（瀉）を加え，痰火上壅によるものには豊隆（瀉，透天涼を配す）を加えるとよい。肝胆火逆によるものには太衝，丘墟（瀉）を加え，胆火熾盛によるものには丘墟（瀉，透天涼を配す）を加えるとよい。また湿濁内停によるものには陰陵泉，足三里（瀉）を加えるとよい。

本治をはかる場合は，脾虚気陥によるものには合谷，陰陵泉（補）に耳区の治療穴を加えるとよい。腎精虧虚によるものには復溜，腎兪（補）を用い，精血虧虚によるものには復溜，三陰交（補）を用いるとよい。また陰精不足によるものには復溜，太谿（補）を用いるとよい。陰虚火昇によるものには，上処方に湧泉（瀉）を配穴し，佐として引火潜陽をはかるとよい。本虚標実である場合は，以上の関連処方に耳区の治療穴を1～2穴（瀉）配穴するとよい。

本病の治療にあたっては，発病経過の長短と病証の虚実に注意をはらう必要がある。一般的にいうと，経過が短い場合は実証のものが多く，患部取穴を採用するか，患部取穴と循経取穴を併用する場合が多い。また経過が長い場合は虚証のものが多い。このような場合は患部取穴は敬遠し，弁証取穴を重視して本治をはかるとよい。また虚中挟実のものには，補虚と宣通竅絡の法を併用することが多い。

## その他

### 1．治療効果に差がある理由

本病に対する鍼灸治療で，効果に差がでる原因としては2つの可能性が考えられる。1つは弁証分型または施治方法に誤りがある可能性である。もう1つは仮性の耳鳴り，難聴を真性のものとして施治している可能性である。

難聴には伝音難聴と感音難聴がある。『奇効良方』には「内より聴くこと能わざるものが主である，また外より入ること能わざるものあり」とある。前者は感音難聴を指しており，後者は伝音難聴を指したものである。中国伝統医学上で習慣的に述べられている難聴（耳聾）は，感音難聴に限定したものであり，伝音難聴は見落とされている。

仮性の耳鳴り，難聴にはいろいろな種類があるが，鍼灸は真性の耳鳴り，難聴に対しては，非常に良い効果がある。

## 2．耳区の経穴を出血させると良い効果がある

　耳鳴り，難聴には，肝鬱化火となり清竅に上擾して起こるもの，肝胆火旺となり循経上擾により耳竅を蒙蔽して起こるもの，痰蘊化火となり痰火上擾により耳竅を閉塞させて起こるもの，温邪上攻や熱薬の誤用により竅絡を損傷して起こるものがある。これらに対しては聴会，聴宮，耳門，翳風といった耳区の治療穴に瀉法を施して透天涼を配したり，抜鍼時に数滴出血させると，耳内の鬱熱を消散したり，清宣耳竅，清暢耳絡といった良い治療効果を収めることができる。

# 4. 舌 瘖 〔言語障害〕

## 概　説

　舌瘖（瘖）とは，舌筋の運動障害による言語障害のことをいう。舌絡閉阻による舌筋の運動障害，あるいは舌筋の栄養障害による舌筋の運動無力により，言語障害をきたすと舌瘖が起こる。

　足太陰の脈は舌本に連なり舌下に散じており，足太陽の正は舌中を貫いている。足少陰の脈は上って下に繋がり，横骨に絡し，会厭に終わる。足少陰の正は舌本を挟み，手少陰の別は舌本に繋がっている。足太陽の筋は舌本に結し，手少陽の筋は入って舌本に繋がっている。腎の津液は舌下から出る。また張景岳は「舌は心の苗と為す，心病めば則ち舌転じること能わず，これ心は声音の主と為す。」としている。

　以上のように舌と関連する項目は多く，したがって舌の病を引き起こす原因も多く，病理類型もかなり複雑なものとなる。舌の病の1つである舌瘖の病因，病証もかなり複雑なものとなるのである。

　本篇では，舌筋の運動障害による舌瘖について述べることとする。中風，温病，癲病，各種脳炎に出現する舌瘖，他の疾患のなかで出現する舌瘖，あるいは後遺症として出現する舌強，舌卷，舌筋の攣縮などは，すべて本篇を参考にして弁証施治を行うことができる。

　鍼灸による本病の治療は，一定の効果がある。一般的には発病経過が短く機能性の舌筋運動障害による舌瘖は治癒させやすく，脳疾患や中風後遺症に出現する舌瘖は治癒させにくい。

　本病は邪阻舌絡，肺腎気虚，気虚血滞，気血虧虚，腎精虧虚の証型に分類することができる。ここでは以上の証型の論治と症例について述べることとする。

## 弁証施治

　『霊枢』憂恚無言篇には「喉嚨は，気の以て上下する所の者なり。会厭は，音声の戸なり。口唇は，音声の扇なり。舌は音声の機なり。懸雍垂は音声の関なり。」とある。これは言葉の発声が喉嚨〔喉腔〕，会厭〔喉頭蓋〕，口唇，舌，懸雍垂〔蓋垂〕などの器官と関係することを述べたものである。舌瘖は主として舌筋の機能失調と密接な関係にある。

風邪挟痰による舌絡の阻滞，風陽挟痰による舌絡の阻滞，温邪上攻による舌絡の阻滞，肺腎気虚による舌筋の失調，気血虧虚による舌筋の栄養障害，気虚血瘀による舌絡の失調，心脾不足による舌絡の失調などは，すべて舌瘖を引き起こすこととなる。臨床にあたってはこれらの証型をしっかり鑑別し弁証施治をはかることが重要である。

　この他に弁証施治にあたっては，舌瘖と喉瘖の鑑別に注意をはらい，さらに中風，日本脳炎あるいは他の脳炎後遺症による舌瘖なのか，癔病〔ヒステリー〕性の失瘖なのかを区別する必要がある。


### 1　邪阻舌絡

[主証]　舌筋の運動障害，言葉がはっきりしない。会話のスピードが遅い。嚥下困難，痰と涎が多い。肢体のしびれあるいは肢体の軽い麻痺を伴うこともある。脈は滑となる。これは風邪挟痰，舌絡阻滞の証候に属している。

[治則]　去風去痰，通暢舌絡

[取穴]　曲池または風府，豊隆（瀉），廉泉（瀉）または金津・玉液（点刺）

[応用]　◇中風病で風陽挟痰，舌絡阻滞だけが残ったもので，舌の強ばりによる言語障害，頭痛，頭暈，顔面紅潮，耳鳴りといった症状が見られ，脈弦硬有力である場合は，行間，風池，豊隆（瀉），廉泉（瀉）または金津・玉液（点刺）により平肝熄風，滌痰通絡をはかるとよい。

　　　　◇温熱病を患った後に，温邪上攻，舌絡阻滞だけが残ったもので，舌の強ばりによる言語障害，嚥下困難，心煩，不眠，神志痴呆といった症状が見られる場合は，通里，廉泉（瀉），あるいは金津・玉液（点刺出血）を加えることにより清心宣竅，通暢舌絡をはかるとよい。


### 2　肺腎気虚

[主証]　舌筋の運動障害，舌筋の運動無力。嚥下困難，息切れ，倦怠，動くと気喘や頭暈が起こる，腰膝酸軟といった症状を伴う。舌質は淡，少津，脈は軟無力または沈細となる。

[治則]　益気補腎

[取穴]　合谷，太谿または復溜，廉泉（補）：肺腎の気を補益し佐として補益舌絡をはかる。


### 3　気虚血滞

[主証]　中風病後の舌の強ばりによる言語障害，嚥下困難。手足欠温，息切れ，懶言を伴う。舌苔は薄白，舌質は紫暗，脈は細濇または虚弱となる。

[治則]　益気活血通絡

［取穴］　合谷（瀉），三陰交，廉泉（瀉）

合谷には捻転補法を8分間施し，三陰交には捻転瀉法を4分間施す。これには補陽還五湯に類似した効がある。

### 4　気血虧虚

［主証］　病後の舌筋の運動無力による言語障害。言葉がはっきりしない。あるいは会話のスピードが遅い。息切れ，無力感，精神不振。顔色少華，あるいは頭暈や心悸を伴う。舌質は淡，舌苔は白，脈は細弱となる。

［治則］　補益気血，佐として調補舌絡をはかる。

［取穴］　三陰交，合谷，廉泉（補）

［応用］　心脾不足のため舌筋の栄養が悪くなって起こっているものには，神門，三陰交（補）により補益心脾をはかるとよい。これは帰脾湯に類似した効がある。あるいは廉泉（補）を配穴して調補舌絡をはかってもよい。

### 5　腎精虧虚

［主証］　舌筋の運動障害，運動無力による言語障害。言葉がはっきりしない。息切れ，心悸，腰膝酸軟，頻尿，尿意急迫といった症状を伴う。舌質は淡，舌苔は薄，脈は細弱となる。

［治則］　補腎益腎

［取穴］　復溜，腎兪（補），あるいは廉泉（補）を配穴

［応用］　◇腎虚精虧によるものには関元，腎兪，復溜（補），通里（瀉）により治療するとよい。これには地黄飲子に類似した効がある。中風後遺症の舌瘖で腎精虧虚に属するものにも，この処方を用いることができる。

　　　　　◇元気大傷，腎精虧損のため舌筋が運動無力となって起こる舌瘖には，気海，合谷，太谿，腎兪（補）により補益元気，補益腎精をはかるとよい。

　　　　　◇脳疾患（各種脳炎）により舌筋の運動障害（舌強，舌巻，舌筋攣縮）となって起こる舌瘖には，廉泉，通里，瘂門（瀉）により清宣舌絡をはかって音竅を調節するとよい。瘂門のかわりに金津・玉液，舌尖（点刺出血）を用いてもよい。この処方は本治を目的とした処方と交互に用い，標本兼治をはかることもできる。

　　　　　◇肝気鬱滞，気機不利，舌絡阻滞となり舌筋の運動障害が起こって舌瘖となったものには，廉泉，間使（瀉）に，あるいは太衝（瀉）を加えて気機の調節，通暢舌絡をはかるとよい。

五官科・外科

# 症　例

[症例1]　腎陰不足，気虚失調

患　者：男，24歳，初診1972年6月6日

主　訴：言語障害となって1年余りになる。

現病歴：1年余り舌根部が強ばり，舌筋の動きが悪くて言葉がはっきりせず，また会話のスピードが遅くなっている。そして不定時に再発する。今回は再発して8日になる。今回の再発は微熱と関係がある。少し長く会話をしたり，口渇や咽頭が乾いたりすると，舌の強ばりがひどくなる。さらに息切れ，咽頭の乾き，舌の乾燥といった症状を伴っている。舌質は絳，舌苔は薄白，脈は細数であった。検査：口蓋垂が下垂しており，咽頭後壁には赤色の顆粒がある。舌尖はびらんしており，舌下粘膜には赤い腫点がある。眼底検査（－）。総コレステロールは4.7mg／dlであった。当地の病院と当病院の五官科では舌下神経麻痺と診断されている。中西薬により長期にわたって治療を受けたが効果はなかった。本日，鍼灸治療の依頼があった。

弁　証：腎陰不足，気虚失調による舌瘖

治　則：益腎益気，佐として宣暢舌絡をはかる。

取　穴：初診：合谷，復溜（補），金津，玉液（点刺出血）とする。
　　　　2～8診：合谷，復溜（補），廉泉（瀉）とする。
　　　　隔日治療とする。

効　果：初診後には舌の強ばり，咽頭の乾き，舌の乾燥は軽減した。3診後には咽頭部は乾かなくなり，息切れは軽減した。舌の強ばりも著しく好転した。8診で治癒した。1972年7月28日に手紙により治癒していることを確認した。

考　察：再発が微熱と関係あることと脈証を考慮すると，腎陰不足のために舌絡と舌根に陰液が上承しないために，舌根部がこわばっていることがわかる。また気虚のために昇運無力になると舌体の動きが悪くなり，舌がこわばって言葉を話しづらくなる。舌の乾燥，咽頭の乾き，舌質絳，脈細数は，陰液不足，虚火上炎の象である。患部の検査所見も陰液が上承せず陰虚有熱となっている象が現れている。微熱が出ると再発しやすいと患者が話しているが，これは陰虚内熱，虚火上炎のために再発しやすいのである。

　　　　初診では合谷（補）により補益肺気をはかり，金が水を生じるのを助け，復溜（補）により滋補腎陰をはかって水液の上承を促した。また金津，玉液（点刺出血）により，血を泄して邪熱を散じ，舌絡の通暢をはかった。これは滋腎益気，清宣鬱熱の法である。2～8診では合谷，復溜（補），廉泉（瀉）とした。これは滋腎益気をはかり，佐として舌絡の宣暢をはかるという法であり，これにより病を治癒させることができた。

［症例2］邪阻舌絡，舌筋失用
患　者：女，42歳
主　訴：言語障害となって5日になる。
現病歴：5日前に突然舌が強ばり，舌筋を左右上下に動かすことができなくなった。言葉ははっきりせず，嚥下困難となり，口から涎が流れるようになった。さらに心悸，あくび，傾眠，尿黄，身体のだるさ，無力感といった症状を伴っている。舌質は紅で裂紋があり，脈は沈細無力であった。
弁　証：邪阻舌絡，舌筋失調による舌瘖
治　則：通暢舌絡，佐として音竅を開く。
取　穴：初診：廉泉（瀉）とする。
　　　　2診（29日）：廉泉，瘂門（瀉）。瘂門の鍼感は頭頂部と廉泉穴の部位にいたらせるようにする。
　　　　3診（31日）：廉泉，瘂門，湧泉（瀉）。瘂門の鍼感は頭頂部と咽喉部にいたらせる。
　　　　4診（8月5日）：瘂門，廉泉，湧泉，通里（瀉）。瘂門の鍼感は同上。
　　　　5診（7日）：治療は4診同様とする。
効　果：3診後には言葉は以前よりもはっきりしており，連続して数語話せるようになった。嚥下は正常に回復した。舌筋の硬さはひどくなくなった。4診後に舌筋の動きは正常となり，会話がはっきりするようになった。5診で治癒した。
考　察：邪が舌絡に阻滞して舌筋失用となると，舌筋が強ばり舌の運動が悪くなるために言葉がはっきりしなくなり，また嚥下困難となる。廉泉（瀉）により舌絡の通暢をはかったり，瘂門（瀉）により音竅を開いて廉泉の通暢舌絡を助けたりした。また湧泉（瀉）により舌絡を通じたり，通里（瀉）によって舌絡を通じ舌筋の調節を行ったりした。この通暢舌絡をはかり，佐として音竅を開くという法により効を収めた。

［症例3］気血虧虚，舌筋失養
患　者：男，71歳，初診1967年11月4日
主　訴：言語障害となって2カ月になる。
現病歴：2カ月来，舌が強ばってうまく会話ができなくなった。舌筋のしびれ，唇のしびれと強ばり，両側の下顎関節部のだるさと痛み，咀嚼と開口に力が入らない，両足のだるさ・知覚鈍麻・痛みが夜にひどくなる，歩行時の無力といった症状を伴っている。平素から息切れや無力感がある。脈は沈弱であった。
弁　証：気血虧虚，舌筋失養による舌瘖
治　則：補益気血，健筋補虚
取　穴：初診：合谷，下関（補），廉泉（瀉）とする。
　　　　2～7診：合谷，三陰交，下関（補）とする。
効　果：5診後には舌筋のしびれがなくなった。夜間に両足につっぱった感じがあり，だるく感じられる。咀嚼力もでてきた。7診で治癒した。

考　察：患者は古稀を迎えており，高齢であるために気血津液が衰えている。気血虧虚となって舌筋と頬部の関節に気血が上達しないために，舌の強ばり，言語障害，咀嚼と開口に力が入らない，舌や唇のしびれといった症状が出現している。下肢無力，息切れ，無力感，両足の知覚鈍麻と痛み，脈沈弱などは，気血虧虚の象である。
　　　　初診では合谷（補）を用いて補気をはかり身体機能の増強を促した。また下関（補）により頬部関節部の筋脈の壮健をはかり，廉泉（瀉）により舌絡の通調をはかった。主として2～7診の合谷，三陰交，下関（瀉）により補益気血，健筋補虚をはかって効を収めた。

[症例4] 邪阻舌絡，蒙蔽心竅
患　者：男，5歳，初診1967年10月2日
主　訴：言語障害となって3カ月余りになる。
現病歴：日本脳炎を患い，高熱，昏睡，抽搐，下痢，不食が起こり，かなり病状が重かった。某病院に入院して治療を受け，治癒したが，言語障害が後遺症として残った。舌筋の動きが悪く，会話や飲食ができず，嚥下困難，唇と舌筋の潰瘍といった症状がある。昏睡状態となっており，身体は痩せている。顔色は黄色い。本日，鍼治療を受けに来た。
弁　証：温邪上攻，鬱阻舌絡，心竅蒙蔽
治　則：清熱宣竅，宣暢舌絡
取　穴：初診：合谷，太衝，神門，廉泉（瀉）とする。
　　　　2～4診：上処方から神門を去る。
効　果：初診後に昏睡状態はある程度軽減した。4診で治癒した。1968年9月20日に患者の父親から治癒していることを確認した。
考　察：温邪上攻，邪阻舌絡，心竅蒙蔽となったために，舌筋の運動障害による言語障害，嚥下困難，意識障害，舌筋と唇の潰瘍といった症状が出現している。合谷（瀉）により清熱宣竅をはかり，太衝（瀉）により熄風，通調経絡をはかった。この2穴の配穴は，「四関穴」といわれており，清熱宣竅，熄風清脳の作用がある。これは神経系統の疾患を治療する特効穴である。さらに廉泉（瀉）を配穴して清宣舌絡をはかった。合計4回の鍼治療で治癒させることができた。

[症例5] 邪阻舌絡，舌筋失用
患　者：男，5歳，初診1976年9月9日
主　訴：言語障害となって20日余りになる。
現病歴：8月上旬に突然高熱，抽搐，昏睡状態が起こり，当地の病院に入院し日本脳炎と診断された。20日の治療によりほぼ治癒して退院した。後遺症として言語障害が残った。嚥下困難と咀嚼困難もある。「あー」という声しかでない。時々ではあるが歯ぎしりをする。本日，当病院に鍼治療を受診にきた。

弁　証：温邪上攻，邪閉舌絡，舌筋失用による舌瘖
治　則：宣暢舌絡，佐として清心宣竅をはかる。
取　穴：廉泉，通里（瀉）。
効　果：初診後には歯ぎしりをしなくなった。3診後には舌体の運動はかなりよくなり，「ママ」などの幾つかの単語を話せるようになった。4診で治癒した。1976年10月25日に患者の父親から治癒していることを確認した。
考　察：患児は日本脳炎を患って治癒したが，温邪上攻，鬱阻舌絡による後遺症として舌筋の運動障害による言語障害，嚥下困難，咀嚼困難といった症状が出現している。「あー」という声が出ることから，喉と声帯は正常であることがわかる。
　　　　したがって廉泉（瀉）により舌絡を通じて鬱熱を散じた。また心経の絡穴である通里（瀉）により清心と舌絡の宣暢をはかった。この通暢舌絡をはかり，佐として清心宣竅をはかるという法により効を収めた。

［症例6］脳海損傷，機能失調
患　者：女，15歳，初診1978年11月21日
主　訴：失語症となって4年になる。
現病歴：4年前に後項部を突然拳で殴られ，倒れて人事不省となった。約10数分後にしだいに意識は回復したが，舌筋の動きが悪くなり失語症となってしまった。低く弱い声で「あー」という声しか出なくなってしまった。嚥下困難があり，唾液を吐くことができない。さらに息切れ，頭暈，心悸，倦怠，自汗，盗汗，健忘，口乾といった症状を伴っている。歩行時や仕事中に気喘（呼吸促迫），心悸，多汗がひどくなる。疲れやすい。舌苔は薄白，脈は沈細無力である。
弁　証：脳海損傷，気虚による機能失調，舌筋失用
治　則：補腎健脳，益気益舌
取　穴：復溜，合谷，廉泉（補）。
効　果：8診後には舌筋の動きがやや悪い，嚥下がやや困難，唾液を吐き出せないといった症状を除くと，他の症状はそれぞれ一定程度好転または治癒した。「m」「tuo」などの音を出せるようになった。また舌尖を唇の外に少し伸ばせるようになり，少し上下に動かせるようになった。13診後には「china」などの字を話せるようになった。18診後には息切れ，動くと気喘が起こったり多汗になるといった症状は治癒し，咀嚼も著しく好転した。他の症状は治癒している。合計40回の鍼治療で治癒した。
考　察：脳は体の最上部に位置しており，脊椎の中を貫いている。脳は百骸を統領していて元神の府といわれており，生命の要である。腎は精を蔵しており髄を生じ，脳は髄海といわれている。本症例は髄海を損傷して統率機能が失調し，また気虚不運のために舌絡の機能が失調している。そのために舌筋の運動障害，言語障害が出現している。舌筋の動きが悪いために嚥下も困難となっており，また唾液を吐くこともできなくなっている。さらに元神の損傷により頭暈，健忘も出現している。病が長引

いて気虚になると，息切れ，倦怠，自汗，盗汗といった症状が出現し，また動くと気喘が起こったり，疲れやすくなったりする。

合谷（補）により益気をはかって機能の回復に努めた。また復溜（補）により滋陰補腎をはかって健脳を促した。廉泉（瀉）は舌絡を補益する目的で用いた。上の方法により補腎健脳，益気益舌の効を収め，治癒させることができた。

［症例7］邪阻舌絡，熱蔽神明

患　者：男，8歳
主　訴：舌強，失語となって40日余りになる。
現病歴：1カ月余り前に，発熱，頭痛，昏睡状態，傾眠が起こり，当地の病院で治療を受け治癒した。その10日後に舌筋の運動障害，失語，咀嚼障害，四肢の無力，右手のふるえ，心煩，あくび，意識が少しぼんやりしている，尿黄といった症状が出現するようになった。身体は痩せており，顔色は黄色，脈は数である。中西薬による治療は効果がなかったので，当病院の鍼灸科を受診に来た。
弁　証：温邪未浄，邪閉舌絡，熱蔽神明
治　則：通暢舌絡，清心宣竅
取　穴：初診～2診：廉泉，瘂門（瀉），復溜（補）とする。
　　　　3～6診：廉泉，瘂門，風池（瀉）とする。
　　　　7～8診：大陵，神門（瀉）とする。
効　果：3診後には幾つかの単語を話せるようになった。6診後には舌筋の運動が正常となり，言葉も正常に話せるようになった。右手のふるえ，心煩，意識の症状はまだある。7診後には意識と肢体の症状は正常となった。8診では治療効果の安定をはかった。1971年11月29日に手紙により治癒していることを確認した。

温熱病の後，余邪が残って邪阻舌絡，熱蔽心竅となったために，舌筋の運動障害，失語，神志痴呆〔意識がぼんやりすること〕，心煩といった症状が出現している。初診～2診では廉泉（瀉）により去邪，舌絡の通暢をはかり，瘂門（瀉）により音竅を開き舌絡の通暢をはかった。また復溜（補）により滋陰補腎をはかったが，これは本病に対してはあまり作用がなかった。初診～2診では通調竅絡を主にはかった。3～6診では廉泉，瘂門，風池（瀉）により通暢舌絡，宣竅清脳をはかり，効を収めた。風池（瀉）は清脳を目的に用いたものである。6診後には舌筋の動きと言語が正常になったが，まだ右手のふるえ，心煩があり，意識が少しぼんやりしていたので，7～8診では大陵（瀉）により清心開竅をはかり，また手指の経脈の改善をはかった。さらに神門（瀉）により清心安神をはかった。このように清心宣竅安神をはかり，佐として経絡を通調するという法により効を収めた。

［症例8］風陽挟痰，閉阻舌絡

患　者：女，52歳，初診1971年8月30日

主　訴：舌強，言語障害となって4カ月になる。
現病歴：もともと平素から頭痛，頭暈，目眩，耳鳴り，怒りっぽい，不眠といった症状があった。4カ月前のある朝，起床後に右側の肢体麻痺，顔面麻痺，言語障害に気がつき，当地の病院で20日余り治療を受けて麻痺はほぼ治癒した。ただし舌筋の運動障害，言語障害，嚥下困難，唾液を吐き出せず口角から流れでる，右側の肢体に軽度の無力感を感じるといった症状が残ってしまった。頭頂部痛，頭暈，耳鳴り，怒りっぽい，不眠，喉の痰鳴，痰が多い，胸悶，嘔吐といった症状を伴っている。顔面は紅潮しており，舌質は紅，舌苔は黄，脈は弦有力である。血圧は150／92mmHgである。中西薬による治療や大活絡丸，小活絡丸，人参再造丸を20箱あまり服用したが，かえって心煩，怒りっぽい，不眠，頭痛，耳鳴りがひどくなっている。
弁　証：風陽挟痰，舌絡閉阻による舌瘖
治　則：熄風去痰，通暢舌絡
取　穴：行間，風池，豊隆，廉泉（瀉）。2～3日に1回の鍼治療とする。
効　果：5診後には舌筋の動きがかなり良くなった。嚥下も正常となった。9診後には頭痛，頭暈，耳鳴りは軽減し，痰と涎の量は減少した。会話も以前よりははっきりしている。12診後には舌筋の動きが正常となる。会話ははっきりしているが，まだスムーズではない。嚥下は正常である。頭痛，頭暈，耳鳴り，不眠は治癒している。喉の痰と涎の量は減少している。舌苔は薄白，脈は弦細である。血圧は141／90mmHgであった。16診で治癒した。半年後に患者の夫を通じて言語障害が治癒していることを確認した。
考　察：本症例は中風病による麻痺が治癒した後，風陽昇動となって清空に上擾しており，痰阻舌絡の証も治癒していないために，舌筋の運動障害，言語障害，嚥下困難，頭頂部痛，頭暈，耳鳴り，怒りっぽい，不眠，喉の痰鳴，胸悶，嘔逆といった症状が残っているのである。顔面紅潮，舌質紅，舌苔黄，脈弦有力などは，肝陽偏亢の象である。さらに服薬が不適切であったために邪熱を助けてしまい，舌瘖が癒えず，肝陽上亢が改善せず，病が長引いてしまっている。

肝経の子穴である行間（瀉）により清熱熄風潜陽をはかり，風池（瀉）により熄風清脳をはかり，豊隆（瀉）により去痰宣竅をはかった。また廉泉（瀉）により舌絡を通暢して舌筋の運動の調節を行った。この平肝熄風，去痰通絡の法により，言語障害が治癒しただけでなく，随伴症状も治癒した。

［症例9］下元虚衰，腎精虧虚，舌絡閉阻
患　者：女，60歳，初診1984年6月6日
主　訴：失語となって半年になる。
現病歴：半年前のある早朝，起床時に右側の上下肢麻痺，言語障害に気がついて，当地の病院に脳血栓による麻痺として入院し，治療を受けた。治療によって麻痺はほぼ治癒したが，舌強による言語障害が後遺症として残った。西薬による治療を受けたが効

果はなかった。
現　症：舌筋の運動障害，失語。さらに四肢欠温，さむがり，四肢の冷え，頻尿，心悸，息切れ，腰と下肢の軟弱化，大腿・膝の無力感といった症状がある。舌質は淡，舌苔は白，脈は沈細である。
弁　証：真陽不足，腎精虧虚，舌絡閉阻による舌瘖
治　則：温補下元，滋腎填精，通絡宣竅
取　穴：関元，腎兪，復溜（補），通里（瀉）。2〜3日に1回の鍼治療とする。
効　果：4診後には頻尿，息切れ，心悸，さむがり，四肢の冷えといった症状は軽減した。6診後には舌筋の運動が改善し，会話も以前よりははっきりしてきた。9診後には頻尿，心悸，息切れがほぼ治癒し，さむがり，四肢の冷えは治癒した。12診後には下肢と腰の症状が治癒し，会話は著しくはっきりできるようになった。15診で治癒した。
考　察：下元虚衰，虚陽上浮，痰濁上泛となって竅道を塞いだために，四肢欠温，さむがり，四肢の冷え，頻尿，腰と下肢の軟弱化，舌筋の運動障害による舌瘖失語が出現している。証は地黄飲子証に属すものである。

関元（補）により温補真陽をはかり，腎兪（補）により補益腎気をはかり，復溜（補）により滋補腎陰をはかった。また通里（瀉）により音竅を調節し舌絡を通じさせた。この地黄飲子に類似した効をもつ温補下元，滋腎填精，通絡宣竅の法を用いて，治癒させることができた。

## 結　語

### 1．症例のまとめ

本篇では9症例を紹介した。

例1は腎陰不足，気虚失運によるものである。合谷，復溜（補），廉泉（瀉）による滋陰益気，佐として通調舌絡をはかるという法を用いて，治癒させることができた。

例2は邪阻舌絡，舌筋失用によるものである。廉泉，瘂門，湧泉（瀉）による通暢舌絡，佐として音竅を開くという法を用いて，治癒させることができた。

例3は気血虧虚，舌筋失養によるものである。合谷，三陰交，下関（補）による補益気血，健筋補虚の法を用いて，治癒させることができた。

例4は温邪上攻，邪閉舌絡，神明蒙蔽によるものである。合谷，太衝，廉泉，神門（瀉）による清熱宣竅，通暢舌絡の法を用いて，治癒させることができた。

例5は温邪上攻，邪閉舌絡，舌筋失用によるものである。廉泉，通里（瀉）により宣暢舌絡，佐として清心宣竅をはかるという法を用いて，治癒させることができた。

例6は脳海損傷，気虚失調，舌筋失用によるものである。合谷，復溜，廉泉（補）による補腎健脳，益気益舌の法を用いて，治癒させることができた。

例7は邪閉舌絡, 熱蔽神明によるものである。状況に応じて, 廉泉, 瘂門, 風池, 大陵, 神門といった治療穴に瀉法を施し, 通暢舌絡, 清心宣竅をはかって治癒させることができた。

例8は風陽挟痰, 舌絡閉阻, 舌筋失用によるものである。行間, 風池, 豊隆, 廉泉（瀉）による熄風去痰, 通暢舌絡の法を用いて, 治癒させることができた。

例9は下元虚衰, 腎精虧虚, 舌絡閉阻によるものである。関元, 腎兪, 復溜（補）, 通里（瀉）による温補下元, 滋腎填精, 通絡宣竅の法を用いて, 治癒させることができた。

## 2．選穴について

本病の病位は舌にあり, 廉泉が本病を治療する常用穴とされている。虚には補法を施し, 実には瀉法を施すとよい。鬱熱には金津・玉液に点刺し出血させるとよい。温熱の邪によって舌絡を損傷したものには, 通里, 瘂門（瀉）を配穴するとよい。気血虧虚のために舌筋失用となっているものには, 合谷, 三陰交（補）を配穴するとよい。腎陰不足によるものには, 復溜, 太谿（補）を配穴するとよい。脳海損傷のために舌絡失調となっているものには, 腎兪, 太谿（補）を配穴するとよい。風陽挟痰のために舌絡閉阻となっているものには, 豊隆, 太衝, 風池（瀉）を配穴するとよい。元気大傷のために舌筋失調となっているものには, 気海, 合谷（補）を配穴するとよい。気陰両虚のために舌絡失養となっているものには, 太淵（または合谷）, 復溜（補）を配穴するとよい。

五官科・外科

# 5. 喉喑〔失声症〕

## 概　説

　喉喑という病は『医学綱目』に見られる。喉部疾患により起こる発声異常，声のかすれ，失音といった症状を主証とする病証のことである。発声は喉嚨〔喉腔〕，会厭〔喉頭蓋〕，口唇，舌，口蓋垂などの器官が協調しあうことによって行われるが，喉喑は主として喉嚨，会厭の機能失調と関係がある。舌喑は舌の運動障害はあるが発声はできる。これが舌喑と喉喑の鑑別ポイントである。

　「肺は声音の門となし，腎は声音の根となす」といわれている。これは声は肺より出るが，その根は腎にあることを説明したものである。肺脈は会厭に通じており，腎脈は舌本を挟んでいる。また「足少陰の脈は，上って舌に繋がり，横骨に絡し，会厭に終わる」とされている。これらのことから喉喑は肺腎と密接に関係していることがわかる。

　本病に対して鍼灸治療は一定の効果を収めることができる。一般的には暴喑〔突然失声症となる〕は治療しやすいが，久喑〔発症がゆるやかな失声症〕は効果を収めにくい。ただし臨床上は久喑の患者が多い。これは他の治療を受けてよくならなかった患者が鍼灸治療を希望したり，耳鼻咽喉科から鍼灸科に紹介される患者が多いためである。したがって本篇では久喑について述べることとする。

　久喑には肺燥津傷，肺気不足，腎陰虧虚，肺腎陰虚といった証型のものが見られる。ここではこれらの証型の論治と症例について述べることとする。

## 弁証施治

　本病には暴喑と久喑の区別がある。暴喑は急性喉頭炎に類似しており，久喑は慢性喉頭炎に類似している。また暴喑は邪気により竅閉となって起こるものが多く，久喑は肺腎精気が損耗するという内奪によって起こるものが多い。まさに張景岳が「喑啞の病は，当に虚実を知るべし。実なるは其の病は標にあり，竅閉じるによりて喑となるなり。虚なるは其の病は本にあり，内奪によりて喑となるなり。」と述べている通りである。久喑（慢性喉喑）は発声が低くて小さく発声しづらく，長く会話をすることができず，ひどい場合は声がかすれ，

長期にわたって治らないのが特徴である。また喉に微痛・腫れ・痒みがあり，痰は少なく乾いた咳をし，よく喉を気にし，喉で音をだすと喉がすっきりするといった特殊な症状を伴うことが多い。間接喉頭鏡検査によると，声帯に軽度の紅潮・腫脹，声帯辺縁の肥厚や小さな結節が認められたり，声帯や喉部に少量の痰が付着していたり，発声時の声門閉鎖不全が認められたりすることがある。

肺は気を主り，腎は精を蔵しているが，腎精が充足し肺気が旺盛であれば，気は会厭から出て，つやのある声を出すことができる。逆に肺や腎に病があると，ともに失声を引き起こす可能性がある。葉天士は「金実すれば則ち声なく，金破るるもまた声なし」としている。これは声が肺気に依存しているからである。

## 1 肺燥津傷

[主証] 声のかすれ。咽頭の乾き，口の乾燥，喉の乾きと痒み。痰は粘稠，すっきり喀痰できない，あるいは痰はなく乾いた咳をする。精神疲労，話がしづらい，呼吸促迫といった症状を伴う。舌質は紅，少苔，脈は細数または細滑または小数となる。

[治則] 清燥潤肺

[取穴] 尺沢または魚際（瀉），復溜（補）

[応用] ◇肺燥陰傷で舌質紅絳，唇の乾燥・ひびが見られるものには復溜（補），尺沢，内庭（瀉）を用いるとよい。これには清燥救肺湯に類似した効がある。津液を回復させれば声も正常に回復させることができる。

◇肺燥陰虚で痰が多く見られ，痰が粘稠であるものには尺沢または魚際，豊隆（瀉），復溜（補）により養陰清肺，除痰降火をはかるとよい。

◇肺胃積熱が喉嚨に上攻して起こったものには，尺沢，内庭，廉泉（瀉）により肺胃の熱を清熱し，喉瘖の調節をはかるとよい。

◇肺熱痰壅によるものには，尺沢，天突または豊隆，廉泉（瀉）により清肺化痰，清利咽喉をはかるとよい。

## 2 肺気不足

[主証] 声のかすれ，または声が出ない。息切れ，自汗，易感冒を伴う。舌質は淡，脈は軟無力となる。

[治則] 補益肺気

[取穴] 太淵，肺兪（補），あるいは合谷（補）を加える。

[応用] 肺気を損傷して食少，倦怠，息切れ，懶言，動くと喘ぐ，声帯弛緩・無力，声帯閉鎖不全といった気虚証候が見られる者には，足三里，太淵（補）により，脾肺の気の補益をはかるとよい。

### 3 腎陰虧虚

[主証] 声のかすれ，あるいは失声。虚煩，不眠，手足心熱，頭暈，目眩，耳鳴り，難聴，腰膝酸軟，頬部の紅潮，唇の紅潮，咽喉部の乾燥といった症状を伴う。舌質は紅，少津，少苔，脈は細数無力となる。
[治則] 滋陰清火，清利咽喉
[取穴] 復溜，腎兪（補），照海（または湧泉），廉泉（瀉）
[応用] 腎精虧虚，元気大傷により起こる者には，気海，太谿，腎兪（補）により補益元気，補益腎精をはかるとよい。

### 4 肺腎陰虚

[主証] 声のかすれ。喉頭部の乾燥，乾いた咳，痰は少ない。虚煩，不眠，手足心熱，耳鳴り，目眩，腰膝酸軟，息切れ，自汗といった症状を伴う。舌質は光紅，脈は細数となる。
[治則] 滋補肺腎
[取穴] 太淵，復溜（補）肺腎の陰液を滋養して金水相生となれば水源は枯渇せず，声音の門を補い声音の根を補益するという効を収めることができる。
[応用] ◇肺腎気虚に属しているものには，合谷，太淵または腎兪（補）を用いたり，太淵，太谿，合谷または気海（補）を用いることにより，肺腎の気を補益するとよい。肺腎の気を充足させることにより，声を正常にさせることができる。
◇肺腎陰虚，水虧火炎によるものには，苦寒攻伐の性質をもつ中薬を投与してはならない。また寒涼の性質をもつ中薬を長期服用して中陽を損傷し，真陽不足，虚火不降となって喉瘖が長期に治らず，さらに一連の陽気衰微による証候群が出現しているものには，中脘（久瀉），関元（補）で対処するか，神闕，関元，中脘（灸）で対処するとよい。これにより真火を旺盛にさせて陰翳を消散させ，虚火を下降させれば，諸証はそれぞれ改善し，久瘖もこれにつれて治癒させることができる。

### 症　例

[症例1] 肺腎両虚，陰虚火旺
患　者：男，55歳，初診1971年9月28日
主　訴：かすれ声になって20日余りになる。
現病歴：20日余り前に瘧疾を患った後に，かすれ声となり声が出なくなった。咽喉は乾燥している。口乾はあるが口渇はない。息切れ，無力感が出現するようになった。また

時々ではあるが心悸が起こったり，飲食をとると胃に隠痛が起こったり，便秘が起こる。舌質は絳，舌苔は白でやや黄，脈は細数であった。胸部レントゲン（−），食道バリウム検査（−）。五官科検査：左声帯麻痺，運動制限，声門閉合不全。声帯麻痺と診断されて鍼灸科に治療の依頼があった。

弁　証：肺腎両虚，陰虚火旺
治　則：補益肺腎，佐として清熱益暗をはかる。
取　穴：初診〜3診：合谷，復溜（補），魚際，内庭（瀉）とする。
　　　　4〜7診：合谷，復溜（補）とする。
　　　　2〜3日に1回の鍼治療とする。
効　果：3回の鍼治療後に喉暗は著しく軽減した。熱邪はすでに去っている。合計7回の鍼治療により声は正常に回復し，他の症状も治癒した。1971年11月10日に手紙により喉暗が治癒していることを確認した。
考　察：肺腎両虚のために声帯の動きが悪くなると，声がかすれたり，声が出なくなる。さらに息切れ，無力感を伴っている。熱盛傷陰，陰虚火旺となり咽喉が潤わないと，咽喉が乾燥するようになる。舌質絳，舌苔は白で微黄，脈細数は，陰虚火旺の象である。

　　　　初診〜3診では合谷（補）により補肺益気をはかり，復溜（補）により滋陰補腎をはかった。また魚際（瀉）により清肺をはかり，内庭（瀉）により清胃をはかった。この補肺滋腎，清肺胃熱の法により，病状は著しく好転し，熱邪は去った。4〜7診では合谷，復溜（補）による補益肺腎の法を用いて，治癒させることができた。

［症例2］肺胃積熱，上攻咽喉
患　者：男，64歳，初診1971年9月2日
主　訴：かすれ声になって10日余りになる。
現病歴：1年余り前に吐酸が起こり始めたが，飲酒すると楽になった。長期飲酒と怒りっぽいために胃，食道，咽喉に燥熱が起こり，乾燥してつらく，口渇して飲みたがり，冷たい飲み物を欲するようになった。その後，石膏湯を内服して胃を損ね，胃に冷痛が起こるようになった。また2匹の牝鶏スープを飲んだ後に内熱熾盛となり，咽喉腫痛，嚥下困難が起こるようになって固体物が喉を通らなくなった。この10数日は，さらに声がかすれ，声が低微となり，空腹になっても食べたくなく，身体がだるく無力となり，息切れが起こるようになった。また水を飲んでも嚥下困難となり，食道が閉塞するようになった。舌質は絳，舌苔は白でやや黄，脈は沈弱でやや数である。間接喉頭鏡検査により両側の声帯閉合不全が認められた。当地で各種療法により治療を受けたが効果がなかった。中薬も効果がなかった。本日，耳鼻咽喉科から鍼灸治療の依頼があった。
弁　証：肺胃積熱となり，積熱が咽喉に上攻して声帯失用となったものである。
治　則：肺胃の熱を清熱し，鬱熱を散じ，暗竅を利することとする。

取　穴：初診～3診：合谷，復溜（補），廉泉（瀉）とする。
　　　　4～10診：魚際，内庭，廉泉（瀉）とする。
効　果：2診後には口渇，咽喉腫痛，燥熱は軽減し，嚥下は順調となり，麺類を食べられるようになった。3診後には咽喉に再び燥熱と乾いた痛みが生じ，嚥下困難となった。これは補法を施したことと関係があると思われる。したがって4～10診では清肺胃利咽喉の法に改めた。5診後には咽喉と上顎の乾燥と熱痛はなくなり，嚥下は正常となり，かすれ声は軽減した。6診後には嚥下は正常であり，会話の声もかなり大きくでるようになった。10診で治癒した。
考　察：本症例は病歴と兼証が複雑であり，病状も寒熱錯雑，虚実錯雑が見られる。しかし病機をつきつめると肺胃積熱が咽喉に上攻したものであることがわかる。初診～3診では弁証と治療に誤りがあった。初診～3診では補益肺腎をはかり，佐として清利咽喉をはかるという法を用いた。2診後には口渇，咽喉腫痛などが軽減し，嚥下が楽になった。これは復溜（補），廉泉（瀉）の効によるものである。3診後には咽喉がまた乾いて痛くなり，嚥下も悪くなってしまった。これは合谷（補）を3診にわたって用いたために，補気が熱を助ける結果となったためである。また復溜（補）により滋補腎陰をはかったが，肺胃の熱を清熱しなかったこととも関係がある。2診後に病状が軽減したのは一時的なものであり，さらに補益の法を用いたことにより，扶正することが邪を助けることとなってしまい，熱実病候が再び強くなってしまったのである。4～10診では魚際（瀉）による清肺熱，内庭（瀉）による清胃熱，廉泉（瀉）による散鬱熱，清利咽喉の法に改めて，肺胃の熱を清して本熱を治し，清利咽喉により標実を治した。この標本兼治により効を収めることができた。

[症例3] 肺腎気虚，内奪

患　者：女，44歳，初診1976年4月7日
主　訴：失声となって2カ月余りになる。
現病歴：2カ月余り前から喉のあたりがつっぱり，咽喉の乾燥が起こりはじめ，ついで声が出なくなった。風寒を感受したり，雨天時には喉のつっぱった感じがいっそうひどくなる。平素から悪寒戦慄があるが食後に楽になるといった症状や，頭暈，前額部のつっぱった痛み，息切れ，心悸，身体のだるさ，無力感，咽頭の乾き，腰仙部痛といった症状がある。身体は痩せており，顔色は蒼白，舌質は淡，舌苔は薄，脈は沈細無力である。耳鼻咽喉科の検査およびバリウム検査では，異常は認められなかった。
弁　証：肺腎気虚，内奪による喉喑
治　則：益気補腎育陰
取　穴：合谷，太谿，復溜（補）。
効　果：初診後には声がでるようになった。4診後には発音はほぼ正常に回復した。6診後には言葉がはっきりするようになった。毎晩11時を過ぎると身体が冷たく感じられ，食事をとると楽になるということである。7診で治癒した。

考　察：脈証と兼証にもとづき，肺腎気虚により会厭〔喉頭蓋〕が失調し咽喉不利となって起こった喉瘖証候であることがわかる。合谷（補）により補益肺気をはかり，太谿（補）により補益腎気をはかり，復溜（補）により滋陰補腎をはかった。この益気補腎育陰の法により治癒させることができた。

〔症例４〕肺腎両虚，声帯失用

患　者：女，６歳，初診1973年11月28日
主　訴：かすれ声になって12日になる。
現病歴：1973年10月19日にジフテリアを患い，当病院の伝染科に入院し，治療によってジフテリアは治癒した。12日前に感冒を患って発熱，腹瀉が起こり，鼻声になった。ついで声がかすれるようになり，声がでなくなった。痰が多くなっており色は白で性状は希薄である。喉に痰鳴がある。流動食を食べるとむせて鼻から流出する。大便は硬くなったり，尿が黄色になることがある。身体は痩せており，慢性病の表情をしている。顔色はすぐれず，舌苔は薄白，脈は細無力である。
　　　　五官科検査：喉頭部，咽頭部ともに異常はない。喉頭蓋は正常，左声帯の動きは悪く，声門が閉じない。ポリープはない。五官科から鍼灸治療の依頼を受けた患者である。
弁　証：肺腎両虚による声帯失用
治　則：補益肺気，補益腎陰
取　穴：合谷，復溜（補）。
効　果：２診後には早朝の話し声がかなり大きくなった。５診後には麺類を食べてもむせなくなり，話し声もかなり大きくなった。６診で治癒した。
考　察：もともとジフテリアを患っていたが，治癒したばかりで正気が回復していない時に，感冒を患って発熱し，肺気と腎陰を損傷したために肺腎両虚となったものである。そのために声帯の機能が悪くなり，喉が潤わなくなって声のかすれ，あるいは声が出ないといった状態になっている。現証は肺気不足，腎陰虧虚であるので，合谷（補）により補益肺気をはかり，復溜（補）により補益腎陰をはかって効を収めることができた。

〔症例５〕肺気不足，腎陰虧虚

患　者：男，45歳
主　訴：失声となって５カ月になる。
現病歴：肺結核（浸潤型）を患って１年余りになる。この５カ月来，声がでなくなり，力をいれて話すと低微な声がやっとでる程度である。咳嗽，咽頭の乾き，胸痛，咳と痰，午後の潮熱，身体のだるさ，倦怠，息切れ，心悸，精神不振といった症状を伴っている。身体は痩せており，動くと気喘が起こる。脈は細数であった。北京や鄭州の病院で声門筋麻痺として治療を受けたが効果がなかった。本日，当病院の伝染科か

ら治療の依頼を受けた。
弁　証：肺気不足，腎陰虧虚による声帯失用
治　則：益気滋陰，宣竅益暗，佐として寛胸利気をはかる。
取　穴：合谷，復溜（補），間使，廉泉（瀉）。2〜4日に1回の鍼治療とする。
効　果：合計30回の鍼治療で治癒した。連続して多年にわたって追跡調査を行っているが，再発はしていない。
考　察：労療の病〔肺結核〕に失声を伴う証候である。労療の病には肺気虚弱，陰液虧耗による症状が多く見られる。本症例は肺気不足，腎陰虧耗によるものである。肺気不足により声門の機能が悪くなると，発音が弱くなり，息切れを伴ったりする。腎陰不足により喉腔の潤いが悪くなると，声が出なくなり咽頭の乾きを伴うようになる。合谷（補）により補益肺気をはかり，復溜（補）により滋陰補腎をはかり，廉泉（瀉）により宣竅益暗をはかった。この補益肺気，滋陰補腎，宣竅益暗の法により，効を収めることができた。また気機不利による胸痛が見られたので，間使（瀉）を加え，佐として寛胸利気をはかった。

[症例6] 肺熱痰壅，声帯失用
患　者：男，20歳，初診1979年9月8日
主　訴：失声となって1カ月余りになる。
現病歴：最初は感冒を患って喉が痛んだ。その後，しだいに声がでなくなった。咳をし痰がある，喉に痰鳴がある，喉がつっぱった感じがして痛む，嚥下困難，水を飲んでもスッキリ飲めないといった症状がある。舌質は紅，脈は数である。薬物治療では効果がなかった。本日，某病院で声帯麻痺と診断され，鍼灸治療を依頼された。
弁　証：肺熱痰壅，喉嚨閉阻による声帯失用
治　則：清肺化痰，宣竅益暗
取　穴：初診〜3診：廉泉，左内関（瀉）とする。右上肢が石膏包帯により固定されているので，左内関だけとした。
　　　　4診：上処方から内関を除き，天突（瀉）を加えた。
　　　　5〜19診：廉泉，天突，左尺沢（瀉）とする。
効　果：3診後には微笑んで会話ができるようになったが，失声はまだ正常には回復していない。喉に痰鳴がある。14診後には喉のつっぱった感じの痛み，失声，嚥下困難，水をうまく飲めないといった症状が治癒していることを患者は英語で伝えられるようになった。喉の痰鳴は軽減している。15〜19診では治療効果の安定をはかった。
考　察：肺熱痰壅によって声帯失用となった症例である。肺失清宣，痰熱交阻となって咽喉が閉塞して竅道不利となり，声帯の機能が失調して起こった喉暗の証候である。肺熱痰壅のために咳嗽，咳痰，喉の痰鳴，喉のつっぱった感じや痛み，声が出ない，嚥下困難，水を飲んでもスッキリ飲めないといった症状が出現している。舌質紅，脈数は，内熱の象である。

天突（瀉）により降痰利気，止咳をはかり，廉泉（瀉）により清利咽喉をはかり，尺沢（瀉）により清肺化痰をはかった。この清肺化痰，宣竅益暗の法により効を収めた。

[症例7] 中気不足，陰虚肺熱
患　者：男，37歳
主　訴：失声となって1年半になる。
現病歴：仕事が非常に忙しく，徹夜することが多かった。また連続して幾つかの報告をし，話す内容も多かったせいで，しだいに声がかすれはじめ，声が出なくなってしまった。力をいれて発音すると，低微な声はでるが声はかすれている。さらに食少，倦怠，少気，懶言，動くと気喘が起こる，頭暈，目眩，咽頭の乾き，喉の軽い痛みといった症状を伴っている。咳をしようとすると喉が楽になる。舌苔は薄白，脈は虚細で数であった。某病院での間接喉頭鏡検査では，声帯の軽度の発赤・腫脹，辺縁の肥厚，声帯と喉頭の少量の痰液の付着，発音時の声帯閉合不全・運動制限が認められた。声帯麻痺として治療を受けたが，あまり効果がなかった。本日，五官科から声帯麻痺として鍼灸治療を依頼された。
弁　証：中気不足，陰虚肺熱による声帯失用
治　則：補中益気，滋陰清肺，清利音竅
取　穴：初診～10診：合谷，足三里（補）という処方と，復溜（補），魚際，人迎（瀉）という処方を交互に用いる。
　　　　11～22診：魚際，人迎，廉泉（瀉）とする。
　　　　23～40診：復溜（補），魚際，人迎（時に廉泉への瀉法を用いる）（瀉）とする。
効　果：10診後には精神状態は好転し，食少とか倦怠，動くと気喘が起こる，頭暈，目眩といった症状は著しく軽減した。声はかなり高くなり，声のかすれも軽減した。21診後には咽頭の乾き，喉の軽い痛みは治癒し，咳をしようとする回数も減少している。32診後には失声はほぼ治癒し，随伴症状も治癒した。40診ですべての症状は治癒した。連続して多年にわたって追跡調査を行ったが，再発は認められていない。
考　察：本症例は職業病と関係がある。徹夜をしたり，話しをしすぎたりして気陰を損傷したために，声帯の機能が悪くなった証候である。陰液虧虚となって喉の潤いが悪くなり，陰虚のために肺燥となっている。そのために失声となり，力をいれて発音するとやっと声が出る，咽頭の乾き，喉の微痛といった症状が出現しているのである。また脾気虚弱のために食少，倦怠，少気，懶言，動くと気喘が起こるといった症状が出現している。喉の間に少量の痰が付着しており，そのため咳をすると喉が楽になる。声帯は軽度の発赤と腫脹が見られ，脈は虚細で数であるが，これらは陰虚肺熱の象である。
　　　　初診～10診では合谷（補）により補気をはかり，足三里（補）により補中健脾をはかった。また復溜（補）により滋陰補腎をはかり，魚際（瀉）により肺熱を清熱し

清利咽喉をはかった。人迎（瀉）は鬱熱を散じ，清利咽喉をはかる目的で用いた。これは補中益気，滋陰清肺，清利音竅の法である。10診後には中気不足による症状はほぼ治癒した。ただし咽喉の症状が改善していなかったので，11〜22診では魚際，人迎（瀉）に，清利咽喉を目的として廉泉（瀉）を加えた。これは鬱熱を散じ音竅を利すという法である。22診後には咽頭の乾き，喉の微痛は治癒したが，失声は治癒していなかった。そこで23〜40診では復溜（補），魚際（瀉），人迎（瀉）により滋陰清肺，清利音竅をはかって，治癒させることができた。人迎の代わりに廉泉（瀉）を用いたこともある。本症例では選穴が多くなったが，これは病機を把握した随証立法によるものであり，その結果治癒させることができたのである。効果が緩慢であったのは，患者が多忙であったことと，充分に休息をとらなかったことと関係がある。

## 結　語

### 1．症例のまとめ

本篇では7症例を紹介した。

例1は肺腎両虚，陰虚火旺によるものである。合谷，復溜（補）を主とし，魚際，内庭（瀉）を配穴した。この補益肺腎をはかり，佐として清熱益瘖をはかるという法を用いて，効を収めることができた。

例2は肺胃積熱，上攻咽喉によるものである。魚際，内庭，廉泉（瀉）により肺胃の熱を清し，鬱熱を散じ，音竅を利して，効を収めることができた。

例3は肺腎気虚，内奪によるものである。合谷，復溜，太谿（補）による益気補腎育陰の法を用いて，効を収めることができた。

例4は肺腎両虚，声帯失用によるものである。合谷，復溜（補）による益気補腎の法を用いて，効を収めることができた。

例5は肺気不足，腎陰虧耗によるものである。合谷，復溜（補），廉泉（瀉）による益気滋腎，宣竅益瘖の法を用いて，効を収めることができた。ただし気機不利による胸痛があったので，間使（瀉）を加え，佐として寛胸利気をはかった。

例6は肺熱痰壅，声竅不利によるものである。廉泉，天突，尺沢（瀉）による清肺化痰，宣竅益瘖の法を用いて，効を収めることができた。

例7は中気不足，陰虚肺熱によるものである。まず合谷，足三里（補）による補中益気の法と，復溜（補），魚際，人迎（瀉）による滋陰清肺，清利音竅の法とを交互に用いた。11〜22診では魚際，人迎，廉泉（瀉）による清散鬱熱，清利音竅の法を用いた。23〜40診では復溜（補），魚際，人迎（瀉）による滋陰清肺，清利音竅の法を用いた。なお人迎の代わりに廉泉（瀉）を用いたこともある。以上の治療により治癒させることができた。

## 2．喉瘖の弁証治療

　喉瘖は失声の範疇に属している。失声は喉瘖と舌瘖に分けられるので，しっかり鑑別する必要がある。舌瘖は主として舌強により言語障害となるものである。喉瘖は主として喉嚨と声門の異常によるものであり，舌筋の動きは正常である。

　喉瘖は声帯の病変により主要症状が現れる。その病因には外感，火盛，陰虚，肺虚といったものがある。職業病によるものもある。本病は主としては，肺の問題である。咽喉の病変によって発声が影響を受けて起こるものを除外すると，声の異常な変化はすべて肺と密接な関係がある。「肺は声音の門である」とされているが，「声音は腎に根ざす」ともいわれており，臨床上はさらに腎の作用も見落としてはならない。腎は精を蔵しており，精が充足していれば化気することができる。精気が充足していれば会厭に上り，声道を震わせれば声が出ることから，「腎は声音の根を為す」とされているのである。この関係から久瘖は，肺腎陰虚や肺腎気虚，腎陰虧虚などに多く見られるのである。

　声がかすれるという病は，大きくは「金実不鳴」と「金破不鳴」の2つに分類することができる。金実は，体実新病を指したものであり，暴瘖ともいわれている。外感風熱や風寒遏肺，肺火熾盛，痰熱内蘊などによって起こるものが多い。また金破は体虚久病を指したものであり，久瘖ともいわれている。肺燥津傷，肺気不足，腎陰虧虚，腎陰虚，労瘵などによって起こるものが多い。ただし臨床上はよく相互にからみあっているので，鑑別は難しいのが実情である。しっかりと弁証求因，審因論治を行うべきであり，しっかりと病機をとらえ，証にもとづいて法を立てることが重要である。

### その他

#### 喉瘖と声帯の関係

　喉瘖は多くの場合，声帯の病変と密接な関係がある。喉頭鏡で見ると，正常な声帯は厚さが均等であり，開閉状態もよく，色は玉のような白色をしている。外邪の侵襲を受けたり，臓腑機能に障害が発生した場合は，ともに声帯の局部病変を引き起こして瘖啞となる可能性がある。こういった患者の声帯を見ると，大多数の患者に程度の違いはあるが声帯の色沢，形態あるいは声帯の動きに異常が認められる。声帯の疾病で喉瘖に影響を与えるものとしては，声帯の充血や浮腫，結節，ポリープ，肥厚，萎軟といったものがある。病因病機の違いによって，声帯の局部病変にも違いが見られる。したがって喉頭鏡を使って検査するという手段は，診断を助けるだけでなく，さらに新しい弁証内容や根拠を提供することにもなるのである。

五官科・外科

# 6. 喉痺（付：急喉風）

## 概　説

　喉痺は，咽喉の腫痛を訴える諸病の総称である。痺とは，閉塞，不通となるものをいう。このことから歴代の医家は，咽喉に内外の邪毒が結集して気滞血瘀，経脈痺阻となる病理変化により咽喉の腫痛・閉塞感といった症状が出現するものを，「喉痺」と称しているのである。

　歴代の喉科と関係する書籍の中で述べられている喉癰〔咽喉部に生ずる癰。扁桃周囲膿瘍，咽後壁膿瘍に類似した症状〕，乳蛾〔扁桃炎〕，白喉〔ジフテリア〕や口腔病といった病は，この喉痺の中に含まれている。このように喉痺が含む範囲は広く，境界がはっきりしないために，弁証がしづらくなっている。ここで述べる喉痺とは，もっぱら咽喉の紅潮・腫脹・疼痛，あるいは咽喉の軽度の紅潮・瘙痒を主とする咽頭部の急性実証，慢性虚証といった咽頭の病を指している。これは咽頭炎に類似している。

　本病の実証のものには，風熱を外感し風熱の邪が咽喉に上蒸して起こるもの，肺胃の熱邪熾盛により起こるもの，胃腸積熱が咽喉に上攻して起こるもの，肺熱上攻，熱鬱咽喉となって起こるもの，痰火上攻，熱壅咽喉となって起こるものなどがある。また本病の虚証のものには，肺腎陰虚が咽喉に影響して起こるもの，水虧火旺が肺と咽頭に影響して起こるものがある。

　鍼灸治療は本病に対して一定の効果を収めることができる。実証に対する効果はいっそう顕著である。一方，虚証に対する効果は比較的緩慢である。

　臨床上の現れかたの違いにもとづくと，外感風熱，肺胃積熱，胃腸積熱，肺腎陰虚，水虧火旺といった証型のものが見られる。ここでは以上の証型の論治と症例について述べることとする。

## 弁証施治

　喉痺の病の病因病機はかなり複雑であるが，脈証，兼証，病因を詳細に分析し，咽頭患部の状況を観察すれば，鑑別はさほど難しくはない。一般的にいうと，外感風熱，肺胃積熱，胃腸積熱によって起こるものは，3者とも咽喉の腫痛と同時あるいは発病の少し前に外感か

内熱による症状が出現することが多く，急性で経過が短いという特徴がある。治療が適切であれば速効を収めることができる。病証に応じて疏風清熱利咽，あるいは瀉熱利咽消腫，あるいは清熱瀉火，清利咽喉をはかるとよい。

　一方，肺腎陰虚と水虧火旺によって起こるものは，先に臓腑不和の証候が見られ，その後に咽喉の腫痛が出現することが多く，緩慢に発病し，労倦の後に増悪しやすいという特徴がある。その腫痛の状態は，咽喉の乾燥を伴ったり，紅潮と腫脹は実証のものよりも明らかに軽い。短期治療では治癒させにくい。治療では滋陰瀉火，清熱利咽，あるいは養陰清肺，清熱利咽をはかるとよい。

　本病の治療においては弁証取穴により「因」を治し，患部の廉泉穴（瀉）を配穴して「果」を治す場合が多い。臨床にあたっては本病と喉瘖，梅核気といった病との鑑別が必要であり，誤診や誤治しないように注意をはらう必要がある。


### 1　内蘊熱邪，外感風熱

[主証]　発熱，悪風，頭痛，咳嗽。咽頭部の紅潮・腫脹・発熱・疼痛，嚥下困難，閉塞感。舌苔は薄黄，脈は浮数となる。

[治則]　疏風清熱利咽

[取穴]　少商（点刺出血），廉泉，曲池または合谷（瀉）


### 2　肺胃積熱，熱邪上蒸

[主証]　咽頭部の紅潮・腫脹。発熱・疼痛，閉塞感，嚥下困難。発声障害，声のかすれ。痰は黄色く粘稠。舌質は紅，舌苔は薄黄，脈は数または滑数となる。

[治則]　瀉熱利咽消腫

[取穴]　廉泉，内庭，尺沢（瀉）

[応用]　◇再度，風熱を感受して起こったものには，発病初期に軽度の悪風悪寒が見られ，頭痛，咳嗽，痰が多く粘稠，舌質紅，舌苔薄白，脈浮数といった症状が見られる。曲池，解谿，廉泉（瀉），あるいは解谿，合谷（瀉），少商（点刺出血）により疏風解毒，清熱利咽をはかるとよい。
　　　　◇肺熱上攻だけの場合は廉泉，尺沢または列缺（瀉），少商（点刺出血）により清肺利咽をはかるとよい。


### 3　胃腸積熱，上攻咽喉

[主証]　咽頭部の紅潮・腫脹・発熱・疼痛，嚥下困難，発声障害。大便秘結，口渇を伴う。舌質は紅，舌苔は黄，脈は数または洪数となる。

[治則]　清熱瀉火，清利咽喉

[取穴] ◇廉泉，解谿，足三里，合谷（瀉）
　　　◇中脘，足三里，天枢，廉泉（瀉）：大承気湯加味の効に類似
　　　◇廉泉，解谿，足三里（瀉，透天涼を配す）：清胃瀉火，清利咽喉
　　　以上の3つの証型で，誤治または局部の挑刺によって腫脹が増強してしまい，咽頭部の腫脹・疼痛，嚥下困難が出現して湯水を飲み込めなくなり，無理に飲むとむせてしまうものには，腫脹している局所を三稜鍼で刺して出血させ，何度か口内の血を吐き出せば，ただちに食事をとることができるようになる。その後に病状を診て少商を点刺出血させ，さらに必要と思われる治療穴（瀉）を配穴するとよい。

### 4　熱邪傷陰，肺腎陰虚

[主証] 咽頭部の乾燥，咽頭痛，咽頭部に異物感がある。悪心，食少，声のかすれ，咽頭部の充血（色は暗紅色），咽頭後壁のリンパ濾胞。頬部の紅潮といった症状を伴う。唇は紅色，舌質は紅，少苔，脈は細数となる。あるいは咽頭部が乾いて痒く，灼熱感と異物感があり，喉が気になるしぐさをする。咽頭部が痒いために咳をする。あるいは喉の底部に濾胞が増加する。
[治則] 滋陰瀉火，清熱利咽
[取穴] 尺沢，内庭，廉泉（瀉），復溜（補）：清燥救肺湯加味の効に類似
[応用] 気の使いすぎにより肺津両傷となり，食少，だるさ，息切れ，懶言といった気虚証候を伴うものには，太淵，合谷，復溜（補）により補気生津をはかるとよい。

### 5　水虧火旺，灼肺燎咽

[主証] 咽頭部の乾燥・軽度の痛み・異物感，局部充血。口乾欲飲，咽頭後壁のリンパ濾胞。あるいは咽頭部の乾き・痒み・灼熱感・異物感，よく喉を鳴らす，咽頭が痒いために咳嗽をするといった症状を伴う。舌質は微紅，舌苔は薄白，脈は細または弦細となる。
[治則] 滋陰清肺，清利咽喉
[取穴] 復溜（補），尺沢，廉泉（瀉）
[応用] ◇心煩，不眠が見られ，舌尖が乾いていて紅，咽頭部粘膜の乾燥・萎縮といった症状が見られるものには，上処方に神門（瀉）を加えて清心をはかるとよい。
　　　◇肺陰虚に偏しているものには，太淵，復溜（補）により滋陰養肺，金水相生をはかるとよい。
　　　◇痰熱盛であるものには，復溜（補），魚際（または尺沢），豊隆（瀉）とすれば養陰清肺，化痰利咽の効を収めることができる。
　　　◇腎陰虚に偏しているものには，復溜，腎兪（補），照海または湧泉（瀉）により滋陰降火をはかって咽喉を調節するとよい。

◇『傷寒論』少陰病篇には，「少陰病，二三日，咽痛むものは，甘草湯を与うべし，差えざれば，桔梗湯を与う。」とある。これは少陰客熱咽痛の治法である。後者の桔梗湯証には，廉泉（瀉）により清咽止痛をはかるとよい。あるいは少商（点刺出血）を加えてもよい。

これらの他に，久病または誤治によって陽気虧損を引き起こす場合がある。この場合には咽喉微痛，顔色蒼白，声が低微となる，尿清，泥状便といった症状が見られるようになり，あるいはさむがり，四肢の冷えを伴う場合もある。脈は微弱，舌苔は白潤となる。これらは陽虚による症状である。扶陽温腎，引火帰源をはかるとよい。関元，腎兪，復溜（補）により「火の源を益し，以て陰翳を消す」をはかるとよい。ひどい場合は関元（補，焼山火を配す），神闕（灸）により温補真陽をはかるとよい。

## 付：急喉風

急喉風は，緊喉風ともいう。これは喉風の一種である。喉風は急に発症して，ただちに咽喉の腫脹・閉塞となるものをいう。肺胃積熱の状況に風熱搏結が加わることにより起こる。これには咽喉のつっぱり感，咽喉の腫脹・激痛。水分を嚥下できず，無理に飲むとむせる，痰が多い，会話困難，呼吸に影響して呼吸困難となる，といった症状が出現する。24号鍼の毫鍼を廉泉に1.5〜2寸刺入し（腫脹の程度により深さを決定する），捻瀉を数分間行った後に抜鍼する。抜鍼時には内に向けて搗法を1回施し，腫脹している局所を突き破り出血させる。口内の血を数回吐かせると，症状は大いに減じ食事をとれるようになる。事前に冷麺に香油を多めにかけてかき混ぜておき，これを無理に飲み込ませると，飲み込んだ後は残りの冷麺を喉につめることなく，飲み込めるようになる。これは使ったら必ず効くという家伝である。即刻患者の苦痛を取り除くことができるのが特徴である。

## 症　例

[症例1] 肺熱熾盛

患　者：男，26歳，初診1966年7月4日

主　訴：咽喉腫痛が起こって7日になる。

現病歴：7日来，咽喉が乾燥し，熱感があって痛む。嚥下動作をすると痛みはひどくなる。口や鼻の息が熱い，頭部ののぼせ，耳鳴りといった症状を伴っている。顔面は紅潮しており，舌尖は紅，脈は数であった。

弁　証：肺熱上攻，熱鬱咽喉

治　則：清熱利咽

五官科・外科

取　穴：合谷，廉泉（瀉），少商（点刺出血）。
効　果：1回の治療で治癒した。1966年7月6日に患者が来訪し，治癒していることを知った。
考　察：本症例には咽喉の乾燥・熱感・痛み，嚥下困難，口や鼻の息が熱い，顔面紅潮，脈は数といった症状が見られる。これらは肺熱上攻，熱鬱咽喉，気血壅閉による喉痺の証候である。肺熱がかなり強かったので，合谷（瀉）により気分の熱を清し，ついでに肺熱を清し，廉泉（瀉）により清利咽喉をはかった。また少商（点刺出血）により清熱利咽をはかった。この清熱利咽の法により効を収めることができた。

［症例2］湿熱痰壅
患　者：男，35歳
主　訴：咽喉の閉塞感，疼痛が起こるようになって5日になる。
現病歴：5日前，気温が高く，さらにイライラしたり怒ったりして肝を傷り発症した。始めは喉のつっぱった感じ，ひきつった感じ，つまった感じがしていたが，その後に上顎に潰瘍と痛みが起こるようになった。食べ物を飲みこもうとすると，つっぱった感じと閉塞感，痛みが増強するようになった。声は鼻声になっており，言葉がはっきりしない。さらに両側頭部の跳痛，両耳のセミの鳴くような耳鳴り，咽頭の乾き，口から涎が出る，空腹感はあるが食べたくない，心煩，怒りっぽい，身体のだるさ，無力感，手指のしびれ，傾眠，午前3～5時頃の咳嗽，痰は白く粘いといった症状を伴っている。また背部の心兪から肝兪の部位にかけて棒状の違和感があり，時に張ったり時に痛くなったりする。甲状軟骨に触れるとしびれて痛み，両側の膈兪を按圧すると激痛が起こる。顔色はやや黄色く，舌苔は薄黄である。上顎の切歯の近くに潰瘍面が数カ所ある。口蓋垂の色は淡紅，咽喉部はやや赤く，脈は濡数である。県病院の診断では傷暑，暗瘂（いんあ）であった。
弁　証：湿熱痰濁が咽喉に集まり阻滞して起こった喉痺である。
治　則：去湿降痰，清熱利咽
取穴と効果：初診：人迎，陰陵泉，照海，廉泉，膈兪（瀉）とする。人迎は局所取穴，陰陵泉は利湿，照海は降火利咽，廉泉は利咽を治療目的としている。また膈兪は圧痛点取穴によるものである。廉泉の鍼感は下って天突の部位にいたる。
　2診（4日）：咽頭部のつっぱった感じ，閉塞感，ひきつった感じは少し軽減した。今朝，そばを1杯食べることができた。廉泉，陰陵泉，太衝（瀉）により疏肝理気，去湿利咽をはかることとする。
　3診（13日）：この数日，当病院の五官科で治療を受けたが，あまり効果がなかった。咽喉部につっぱった感じ，閉塞感があり，痰と涎が咽喉部につまって気持ちが悪い。また頭痛，全身のだるさ，無力感がある。大便は泥状で回数は1日に1～3回，声は鼻声である。脈は濡，舌苔は薄白である。ときどき胃が冷えて軽い痛みが起こる。傾眠があり，歩行時でも眠くなる。膈兪穴の圧痛は顕著である。陰陵泉，豊隆（瀉）を施す。

4診（15日）：前回の治療後には，上述した症状は著しく軽減した。治療は3診同様とする。3年後に再発して来院したおりに，前回の病が4診の治療で治癒していたことを確認した。

考　察：脈証，病因，兼証にもとづくと，本症例の内因は肝気鬱結であり，外因は暑湿であると考えられる。湿が集まって痰濁となり，湿熱痰濁が咽喉に壅結し，また清陽も影響をうけている喉痺証候である。

初診では降火去湿利咽をはかった。また2診では疏肝利湿，降火利咽をはかった。2診後に熱邪は去ったが湿邪が残り，湿が集まって痰を生じ，そのために痰濁が咽喉に上壅し，また清陽に上蒙している。したがって3〜4診では利湿化痰降濁の法を用いることとした。陰陵泉（瀉）で利湿をはかり，豊隆（瀉）で降痰をはかって著効を収めた。2診後に全身のだるさ，無力感，鼻声，脈濡，舌苔薄白，傾眠，泥状便といった症状，所見が見られたが，これらは湿濁の象である。胃が冷えて軽い痛みが起こるのは，湿が陰邪であり，湿邪が中脘の部位に留滞しているためである。咽喉のつっぱった感じ，閉塞感，痰と涎が咽喉部につまって気持ちが悪いといった症状は，痰濁が咽喉に上壅している現れである。熱象は強くなく，湿痰による病証であるので，3〜4診では利湿化痰降濁の法に改めて，効を収めた。

[症例3] 肺熱上攻

患　者：女，60歳，初診1972年10月5日

主　訴：咽喉痛が起こるようになって1カ月余りになる。

現病歴：1カ月余り咽喉が乾燥して痛み，嚥下困難となっている。口渇はあるが飲みたくなく，飲食減少，口や鼻の息が熱い，鼻の乾燥，軽い咳といった症状を伴っている。舌苔は薄白，脈は虚数であった。

既往歴：子宮脱（Ⅲ度），尿失禁を多年にわたって患っており治癒していない。

弁　証：肺熱上攻，熱鬱咽喉

治　則：清熱宣肺利咽

取　穴：初診〜2診：列缺，廉泉（瀉），少商（点刺出血）とする。
　　　　3〜6診：列缺，人迎（瀉）とする。

効　果：2診後には咽喉の乾燥と痛みは軽減し，嚥下もかなり改善した。4診後には咽喉の乾燥と痛み，鼻の乾燥と熱感は著しく軽減した。6診で治癒した。1973年7月に治癒していることを確認した。

考　察：肺熱が上攻し，熱が咽喉に鬱して起こった証候である。肺熱が上攻しているために咽喉の乾燥と痛み，嚥下困難，口や鼻の息が熱い，鼻の乾燥といった症状が出現している。肺熱のために津が化さないと口渇はあるが飲みたくないといった症状が出現する。また肺気失宣になると咳嗽が起こる。脈虚数については，数は肺熱によるものであり，虚はもとからあった気虚と関係があると考えられる。

肺熱による喉痺に対処するために，初診〜2診では列缺（瀉）により宣肺利咽をは

かり，廉泉（瀉）により清利咽喉をはかった。また少商（点刺出血）により清利咽喉をはかった。3～6診では列缺，人迎（瀉）により清熱宣肺利咽をはかって効を収めることができた。人迎は局所取穴であり，清熱散邪利咽を目的として用いた。患者には陰虚による症状があったが養陰をはからなかった理由は，肺金の熱が清熱されれば陰は自然に回復すると考えたからである。

[症例4] 胃腸積熱

患　者：男，32歳，初診1988年8月24日
主　訴：咽喉腫痛が起こるようになって6日になる。
現病歴：6日前に連続して数日間徹夜をし，また何度も飲酒をした。8月16日には便秘，腹部の燥熱感，口臭が出現するようになり，尿は黄色くなった。その2日後にはまた咽喉腫痛が起こり，嚥下困難となり，会話に影響するようになって言葉をはっきり話すことができなくなった。舌質は紅，舌苔は黄，脈は洪数であった。三黄片，牛黄解毒片，六神丸，保喉片などを服用したが，服用すると咽頭部の痛みは軽減するが，根治するにはいたらず，しだいに痛みは増強した。
弁　証：胃腸積熱となり積熱が咽喉に上攻して起こった喉痺
治　則：清熱瀉火，消腫利咽
取　穴：中脘，天枢，足三里，廉泉（瀉，透天涼を配す）とする。中脘と天枢の涼感が局所に生じると，ただちに腹部の燥熱感は消失した。足三里の涼感は本経に沿って腹部にいたった。廉泉の涼感が咽喉部に生じると，咽頭部が涼しく感じられ気持ちがよくなった。1日1回の鍼治療とした。
効　果：初診後には大便は硬くなくなり，咽喉腫痛は軽減した。2診後には腹部の燥熱感，口渇，口臭は軽減し，大便は正常となった。3診後には舌脈に改善が見られ，胃腸積熱は治癒した。咽喉腫痛は好転し，流動食を嚥下することができるようになった。5診で治癒した。
考　察：脈証と病因にもとづくと，本症例は胃腸積熱が咽喉に上攻し，気血壅閉となって起こった喉痺であると考えられる。中脘（瀉）により胃熱を清し，天枢（瀉）により腸腑の熱を清した。大便が通じることにより熱は減じるからである。さらに足三里（瀉）により清胃瀉火をはかって咽喉を利し，廉泉（瀉）により清熱利咽散結をはかった。上記の4穴にはすべて透天涼を配した。この清熱瀉火，清利咽喉によって壅結を散じるという法により効を収めた。

[症例5] 熱邪上攻

患　者：男，28歳，初診1971年2月10日
主　訴：咽喉痛が起こるようになって7日になる。
現病歴：この7日ほど喉がつっぱって腫痛が起こり，嚥下困難となって水も飲みこみにくくなった。声はかすれている。当病院の耳鼻咽喉科でペニシリン，ストレプトマイシ

ンなどの薬物を用いて治療したが，あまり効果はなかった。
弁　　証：熱邪上攻，鬱閉咽喉
治　　則：清熱消腫利咽
取　　穴：廉泉，合谷（瀉）とする。
効　　果：1回の鍼治療で治癒した。2カ月後に患者の知り合いを通じて1回の治療で治癒したことを確認した。
考　　察：熱邪が咽喉に客し，熱鬱壅閉となったために，咽喉の腫痛，嚥下困難といった症状が出現しているのである。廉泉（瀉）により清熱散結，消腫利咽をはかり，合谷（瀉）により清熱利咽をはかった。この清熱消腫利咽の法により，効を収めた。本症例のようなケースでは1回の鍼治療では治癒しにくいのに速効を収めた理由は，鍼治療前に抗生物質を使用していたことと関係があると考えられる。

［症例6］肺腎陰虚
患　　者：男，28歳
主　　訴：咽喉が乾燥するようになって1年余りになる。
現病歴：1年余り咽喉が乾燥して喉のすべりが悪く感じられる。声は低微であり，ひどい時は失声となる。水で喉を潤すと気持ちがよい。明け方になると喉の状態がいっそうひどくなる。微熱，息切れ，腰のだるさと痛み，喀痰といった症状を伴っている。脈は細数である。以前に中西薬を用いた治療をいろいろ受けたが効果はなかった。
弁　　証：肺腎陰虚（肺陰虚に偏している），虚火上炎
治　　則：補肺滋腎，金水相生
取　　穴：太淵，復溜（補）。2〜3日に1回の鍼治療とする。
効　　果：初診後には咽喉の乾燥，喉のすべりが悪い感覚，息切れは軽減した。2診後には腰のだるさと痛みは軽減した。また咽喉は以前よりは湿潤し乾燥が軽減した。ただし明け方に咽喉が乾燥してつらい。3診後にはすべての症状が治癒した。4診では治療効果の安定をはかった。
考　　察：本症例は肺腎陰虚による喉痺証候である。肺気不足となって水を生じることができないと，腎水はいっそう虚し，腎水不足になると咽喉を潤すことができなくなる。肺虚水竭のために咽喉の乾燥・すべりが悪い，低微な声，息切れ，微熱といった症状が出現している。脈細数は陰虚の象である。
　　　　　肺経の原穴である太淵（補）により補益肺気をはかって腎水を補益し，腎経の母穴であり金穴である復溜（補）により滋補腎陰をはかって腎水を補益した。この補肺滋腎，金水相生の法により効を収めた。1年余の喉痺を4診で治癒させることができた。

［症例7］急喉風
患　　者：男，45歳

主　　訴：咽喉に紅腫熱痛が起こって5日になる。
現病歴：平素から辛い食べ物を好んで食べていた。もともと咽頭部痛の病歴があり，よく再発をくりかえしていた。この5日前にもめ事があって怒り，それに加えて2回飲酒してから咽喉部の熱痛，嚥下困難が出現するようになった。さらに一昨日，感冒（外感風熱）を患って発熱，悪風，頭痛，咳嗽が起こり，咽喉腫痛は増悪し，咽喉がつまるようになった。口渇があり飲みたいが，白湯を飲み込めず，無理に飲むとむせてしまう。また言語不利のために呼吸にも影響する。心煩，急躁，痰と涎が多いといった症状もある。舌苔は薄黄，脈は浮数であった。
弁　　証：肺胃積熱，挟風熱搏結，気血壅閉による急喉風
治　　則：清熱瀉火，消腫散結
取穴と効果：初診：まず23号2寸の毫鍼を用いて廉泉に1.8寸刺入し，5分間捻瀉して抜鍼した。抜鍼時には内に向けて1回深くつくようにし，患者に3口ほど黒紫色の血液を吐き出させると，即時に咽喉の紅腫熱痛は軽減した。家族が準備してきた冷たい麺を患者に食べさせたところ，麺をスムーズに嚥下することができ，病状は好転した。その後に合谷，豊隆，内庭（瀉，透天涼を配す）により疏風清熱，去痰散結をはかった。さらに内服用の中薬を3剤投与した。
　2診：咽喉の紅腫熱痛は著しく軽減しており，随伴症状も著しく好転していた。合谷，豊隆，内庭（瀉，透天涼を配す）とする。
　3診：咽喉痛があるだけで，他に異常はない。合谷，内庭，廉泉（瀉）により疏風清肺，清胃利咽をはかることとした。
考　　察：肺胃積熱が咽喉に上壅すると，咽喉腫痛，嚥下困難が起こる。外感風熱を感受し，これが肺胃積熱とともに咽喉に搏結したために，発熱，悪風，頭痛，咳嗽，咽喉腫痛の増強，咽頭部の閉塞感，口渇するが飲みたくない，白湯を飲み込めない，言語不利，呼吸困難といった症状が出現しているのである。舌苔薄黄，脈浮数は，内に熱邪があって外感風熱を感受している象である。
　急なれば標を治すの原則にもとづいて，まず廉泉（瀉）に深刺して出血させ，消散壅腫による痛みの緩解と嚥下の改善をはかった。ついで緩やかなれば本を治すという原則にもとづき，合谷（瀉）により疏風清熱解表をはかり，豊隆（瀉）により清降痰火利咽をはかった。また内庭（瀉）により清胃降火利咽をはかった。すべての治療穴に透天涼を配した。これは疏風清熱，去痰散結の法である。3診では上処方から豊隆を除いて代わりに廉泉（瀉）を加え，疏風清肺，清胃利咽をはかることにより効を収めた。

## 結　語

### 1．症例のまとめ

本篇では7症例を紹介した。

例1は肺熱熾盛，上攻咽喉によるものである。合谷，廉泉（瀉），少商（点刺出血）による清熱利咽の法を用いて，効を収めることができた。

例2は湿熱痰濁が咽喉に集まり阻滞して起こったものである。処方1では人迎，陰陵泉，照海，廉泉（瀉）により去湿降火，清熱利咽をはかった。処方2では廉泉，陰陵泉，太衝（瀉）により疏肝理気，去湿利咽をはかった。処方3では陰陵泉，豊隆（瀉）により化痰利湿降濁をはかった。

例3は肺熱上攻，熱鬱咽喉によるものである。処方1は列缺，廉泉（瀉），少商（点刺出血）とし，処方2は列缺，人迎（瀉）とした。この清熱宣肺利咽の法を用いて，効を収めることができた。

例4は胃腸積熱，上攻咽喉によるものである。中脘，天枢，足三里，廉泉（瀉，透天涼を配す）による清熱瀉火，清利咽喉の法を用いて，効を収めることができた。

例5は熱邪上攻，熱鬱咽喉によるものである。廉泉，合谷（瀉）による清熱消腫利咽の法を用いて，効を収めることができた。

例6は肺腎陰虚（肺陰虚に偏している），虚火上炎によるものである。太淵，復溜（補）による補肺滋腎，金水相生の法を用いて，効を収めることができた。

例7は肺胃積熱に風熱がからんで起こった急喉風である。急なればその標を治すという原則にもとづき，廉泉（瀉）に深刺して出血させ，消腫散結をはかった。その後，緩やかなればその本を治すという原則にもとづき，処方1では合谷，豊隆，内庭（瀉，透天涼を配す）により疏風清熱，去痰散結をはかった。また処方2では合谷，内庭，廉泉（瀉）により疏風清肺，清胃利咽をはかって，効を収めることができた。

### 2．治療大法

本病の治療では主として病因を除くことに重点をおき，さらに患部取穴を配穴するとよい。熱邪が内蘊していて外感風熱が加わって起こったものは，病邪が衛表にあり病状は軽い。疏風清熱，清利咽喉の法を用いるとよい。肺熱上攻，熱鬱咽喉によるものは，病邪が表にあり病状は軽い。清熱宣肺，清利咽喉の法を用いるとよい。失治や誤治により邪熱が裏に伝わったもの，あるいは肺胃積熱，熱邪上蒸によるものは，病邪が裏にあり病状は重い。瀉熱利咽消腫の法を用いるとよい。胃腸積熱が咽喉に上攻して起こったものは，病邪が裏にあり病状は重い。清熱瀉火，清利咽喉の法を用いるとよい。熱邪傷陰，肺腎陰虚によるもの，あるいは水虧火旺，灼肺燎咽によるものは，慢性喉痺であるものが多く，治療効果は緩慢である。また本虚標実の証であることが多く，標本兼顧，因果併治とすべきである。前者の場合は，

滋陰降火，清熱利咽をはかり，後者の場合は滋陰清肺，清熱利咽をはかることによって，それぞれ効を収めることができる。

## その他

### 1．廉泉に瀉法がよく用いられる理由

廉泉は顎下にあり喉頭隆起の上，舌骨の上に位置しており，咽喉疾患や舌疾患を治療する常用穴とされている。喉痺の病に対して本穴に瀉法を施すと，清利咽喉，消腫散結の効を収めることができる。これは桔梗，牛蒡子，黄芩，夏枯草，連翹，金銀花，山豆根，青果などの効に類似したものである。

咽喉は肺胃に連なっており，また諸経が走行している部位でもある。外感諸邪が口鼻から侵入して内傷諸疾とからんで起こる喉痺は，実熱証として現れたり，本虚標実証として現れる。このことから本穴は瀉法が用いられることが多いのである。これは患部取穴として直接作用を患部にいたらせることを目的としたものである。標を治したり果を治すことを目的として，病証に応じたそれぞれの処方の中に本穴を配穴するとよい。ただし補法を施してはならない。本穴に補法を施すと，清利咽喉や消散鬱熱にとって不利となるからである。

### 2．家伝による急喉風の治療

急喉風に対しては，急なればその標を治すという原則にもとづき，廉泉に深刺して瀉法を施し，抜鍼後に患者に口内の血液を吐き出させるようにする。この方法を用いると，咽喉の激痛や嚥下困難といった急迫した状態を解決することができる。以前，祖父と父は，この方法により多くの咽喉の激痛や嚥下困難を治療して著しい効果を収めていた。またこの方法を多くの鍼灸医師に伝授したが，彼らも同様の効果を収めている。本篇の【症例】の中では，その1例のみを紹介し，参考に付した。

# 7. 癮疹

## 概　説

　癮疹(いんしん)は，蕁麻疹のことである。風疹，風疹塊ともいう。本病は風にあたると発症しやすいことから風疹といわれている。また時に隠れ時に出現することから癮疹ともいわれている。癮疹は一種のアレルギー性の皮膚疾患であり，皮膚上に鮮紅色あるいは蒼白色の瘙痒を伴う限局性水腫が出現し，身体のどこにでも出現し，出たりひっこんだりするという特徴がある。外来の刺激や食べ物と関係があり，また胃腸の消化機能障害によって起こる場合もある。発病1カ月以内のものを急性蕁麻疹といい，発病1～3カ月のものを亜急性蕁麻疹，3カ月以上のものを慢性蕁麻疹という。

　本病に対して鍼灸治療は良い効果がある。1～2回の鍼灸治療で治癒するケースが多い。ただし難治性のものは再発しやすい。数カ月あるいは数年を経ても根治しない場合は，薬物治療を併用してもよい。

　本病は風熱型，風寒型，胃腸湿熱型，気血両虚型，衝任不調型，陽明熱盛風邪束表といった証型のものが多く見られる。臨床上は前の3タイプが多く見られる。ここでは以上の証型の論治と症例について述べることとする。

## 弁証施治

　本病は発病時，皮膚上に突然限局性の水腫が出現する。形状は大小一定せず，色は赤色であったり白色であったりする。皮疹の発生と消退はすばやい。1日に何度も起こることがある。痒みは激しく，発熱を伴う場合もある。消化道の粘膜が犯されると腹痛，下痢といった症状が出現し，咽喉部に発生すると喉頭水腫や呼吸困難を引き起こし，窒息状態となる場合もある。

　少数の患者ではあるが，鈍器で皮膚をこすると，その局部に紅潮，浮腫が出現する場合がある。これは皮膚描画症といわれているものである。単純に眼瞼や唇，外生殖器などに浮腫が生じ，辺縁がはっきりせず他の皮疹が見られないものは，血管神経症性浮腫といわれている。

　本病は主として病因や皮疹の色，随伴症状の違いにもとづいて証型が分類されている。風

熱型には疏風清熱をはかり，風寒型には疏風散寒，調和営衛をはかる。胃腸湿熱型には表裏双解，清熱利湿をはかる。気血両虚型には補益気血をはかり，衝任不調型には調摂衝任をはかる。臨床にあたっては具体的な病状にもとづいて臨機応変に対処するとよい。

## 1 風熱

[主証] 皮疹の色は赤く灼熱感がある。触れると熱く感じる。強い瘙痒感，煩躁がある。熱刺激により誘発あるいは増強し，冷やすと軽減する。夏のほうが冬よりも悪い。舌苔は薄黄，脈は浮数となる。

[治則] 疏風清熱

[取穴] 曲池，合谷，大椎（瀉）
上の方法で効果がない場合は，曲池，三陰交（瀉）とする。

[応用] 風邪が肌表に鬱し，毛竅を閉塞させて宣泄できないと，しばらくして化熱したり化火する。この熱が陰血を損傷し，血中火盛となると皮疹が起こるようになる。この場合，皮疹は赤く，皮膚に灼熱感があり，たえず痒く，風にあたるといっそうひどくなる。舌質は紅，舌苔は薄黄，脈は弦滑または弦滑で数となる。曲池，血海，三陰交（瀉，透天涼を配す）により疏散風熱，清熱涼血をはかるとよい。血分熱盛となり下肢に顕著に現れている場合は，委中の血絡を刺絡するとよい。

## 2 風寒

[主証] 皮疹の色は淡または蒼白，冷えたり風にあたったりすると発症する。冷水に触れると皮疹と痒みが最も出現しやすく，温めると軽減する。冬のほうが夏よりも悪い。舌苔は薄白，脈は浮緩または浮緊となる。

[治則] 疏風散寒，調和営衛。

[取穴] 曲池，大椎（瀉，灸頭鍼），血海または三陰交（瀉）

## 3 胃腸湿熱（胃腸型）

[主証] 皮疹，痒みが出現している期間に同時に腹痛，便秘または下痢，悪心，嘔吐，食欲不振といった消化器系の症状が出現する。舌苔は黄膩，脈は滑数となる。

[治則] 表裏双解，清利湿熱

[取穴] 曲池，足三里，陰陵泉（瀉）
便秘を伴うものには上処方の陰陵泉を天枢（瀉）に代える。

## 4 気血両虚

[主証] 風疹塊が反復して出現し，数カ月から数年におよぶ。疲労後に皮疹と痒みが出現したり，あるいは増強する。精神疲労，無力感を伴ったり，心悸，息切れを伴う。時に自汗がでる。舌質は淡，舌苔は薄，脈は濡細または沈細となる。
[治則] 補益気血
[取穴] 合谷，三陰交（補）
[応用] ◇気虚衛表不固を主とし，体質虚弱や慢性病を患っており，顔色がすぐれず，疲労後や少し風寒を感受しただけで発症し，脈が細無力であるものには，合谷，大椎（補）により益気固表をはかるとよい。
◇血虚受風を主とし，女性で月経異常，皮疹の色が淡紅，いつも月経期または妊娠期に発病するものには，三陰交，血海（補），曲池（瀉）により養血去風をはかるとよい。

## 5 衝任不調

[主証] いつも月経の発来数日前になると瘙痒が起こりはじめ，月経が終わると瘙痒は消失する。胸やけ，腹痛を伴う。あるいは煩熱，口乾，大便秘結といった症状を伴う。舌質は紅，舌苔は薄白または薄黄，脈は弦滑，または弦滑で数，または滑数となる。
[治則] 疏風散邪，通腑瀉熱
[取穴] 天枢，中脘，曲池，三陰交（瀉）

## 症 例

[症例1] 風熱型
患　者：女，25歳，初診1981年12月22日
主　訴：蕁麻疹が起こるようになって2カ月になる。
現病歴：2カ月前に家具にペンキを塗っていて汗をかき風を受けたせいで発症したと思われる。あるいはペンキアレルギーの可能性がある。全身瘙痒となり，発疹の色は赤く，皮膚が熱い。とくに汗をかいて風にあたるとひどくなり，痒くてがまんができず，睡眠にも影響する。以前に蕁麻疹として治療を受け，中西薬を服用したが効果はなかった。本日，当病院の皮膚科から蕁麻疹として鍼灸治療を依頼された。
弁　証：風熱が肌膚に客し，血分に鬱して起こった風熱型の蕁麻疹である。
治　則：疏風清熱行血
取　穴：曲池，三陰交（瀉）
効　果：初診時，置鍼している時には痒みはなくなったが，抜鍼後にまた痒くなった。2診後

には痛みは著しく軽減し，3診で治癒した。4〜6診では治療効果の安定をはかった。
考　察：これは風熱型の蕁麻疹の症例である。もともとペンキアレルギーであり，さらに風邪を感受し，熱が肌膚と血分に鬱したために，灼熱感を伴う赤い発疹が出現し，強い瘙痒感が出現しているのである。汗をかいた後に風にあたると，症状がひどくなる。曲池（瀉）により風熱をとり，三陰交（瀉）により理脾活血をはかった。曲池には抗アレルギーの作用がある。また三陰交は「血行れば風自然に滅ぶ」という経験則にもとづいて用いた。この疏風清熱行血の法により効を収めた。

[症例2] 風熱挟湿型
患　者：女，30歳，初診1980年8月21日
主　訴：蕁麻疹が起こるようになって7日になる。
現病歴：7日前に突然全身性の痒みが出現した。熱感のある痒みで皮膚が片状にもりあがり，皮膚は紅潮している。局所のしびれ感と熱感が強い。両下肢の浮腫，左肩の熱痛による運動制限，口苦，口渇，尿黄といった症状がある。舌苔は薄黄，脈は浮数である。抗アレルギー薬を用いて治療したが効果はなかった。
弁　証：風熱挟湿が肌膚に鬱し，内では疏泄できず外では透達できないために起こった蕁麻疹
治　則：疏風清熱，除湿止痒
取　穴：曲池，血海，陰陵泉（瀉）。隔日治療とする。
効　果：2診後には全身の皮膚の熱感・瘙痒感は軽減し，左肩関節部も痛まなくなり動かせるようになった。3診後には発疹，片状の蕁麻疹はめだたなくなり，皮膚の熱感・瘙痒感はほぼ治まっている。両下肢の浮腫も軽減している。4診で治癒した。追跡調査により再発していないことを確認した。
考　察：風熱挟湿による症例である。風熱挟湿となって肌膚に鬱したために，全身に蕁麻疹が出現したのである。皮膚は紅潮し，熱感を伴った強い痒みが出現している。湿邪が下肢の肌膚に下注すると，両下肢に浮腫が起こる。口苦，口渇，舌苔薄黄，脈浮数などは，内熱外風，風熱の象である。
　　　　曲池（瀉）により去風止痒をはかった。また治痒の要穴であり，抗アレルギー作用がある血海（瀉）を用いたが，血海には「血行れば風自然に滅ぶ」といった効もある。さらに陰陵泉（瀉）により去湿をはかった。この去風清熱，除湿止痒の法により効を収めることができた。

[症例3] 気血虧虚型
患　者：男，45歳，初診1966年10月20日
主　訴：皮膚瘙痒を患って10年になる。
現病歴：10年来，雨にぬれたり，風寒や風を受けたりすると塊状の蕁麻疹が起こり，我慢ができないほど痒くなる。とくに手足で服から露出している部分がよく痒くなり，手指尖端部は痒くて腫痛が起こる。平素から腰痛（肥大性脊椎炎），頻尿，尿意急迫，

自汗，頭暈，息切れ，寒がり，四肢の冷え，大便は泥状便で排便回数が多い，明け方の下痢といった症状がある。身体は痩せており，脈は沈細無力である。以前に中西薬を用いた治療をいろいろ受けたが効果はなかった。

弁　証：気血虧虚と腎虚がからんだ癮疹
治　則：補気血，調営衛，佐として益腎をはかる。
取　穴：合谷，三陰交，復溜（補）。隔日治療とする。
効　果：初診後には痒みは軽減した。2診後には風寒を感受しても癮疹はひどくならなくなった。3診後には癮疹は著しく軽減し，皮膚の痒みは止まった。腰痛は軽減し，杖がなくても歩けるようになった。尿意急迫，頻尿，泥状の便，早朝の下痢，頭暈，息切れといった症状も，それぞれ一定程度好転している。4診後に癮疹は治癒した。手指尖端の痒みと腫痛も治癒している。5診後は合谷，太谿，腎兪（補）により補腎益気をはかり，腰痛，頭暈，息切れ，頻尿，尿意急迫の治療に専念したが，その治療期間中に癮疹は1度も再発しなかった。連続して15年間追跡調査を行っているが，癮疹は1度も再発していない。
考　察：本症例は気血虧虚型のものである。気血虧虚，営衛失和となり，陽気がうまく分布しなくなって腠理が密でなくなり衛外不固となると，雨にぬれたり風寒を感受するたびに癮疹が再発するようになる。さらに自汗や寒がり，四肢の冷えといった症状も伴うようになる。陽気がうまく分布しなくなると，手指尖端に腫痛が起こったり，衣服から露出している部位が痒くなったりするようになる。頭暈，息切れ，脈沈細無力は，気血虧虚の象である。この型のものは臨床上あまり見られないので，中西薬を長期に用いてもなかなか効果があげられなかったのも不思議ではない。また西薬には補益気血の法もないので効果がなかったのである。本症例は腰痛，頻尿，尿意急迫，泥状便を伴っているが，これは患者にもともとあった腎気不足，脾気虚弱による証候である。

合谷（補）により益気固表をはかり，三陰交（補）により補益営血，補益脾土をはかった。このように主として補益気血をはかって効を収めることができた。さらに復溜（補）を配穴し，佐として補腎をはかって腎虚を兼治した。

［症例4］風邪挟湿型
患　者：男，28歳，初診1970年2月2日
主　訴：蕁麻疹が起こるようになって3年になり，再発して20日余りになる。
現病歴：3年前から蕁麻疹が反復してよく起こるようになった。この20日余り，毎日夜に衣服を着替えて眠るときに，風寒の刺激によって蕁麻疹が全身に起こり，痒くて我慢ができない。心煩，急躁，胃酸が多く吐酸するといった症状があり，大便は泥状で回数は1日に2回である。以前に中西薬を用いた治療を受けたが効果はなかった。
弁　証：風邪挟湿となって肌膚に侵襲し，営衛に影響して起こった蕁麻疹
治　則：疏風去湿

取　穴：曲池，陰陵泉，三陰交（瀉）。
効　果：治療後の夜には蕁麻疹の再発は止まった。1970年3月13日に1回の治療で治癒したことを確認した。その後，15年にわたって追跡調査を行っているが，1度も再発していない。
考　察：『金匱要略』中風癧節病脈証併治には，「邪気経に中れば，則ち身痒くして癮疹をなす」とある。本症例は風邪挟湿となって肌膚に侵襲し，営衛に影響して起こった蕁麻疹の証候である。したがって夜の更衣時に風邪を感受すると，蕁麻疹が全身に出現するのである。心煩，急躁が起こるのは，痒みが非常に強いためである。また胃酸が多く吐酸する，泥状便といった症状は，湿邪留滞の象である。
　　　　曲池（瀉）により去風をはかり，陰陵泉（瀉）により去湿益脾をはかり，三陰交（瀉）により活血をはかった。曲池には抗アレルギーの作用がある。また三陰交（瀉）には，血行をよくすることにより去風するという効がある。この疏風去湿の法により効を収めることができた。

［症例5］風熱挟湿型
患　者：女，40歳，初診1969年11月25日
主　訴：蕁麻疹が起こるようになって11年になる。
現病歴：1958年の冬に川を渡っていて水にぬれてから発症した。その後，毎年立冬の1日前になると蕁麻疹が再発しはじめ，翌年の春になると自然に治癒する。蕁麻疹は手の背部，前腕，顔面部，足背部などの陽経が循行している部位と，衣服から露出している部位に多発する。風寒を感受すると殿部や脊背部にも蕁麻疹が出現する。患部の皮膚は痒み・しびれが強く，浮腫を伴う。肌膚は赤紫色となり鮫肌または癬状を呈している。四肢は冷えやすく，四肢に出現した蕁麻疹はなかなか消えない。口渇はあるが飲みたくない，腹脹，胃のつかえ，食欲不振，尿黄，大便は水様になったり硬くなったりする，手足麻木，多夢，不眠，口唇に潰瘍ができやすい，心煩といった症状を伴っている。
　　　　1958年の冬に発症してから11年になるが，その間の月経の色は紫黒色であり，量は多く，15～20日に1回発来し，痛経があり，帯下の量は多い。また陰部も痒くなる。手足関節部の色は蒼白であり，舌体は胖，舌辺には歯痕があり，舌苔は薄白で浮黄，顔面は紅潮しており，脈は数である。以前に中西薬を用いた治療をいろいろ受けたが効果はなかった。
弁　証：風熱挟湿となって肌膚に侵襲し，胃腸に蘊鬱して起こった蕁麻疹
治　則：疏風透達，清熱利湿，佐として活血をはかる。
取　穴：合谷，曲池，陰陵泉，三陰交（瀉）。2～3日に1回の鍼治療とする。
効　果：3診後には蕁麻疹はある程度軽減した。随伴症状もそれぞれ一定程度好転した。6診後には蕁麻疹は著しく軽減し，随伴症状は好転または治癒した。9診後に蕁麻疹は治癒し，随伴症状もすべて治癒した。月経の周期は正常となり，痛経は軽減した。

月経の色はまだ紫黒色である。1970年1月12日に蕁麻疹，月経病，陰部の瘙痒および他の症状が，再発していないことを確認した。

考　察：本症例の病証は複雑ではあるが，基本の病機は風熱挾湿である。平素から内熱があり，外感の寒湿を感受して，湿と熱が結すると湿熱の邪となる。この湿熱の邪が肌膚に侵襲して営衛，経絡に影響し，胃腸に蘊鬱すると，寒冷刺激を受けたり風寒を感受するたびに，湿熱の邪が内では疏泄できず，また外にも透達できなくなってしまう。そのため本症例のような蕁麻疹が出現するのである。また便が水様になったり硬くなったりする，腹脹，食欲不振，口渇するが飲みたくないといった症状を伴うようになる。湿熱が下焦に下注すると，帯下の量が多くなり，陰部の瘙痒，月経不順となり，色は紫黒で量が多くなる，尿黄といった症状が出現するようになる。舌体胖で歯痕がある，舌苔白で浮黄，脈数は，湿熱の象である。湿熱が上承すると口唇に潰瘍ができやすくなる。

曲池（瀉）により疏風清熱解表をはかり，合谷（瀉）により清熱解表，調衛をはかった。また陰陵泉（瀉）により去湿益脾をはかり，三陰交（瀉）により活血，行湿益脾，調営をはかった。この清利湿熱，疏風透達，行血の法により蕁麻疹が治癒しただけでなく，湿熱が中焦に留滞したり下焦に流注して起こった病証や月経不順なども，すべて治癒させることができた。

## ［症例6］ 胃腸熱盛合風熱外襲型

患　者：男，32歳，初診1985年4月23日

主　訴：蕁麻疹が起こるようになって2カ月になる。

現病歴：2カ月来，皮膚に痒みが起こり，全身に片状の丘疹が出現する。皮膚には灼熱感があり，発疹の色は赤い。風にあたると，これらの症状が増悪する。痒みがひどいと睡眠に影響する。さらに腹痛，胸やけ，大便秘結，食欲不振，飲食減少といった症状を伴っている。また煩熱や口乾，悪心や嘔吐，悪寒，発熱といった症状が出現することもある。体温は37.8〜38℃の間である。舌質は紅，舌苔は薄黄，脈は滑数である。以前に某病院で中西薬を用いた治療を受けたが，あまり効果がなかった。

弁　証：胃腸熱盛，風熱外襲による蕁麻疹

治　則：疏風解表，通腑泄熱

取　穴：天枢，中脘，曲池，大椎（瀉）。2〜3日に1回の鍼治療とする。

効　果：2診後には蕁麻疹は著しく軽減した。便秘と悪心・嘔吐は好転し，体温は37℃になった。4診後には発疹はでなくなり，便秘，悪心・嘔吐は治癒した。食欲は正常となり，舌脈所見にはある程度の改善が見られた。体温は36.8℃であった。7診後には治癒し，8〜9診では治療効果の安定をはかった。

考　察：陽明熱盛，熱蘊腸胃となったために腹痛，便秘，悪心・嘔吐，食欲不振が起こっている。この陽明熱盛は患者の平素の食生活と関係するものである。風邪挾熱となって肌膚に蘊鬱すると発疹が紅潮し，皮膚に灼熱感を伴うようになる。本症例の舌脈

所見は裏熱を反映したものである。本症例を総合的にとらえると，陽明熱実，風邪外束となり，内では疏泄できず，また外に透達することもできなくなって，風熱の邪が肌膚と胃腸の間に蘊鬱して発病したものと考えることができる。

天枢（瀉）により通腸瀉熱をはかり，中脘（瀉）により散邪和胃をはかった。また曲池（瀉）により風熱を去して表邪を解し，大椎（瀉）により解表退熱をはかった。この疏風解表，通腑泄熱の法により効を収めることができた。

［症例7］胃腸型合風熱型

患　者：女，18歳，初診1983年5月10日
主　訴：蕁麻疹が起こるようになって10カ月になる。
現病歴：10カ月来，蕁麻疹が反復して起こっている。再発時には全身の皮膚に発疹が起こる。発疹の色は赤く，とても痒くて灼熱感を伴っている。風邪を感受すると再発するか，症状が増悪する。1年余り，時々口渇や腹痛や便秘が起こったりする。蕁麻疹が再発あるいは増悪した時には，腹痛や便秘といった症状もひどくなり，食欲や睡眠に影響する。舌苔は薄黄，脈は浮数である。以前に本院で中西薬を用いた治療を受けたが，あまり効果はなかった。
弁　証：胃腸熱盛，風熱外襲による蕁麻疹
治　則：疏風散邪，通腑泄熱
取　穴：曲池，天枢，足三里（瀉）。2～3日に1回の鍼治療とする。
効　果：2診後には腹痛，便秘は軽減した。発疹，ひどい痒み，皮膚の灼熱感も著しく軽減した。3診後には蕁麻疹はほぼ治癒した。4診で治癒し，5診では治療効果の安定をはかった。1983年7月21日に患者の父親から治癒していることを確認した。
考　察：本症例では曲池（瀉）により疏風散熱をはかり，天枢（瀉）により通腸瀉熱をはかり，足三里（瀉）により和胃瀉熱をはかった。この疏風散邪，通腑瀉熱の法により効を収めることができた。

この患者は平素から胃腸実熱があったところに，風邪を感受して風邪外束となり，内では疏泄できなくなり，また外に透達できなくなったために，風熱が皮毛腠理と胃腸の間に鬱して発病したものである。1年余にわたって時に口渇する，時に腹痛が起こる，便秘するといった症状が出現しているが，これらは胃腸実熱によるものである。また風熱が肌膚に束したために発疹は紅潮し，強い痒みと灼熱感を伴っているのである。蕁麻疹が再発したり増悪すると，腹痛や便秘もひどくなっているが，これは病邪が消化道の粘膜を侵犯しているためである。舌苔薄黄，脈浮数は，裏熱と風熱在表の現れである。選穴と治則が本症例の病因病機に符合していたので，著効をおさめることができた。

## 結　語

### 1. 症例のまとめ

本篇では7症例を紹介した。

例1は風熱型のものである。曲池，三陰交（瀉）による疏風清熱行血の法を用いて，効を収めることができた。

例2は風熱挾湿型のでものである。曲池，血海，陰陵泉（瀉）による疏風清熱，去湿止痒の法を用いて，効を収めることができた。

例3は気血虧虚型のものである。合谷，三陰交，復溜（補）による補益気血を主とし，佐として補腎をはかるという法を用いて，効を収めることができた。

例4は風邪挾湿型のものである。曲池，陰陵泉，三陰交（瀉）による疏風去湿の法を用いて，効を収めることができた。

例5は風熱挾湿型のものである。合谷，曲池，陰陵泉，三陰交（瀉）による疏風透達，清利湿熱，佐として活血をはかるという法を用いて，効を収めることができた。

例6は胃腸熱盛，風熱外襲型のものである。天枢，中脘，曲池，大椎（瀉）による疏風解表，通腑瀉熱の法を用いて，効を収めることができた。

例7は胃腸熱盛，風邪外束型のものである。曲池，足三里，天枢（瀉）による疏風散邪，通腑瀉熱の法を用いて，効を収めることができた。

以上の7症例で選穴した治療穴は，曲池，三陰交，陰陵泉，合谷，天枢，中脘，復溜，大椎，足三里，血海の10穴のみである。その中でも曲池から天枢までが最もよく用いられる治療穴である。

### 2. 選穴について

本病は実証のものが多く見られる。風寒または風熱の侵襲によるものや，アレルギー性のものが多く見られる。このため曲池，三陰交または血海への瀉法がよく用いられるのである。湿邪を伴っているものには陰陵泉（瀉）を加え，胃腸症状を伴っているものには天枢，中脘（瀉）または足三里（瀉）を加えるとよい。表証による発熱・悪寒を伴っているものには大椎（瀉）を加え，両下肢の癮疹がひどいものには風市（瀉）を加えるとよい。陽明熱盛を伴っているものには合谷，内庭（瀉）を加え，血熱を伴っているものには三陰交（瀉，透天涼）を加えるとよい。中焦虚寒を伴っているものには中脘（灸瀉），神闕（灸）を加え，陽虚を伴っているものには関元（灸補）を加えるとよい。

気血双虧に属しているものには合谷，三陰交に補法を施すとよい。風寒に属しているものには曲池，血海，大椎といった治療穴に瀉法を施し灸を加えるとよい。気虚表虚に属しているものには合谷，大椎に補法を施し，曲池に瀉法を施すとよい。心陰虚による強い症状を伴っているものには神門，曲池，風市に瀉法を施し，三陰交に補法を施すとよい。また心肝火旺を伴うものには神門，太衝，曲池，三陰交に瀉法を施すとよい。

## その他

### 1. 慢性蕁麻疹の弁証治療のポイント

　慢性蕁麻疹は，虚中挟実証が多く見られる。実では風寒や風熱が表にあるもの，腸胃湿熱，陽明熱盛，風邪外束といったものが見られる。虚では表虚，気虚，血虚，心虚，腎虚，中焦虚寒，中虚湿滞を伴ったものが多く見られ，また挟実としては心火や肝火が多く見られる。

　臨床にあたっては，単純に去風散寒，調和営衛，疏風清熱，疏風清利湿熱，疏風散邪，通腑瀉熱といった法を用いるのではなく，しっかりと兼証に注意をはらって臓腑弁証を行う必要がある。心肝脾肺腎といった五臓と関連する兼証をしっかり把握して論治することが重要であり，適切に配穴を行うことによって治療効果を向上させることができるのである。

### 2. 三陰交がよく選穴される理由

　三陰交は血証の要穴である。補法を施すと養血，止血の作用や，血分の虚を補う作用がある。また瀉法を施すと活血，行血の作用があり，さらに透天涼を配すと涼血の作用や血分の熱を清する作用がある。本病に対して本穴に鍼で瀉法を施すと，「風を治すは先に血を治す，血行れば風は自然に滅ぶ」といわれている効果を収めることができる。補法を施すと血虚生風型や気血虧虚型の本病を治すことができる。また瀉法（透天涼を配す）を施すと血熱生風型の本病を治すことができる。本穴は脾経の経穴であり，瀉すと去湿作用もあるので，風湿型の本病の治療にも用いることができる。また本穴は肝脾腎三陰経の交会穴であり，瀉法を施すと疏肝解鬱行血の作用もあるので，神経性瘙痒の治療にも用いることができる。

### 3. 曲池に瀉法が多く用いられる理由

　曲池は去風の要穴であり，全身の風を除去するといった特殊な作用がある。本病の痒みは非常に強いが，これは「風なくば痒みを作らず」という病機と密接な関係がある。発病が急で癮疹が出たり出なかったりするという特徴は，「風は百病の長たり，よく行りたびたび変ず」という風の特徴と密接な関係がある。

　風には内風と外風があるが，外風は虚に乗じて入り肌表に影響して本病となる。内風には血虚生風と血熱生風の違いがある。また風邪が湿邪にからんだり，寒邪にからんだり，熱邪にからんだりして，それぞれ風湿型，風寒型，風熱型となる。陽明熱盛と風邪束表の混合型，胃腸湿熱型といったものもある。このように本病の病因病機は，風邪と関連したものが多いことから，曲池（瀉）は本病治療の常用穴とされているのである。

## その他

# 1. 誤治検討症例

　診療の成否は，弁証論治の正確さによって決まる。弁証論治とは客観的に存在する疾病に対する中医の主観的認識であり，この客観的な疾病に対する認識が正確であるかどうかは，また主観的な判断が客観的に存在する実際に符合しているかどうかによって決まるのである。疾病を反映して出現する証候は，錯雑としていて複雑である。もし疾病を具体的に把握していなかったり，四診合参が不十分であったり（問診が詳しくなかったり脈診だけで病を診るなど），弁証を運用する方法が不適切であったりすると誤治につながる。また治則の主次の混淆，問診の仕方の問題，経験の欠如，標本関係の欠落，選穴や配穴の不適切さ，補瀉法の誤った運用，現代医学検査指標に対する無理解といったことも，すべて誤治を引き起こす可能性がある。このように誤治を犯す原因は多方面にわたっている。

　誤治検討とは，弁証論治に対する再検討，病機に対する再認識，経穴効能に対する再検討ということである。誤治の中から教訓をくみ取るために，ここでは四診の問題，弁証の問題，治則の問題，用穴の問題といったサイドから誤治症例を紹介し，分析を行うこととする。

## 1 四診不備の例

　四診不備には，軽率な診察，経験主義，マニュアルへの固執といった内容がある。こういったやり方は，弁証の誤りや分析根拠の欠落，治則違反，選穴の誤りを引き起こすことになる。また前任の医師の治療経過を知らないため，効果がなかった治療を重複して行うといったものもある。次に例を示す。

[症例1] 腰痛，帯下
患　者：女，60歳，初診1984年6月15日
病　候：5カ月前，歩行中の不注意で腰を捻って腰痛が出現するようになった。行気活血薬の服用によって激痛は治癒し，咳をしたり腰を捻った時に起こっていた激痛も治癒したが，腰全体および尾てい骨部のだるい痛み，空痛が出現するようになった。ただし具体的な痛点は認められなかった。腰が折れるような感じの痛みが起こることがあり，ひどい場合は歩行に影響したり腰を曲げることができなくなる。当地の病院での長期治療にもかかわらず，効果はなかった。
治療経過：前任の担当医師が初診〜3診で間使，三陰交（瀉）による行気活血の法を用いた

その他

が，かえって症状は増悪した。4～6診では腎兪，阿是穴（瀉）による舒筋活絡止痛の法に改めたが，腰および尾てい骨部のだるい痛み，空痛，腰が折れるような腰痛は，いっそうひどくなった。

前任の医師からの紹介で回診することとなり，詳しく病状を確認したところ，患者は恥ずかしかったために帯下の病について述べていなかったことがわかった。帯下病を患って2年が経過しており，帯下は白帯で量が多く，性状は希薄である。また小腹部が冷たく感じられ，折れるように腰がだるく，空痛となることもなる。ひどい場合は歩行や腰の運動に影響がおよぶ。頻尿で尿の色は清，大便は泥状，舌質は淡，舌苔は白，脈は沈でやや遅であった。帯脈，腎兪，命門（補）による温補腎陽，固渋止帯の法に改め，10回の鍼治療で帯下が治癒しただけでなく，腰や尾てい骨部の痛み，その他の症状もそれにつれて治癒した。

検　討：本症例の誤治の原因は，問診が詳しくなかったことと，患者のいう腰痛の成因を信じてマニュアル通りに治療したことにある。3回の治療で症状はかえって増悪しているが，これは詳しく病状を問診しなかったために，ただ腰と尾てい骨部の痛みといった表面的な症状のみをとらえてしまったことによるものである。平素からの一連の腎陽虧虚による帯下証候をとらえられなかったために，虚を瀉してひどくしてしまったのである。また腰部を捻った後にすでに行気活血薬によりギックリ腰は治癒していることを考慮せず，さらに行気活血の法を用いたこと，さらにギックリ腰と虧虚性の腰痛との鑑別を行わなかったことが，ここでは問題となっているのである。初診～3診で再び行気活血の法を用い，4～6診で舒筋活絡の法を用いているが，これは虚を実として治療しているので，症状が増悪するのは当然の理である。7診時の回診により病状を詳しく確認して分析した結果，はじめて腎陽虚による帯下病と判明したのである。腰仙部の空痛，だるい痛み，痛点が不明確，ひどい場合の折れるような腰のだるさといった症状は，帯下が長期化し精血失養となって起こるようになったものである。本は腎陽虚による帯下病であり，腰仙部痛はただの1症状にすぎない。したがって帯脈，腎兪，命門（補）による温補腎陽，固渋止帯をはかって，その本を治したのである。帯脈は止帯の要穴である。腎兪には補腎の作用と壮腰の作用がある。命門は真火を補い命門を強める作用がある。ここでは腎兪と配穴して用い温補腎陽をはかった。止帯を治療の本として帯下は治癒した。精血が腰部の筋脈を栄養できるようになると，腰仙部痛は自然に治るのである。

［症例2］下肢の冷痛

患　者：男，26歳，初診1984年10月20日

病　候：患者は両下肢の冷痛を患って2年が経過している。本人は2年前，仕事をしていて汗をかき冷たいシャワーをあびた後に発病したと述べている。両下肢のとくに膝関節部から下の部位の冷痛が著しい。温めても温まりにくい。冬季や寒冷刺激を受けると症状は増悪し，温めると気持ちよく感じる。歩行時に力が入らない。以前に寒

湿痺証として鍼灸や水鍼，透熱療法による治療を受けたが，効果はなかった。

治療経過：本科の医師が膝眼，足三里，陰陵泉，陽陵泉，絶骨，承山，阿是穴などから毎回3～4穴を取穴して刺鍼し，瀉法を施して灸頭鍼を併用し，隔日治療とした。4診後には下肢の冷痛はある程度軽減した。6診後には下肢の冷痛が軽減せず，かえって両下肢の無力がひどくなってしまった。回診により下肢の冷痛とシャワーとは関係がないことがわかった。下肢冷痛の発症がシャワーをあびるのより2カ月早かったのである。また平素からさむがり，四肢の冷え，頻尿，尿意急迫，排尿無力，息切れ，頭暈，身体のだるさ，無力感といった症状があったり，時に腹脹，食少，下痢といった症状が起こることがわかった。顔色は蒼白，舌質は淡，脈は沈細であった。温補腎陽の法に改め，関元（補，焼山火を配す），腎兪（補）により12回の鍼治療を行い，両下肢の冷痛と随伴症状を治癒させることができた。関元への施術では温熱感が両下肢にいたるようにした。

検　討：本を治したい場合は，必ず先に本を求めなければならない。本症例の誤治は，まず先に本を求めなかったこと，問診が詳しくなかったこと，分析が欠落していたこと，前の轍を再び踏んだことによるものである。温めても温まりにくいといった腎陽虚弱の証候と，仕事後のシャワーの件とを混同することによって，寒邪による寒痺証と誤ってしまったのである。前任の医師は痺証として施治し無効であったので，再び痺証として施治すべきではなかったのである。再び前の轍を踏み，虚を実として治療して下肢筋脈を損傷したために，下肢の無力がいっそうひどくなったのである。4診後に下肢の冷痛が軽減しているが，これは急いで温めた結果，一時的に温まっただけであり持続するものではなかった。下肢が温まりにくい，冬季に増悪したり寒冷刺激によって増悪する，さむがり，四肢の冷えといった特徴は，真陽不足，陽気不達によるものである。命門火衰のために脾失健運となると，腹脹，食少，下痢といった症状が出現するようになる。また納運失職となり化源不足になると，頭暈，息切れ，身体のだるさ，無力感が出現するようになる。尿意急迫，頻尿，排尿無力といった症状や，顔色蒼白，舌質淡，脈沈細などは，すべて真陽不足による現れである。回診の後，弁証取穴による全身治療に改め，補腎作用がある腎兪（補），温補真陽の作用がある関元（補，焼山火を配す）による温補腎陽の法を用いて，治癒させることができた症例である。

[症例3] 面癱

患　者：男，45歳，初診1983年10月7日

病　候：10日前に原因は不明であるが，左側の面癱〔顔面麻痺〕が起こった。左目を閉じることができず，風があたると涙が出るようになり，口唇が右にゆがんでいる。前額のしわの消失，しわ寄せができない，口笛を吹くことができない，咀嚼障害，食物が口角から流出する，患側の顔面筋が弛緩しているといった症状がある。血圧は141～150／90～100mmHgの間である。1966年に流行性髄膜炎を患ったことがある。

1976年には急性腎炎を患い，その後に慢性化している。

治療経過：初診〜4診では左の太陽，下関，頬車，地倉により通経活絡散邪をはかり，同時に合谷，太衝（瀉）により去風散邪舒筋をはかった。その結果，病状は好転せずかえって増悪した。病状を詳しく確認すると，平素から食がすすまない，倦怠，無力，息切れ，横になりたがる，両眼昏花，頻尿，残尿といった症状があることがわかった。さらに時々，頭暈，心悸，陽痿〔インポテンツ〕といった症状も現れるとのことであった。脈は沈細無力であった。

5診からは患側の太陽，下関，頬車，地倉（補）による補益筋脈（顔面部）の法と，合谷，三陰交（補）による補益気血の法とを交互に用いることとし，8診で治癒させることができた。1カ月後の追跡調査により，再発していないことを確認した。

検　討：本症例の誤治の原因は，問診が詳しくなかったこと，マニュアル治療に固執したこと，虚を実として治療したことにある。初診から4診の治療で病状が増悪したのは，病状について詳しく確認せず，ただ一面的に面癱という表面的な症状のみに対処したからである。つまり平素からの虚弱な状態が顔面部の筋脈を弛緩させたという病機を見落としていたのである。『金匱要略』中風歴節病篇にある「邪気反って緩み，正気則ち急，正気邪を引き，喎僻不遂す」という考えに固執し，また発病経過が短く年齢的にも壮年であるということだけで，対症取穴によるマニュアル治療を行ったために，弊害が出たのである。この症例は，局部病証であっても全身証候と関連させて，全体的な視野から局部病証をとらえることの重要性を提示したものである。問診にしても同様であり，弁証ではなおさらこの点が重要とされている。初診から4診と，5診から8診までの治療では，取穴では1穴しか違わず，補瀉法を逆にすることによって，全く異なる治療効果を収めることができたのである。鍼による補と瀉は，病証の虚実の違いによって決定されるものである。虚を実として治療したり，実を虚として治療すると誤治を引き起こすことになるので注意する必要がある。

［症例4］両下肢痛

患　者：男，55歳，初診1977年7月10日

病　候：患者は両下肢の重だるさ，痛みを患ってすでに4カ月が経過している。最初は右下肢の膝以下の部位が腫れ，重だるい痛みであったが，しだいに左下肢の膝，寛骨部，下腿が重だるくなって痛むようになり，ついには両上肢のだるい痛みも起こるようになった。雨天時や寒冷刺激を受けたりすると，少しひどくなる。

治療経過：ある研修医が初診〜12診で患部取穴を採用して瀉法を施し，時々ではあるが低周波治療器を併用して通電を行ったが，効果がよくなかったため私に紹介してきた症例である。病状を詳しく尋ねてわかったことであるが，この患者は頭暈，眼花，心悸，悪心，午後の発熱，口苦，渇くが飲みたくない，尿黄，食欲不振といった症状を伴っていることがわかった。舌苔は黄膩，舌辺は紅絳，脈は濡数であった。

湿熱痺証と弁証し，曲池，足三里，陰陵泉（瀉）による清利湿熱の法に改めること

にした。3診後には四肢のだるい痛み，下肢の重だるさは軽減し，飲食は増加し心悸，悪心，口苦，頭暈といった症状もある程度軽減した。舌苔は黄膩から薄黄となった。6診後にはそれぞれ程度は違うが，全ての症状が軽減したり治癒した。7診で治癒させることができた。

検　討：研修医が質問したので，次のように答えた。本症例は湿熱の邪が筋脈に浸入して気血痺阻となったものであり，湿には重濁性があるため両下肢の重だるさ，痛みが起こったのである。雨天時や寒冷刺激を受けると，湿熱がそれに束縛されるので，肢体の重だるさや痛みは少し増強するのである。これは寒鬱によって増悪したものではなく，風寒湿痺に属するものではない。湿熱の邪が中宮に留滞すると，悪心，口苦，渇くが飲みたくない，食欲不振といった症状が出現するようになる。また湿熱が下注すると尿黄となる。本症例の舌質，舌苔，脈象は，湿熱の象であることを示唆している。病機は湿熱に属しているので，清利湿熱の法を用いて，その本を治すこととした。呉鞠通は『温病条辨』の中で，「午後身熱，状は陰虚のごとし」と指摘している。本症例の午後発熱は，その証候と関連させて考えると，湿熱の証とすべきである。

本症例の誤治の原因は，問診の不備とマニュアル通りの治療にある。体内にある湿熱を因とする病証に対して，対症治療として患部取穴を用いて，はたして効果がでるであろうか。問診の不備は，経験の乏しさからくるものである。問診の不備により内在する湿熱証候に気がつかず，対症治療となったのである。

マニュアル治療が習慣になっていたため，12診までがすべて患部取穴による対症治療となっており，痛を以て痛を止めるという鍼灸処方になっている。一般的には3〜5回の鍼治療で効果がなければ，回診または指導を受けるべきである。12診も治療してからまだ苦痛がとれないといって回診を依頼するとは，あまりにも遅すぎる。

［症例5］腰痛

患　者：男，48歳

病　候：腰痛を患って2年余りの患者である。腰部がいつもだるく感じられて痛み，長く座っていると増悪するという特徴がある。また患部が冷たく感じられ，雨天時や寒冷刺激により増悪し，温めると楽になる。少腹部の拘急，さむがり，四肢の冷え（とくに両下肢が顕著）を伴い，時々ではあるが陽痿，頻尿，小便不利，排尿無力といった症状が起こることがある。舌質は淡，脈は虚弱であった。以前に某病院で寒湿腰痛として中薬による治療を受けたが，効果はなかった。

治療経過：初診〜5診では腎兪，大腸兪（瀉，灸頭鍼を併用）とした。2診後に腰部の冷痛は少し軽減した。5診後には腰部のだるさ・痛みは増強し，腰に力が入らなくなり長く座ることができなくなった。頻尿や時に起こる小便不利，排尿無力といった症状も増悪している。回診を頼まれて診たところ，前任の担当医は随伴症状や治療経過について確認しておらず，切診もしていないことがわかった。ただ腰部のだるさ・

その他

　　　　　痛み，雨天時や寒冷刺激を受けると増悪する，温めると楽になるということだけを
　　　　　主証とし，寒湿腰痛として治療していたために，治療後に症状が増悪していたのである。6〜10診では関元，腎兪，復溜（補）による温補腎陽の法に改めたら，腰痛が治癒しただけでなく，随伴症状も同時に治癒した。
検　討：本症例に対する誤りは2つある。1つは担当医が「外を治すは必ず諸内に求めるべし」ということに注意をはらっていなかったことである。つまり随伴症状と関連させず，ただ腰部の症状のみによって判断してしまったことにある。もう1つの誤りは随伴症状と治療経過を確認せず，盲目的に寒湿腰痛として治療し，前の轍を再び踏んでしまったことである。その結果，もともと八味地黄丸証であるのに，寒湿腰痛と誤診してしまったのである。温補腎陽の法を用いるべきなのに，温散寒湿の法を誤用していること，また温散寒湿の法を用いて無効だったのに，再度誤用したことに問題がある。弁証論治の法則に背いたために，誤診，誤治となり，病状を悪化させたのである。

　　　　　関元，腎兪，復溜（補）は，『景岳全書』にある「故に善く陽を補う者は，必ず陰中に陽を求む，則ち陽は陰の助けを得て，生化窮することなし。善く陰を補う者は，必ず陽中に陰を求む，則ち陰は陽の昇るを得て，泉源竭せず。」という考えにもとづいて配穴したものである。つまり本症例の病機，治則とこの3穴の作用を考慮して配穴したものである。関元（補）は補益真陽を目的とするが，補益腎気を目的とした腎兪（補）を配穴することにより，温補腎陽の効を収めることができる。また復溜（補）は滋陰補腎を目的とするが，関元（補）と配穴することにより，陰中に陽を求めれば，陽は陰の助けを得るの意となる。初診〜5診で用いた経穴を，もし補法に改めれば，温補腎陽の作用（主として腎兪への灸補による）が生じる。ただし関元，腎兪，復溜（補）よりは作用が弱く，効果も緩慢となるが，病状を増悪させることはない。

［症例6］腹痛，身体痛
患　者：男，40歳，初診1990年8月6日
病　候：腹痛と身体痛を患ってすでに3カ月が経過している患者である。3カ月前に畑仕事をしていて雨にあたって寒を受けたが，もともと身体が丈夫なので気にとめなかった。ある日の房事後に小腹部に痙攣痛が起こり，痛くて小腹部を触ることもできなくなった。また陰茎が腹内に収縮するような感じがした。翌日さらにひどくなり，またマックバーニー点の部位の痙攣痛，全身の筋骨痛，悪寒・発熱といった症状も見られるようになった。
治療経過：当地の医師は詳しく問診をせず，また腹診もせず，畑仕事中に雨にあたって発症したということだけで，九味羌活湯を3剤投与した結果，悪寒・発熱は治癒したが，腹痛と身体痛は軽減せず，夜間に痛みが増強するようになった。当地の医師はマックバーニー点の痛みが著しいことを主証と考え，虫垂炎として蘭尾穴，阿是穴に鍼

治療を施し，さらにペニシリンを注射した。8日が経過したが，いっこうによくならなかった。また家族の者が民間薬を服用させたが，これも無効であった。数日前にバリウム注腸と血液検査を行ったが，異常は認められなかった。

現在証：小腹部とマックバーニー点の部位に冷痛，発作性の痙攣痛が起こり，温めると楽になる。押さえても塊は触れない。陰茎が腹内に収縮するような感じがする。全身の筋骨関節に冷痛が起こる。以上の症状はともに夜間に増強する特徴がある。またさむがり，四肢の冷え，食欲不振，泥状便，頻尿，頭暈，息切れ，精神疲労，懶言，精神不振，言葉に力がないといった症状を伴っている。舌質は淡，舌苔は白，脈は沈細でやや遅であった。これは真陽不足，陰寒内盛，脾虚失運，生化無源による腹痛，身体痛の証候として治療することとした。初診～3診では右大巨，気海，阿是穴（瀉，灸頭鍼を併用）により温経散寒をはかってその標を治すこととし，1日1回の鍼灸治療とした。4～9診では関元，神闕（灸）により温補真陽，補益脾陽をはかってその本を培うこととした。灸は1日2回，毎回それぞれの治療穴に15～20分施すこととした。3診後には腹痛は治癒した。9診後には身体痛と陰茎の収縮感も治癒し，随伴していた虚弱症状にも一定の好転または治癒が認められた。

検　討：本症例に対する前担当医の誤診，誤治は3つある。1つは問診不備のために，房事傷精となって寒邪が虚に乗じて侵襲したことがわからず，ただ雨によるものとして治療したことである。小腹部の痙攣痛，発作性の痛み，陰茎の収縮感が，寒の収引性によるものであることを知らず，また身体痛が陽気不達によることも把握していない。

　2つめは腹診を行っていないことである。陽虚陰盛による小腹部の痙攣痛の可能性を排除し，マックバーニー点の反応のみを主証としたことに誤りがある。3つめは血液検査やバリウム注腸を行わず，痛点のみを根拠として主観的に虫垂炎と診断したことである。したがって用薬，鍼治療ともに効果がでなかったのである。

　患者は平素から身体が強いほうであり，臓腑にももともと病はなかった。発病は房事後であり雨にあたったのはその前であることから，房事傷精となり，寒邪が虚に乗じて深く肝腎2経に侵襲したことに疑いの余地はない。腎は精を蔵して骨を主っており，肝は血を蔵して筋を主っている。このことから精血虧虚，陽気不達となれば，全身の筋骨に冷痛が起こるのである。肝脈は毛際を循り，陰器を繞って，少腹部に入り，腎脈は少腹部を循っており，小腹部では足三陰経と任脈が交会している。陰寒が足三陰，任脈の会に外から侵襲すると，小腹部やマックバーニー点の部位に疼痛が起こるようになる。夜間は陰に属し，寒邪も陰に属しているので，夜間になって陽気が抑止されると腹痛，身体痛は夜間に増強するのである。また寒には収引性があるので，小腹部に痙攣痛が起こったり，陰茎の収縮感が生じたりするのである。痛む部位を按じても塊を触知しないことから，虚寒の象とすることができる。真陽不足，陰寒内盛，脾運失健，生化無源により，一連の陽虚，虚弱の象が見られるようになっているのである。

その他

前担当医が投与した九味羌活湯により表邪はすでに退いたが，陽虚陰寒の治療がなされていない。ここで温陽散寒の品を投与すべきであるのに，虫垂炎と誤診して鍼治療を施している。患部取穴に灸を併用しないで，陰寒を除くことができるであろうか。急なれば則ちその標を治すという原則にもとづいて，まず初診〜3診では患部穴（灸瀉）により温陽散寒止痛をはかることとした。そして腹痛が緩解するのを待って，次にその本を治すこととし，4〜9診では関元，神闕（灸）により温補真陽，補益脾陽をはかって，身体痛および他の諸症状を治癒させることができたのである。

［症例7］胸痛

患　　者：男，22歳，初診1985年8月8日

病　　候：胸痛を患って4年になる。力仕事をしていて胸部を捻ったのが原因で発症したものである。その後，上肢の運動や上半身を捻ったりするたびに，胸部の右側に痛みが起こるようになり，痛みは右肩甲部内縁に放散する。また少し無理な仕事をすると痛みは増強する。少し熱めのものを食べると，食道が焼けるように感じられるが，飲食には影響しない。舌苔は薄白，脈は弦數であった。以前に中西薬による治療を長く受けたが，効果はなかった。

治療経過：初診，3診，4診は間使，三陰交（瀉）により行気活血をはかった。2診，5診は放射点取穴を採用し右魄戸，膏肓兪（瀉）により通経活絡をはかった。以上の5診で無効だったので，何度もその検討を行った。本症に虚象がないことから実証であることは問題がない。しかし行気活血や通経活絡の法による鍼治療や投薬を行ったが，効果がないのはどうしてなのか。少し熱めのものを食べると食道が焼けるように感じられるというが，その他の熱象は見られない。患部には圧痛点もなく，また具体的な痛点もないが，病はどこなのか。瘀血には属さないのか。患部の病変と内臓との間に特殊な関連性はなく，また症状も見られない。弁証にも立法にも用穴にもこれといった問題はなさそうなのに，効くはずなのに効かないのはなぜなのか。以上の点を考慮しながら再度，病状について尋ね，圧痛点の検査をしたところ，右側の承満，梁門，天枢穴に著しい圧痛があることがわかり，ここから右胸部と肩甲部に向かって痛みが放散していることが判明した。6〜8診では圧痛点取穴に改め，右梁門，天枢に瀉法を施すこととした。6診後には胸部右側の痛みは著しく軽減し，8診で治癒させることができた。

検　　討：本症例の誤治は四診の不足にあった。患者の主訴だけに耳をかたむけ，患部の切診を怠り，さらに前の轍を踏んだ誤治を採用してしまったことにある。力仕事によって起こったと患者は述べているが，すでに4年も経過しているので，行気活血や通経活絡の法を採用すべきではなかったのである。それに前担当医がすでにこの法を用いて無効であったことも考慮すべきであった。患者のいう胸痛は，実は右上腹部痛が放散したものであり，痛点は腹部にあって胸部にはないのに，胸痛として治療

していたわけである。病位を間違えていたので，当然効果はなかったのである。切診により病が右側腹筋にあることがわかったので6～8診では圧痛点取穴とし，局部の理気散滞，通経活絡をはかることによって，効を収めることができた。右承満，梁門，天枢の部位に圧痛が認められたが，患者の自覚症状はなく，また胃腸症状もなかった。これは腹筋の経気失暢が右胸部に放散して起こった痛みなのである。

## ［症例8］膝関節部の冷痛

患　者：男，42歳

病　候：両膝関節部に冷痛が起こるようになって2年になる。雨天時や寒冷刺激を受けると痛みは増強し，温めると楽になる。また尿意急迫，頻尿，さむがり，四肢の冷え（下肢の冷えが強い），歩行時のだるさ・無力感といった症状を伴っている。顔色は蒼白で，脈は沈細であった。以前に寒湿腿痛（膝関節痺証）として治療を受け，中薬を長期服用したが効果はなかった。

治療経過：初診～4診では両側の膝眼に瀉法を施し，灸頭鍼を併用した。4回の治療で膝関節部の冷痛は少し軽減したが，歩行時のだるさ・無力感はかえって増悪した。さむがり，四肢の冷えといった症状もまだある。回診を依頼され，真陽不足となり陽気が両下肢にいたらないために起こったものであることが判明した。これは膝関節リウマチによるものではなかったのである。5～9診では関元（補，焼山火を配す），足三里（補）に改め，補益真陽，補益筋脈の効によって5回の治療で治癒させることができた。関元に生じた温熱感をそれぞれ左右の大腿内側に向かわせ，下行させて膝関節部と下腿部にいたらせた。なお足三里は壮筋補虚をはかる目的で用いた。

検　討：本症例の誤治は，前担当医が細かく随伴症状や治療経過を確認しなかったことによるものである。患者は以前に膝関節の寒湿痺証として中薬による治療を受け，効果がなかったのにもかかわらず，前担当医も同様に寒湿痺証として治療を行っているので，効果がなくて当然である。両膝関節部に冷痛があり，雨天時や寒冷刺激を受けると痛みが増強し，温めると楽になると患者は感じているが，さらにさむがり，四肢の冷え（下肢が顕著），歩行時のだるさ・無力感，尿意急迫，頻尿といった症状を伴っていることと，顔色や脈象を参考にすると，これらは陽虚によるものだと判断することができる。全体的に弁証を行うと，真陽不足となり両下肢に陽気がいたらないために起こったものと判断することができ，さらに筋脈虧虚による証候を伴っていることがわかる。

　　　　　5～9診では関元（補，焼山火を配す），足三里（補）に改め，温補真陽，壮筋補虚をはかることによって，効を収めることができた。本症例の誤治は，根本にある証を診ることなく，外に現れている現象のみにとらわれたことによるものである。そのために局所治療となったのである。さらに以前の治療経過を考慮しなかった点も問題である。虚実寒熱の鑑別をはっきりさせず，患者の主訴のみに頼った対症治療となっていたのである。

## 2　弁証の問題

　弁証の誤りとしては，弁証が大雑把であったり，経験が乏しかったり，分析が欠如していたり，証型の判断を誤るといったものがある。問診不備によるもの，四診合参の欠如によるものもある。これらは治則上の誤りや選穴の誤りにつながり，理法方穴に一貫性が欠けることによって誤治を引き起こすことになる。

［症例1］不眠

患　者：男，26歳，初診1983年11月7日

病　候：3年前に強い精神的刺激を受け，その夜から心悸が起こり，驚きやすくなり，多夢，不眠となった。入眠しても目が覚めやすくなった。しばしば夢を多く見，少ししか眠れなくなり，しだいに記憶力も減退するようになった。倦怠，精神疲労，頭暈，眼花，空腹感が起こりやすい，食欲不振，食べても味がわからないといった症状を伴っている。顔色はすぐれず，舌質は淡，舌苔は薄，脈は細弱であった。以前に中西薬を長期服用したが，どれも効果がなかった。

治療効果：前担当医は心腎不交，陰虚火旺の黄連阿膠湯証として治療し，初診〜3診は神門（瀉），復溜（補）で治療を行った。治療後，不眠と随伴症状に改善は見られず，かえって精神疲労，目が覚めやすいといった症状は増悪した。4診も同様に治療し，いっそうひどくなった。5診時に回診を依頼され，再度弁証分型を行ったところ，心脾両虚型の帰脾湯証であることが判明した。神門，三陰交（補）による補益心脾の法に改め，10診で治癒させることができた。

検　討：本症例の誤治は，弁証の誤りによるものである。もともと心脾血虚型のものを，陰虚火旺と誤ったものである。前担当医が用いた神門（瀉），復溜（補）による滋陰清火の法は，陰虚火旺や熱病後に心煩，不眠となる黄連阿膠湯証に適用するものである。『傷寒論』弁少陰病脈証併治篇には，「少陰の病，これを得て二三日以上，心中煩し，臥すること得ざるは，黄連阿膠湯これを主る」とある。神門に補法を施すと補益心気，養血寧神の作用がある。また神門に瀉法を施すと心絡を通じ，心火を清し，心神を安んじる作用がある。ここでは補すべきであって瀉すべきではなかったのである。復溜への補法は滋補腎陰の作用はあるが，益脾養血の作用はない。弁証を誤るとこのように治則，取穴，補瀉法もそれとともに誤ることになってしまうのである。そのため3診までの治療では，効果が見られるどころか，かえって病状は増悪したのである。4診も同様に対処しており，再度誤ったことになる。5診の回診時に，随伴している症状のサイドからもう一度，弁証分析をしなおした。患者は多夢，少ししか眠れないとしているが，少ししか眠れないのは目が覚めやすいからであって，驚きやすいためではない。心悸が起こることがあるが心煩はない。脈は細弱であって細数ではない。舌質淡，舌苔薄であって舌質紅少津ではない。さ

らに倦怠，精神疲労，無力感，顔色少華といった症状を伴っている。これらを考慮すると心脾血虧型の帰脾湯証と判断することができる。補益心脾の法に改め，神門，三陰交（補）により治癒させることができたのである。ここでは神門は補益心気，養血寧神を目的とし，三陰交は益脾養血を目的として選穴した。

[症例2] 頭痛

患　者：女，30歳

病　候：頭痛を患って11カ月になる。日光浴をした後に起こるようになった。右の側頭部と頭頂部に痛みがあり，痛みは錐で刺したような痛みである。痛みの部位は一定している。頭頂部は腫痛・熱感・痒みがあり，熱刺激によって症状は増強する。また痛みは正午頃が最もひどいという特徴がある。口渇があって水をよく飲む，口臭，食少，食欲不振，便秘といった症状を伴っている。顔色と唇は紅潮しており，舌苔は薄黄，脈は数有力であった。時々ではあるが口苦，怒りっぽい，すっきりしない噯気，耳鳴りが起こることがある。以前に中西薬による長期治療を受けたが効果はなかった。市販の痛み止めを服用すると，一時的に痛みは止まる。鬱証を患ってすでに3年になり，気分がふさいだり怒ったりすると再発する。

治療経過：初診〜3診は太衝，丘墟，右太陽（瀉）とした。3診後には口苦だけとなり，耳鳴りと右側頭部の痛みはある程度軽減した。4診，5診とも前回同様の治療を施したが，効果はさほどなかった。頭頂部には依然として刺痛，熱感，腫痛があり，随伴症状にも改善が見られなかった。これについて再三検討を重ねた結果，肝胆の火が上擾して起こった頭痛として治療することとし，肝胆の火を清降させ，佐として局部の止痛をはかるという法を用いた。弁証，治則と用穴に問題はないと思われ，効くべきなのに効かないのは，なぜなのか。再度病状を尋ねたが，以前と同じ回答であった。その病因，脈証，兼証にもとづいて総合分析を行った結果，陽明実熱が頭頂部に上擾して起こった頭痛証候であると判断を下した。足三里，内庭，天枢（瀉）による清瀉腑熱の法を改め，釜底抽薪（ふていちゅうしん）〔排便させることによって実熱を除去する治療法〕をはかることによって5回の鍼治療で治癒させることができた。足三里は陽明腑実を瀉す目的で選穴し，内庭は清胃降火を目的に，天枢は通腸瀉熱を目的にそれぞれ選穴した。

検　討：本症例は弁証弁治に誤りがあったのである。病位を誤り，陽明熱盛による頭痛を肝胆熱盛による頭痛としたものである。初診〜3診では太衝，丘墟，右太陽（瀉）により肝胆の火の清降をはかり，佐として局部の止痛をはかった。ただし肝胆の熱はある程度軽減が見られたが，陽明熱盛による主証は緩解しなかった。4診，5診でも上法上穴を用いたために効を収めることはできなかった。これは方が証に符合していなかったために，病機に的中しなかったからである。弁証が大雑把であったため，病位と証型を誤診したのである。もともと鬱証であったこと，さらに時々口苦，怒りっぽい，すっきりしない噯気，耳鳴りといった2次的な症状を主証としてしま

ったのが原因である。

本症例の頭痛は，陽明経が循行している部位である前額部の痛みではないが，その病因，脈証，兼証，傍証にもとづくと，陽明腑熱，熱擾頭頂による頭痛証候と判断することができる。したがって陽明腑熱を清瀉するという法により，治癒させることができたのである。

[症例3] 産後の癃閉

患　者：女，26歳，初診1985年3月24日
病　候：10日前に分娩し，産後2日目に癃閉となった。小腹部が膨隆しており拒按である。小腹部を圧迫しても排尿できないので，毎日カテーテルを用いている。身体は肥満しており，苦痛な表情をしている。中西薬の利尿剤を用いたが効果はなく，産科から鍼灸科に紹介されてきた。
治療経過：初診は足三里，復溜（補）とし，2～4診は太谿，三陰交（補）としたが，ともに効果はなかった。脈象を診ると虚軟であり，自覚症状として息切れがある。5診では合谷，復溜，曲骨（補）に改めた。抜鍼後10分で排尿できるようになり，翌日治癒して退院することができた。
検　討：本症例の誤治は弁証の誤りによるものである。これは脈象を診ていないことと，問診不備に起因する。本症例の癃閉は，気虚による昇運無力，腎虚による気化不利〔陽虚による水液代謝機能障害〕によって起こったものである。4診までは復溜（補）や太谿（補）によって補腎がはかられているが，補気昇運の作用をもつ経穴が配穴されておらず，方と証が一致していないために効果がなかったのである。5診では脈象を取り，再度病状を確認したところ息切れといった症状や，脈虚軟であることが判明した。さらに産後の癃閉ということから虚の可能性があり，利尿剤の投与による傷気傷腎の可能性もあるので，気虚昇運無力，腎虚気化不利による癃閉であると判断した。合谷，復溜，曲骨（補）による益気補腎，化気行水の法に改め，治癒させることができた。合谷は益気昇陥を目的とし，復溜は補腎を目的として選穴した。また曲骨は気化行水を助ける目的で配穴したものである。5診での1回の鍼治療で治癒させることができたのは，4診までの足三里，三陰交，太谿といった治療穴の作用がベースになっていたと考えられる。配穴が欠如していたのは，弁証に誤りがあったためであり，それが治則に影響したからである。

[症例4] 術後の癃閉

患　者：女，45歳，初診1966年9月23日
病　候：20数日前に行った子宮筋腫摘出手術後に癃閉となった。毎日カテーテルを用いて導尿している。全身性の浮腫（陥凹性）があり，顔色は萎黄であり精神不振を伴っている。小腹部は膨隆している。脈は虚軟である。手術痕は化膿している。利尿薬を長

期服用したが効果はなかった。今日，産婦人科から鍼灸治療を受診することとなった。
治療経過：初診，2診では陰陵泉，三陰交（瀉）としたが効果がなかった。3診，4診では復溜（補）に改めた。3診後の午後に自力で排尿ができるようになった。4診では治療効果の安定をはかった。
検　討：癃閉の病には，湿熱壅積，肺熱壅盛，中気下陥，肝鬱気滞，腎気不充といった証型のものが見られる。本症例の誤治の原因は3つある。1つは病状にもとづいて証型を鑑別せず，ただ癃閉ということで利尿の法を用いたことである。もう1つは前担当医が利尿薬を用いて効果がなかったということを知りながら，陰陵泉，三陰交（瀉）による利尿の法を再度用いたことである。三陰交には活血去瘀の作用もあるので，この症例にとってはさらに不適切であった。もう1つは術後は虚が多く，長期に利尿薬を用いると腎を損傷するということを考慮しなかったことである。さらに利尿するといっそう腎気を損傷し，利せば利すほど利せなくなるのである。つまり1回の誤りを再度くり返したことになる。3診，4診では復溜（補）に改めて補腎培本をはかった。これは上述した原因を検討した結果導かれた法である。復溜（補）により補腎培本をはかり，腎気不充という病機にまさに的中したので，速効を収めることができたのである。

［症例5］頭痛
患　者：男，21歳，初診1983年8月28日
病　候：頭痛を患って7年余りになる。この7年来，頭部の前頂部と両側のこめかみ部が痛んでつっぱる。発作性の熱痛，跳痛となる場合もある。熱いと痛みはひどくなる。さらに口渇して飲みたがる，多夢，無力，頭暈といった症状を伴っている。自分では睡眠時や冷水を飲んだ後に頭痛がひどくなるような気がするという。舌質は紅，舌苔は薄黄，脈は数であった。
治療経過：初診は神門，太衝（瀉）とした。2診時にはまだ多夢，頭痛があったので神門，太陽，前頂部の阿是穴（瀉）とした。3診は太衝，丘墟，神門（瀉）とした。4診では前の3回の治療が無効であったので，太陽，前頂（瀉）とした。5診時には頭痛は軽減していたが，頭皮のつっぱった感じがまだあるので，治療は4診同様とした。6診時には手足は無力となり，しっかり物を持てなくなり，酔ったような状態に見えたので，試しに補法に改めることとし，神門，復溜（補）により補益心腎をはかることとした。7診時には頭頂部と両側頭部に重いつっぱったような痛みがあり，昼夜をとわず，ただ眠たがる，両目の乾き，身体のだるさ，無力感といった症状が出現するようになった。治療は内庭，太衝，陽陵泉（瀉）とした。
検　討：本症例は弁証に誤りがあった。証型が誤っていたために治則，取穴が不適切となり，治療効果に影響したものである。脈証，兼証にもとづくと，本症例は陽明熱盛とするのが適切である。初診では神門，太衝（瀉）とし清心安神，平肝熄風をはかっている。2診では神門，太陽，前頂部の阿是穴（瀉）とし清心安神，通絡止痛をはか

っている。また3診では神門，太衝，丘墟（瀉）とし清心安神をはかり，肝胆の火の清降をはかろうとし，肝陽，少陽頭痛として治療していることがわかる。

以上の3診はすべて陽明の熱の清降をはかっておらず，法が証に適合せず，そのため治療穴も不適切となり，当然のこととして無効となった。脈はただ数であり弦ではなく，口渇はあるが口苦はなく，また怒りっぽい，耳鳴り，眩暈，脹痛といった随伴症状もない。さらに頭痛の部位は両側のこめかみ部，前頂部であって側頭部ではないことを考慮すると，肝陽，少陽頭痛とするのは疑問である。以上の3診では，ともに神門（瀉）を用いているが，これは清心安神により多夢を治療しようとしたものである。多夢は陽明熱盛となり熱が神明に影響すると起こるが，多夢は本症例では主証ではなく，陽明熱盛では熱を清降させれば多夢は自然に治るので，神門を主穴としたのは本末転倒である。

4診，5診で効を得たのは，対症治療としての患部取穴により通経活絡をはかって局部止痛を行ったからである。これは熱湯をかき回して冷まそうとしただけであり（一時しのぎをしただけであり），釜底抽薪〔排便することにより実熱を除去すること〕の法とはならないのである。この場合の釜底抽薪の法は，内庭，解谿（瀉）により陽明の熱を清降させることである。5診後には手足無力となり，しっかり物を持てなくなり，酔ったような状態が出現したので，6診では急いで治法を改め，神門，復溜（補）で補益心腎をはかっているが，これでは本来の証からかなり離れたものであるので，効がないどころか病状をいっそう増悪させるものとなっている。7診では内庭（瀉）により清降胃火をはかっているが，これは少し的を得てはいるが，他の2穴は証とかなりかけ離れたものとなっている。患者はかなりの回数の鍼治療を受けたが，効果がなかったため失望して治療をやめてしまっている。

本症例の誤治は弁証の誤りによるものである。このため治法，選穴が不適切となり，効を得ることができなかったのである。治癒しやすい頭痛であったのに，誤診，誤治の手に陥ってしまったのである。

［症例6］小児麻痺
患　者：男，3歳，初診1967年12月3日
病　候：患児は小児麻痺を患って2カ月余りになる。発病当初は発熱，下痢，腹脹，食少，尿黄といった症状があった。上記の症状が治癒した後に両下肢痿軟が出現し，立つことと足を屈伸させることができなくなった。左が右より重症である。正座することができない。下肢を動かしても苦痛の表情はしない。最近も食少，腹脹，尿黄，顔色が黄色といった症状がまだある。以前に中西薬および鍼灸治療を受けたが，効果はなかった。
治療経過：初診，2診では足三里，復溜，環跳（補）により補益脾腎，壮筋補虚をはかった。3診，4診では足三里，三陰交，陰陵泉，大腸兪（補）により補益脾胃，健壮筋脈をはかった。以上の4診の治療は無効であった。

5～11診では前駆症状を考慮して合谷，内庭，陰陵泉（瀉）に改め，陽明を清し湿熱をとることとした。5診後には尿は黄色くなくなり，飲食は増加し，立つことができるようになった。7診後には支えると数歩ではあるが歩けるようになった。10診後にはベッドに寄りかかりながら10数歩ほど歩けるようになった。

12診，14診，16診では足三里，三陰交（補）により益脾養血と下肢筋脈の壮健をはかり，13診，15診では気海兪，大腸兪，関元兪（補）により腰仙部筋脈の壮健をはかるとともに下肢筋脈の回復を促した。12診後には歩行ができるようになったが，腰が軟弱でまだ支える力が弱い状態であった。15診後には歩行有力となり，腰もしっかりと支えられるようになった。16診で治癒した。

検　討：本症例は病毒（ウイルス）を感受し，さらに中宮での湿熱の邪の留滞を伴い，経脈を侵犯して起こった小児麻痺証候の症例である。初診～4診は誤治により補益脾腎をはかったり，補益脾胃をはかり佐として健壮筋脈をはかったので，効果を収めることはできなかった。本症例は弁証の誤りによる誤治の例である。腹脹，食少，下肢および腰仙部の痿軟だけを主証として誤診したために，誤治として補益の法が用いられたのである。先に発熱や下痢，腹脹，食少，尿黄といった症状があり，その後で下肢の麻痺が起こっているという前後関係と因果関係を見落としたところに問題があった。ウイルスの感染，それに湿熱の邪による胃腸蘊鬱がからみ，経脈を侵襲して起こったという病機に反した治療を行ったので，無効となったのである。その後，現証と前駆期の症状とを関連させて病機を捉えなおし，5～11診では合谷，内庭（瀉）により陽明気分の熱を清し，陰陵泉（瀉）により去湿益脾をはかるという法に改めることによって，著しく病状を好転させることができた。12診，14診，16診では，病邪が去り病状が著しく好転しているということを前提として，足三里，三陰交（補）とし益脾養血の効を収めるとともに，また下肢筋脈を補益する効も収めることができた。13診，15診では腰部の治療穴に補法を施したが，これは腰部の軟弱を治すためであり，下肢筋脈の回復にも有利に働くものである。最終的には弁証と治療が符合したために，著しい効果を収めることができたのである。

［症例7］破傷風

患　者：男，18歳

病　候：患者は破傷風を患ってすでに50日が経過していた。50日前に木の上から落下し，右側の大腿外側に木の枝が突き刺さって出血した。その8日後に苦笑顔貌，牙関緊急，開口障害，四肢の痙攣，角弓反張といった症状が出現するようになった。去風発汗，解痙散邪の作用がある中薬を40剤服用したが，かえって肢体の顫動，痙攣，頭暈，目眩，驚きやすい，不眠，自汗，盗汗，語勢低微，息がつながらないといった症状が見られるようになった。顔色は蒼白であり，身体は痩せており，唇と舌の色は淡，脈は細無力であった。

治療経過：初診～4診では曲池，陽陵泉，太衝（瀉）による去風散邪，熄風解痙の法を用い

たが，効果を収めるどころかえって病状は増悪してしまった。食物が喉に詰まってむせるようになり（これは気虚によるものである），この「噎（えつ）」という状態が長びいていると，両目の上視，滴るような大汗，息切れ，呼吸微弱といった症状が突然起こるようになり，さらに食事量が減るようになり，易驚と不眠がひどくなった。5～25診では合谷，三陰交（補）に改めて補益気血をはかることとした。時々ではあるが復溜（補）を加えて，滋陰補腎を同時にはかったこともある。8診後には四肢の痙攣は軽減した。11診後には四肢の顫動，角弓反張，自汗，盗汗といった症状も著しく軽減した。13診後には四肢の痙攣，角弓反張，牙関緊急は治癒した。18診後には精神状態が好転し，飲食は増加し，息切れ，心悸，易驚，頭暈，目眩といった症状は著しく軽減した。22診後には虚虧によって起こっていた症状はほぼ治癒し，25診で治癒した。連続して10年にわたって追跡調査を行ったが，完全に治癒しており健康状態を維持している。

検　討：本症例の誤治の原因は，弁証をしなかったことである。破傷風ということで，マニュアル通りに去風散邪，熄風解痙の法を用いたところに問題がある。その結果は初診～4診で，前の失敗の轍をそのまま踏み，病状を悪化させたのである。1カ月余りにわたり去風発汗，解痙散邪の作用がある中薬を40剤も服用し無効であったことを考慮していない点，効くはずなのに効かなかったのはなぜかを検討していない点に問題がある。また薬の飲みすぎによってかえって正気の損傷，陰血耗傷と関連する証候群が出現していることも考慮する必要があった。初診～4診の治療により食物が喉に詰まってむせるようになり，息切れ，呼吸微弱，易驚，不眠といった症状が出現するようになっているが，これは正気をいっそう損傷し，さらに陰血を損傷したことが原因である。5診時になってはじめて病状を分析し，弁証を行っている。破傷風は皮膚の外傷によって風毒の邪が侵入したものであるが，この病毒の邪が経絡を通じて肝に内犯し，肝風を誘発すると全身の筋脈の拘急が起こるようになるのである。現証から見ると，正気が邪気に勝らず衛外不固となっており，正気がすでに傷れ，陰血もすでに虚しているため筋を栄養できない状態になっていることがわかる。したがって5～25診では補益気血，佐として益陰柔肝をはかるという法に改めて，治癒させることができた症例である。

［症例8］陽痿，遺精

患　者：男，26歳，初診1982年8月6日

病　候：患者は遺精を患ってすでに2年が経過している。6カ月前に結婚したが，結婚後2カ月して陽痿が出現するようになった。性欲はあるが陰茎の勃起時間が短く，しかも堅くならない。また依然として7～9日に1回は滑精が起こる。夢精が起こることもある。倦怠，心悸，心煩，耳鳴り，多夢といった症状を伴っている。舌苔は薄白，脈は細数無力であった。

治療経過：初診～8診では神門（瀉），復溜（補）により滋陰清火をはかった。4診後に陽

痿は著しく好転し，7診後にはすべての症状がしだいに軽減した。8診後，脈は細数，舌尖は紅であり依然として多夢，不眠があったので，9～12診では上処方に太衝（瀉）を加えることとした。13～33診では三陰交，中極，関元（補）に改めたり，関元（灸補），神門，風池（瀉）に改めたり，関元，三陰交（補）に改めたりした。個別に風池，内庭，太衝（瀉）としたこともある。その結果，遺精と滑泄は増悪してしまい，夜間に目が覚めやすくなり，目が覚めるとなかなか眠れなくなってしまった。さらに精神抑鬱となり，懐疑心が強くなり，ついに陽痿も好転しなくなってしまった。

検　討：本症例はまず弁証に誤りがあった。さらに副次的な陽痿を主病として治したことも誤りであった。陽痿が遺精に起因して起こっていることを見落としていたわけである。遺精が陽痿を引き起こしているという因果関係を見落としたために，13診以後の処方は混乱しており，治療の重点がなくなってしまっている。本症例の遺精は，陰虚火旺による黄連阿膠湯証に属すものである。遺精による陽痿であったために，神門（瀉），復溜（補）による滋陰清火の法を用いるだけで，13診の前までには遺精も陽痿も著しく好転し，他の随伴症状もしだいに改善したのである。しかし13診後は担当医が陽痿という一面のみを見て，陽痿が遺精によって起こっていることを見落としたため，13～33診では壮陽補益の法に替えてしまっており，滋陰清火という治療法則に背くものとなってしまった。本症例は本末を転倒したため，遺精も陽痿もついには治すことができなかったという症例である。

　　　　配穴を検討してみると，神門，風池（瀉），関元（補）という処方の神門と風池は心煩，多夢，夢精を治そうとしたものであり，これにより清心安神，清脳安眠をはかろうとしたものである。一方，関元（補）は温補真陽をはかって陽痿を治そうとしたものであり，これは配穴の禁忌に背いて相互矛盾したものとなっている。関元，三陰交（補）に中極（補）を加えた処方は，もっぱら陽痿を治そうとしたものであり，これと滋陰清火の法による遺精治療とは矛盾するものとなっている。また個別に用いたとしている内庭，太衝，風池（瀉）は疏肝清胃，清脳安眠を意図したものであり，これは治則に背き，病自身の病機とかけ離れたものとなっている。遺精の治療では関元（補）を最も忌み嫌うのに，本症例では補の回数もかなり多くなっている。これは陰虚火旺を助けることになるので，遺精と滑泄の増悪をまねいただけでなく，目が覚めやすい，覚めると入眠困難となるといった症状も誘発している。13診後は処方が法にもとづかないで，いろいろ変化しているため，無効どころかかえって有害となってしまっている。

［症例9］痿証

患　者：男，55歳
病　候：痿証〔四肢が萎縮し，筋肉が麻痺するなどの病症〕を患って半年の患者であり，四肢が動かない。会話と頭項部の動きだけは正常である。上肢痿軟，手指で物をもて

ない，立てない，腰に力が入らず正座ができないといった症状がある。四肢は弛緩性麻痺となっており，下肢のほうが上肢よりも重症となっている。今までに種々の治療を受けたが効果がなかった。四肢の肌肉には軽度の萎縮が見られる。さらに息切れ，懶言，声が弱い，精神不振，排尿無力，残尿といった症状を伴っている。身体は痩せており，脈は細弱であった。

治療経過：去年の夏のある夜，室外で眠り，目が覚めた後に四肢の麻木に気がついた。2日目に四肢麻痺となり，県病院で診てもらったところ診断がつかず，西薬治療を半月試みたが無効であった。その後，当地の医師が寒湿の感受によるものとして中薬治療を試みたが，かえって病状は増悪してしまった。その後，本病院での現代医学的検査により，多発性神経炎と診断され治療を行ったが，効果がなかったため鍼灸科に紹介されてきた。

合谷，陰陵泉，三陰交（瀉）により清熱利湿，活血通絡をはかる治療を5回施したところ，かえって病状が増悪してしまった。また地元の県病院にもどり，中医治療を受けることとし，虎潜丸と中薬湯剤を一定期間服用したが，あまり変化はなかった。最後に当地に出向していた本病院の医療チームの鍼治療を受けることとなった。病候は前と同じであり，久病による気血陰精虧虚，筋脈失養による痿証として治療することとなった。合谷，三陰交，復溜（補）による補益気血，滋腎養肝，補益筋脈の法と，足三里，曲池，腎兪（補）による局部筋脈を直接強壮するという法とを交互に用いることとした。毎日あるいは3日に1回の鍼治療とし，間に休息を20日設けた。合計30回の鍼治療により治癒し，普通の家事労働ができるようになった。そのまま再発せず，82才で逝去した。

検　討：痿証には，肺熱津傷，湿熱浸淫，肝腎虧虚，気血双虧，脾胃虚寒，久病による陰損及陽や陰陽倶虚，久病によって気血陰精虧損，筋脈失養となって起こる証型や病因病機のものが見られる。本症例の痿証は，久病によって気血陰精虧虚，筋脈失養となって起こったタイプのものである。

本病の誤治は弁証の誤りによるものである。誤りのその1は，発病当初に寒湿感受によるものとして治療しているが，これは病因だけにもとづいたものであり，寒湿感受についての詳しい分析がなされていない点にある。寒湿が外襲すると，身体痛や肢体疼痛といった症状が必ず出現するはずであり，四肢痿軟だけが出現するということはない。このように証型の判断が誤っていたために，用薬が無効であっただけでなくかえって病状を増悪させてしまったのである。

誤りのその2は，鍼灸治療を行う際にも，証型を誤った点にある。湿熱が筋脈に浸入して起こる痿証であれば，肢体の重だるさや軽度の浮腫，肌膚の微熱，胸脘痞満，尿赤熱痛があるといった症状が出現したり，舌苔黄膩，脈濡数または滑数となるはずである。湿熱鬱蒸となり湿熱が筋脈に浸入して血脈失暢となって起こった痿証として，合谷，陰陵泉，三陰交（瀉）により清熱利湿，佐として活血通絡をはかっている。これは虚を実として治療したものであり，このようにすると必ず傷気損血を

まねくので，病状は当然ではあるが増悪してしまっている。

誤りのその3は，肝腎虧虚による痿証として治療している点にある。虎潜丸や湯薬を投与して補益肝腎，滋陰清熱をはかり，治療の角度が本症例の証には接近しているが，補益気血の品が入っていないことと，薬の力が足りなかったことから，効果を出しきれていないのである。

最後に脈証，兼証，発病経過，治療経過にもとづいて，久病による気血陰精虧虚，筋脈失養による痿証と判断し，補益気血，滋腎養肝，補益筋脈の法と，局部の筋脈を直接強壮する法とを用いて標本兼治を行い，30回の鍼治療で治癒させることができたのである。

本症例の場合，誤治の原因は弁証の誤りにあったのである。弁証の誤りは前担当医が寒湿外襲や湿熱浸淫，あるいは肝腎虧虚によるものなのか，それとも気血陰精虧虚，筋脈失養によるものなのかを，しっかり鑑別していなかったことによるものである。

## 3 治則の問題，選穴の問題

治則や選穴が不適切であるケースとしては，弁証の誤り，経験の不足，マニュアルの常用，標本の無理解などによる場合が多い。経穴の効能を知らないことも原因となる。治則の本末の混同，選穴力不足，配穴の誤りは，ともに誤治の原因となる。以下に例を示す。

[症例1] 遺尿

患　者：男，14歳，初診1981年1月13日

病　候：患児は遺尿〔夜尿症〕を患って3年余りになる。1977年の秋から遺尿が起こるようになった。毎晩5回前後，昼間は平均1時間に1回の頻尿である。排尿無力，残尿が起こることもある。さむがり，息切れ，精神不振，倦怠，無力感，手足が温まらないといった症状が起こりやすい。身体は痩せており，脈は沈弱であった。

治療経過：初診～5診では関元（補）により補益真陽をはかり，気海（補）により補益元気をはかった。初診～5診の治療では効果がなかったため，6～10診ではアトロピン0.5mgを中極または関元に穴位ブロックした。これも効果がなかったので，11～14診では関元，気海，命門，腎兪（補）による温補腎陽，固摂膀胱の法を用いて，治癒させることができた。

検　討：遺尿の病は肺脾腎3臓の問題によって起こる。本症例の遺尿は，腎陽不足のために膀胱虚寒，気化機能失調となり，水道を制約できなくなって起こったものである。このようなタイプの遺尿の治療には，温補腎陽，固摂下元の法を用いるべきである。初診～5診では関元，気海（補）により補益真陽，補益元気をはかっただけであり，補益腎気を目的とした治療穴が不足していたために，はっきりとした効果を収めることができなかったのである。6～11診ではアトロピンによる穴位ブロックを行っ

ているが，これは根本的な問題解決にはならないので無効となった。最後に11〜14診では関元，気海，命門，腎兪（補）により補益腎陽をはかって根本を治すこととした。これは病機にうまく対応した治療であったので著効を収めることができた。著効を収めた理由は，初診〜5診で用いた関元，気海による作用をベースにし，命門，腎兪（補）を加えて温補腎陽をはかったことにある。

本症例の誤治は，配穴が妥当でなかった点にある。初診〜5診で効果が優れなかった理由は，発病経過が長かったことと，命門，腎兪を配穴していなかったことによる。とくに腎兪には補益腎気の作用があり，関元と配穴することにより温補腎陽が可能となり，また補腎することによって約束膀胱をはかることが可能となる。腎兪と命門を配穴することにより，さらに温腎約胞をはかることもできる。遺尿の病は肺脾腎3臓の機能失調と多くは関連しており，補益脾肺，補益脾腎または温補腎陽といった根本のサイドから治療しないで，アトロピンの穴位ブロックをはかるだけでは，当然のこととして効果を収めることができないのである。

[症例2] 腹脹，下痢

患　者：男，45歳

病　候：患者は腹脹と下痢を患って，すでに10年になる。これは生ものや冷たいものの飲食に気滞がからんで起こったものである。発病当初は胃痛，腹脹，食少といった症状が出現し，腹痛が起こるとすぐに下痢をし，下痢をすると腹痛は軽減するというものであった。当地の病院で治療を受け，胃痛は治癒したが，腹脹と下痢は改善しなかった。飲食不節制になるといつも腹脹が再発したり，腹脹が増強し，鬱や怒といった精神的な変化が加わると下痢が起こるといった状況である。身体のだるさ，無力感，食事量の減少，精神不振，息切れ，懶言といった症状を伴っている。顔色は蒼白で，舌質は淡，舌苔は白，脈は沈細弦であった。

治療経過：初診〜3診は脾虚による運化失職として治療することとし，脾兪，陰陵泉，足三里（補）により健脾益気補中をはかったところ，腹脹が増強し食欲不振もひどくなった。4〜10診では中脘，内関，足三里（瀉）に改めたところ，腹脹，下痢，食少は治癒した。11診と12診では陰陵泉，足三里（補）により補益脾胃（固本）をはかることとした。11診後はこれといった違和感はなかった。12診は捻補を施す時間を長くし，1穴について20分ほど捻補を施したところ，当日の夜には腹脹がひどくなり，座っても寝ても気持ちが落ちつかず，食欲もなくなってしまった。2日目，3日目には腹脹はある程度好転し，少しではあるが食べられるようになった。患者はかなり怒った態度で前回の治療後の経過を訴え，かつ前回の治療や医師に対して不満を示した。患者に状況を説明した後，13診と14診は合谷（補），内関，足三里（瀉）に改め，益気和胃散滞をはかって予後に善処した。

検　討：本症例は虚中挟実の証である。先に標実を治し，後に本虚を補うか，虚実併治とすべき症例である。初診〜3診の誤治は，虚のみを診たことによるものである。つま

り腹脹は飲食の不節制によるものであり，下痢は鬱や怒によることを見落としていたのである。また脈は沈細ではあるが，弦という実の一面も見落としている。このために標本緩急の治療法則を逆にしてしまったため，治療後に症状はかえって増悪したのである。4～10診では理気和胃散滞の法を用いることにより，的を得た治療となったため著効を収めている。11診，12診後は希望に反した結果となってしまった。その原因は，1つはとくに12診で捻補を施す時間が長すぎたために気機の通暢に影響したこと，もう1つは強く補益脾胃をはかったのに対して理気の治療穴を配穴しなかったことにある。また足三里への補法は中満阻滞を引き起こしやすく，ここで先少瀉後多補の法に改めていれば，弊害は生じなかったであろう。13診，14診では実の治療を主とし，虚にも配慮する形となっている。内関，足三里（瀉）により理気和胃をはかっても正気を損傷することはなく，合谷（補）を配穴して補をはかっても滞りを生じることはないので，ほどよく治療することができた。

[症例3] 胃痛

患　者：女，50歳

病　候：患者は胃痛を患って3カ月になる。鬱や怒が原因で発病したものである。胃痛，腹痛があり，痛みは脇肋部にひびく。胃のつかえ感があり，すっきりしない噯気が頻繁に出る。気と痰が一緒になって鳩尾穴のあたりから胸骨右側に沿って上に突きあがってくるような感じがするという。また咽頭部に何かがつまっているように感じられ，唾を呑みこんでもとれない。急に食物を飲みこんだ時には，気が頭頂部に突きあがってくる感じがする。咽頭の乾き，口苦，便秘，尿黄，尿意急迫，頻尿，心煩，怒りっぽい，頭暈，目眩，息切れ，無力感といった症状を伴っている。恐がりで物に驚きやすく，少し驚くと上腹部がつって痛む。空腹になりやすく，1日に3～6回食事をとる。空腹時には上腹部の隠痛，口臭といった症状が起こる。精神は抑鬱状態にある。顔色と唇の色は紅，舌質は絳，舌苔は薄白少津，脈は弦数であった。右脇下と中脘，上脘の部位に圧痛がある。

治療経過：初診：行間，豊隆，間使（瀉）により疏肝理気，滌痰降濁をはかった。

2診（13日）：昨晩は腹鳴が起こると，胃が気持ちよく感じられるようになった。嚥下もかなり楽になった。上脘，梁門，間使（瀉）により理気和胃散滞をはかった。

3診（17日）：上腹部のつった感じの痛みと気逆は消失し，咽頭部の閉塞感も軽減した。昨日の午後には疲れによって症状が増悪した。両側の脇下に交代性のつった痛みが起こる。ため息をついている。噯気がすっきり出ない。治療は2診同様とし，さらに豊隆（瀉）を加えて和胃導痰をはかった。

4診（19日）：便秘，頻尿，尿意急迫，空腹になりやすい，空腹時の胃の隠痛，腹筋の軽度の振るえ，食後の腹脹や嘔吐，早朝の咽喉の乾きといった症状がある。合谷，復溜（補），間使（瀉）により益気養陰補腎，佐として寛胸利気をはかった。

5診（20日）：昨日の治療後，便秘，尿意急迫，頻尿，食後の嘔吐，気逆上衝とい

った症状はまだある。ただ空腹時の胃の隠痛，腹筋の振るえ，咽頭の乾きは軽減した。中脘，右梁門，豊隆，太衝（瀉）により疏肝解鬱，滌痰和中をはかった。

6診（21日）：便秘と咽頭の乾きは気にならなくなった。咽頭部の閉塞感，頻尿がまだあり，矢気が出そうになると気が咽頭に突きあがる感じがする。治療は4診同様とする。

7診（24日）：便秘と下垂感は消失した。腰のだるさ痛みがある。空腹感が起こる回数は減少し，腹部の振るえ，つっぱった痛みは軽減した。夜間に起こっていた喉の痰鳴はなくなった。咽頭部の微痛，閉塞感，白い痰を吐く，気逆上衝といった症状は治癒した。まだ頻尿があり，排尿後に心煩が起こる。飲食は増加し，精神状態はよくなった。合谷，復溜，腎兪（補），間使（瀉）により益気補腎，佐として理気をはかった。

8診（26日）：治療は7診同様とする。

9診（27日）：昨晩，咽頭部の閉塞感が起こり，うまく嚥下ができなかった。上腹部には発作性の振るえ・ひきつりが起こり，脊背部にひびく。承満，上脘，豊隆，太衝（瀉）により疏肝解鬱，滌痰和中をはかった。

10診（28日）：昨晩，上腹部に発作性の振るえと，つっぱりが起こった。期門，上脘，太衝，豊隆に瀉法を施した。

11診（30日）：上腹部の症状は軽減していた。治療は10診同様とした。

12診（12月2日）：この2日来，大便に黄色い泡が混じるようになった。上腹部の症状は消失しており，排尿回数は減少した。気も上衝しなくなり，空腹感も生じにくくなった。咽頭部にはまだ軽い閉塞感がある。右側の章門を按圧すると，右脇下と胃が気持ち悪くなる。治療は10診同様とするが，章門（瀉）を加えて疏肝理気止痛をはかることとした。

13診（3日）：間使，足三里，上脘，右章門に瀉法を施すこととした。刺鍼後，ただちに腹鳴が起こり，腹部が気持ちよくなった。

14診（18日）：流行性感冒を10日余り患っていたが治癒した。咽頭部に少し違和感がある。上腹部が少しつかえる。上脘，梁門，三陰交，足三里に瀉法を施した。

15診（19日）：天突に瀉法を施すこととした。鍼尖を少し胸骨のほうに向け刺入してひびかせ，鍼尖を少し咽頭部に向け刺入して鍼感が頭頂部にいたるようにする。鍼尖を少し左に向けて1～2分ほど斜刺し，鍼感が左側頸部に沿って左耳および頭維穴の部位にいたるようにした。半年後に治癒していることを確認した。

検　討：本症例は鬱怒傷肝，肝気横逆となって胃に影響したものである。胃失和降となったために胃の脹痛，脹痛が脇肋部にひびく，胃のつかえ，食後の腹脹，嘔吐，すっきりしない噯気，噯気は頻繁に起こる，気逆上衝といった症状が起こっているのである。気鬱痰結，痰気結滞となると，咽頭部に閉塞感が生じたり，嚥下に影響したりするようになる。久病のために気陰両虚になると，咽頭の乾き，息切れ，空腹感が生じやすいといった症状が出現するようになる。尿意急迫，頻尿，尿黄といった症

状は，下焦に熱がある現れである。口苦，口臭，怒りっぽい，頭暈，目眩，脈弦数などは，肝鬱有熱挟風の象である。顔色や唇の色が紅，舌質絳，舌苔薄白少津は，陰虚有熱の象である。右脇下（章門），中脘，上脘の部位の圧痛，腹部のふるえ，つっぱった感じの痛み，時に出現する両脇下の交代性のつった痛みなどは，気機不利によるものである。

本症例の病は治癒はしたが，誤治の部分が少なくない。治療法則の面では，疏肝解鬱，滌痰散滞をはかるのが妥当であり，益気養陰補腎の法は用いるべきではなかった。咽頭の乾き，息切れ，無力感，空腹感が生じやすいといった症状は，久病による気陰両虚のせいである。これらは主証さえ治癒すれば，自然に治癒するものである。選穴配穴の面においては，4診時にまだ便秘，尿意急迫，頻尿や食後の腹脹，嘔吐といった実証の症状が見られるのに，益気養陰補腎の法を用いることはできない。また空腹感が生じやすい，空腹時の胃の隠痛，腹筋の軽度の振るえを伴っているような場合は，復溜（補）により滋陰補腎をはかるべきではないのである。このようにしたため，鍼治療の後に便秘，尿意急迫，頻尿，食後の嘔吐，気逆上衝といった症状が残ってしまったのである。7診，8診では合谷，復溜，腎兪（補）によって益気滋陰補腎をはかっているが，これは気機不暢をまねきやすい。そのため治療後に再び咽喉部の閉塞感，嚥下困難，上腹部の症状が出現しているのである。これは気機の通暢に影響して起こったものであり，治癒を引き延ばすこととなっている。配穴面での要求があまくなっている。例えば，10〜12診の処方は，同時に期門と太衝に瀉法を施しているが，この2穴には同じ疏肝解鬱の作用がある。このうち1穴を選べば充分である。14診時には咽頭部に少し違和感があり，上腹部に軽いつかえが見られるということで，上脘，梁門，足三里（瀉）による和胃暢中，調気散滞の法を用いるというのはまだよいが，ここで三陰交（瀉）を配穴して活血去瘀をはかるというのは不適切である。

［症例4］ 軟口蓋麻痺

患　者：男，72歳，初診1972年5月15日

病　候：患者は嚥下困難となって2年余りになる。1970年1月から会話がはっきりしなくなり，舌筋がこわばる感じが生じるようになった。1971年から今日まで全く会話ができなくなり，舌を伸ばすことができない。口から涎が流れ出る。呑みこむとむせたり，食べると食物が鼻から流れ出る。また頭暈，頭痛，早朝の下痢，頻尿といった症状を伴っている。脈は沈細無力である。尿検査の結果は正常であった。総コレステロール値は7.2mg／dl，血圧は141／89mmHgであった。以前に某県病院で脳血栓として治療を受けたが，効果はなかった。当病院の耳鼻咽喉科で軟口蓋麻痺と診断され，鍼灸科に治療の依頼があった。

治療経過：初診は合谷，足三里，復溜（補）により益気健中補腎をはかった。

2〜4診は合谷，復溜（補）とした。3診後に舌筋の動きはかなり滑らかになり，

その他

　　　この2日ほど食事をとってもむせなくなった。
　　　5診，6診は合谷，復溜，廉泉（補）により益気補腎，調補舌絡をはかった。
　　　7診時には2日間便秘をしているということだったので，豊隆，足三里（瀉）により通便攻下をはかった。
　　　8診時には，昨日大便が出たとのことであったので，下関，通里，廉泉（瀉）により通暢舌絡をはかり，顎関節の調節をはかった。
　　　9～12診は通里，廉泉（瀉）により通暢舌絡をはかった。ただし11診と12診は豊隆（瀉）を加えて化痰降濁をはかった。
　　　13診は風池，瘂門，太陽（瀉）により清脳活絡，開宣音竅をはかった。
　　　14診時には，この2日は涎が流れでないとのことであった。風池，瘂門，太陽，内関，豊隆（瀉）により清脳理気，開宣音竅をはかった。
　　　15～17診は内関，豊隆（瀉）により理気化痰をはかった。
　　　18診，19診は合谷，足三里（補）により補中益気をはかった。18診後は嚥下時のむせや咳嗽は軽減した。

検　討：本症例は軟口蓋麻痺の症例である。脈証，兼証，発病経過，治療結果による証判断および当初の効果にもとづくと，本症例は肺腎両虚証と考えられる。しかし益気補腎の法で治癒すべきなのに治癒させることができなかった。その誤治の理由として次のことが考えられる。1つは初診～6診で無効であったのは，医師が効を急ぎ，久病であるということや高齢者の場合は効果が緩慢であるということを考慮しなかったことによる。1つは7～17診の選穴に問題があり，根本から対処していないことに問題があった。例えば，2日ほど便秘だということですぐ通便攻下の法を用いたこと，痰阻舌絡を疑ってすぐ通暢舌絡，化痰降濁をはかったこと，音竅阻害を疑ってすぐ開宣音竅をはかったり，清脳理気，開宣音竅をはかったり，理気化痰，通暢舌絡をはかったりしていることに問題があった。もう1つは18診，19診で用いた補中益気の法は，対症治療として少し的を得ていたので少し効果は収めているが，やはり問題がある。その後は長い治療にもかかわらず治癒しなかったため，患者は回復への自信を失ない，治療をやめてしまったのである。治癒させることができる病なのに，誤治のため無に帰してしまった症例である。


[症例5] 腰痛

患　者：女，44歳，初診1984年11月26日
病　候：患者は10日前の早朝，起床時に突然腰痛が起こるようになった。咳をすると痛みがひどくなる。腰の運動制限があり，歩行困難となっている。もともと平素から腰部によく空痛が起こり，月経もなかなか止まらないということであり，疲労によって症状は増悪するとのことであった。
治療経過：初診～3診は間使，三陰交（瀉）により行気活血をはかった。初診，2診で腰痛は軽減したが，3診後に再び増悪した。

4診，5診は大腸兪，阿是穴（灸瀉）に改め，温散寒湿をはかることとした。この2回の治療後に，腰部の空痛・だるさが起こるようになり，月経先期〔頻発月経〕（色は黒，量は多い）となり，白帯の量が多くなった。左脈は沈細，右脈は細数，舌質は紅，舌苔は白であった。

　6～10診では合谷，三陰交（補）に改め補益気血をはかることとした。6診，7診後には腰痛は大いに軽減したが，10診後に腰痛は再び増強するようになり，咳嗽時に腰痛が増強し，腰の運動制限，歩行困難が出現するようになった。

　11診では内関，三陰交（瀉）に改めて行気活血をはかったが効果が良くなかったので，12診ではこれに環跳，大腸兪，阿是穴（瀉）を加えて，さらに通経活絡，局部止痛をはかった。

　12診後には腰痛は少し軽減したが，両下肢が重く感じられ無力となった。歩行困難，腰仙部のだるさ・痛み，咳による折れるような腰の痛みといった症状がある。

　13診，14診は合谷，三陰交（補），内関（瀉）に改め，補益気血をはかり，佐として行気散滞をはかることとした。この2診後には，咳嗽時の腰痛は軽減し，歩行ができるようになった。

　15診，16診では上処方から内関（瀉）を除いて治療した。

検　討：本症例の患者は平素から気血虧虚，腰部の筋脈失養の状態にあった。これに加えて，腰部を捻ったために筋脈阻滞，気血瘀滞となったものである。虚実混在による腰痛であり，このような場合は扶正と去邪の法を同時，または交互に用いて治療するとよい。初診～3診では単純に行気活血をはかり，効果はあったが持続しなかった。4診，5診は誤って寒湿腰痛として治療しており，また虧虚証候も著しくなっている。6～10診では補益気血により固本をはかっているが，行気活血の法による標治を加えなかったので，当初は効があったが，再び増悪してしまった。11診では行気活血の法を専ら用いたが，1回の治療では効がなかったので，12診では局部の通経活絡の法を加えたことにより，虧虚証候が再度現れることとなった。13診，14診では補益気血，佐として行気散滞をはかるという法に改めて，効を収めることができた。15診，16診では補益気血をはかったが，咳嗽時の腰痛が軽減しただけであった。かなりの回数の鍼治療にもかかわらず，治癒させるところまでには到っていない。この症例に対する誤りは，常法にこだわったことと，誤った虚実併治の法を用いたところにある。本症例は実際のところはギックリ腰であるので，行気活血の法が正当な法である。しかし平素から気血虧虚であったという本の部分を見落としているのである。この場合，気血双補の法によって補虚をはかると，ギックリ腰の回復に影響することとなる。行気活血は正気を損傷するし，気血を強く補おうとすると滞の改善を阻害することとなる。この場合は攻めるだけは不適切であり，補うだけでも不適切となる。扶正と去邪（散滞）という併治，双調気血のみがこの場合は正法となるのである。本症例の誤治は，治則と選穴処方が妥当でなかったところにある。

[症例6］哮証

患　者：男，50歳

病　候：哮証を患って20数年になる。呼吸促迫，喉の痰鳴，咳喘，息切れといった症状がある。動くと呼吸が早くなる。夜間と早朝にこういった症状は強くでる。いつも自汗，心悸，精神不振，さむがり，倦怠，腰膝のだるさといった症状がある。冬季時や寒冷刺激を受けたりすると発病しやすく，あるいは症状が増悪する。身体は痩せており，普段から風邪をひきやすい。

治療経過：家族の要請により往診治療とした。先に天突に瀉法を施すこととし，自家製の24号の毫鍼を1.6寸刺入した。捻瀉を強く施しすぎたために，患者は突然息がつながらなくなり，頭暈，眼花，心悸，四肢の冷え，四肢軟，顔面蒼白，神志恍惚といった症状が出現するようになった。急いで抜鍼し，合谷，足三里，復溜に補法を施すことにした。2人がかりで同時に捻補を約20分ほど施した後，患者は意識がしっかりするようになり，呼吸も穏やかになった。うすい粥を食べさせ，しだいに落ちつきをとりもどすことができた。身体が極度に弱っており，数カ月安静にすることにより，身体はしだいに回復していった。

検　討：本症例の誤治は選穴に問題があった。慢性の哮証は，肺腎倶虚または肺脾両虚のものが多い。発作期は標を治し，緩解期は本を治すべきである。本症例の患者は体質が虚弱であり，肺腎気虚による哮証であった。発作期は列缺，豊隆（瀉）により化痰止哮平喘をはかって標を治すほうがよいと考えられる。天突（瀉）により降痰利気平喘をはかるべきではなく，ましてや捻瀉を強く施すべきではなかったのである。天突が哮証や喘証，咳嗽を治療する常用穴または特効穴とされる理由は，瀉法を施すと降痰，宣肺，降逆の作用があることによる。また天突は深刺してはならない。深刺すると気管の圧迫感が強くなり，呼吸に影響するからである。中気不足の人に強い捻瀉を施すと，正気を損傷しやすく，気陥をまねきやすいので注意を要する。置鍼中または捻瀉後に気道がすっきりした感じになった場合は，それ以上さらに捻瀉を施してはならない。元気衰微，肺腎気虚による哮証や喘証の患者には，天突（瀉）を用いるべきではない。本穴を瀉すと気を傷り，本穴を補すと気逆が起こるので注意すべきである。哮証が長期化すると，必ず肺脾腎3臓がともに虚してくる。そのため発病期においても本穴は瀉すべきではないのである。

本症例の誤治は，天突を用いたことにある。本穴を選穴したこと，深刺したこと，過度の捻瀉を施したことが誤りであったのである。この3つの誤りは，すべて元気大傷，脱証を引き起こした根本原因である。急いで合谷，足三里，復溜（補）により肺脾腎をすべて補い，益気回陽固脱をはかって一命をとりとめることができた。合谷は補益中気，益気昇陽を目的とし，足三里は補益中気，復溜は補益腎気をそれぞれ目的として用いた。

［症例7］習慣性便秘

患　者：男，23歳，初診1979年8月24日

病　候：習慣性便秘を患って10年になる。この10年来，しばしば排便困難となり，力まないと排便できない。排便は1日1回あるが，硬い塊が少し出るだけである。食事量の減少，腹脹，精神不振，息切れ，精神疲労，無力感といった症状があり，脈は細数である。食後に腸の蠕動感がないように感じられる。8才の時にアメーバ赤痢を患ったことがあり，10年前に1回再発している。

治療経過：以前に当地の病院で胃炎として治療を受けたが，効果はなかった。また某病院でS状結腸鏡検査により，慢性直腸結腸炎と診断された。薬物治療では効果がなかったので，中国医療チームの治療を受けに来たとのことであった。

　初診〜3診は曲骨，左天枢，帰来（瀉）とした。3診後，症状はいくぶん軽減した。4診，5診では支溝，陽陵泉，豊隆（瀉）に改めたが，かえって症状が増悪した。6〜10診では初診時の処方に改めたら，8診後に便秘は著しく好転し，10診で治癒した。1979年10月8日に患者が頭痛の治療に訪れた時に，便秘がその後再発していないことを確認することができた。

検　討：本症例に対する誤治の原因は，四診のやりかたと4診時の不適切な選穴にある。患者は10年前に痢疾を患った後，腸腑の積熱が除かれておらず，この熱によって津液を損傷して便秘となったものである。腹脹，食少，息切れ，精神不振，精神疲労，無力感といった症状は，久病となって胃腸の機能が失調し，化源不足になっているために起こったものである。食後に蠕動感を感じないのは，気機不暢と関係するものであり，これを虚秘として治療してはならない。初診〜3診では曲骨，左天枢，帰来（瀉）としたが，これは患部取穴により作用を直接病所にいたらせることを目的としたものである。直腸・結腸の機能を改善し，気機を通暢することにより，通便開秘をはかって効を収めたものである。4診，5診の選穴は，的を得ているように見えるが，実は遠く離れたものであったので，効を収めることはできなかった。支溝は便秘の要穴とされているが，支溝は三焦の気化失調と関係する便秘に対して有効なのである。豊隆には確かに通便作用があるが，化痰降濁の作用のほうが通便作用より著しい経穴である。陽陵泉は便秘の治療には力がおよばない。以上の理由により，効を収めることができなかったのである。また支溝，豊隆が本病に対して有効だとしても，患部取穴ほど効果は強くない。6〜10診では再度，初診〜3診で用いた法に改めた結果，直腸結腸部の炎症が速やかに改善し，通便開秘の効を収めることができたのである。

　以上のように四診の不備，弁証の誤りによる不適切な治則，不適切な選穴による症例を幾つか提示したが，誤治の原因が多方面におよぶことがわかる。うまく「大実に羸状あり」のような真実仮虚や，「至虚に盛候あり」のような真虚仮実を正確に分析することができれば，「真寒仮熱」「真熱仮寒」や，「温めても温まらず，寒やしても寒えず，虚なのに補を受けられない，実なのに攻めに耐えれない」といった

難しい病状を適切に把握することができるようになるのである。

病歴の記載に際しては，重点をはっきりさせ，また弁証がすべての治療過程を導いていることを重視する必要がある。病歴は弁証論治の全過程を反映していなければならない。弁証論治においては，四診合参は客観的な検査を重視すること，体質を明らかにして人に因り施治すること，通常の状態と変化の状態を相互に関連させること，証型を明確にすること，分析に長け正確に論治すること，補瀉に誤りがなくしっかり措置すること，選穴処方構成が精確で誤りがないこと，経穴の効能に熟知し思いどおりに配穴できることが要求されるのである。弁証，立法，用穴のどれが不適切であっても，すべて誤治の原因となってしまう。気化機能の失調によって起こる病理証候群に対しては，必ず病理証候群を根拠として弁証を行い，全体治療を前提とし分型にもとづいて処方を構成すれば，中医の特色を失なうことなく，良い効果を収めることが可能となるのである。

いろいろな治療によっても効果が良くないものに対しては，効くべきなのに効かない原因，軽減するはずなのにかえって増悪する原因をうまく探し出すことが要求される。こうすることによって証治を符合させ，理法方穴の一体化をはからなければならないのである。以上のことが実現できれば，誤治の発生を防いだり，減少させることが可能となる。

# 2．その他の症例

　本篇では，あまり見られない証型，典型症例が少ないもの，錯雑としていて複雑な特殊な症例を紹介する。すべて臨床上，参考価値の高いものを選択した。ここでは内科，婦人科・小児科・五官科，その他の特殊病案に分けて紹介することとする。

## 1　内科疾患

### 1．三消

［症例1］

患　者：女，25歳，初診1970年1月4日

主　訴：三消を患って1カ月余りになる。

現病歴：この1カ月余り多飲，多食，多尿，心悸，身熱といった症状がある。多飲に関しては，1昼夜でお湯を3～5リットル飲む。冷たい水を飲みたがり，また冷たいさつまいもを食べたがっている。多食に関しては，空腹感が起こりやすく多食する。食後にすぐ空腹感が起こり，空腹感がとてもつらい。食べる量は普通の2倍くらいである。多尿に関しては，尿量と排尿回数が増加している。排尿回数は夜に4～5回，昼に15～20回くらいである。尿に甘い臭いはない。便器の底には白い片状のものが沈殿している。尿は黄色く混濁している。尿道に熱感はない。乾いた咳をし，痰は少ない。咳をすると白沫が出る。悪心，乾嘔といった症状を伴っている。内熱が強い時には，咳嗽，痰，乾嘔がひどくなる。自覚的には胃の熱感，身熱を感じる。頭も熱く感じられ，舌や唇，咽頭，鼻腔が乾燥しており，眼球が乾いてつらい。しょっぱい饅頭を食べると，口の中がとても熱く感じられる。筋がピクピク動く，頭昏，口の中が甘くバナナのような匂いがするといった症状がある。熱が強い時には心悸，気喘〔呼吸困難〕がひどくなり，煩躁して安眠できなくなる。また全身の皮膚の痒み，身体のだるさ，無力感，精神不振といった症状もある。脈は細疾，顔は紅潮しており，舌質は紅で少津，無苔である。検査：尿糖値は正常。

弁　証：肺腎陰虚，胃火偏盛による三消証候

治　則：清肺胃，滋腎陰

取穴と効果：初診：復溜（補），内庭，解谿（瀉，透天涼を配す）とする。

2診（8日）：口渇，心悸，身熱，胃の熱感，気喘は軽減し，尿の回数は減少した。綿の衣服を着ると皮膚が気持ちよく感じられる。歩くと汗が出そうになる。2日前にしょっぱい物を食べ過ぎて，またひどくなった。上処方に太淵（瀉）を加える。置鍼していると胃の熱感は軽減した。

3診（10日）：煩躁，口渇，空腹感が起こりやすいといった症状は軽減した。早朝は全身が涼しく感じられ，衣服を好んで着られるようになった。内庭（瀉，透天涼を配す），太淵，復溜（補）とする。

4診（13日）：口甘はなくなった。全身の灼熱感は軽減し，涼しく感じられるようになった。綿のズボンも着られるようになった。この2日間はお湯を飲んでいない。気喘，不眠，悪心，筋のひきつり，口や舌，咽頭，鼻の乾燥はなくなった。皮膚の痒み，心悸，咳嗽も好転している。空腹感はまだある。まだ無汗である。午後と夜間に両目が乾いてつらい。復溜（補），太淵，内庭（瀉，透天涼を配す）とする。置鍼時は胃が気持ちよかった。追跡調査により再発していないことを確認した。

考　察：『臨証指南医案』三消篇には，「三消一証は，上，中，下の区分はあるが，その実質は陰虧陽亢，津涸熱淫を越えることはない」とある。陰虚が本であり，燥熱が標であり，この両者は往々にして因果となる。つまり燥熱がひどいと陰はますます虚し，陰がますます虚すと，燥熱がますますひどくなるのである。この病理循環は次のようになる。肺燥陰虚となって津液が分布しなくなると，胃は潤いを失ない腎は潤いの源でなくなる。胃熱偏盛となると肺津を損傷し，腎陰を損傷する。また腎陰不足，陰虚火旺となると，この火は肺胃に上炎するようになる。本症例は肺腎胃に病のある三消証である。肺陰不足となって金が水を生じなくなると，腎陰不足となる。肺腎陰虚となれば胃熱が偏盛する。そのために乾いた咳，口渇，多食，頻尿，多尿といった症状や，陰虚火旺による症状が出現しているのである。

初診では復溜（補），内庭，解谿（瀉）に透天涼を配して滋陰清胃をはかった。2診では上処方に太淵（瀉）を加えて清肺をはかった。3診では太淵，復溜（補）により補肺育陰，金水相生をはかり，内庭（瀉）に透天涼を配して清胃をはかった。4診は3診同様としたが，太淵は瀉法に改めた。その意は滋腎清肺，清胃降火にある。本症例は三消に属しており，肺腎胃に問題がある。したがって腎経の復溜，肺経の太淵，胃経の内庭を主穴とした。この清肺育陰，清降胃火の法により効を収めることができた。

## 2．精神障害

[症例2]

患　者：女，40歳，初診1969年4月4日

主　訴：笑い症を患って20数日になる。

現病歴：もともと高血圧症があった。産後数日して突然右側の半身不随が起こり，笑い症となった。本院の第1内科で脳溢血と診断され，鍼灸科に治療の依頼があった。

現　症：右の半身不随，言語障害，笑い症，笑っているが泣いているように見えるといった症状がある。1日に数回大笑いする。ひどい時には10数回起こる。発作は毎回30〜60分ほど続く。時々心煩が起こる。顔は紅潮しており，舌質は紅，脈は数であった。
弁　証：心経有熱，擾動神明
治　則：清心安神
取　穴：通里，内関（瀉）。
効　果：2回の鍼治療後には，笑い症は治癒した。その後，半身不随の治療期間中，笑い症は1度も再発しなかった。3カ月後の追跡調査でも再発していなかった。
考　察：「心包は，臣使の官，喜楽これより出づ」「心は喜笑を主る」といわれている。また『霊枢』本神篇では「心気虚すれば則ち悲しみ，実すれば則ち笑い休まず」とし，『素問』調経論篇では「神有余なれば則ち笑い休まず，神不足なれば則ち悲しむ」としている。本症例の笑い症は，心経に熱があり，それが神明を擾動させて起こったものである。ただし心は邪を受けないので，心包が心に代わって邪を受けた証候である。心包経の絡穴である内関（瀉）により心包経の気を通調し，手少陰心経の絡穴である通里（瀉）によって清心安神をはかった。この清心安神の法により，効を収めることができた。

## 3．機能性浮腫

［症例3］
患　者：女，64歳，初診1982年4月9日
主　訴：全身性の浮腫を患って1年になる。
現病歴：1年来，疲れると両下肢の膝から足にかけて浮腫，ふるえ，熱感，しびれ，硬直，無力感といった症状が出現する。また両上肢と腹部には軽度の腫脹がある。さらに夜間の尿意急迫，頻尿，尿が黄色で熱感がある，多痰といった症状を伴っている。時々悪心が起こったり，味がわからなくなり，腹痛が起こることもある。顔は紅潮しており，舌質は紅，脈は弦細数である。血液検査，尿検査の結果は正常であった。中西薬で治療したが効果はなかった。
弁　証：湿痰中阻，湿滞肌膚
治　則：利湿化痰
取　穴：初診〜2診：陰陵泉，豊隆（瀉）。3〜9診：陰陵泉（瀉）。
効　果：初診後，痰は少なくなり，四肢と腹部の腫脹は軽減した。また尿意急迫，頻尿，小便黄熱は好転した。2診後には痰を吐かなくなり，小便は熱感がなくなり，腹部の腫脹は軽減した。まだ腹痛や悪心が起こることがあり，膝から足にかけての熱感としびれがある。6診後は，両側の下腿がだるく，無力であるだけとなった。9診で治癒した。1982年7月10日に患者の夫を通じて治癒していることを確認した。その後も2年ほど追跡調査を行ったが再発していない。
考　察：本症例は現代医学でいう機能性浮腫に相当するものである。湿困脾土，湿濁不化と

なり，これが長期にわたってこもっていると熱を生じたり痰を生じたりする。湿熱が下注すると小便黄熱，尿意急迫，頻尿となる。湿痰が中焦に阻滞すると多痰，悪心，口淡無味が出現する。湿濁が肢体に留滞すると，四肢や腹部が腫脹するようになる。顔の紅潮，舌質紅，舌苔白，脈弦細数は，湿蘊化熱の象である。湿が去れば熱は減じ，熱が減じれば痰は消える。したがって治療の重点を去湿におき，佐として去痰をはかるという法を用いることとした。陰陵泉（瀉）により去湿し小便を利し，また豊隆（瀉）により去痰と和中をはかって効を収めることができた。

## 4．肢体麻木〔肢体のしびれ〕3則

肢体麻木を引き起こす病因病機および病理類型は非常に多く，これには気滞経脈，気滞血瘀，痰瘀阻絡，湿痰阻絡，気血虧虚，血熱鬱阻，気虚血瘀，風寒湿痺といったものがある。以下に気血虧虚による上肢麻木，下肢麻木，血熱鬱阻による両足の麻木熱痛の症例を紹介する。

〔症例4〕上肢麻木
患　者：女，37歳
主　訴：上肢麻木が起こるようになって7カ月になる。
現病歴：7カ月来，両肩と上肢に麻木感があり，夜になると麻木感がひどくなるといった状態が続いている。時々手指が痛む。これらの症状は気候の変化とは無関係である。平素から頭暈，頭痛，頭がぼんやりする，耳鳴り，眼花，息切れ，無力感，心悸，いつも空腹感がある，微熱，口乾，口苦，心煩，怒りっぽい，白帯の量が多い，胸脇痛といった症状がある。また体温は正常であるが，全身に悪寒・発熱感が起こることがある。月経後期〔稀発月経〕であり，40〜60日に1回発来する。経前には腰痛，少腹部の軽度の膨満感が起こる。顔色は青黄色ですぐれず，舌苔は薄白で浮黄，脈は細弱である。精神がふるわず，語勢もやや弱い。
弁　証：気血虧虚，筋脈失養による上肢麻木
治　則：補益気血，佐として理気をはかる。
取　穴：合谷，三陰交（補），間使（瀉）。
効　果：初診後には上肢の麻木は治癒した。心悸，息切れ，頭暈，無力感はまだある。2診後には心悸，息切れ，頭暈，無力感といった症状も軽減した。3診で治癒した。4〜5診の腰痛の治療期間中に上肢麻木の再発はなかった。
考　察：本症例の上肢麻木は気血虧虚，経脈失養によるものである。これは八珍湯証に属すものである。本症例の麻木は気候の変化とは関係がないので，まず痺証の可能性は排除した。胸脇痛，怒りっぽい，月経前の腰痛と少腹部の軽度の膨満感といった症状を伴っているが，これらは気機不暢によるものである。随伴している証候群は気血虧虚に属している。月経後期も気血虧虚によるものである。合谷（補）により補気をはかり，三陰交（補）により養血をはかり，間使（瀉）により理気をはかった。この補益気血をはかり，佐として理気をはかるという法によって効を収めることが

できた。上記の3穴の配穴は，八珍湯加味に類似した効がある。

[症例5] 下肢麻木
患　者：男，41歳，初診1968年2月10日
主　訴：下肢麻木が起こるようになって1年余りになる。
現病歴：1年余り前に水を浴びた後，両下肢に麻木とだるい痛みが起こるようになった。立つと不安定であり，労働をするとだるさと痛みが増強する。歩行も無力感がある。下肢に冷えた感じはない。これらの症状は気候の変化とは無関係である。さらに息切れ，身体のだるさ，倦怠といった症状を伴っている。顔色は黄色く，脈は虚弱である。
弁　証：気血虧虚，筋脈失養による下肢麻木
治　則：補益気血，補益筋脈
取　穴：足三里，三陰交（補）。2～3日に1回の鍼治療とする。
効　果：3診後には両下肢の麻木は軽減した。5診後には歩行は有力となり，5キロほど歩けるようになった。両下肢の麻木，だるさ，痛みは著しく軽減している。7診で治癒した。
考　察：本症例を水を浴びた後に発病したものであるが，下肢は冷たくない。麻木とだるさと痛みは，雨天とか寒邪とかいった気候の変化とは関係がないことから，痺証の可能性は排除できる。脈証と兼証にもとづくと，気血虧虚となって両下肢の筋脈が養われなくなって起こった証候と考えることができる。足三里（補）により益気と下肢筋脈の壮健をはかり，三陰交（補）により養血と下肢筋脈の壮健をはかって効を収めた。この2穴の配穴は，補益気血の作用があるだけでなく，同時に下肢筋脈を補益する作用もある。つまり弁証取穴だけでなく，同時に局所取穴の意義も兼ね備えたものである。

[症例6] 両足の麻木熱痛
患　者：女，20歳，初診1993年11月30日
主　訴：両足に麻木熱痛が起こるようになって4年になる。
現病歴：両足の指，足跟および足底に麻木，熱痛，腫脹があり，歩行に影響する。夜間に布団をかけると増悪するために，睡眠に影響する。この状態は春と冬にとくにひどくなる。夜間には手足心熱がある。足の指と足底の皮膚の色は赤くなっている。舌苔は薄黄，脈は沈細数である。
弁　証：血熱鬱絡，経脈阻滞による足の麻木。
治　則：涼血活血，散鬱通絡
取　穴：初診，6～10診：三陰交，太衝（瀉）とする。
　　　　2～5診：湧泉，太衝（瀉），足の指の尖端（点刺出血）とする。
効　果：3診後には麻木・熱痛・腫脹は軽減した。5診後には両足の麻木・熱痛・腫脹はさ

らに軽減し，かつ症状が出る時間も短くなった。7診後にはたまに麻木熱痛が起こる程度となった。8診で治癒，9～10診では治療効果の安定をはかった。1994年3月20日に治癒していることを確認した。

考　察：血分の鬱熱が経絡を阻滞させて起こった証候であり，そのために両足の麻木熱痛腫脹が起こり，皮膚が紅潮しているのである。三陰交（瀉）により活血通絡をはかり，太衝（瀉）により通暢脈絡をはかった。また湧泉（瀉）により局部の活血通絡をはかり，足の指の尖端に点刺出血を施して，行血散鬱清熱をはかった。点刺出血して血を泄すると鬱熱を散じることができる。以上のように活血去瘀，涼血通絡をはかって効を収めた。

## 5．腸腑雷鳴
［症例7］

患　者：男，69歳，初診1985年7月23日

主　訴：腸腑雷鳴（腹鳴）が起こるようになって1年余りになる。

現病歴：1年余りになるが，よく腹鳴が起こるようになった。腹鳴は雷鳴のような音が腹部全体に起こる。1日に数回から数10回起こる。矢気や排便後には腹鳴は消失し，怒ると増悪する。腹痛はなく，大便は1日に3～5回であり，便の量は少なく，便は希薄である。飲食量は少なく，この1年あまりで身体は著しく痩せてきている。またこの数カ月，右下肢が振るえるようになっている。舌質と舌苔は正常，脈は沈弦である。いままでにいろいろ治療を受けたが効果はなかった。

弁　証：気滞腸腑，伝化失職による腸腑雷鳴

治　則：理気散滞，通暢腸腑

取　穴：天枢，気海（瀉）。隔日治療とする。

効　果：2診後には腸腑雷鳴は軽減し，便の回数は減少した。飲食量は増加している。3診後にはたまに短く腹鳴が起こる程度まで回復した。精神状態は好転しており，便の回数は減少し，便は正常となった。5診で治癒した。1985年11月23日に手紙により治癒していることを確認した。また1989年にも再発していないことを数度確認した。

考　察：本症例は気機阻滞となり，腸腑の伝化機能が失調して起こった証候である。『金匱要略』痰飲咳嗽病脈証併治篇にある脾腎陽虚タイプの「其の人素盛んに今痩せ，水腸間を走り，瀝瀝として声有り，これを痰飲と謂う」とは異なる。気が腸腑に滞って伝化が失調すると，腸腑雷鳴となり，便の回数が増えるが量は少なく希薄となる。排便あるいは矢気の後には，腸の機能活動がやや好転するので，腹鳴は消失する。肝鬱がからんでいると精神抑鬱や怒ったりすると症状は増悪する。肝気乗脾となって運化が悪くなると，飲食減少となり排便回数は増加し量は減少して希薄となる。脈沈弦は肝鬱気滞の象である。気海（瀉）により理気散滞をはかり，天枢（瀉）により通腸散滞をはかった。この理気散滞と腸腑の気機を通暢するという法により効を収めた。

## 6. 腹脹

[症例8]

患　者：男，26歳，初診1971年10月8日

主　訴：腹脹，食少が起こるようになって1年余りになる。

現病歴：1年余り前に疲れた後に暴飲暴食をしたのが原因で発症した。飲食が胃に入ると，胃がひりひりする。嚥下困難，食後の腹脹，噯気，呑酸，あるいは清水を吐く，胃が冷たく感じられる，冷たい気が口鼻に突き上げてくるといった症状がある。毎日午後と夜間には腹脹が起こる。卵や牛乳，肉類を食べたり，お茶を飲むと腹脹がひどくなる。食欲不振，飲食量減少，口酸や口苦や口甘が起こったりする。また倦怠，嗜臥，多夢，不眠，息切れ（仰臥位で足を伸ばすと息がつながらない），気が弱い，さむがり，四肢不温，仕事をすると息切れや心悸（脈拍は40回／分）が起こるといった症状を伴っている。尿は清であったり黄であったりする，大便は先が硬く後が軟便となり，完穀不化となることもある。最近は顔や四肢に陥凹性の浮腫が起こるようになっている。顔色は萎黄，舌苔は薄白，脈は沈遅である。

既往歴：1967年に痢疾を患ってから，今日にいたるまで大便は1日に1～3回となり，便に血が混じったり，白色の粘液が混じったりすることがある。裏急後重がある。検査：肝機能に異常は認められない。上部消化管Ｘ線検査では瀑状胃が認められた。大便検査では潜血便が認められた。尿は正常であった。

弁　証：真陽不足，脾陽不振，胃納失職による腹脹

治　則：補益真陽，補益脾陽，佐として和中をはかる。

取穴と効果：初診～2診：関元，合谷（補），足三里（先に少し瀉し後に多く補す）とする。

3診：上処方に内関（瀉）を加えて理気和胃をはかる。

4診：腹脹は軽減している。噯気，呑酸，清水を吐く回数は減少した。尿の回数と量は増加している。胃は温かく感じられるようになった。中脘（瀉法に焼山火を配す，温熱感は上腹部全体におよぶ），関元（補法に焼山火を配す，温熱感は小腹部全体におよぶ），足三里（先に少し瀉し後に多く補す，焼山火を配す，温熱感は本経に沿って下は足の指にいたり，上は帰来穴の部位にいたる）により補益真陽，補益脾陽，温中和胃健中の効を収めた。

5～6診：治療法は4診同様とし，さらに合谷（補）を加えて補気をはかる。

7診：飲食が胃に入った時に起こるひりひり感は軽減し，飲食は増加した。嚥下は正常となり，浮腫は軽減している。大便は赤紫色から黒緑色に変わった。治療は6診同様とするが，中脘は除いた。

8～11診：関元（補法に焼山火を配す，温熱感は中脘穴の部位にいたる），合谷（補），足三里（先に少し瀉し後に多く補す）により温陽益脾，益気和胃をはかる。

12診：食後にわずかに腹脹を感じる程度となった。仕事後の心悸，息切れや浮腫は治癒した。顔色は良くなり，大便は正常となった。口味もよい。治療は8診同様とするが，足三里は補法とした。

　　　　　13〜19診：治療は12診同様とする。1972年3月29日に治癒していることを確認した。
考　　察：真陽不足のために火不生土となり，そのために脾陽不振，納運失調となり，腹脹，食少，噯気，呑酸，清水を吐く，胃が冷たく感じられる，完穀不化，精神疲労，さむがり，四肢不温，倦怠，嗜臥，四肢の浮腫といった症状が出現している。脈沈遅，顔色萎黄は真陽不足，脾陽不振の象である。この症例は「至虚に盛候有り」という仮実の証候である。したがって補益真陽，補益脾陽をはかり，佐として和中をはかるという法を用いて効を収めることができた。終始，関元を主として用いたのは，温補真陽をはかるためである。合谷を主としたのは，補気昇陽をはかるためである。また足三里に先少瀉後多補を施した理由は，本症例が脾胃虚弱に実がからんでいるため，強く補益脾胃をはかると中満〔腹中脹満〕を引き起こす可能性があるからであり，したがって中脘（瀉）を配穴して温胃和中をはかったのである。

## 7．喘証2則
[症例9] 腎不納気型喘息
患　　者：男，43歳，初診1979年4月30日
主　　訴：喘証を患って3カ月になる。
現病歴：原因は不明である。3カ月前から呼吸促迫となり，動くと喘息がひどくなる。呼多吸少で息をつなぐことができない。さらに口や咽頭の乾燥，顔面紅潮，煩躁，汗が出るといった症状を伴っている。身体は痩せており，精神的に疲れている。舌質は紅で少津，脈は細数である。胸部レントゲンでは異常は見られなかった。心聴診（−），肺聴診（−）。某病院での治療が無効であったために，鍼灸治療を依頼された。
既往歴：数カ月前に頭痛を患い，本科の鍼治療により治癒している。
弁　　証：腎陰偏虚，陰不斂陽，気不摂納による喘証
治　　則：滋腎納気
取　　穴：太谿，復溜，気海（補）。2〜3日に1回の鍼治療とする。
効　　果：3診後には呼吸促迫は止まったが，動くとまだ喘息が起こる。6診後には再発しておらず，口や咽頭の乾燥および煩躁は軽減した。9診後には精神状態が好転し，動いても喘息は起こらなくなり，普通の家事ができるようになった。3診から今日まで喘証は再発していない。10〜12診では治療効果の安定をはかった。1979年11月1日に再発していないことを確認した。
考　　察：「腎は気の根」といわれている。本症例は腎陰不足のために陰が斂陽できなくなり，精気内脱となって根本を固摂できなくなって起こった気失摂納による腎虚喘証の症例である。『医貫』喘篇では「真元損耗すれば，腎気の上奔において喘出す，……乃ち気原に帰さざるなり。」とある。太谿（補）により補益腎気をはかり，復溜（補）により滋陰補腎をはかり，気海（補）により大補元気をはかった。このように滋腎納気をはかって効を収めた。

[症例10] 肺腎気虚型喘息
患　者：女，38歳，初診1985年10月10日
主　訴：喘証を患って1年余りになる。
現病歴：1年余り呼吸促迫が軽くなったり重くなったりしている。ひどい時は呼吸促迫が激しくなり，起座呼吸となり，呼吸が促迫し，息切れが起こる。呼多吸少となり，平臥できなくなり，四肢が冷え汗が出る。顔色は青く，舌質は淡，脈は微細である。胸部レントゲンで肺気腫が確認された。当地の医師がエフェドリン，甘草片，アミノフィリンなどの薬を投与したが効果はなく，かえってひどくなった。補中益気湯を服用したが，これも効果がなかった。
弁　証：肺気虚弱，腎陽不足，腎不納気による喘証
治　則：まず益気回陽固脱をはかり，後に補肺益腎納気をはかる。
取　穴：初診〜4診：合谷，関元（補）。1日1回の鍼治療とする。
　　　　5〜12診：気海，太谿，太淵（補）。2〜3日に1回の鍼治療とする。
効　果：2診後には喘息は著しく軽減した。5診後には喘息は治癒した。四肢の冷え，汗，息切れ，呼多吸少といった症状はまだある。脈は微弱である。5〜8診時まで一度も発作は起こっていない。8診後には平臥できるようになっており，四肢の冷え，汗も治癒している。随伴症状や顔色，舌質，脈はそれぞれ改善している。9診で治癒した。10〜12診では治療効果の安定をはかった。
考　察：肺は気の主，腎は気の根とされている。本症例は肺気虚弱，腎陽不足，腎不納気による虚喘である。肺が虚すと少気〔呼吸が微弱で短いなどの症状〕となり喘が起こる。腎が虚すと気不帰元となって呼多吸少が起こるようになる。腎陽が不足すると四肢の冷え，汗が出る，顔色が青くなるといった症状が出現する。舌質淡，脈微細などは陽気虚弱の象である。
　　　　初診〜4診では急いで合谷（補）により補気昇陽をはかり，関元（補）により補益元陽をはかった。これにより益気回陽固脱をはかったが，これは参附湯に類似した効がある。4診後には病状が著しく改善したので，5〜12診では太谿（補）により補益腎気をはかり，太淵（補）により補益肺気をはかり，気海（補）により大補元気をはかった。このように補肺益腎納気をはかって効を収めることができた。

## 8．奔豚気

［症例11］
患　者：女，59歳，初診1990年9月9日
主　訴：気上衝逆，喘息が起こるようになって1カ月余りになる。
現病歴：怒った後に発症した。平素から怒りっぽい。発作時には気が少腹部から上腹部につきあげてくるように感じられ，胸脇部で息がつまった感じがして喘息が起こる。上腹部は脹満して少し痛み，胃につかえ感が起こり，胸部では息がつまり，両脇部は脹満する。病は発作性であり，1日に5〜10回ほど発作が起こる。発作は毎回20〜

30分ほど持続し，ひどい時は1時間ほど持続し，その後は自然に緩解する。発作後はまったく正常人と同じである。飲食は正常である。外観上は喘息の動きにあわせて上腹部が上下に動いている。立ったり歩くと発作が起こりやすい。平臥すると発作は軽減または止まる。頭が重く足が軽く感じられ，下肢は無力である。舌質と舌苔は正常であり，脈は沈細弦である。抑鬱的な表情をしている。以前に腎喘，肺喘として中薬を服用したが効果はなかった。

既往歴：気管支炎，哮喘，心疾患の病歴はない。また咳嗽歴もない。
弁　証：肝気不舒，気逆となり気壅胸腹となって起こった奔豚気
治　則：平肝降逆，理気和胃
取　穴：中脘，上脘，公孫，太衝（瀉）。隔日治療とする。
効　果：初診後には気逆上衝と喘息の起こる時間は短くなり，発作の回数も減少した。2診後には喘逆は止まり，全身が気持ちよく感じられるようになった。4診で治癒した。1993年10月27日に再発したが，病状は前回と同じであった。その時に1990年9月に起こった奔豚気が治癒していたことを確認した。
考　察：奔豚気という証は，肝によるもの，腎によるもの，寒によるもの，熱によるものの違いがある。本症例は肝の問題によるものである。肝気不舒，情志失調となり，肝気が衝脈にそって上逆して起こったものである。したがって発作時には気が少腹部から上腹部や胸脇部に上衝するので，上腹部の脹満，両脇部の脹満，胸部で息がつまるといった症状が出現している。また気が上逆して肺気不降となると，呼吸が促迫し息がつまったようになるが，これは喘証の病機ではない。無形の気が通暢しないための発作であり，気機が通暢すれば自然に緩解するものである。そのため発作性となり，発作後には胸腹部の症状は消失し，飲食も正常となり，正常人とかわらなくなるのである。これは腎喘，肺喘には属しておらず，腎虚や肺虚，風寒襲肺，風熱犯肺，痰濁阻肺といった証型の症状がないので，腎喘や肺喘として中薬を投与しても効果がないのは当然である。

治療は降逆疏肝を主として行った。中脘，上脘（瀉）により上腹部の気機を通暢させ，公孫（瀉）により降逆和中をはかった。また太衝（瀉）により疏肝理気と同時に，胸脇部の気機の通暢をはかった。この疏肝理気，降逆平衝和胃の法によって効を収めることができた。

## 9．癲狂病5則

　癲と狂はともに精神疾患である。癲証と狂証は症状面において分けることはできず，また相互に転化することもあるので，癲狂ということで併称されている。

［症例12］狂証
患　者：男，17歳
主　訴：精神病を患って1年になる。

現病歴：1年前に本を読みすぎたのと，精神的刺激が重なったのが原因で発症した。狂乱状態となって人がわからなくなり，暴れたり罵ったりしている。また安眠することができず，話をしても話の筋が通らない。しばしば独り言で小説の中の一節を話したり，医薬上の単語を話したりする。大小便がわからない。便秘しており，尿の色は赤い。脈は数で有力である。患者が協力してくれないので，舌苔を見ることはできなかった。以前に強い瀉下作用のある中薬を服用したが，あまり効果はなかったとのことである。

弁　証：痰火内擾，心竅蒙蔽，神志逆乱による狂証

治　則：逐痰瀉火，疏肝理気，宣竅清心

取穴と効果：初診：合谷，足三里，間使，太衝，三陰交（瀉），委中（静脈点刺出血）とする。
　2診：昨日の治療後には安眠できるようになり，短い時間ではあるが熟睡し，頭が比較的はっきりするようになった。中脘，天枢，太衝，内関，豊隆（瀉）とする。16カ月後に前回の2回の鍼治療で治癒していたことを確認した。

考　察：暴怒傷肝，肝火暴張となり，それが陽明痰熱を刺激して神明に上擾し，心竅が蒙蔽されて神志が逆乱して起こった証候である。痰火壅盛，陽気独亢，神志逆乱となったために一連の精神異常による症状が出現している。また陽明内熱熾盛により便秘が起こり，脈数有力となっている。

初診では太衝（瀉）により疏肝理気をはかり，合谷（瀉）により陽明の熱の清熱をはかった。また足三里（瀉）により陽明内熱の清降をはかり，三陰交（瀉）により活血疏肝をはかり，間使（瀉）により理気寛胸をはかった。さらに委中（点刺出血）により泄血散熱をはかった。この処方は全体的には疏肝理気，清熱瀉火，活血涼血の作用がある。2診では中脘（瀉）により清胃逐痰理気をはかり，天枢（瀉）により腸腑を通じて瀉火をはかった。また豊隆（瀉）により豁痰宣竅をはかり，太衝，内関（瀉）により清心理気宣竅をはかった。これは逐痰瀉火，理気宣竅の法である。この2処方の厳密な配穴により，著効を収めることができた。

［症例13］狂証

患　者：男，20歳

主　訴：精神病を患って8年になる。

現病歴：8年前に怒ったことが原因で発症した。その後，狂証がしばしば反復して再発するようになった。狂乱状態となって暴れまわり，休みなく走り回り，喜怒常ならず，話に筋が通らなくなっている。また夜も眠れない。顔色は赤く，舌質は紅，舌苔は白で少津，脈は滑数である。

既往歴：鎮静薬と狂証治療の薬の服用により中毒となり，角弓反張，頸項部の拘急が出現し，自覚症状としては脊背部の筋脈が収縮してひきつった感じが出現したことがある。これは本科で数回の鍼治療を行って治癒している。

弁　証：肝鬱化火，痰火壅盛，上蒙心竅による狂証

治　則：清降痰火，疏肝理気，宣竅清心
取穴と効果：初診〜2診：神門，湧泉，太衝，豊隆（瀉）とする。神門により清心安神をはかり，狂を治す要穴である湧泉により降火，宣竅をはかる。太衝により疏肝理気をはかり，痰を治す要穴である豊隆により豁痰宣竅をはかって狂を治すこととした。この処方には清心安神，理気宣竅の作用がある。

3診：狂躁は軽減している。上脘，巨闕，神門，豊隆（瀉）とする。上脘により解鬱和中去痰をはかる。巨闕は狂を治す要穴である。この処方には清心豁痰，理気解鬱の作用がある。

4診：9月下旬から3回の鍼治療を行った後，狂証は2カ月再発していなかった。一昨日再発したが，脈証は前回同様であった。治療は3診同様とする。

5診：上処方から巨闕を除き，太衝（瀉）を加えて疏肝解鬱，清心豁痰をはかることとする。

6〜7診：5診後には熟睡できるようになり，神志もかなりはっきりし，狂躁は止まった。治療は5診同様とする。

8診：この数回の鍼治療で狂証は治癒していた。しかしこの数日また再発した。脈証は前回同様であるが，さらに不眠，頭暈，耳鳴り，腹部の発熱といった症状を伴っている。太衝，豊隆，神門（瀉）により疏肝理気，清心豁痰をはかることとする。

9診：夜は眠れるようになったが，まだ痰を吐き，狂躁がある。豊隆，内関，内庭，太衝，三陰交（瀉）により清瀉痰火，疏肝行血をはかることとする。内関は理気，清心和胃を目的とし，内庭は胃火の清熱を目的としている。内庭は豊隆と配穴して用いると，痰火を瀉すことができる。三陰交は活血散滞を目的としている。

10診：一昨日，治療後に口から痰涎と痰沫を吐いた。豊隆，陰陵泉，神門，風府（瀉）により去湿化痰，清心醒脳をはかることとする。陰陵泉は去湿醒脾を目的とし，風府は清脳治狂を目的として用いた。4カ月後の追跡調査により，狂証が治癒しており再発していないことを確認した。

考　察：脈証，病因にもとづくと，本症例は肝気鬱結が化火し，火の作用によって痰が形成されて痰火となり，この痰火が心竅に影響して神志逆乱となって起こった狂証であることがわかる。鍼治療の期間中に3回再発し，3回とも治癒した。これは毎回治癒した後に，根治していないのに患者が治療に来なかったために再発したものである。3回の再発に対する処方は異なるが，清瀉痰火，疏肝理気，清心宣竅という治療法則から離れるものではない。

［症例14］癲証
患　者：男，17歳，初診1983年9月22日
主　訴：精神痴呆，沈黙状態となって3日になる。
現病歴：発病3日前，怒った後に頭痛，頭暈が出現し，何度も手のひらで頭を叩くようになった。悪心が起こることがあるが食欲はある。仕事は正常に行うことができた。9

月20日の午後に死刑囚の死体を見た後，頭を横に振りだして話さなくなり，意識がぼんやりし，情志抑鬱となってしまい，それがしだいに増悪していった。2日目に当地の病院で鎮静薬（薬名は不明）を注射されたが効果はなかった。本日の午前に鍼治療に訪れた。

現　　症：沈黙状態であり，ぼんやりしている。気分は抑鬱状態であり，気持ちが沈んでいる。表情もなく，頭を横に振っており，話そうともしない。舌苔は白膩，脈は滑数である。

弁　　証：気鬱痰阻，神明蒙蔽による癲証

治　　則：化痰宣竅

取　　穴：神門，豊隆（瀉）。

効　　果：2診後には普通に話ができるようになり，頭痛もなくなり，一切が正常となった。3診で治癒した。1984年9月24日に手紙により治癒していることを確認した。

考　　察：肝気が鬱して脾気不昇，気鬱痰結となり，神明に影響して起こった癲証である。神門（瀉）により清心安神をはかって心竅を開き，豊隆（瀉）により豁痰して宣竅をはかった。この化痰宣竅の法により効を収めることができた。

［症例15］癲証

患　　者：女，50歳，初診1969年12月8日

代　　訴：両目がぼんやりとし，鬱状態を呈して7日になる。

現病歴：7日ほど精神状態が激動しやすくなっており，心煩が起こって狂躁となる。またよく怒り，しばしばため息をついている。両目はぼんやりとしており，鬱状態を呈しており，頭はぼんやりしてはっきりしない。唇と面頬部のつっぱった感じ，舌が強ばっており会話のスピードが遅い，口や咽頭・鼻の乾燥，飲食の量の減少，不眠，頭部の熱痛，耳鳴り，口臭といった症状を伴っている。顔は紅潮しており，舌質は紅，舌辺には歯痕があり，舌苔は薄白，両寸脈は数，両関脈は滑数である。

弁　　証：気鬱化熱，痰熱交阻，上擾心神による癲証

治　　則：滌痰降火，清心宣竅

取穴と効果：初診：湧泉（瀉，透天涼を配す），大陵，豊隆（瀉）とする。30分置鍼していると口や舌の強ばりやつっぱり感はなくなり，言葉をはっきり話せるようになり，頭がはっきりしてきた。頭のぼんやりした感じや熱感もなくなり，煩躁はなくなった。目のぼんやりした状態は軽減した。

2診：心煩，心悸は軽減しており，頭のふらつき，耳鳴りは治癒し，食事量は増加した。今日患者は自分で治療に来た。治療は初診同様とする。置鍼時に頭と腹部の熱感が下行していくように感じられると，頭がはっきりし，胃が気持ちよくなった。

3診：病状は半分以上軽減している。治療は初診同様とした。

考　　察：脈証，兼証にもとづくと，本症例は気鬱化熱，痰熱交蒸となって清陽に上擾し，神明が蒙蔽されて起こった癲証であることがわかる。湧泉（瀉，透天涼を配す）により降火宣竅をはかり，大陵（瀉）により清心安神，開心竅をはかり，豊隆（瀉）に

その他

より豁痰，開心竅をはかった。豁痰降火，清心宣竅の効を収めて治癒させることができた。

［症例16］狂証（瘀血内阻）
患　者：女，38歳，初診1992年11月9日
主　訴：狂症を患って5年になる。
現病歴：5年前，月経が発来しはじめた時に怒って泣いた後に発症した。その後，いつも月経前にになると発病する。発病前には小腹の脹痛が起こり，腹部の衝任2脈と陽明胃経に沿って頭部に向かって衝逆し，頭がくらくらして脹痛が起こると，ただちに神志恍惚，心中煩満，狂躁不安，話に筋が通らなくなる，外に出て走りまわる，眠れなくなる，飲食がわからなくなるといった症状が出現する。月経が発来した後には，狂病は大いに軽減するか自然に回復する。顔色は暗，舌質は暗紅で瘀点があり，脈は弦濇でやや数である。平素から怒りっぽく，経期は前後して安定せず，月経期には少腹脹痛が起こり，経量は極めて少なく血塊が混じる。5年来，いろいろな病院でいろいろな治療を受けたが効果がなかった。多くの先生にも診てもらったが，発病法則については聞かれなかったとのことであった。
弁　証：瘀血が胞宮に阻滞し，経気上逆，心脳逆乱となって起こった狂証
治　則：行血去瘀，理気降逆。毎回月経発来7〜8日前に2回の鍼治療を行い，効果の観察を行うこととする。
取　穴：帰来，三陰交，公孫（瀉）。
効　果：第1回目の月経前である11月9日と11日に鍼治療を施した後，月経前の狂証の発作の程度は大いに軽減した。第2回目の月経前である12月8日と10日に鍼治療を施した後，月経前の狂証の発作は起こらなかった。月経はほぼ正常となった。家族の要求にもとづき治療効果の安定をはかるために，第3回目の月経前である1月8日と11日に，さらに鍼治療を施した。1993年3月26日に再発していないことを確認した。
考　察：狂証は一般的には痰火上擾とか，火盛傷陰によるものが多く見られる。本症例は瘀血内阻によるものであり，臨床的にはあまり見られない症例である。本患者は狂証を患って5年が経過しており，多くの病院で治療を受けたがいずれも効果がなかった。これは発病法則をしっかりと問診していなかったことと，瘀血内阻という病機の一面に気がつかなかったためである。患者は月経発来時に情志失調となり，怒ったために気滞が生じ，そのために瘀血が胞宮に阻滞したと考えられる。そのため衝任が失調し，経行不暢による小腹部の脹痛が起こり，経気上逆による心脳逆乱が起こったものである。したがっていつも月経発来前に発病し，月経発来後には気血が通暢するため，狂証は大いに軽減したり，あるいは自然に消失しているのである。発作時の症状や顔色，舌脈所見の変化および平時に見られる症状などは，すべて上記の病因病機に符合するものである。

月経発来前に毎回発病するので，毎回月経発来7〜8日前に2回の鍼治療を施すこ

ととした。治療は帰来（瀉）により胞宮の瘀血の除去をはかり，三陰交（瀉）により活血去瘀をはかって血行を促し，公孫（瀉）により衝逆する気を降ろすこととした。この活血去瘀，理気降逆の法は，本症例の病因病機に符合していたので，効を収めることができた。

## 10. 膀胱炎，尿道炎，前立腺炎4則

［症例17］膀胱炎，尿道炎合併症

患　者：男，46歳，初診1971年7月17日
主　訴：排尿時に尿道に熱痛が起こるようになって1カ月余りになる。
現病歴：1カ月余り前から排尿時に尿道に熱痛が起こる。尿は黄色く，血尿となることもある。小腹に下垂感があり，尿意急迫し，頻尿である。点滴状の排尿となることもある。また大便秘結となるが便の回数は多く便の形状は細い。肛門の灼熱感，心煩，口苦，口乾，空腹感はあるが食欲がないといった症状を伴っている。口渇はない。舌苔は黄厚，脈は沈数である。以前にストレプトマイシン，ベルベリン注射，中薬の内服による治療を受け，ある程度は軽減したが，再発しやすい。
　　　　血液検査：ヘモグロビン濃度5g／dl，白血球数14000／μl，分葉核78％，リンパ球19％，好酸球3％。尿検査：色は浅黄色，混濁，蛋白（＋＋），膿球（＋＋＋）。
　　　　胸部レントゲン：右上肺に高密度の結節状陰影，両肺の肺紋理が粗い。印象は5型肺TB（上）。当病院内科診断：腎盂腎炎・急性膀胱尿道炎・腎結核・腎結石
弁　証：湿熱が下注し膀胱と尿道に阻滞して起こった淋病（尿道炎と膀胱炎合併）
治　則：清利湿熱，通利小便
取穴と効果：初診：中極（瀉，透天涼を配す）とする。涼感は小腹部と陰茎部にいたった。
　　　　2診：尿の回数は減少し，尿量は増加した。排尿時の尿道の痛みはなくなった。便秘は軽減している。中極（瀉，透天涼を配す）とする。涼麻感は陰茎部と小腹部にいたり，最後は左睾丸と両下肢にいたった。
　　　　3診：便秘は治癒した。排尿時にわずかに熱感はあるが痛みはない。尿はまだ黄色いが血尿は再発していない。治療は2診同様とする。尿検査：蛋白は微量，赤血球少量。血液検査：ヘモグロビン濃度14g／dl，赤血球400×10⁴／μl，白血球数7200／μl，分葉核42％，リンパ球42％，好酸球16％。
　　　　4診：小便清長，排尿正常，肛門の灼熱感は消失。心煩，口苦，便秘は治癒した。治療効果の安定をはかるために治療は2診同様とした。
　　　　5診：主証と兼証はともに治癒した。尿検査：尿は浅黄色，清，蛋白（＋），顕微鏡検査（－）。効果の安定をはかるために治療は2診同様とした。1971年8月20日に患者の妻から治癒していることを確認した。
考　察：『金匱要略』消渇小便不利淋病脈証治篇には，「淋の病たる，小便栗状のごとく，小腹弦急し，痛み臍中に引く」とある。これは淋病が小便がスッキリ出ない，尿道の刺痛を主証としていることを説明したものである。本症例は湿熱が下注して膀胱

に影響し，尿道を閉塞させて起こった淋証である。そのために排尿時の尿道の熱痛，点滴状の排尿，尿意急迫，頻尿，小腹の下垂感といった症状が出現しているのである。湿熱が膀胱に下注して，熱が血絡を傷り血熱妄行となると，血尿となることがある。また湿熱が下注し，熱が湿より強くて熱が津液を損傷し，腸に影響すると便秘が起こったり，肛門に灼熱感が生じたりするようになる。熱が神明に影響した場合は，心煩が起こる。本症例の舌脈の変化は，内熱の象である。中極（瀉，透天涼を配す）による清利湿熱，通利小便の法により効を収めた。

［症例18］尿道炎

患　者：男，27歳，初診1970年1月27日
主　訴：排尿時の尿道熱痛を患って3カ月余りになる。
現病歴：3カ月余り，陰茎と陰嚢，亀頭に熱痛が起こる。尿意発生時や排尿時に熱痛がひどくなる。尿の色は赤く，混濁している。鼠径部と陰茎根部には墜痛・熱痛があり，脊背部には重い痛みがあり，腰はだるく痛み歩行に影響する。空腹感はあるが食欲はなく，食後に腹脹が起こる。口苦，口酸，口渇，多汗，耳輪の発熱，耳鳴りがひどい時の不眠，頭を使う仕事をすると心悸，心煩が起こり座っても寝ても落ちつかないといった症状を伴っている。舌質は絳，舌苔は薄黄，脈は数有力でやや弦である。尿検査：蛋白（−），尿酸塩結晶（＋＋），白血球微量。
弁　証：湿熱が下注し尿道に阻滞して起こった淋証（尿道炎）
治　則：清利湿熱，通利小便
取　穴：中極（瀉，透天涼を配す）とする。涼感は陰嚢，陰茎部にいたらせる。隔日治療とする。
効　果：初診後には陰茎と亀頭の熱痛は消失した。排尿時の尿道の熱痛はなくなり，脊背部と腰のだるい痛みは軽減した。鼠径部と陰茎根部の熱痛と墜痛もなくなった。尿の色調は清澄となり，耳鳴り，不眠，口渇は治癒した。精神状態も好転している。2診後には尿の回数が増加し，尿の色調は清澄で尿量も多くなる。ただ朝1回目の排尿時に尿道に熱感があり，右側の腰がだるくなる。入睡もはやくできるようになった。思慮による心悸はひどくなくなり，口苦と口酸はほとんど気にならなくなった。3診後には長く歩行すると腰がだるくなるが，他の症状はすべて治癒している。尿検査：蛋白（＋），顕微鏡検査（−）。再発防止のために再度鍼治療を施した。1970年3月18日に再発していないことを確認した。
考　察：湿熱が下注して尿道を閉塞させると，排尿時に陰茎や尿道に熱痛が起こったり，尿が赤くなったり混濁したりするようになる。熱が筋脈を損傷すると，鼠径部や陰茎根部，陰嚢，亀頭部に熱痛が起こるようになる。また熱が胃陰を損傷すると，空腹感はあるが食欲がない，食後の腹脹，口渇，口苦といった症状が出現するようになる。熱が神明に影響すると心煩，心悸，座っても寝ても落ちつかないといった症状が起こる。耳輪の発熱，耳鳴りがひどいと睡眠に影響するといった症状は，心と腎との関係を表している症状である。本症例の舌脈の変化は，内熱の象である。

中極（瀉，透天涼を配す）により清利湿熱，通利小便をはかった。湿が降りて熱が降下すれば，湿熱によって起こった病理証候群は，自然に治癒する。

［症例19］前立腺炎
患　　者：男，30歳，初診1969年3月10日
主　　訴：残尿が起こるようになって1年余りになる。
現病歴：1年余り排尿後に残尿が起こり，力まないと排尿しきれない。尿は混濁しており，ときどき睾丸と腰に痛みが起こる。尿検査：膿球が微量。当病院の内科で前立腺炎と診断され，鍼灸科に治療の依頼があった。
弁　　証：真陽不足，真気不足，膀胱失司
治　　則：補益真陽，補益真気，約束膀胱
取　　穴：関元，中極（補）。隔日治療とする。
効　　果：2診後には排尿はやや有力となり，排尿後の残尿も減少した。5診後には，排尿無力，残尿，尿混濁といった症状はともに著しく好転した。6診で治癒した。尿検査も正常となった。1970年8月12日に治癒していることを確認した。
考　　察：本症例は慢性前立腺炎に相当するものである。真気・真陽不足となり膀胱の機能が悪くなると，排尿無力，残尿，尿の混濁といった症状が出現するようになる。関元（補）により補益真気，補益元陽をはかり，中極（補）により膀胱を約束させた。この温陽益気，約束膀胱の法により効を収めることができた。

［症例20］小便混濁
患　　者：男，32歳，初診1970年4月20日
主　　訴：混濁尿となって5カ月になる。
現病歴：5カ月来，排尿後にいつも混濁した液体が出る。排便後にも尿道から混濁した液体が出る。急いで歩いたり，内熱がある時には頭痛が起こる。腹脹が起こって食少となることもあり，すっきりしない呃逆が起こることもある。顔色は萎黄である。
弁　　証：湿濁下注，清濁不分による混濁尿
治　　則：利湿化濁，分清泌濁
取　　穴：会陰，中極（瀉）。
効　　果：初診後には尿の混濁は治癒した。2診後には排便後の尿道から出る混濁した液体も出なくなった。3診後も混濁尿は再発していない。4診で治癒した。1971年10月25日に手紙により治癒していることを確認した。
考　　察：混濁尿は尿の混濁，排尿時の尿道無痛を主証としたものである。本症例は湿濁が下注し清濁不分となって起こったものである。そのために排尿後に混濁尿が起こったり，排便後に尿から混濁物が出たりするのである。これは前立腺炎に類似している。会陰（瀉）は作用が病所にいたり，前立腺炎と尿道に作用する。さらに中極（瀉）により去湿利尿をはかった。これは尿が利せば熱は自然に消えるからである。この

利湿化濁，分別清濁の法により効を収めることができた。

## 2 婦人科，小児科，五官科疾患

### 1．子宮脱2則
[症例1] 気失昇提，胞宮失固
患　者：女，37歳，初診1973年3月13日
主　訴：子宮脱を患って2カ月余りになる。
現病歴：2カ月余り，陰道から何かが出ているように感じられる。下垂していて気持ちが悪く，仕事をするとそれがひどくなる。さらに少腹部の隠痛，腰痛，心煩，多夢，不眠，腹脹，食少，胃のつかえ，身体のだるさ，無力感，頭痛，頭暈，息切れ，微熱といった症状を伴っている。婦人科検査：子宮頸部は滑らかであり，膣口から外に出ている。印象：子宮脱Ⅲ度。鍼灸科に治療の依頼があった。
弁　証：中気不足，気失固摂による子宮脱
治　則：益気昇陥，固摂胞宮
取　穴：初診～7診，12診：両側の子宮穴への刺鍼（方法は吉林医科大学一院の方法にもとづく）。
　　　　8～11診：上処方に合谷，三陰交（補）を加える。
　　　　13診：両側の子宮穴への刺鍼に腎兪（補）を加える。
効　果：2診後には腹部の隠痛はなくなり，下垂は軽減した。6診後には子宮脱は著しく改善した。12診後には子宮は正常の位置に回復した。13診で治癒した。1973年10月に手紙により治癒していることを確認した。
考　察：中気不足のために気の固摂が悪くなり，子宮脱，少腹部の隠痛が起こっている症例である。疲れると症状が増悪するという特徴がある。中気不足のために運化が悪くなると，腹脹，食少，胃のつかえといった症状が起こる。随伴症状は気虚陰虧の象である。子宮穴に刺鍼して子宮の固摂と昇提をはかった。また合谷（補）を配穴して益気昇陥をはかり，三陰交（補）を配穴して補益肝脾腎，胞宮の固摂をはかった。これにより益気昇陥，養血固胞をはかり，さらに腎兪（補）を加えて補腎系胞をはかった。益気昇挙，系胞固摂の効により治癒させることができた。

[症例2] 気失昇提，腎気不固
患　者：女，60歳，初診1972年4月4日
主　訴：子宮脱を患って20年余りになる。
現病歴：20数年前，産後の力仕事により発病した。拳大の子宮がよく脱出し，少腹部に下垂感を伴った痛みが起こる。尿失禁，頻尿（1日に20数回），頭暈，腰痛，動くと気喘が起こる，足背部の浮腫，四肢無力，精神倦怠といった症状を伴っている。身体は痩せていて虚弱である。両尺脈は沈弱である。以前に上海，南京などの病院で中

西医の治療と鍼灸治療を受けたが，あまり効果はなかった。
既往歴：四肢関節痛を患って数年になる。内科検査：心拍82回／分，雑音はなし，血圧は111／72mmHg，腹部は柔らかい，肝（−），右肺の軽度の湿性ら音。婦人科検査：子宮脱Ⅲ度。
弁　証：気失昇提，腎気不固による子宮脱
治　則：益気補腎，固摂胞宮
取　穴：初診〜3診：両側の子宮穴に刺鍼。
　　　　4〜13診：両側の子宮穴に刺鍼，合谷，三陰交（補）とする。
　　　　14〜17診：百会，腎兪，関元兪（補）とする。
　　　　18〜21診：両側の子宮穴に刺鍼，関元兪，腎兪（補）とする。
　　　　子宮穴：上前腸骨棘と恥骨結合を結ぶ線の中点から内に1横指。恥骨結合に向けて15度角で2.5寸斜刺する。患者が鍼感を感じる程度の刺激とする。低周波治療器を用いて20〜30分通電する。周波数は25〜30回／分とする。患者の大陰唇に脹感が生じ，膣または子宮が上にひきつるか，上にひっぱられる感じがすればよい。
効　果：3診後には子宮脱は軽減した。10診後には尿失禁は著しく改善し，少腹部の墜痛は消失した。息切れ，頭暈，無力感は好転している。偶発的に子宮が少し脱出することがある。17診後には子宮は脱出しなくなった。21診後には子宮脱，頭暈，息切れ，頻尿，腰痛などは，すべて治癒した。2カ月後と6カ月後の追跡調査で，子宮脱が治癒していることを確認した。家事労働もできるようになっていた。
考　察：脈証と兼証にもとづくと，本症例は気虚下陥のために胞宮を昇提できなくなり，腎気不足のために胞脈〔子宮に分布する脈絡〕が固摂されなくなって起こった子宮脱であることがわかる。腰痛，頻尿，尿失禁，頭暈，倦怠，無力感，動くと気喘が起こるといった症状は，気虚，腎虚の象である。子宮穴に刺鍼して子宮の昇提と固摂をはかった。また状況に応じて，それぞれ合谷（補）により補気昇陥をはかったり，三陰交（補）により補益肝脾腎をはかって子宮を固摂させたりした。腎兪（補）は胞脈が腎につながっているので，補腎することにより系胞をはかる目的で用いた。関元兪（補）は胞宮を固摂する目的で用い，百会（補）は昇提挙陥をはかる目的で用いた。この益気補腎，固摂胞宮の法により効を収めた。

## 2．癔病〔神経症〕

［症例3］

患　者：女，18歳，初診1975年6月9日
主　訴：喘息，泣き症を患って2カ月になる。
現病歴：3カ月前に全身性の発作性のさむがりと冷痛，手足の冷え感が起こった。また全身の刺痛，麻痛があり，背部がとくにひどい。食欲不振もあった。当地の病院でビタミン剤を注射された後に，さらに胃脘満悶・隠痛，息苦しさ，喘息，呼吸困難，気の上衝感，すっきりしない呃逆などが出現するようになった。泣くと呼吸困難や息苦しさが楽になり，また喘息が起こると楽になる。入眠後に気喘は消失する。この

2カ月ほど無汗である。舌質と舌苔には変化がなく，脈は弦である。内科検査：血圧は100／70mmHg，心拍は120回／分，脈拍は整っている。神経系統に異常所見はない。神経症として鍼灸治療を依頼された。

弁　証：気機阻滞，胃気失和，肺失治節による癔病
治　則：疏理気機，和胃暢中
取　穴：内関，足三里（瀉）。
効　果：初診後，息苦しさ，呼吸困難，喘息，全身の冷痛といった症状は見られなくなり，食事量は増加した。2診後にはもともとあった症状の再発は見られなかった。ただ頭を揺らすと頭部に痛みを感じる。3診後には後項部に違和感があるだけとなり，頭を後ろに何度か傾けると気持ちがいい。4～5診では治療効果の安定をはかった。1975年8月に再発していないことを確認した。
考　察：脈証と選穴処方，治療効果にもとづいて，本症例は次のように判断した。つまり本症例は気機阻滞が一連の胃気失和，肺失治節，肢体筋脈の気機失調といった複雑な証候群を引き起こしたものと考えられる。気機が阻滞し，治節が失調すると，息苦しさ，呼吸困難，喘息といった症状が出現する。泣くと気機が動くので，泣いた後には前述の症状が一時的に緩んで，全身が楽になったように感じられるのである。内関（瀉）により気機の調節，和胃，治節の調節を行った。また足三里（瀉）により和胃暢中をはかった。この疏理気機，和胃暢中の法により治癒させることができた。

## 3．高血圧，帯下，陰痒〔外陰瘙痒症〕

［症例4］
患　者：女，42歳，初診1990年8月24日
主　訴：高血圧，帯下病，陰痒を患って3年余りになる。
現病歴：平素からいつも怒りっぽい性格である。この3年余り，情緒の変動によっていつも血圧が高くなる。血圧は多くの場合，152～180／90～111mmHgの間である。血圧が高い時には頭暈，頭部ののぼせ・脹痛，側頭部の熱痛・跳痛，頭が重く感じられる，耳鳴り，心煩，多夢，不眠などの症状がひどくなる。口の中が粘く感じられたり，口酸または口苦が起こったり，あるいは口渇はあるが飲みたくないとか，胃のつかえが起きたり，食少となると，いつも帯下や陰部の痒みがひどくなる。帯下は量が多く，色は赤白が混在している。陰部の痒みは夜間がとくにひどく，座っても横になっても落ちつかない。尿は黄色で熱感がある。顔は紅潮しており，舌質は紅絳，舌苔は黄薄膩で滑，脈は弦数である。血圧は帯下や陰部の痒みの軽減につれて下がることがあり，また帯下や陰部の痒みの増強につれて血圧が上がることもある。抗圧剤により血圧をコントロールしている。西洋薬で陰部を洗浄しても痒みは止まらない。竜胆瀉肝湯を服用した当初は効果があったが，そのうち効かなくなった。
弁　証：肝胆火旺による高血圧症と肝経湿熱下注による帯下病，陰部の瘙痒。証は竜胆瀉肝湯証に属している。

治　則：肝胆の火を清降させ，肝経湿熱の清利をはかる。
取　穴：太衝，丘墟，陰陵泉（瀉）とする。前の2穴には透天涼を配した。この2穴の涼感はそれぞれ所属する経に沿って頭部にいたった。太衝穴の涼感は頭頂部にいたり，丘墟穴の涼感は側頭部と耳区にいたった。治療は2〜3日に1回の鍼治療とした。
効　果：3診後には高血圧，陰部の痒み，帯下および随伴症状は，それぞれ程度は違うが，軽減または好転した。血圧は160／100mmHgであった。6診後には肝胆火旺上擾による症状は著しく軽減し，陰部の痒みと帯下は著しく好転した。血圧は154／100mmHgであった。9診後には肝胆火旺上擾による症状はほぼ治癒した。血圧は152／90mmHgであった。肝経湿熱下注による帯下，陰部の痒みも著しく好転している。13診後には血圧は152／90mmHgとなり，頭部の症状は消失し，帯下と陰部の痒みは治癒した。14診では治療効果の安定をはかった。1991年5月2日に治癒していることを確認した。
考　察：本症例は鬱怒傷肝が化火し，風陽昇動となって起こった高血圧証候と，肝鬱乗脾となり脾が湿を運化できなくなり，湿蘊化熱となって肝経湿熱が下注して起こった帯下，陰部瘙痒の証候が出現したものである。肝と胆とは表裏の関係にあり，肝火が妄動すると胆火を引き起こす。このようにして生じた肝胆の火が循経によって上擾すると，一連の上記の頭部の症状や口苦，耳鳴りが起こるようになる。熱が神明に影響すると心煩，怒りっぽい，多夢，不眠が起こる。また肝経湿熱が下注すると帯下や陰部の痒みが起こったり，尿は黄色となり，排尿時に熱感を伴うようになる。本症例の顔色，舌脈は，肝胆火旺挟湿の象である。毎回情志の変化の影響を受けて肝胆の火が上擾するので，情志の変化により頭痛は増強し，血圧も上昇する。口中の味の変化，渇くが飲みたくない，胃のつかえ，食少といった症状は，湿熱熾盛の現れであり，こういった症状が出現すると，帯下や陰部の瘙痒は増悪する。肝胆火旺上擾と肝経湿熱下注とは，相互に影響するので，帯下や陰部の瘙痒の軽減につれて血圧が下がったり，これらの症状の増悪につれて血圧が上がったりするのである。患者は帯下，陰部の瘙痒，高血圧といった3つの病証を患っているが，その病因病機は同じであり，ともに竜胆瀉肝湯証に属している。

鍼治療では肝経の原穴である太衝（瀉，透天涼を配す）により清降肝火をはかり，胆経の原穴である丘墟（瀉，透天涼を配す）により清降胆火をはかり，脾経の合水穴である陰陵泉（瀉）により利水行湿をはかることとした。肝胆の火を清降させ，肝経の湿熱を清利することによって効を収めることができた。速効を収めた理由としては，1つは弁証，論治と配穴が正確であったためであり，1つは太衝と丘墟に透天涼を配し，手法が適切で涼感が頭部の病所にいたったためである。この2穴は肝胆火旺による高血圧に作用するものであり，陰陵泉（瀉）は肝経の湿熱下注による帯下と陰部の瘙痒に作用するものである。

## 4．閉経〔無月経〕

［症例5］

患　者：女，38歳，初診1985年8月25日

主　訴：閉経〔無月経〕となって1年余りになる。

現病歴：平素から脾胃虚寒のために消化不良であった。3年来，食事を少し多くとると，午後に腹脹が起こって下痢となる。またすこし冷えた生の物を食べると胃に冷痛が起こり，食事量が減少し，下痢となる。完穀不化となることもあり，便に白色の粘液が混じることもある。倦怠，無力感，息切れ，懶言，精神不振，下肢の浮腫といった症状を伴っている。月経はしだいに減少し，ついに閉経となってしまった。閉経となって1年余りが経過しており，少腹部には月経周期と関連して微痛が起こる。顔色は蒼白，舌質は淡，舌苔は白，脈は細弱である。以前に破血通経の作用のある中薬を百剤服用したが効果がないばかりか，かえって全身の無力感，息切れ，心悸，眠っている時に驚きやすいといった症状が出現するようになってしまった。また貧血として治療を受けた時は，気血虧虚による症状はある程度好転したが，月経はやはり発来せず，脾胃虚寒は依然として存在していた。

弁　証：脾胃虚寒，化源不足，経事不行による閉経

治　則：温陽健脾養胃を主とし，佐として通経活血をはかる。

取　穴：初診～5診，7診，9診，11診，13診，15診：足三里，陰陵泉（補），神闕，中脘（灸）。
6診，8診，10診，12診，14診：帰来，三陰交（瀉）とする。2～4日に1回の鍼治療とする。

効　果：5診後には脾胃虚寒病変は著しく改善し，気血虧虚のよる症状も著しく好転した。10診後には脾胃虚寒および気血虧虚は，ほぼ正常となった。月経が発来したが経量は極めて少なく，色はうすく，質は希薄であった。15診後に月経が発来し，色と量はほぼ正常となった。鍼灸治療を停止し，家で療養するように指示を出した。

考　察：本症例の患者は平素から脾胃虚寒によって消化不良を起こしていた。そのために化源が不足して月経血の量が少なくなり，ついには月経がしだいに減少して閉経となってしまったものである。化源不足，経血不生によるものなのに，破血通経の法を用いて気血をいっそう損傷したために気血虧虚による症状が出現するようになったのである。いつも月経周期と関連して少腹部に微痛が起こっているが，これは瘀阻がからんでいる象である。

したがって足三里，陰陵泉（補）により健脾養胃をはかり，神闕，中脘（灸）により温陽益脾益胃をはかった。脾胃の気が旺盛となって気血の源がしっかりすれば，新血も生じるようになり，月経は回復することができる。さらに佐として帰来，三陰交（瀉）により通経活血をはかることとし，前法と交互に用いた。温陽健脾養胃を主とし，通経活血を副とし，補中に通をはかって効を収めた。

## 5．高熱驚厥〔痙攣〕
［症例6］
患　者：男，2歳
主　訴：発熱，抽搐が起こって2日になる。
現病歴：一昨日に感冒を患って発熱し，その日の夜には連続して2回抽搐が起こった。今日も発熱があり，抽搐が起こった。抽搐時には角弓反張〔弓なり緊張〕，両目上視，開口障害，四肢の痙攣，人事不省が出現する。抽搐後には意識ははっきりするようになる。飲食は正常である。この2日ほど大便がない。体温は38.2℃であり，脈は浮数である。
既往歴：今年の1月に高熱，便秘，抽搐を患ったが，本科の鍼治療により治癒した。
弁　証：裏熱外感，熱盛風動による驚厥証候
治　則：疏風清熱，熄風鎮驚
取穴と効果：初診：手十二井穴（点刺出血），合谷，太衝，解谿（瀉）とする。
　　　　　2診（3日）：昨日の鍼治療後に熱は下がり抽搐は止まった。今日の正午には大便が出た。合谷，太衝（瀉）により治療効果の安定をはかった。
考　察：内熱熾盛，外感風熱，熱極生風，火動風煽，内陥厥陰となり，心包に伝入したために，発熱，人事不省，抽搐，便秘といった症状が出現している。合谷（瀉）により疏風清熱をはかり，太衝（瀉）により熄風解驚をはかった。また解谿（瀉）により陽明の熱を清熱し，手十二井穴（点刺出血）により瀉血散熱，宣竅をはかった。この疏風清熱，熄風鎮驚の法により効を収めた。

## 6．脱肛，遺尿
［症例7］
患　者：男，11歳，初診1988年11月19日
主　訴：脱肛，尿失禁を患って1年になる。
現病歴：両親が子供の面倒をみられず，加えて生活条件が悪く，不規則な食生活が原因で発症した。最初は下痢を患っていたが，治療を受けなかったために徐々に脱肛が起こるようになった。いつも排便後には直腸が脱出し，手指を用いないと復位できない。この1年来，さらに尿失禁が起こるようになっている。身体は痩せていて虚弱であり，手足が冷えており，顔色は蒼白である。いつも水様の鼻汁が出ており，口からは水様の涎が流れている。脈は細弱である。この脱肛と尿失禁については，治療を受けたことがない。
弁　証：腎気不固，膀胱失約，直腸不固による脱肛，遺尿
治　則：温補腎陽，固約膀胱・直腸
取　穴：腎兪，大腸兪，次髎（補）。2～3日に1回の鍼治療とする。また母親に毎晩，関元穴に棒灸を15～20分施させることとする。療養と保温に注意するように指導した。
効　果：2診後には尿失禁は軽減した。4診後には尿失禁は著しく軽減した。脱肛もある程

度好転している。6診後には尿失禁は治癒し，脱肛は著しく軽減した。脱肛は手指を用いないでも自然に復位することもある。9診後には排便後に脱肛が起こる場合があるが，自然に復位するようになった。12診で治癒した。1年後に治癒していることを確認した。

考　察：腎は2便を主っている。本症例は長期にわたる下痢によって腎気を損傷し，腎気不固となったために排便後に脱肛が起こるようになっている。失治により損傷は腎陽に及び，そのために膀胱失約，気化無権となり尿失禁が起こっている。手足欠温，顔面蒼白，水様の鼻汁や涎が出るといった症状は，真陽不足の象である。

腎兪（補）により腎気を補益して膀胱の約束をはかり，大腸兪（補）により直腸の固摂をはかった。また次髎（補）により直腸の固摂と膀胱の約束をはかり，関元（棒灸）により温補真陽をはかった。温補腎陽，膀胱の約束と直腸の固摂の効により，治癒させることができた。

## 7．聾唖2則

［症例8］脳漏〔重症の副鼻腔炎〕による聾唖

患　者：女，21歳

主　訴：聾唖となって半年余りになる。

現病歴：数年来，不定時に頭頂部に跳痛が起こり，ついで膿性の鼻汁が出るという状態が続いている。ただし1～2日すると自然に止まる。半年前のある日に（現在は某大学に在学中），突然百会穴から上星穴にいたる督脈上に激しい跳痛，刺痛が起こるようになった。ついで黄色い鼻汁がたくさん流れでて，約10分後には突然昏迷，人事不省となり，某医学院の付属病院で1日余り救急治療を受けて危険を脱した。ただし聴力の完全喪失，言語障害が後遺症として出現した。検査の結果，この患者の聾唖は原因不明であり，ヒステリー性聾唖の疑いがあるとされた。その後，いろいろな病院で鍼灸治療や薬物治療を受けたが効果がなく，大学を休学して当病院に鍼灸治療に訪れた。憂鬱な表情をしている。意識ははっきりしており，脈はやや弦数であった。

既往歴：12才の時に中耳炎を患ったことがある。

弁　証：熱邪が清竅に上壅し，竅道を閉塞して起こった聾唖証候

治　則：開宣竅道，聡耳益音

取穴と効果：初診～5診：聴会，翳風，瘂門，廉泉（瀉）とする。

6診：患者は「昨日の午後5時頃，お爺さんと西関に遊びにいった時，とつぜん胸に煩躁感が起こり，白色の粘い痰を吐き出して，どなりました。お爺さんはそばでそれを聞いてびっくりしました。この時から言葉は正常に回復しましたが，難聴がまだあります。」と自分で説明することができるようになっていた。聴会，翳風（瀉）により清宣耳竅をはかることとする。

7～9診：治療は6診同様とする。

10診：一昨日の鍼治療後から大きな音が聞こえるようになり，今日は聴力が正常に回復していた。

　5年後に患者と会う機会があり，その時に治癒していることを確認した。ただ聴力が少し悪くなることがあるとのことであった。これは既往歴の中耳炎と関係があると思われる。また軽い頭痛と鼻汁が出ることがあるが，3～5分すると自然に止まるとのことであった。これは前から患っていた副鼻腔炎と関係があると思われる。

考　察：督脈は鼻に通じており，肝脈は上って頭頂部に分布している。肝胆の火が上逆し，胆熱が脳に影響すると，百会から上星にいたる部位に頭痛が起こったり，膿性の鼻汁が出たりするようになる。熱邪が清竅に阻滞して竅絡が閉塞すると，難聴や言語障害が起こる。本症例は久病であり診察時に熱象がなかったので，局所取穴による対症治療とした。聴会，翳風（瀉）により清宣耳竅をはかり，瘂門，廉泉（瀉）により開宣音竅をはかって効を収めることができた。

[症例9] 脳炎による聾唖

患　者：男，28歳，初診1969年4月3日
主　訴：聾唖を患って24年になる。
現病歴：4才の時に発熱，抽搐が数日間起こり，治癒した後に両耳の聴力喪失と言語障害が後遺症として出現した。知力は普通である。本院の耳鼻咽喉科の検査では，両耳の鼓膜内陥と診断され，鍼灸治療を依頼された。
弁　証：鬱熱上壅，清竅閉塞による聾唖証候
治　則：宣通竅絡
取　穴：聴会，翳風，瘂門（瀉）。
効　果：初診時，抜鍼後に左耳は置時計の音が聞こえるようになった。2診時の抜鍼後には医師の話す言葉を聞いて，それを話すことができるようになった。1971年11月15日に手紙により聾唖が治癒していることを確認した。
考　察：脳炎と思われる急性熱病を患い，熱邪が清竅を蒙蔽し，音竅と耳竅を損傷したために，聾唖が出現している。全身症状がないので局所取穴による対症治療とし，聴会，翳風，瘂門（瀉）による宣竅通絡の法によって効を収めた。

## 8．両目失明〔視神経萎縮〕

[症例10]

患　者：男，10歳，初診1972年4月28日
主　訴：両目が失明して9カ月になる。
現病歴：1971年7月に十二流注を患い，高熱が7日続いた後，物がはっきり見えなくなった。この20日余り前から高熱が5日続いた後，両目が完全に失明してしまった。両下肢は軟弱になり，急躁，心煩が起こり，泣いても涙がでなくなった。脈は数である。
　本院の眼科検査：両眼底の屈光間質ははっきりしている。視神経乳頭は黄色，動静

脈は細くなっている。全体的に網膜の状態が悪く，変性している。患児が動くために黄斑は見られなかった。視神経萎縮と診断され，鍼灸科に治療の依頼があった。

弁　証：温邪上攻，眼絡損傷，睛明失栄による両目失明

治　則：清熱明目

取　穴：初診，2診，4診，6診，9診，12診，14診，15診，16診：風池（瀉）により清脳明目をはかる。
　　　　3診，5診，7診，8診：合谷，内関（瀉）により清熱益目除煩をはかる。
　　　　10診，11診，13診：風池，太陽（瀉）により清脳明目をはかる。

効　果：3診後には電球が見えるようになり，車が見えるようになった。精神状態はよい。
　　　　5診後には心煩，急躁は軽減した。10診後には泣くと涙がでるようになり，視力も進歩した。15診後には両目の視力がほぼ正常になった。16診で治癒した。
　　　　2カ月後に手紙により治癒していることを確認した。また1973年9月19日に治癒していることを母親がわざわざ知らせにきてくれた。

考　察：脈証，兼証，病因，病歴にもとづくと，本症例は熱邪上攻，高熱傷津，眼絡損傷となったために両目が失明し，涙も出なくなったものと判断することができる。熱が神明に影響すると心煩や急躁が起こる。下肢の軟弱は熱により津が損傷しているためである。状況に応じて風池（瀉）で清脳明目をはかり，合谷（瀉）で清熱益目をはかった。また内関（瀉）で清心除煩をはかり，太陽（瀉）で清熱明目をはかった。この清熱明目の法により効を収めることができた。治療の過程で3つの処方を用いたが，これは治療後の病状の変化に応じて対処したものである。

## 9．視力減退，聴力減退

［症例11］

患　者：女，2歳，初診1976年9月27日

主　訴：視力，聴力減退が起こって9日になる。薬物により発症した。

現病歴：今月の15日に気管炎を患い，薬物（アミノフィリン1日3回，1回1錠はわかったが，他の薬名は不明）を服用したが効果はなかった。次の日に抽搐が起こり始め，抽搐の発作時には両目上視，四肢屈曲，手の拘急が起こる。当地の病院で治療を受け，抽搐は治癒した。そして18日に手足のふるえに気がついた。左が右よりひどい。その夜には発熱が起こり，鎮静薬を注射した。よく朝には両目がぼんやりして物がはっきり見えなくなり，聴力が低下した。また歩行や起立が不安定となり，言葉がはっきりしなくなり，煩躁して泣きじゃくるようになった。その後に薬物治療を行ったが，好転しなかった。

弁　証：邪擾神明，清竅閉塞

治　則：宣竅熄風，聡耳明目

取穴と効果：初診：合谷，太衝（瀉）により清熱熄風宣竅をはかる。
　　　　2診：両目の視力は以前よりは改善し，眼球のうごきは正常となった。聴会，風池

　　　　　（瀉）により聡耳明目をはかる。
　　　　3診：両目の視力は正常となる。煩躁はまだある。治療は2診同様とする。
　　　　4診：歩行ができるようになった。躁狂はまだある。神門，合谷，太衝（瀉）により清熱熄風，清心安神をはかる。
　　　　5診：歩行と手の動きは正常に回復した。治療は4診同様とする。
　　　　6診：治療は4診同様とする。同年の11月23日に患者の親が手紙で治癒していることを知らせてきた。
考　　察：本症例の病因は不明である。病状にもとづくと，邪熱が清竅を蒙蔽したために視力の低下，聴力の低下，言語障害が起こったものと考えられる。熱が神明に影響すると煩躁して泣きじゃくるようになる。また風陽内動となると，四肢の振るえ，歩行・起立の不安定といった症状が出現するようになる。第1処方は四関穴である合谷，太衝（瀉）とした。これには清熱熄風宣竅の作用がある。第2処方は聡耳明目の作用がある聴会，風池（瀉）とした。第3処方は清熱熄風，清心安神の作用がある合谷，太衝，神門（瀉）とした。第3処方は主として四肢の振るえ，躁狂の治療に用いた。この3処方は治療後の病状の変化に応じて使い分けた。

## 10. 甲状腺機能亢進，甲状腺腫3則
［症例12］甲状腺機能亢進
患　　者：女，25歳，初診1984年4月25日
主　　訴：甲状腺機能亢進を患って10年余りになる。
現病歴：10数年来，甲状腺がしだいに大きくなっている。気管を圧迫すると呼吸に影響するし，嚥下動作にも少し影響する。しばしば心悸が起こり，心煩，怒りっぽい（自分で制御できなくこともある），多汗，胸やけ，食後の胃の刺痛または灼熱痛といった症状がある。空腹になりやすく，食べる量が多くなる時もある。口渇があって多飲し，飲んだ後はいっそう口渇が強くなる。多夢，不眠，健忘といった症状もある。頭部にはよく刺痛が起こり，痛みがひどいと頭暈が起こり，頭がすっきりしなくなる。両目は乾いていて疲れやすく，物がかすんで見える。左目の視力は0.7，右目の視力は0.8である。悪寒，手足心熱，手足のふるえが起こることがある。甲状腺腫多発地区に住んだことはない。基礎代謝報告：基礎代謝率＋51％。血液検査：トリヨードサイロニン（$T_3$）330ng／dl，サイロキシン（$T_4$）13μg／dl，甲状腺は軽度に腫大しており，嚥下運動により上下に移動し，按じても痛まない。舌質は淡紅，舌辺に歯痕がある，脈は沈数である。診断は甲状腺機能亢進，中医学の「中消」に類似している。
弁　　証：肝鬱胃熱，熱擾神明による甲状腺腫大（中消）
治　　則：平肝理気，清胃安神
取　　穴：初診：神門，内庭（瀉）とする。
　　　　2～7診：神門，内庭，太衝（瀉）とする。2～3日に1回の鍼治療とする。

効　果：初診後には睡眠時に頸部につまった感じは起こらず，嚥下動作にも影響しなくなった。3診後には基礎代謝率は＋34％となった。4診後には手足のふるえは著しく軽減し，口渇はほとんどなくなった。まだ息切れがする。6診後には多夢はまだあるが，心煩，急躁，汗，頭痛，頭暈，胸やけは著しく好転した。7診で治癒した。1984年10月13日に手紙により治癒していることを確認した。

考　察：口渇，怒りっぽい，善飢〔多食し食後しばらくすると飢餓感を覚える〕，多汗，手のふるえ，心悸などは，甲状腺機能亢進に特有の症状である。また血液検査のT₃，T₄の数値もその根拠とすることができる。本症例は湿痰凝結，気血壅滞によって起こった甲状腺腫大である。肝鬱化熱，胃熱熾盛となり熱が神明に影響しているために心，肝と胃の熱が錯雑して複雑な証候群として現れている。神門（瀉）により清心安神をはかり，内庭（瀉）により清胃をはかり，太衝（瀉）により平肝理気をはかった。この平肝理気，清胃安神の法により効を収めることができた。

［症例13］甲状腺腫

患　者：男，29歳，初診1974年7月20日
主　訴：甲状腺腫瘤を患って2年になる。
現病歴：2年来，甲状腺がしだいに腫大してきた。左に偏り拳大になっている。嚥下運動により上下に移動する。頸部はつっぱるように感じられ，少し仕事上の作業をすると呼吸が苦しく感じられる。本院の外科で慢性甲状腺腫瘤と診断され，鍼灸治療を依頼された。
弁　証：五瘰〔甲状腺腫大の疾患の類〕の中の肉瘰〔頸部の腫瘍，甲状腺腫，結節性甲状腺腫など〕に属している。
治　則：消瘰散結
取穴と効果：甲状腺腫瘤の部位に4～5鍼，刺鍼して瀉法を施す。毎日1回の治療，または隔日治療とする。初診後には患部は柔らかくなった。4診後には甲状腺腫瘤は著しく縮小した。合計5回の鍼治療で治癒した。1983年7月27日に治癒していることを確認した。この9年間，再発は認められていない。

［症例14］甲状腺腫

患　者：男，22歳
主　訴：甲状腺腫大を患って1年余りになる。
現病歴：甲状腺腫大（約2×3cm）がある。左側の喉頭隆起の下にあり，頸部がつっぱって腫れた感じがする。頭を前屈させたり，少し仕事をすると呼吸が苦しくなり，走ると呼吸が促迫する。身体は痩せている。精神状態はよいほうである。眼球は突出していない。甲状腺腫瘤は嚥下運動により上下に移動する。圧痛はない。舌苔は薄白，脈は数である。甲状腺機能亢進による症状はない。甲状腺腫瘤の家族歴もない。ただし以前に甲状腺腫大が多発している地方で仕事をしたことがある。

弁　証：五癭の中の肉癭に属している。
治　則：消癭散結
取穴と効果：全身症状がないので，局所取穴とした。左の水突，気舎，阿是穴に瀉法を施す。天突（瀉）を加えたこともある。2〜6日に1回の鍼治療とした。3回の治療後には甲状腺腫瘤は著しく軽減した。9回の治療後には1／4は消え，13回の治療後には1／3は消えた。合計26回の治療で治癒した。20年にわたり追跡調査を行っているが，再発はしていない。

## 11. 難治性下顎関節脱臼
［症例15］
患　者：女，34歳
主　訴：両側の下顎関節脱臼を患って9年になる。
現病歴：9年来，両側の下顎関節脱臼がよく再発する。この数年，とくにひどくなり，あくびをしただけでも再発しやすい。ひどい時は他人があくびをしているのを見ただけで，自分もあくびをしたくなり脱臼する。冬は1日に10数回起こり，夏は1日に3〜6回起こる。左のほうが右より重症である。脱臼が起こると自分で復位している。咀嚼力が弱い。患部に圧痛はない。
弁　証：下顎関節の筋脈が温煦されず，経筋が弛緩し，関節不固となって起こった下顎関節脱臼。
治　則：健筋補虚，温固関節
取穴と効果：初診：左下関，頬車（先瀉後補），鍼治療後に温灸器を用いて両側の患部の灸を施す。
　　　　　2診（28日）：前回の治療後，2日間脱臼が起こらなかった。昨日の夜に5回脱臼した。治療は初診同様とする。
　　　　　3診（7月1日）：左下顎関節の咀嚼力がない。左下関，頬車（補），さらに温灸器を用いて両側の患部に灸を施す。
　　　　　4診（6日）：6月28日から今日まで1度も脱臼は起こっていない。咀嚼力が出てきて，あくびをしても脱臼は起こらなくなった。治療は同上。
　　　　　5診（26日）：3診後から今日まで1度も脱臼は起こっていない。治療効果の安定をはかるために，同上の治療を再度施した。数回にわたって追跡調査を行っているが，1度も再発していない。
考　察：下顎関節部の経脈が温煦されなくなったために，経筋が弛緩し関節不固となっている。そのために冬季に増悪し，夏季には軽減しやすく，またあくびによって脱臼しやすいのである。9年も患っており，すでに難治性の下顎関節脱臼となっている。第1処方は左の下関，頬車（先瀉後補）とし，刺鍼後に両側の患部に温灸器を用いて灸を施した。これは温陽益虚，調和筋脈をはかる目的で用いた。第2処方は下関，頬車（補）とし，刺鍼後に両側の患部に温灸器を用いて灸を施した。これは健壮筋

脈，温固関節をはかる目的で用いた。本症例は病状は単純であるが，発病経過が長いために虚寒となっている。したがって温固関節の法によって効を収めることができたのである。

## 12. 斜視複視2則

斜視，複視は，中国伝統医学では「風牽偏視」の範疇に入る。これは眼筋麻痺の主な症状であり，目系の筋脈失調によって眼球運動に障害が現れたものである。証型としては，風邪外襲，風熱襲絡，中気不足，気血虧虚，気虚腎虚，肝腎虧虚，瘀血阻絡，目系失調といったものが見られる。ここでは2症例を紹介することとする。

［症例16］目系外側経筋失用

患　者：男，19歳，初診1969年9月19日
主　訴：斜視，複視となって半年になる。
現病歴：半年来，左眼球が鼻側にゆがみ，角膜が内眼角よりになっている。眼球は外転が制限を受けている。複視であり，物がかすんで見える。また左目の痛み，頭痛を伴っている。眼科検査：視力は右1.5，左0.7。眼底検査は正常。麻痺性内斜視と診断されている。薬物治療では効果がなかったため，鍼灸治療を依頼された。
弁　証：左目系の外側経筋失用（外転筋麻痺）による斜視，複視
治　則：目系外側経筋の補益をはかる。
取　穴：左瞳子髎（補）。2〜3日に1回の鍼治療とする。
効　果：初診後には左目のかすみ，複視は軽減した。5診後には複視は著しく好転した。6診後には他の症状も著しく軽減した。7診で治癒した。1971年8月に治癒していることを確認した。また1972〜1982年の間も再発していないことを確認した。
考　察：外眼角の部位の経筋が弛緩したために起こったものである。左目の痛みと頭痛を伴っているが，これは視力低下，複視と関係がある。単純な麻痺性の内斜視であるので局所取穴とした。左の瞳子髎（補）により補益経筋をはかり，左目の内眼角と外眼角の経筋のバランスを回復させて効を収めた。

［症例17］気虚腎虧の斜視および複視

患　者：男，54歳，初診1984年10月15日
主　訴：複視となって4年余りになる。
現病歴：1980年から血圧が高くなると複視となり，両目が外斜視となり，眼球の動きが悪くなる。両目は外眼角に向いている。両目が乾き，物がかすんで見え，3メートル離れた物がはっきり見えない。眼鏡をかけると複視は消失する。腰膝のだるさ，無力感，頭暈，目眩（早朝にひどい）といった症状を伴っている。舌苔は薄白，脈は沈細である。検査：尿糖（±），血糖値180mg／dl，血圧171〜141／100〜90mmHgの間。
既往歴：糖尿病を患って4年になる。長年にわたる高血圧病歴がある。最近，脳血栓症を患

ったが，ほぼ治癒して退院した。
弁　　証：気虚失調，腎水失養による目系経筋失調，失衡による斜視，複視
治　　則：益気補腎，佐として内眼角の経筋の補益をはかる。
取　　穴：初診：合谷，睛明（補）とする。
　　　　　2診：上処方に復溜（補）を加える。
　　　　　3〜4診，6〜9診：合谷，復溜（補）とする。
　　　　　5診：睛明（補）とする。2〜3日に1回の鍼治療とする。
効　　果：初診後には両目は何か膜がとれたように物がはっきり見えるようになった。頭暈，目眩は軽減している。眼鏡をかけなくても複視は起こらなくなった。2診後には視力は著しく改善し，10メートル離れた物が見えるようになった。眼瞼の重だるさが軽減し，眼球の動きがよくなっている。3診後には目の乾きが軽減した。6診後には目は乾かなくなった。ただし目がまだだるい。8診で治癒した。
考　　察：気虚となって上達できないために目系の機能が失調し，また腎水不足のために目系を潤すことができなくなっている。そのために目の乾き，眼瞼のだるさ，視力低下，外斜視（麻痺性外斜視），複視が出現しているのである。腰膝のだるさ・無力感，頭暈，目眩（早朝にひどい）を伴い，脈が沈細であるが，これらは気虚腎虧の象である。

合谷（補）によって補気をはかり目系の機能を調節した。また復溜（補）によって滋補滋陰をはかり目系が濡養されるように助けた。このように益気補腎をはかるために弁証取穴を行って本を治した。両眼球の内転筋麻痺（麻痺性外斜視）は，目系の内眼角の経筋の弛緩，失用によるものなので，睛明（補）を加え，佐として眼球内転筋の経筋の補益をはかった。このようにして目系経筋の機能のバランスが回復し効を収めたのである。

## 3　奇病，診断確定が難しい疾患

### 1　帯脈の病

[症例1]

患　　者：女，54歳
主　　訴：腰腹周囲に帯状のひきつり感が起こるようになって3カ月余りになる。
現病歴：3カ月前，怒ったことが原因で発症した。上腹部が脹って苦しくなった時に，炒塩湯を服用したら頭と耳と鼻から熱気が出るような熱感を感じるようになった。さらに大黄湯（自分で大黄を煎じたもの）を服用したら，腹脹がひどくなり，それだけでなく全身の麻木感，寒戦（4時間に寒戦が3回起こった）が起こるようになった。寒戦が治癒した後に，腰と腹の周囲の帯脈の循行部位に帯状のひきつり感が生じるようになった。ベルトをつけると，いっそう具合が悪くなる。さらに胃のつかえ，

食欲不振，味がわからない，急躁，排便感のような腹部の下垂感，ため息や矢気がよく出る，矢気が出ると腹部は楽になる，怒るとため息や矢気がひどくなる，ときどき頭暈や心悸が起こる，長く座っていると上腹部脹満，小腹の軽度の腫れが起こる，嗜臥といった症状を伴っている。検査：腹部は柔らかく圧痛はない。腹部の脂肪はかなり厚い。精神状態があまりよくない。舌苔は薄白で浮黄，脈は沈弦であった。

弁　証：肝失条達，気滞帯脈，横逆犯胃による証候
治　則：疏帯散滞，理気和中
取　穴：初診〜2診：帯脈，公孫，足臨泣（瀉）とする。左右の帯脈穴の鍼感は，それぞれ臍の高さで臍から離れること4横指の所にいたり，その後に腰部の命門穴上部（命門から離れること4横指の部位）にいたった。

　　　　3〜4診：中脘，上脘，気海，公孫（瀉）とする。

　　　　5診：太衝，足臨泣（瀉）とする。

効　果：初診後には腰腹部の帯状にひきつった感じは消失した。ため息，矢気も減少している。3診後には腹脹は軽減し，食事量は増加した。4診後にはほぼ治癒した。5診では治療効果の安定をはかった。4カ月後に再発していないことを確認した。

考　察：帯脈は季肋部から起こり，身体を帯のように一周している。本症例の患部は帯脈の循行と一致している。情志失和により肝失条達となり，気が帯脈に滞っているために，上記の腰腹周囲の症状が出現しているのである。怒ったりするとそれが増強する。肝気犯胃となれば胃のつかえ，食少が起こる。久座により気機不暢になると，上腹部の脹満，小腹部の軽度の腫れが起こる。排便感のような腹部の下垂感，怒るとため息や矢気が多くなる，矢気後に腹部が楽になるといった症状は，気機阻滞の象である。脈沈弦は肝気鬱滞の象である。

気滞帯脈，横逆胃腸の改善をはかるために初診〜2診では帯脈，公孫，足臨泣（瀉）による疏帯散滞，理気和中の法を用いた。帯脈は帯脈穴に循行しているので，帯脈穴には疏理帯脈の作用がある。公孫は八脈交会穴の1つであり，衝脈に通じており，通腸和胃降気の作用がある。また足臨泣は八脈交会穴の1つであり，帯脈に通じており，帯脈の気機を通調する作用がある。この2回の治療で腰腹部で帯脈が循行している部位の帯状のひきつり感は消失し，ため息と矢気も減少した。ただし胃の症状が改善していなかったので，3〜4診では中脘と上脘（瀉）により和胃散滞をはかり，気海（瀉）により理気散滞をはかり，さらに公孫（瀉）を配穴して，理気和胃散滞の法を施した。4診後にはほぼ治癒したので，5診では太衝（瀉）により疏肝理気をはかり，足臨泣（瀉）を配穴して理気疏帯散滞をはかって，治療効果の安定をはかった。

## 2．不安肢症候群

［症例2］

患　者：女，61歳，初診1973年8月26日

主　訴：四肢が落ちつかなく感じられ，屈伸動作をしたがるようになって10数年になる。
現病歴：10数年前に車に長く乗り，その過労により発症した。この1カ月余り，その症状が増悪している。四肢をどのようにしても落ちつかなく感じ，屈伸する動作をすると楽になる。夜間に起こりやすく，あるいは夜間に増悪し，寝返りしても座っても横になっても落ちつかない感じがする。疲れすぎたり，精神的に緊張したり，情志失調により発症しやすい。両手の麻木，手指が曲がっている，心煩，倦怠無力，心悸，息切れ，咽頭の乾き，目の乾き，食欲不振，味がわからないといった症状を伴っている。この1カ月余りは毎日発症している。毎回発作は，まず四肢が落ちつかなく感じられ，それがしだいに心窩部につたわって心窩部が落ちつかなく感じられ，座っても横になっても落ちつかなくなる。約1～2時間すると，自然に緩解する。慢性病を患っている患者特有の表情をしている。舌苔は薄白，脈は沈細である。以前に中薬を200余剤服用し，西洋薬も数えきれないほど服用したが，病状に変化はなかった。
既往歴：1963年に全身浮腫（現在も治癒していない）と肝炎を患った。また胃潰瘍を患っており，今日まで治癒していない。
弁　証：気血虧虚と気機阻滞が合併し，経脈失和となっている証候
治　則：気血双補，理気安神，和胃散滞
取穴と効果：初診～2診：合谷，三陰交（補）とする。初診後，発作は起こっていない。
　　　3診：主訴は軽減している。ただし心煩，急躁はひどくなっており，食事量は減少し，左上腹部に痛みがある。口の中が辛く感じられる。舌苔は薄黄，脈は滑数である。これは上処方により補益気血をはかり，内熱が生じたためである。内関，足三里（瀉）とする。
　　　4診：舌苔は黄色くなくなり，飲食は増加した。味もわかるようになった。昨晩は四肢の症状は起こらなかった。合谷，三陰交（補），内関（瀉）とする。
　　　5診：今朝夜明け前に短時間ではあるが，四肢が落ちつかなく感じられたが，自然に消失した。神門，内関，足三里（瀉）とする。
　　　6～11診：治療は5診同様とした。8診後，主訴の発作は起こっておらず，精神状態は好転し，脈も以前よりは有力となった。
　　　12診：口乾を感じる。治療は5診同様とし，さらに復溜（補）を加えた。1973年11月5日に治癒していることを確認した。また1975年5月6日に再度，患者の娘を通じて治癒していることを確認した。
考　察：本症例は主訴の主証だけにもとづいて治療しても，効果がでない症例である。脈証と病歴にもとづいて気血虧虚，気機阻滞，経脈失和，心神不寧による不安肢症候群の証候と判断した。病機が複雑であるので，治則と処方は随証により変化させた。第1処方は合谷，三陰交（補）により補益気血をはかったところ，四肢の落ちつかない感じは軽減したが，強く補ったために気機阻滞の症状が出現してしまった。第2処方は内関，足三里（瀉）とし，理気安神，和胃散滞の法に改めた。その結果，気機阻滞が著しく好転したので，第3処方では本治を施すこととし，合谷，三陰交

（補），内関（瀉）により気血双補，理気安神をはかった。第4処方は，神門，内関，足三里（瀉）により理気安神，和胃散滞をはかった。第4処方で治療した後，四肢の不安感は治癒したが，口乾があるということであったので，第5処方は第4処方に復溜（補）を加えて，滋陰生水をはかった。

## 3．下肢瘙痒，不安肢症候群合併症
［症例3］
患　者：女，52歳，初診1984年6月4日
主　訴：両下肢の皮膚瘙痒，不安肢症候群を患って8年になる。
現病歴：8年来，毎年春になると発病する。今年の春の発病はかなりひどいものとなり，すでに4カ月が経過しているが治療してもよくならない。両下肢の皮膚は痒くて我慢できず，形容できないほど下肢が落ちつかなくてつらい。座っても横になっても落ちつかず，夜になるとひどくなるので睡眠にも影響している。叩いたり揉んだりしていると楽に感じられる。また両下肢は歩行時に力が入らない，多夢といった症状を伴っている。外観上，下肢の皮膚は正常に見える。脈は細弱である。内科では神経症と診断され，薬を投与されたが効果はなかった。
弁　証：血虚生風，筋脈失養による下肢瘙痒，不安肢症候群
治　則：養血止痒，補益筋脈
取　穴：初診〜9診：三陰交，足三里（補）とする。
　　　　10診：上処方に陰陵泉（補）を加える。治療は1日1回あるいは隔日治療とした。
効　果：2診後には両下肢の落ちつかない感じは軽減した。3診後には夜間の両下肢の落ちつかない感じは大いに軽減して睡眠にも影響しなくなった。4診後には下肢の瘙痒は消失し，左下肢はやや有力になったように感じられる。8診後には左下肢が無力に感じられるだけとなった。9診後には咽頭の乾き，左下肢の重く脹った感じと無力感がある。10診で治癒した。1985年9月28日に手紙により治癒していることを確認した。
考　察：本症例は血虚生風のために，両下肢に強い痒みが起こり，座っても横になっても落ちつかず，夜になると増悪するというものである。血虚のために筋脈失養となると，両下肢が落ちつかなくなって非常につらくなる。これも夜に増悪する。また歩行も無力となる。下肢の肌肉を叩いたり揉んだりして局所が熱くなると血行もよくなるので，下肢の症状は軽減する。脈細弱は気血虧虚の象である。春は肝木が盛んになる季節である。しかし陰血が不足していると，肝の主筋，蔵血，風に属す，体陰用陽といった生理が悪くなるので，毎年春になると発病するのである。
　　　　三陰交（補）により養血して止痒をはかり，補養肝血により筋脈の補益をはかった。また足三里（補）により益気健筋補虚をはかった。この養血止痒益筋，健筋補虚の法によって効を収めた。10診では陰陵泉（補）を加えたが，これは弁証取穴としては健脾をねらい，局所取穴としては補益筋脈をねらったものである。

## 4．舞踏病２則

［症例４］肝風内動

患　者：男，13歳，初診1967年11月２日

主　訴：舞踏病を患って数カ月になる。

現病歴：数カ月来，四肢を不随意に振り回し，屈伸の動きをする。手指はしっかりと物をつかむことができなくなっている。歩行は軟弱であり，歩き方が不安定である。両目の上眼瞼がピクピク動き，頭は居眠りしているように動く。脈は弦であった。

弁　証：肝風内動，筋脈失調による舞踏病

治　則：平肝熄風，疏風解痙

取　穴：合谷，太衝（瀉）。隔日治療とする。

効　果：５診後には四肢と眼瞼の症状は軽減した。10診で治癒した。1968年10月16日に治癒していることを確認した。

考　察：舞踏病の症例である。全身症状はないが，脈が弦であり，発病部位が頭部，四肢，両眼瞼におよんでいることから，肝風内動，筋脈失調によるものとして治療した。合谷，太衝（瀉）により平肝熄風，疏風解痙をはかって効を収めることができた。

［症例５］肝風内動，風寒阻滞

患　者：女，18歳，初診1982年５月15日

主　訴：舞踏病を患って３年余りになる。

現病歴：1979年１月に本病を患い，西洋医により舞踏病と診断された。治療によりある程度は好転したが，５～６日に１回の頻度で発作が起こる。発作前には四肢が軟弱無力となり，発作時には舌筋が硬くなって強ばり，唇がしびれて強ばる。口唇を開閉運動すると音がでる。四肢は不随意に振り回している。両足は不随意に蹴り，両下肢は不随意に屈伸している。ひどい時はいつも四肢を振り回しており，布団もかけられないので睡眠に影響する。発作が長い時は10数日持続し，１日に３～４回発作が起こる。１回の発作は20～60分あるいは180分ほど続く。舌質は淡，舌苔は薄，舌心は白厚である。両目は軽度に上視している。太陽穴の部位に軽い痛みがある。現在は健忘のために休学している。今回はベッドに伏して６日になる。ASLO（＋）。

弁　証：肝風内動，風寒阻痺，筋脈失調による舞踏病

治　則：熄風解痙，温散風寒

取　穴：合谷，太衝（瀉），曲池，風市（灸）。この処方と頭部の舞踏震顫区への刺鍼を交互に施すこととする。

効　果：６診後には父親が自転車に乗せて治療に来られるようになった。10診後には発病の時間が短くなったが発作の回数は多くなった。12～36診の期間中に再発はなかった。治療終了後20日して追跡調査を行ったが，再発はしておらず，諸症状も治癒していた。

考　察：肝風内動，風寒痺阻，筋脈失調による舞踏病の証候である。合谷（瀉）により解痙

鎮静と筋脈の調節をはかり，太衝（瀉）により平肝熄風と筋脈の調節をはかった。また曲池（灸）により温散風寒をはかり，風市（灸）により去風散寒をはかった。そして頭部の舞踏震顫区に刺鍼して，直接舞踏の抑制をはかった。この熄風解痙，温散風寒，筋脈抑制の法により効を収めることができた。

## 5．無名熱または日射病

［症例6］

患　者：女，21歳，初診1985年6月4日

主　訴：発熱が起こるようになって半月になる。

現病歴：半月来，顔が赤紫色に腫脹し熱感がある。体温は37.6℃である。熱が加わったり太陽を見たり（日にあたったり）すると，顔いっぱいに赤紫色の小さな丘疹が出現し，体温は41℃まで上がり，心悸，心煩，急躁，眼窩のだるい痛みが起こる。ただし数時間後には自然によくなる。この期間，汗は出ず，悪寒もない。口渇欲飲，咽頭の乾き，食欲不振，尿黄といった症状を伴っている。顔色は赤く，舌尖は紅，舌苔は薄黄，脈は沈数有力である。血液検査は正常であった。中西薬を服用したが効果はなかった。

弁　証：陽明気分熱盛となり，それが外に現れた証候

治　則：陽明気分の熱邪を清す

取　穴：初診〜4診：合谷，内庭（瀉）とする。

　　　　5〜7診：上処方の2穴に透天涼を配す。合谷の涼感は本経に沿って肩にいたり，内庭の涼感は本経に沿って腹部にいたった。

効　果：2診後，1日に3回体温を測定したが，3回とも37℃であった。午前に故意に5分ほど太陽にあたってみたが，体温は37℃であり，他に異常な症状は出現しなかった。3診後も同様であった。4診時の置鍼中の体温は36.9℃であった。4診後に日があたる所を1時間余り車に乗った時，口渇は強くなったが，顔の赤紫色の丘疹や顔の赤紫色の腫脹・発熱，体温上昇は出現せず，心煩，急躁などの症状も起こらなかった。5診後の体温は36.2℃であり，心煩，口渇は消失し，飲食は正常となった。6〜7診では治療効果の安定をはかった。1985年7月4日に患者は知人に託して治癒していることを知らせてくれた。

考　察：陽明気分の熱が盛んになって体表部に作用しているため，身熱，体温上昇，上記の顔面部の症状が出現している。陽明熱盛となって心神に影響すると，心煩，急躁，心悸が起こる。また熱盛によって津液を損傷すると，口渇，咽頭の乾き，食欲不振，尿黄といった症状が出現する。顔面の紅潮，舌尖紅，舌苔薄黄，脈沈数有力などは，内熱の象である。手陽明経の合谷（瀉）と足陽明経の内庭（瀉）により治療した。合谷は陽明経の表熱を清熱するのに優れており，かつ裏熱も清熱することができる。内庭は陽明経の裏熱を清熱するのに優れており，かつ表熱も清熱することができる。この2穴の配穴は，白虎湯に類似した効がある。陽明気分の熱を清熱する法によっ

## 6．頭憒（病名未確定）

［症例7］

患　者：男，44歳，初診1977年7月7日

主　訴：8年来，頭が重く感じられ，ぼんやりした感じがする。

現病歴：8年来，しばしば頭が重くてぼんやりし，両目がぼおっとし，記憶力が低下し，頭がはっきりしない状態が続いている。また全身が重く感じられ，眠くてしかたがない。舌苔は白膩，脈は濡緩。某大学病院では神経症と診断され，薬を投与されたが効果はなかった。以前に西洋薬を長期にわたって服用したが，症状は改善しなかった。

弁　証：湿邪浸淫，蒙蔽清陽

治　則：去湿醒脾，宣邪清脳

取　穴：百会，印堂，陰陵泉（瀉）。2～3日に1回の鍼治療とする。

効　果：2診後には頭の症状は著しく軽減した。また全身の重い感じや傾眠もある程度好転した。3診で治癒した。1985年9月30日に治癒していることを確認した。

考　察：湿邪の浸淫によって清陽が蒙蔽され，清気が昇らず濁気が降りなくなったために，上記の頭の症状や記憶力減退が出現している。湿邪の浸淫によって脾陽が障害されると，身体が重く感じられたり，傾眠になったりする。舌苔白膩，脈濡緩は，脾が湿の影響を受けている象である。

百会（瀉）により清脳と頭部湿邪の宣散をはかり，印堂（瀉）により宣邪と清脳をはかった。また陰陵泉（瀉）により去湿醒脾をはかった。この宣邪清脳，去湿醒脾の法により効を収めた。

## 7．腹脹，胃痛，尿閉

［症例8］

患　者：男，50歳，初診1985年9月10日

主　訴：腹脹，胃痛，尿閉が起こるようになって20日になる。

現病歴：20日前になま物を飲食した後に，胃に冷痛が起こるようになった。食べると痛みが増強する。涎を吐き，下痢が起こり，尿の量は少なくなった。身体は痩せており，脱水状態になりかけている。当地の病院での治療で効果がなかったので当病院の内科に入院した。内服薬では効果がなかったので，輸液を行った。輸液は1日2本（2000cc）で連続して3日間行ったが，胃の冷痛，清水，下痢はひどくなり，さらに腹部脹満となってますます食べられなくなった。排尿がきわめて少ない場合は癃閉が出現するようになった。全身の陥凹性浮腫，息切れ，軽度の呼吸促迫，四肢逆冷，倦怠，嗜臥を伴っている。顔色は㿠白，舌質は淡，舌苔は白で滑，脈は沈緩である。

既往歴：5年来，時々ではあるが癃閉が起こる。あるいは下痢が起こり，胃が冷たく感じら

れ，食欲減退，午後の腹脹が起こったりしている。なま物を食べると上述の症状が起こりやすく，あるいは症状は増悪する。あるいは胃の冷痛といった真陽不足，脾陽不振による症状が見られる。以前に前後して２回，上部消化管Ｘ線検査を行ったが，異常は見られなかった。回診後に輸液を停止するように提案した。輸液が現症の治療に不利であるだけでなく，かえって病状を増悪させているからである。鍼灸治療により急いで温陽行水，回陽固脱，温胃散寒行滞をはかり，その本を治す必要があることから，患者の主治医から鍼灸治療を依頼された。

弁　証：脾胃虚寒，真陽不足
治　則：温陽行水，回陽固脱，温胃散寒行滞
取　穴：初診〜３診：関元，神闕（棒灸）。毎回それぞれの治療穴に15〜20分棒灸を施す。さらに中脘，上脘（灸瀉，少瀉多灸）を加える。１日１回の鍼灸治療とする。
　　　　４〜７診：関元（補，焼山火を配す。温熱感は小腹部に達し最後に腹部全体にいたった。），神闕，中脘（灸）。隔日治療とする。
効　果：３診後には脾胃虚寒の病変は治癒した。また真陽不足と気化不行の病変はある程度好転した。６診後には真陽不足と気化不行の病変は治癒した。７診では治療効果の安定をはかり，退院させた。
考　察：第１処方は関元，神闕（灸）とし，温補真陽，補益脾陽をはかった。この処方は回陽固脱の作用があり，また化気行水の作用もある。さらに中脘，上脘（灸瀉）により温胃散寒行滞をはかった。正気を損傷させないために，少瀉多灸とした。
　　　　第２処方は脾胃虚寒の病変が治癒したことをベースにして，真陽不足による気化不行の病変を治療することとした。関元（補，焼山火を配す）により温補真陽，補益腎気をはかった。また神闕，中脘（灸）により健胃散寒益脾をはかった。以上のように７回の鍼灸治療により，諸症状を治癒させることができた。

## 8．腎虚，気虚，肝鬱
［症例９］
患　者：男，53歳，初診1990年９月18日
主　訴：吸気困難，あくび，傾眠，脇肋痛，胃痛，食少が起こるようになって２カ月になる。
現病歴：もともと腰膝の軟弱化，嗜臥，傾眠，あくびなどの症状が２年余り続いていた。この２カ月前に怒ったことが原因で，両脇部の痛み，胃のつかえと痛み・脹痛，飲食減少，食後の胃痛・腹脹，呃逆，ため息といった症状が出現するようになった。怒るとこれらの症状がひどくなる。当地の病院で肝鬱気滞として散気解鬱の作用をもつ中薬を12剤投与され服用したが，もともとの病がよくならないばかりか，かえって息切れ，息がつながらない，矢気が頻繁に出る，精神疲労，倦怠，懶言，屈曲位を好むといった症状が出現するようになってしまった。さらに吸気困難も出現するようになり，何度も深呼吸をするとやっと楽になる。あくびや傾眠，腰膝の軟弱化といった症状はひどくなっている。舌苔は薄白，脈は沈細弦，両側の尺脈は無力で

ある。
弁　証：肝鬱気滞，中気不足，腎不納気という3つの証型が混在した証候である。
治　則：まず疏肝理気，和胃解鬱をはかり，その後に補中益気をはかり，佐として理気をはかる。最後に補腎納気をはかる。
取穴と効果：初診〜4診：間使，太衝，中脘（瀉）とする。2診後には両脇部の痛みと胃の脹痛，つかえた痛みは軽減し，飲食は増加した。4診後に肝鬱気滞は治癒した。

5〜11診：合谷，足三里（補），間使（瀉）により補中益気，佐として理気をはかる。8診後には息切れ，息がつながらない，矢気が多いといった症状は軽減した。11診後に中気不足の病変は治癒し，精神状態は好転した。

12〜20診：太谿，復溜，気海（補）により補腎納気をはかる。16診後には吸気困難，傾眠，あくびといった症状は好転した。20診後には腎不納気の病変は治癒し，腰膝の軟弱化も軽減した。1990年12月29日に患者の息子を通じて治癒していることを確認した。

考　察：本症例の患者はもともと腰膝痠軟，傾眠，あくびがよく出るといった腎虚病証があった。その後，肝鬱気滞となって両脇部の痛み，胃のつかえと痛み・脹痛，飲食減少，呃逆，ため息といった症状が出現するようになった。これに対して気滞脇絡，気滞胃腑として治療し，散気の中薬を過度に服用したために，治るどころか，かえって中気を損傷してしまい，またそれが腎気にも及んだために，さらに中気不足と腎不納気の証候が出現するようになった。

肝鬱気滞，中気不足，腎不納気の3つの証候が混在しているので，第1処方では疏肝理気，和胃解鬱の法を用い，4回の鍼治療で肝鬱気滞を治癒させた。次に第2処方では補中益気をはかり佐として理気をはかるという法を用いた。この処方は補中益気湯加味に類似した効があり，7回の鍼治療で中気不足を治癒させることができた。最後に第3処方では腎不納気を治すこととし，太谿，復溜，気海（補）を用いた。これは都気湯に類似した効があり，9回の鍼治療で腎不納気を治癒させることができた。

## 9．房事後の頭痛，頭暈

［症例10］
患　者：男，48歳，初診1991年5月18日
主　訴：房事後の頭痛，頭暈が起こるようになって1年余りになる。
現病歴：1年余り，いつも房事後の翌日に頭部の隠痛，空痛，頭暈，眼花〔目のくらみ〕，頭重脚軽，頭がぼんやりし物忘れがひどいといった症状が出現する。これらの症状は2〜3日すると自然に治る。また平素から頭暈，目の乾き，腰膝の軟弱化といった症状がある。舌質は淡，舌苔は白で少津，脈は沈細無力である。以前に鎮肝熄風湯，天麻釣藤飲を加味した中薬を服用したが効果はなかった。また神経症，神経衰弱として治療を受けたこともあるが，効果はなかった。精神的に非常につらく，こ

の病のために夫婦関係も悪くなっている。平素から酒をよく飲んでおり，房事について不節制であった。

弁　証：腎虚精虧，髄海失養
治　則：補腎填精益脳
取　穴：初診～9診：復溜，三陰交，腎兪（補）とする。
　　　　10～12診：上処方から復溜を除く。
　　　　2～3日に1回の鍼治療とする。また患者に治療期間中の酒と房事はひかえるように指導した。
効　果：5診後には腰膝の軟弱化，眩暈，目の乾きは軽減した。9診後には，もとからあった病状は治癒し，精神状態は好転した。9診後に治療を停止し，10日後に房事を1回行うこととして効果を観察した。その翌日，不快な症状は一切出現しなかった。10～12診では治療効果の安定をはかった。
考　察：平素から節制をしなかったために，精血虧虚となっていた。房事により精血がいっそう虚して頭部を栄養できないために，その後に頭部の隠痛，空痛，頭暈，眼花，頭重脚軽となったり，頭がぼんやりし物忘れがひどくなるのである。症状は上部に出ているが，虧虚は下部にある証候である。
　　　　したがって頭部の経穴によって頭部の症状を治すのではなく，補腎填精により補益精血をはかることとした。復溜（補）により滋補腎陰をはかり，三陰交（補）により補益精血をはかり，腎兪（補）により補益腎気と補益腎精をはかった。これにより頭部の病変は自然に治癒した。

## 10．小児の神経症（小児抽搐）

［症例11］
患　者：女，3歳，初診1970年8月26日
主　訴：睡眠前後に両下肢の抽搐が起こるようになって2年余りになる。
現病歴：原因は不明である。2年余り前から，寝たがっているのに寝かせなかったり，あるいは熟睡する前とか，あるいは気候の変わり目の睡眠前後に，両下肢に抽搐が起こるようになった。抽搐時には両膝を屈曲し，足の母指がそりかえり，両脚が内反する。約5～15分すると自然に緩解する。外観上，体質に異常は認められず，舌質や舌苔，脈象にも異常は認められない。いくつかの大きな病院で検査を受けたが，診断の確定ができず，治療効果もよくなかった。
弁　証：内宿肝風，誘因として精神的な刺激が考えられる。
治　則：平肝熄風，舒筋止搐
取　穴：陽陵泉，太衝（瀉）。2～4日に1回の鍼治療とする。
効　果：初診後，発病の回数は減少し，抽搐の起こる時間も短くなった。2～5診の治療期間中，抽搐の発作は1回もなかった。1971年2月9日に5回の治療で治癒していたことを確認した。

考　察：患者は幼児である。幼児には情志の病はあまり見られないが，欲求不満や気候の変化により発病する者は，病は肝に属している。肝は筋を主っており，肝は風木の臓である。欲求不満は肝を傷り，気候の変化はまた肝風に影響を与える。そのために下肢の抽搐が起こるのである。

　　　　筋会穴である陽陵泉（瀉）により下肢筋脈の舒暢をはかり，肝経の原穴である太衝（瀉）により平肝熄風をはかった。この平肝熄風舒筋の法により効を収めた。本病は現代医学では児童神経症といわれているものである。陽陵泉，太衝（瀉）には，強制的に筋脈の痙攣を抑制し，脳神経を調節する作用があると考えられる。患児にとっての悪い要素を排除すると同時に，徐々によい環境をつくってやることが治癒させるには必要である。

## 11．唇舌の麻木・強ばり，言語障害，口眼歪斜〔顔面麻痺〕

［症例12］
患　者：女，20歳
主　訴：舌と下唇の麻木・強ばりが起こるようになって5カ月になる。
現病歴：今年の4月に扁桃炎を患い，塩化第二水銀水で5～6回，口をゆすいだ。毎回口をゆすぐ時に，唇と舌がしびれて強ばり，悪心が起こった。その後，舌と下唇がよくしびれ強ばり，動かしづらくなった。8月5日に感冒を患った後，上記の症状が増悪し，さらに喉の痒み，咳嗽，青い痰が咳とともに出る，痰と涎が多い（量が多いため咳をしても吐き出せず，咽頭部に流入しやすい），胃のつかえ，食少，空腹感はあるが食欲はない，食後の悪心，渇くが飲みたくない，声がかすれる，息切れ，頭暈，心悸といった症状を伴うようになった。また空腹時には右手が振るえ，物を持つ力が弱くなり，息切れと心悸がいっそうひどくなる。口と目は左にひっぱられていて，清涎が口から流れ，言葉がはっきりせず，重い声になっている。舌筋の動きが悪く，両下肢には軽度の浮腫がある。舌尖は紅，舌苔は白でやや膩，脈は滑である。当病院の五官科では診断がつかず，鍼灸治療を依頼された。
弁　証：痰湿留滞中宮，経脈阻滞，さらに化源不足，気血虧虚が混在した証候
治　則：去湿化痰，補益気血，通暢舌絡
取　穴：初診～2診：陰陵泉，豊隆，通里（瀉）とする。
　　　　3～4診：合谷，三陰交（補），内関（瀉）とする。
　　　　5診：通里，廉泉（瀉）とする。
　　　　6診：廉泉，神門（瀉），金津・玉液（点刺充血）とする。
　　　　7～8診：合谷，三陰交（補），内関（瀉）とする。
効　果：4診後には痰と涎は減少し，息切れ，頭暈，心悸，無力感，善飢，手指のふるえといった症状は8割がた軽減した。舌の強ばりはまだある。5診後には，すべての症状は治癒した。ただ会話時に舌が強ばる感じがする。6診後に会話はほぼ正常となった。8診で治癒した。

考　察：発病当初は熱邪上攻によるものであった。さらに塩化第二水銀水の刺激により，舌と下唇がしびれて強ばるようになり，動かしづらくなったものである。その4カ月後に感冒を患い，上記の症状が増悪している。胃のつかえ，食少，渇くが飲みたくない，痰と涎が多い，食後に悪心が起こるといった症状は，湿痰が中宮に滞留しているために起こった症状である。口眼喎斜，舌筋の動きが悪く，言葉がはっきりせず，重い声になっているが，これは痰濁阻絡によるものである。また頭暈，息切れ，心悸，無力感があり，空腹時に手指がふるえたり，物を持つ力が弱くなったり，息切れや頭暈，心悸がいっそうひどくなるといった症状は，久病のために飲食が減少し，化源不足となっているために起こったものである。下肢の浮腫は，湿邪下注によるものである。また舌脈の変化は，湿痰の象である。

したがって初診～2診では陰陵泉（瀉）により去湿をはかり，豊隆（瀉）により化痰をはかり，通里（瀉）により舌絡の通暢をはかった。3～4診，7～8診では合谷，三陰交（補）により気血双補をはかり，内関（瀉）により佐として理気和胃をはかった。また5診では通里，廉泉（瀉）により舌絡の通暢をはかった。6診では廉泉，神門（瀉），金津，玉液（点刺充血）により舌絡の通暢をはかった。5～6診では舌の強ばりがあったので舌を治療する処方に重点をおいた。7～8診では，すべての症状が治癒したので，調理の目的で補虚の処方を用いた。本症例の治療では終始，標本兼顧，虚実併治の法を用いた。

## 12. 肌肉の抽搐，振戦
［症例13］
患　者：女，41歳，初診1967年12月22日
主　訴：四肢の肌肉の抽搐，ふるえが起こるようになって2年になる。
現病歴：疲れて汗をかいた後に発症した。両下肢の筋がピクピク動く。夜間にひどくなる。この1カ月余り，出産後に症状がひどくなり，両下肢の痙攣・疼痛，両上肢と手指のふるえ，抽搐が出現するようになった。夜に悪い夢を見ると増悪する。時々ではあるが唇がピクピク動いたり，ため息が出たりする。また気持ちが落ちつかず，多夢，不眠であり，眠っても目が覚めやすい。顔は紅潮しており，舌質は紅，少苔，脈は細弦である。
弁　証：陰血不足，血虚生風，筋失濡養
治　則：育陰柔肝熄風，佐として益気をはかる。
取　穴：初診～2診：三陰交，復溜（補），太衝（瀉）とする。
　　　　3～7診：復溜，合谷（補），太衝（瀉）とする。
効　果：3診後には肢体の振るえ，筋のひきつりは軽減し，手指の抽搐は治癒した。4診後には肢体の振るえ，抽搐，筋のひきつりは治癒した。7診で治癒。1971年10月23日に患者の夫を通じて治癒していることを確認した。
考　察：肝の性質は剛強である。肝は風木の臓であり，体陰用陽とされている。その体は筋

をなし，全身の筋骨関節の屈伸運動を主っている。また腎は津液を主っており，肝は腎水に依存して筋脈を濡養している。本症例は発病当初は，疲れて汗をかき陰液を損傷し，陰液不足となったために筋脈を濡養できなくなったものである。そのために虚風が内動し，両下肢の筋がピクピク痙攣するようになったものである。さらに産後に陰血不足となり，血虚生風，筋脈失養となったために，四肢や口唇の振るえ，抽搐が起こるようになり，とくに夜間に症状が増悪するようになった。陰血不足のために心を栄養できなくなり，神不守舎となると多夢，不眠，入眠後に目が覚めやすいといった症状が出現するようになる。脈細弦は，陰虚木燥風動の象である。第1処方は三陰交（補）により補益精血，育陰をはかり，復溜（補）により滋陰柔肝をはかり，太衝（瀉）により平肝熄風をはかった。これは大定風珠に類似した効がある。第2処方は復溜，合谷（補），太衝（瀉）とした。合谷（補）は補気を目的として用いた。この処方により育陰熄風をはかり，佐として益気をはかったのである。本症例の治療では育陰養血柔肝を本とし，益気を佐とした。また平肝熄風を標とした。このように標本兼治を施すことにより，治療穴は少ないが著効を収めることができた。

## 13. 肝鬱気滞，腎不納気

［症例14］

患　者：男，20歳，初診1985年9月7日

主　訴：上腹部に悶痛が起こり，吸気困難が起こるようになって2年になる。

現病歴：2年前に重い肉体労働の圧傷によって発症した。上腹部に悶痛が起こる。これは隠痛となることもある。また胸痛が起こることもある。よくため息をつき，吸気困難（息を吸い込めないように感じられる）があり，何度も深呼吸をするとやっと楽になる。身体のだるさ，無力感，倦怠，息切れ，腰痛，腰膝のだるさ・無力感といった症状を伴っている。舌苔は薄黄，脈は沈細弦である。以前に当地の病院で行気薬，舒肝散，丹参片，人参養栄丸などを投与されたが，効果はなかった。

弁　証：肝鬱気滞，腎不納気

治　則：まず疏肝理気，佐として益気をはかり，後に補腎納気をはかる。

取穴と効果：初診〜5診：内関，太衝（瀉），合谷（補）とする。初診後には上腹部は痛まなくなった。つかえた感じとため息はまだある。3診後にはため息は軽減した。

　6診：左脈は沈弦，右脈は虚弱である。何度も深呼吸をしており，深呼吸をすると胃が気持ちよくなるという。よくあくびが出る。精神は振るわず，眠たがる。復溜，気海（補）により補腎納気をはかる。

　7診：深呼吸をする回数が減少した。太谿，復溜，気海（補）により補腎納気をはかる。この処方は都気湯の効に類似している。

　8診：治療は7診同様とする。

　9診：深呼吸をする回数とあくびをする回数が減少した。胃に不快感があり軽く痛

　　　　む。中脘（瀉），太谿（補）により和胃益気をはかる。

　10診：胃は痛まなくなった。精神状態は好転している。治療は7診同様とする。

　11～15診：治療は7診同様とする。15診で治癒した。1985年11月2日に患者が治癒していることを報告にきた。

考　察：主訴から考察すると，吸気困難は腎に属すべきものであるが，さらに上腹部に悶痛があるので，腎のサイドだけから治療することはできない。病因の角度から見ると，また胃のサイドから治療することはできず，症状の角度から見ると，肝気のサイドだけから治療するというわけにもいかない。患者は発病当初は，肉体労働の圧傷により気機不暢，肝気失調を引き起こし，そのために上腹部に悶痛や隠痛が起こったり，胸痛が起こったりする状態となり，よくため息をつくという状態となった。また行気散滞の薬を過剰に服用したために，気機が改善しないばかりか，かえって正気を損傷してしまったので，息切れ，倦怠，身体のだるさ，無力感といった症状が出現するようになり，脈は沈細弦となっている。吸気困難，深呼吸をすると楽になるといった症状や，腰痛，腰膝のだるさ，眠たがる，よくあくびが出るといった随伴症状は，腎虚による不納気の象である。

　急なれば標を治し，緩やかなれば本を治すという原則にもとづくこととした。まず初診～5診では，内関（瀉）により理気和胃をはかり，太衝（瀉）により疏肝理気をはかり，合谷（補）により補気をはかった。つまりまず疏肝理気をはかり，佐として益気をはかるという法を用いることとした。5診後には，上腹部の症状や時に起こる胸痛とため息は著しく軽減し，腎不納気による症状が顕著となったので，太谿（補）により補益腎気をはかり，復溜（補）により補益腎陰をはかり，気海（補）により補益元気をはかることとした。つまりこの補腎納気の法により根治をはかることとした。5診後に腎不納気による症状が増悪したが，これは合谷（補）による益気昇陽と関係するものである。9診時には，胃に不快感があって少し痛むということであったので，気海（補）で補益元気をはかると同時に，中脘（瀉）を配穴して和胃止痛をはかった。

# 3. 肢体疼痛症の症例

## 概　説

　肢体疼痛とは，患者が肢体のどこかに痛みを感じるものをいう。単独で出現するものや，ある疾患の中の1症状として出現するものがある。その病因，病機，病位，痛みの性質，随伴証候群，治療経過，患者の体質などにもとづいて弁証論治を行えば，満足のいく効果を収めることが可能である。

　本篇では，肢体のある部位の疼痛を主要証候とするものについて紹介することとする。坐骨神経痛，腰痛，痺証については，それぞれの篇で述べているので，ここでは除外し，四肢，頸項部，脊背部，胸脇部の疼痛を主な対象とし，これを肢体疼痛と命名しここに紹介することとする。

[症例1] 腎精虧虚型下腿痛
患　者：男，17歳，初診1968年4月23日
主　訴：下腿痛が起こるようになって1年余りになる。
現病歴：1年余り前に，疲れている時に汗をかいて雨にぬれ，さらに湿地で眠ったことが原因で，両側の脛骨上部1／5のところに軽い腫れと痛みが出現するようになった。歩行，足の屈伸，按圧によって痛みが起こる。痛みと気候の変化とは関係がない。平素から息切れ，無力感があり，長く座っていると腰痛が起こるといった症状がある。身体は痩せており，顔色は黄色，脈は沈細，両尺脈が沈細無力である。
既往歴：長く患っていた足跟痛が治癒したばかりである。
弁　証：腎精虧虚，筋骨失養
治　則：補益精血，補益筋骨
取　穴：復溜，太谿（補）。2～3日に1回の鍼治療とする。
効　果：5診後にはすべての症状が軽減し，7診で治癒した。1972年4月11日に治癒していることを確認した。
考　察：本症例は寒湿の邪を感受して発病したものであるが，気候の変化とは関係がない。また局部に冷痛はなく，本病発病前にすでに足跟痛を患い，それが治癒したばかりであることから，本病は痺証とすることはできない。腎は骨を主り，精を蔵し，髄

を生じる働きがある。足跟痛は腎精精血不足によって起こるものが多く，脛骨痛も腎精虧虚と関係するものが多い。脈証合参により，痺証の可能性は否定できる。本症例は「至虚有盛候」といわれる真虚仮実の証候である。

腎経の原穴である太谿（補）により補益腎気，補益精血をはかり，腎経の母穴である復溜（補）により滋補腎陰，補益精血をはかることとした。この精血を補益して筋骨を補益するという法は，左帰飲に類似した効があり，本法により治癒させることができた。

[症例2] 気滞帯脈型腰周囲痛

患　者：女，62歳，初診1968年3月19日
主　訴：腰周囲痛が起こるようになって数カ月になる。
現病歴：数カ月来，帯脈の循行している腰部，腹部，季肋下に脹痛が起こる。帯をしめたようなつっぱった感じがする。呃逆が出るが，すっきりと出ない。怒ると症状が増悪する。
弁　証：気滞帯脈，経気阻滞
治　則：理気疎帯
取　穴：初診：間使（瀉）。2～4診：間使，帯脈（瀉）。
効　果：2診後には症状は著しく軽減した。4診で治癒した。1968年6月27日に治癒していることを確認した。
考　察：本症例の患部は帯脈の循行部位と一致している。情志失和により病状が増悪することから，気滞帯脈，経気阻滞による証候であることがわかる。間使，帯脈（瀉）により理気疎帯をはかって効を収めることができた。

[症例3] 腎精虧虚型脊椎痛

患　者：男，28歳，初診1969年10月16日
主　訴：脊椎痛が起こるようになって数年になる。この1カ月余り症状が増強している。
現病歴：数年前から毎晩熟睡して1時間くらいすると，脊椎にだるい痛みが起こる。痛みの部位は第1～第8胸椎と両側の肩甲内縁の間である。痛みが両側の脇肋部に放散することもある。朝の起床時には頭項部を屈曲させることができない。夜間は脊椎が痛むので睡眠に影響する。平素から頭暈，眼花，息切れ，心悸といった症状がある。脈は沈細である。
弁　証：腎精虧虚，筋骨失養
治　則：補益腎精，補益筋骨
取　穴：復溜，太谿（補）。2～3日に1回の鍼治療とする。
効　果：3回の鍼治療で治癒した。半年後に治癒していることを確認した。
考　察：「督脈は脊を貫き腎に属し，脊を循って腎を絡っている」「腎は骨を主る」「夜間は陰に属す」といわれている。本症例では脊椎にだるい痛みが起こっており，夜間に

増悪するという特徴がある。もともとあった症状も考慮すると，腎精虧虚，筋骨失養による証候であることがわかる。したがって腎経の母穴である復溜（補）と腎経の原穴である太谿（補）を用いて治癒させることができた。これは左帰飲に類似した効がある。

[症例4] 気血虧虚型下肢痛

患　者：女，13歳
主　訴：両下肢の内側痛が起こるようになって3年になる。
現病歴：3年前に早く歩きすぎたことと，水にぬれたことが原因で発症した。両下肢の内側に断続性の痛みが起こり，歩行時や労働時に痛みは増強する。痛みは夜に軽く昼に強くなるという特徴がある。また両足の踵が地面につくと，痛みはひどくなる。平素から息切れ，頭暈，心煩，心悸，全身倦怠，四肢の無力，胃のつかえ，食欲不振，五心煩熱といった症状がある。精神不振であり，顔色は黄色くてすぐれず，舌質は淡，舌苔は薄白，脈は沈細やや数であった。患肢に圧痛はない。
弁　証：気血虧虚，筋脈失養
治　則：補益気血，佐として調胃安神をはかる。
取　穴：初診〜7診：合谷，三陰交（補），内関（瀉）とする。
　　　　3診では足三里（瀉）を加えた。
効　果：初診後には心悸，息切れ，下肢痛は軽減した。2診後には息切れ，心悸が治癒し，心煩は軽減した。足跟痛は著しく軽減している。胃のつかえ，食欲不振はまだある。3診後には両下肢内側は痛まなくなった。4診後には足跟部はわずかに痛むだけとなった。6診後にはほぼ治癒し，7診で治癒した。
考　察：両下肢内側が痛みだした原因と痛みの特徴から見ると，実証に似ているが，もともとあった症状や患者の体質を詳細に考慮すると，虚証に属していることがわかる。つまり気血虧虚，筋脈失養による虚痛であることがわかる。
　　　　合谷，三陰交（補）により気血を補益し筋脈を補益することとした。食欲不振を伴っていたので，第3診では足三里（瀉）を加えた。また心悸，心煩を伴っているので，強く補って滞りが生じないように，内関（瀉）を配穴し，佐として理気，安神をはかった。

[症例5] 腎精虧虚型下肢痛

患　者：男，19歳
主　訴：両下肢のだるさ・痛みが起こるようになって8ヵ月になる。
現病歴：8ヵ月前に過労と湿地で寝たのが原因で発症した。両側の寛骨部，膝の内外側，腓骨部にだるい痛みが起こる。痛点はともに骨の部位にある。休息をとると痛みは増強する。屈伸運動がうまくできないが，屈伸による痛みはない。歩行時に足に力が入らず，また長時間立っていることができない。平素から息切れ，頭暈，心悸，無

その他

力感といった症状がある。身体は痩せており，顔色は黄色である。患部に奇形はなく，皮膚の色に変化はない。歩行がゆっくりしており無力である。寛骨部に触れると冷たく感じられる。膝外側は熱く感じられる。患部を按圧すると重くだるい痛みが起こる。舌質は紅，舌辺と舌尖は深紅色，脈は数でやや緊である。以前にリウマチとして中西薬による治療を受けたが，効果はなかった。

弁　証：腎精虧虚，筋骨失養
治　則：補益腎精，補益骨髄
取　穴：初診：合谷，復溜（補）により益気補腎をはかる。
　　　　２～３診：復溜，太谿（補）により補腎益精をはかる。
　　　　４～６診：復溜，絶骨（補）により補腎益髄をはかる。
効　果：２診後には患部のだるい痛みは軽減した。３診後にはすべての症状が好転したが，右寛骨部の圧痛はまだ強い。左寛骨部の痛みはわずかになった。４診後には座ったり寝たりした時に痛みがある。５診後には患部のだるい痛みは消失した。圧痛感もない。屈伸と歩行は正常となった。６診では治療効果の安定をはかった。
考　察：過労時に外感の寒湿を感受して発病したものであるが，長期にわたる治療により外邪は除去されているはずである。痺証ということで長期治療を受けても治癒していないので，また痺証として治療すべきではない。腎は骨を主っており，髄を生じ，作強の官といわれている。両側の完骨部，膝の内外側および腓骨部にだるい痛みがあり，歩行や屈伸動作が遅く無力であるのは，腎虚精血不足となり筋骨を濡養できないためである。
　　　　復溜（補）により補益腎陰，補益精血をはかり，太谿（補）により補益腎気，補益腎精をはかり，絶骨（補）により補髄壮骨をはかった。この補益腎精，補益骨髄の法によって効を収めることができた。

［症例６］気血虧虚型下肢痛
患　者：男，45歳，初診1969年10月16日
主　訴：下肢痛が起こるようになって６日になる。
現病歴：この６日ほど右寛骨部と鼠径部に激しい痛みが起こる。痛みがひどい時は下肢が振るえ，患肢を地面に触れることができなくなり，内展，伸展の動きや足を上げることができなくなる。この２日間は右膝から下の部位に麻木感が起こり，力を入れることができない。この症状は午前にかなりひどくなる。平素から息切れ，心悸（診察時はとくに心悸がひどかった）などの症状がある。脈は沈弱である。アナルギンを注射すると，患部の痛みは激しくなった。
弁　証：気血虧虚，筋脈失養
治　則：補益気血により補益筋脈をはかる。
取　穴：合谷，三陰交（補）。２～３日に１回の鍼治療とする。
効　果：初診後には右側の下腿の麻木は軽減し，息切れと心悸は治癒した。歩いて治療に来

ることができるようになった。2診後には右寛骨部と鼠径部の激痛は消失し，自分で自転車に乗って治療に来られるようになった。3診後にはほぼ治癒し，4診では治療効果の安定をはかった。
考　察：本症例は八珍湯証に属している。右寛骨部と鼠径部の激痛，運動障害は，実証のように見えるが，脈象や兼証やアナルギン注射後の患部の激痛などを考慮すると虚証であることがわかる。つまり気血虧虚による証候である。合谷（補）により補気をはかり，三陰交（補）により養血をはかった。八珍湯に類似した効を収め4診で治癒した。

[症例7] 気機阻滞型肩甲部痛
患　者：男，28歳，初診1971年12月8日
主　訴：肩甲部痛が起こるようになって1年になる。
現病歴：1年前に仕事中ひねって発症した。両側の肩甲部に交替性の痛みがあり，腕を上げたり咳をしたり深呼吸をしても痛い。痛みがひどい時は，食後も痛い。痛みが腰部や両脇部におよぶこともある。痛みは気候の変化とは関係がない。以前に鍼灸治療および神経ブロックによる治療を受けたが効果はなかった。ASLO価は625単位，LA試験は陰性であった。
既往歴：リウマチ性関節炎の病歴がある。
弁　証：労傷筋脈，経気阻滞
治　則：行気散滞
取　穴：間使（瀉）。
効　果：2診後には肩甲部は痛まなくなり，腰痛は軽減した。両脇部はまだ痛む。3診後にはほぼ治癒し，5診で治癒した。
考　察：仕事中に肩甲部を捻って経筋を損傷し，経気阻滞，気機不暢となって起こった証候である。行気散滞の法を用いることとし，間使（瀉）だけで治癒させることができた。本症例では局所取穴や循経取穴によらず，経気阻滞，気機不暢という病機に対して弁証取穴を採用して効果を収めた。

[症例8] 気滞血瘀型肩甲部痛
患　者：男，43歳，初診1969年6月5日
主　訴：肩甲部痛が起こるようになって2カ月になる。
現病歴：2カ月前に水をくんでいる時に捻って発症した。両側の肩甲部が痛み，咳や深呼吸をしたり，腰の屈曲，上腕挙上，物を持つなどの動きによって痛みは増強し，運動制限がある。痛みの部位は固定している。以前に鍼灸，中薬などの治療を受けたが効果はなかった。
弁　証：労傷筋脈，気血瘀滞
治　則：行気活血

取　穴：間使，三陰交（瀉）。
効　果：1回の鍼治療で治癒した。1971年7月に1回の治療で治癒していたことを確認した。2年来，再発していない。
考　察：仕事により肩甲部の筋脈を捻り，気血瘀滞，経脈失暢となって起こった証候である。間使（瀉）により行気散滞をはかり，三陰交（瀉）により活血去瘀をはかった。この行気活血の法により，1回の鍼治療で治癒させることができた。

［症例9］精血不足型足跟部痛

患　者：女，38歳，初診1973年8月9日
主　訴：足跟部痛が起こるようになって4カ月になる。
現病歴：この4カ月来，両側の足跟部が痛む。足跟部を地面につけると痛む。立ち上がる時や，長く立っていると激しく痛み，歩くことができなくなる。両膝がだるくて力が入らず転びやすい。また腰のだるさ・痛み，心悸，息切れといった症状を伴っている。中薬を60剤ほど服用したが効果はなかった。レントゲン検査では，足跟部の骨に異常は認められなかった。多年来，家事で水仕事をしたり，水が流れるのを見たりすると尿意をもよおす。尿意が急迫するために，パンツを湿らせてしまうことが多い。体は肥満している。脈は沈細である。西洋薬はアレルギーが出やすく，アレルギーが出ると高熱，嘔血となり，アレルギー性ショックとなる。
既往歴：両足のしびれが4年続いている。しびれは夜間に増悪する。
弁　証：精血不足，筋骨失養
治　則：補益精血，補益筋骨
取　穴：初診～6診：三陰交，復溜（補）とする。
　　　　7診：上処方に合谷（補）を加える。
効　果：3診後には足跟痛は著しく軽減した。起きあがって足跟部を地面につけても，歩いても痛みはひどくなくなった。両足にしびれはない。腰のだるさ・痛みは治癒した。心悸と息切れも軽減している。6診後には足跟部はわずかに痛むだけとなり，7診で治癒した。1973年10月20日に治癒していることを確認した。
考　察：「腎は骨を主り精を蔵し髄を生じる」「腰は腎の府となす」「足は血を得て能く歩く」といわれている。脈証と兼証にもとづき，本症例は精血虧虚，筋骨失養によるものと判断することができる。補益精血の法を用いることとした。三陰交（補）により補益肝腎，補益精血をはかり，復溜（補）により補腎，補益精血をはかって7診で治癒させることができた。

［症例10］気機阻滞型脇肋部痛

患　者：女，31歳，初診1973年4月9日
主　訴：脇肋部の痛みが起こるようになって半年になる。
現病歴：半年前に重労働をしていて捻って発症した。左の第7～第8肋間の腋下線上に痛み

があり，深呼吸や咳嗽をしたり，体を捻ったり振動させたりすると痛みは増強する。按摩をすると痛みは軽減する。外観上，体質は健康そうに見える。以前に中西薬により何度も治療を受けたが，あまり効果はなかった。

弁　証：筋脈を捻り経脈阻滞となって起こった脇肋部痛
治　則：行気散滞
取　穴：間使（瀉）。隔日で鍼治療を行うこととした。
効　果：2診後に脇肋部痛は著しく軽減し，6診で治癒した。
考　察：「痛むは則ち通ぜず」といわれている。仕事中に捻って筋脈を損傷し，気機阻滞，経気失暢となったものである。間使（瀉）により行気散滞をはかって効を収めた。

[症例11] 気血虧虚型足跟部痛

患　者：男，54歳，初診1970年1月18日
主　訴：足跟部痛が起こるようになって18日になる。
現病歴：18年前に川を渡ったおりに冷えて発症した。最近，瘧疾（マラリア）を患った後に足跟部痛が増悪した。両側の足跟部が冷えて痛み，地面につけると痛みがひどくなる。歩行時には力が入らず，疲れたり冷やしたりすると痛みがひどくなり，また立っていても痛みはひどくなる。全身性の陥凹性浮腫，息切れといった症状を伴っている。脈は沈弱である。
弁　証：気血虧虚，筋骨失養
治　則：補益気血，補益筋骨
取　穴：合谷，三陰交（補）。2～3日に1回の鍼治療とする。
効　果：3診後には歩いて治療に来られるようになった。4診後には足跟部の冷痛と息切れは軽減し，歩行も有力となった。5診後には自転車で治療に来られるようになり，6診で治癒した。
考　察：病因と局部病症から見ると，本症例は実証に属すが，全身的に分析すると，本症例は虚証に属している。発病当初は寒湿痺阻，経脈気血の運行障害によって両側の足跟部に冷痛が起こり，足跟部を地面につけると痛みがひどくなるという状態であった。それが長期化することにより，精血がいたらず，気虚不運となったために，疲れたり寒冷刺激を受けたり，立っていると痛みが増強し，歩行も無力となってしまったのである。この状態が虚証であることは疑う余地がない。加えて瘧疾を患った後に，気血を損傷していっそうひどくなっている。やはり虚証であると判断できる。治療にあたっては大補気血の法を採用しなければ，効を奏することができない状態である。合谷，三陰交（補）による補益気血の法を用いることによって，18年来の持病が6回の鍼治療で治癒した。

[症例12] 気滞血瘀型肩背部痛

患　者：男，50歳，初診1982年10月4日

主　訴：肩背部痛が起こるようになって2カ月になる。
現病歴：2カ月来，原因はわからないが左の項背部，肩，上腕部に痛みが起こる。活動時に痛みは増強する。昨日の早朝に突然ひどくなり，発作性の激痛が起こるようになった。咳をしたり深呼吸の動作をすると，痛みはひどくなる。また上腕の挙上，外旋，内転運動制限や頸項部の運動制限がある。止痛薬の治療では効果はなかった。本日鍼治療を受けに来院した。
弁　証：気血瘀滞，経脈失暢
治　則：行気活血
取　穴：間使，三陰交（瀉）。
効　果：初診の治療により，抜鍼した後に咳をしても痛みは起こらなくなった。また肩と背部の運動による痛みも軽減した。2診後には咳をしたり深呼吸をしても痛まなくなり，運動も正常に行えるようになった。3カ月後に治癒していることを確認した。
考　察：本症例に出現している一連の局部症状群は，気血瘀滞，経脈不暢という病機によるものである。間使（瀉）により行気散滞をはかり，三陰交（瀉）により活血去瘀をはかった。この行気活血の法により，2回の治療で治癒した。

[症例13] 筋脈虧虚型下腿痛
患　者：男，46歳，初診1969年10月22日
主　訴：下腿痛が起こるようになって10数年になる。この1カ月余り痛みが増強している。
現病歴：10数年来，右側の腓骨部が痛み，腓骨小頭から外果部までが痛む。局部に腫れはない。この1カ月余り痛みがひどくなっている。午後と夜間にはだるさ・痛みが増強し，歩行時に足に力が入らない。局部レントゲンでは異常は認められなかった。コルチゾン，アナルギンの服用により最初は効果があったが，その後は効かなくなった。
治療経過：本科で実証（不通則痛）として通経活絡止痛の法により右陽陵泉，右絶骨，阿是穴に低周波治療器で通電治療をうけた。隔日治療とし3回治療を受けたが，かえって痛みは増強した。
弁　証：筋脈虧虚による下腿痛
治　則：補益筋脈
取　穴：右の足三里，陽陵泉，三陰交（補）。隔日治療とする。
効　果：3回の鍼治療で治癒した。
考　察：本症例は発病当初は「痛むは則ち通ぜず」というタイプの実証として治療し，通経活絡の法が採用された。局所取穴により3回の鍼治療を行ってかえって症状が増悪したので，コルチゾン，アナルギンを投与したが，これも効果がなかった。したがって再度，実証として治療することはできない。患部がだるくて痛み，歩行時に足に力が入らないといった特徴があることから，やはり虚証と判断したほうが妥当である。局所取穴として補法を施し，補益経脈をはかって効を得ることができた。全身症状がないので，局所取穴としたのである。

[症例14] 筋脈虧虚型膝内側痛
患　　者：男，39歳，初診1967年12月8日
主　　訴：膝関節内側痛が起こるようになって4カ月になる。
現病歴：4カ月来，右膝内側部に痛みがあり，屈伸すると痛みが増強する。夜間に痛みがひどくなり，局部に強い圧痛がある。平素から息切れ，心悸，早朝の下痢，腰部疼痛，背部のだるさ，夜間の口苦といった症状や，胸をはると胸骨と背部にだるい痛みが起こるといった症状がある。脈は沈弱であった。中西薬による治療や局部の鍼灸治療では効果がなかった。
弁　　証：筋脈虧虚による膝関節内側痛
治　　則：補益虚損
取　　穴：右の血海，曲泉，陰陵泉（補）。隔日治療とする。
効　　果：初診後には右膝内側部痛は軽減した。2診後には痛みは著しく軽減し，3診後に治癒した。4診では治療効果の安定をはかった。
　　　　　右膝内側部に痛みがあり，屈伸すると痛みが増強し，圧痛が顕著であるが，患者の体質や全身症状および治療経過（以前に鍼灸により局部止痛をはかって無効であったこと）を考慮すると，虚証と判断できる。補益虚損の法を用いて効を収めることができた。以前に局所取穴により局部止痛をはかって効果がなかったのは，患者の体質や全身症状を尋ねたり考慮しなかったためである。

[症例15] 熱鬱脈絡型膝内側痛
患　　者：女，51歳，初診1981年10月28日
主　　訴：膝内側痛が起こるようになって10数年になる。
現病歴：原因は不明であるが，10数年来，左膝の内側部が痛む。この1カ月来，痛みがひどくなり，局部には熱痛・脹痛があり，痛くて触れなくなった。痛みは夜間に増強する。屈伸ができず，圧痛が顕著である。
弁　　証：熱鬱脈絡，気血失暢
治　　則：通経活血，消散鬱熱
取　　穴：左の陰陵泉，血海（瀉）。
効　　果：初診後，夜間の痛みは軽減し，屈伸による痛みも軽減した。2診後には自転車に乗っても患部は痛まなくなった。4診で治癒した。同年11月6日に治癒していることを確認した。
考　　察：本症例は局部の症状が顕著であり，熱鬱脈絡，気血失暢によるものと判断することができる。局部療法として局所取穴を行い，通経活血，消散鬱熱の法を用いることによって治癒させることができた。

その他

[症例16] 筋脈虧虚型下腿痛
患　者：男，64歳，初診1969年4月4日
主　訴：下腿痛が起こるようになって1カ月余りになる。
現病歴：この1カ月余り右下腿の外側が痛む。痛みは膝関節から外果にいたる部位で足の陽明，少陽経の分布している部位（上3分の2の部位）に起こる。痛みの性質は空痛を呈しており，痛みは夜間に増強する。また雨の日や寒い時に痛みはひどくなる。熱いお風呂に入浴すると，痛みは軽減する。患部を圧迫して寝ると気持ちがいい。以前に風寒湿痺証として右の足三里，足下廉，陽陵泉に低周波治療器による通電治療を受けたが，4回の鍼治療で症状はかえって増悪した。
弁　証：筋脈虧虚による下腿痛
治　則：補益筋脈
取　穴：右の足三里，足下廉，陽陵泉（補）。隔日治療とする。
効　果：4回の鍼治療で治癒した。1971年7月19日に再発していないことを確認した。
考　察：本症例は夜間に痛みが増強し，雨天時や寒冷刺激を受けると痛みが増強し，熱水で温めると痛みが軽減するということから，寒実の証に似ている。しかし局部の空痛，患部を圧迫して寝ると気持ちがいいといった特徴，および以前に痺証として治療を受けかえってひどくなったということをふまえると，虚証と判断したほうが適切である。局所取穴とし上記の3穴に補法を施し，補益筋脈をはかることによって治癒させることができた。

[症例17] 気血虧虚型全身痛
患　者：女，56歳，初診1985年7月18日
主　訴：全身の強ばった痛み・脹痛などが起こるようになって7年になる。
現病歴：7年前，産後に風寒を感受したのと栄養不良が原因で発症した。この数年来，症状が増悪しており，全身に脹痛・沈墜痛が起こり，心悸，息切れ，頭暈，眼花，歩行時の無力，手の無力，腰のだるさ・痛みといった症状が出現している。気虚と関係があるが，腰が屈曲している。雨天時や寒い時には，身体痛が少し強くなる。尿は混濁しており，排尿時に熱感を感じる時もある。精神がふるわず，疲労後は午後と夜間に熱が出る。舌質と舌苔は正常である。脈は沈細無力である。心電図の検査では洞性不整脈が認められた。
弁　証：気血虧虚，筋脈失養
治　則：補益気血
取　穴：合谷，三陰交（補）。2〜3日に1回の鍼治療とする。
効　果：2診後には精神状態は好転し，全身の痛みも軽減した。3診後には炊事中も精神状態はしっかりしており，仕事後も熱が出なくなった。歩行も有力となった。4診後には家事ができるようになり，疲れても午後や夜間に熱が出なくなった。5診後には全身がわずかに痛んだり強ばる程度となり，心悸は著しく軽減していた。7診で治癒した。

考　察：本症例は八珍湯証である。産後で体が虚している時に風寒を感受して発症したものであるが，症状・所見から考察すると，産後で身体が虚し，さらに栄養不良によって気血虧虚となったために，一連の気血虧虚，栄養不足による病理証候群が出現していることがわかる。

　　　　したがって補益気血の法を用いることとした。合谷，三陰交（補）により7年にわたる持病が，7回の鍼治療で治癒した。これは穴と証が符合し，法が病機に的中していたために効を奏したのである。

[症例18] 気血虧虚型四肢のだるさ・疼痛

患　者：男，44歳，初診1978年3月8日
主　訴：四肢のだるさ・疼痛が起こるようになって3カ月になる。
現病歴：3カ月来，全身が縛られたようにきつく感じられる。ただし深呼吸をすると，この感じは消失する。両側の大腿内側が痛く，両膝の関節部は空虚感があり力が入らない。腰はだるく痛み，手掌はだるくて力が入らない。両足の踵と足底部は夜になるとしびれて空痛が起こる。右足の指はしびれて力が入らない。右顔面部にはしびれ感がある。平素から息切れや胸悶が起こり，頭暈が起こることもある。この5日くらいは右上肢がだるく感じられ，動きが少し不自由である。脳血流図では脳血管に波動性の血液供給不足が認められ，また両側の脳血管の緊張度が高くなっていた。
既往歴：1977年12月に左手の動きをうまくコントロールできなくなり，右手はまずしびれが起こり，その後に痙攣が起こるようになった。このような状態が持続して2〜3日続くが，毎回1〜2分すると自然に緩解した。これは今日まで再発していない。
弁　証：気血虧虚，精血不足，筋骨失養
治　則：補益気血，補益腎精，健壮筋骨
取　穴：初診〜3診：合谷，復溜（補），右曲池（瀉）とする。
　　　　4〜5診：上処方に膝眼（補）を加える。
　　　　6〜11診：合谷，三陰交，復溜（補）とする。
効　果：初診後に右上肢はだるくなくなった。3診後には右の上下肢は以前より有力となった。ただし右足の踵は空虚感があってだるく感じられ，両膝はだるく力が入らない。4診後には膝の症状は軽減した。11診で治癒した。1981年8月18日と1990年5月に再発していないことを確認した。
考　察：本症例は気血虧虚，精血不足，筋骨失養による肢体疼痛の証候である。補益気血，補益腎精，壮筋壮骨の法により治癒した。初診〜3診では合谷（補）により補気をはかり，復溜（補）により補腎をはかった。さらに右の曲池（瀉）を配穴して，この数日来起こっている右上肢の症状に対処した。3診後には右上肢の症状は治癒した。しかし両膝の症状がまだあるので，4〜5診では上処方から曲池を除き，局所取穴として膝眼（補）を加えて健膝補虚をはかった。また6〜11診では合谷，三陰交，復溜（補）とした。三陰交（補）は養血をはかる目的で用いた。配穴について

その他

　　　説明すると，合谷と三陰交の配穴には気血双補の作用があり，三陰交と復溜の配穴には補益精血の作用がある。

［症例19］気虚腎虧型尾てい骨痛
患　者：女，31歳，初診1973年7月11日
主　訴：尾てい骨痛が起こるようになって15年になり，胸痛が起こるようになって1カ月余りになる。
現病歴：1958年に過労が原因で尾てい骨痛が起こってから今日まで治癒していない。いつも疲れると痛みが起こる。この痛みは気候の変化とは関係がない。この1カ月余り，さらに胸痛，背部痛，脇肋部の脹痛が起こるようになっている。疲れるとこれらの痛みが起こる。平素から頭暈，息切れ，心悸，食少といった症状があり，時に悪心も起こる。下肢がだるく感じられる。心臓のあたりが重く感じられるが，心悸の間欠時に2回ほど咳をすると2〜3秒で消失する。顔色は萎黄，脈は沈細無力であった。心電図検査では洞性不整脈が認められた。
弁　証：気虚不達，腎精虧虚
治　則：益気補腎により補益筋骨をはかる。
取　穴：合谷，復溜（補）。
効　果：2診後に胸痛と尾てい骨痛は軽減した。運動をしても痛まない。背部も痛まなくなった。5診後に胸痛はほぼ治癒し，下肢のだるさは軽減した。飲食も増加し，精神状態も好転している。12診で治癒した。1974年と1975年に尾てい骨痛，胸脇痛，背部痛が再発していないことを確認した。
考　察：脈証，兼証，病因を考慮すると，本症例は気虚不達，腎精虧虚，筋脈失養による証候と判断することができる。合谷（補）により補気をはかり，復溜（補）により補腎をはかって精血を補益した。この益気補腎によって筋骨を補益するという法により，12診で治癒した。

［症例20］精血不足型足跟部痛
患　者：女，39歳，初診1973年6月26日
主　訴：足跟痛が起こるようになって1カ月余りになる。
現病歴：1カ月余り，両側の足跟部に跳痛・刺痛が起こる。歩いたり長く立っていると痛みはひどくなる。局部に紅潮，腫脹はなかった。平素から頭暈，息切れ，心悸，身体のだるさ，無力感，腰のだるさ・痛み，食欲不振といった症状がある。体は痩せている。脈は沈弱であった。
既往歴：多年にわたって胃下垂を患っており，治癒していない。
弁　証：精血不足，筋骨失養
治　則：補益精血により補益筋骨をはかる。
取　穴：三陰交，復溜（補）。隔日治療とする。

効　果：3回の鍼治療で治癒した。1973年8月27日に治癒していることを確認した。
考　察：「腎は骨を主り髄を生じる」「足は血を得て能く歩く」といわれている。脈証，兼証にもとづくと，本症例は精血不足，筋骨失養による足跟痛の証候であることがわかる。三陰交（補）により養血，補益肝腎をはかり，復溜（補）により補益腎精をはかった。この補益精血の法により，3回の鍼治療で治癒した。

[症例21] 筋脈虚損型上肢痛

患　者：男，53歳，初診1969年12月26日
主　訴：上肢痛が起こるようになって5カ月になる。
現病歴：5カ月来，右側の肘関節部と前腕にだるい痛みが起こり，物を持ったり疲れたり風寒を感受したりすると，痛みが増強する。ただし休息をとると痛みは軽減する。外観上，健康そうに見える。以前に本市の某診療所で，局所取穴に低周波治療器を用いた通電治療を受けたが効果はなかった。また本科で右の曲池，手三里への瀉法，時に右肩髃，肩髎を加えた治療を合計8回受けたが，症状はかえってひどくなり，上肢全体のだるさ・痛みが増強し，上肢の外転ができなくなってしまった。
弁　証：筋脈虚損による上肢痛
治　則：補益筋脈
取　穴：右の曲池，手三里，臂臑（補）。隔日治療とする。
効　果：2診後には右上肢のだるさ・痛みは軽減した。3診後には右上肢のだるさ・痛みは著しく軽減した。5診後には右上肢の症状は治癒したが，上肢の外転時に痛みが起こる。6診で治癒した。半年後と2年後に追跡調査を行ったが，再発していなかった。
考　察：治療経過と，疲れると痛みが増強し，休息をとると痛みが軽減するという特徴にもとづくと，本症例の右上肢痛は筋脈虚損の証候であることがわかる。局所取穴とし補益筋脈の法を用いて治療し治癒した。風寒を感受すると右上肢のだるい痛みが増強するというのは，経筋虧虚となっているため邪の侵襲に耐えられないためである。これを風寒の感受による痺証として治療してはならない。以前に鍼灸治療で局所取穴にパルス通電を併用して無効であったのは，虚を実として治療したためである。その後，本科で鍼治療を受けて症状が増悪しているが，これも虚であるものを実として治療し，虚がいっそう増悪したためである。

[症例22] 気血瘀滞型右寛骨部痛

患　者：女，38歳，初診1982年9月4日
主　訴：右寛骨部痛が起こるようになって3カ月になる。
現病歴：3カ月前に過労により発症した。右側の寛骨部が痛み，咳をしたり体を捻ると痛みは増強する。痛みの激しい時には，痛みが坐骨神経に沿って腓腹筋の部位にいたる。
弁　証：労傷筋脈，気血瘀滞
治　則：行気活血，通経活絡

取　　穴：右の環跳，承筋（瀉）による通経活絡と，間使，三陰交（瀉）による行気活血法を交互に施すこととした。
効　　果：2診後には咳をしたり体を捻っても，軽く痛む程度となった。3診後には同様にしても痛まなくなった。5診で治癒した。
考　　察：労傷筋脈，気血阻滞による右寛骨部痛の証候である。弁証取穴としての間使，三陰交（瀉）と，局所取穴としての環跳，承筋（瀉）とを交互に用いて治療した。この行気活血の法と通経活絡の法により効を収めることができた。

[症例23] 精血虧虚型足底部の熱痛
患　　者：女，26歳，初診1979年2月19日
主　　訴：両足の足底部に熱痛が起こるようになって15年になる。
現病歴：15年来，両足の足底に灼熱痛が起こり，歩行にも影響する。さらに腋部の灼熱感，微熱，潮熱，心悸，息切れ，不眠，歩行時の無力，全身倦怠といった症状を伴っている。
治療経過：数年前に本国の医者に先天性梅毒，梅毒性心疾患と診断され，梅毒によって引き起こされた足底部と腋部の症状であるとされた。1976年に17回にわたって中国医療隊による鍼灸治療を受け，ある程度は軽減したが，その後に再発してひどくなった。顔色は蒼白，舌苔は薄白，脈は沈細無力である。
既往歴：アレルギー性鼻炎を患ったことがある
弁　　証：精血虧虚，陰津不足
治　　則：補益精血，補益陰津
取　　穴：三陰交，太谿（補）。この治療穴の部位の肌肉は張りがなかった。隔日治療とする。
効　　果：2診後には不眠と足底部の灼熱痛は軽減した。4診後に不眠は治癒した。歩行は有力となり，足底の灼熱痛は著しく軽減した。6診後には両下肢とも有力となり，足底の灼熱痛はほぼ治癒した。腋部の灼熱感も著しく軽減している。8診後には精神状態も非常によくなった。両足の足底部の灼熱痛は治癒し，腋部の灼熱感もほぼ治癒している。9診では治療効果の安定をはかった。
考　　察：脈証と兼証および発病経過にもとづくと，本症例は精血虧虚，陰津不足となり濡養が悪くなって起こった足底熱痛の証候であると考えられる。三陰交（補）により養血，育陰をはかり，太谿（補）により補腎益津をはかった。この補益精血，補益陰津の法により，9回の鍼治療で治癒した。

[症例24] 気血虧虚型頸項部のこわばり・痛み
患　　者：女，29歳，初診1983年3月30日
主　　訴：頸項部に強ばりと痛みが起こるようになって3年余りになる。
現病歴：3年余り前に寝違えにより頸項部の強ばり，頸部の運動制限が起こったが，按摩と中薬の治療により，頸項部はかなり自由に動かすことができるようになった。その

後，再び項部（後頸部）に切られるような痛みが出現するようになった。痛みは断続性の痛みである。痛みがひどい時には頸部の屈伸，頸部の回転によって痛みは軽減する。中薬と湿布による治療では効果がなかった。痛みはしだいに増強し，さらに頸部は軟無力となっている。

現　症：頸項部が痛み，頸部は軟無力となっている。頭を正中線上にすると痛みはひどくなり，頸部を屈伸したり左右に曲げると痛みは軽減する。悪心，食少，空腹時の心悸といった症状があり，痛みの発作が起こると痛くて死にたくなる。多く食べると全身に力がわき，頸項部の痛みも軽減する。そうでない時は症状は増悪し，睡眠や仕事にも影響する。多夢，不眠を伴っており，経乱（月経周期の異常）で月経の量は少なく色はうすい。舌質は淡で少苔，脈は沈弱である。頸椎レントゲンで見ると頸椎のカーブが消失している。他に異常は認められなかった。心電図では洞性不整脈が認められた。

弁　証：心脾両虚，気血虧虚，筋脈失養

治　則：補益気血，補益心脾，佐として壮筋補虚をはかる。

取穴と効果：初診：神門，三陰交（補）により補益心脾をはかる。

　2診：初診後，頸部の持続性の痛みは発作性の痛みに変わった。悪心，食少は改善していない。上処方に足三里（瀉）を加え，和胃導滞をはかることとする。

　3診：心悸と空腹感は軽減した。治療は2診同様とする。

　4診：心悸は治癒した。不眠もよくなり，夢を見る回数も著しく減少した。頸椎の痛みは軽くなっている。頸軟，下肢の無力，悪心，食少などは改善していない。大杼，内関（瀉）により舒筋和胃止嘔をはかることとする。

　5診：4月6日の治療後に左下腿のだるさ・痛みを感じた。帯下は先に黄色いのが出て，後に白いのが出る。帯下に臭いはない。悪心，頸軟無力は改善していない。神門，三陰交，大杼（補）により補益心脾，項部の筋骨の壮健をはかることとする。

　6診：頸椎の痛みは著しく軽減しているが，項部はまだ無力である。治療は5診同様とする。

　7診：項部は以前よりは力が入るようになった。治療は5診同様とする。

　8診：帯下の量は減少し，頸軟も改善している。悪心はまだある。治療は5診同様とする。

　9～11診：神門，三陰交，大杼，天柱（補）とする。10診後には後項部の痛みが著しく軽減し，入睡できるようになった。11診で治癒した。

考　察：発病当初は睡眠の姿勢が悪かったために経筋を損傷し，経絡失暢，気血阻滞となり，項部の強ばりと痛み，運動制限が起こったものであった。その後，慢性化して血行が悪くなり項部が気血の濡養を受けられなくなったために，頸部の軟弱・無力となった。気血虧虚の証であるので，第1処方のような天柱，阿是穴（瀉）により経絡気血の疎通をはかっても，効果がないのは当然である。その後（3月15日），病状を詳しく尋ね，患者にもともと悪心，食少といった脾胃運化失職の症状があったこ

その他

とがわかった。飲食減少により化源不足，気血虚少，経筋失養となったために，頸部の軟弱・無力となったのである。心の栄養が悪くなると心悸，多夢，不眠が起こるようになる。また脾虚血少となり統血無力となると，経乱となり月経量が少なくなり，色はうすくなる。舌質淡少苔，脈沈弱は，脾虚血少の象である。本症例は心脾不足，気虚血虧，筋脈失養の証候である。

したがって補益気血，補益心脾，佐として壮筋補虚をはかるという法に改めて効を収めることができた。主として神門，三陰交（補）により補益心脾，補益気血をはかり，患部の大杼，天柱（補）により直接患部筋脈の補益をはかって効を収めた。さらに内関，足三里（瀉）により胃の治療を行った。

［症例25］ 経筋失調型右頸部痛

患　者：男，35歳，初診1979年6月21日
主　訴：右側の頸部に痛みが起こるようになって7年になり，この1カ月余りこの痛みが増強している
現病歴：7年来，右側の頸部に痛みがある。痛みは軽い場合もあるが，強くなる場合もある。この1カ月くらい痛みが増強し，しばしば頸部を回転することができなくなる。右の頸部と肩の重い感じと痛みによって睡眠にも影響している。患部の知覚がなくなることもある。発病当初，フランス本国で鍼灸治療を受けたが効果がなく，しだいにいつも痛むようになった。5日前に湿布薬を用いたり，友人に按摩をしてもらったが，よくならなかった。
弁　証：経筋失調，気血不暢
治　則：舒筋活絡，宣通気血
取　穴：右の大杼，天柱，肩中兪（瀉）。低周波治療器を併用して各穴に15分間通電を行った。
効　果：4診後には右の頸項部と肩背部の痛みは著しく軽減した。6診で治癒した。
考　察：本症例は頸項部痛，運動制限が出現しているだけである。これは経筋失調，気血の運行不暢による証候である。局所取穴として舒筋活絡止痛の法を用い，6診で治癒させることができた。

［症例26］ 気血瘀滞型脇痛

患　者：女，16歳，初診1988年3月11日
主　訴：両側の脇部が痛むようになって4年になる。打撲により発症したものである。
現病歴：4年前に遊んでいて脇部を打撲して発症した。両脇部が痛む。痛む部位は一定していない。1日に5〜7回ほど痛みが起こり，痛みが起こると2分前後痛みが持続する。針で刺したように痛み，がまんができない。ひどい場合は呼吸にも影響し，顔色は蒼白となる。身体は痩せており，顔色は悪く，舌質は紅，舌苔は薄であった。両脇部に軽い圧痛があり，咳をしたり深呼吸をしても痛む。以前に胸部と腹部のレントゲン検査，胃腸造影，脳波，肝機能，血液検査，尿検査などを行ったが，いず

れも異常は認められなかった。発症当初に単方（中薬）を服用したが，服用後には痛みが軽減するものの，しだいに効果がなくなってしまった。その後，当地の病院で舒肝丸，元胡止痛片を投与されたが，当時は有効であったが，やはり効かなくなってしまった。

弁　証：気滞血瘀，脇絡阻滞
治　則：行気活血，通絡止痛
取　穴：初診～4診：間使，三陰交（瀉）とする。
　　　　5～8診：上処方に左脇部の阿是穴（瀉）を加える。
効　果：3診後に両脇部の痛みは著しく軽減した。1日の発作も1～2回となり，痛みの持続時間も1分前後となった。痛みの程度は軽くなっている。左の脇部に圧痛があるのみとなった。6診後には左脇部は痛まなくなり，咳をしたり深呼吸をしても痛まなくなった。7～8診では治療効果の安定をはかった。
考　察：本症例は気滞血瘀型の脇痛である。発病当初は脇部の打撲によって気血瘀滞，脇絡阻滞，不通則痛となって起こった脇痛証候であった。当時は単方による行気の法により行血を助けた。つまり「気行れば血もまた行る」ことから痛みは緩解した。しかし行気薬では破瘀はできず，血瘀が化さないために痛みは根治せず，ついに慢性化してしまったのである。

　　　　その後，鍼灸治療に訪れたので，間使，三陰交（瀉）を用いた。間使（瀉）により行気散滞をはかって行血を助け，三陰交（瀉）により活血去瘀をはかって通絡を助けた。血が行って瘀が去れば，気機は通暢する。またこの行気活血の治法をベースとして，左脇部の阿是穴（瀉）を加えることにより，局部の化瘀通絡をはかって効を収めた。

[症例27] 肝気鬱滞型脇痛

患　者：男，35歳，初診1988年4月2日
主　訴：両側の脇部に脹痛が起こるようになって3カ月になる。
現病歴：3カ月前に近所の人と口げんかをしてから発症した。両脇部に脹痛が起こり，胸悶があって苦しい。怒りっぽく，時にすっきりしない噯気がでる。噯気がでると症状はある程度好転する。いつも情志の変化により，痛みの程度は増減する。舌質と舌苔は正常，脈はやや弦であった。以前に単方（小香朴や川椒子）を服用したが，やや好転するだけで，服用しないと痛みが再発した。
弁　証：肝気鬱滞，脇絡失暢
治　則：疏肝理気，通絡止痛
取　穴：太衝（瀉）。鍼感は本経に沿ってしだいに上行し両脇部にいたった。隔日治療とする。
効　果：初診の治療中に両脇部の脹痛は軽減した。2診後には胸悶と両脇部の脹痛は著しく軽減した。3診後には胸悶と両脇痛はほぼ治癒し，噯気もすっきり出るようになった。4診で治癒した。
考　察：「邪肝に在れば，則ち両脇中痛む」「肝脈は脇肋に布す」といわれている。本症例

その他

は情志失調，肝気鬱結，気阻脇絡となって起こった脇痛の証候である。両脇部に脹痛があり，痛みが情志の変化によって増減するという特徴がある。足厥陰肝経の原穴である太衝（瀉）により疏肝理気をはかって肝気を条達させた。これによって脇絡が通暢すれば脇痛は自然に治癒する。

[症例28] 寒邪阻滞による上下肢痛（半身痛）

患　者：女，44歳，初診1991年10月27日
主　訴：左側の上下肢痛が起こるようになって4年になる。
現病歴：4年前の夏，左半身を扇風機の風に長時間あてていたことが原因で発症した。左の手足少陽経の循行している部位から左の頭部にかけて痛みがある。痛みの性質は冷痛であり，冷やしたりすると冷痛はひどくなる。しびれを感じる時もある。動作がしづらくなったり，痙攣様の状態になったりすると，歩行に影響したり，物をうまく持てなくなったりする。左の口角と舌部左の動きが悪くなることもあり，このような時には会話にも影響する。左口角から涎が出ることもある。以前に薬物により局部ブロックを行い，1年ほどは症状が軽減していたが，その後にまた増悪した。
弁　証：寒邪が少陽経脈に阻滞し，気血の運行が失暢して起こったものである。
治　則：少陽経脈を温通させて気血の運行を改善する。
取穴と効果：初診：左の陽陵泉，外関（瀉，焼山火を配す），左の太陽（瀉）とする。陽陵泉に生じた微熱感は本経に沿って足の第4指と股関節部にいたらせる。外関に生じた微熱感は本経に沿って手指と肩にいたらせる。抜鍼後に鍼感が30分ほど残った。
　2診：左上下肢の動きは以前よりはよくなった。しびれ感と冷たい感じはなくなった。左側頭部も楽になった。治療は前回同様とする。
　3診：左上下肢の症状は持続して軽減している。左側頭部の痛みはなくなった。ただし頭部で足少陽経が循行している部位にまだ痛みがある。処方は左の外関，陽陵泉（瀉，焼山火を配す）とし，初診同様に治療を施すこととする。さらに左風池（瀉，焼山火を配す）を配穴し，その温熱感を左側の足少陽経が循行している部位にいたらせることとする。
　4診：治療は3診同様とする。左上下肢にははっきりとした温熱感がある。左右を比較すると左のほうが熱く感じられる。刺鍼後は軽快に感じられ，正常に歩行ができるようになった。
　5診：ほぼ治癒している。両側の上下肢の知覚と機能は同じとなった。さらに3診同様の治療を2回行って治療効果の安定をはかった。
考　察：本症例の弁証，治則，選穴は，左手足少陽経の循行部の冷痛，知覚異常，運動障害にもとづいて決定したものである。左の手少陽経の外関（瀉，焼山火を配す）と足少陽経の陽陵泉（瀉，焼山火を配す）により，少陽経脈の温通をはかって気血の運行を助けた。また局所穴である左の太陽，風池（瀉，焼山火を配す）を配穴して，局部経脈の通暢と気血の宣通をはかった。本症例は痺証に似ているが，痺証の発病部

位および特徴と本症例とは異なるので，痺証の篇ではなく本篇で紹介することとした。

［症例29］気血瘀滞型胸痛

患　者：男，25歳，初診1969年11月11日
主　訴：胸痛が起こるようになって2年になる。
現病歴：2年前，仕事中に胸を捻って発症した。胸骨と胸部が痛み，咳やくしゃみをしたり，深呼吸をしたりすると痛みが増強する。また物をかついだり，重いものを持ったりすると，痛みが増強する。噯気がすっきり出ない。喉がつっぱった感じがし，仕事中にとくにひどくなる。また息切れ，無力感があるが，これは長期にわたって散気止痛薬を服用したことと関係がある。脈は沈濇である。以前に散気止痛薬を服用したが効果はなかった。
弁　証：気血瘀滞，胸絡失暢
治　則：行気活血により胸絡の通りをよくする。
取　穴：初診：内関（瀉）とする。
　　　　2診：膻中（瀉）とする。
　　　　3〜6診：内関，三陰交（瀉）とする。
効　果：初診と2診の効果はよくなかった。3診後には40キロの荷物を担いでも，胸部がわずかに痛むだけとなった。4診後には重労働をしても，胸部がわずかに痛むだけとなった。喉のつっぱり感も軽減している。5診後には力仕事をしても痛まなくなった。6診で治癒した。
考　察：胸部を捻り気血瘀滞，胸絡失暢となって起こった胸痛の証候である。胸痛があり，痛みは咳や深呼吸，くしゃみ，負荷を加えると増強し，噯気がすっきり出ないといった症状は，胸絡失暢，気血瘀滞によるものである。痛む部位が一定している，脈沈濇は，瘀血阻滞，気機不暢の象である。
　　　　内関（瀉）により行気散滞，暢通胸絡をはかり，三陰交（瀉）により活血去瘀をはかった。この行気活血により経絡を通じるという法を用いて効を収めた。初診〜2診では効果がよくなかったが，これは行気散滞ははかったが，行血去瘀をはかるための治療穴を用いなかったためである。

［症例30］経気失暢型上肢痛

患　者：女，33歳，初診1969年2月24日
主　訴：激しい左側の上肢痛が起こるようになって2日になる。
現病歴：妊娠2カ月である。妊娠悪阻（つわり）のため昨日激しく嘔吐した後に，胸痛が数分間起こった。その後，痛みが左の背部と肩甲部に移り，30分後には左の上肢と手指が激しく痛みだし動かせなくなった。悪寒，発熱があり，体温は37.3℃であった。今日は左の肩甲部，殿部，手指に発作性の激痛が起こり，腕の挙上，肘の屈曲ができず，拳を握ることもできない。

検査：血圧111／78mmHg，心肺（－）。腹部は軟らかく，肝脾は触れない。左上肢は弛緩性麻痺。左上腕に紅潮，腫脹，発熱はない。腱反射減弱。左の天宗と秉風の間に強い圧痛があり，按じるとだるい痛み感が上肢外側に沿って中指尖端部に伝わる。これは左上肢痛の部位と一致している。血液検査：白血球数7700／μl，リンパ球25％，好中球69％，単球4％，好酸球2％。血沈26mm／h。アナルギン，ビタミン$B_1$の注射治療，ビタミン$B_6$，ベルベリンの内服治療では効果がなかったので，内科から鍼灸科に治療の依頼があった。

弁　証：経脈失暢，気血渋滞
治　則：疏通経絡，宣導気血
取　穴：左肩甲部の阿是穴（天宗と秉風の間の部位）に鍼で瀉法を施す。これは圧痛点取穴によるものである。毎回だるい鍼感が刺入部位から左上肢の外側に沿って中指にいたるようにする。隔日治療とした。
効　果：初診後，左上肢は屈伸運動ができるようになった。2診後，左上肢を挙上できるようになり，手指も動かせるようになった。天宗と秉風の間を按圧した時に起こる圧痛点のだるい痛みも，上肢の痛みの軽減とともに消失した。3診後に左上肢は正常となった。4診で治癒した。
考　察：激しく嘔吐したために経気不暢，経絡気血阻滞となり，左肩甲部と上肢に発作性の激しい痛みが起こるようになったものである。激痛により経筋失用となったために，左上肢に仮性の弛緩性麻痺が起こっている。圧痛点は経気阻滞の現れであり，圧痛点を按圧して起こるだるい痛み感の走行部位が，左肩甲部および上肢の痛みの部位と一致していた。したがって圧痛点取穴法を用いて鍼感が循経により手指にいたるようにした。このように疏通経絡，宣導気血をはかって効を収めた。

［症例31］経筋失暢型肩関節周囲炎
患　者：男，43歳，初診1983年10月10日
主　訴：肩関節周囲炎を患って半年になる。
現病歴：原因は不明であるが，半年前から右肩関節部に痛みが起こり運動制限がある。上腕を挙上，外旋，外転すると痛みが激しくなる。痛みは気候の変化とは関係がない。局部に紅潮，腫脹はなく，冷えもない。薬の内服や風湿膏の湿布では効果がなかった。
弁　証：経脈失暢，気血渋滞，関節失利
治　則：舒筋活絡，宣通気血，通利関節
取　穴：右の肩髃，肩髎（瀉）。隔日治療とした。
効　果：初診後に痛みは軽減し，3診で治癒した。1984年3月10日に患者が治癒していることを報告に来院した。
考　察：経筋失暢，気血阻滞のために関節不利となって起こった肩関節周囲炎の症例である。局部に冷感はなく，気候の変化とも関係がないので，痺証には属さない。単純な肩関節周囲炎であり，随伴症状もないので対症治療として局所取穴を行った。右の肩

髃，肩髎（瀉）による舒筋活絡，宣導気血，通利関節の法により効を収めた。

### [症例32] 熱鬱脈絡型膝内側部痛

患　者：女，50歳，初診1981年10月28日
主　訴：膝関節内側部が痛むようになって10カ月になる。
現病歴：原因は不明であるが，10カ月来，左の膝内側部に紅潮，腫脹，発熱，疼痛が起こる。痛みは一定せず増減する。この数日ほど増悪しており，膝関節は屈伸不利となっている。膝を動かすと痛む。局部は拒按であり，触れると熱感があり，痛むと触れない。痛みは気候の変化とは関係がない。口苦があり，尿は黄色い。便秘になることもある。いろいろな治療を受けたが効果はなかった。
弁　証：熱鬱脈絡，気血不暢
治　則：通経活血，消散鬱熱
取　穴：初診～3診：左の陰陵泉，阿是穴（瀉）とする。
　　　　4診：左の阿是穴（瀉）とする。
効　果：初診後に局部の紅潮，腫脹，発熱，疼痛は著しく軽減した。2診後には膝の屈伸ができるようになった。3診後には患部の腫れはなくなった。局部と膝窩部がまだ痛む。4診後に治癒した。1984年の春に治癒していることを確認した。また1993年6月には再発していないことを確認した。
考　察：本症例は局部の熱鬱脈絡，気血不暢による証候である。左膝内側部の紅潮，腫脹，発熱，疼痛と屈伸不利が見られるだけである。局部症状が顕著であったので局所取穴とした。左の陰陵泉，阿是穴（瀉）による通経活血，消散鬱熱の法により効を収めた。

### [症例33] 精血虧虚合瘀血阻絡型足跟部痛

患　者：男，29歳，初診1979年6月14日
主　訴：両側の足跟部が痛むようになって7カ月になる。
現病歴：7カ月来，両側の足跟部に麻木〔しびれ〕，刺痛が起こり，歩行時に痛みが強くなる。歩行時に足に力が入らない。局部に紅潮，腫脹はない。外観上，身体は健康そうに見える。レントゲン検査では両側の踵骨に変形が見られた。本国の病院とフランス大使館で治療を受けたが効果はなかった。
弁　証：精血虧虚による右足跟痛，瘀血阻絡による左足跟痛
治　則：補益精血と活血通絡
取穴と効果：三陰交，太谿（補）により補益精血をはかる。6回の治療後，右足跟部の刺痛と麻木は治癒した。左足跟部痛は効果がなかった。7～9診の治療は前回同様の治療を行ったが左足跟部の刺痛と麻木には効果がなかった。10～15診は活血通絡止痛の法に改め，局所取穴により気を病所にいたらせるために左の崑崙，太谿，阿是穴（瀉）を取った。12診で治癒したが，13～15診では治療効果の安定をはかった。1979年11月27日に再発していないことを確認した。

考　察：本症例の患者は両側の踵骨に変形があり，両側の局部症状は同じであった。初診〜6診では取穴と治法を同じとした。6診後には右の足根部のしびれと刺痛は治癒したが，左足根部には効果がなかった。さらに3回同様の治療を行ったが効果はなかった。10〜15診では局所取穴に改め，反治法〔ふつうの治療方法とは反対の方法〕による疏通経絡，宣通気血の法により効を収めた。この結果から見ると，両側の踵骨は同じように変形はしているが，病機が異なり虚実の違いがあったために，治療法則も異なっていたことがわかる。

［症例34］労傷経脈型身体痛
患　者：男，28歳，初診1977年2月23日
主　訴：身体痛が起こるようになって28日になる。
現病歴：始めは自転車に乗って疲れたことが原因で発症した。数日後に家事労働の疲れにより，症状が増悪した。右の肩甲部と脊背部（胸椎，腰椎の両側の肌肉）および両側の脇の部位に発作性の脹痛が起こって我慢ができない。いつも痛みのためにうなっている。痛みは夜間にひどくなる。遊走性の痛みになることもある。痛みがひどい時は尿の色が黄色になる。随伴症状としては両下肢の軟弱化，頭暈，頭憒，頭脹，頭部のほてりといった症状がある。舌質は紅，舌苔は薄黄，脈は弦数である。
弁　証：労傷太陽経脈に熱邪上擾清陽がからんでいる。
治　則：太陽経脈の通暢，太陽経鬱熱の清宣
取　穴：委中，崑崙（瀉）。
効　果：初診後，右の肩甲部と脊背部の痛みは著しく軽減した。右脇部の痛みはまだある。2診後，右の肩甲部，脇部，脊背部の痛みは止まり，頭暈，頭憒，ほてり，無力感はすべて治癒した。4〜5診では治療効果の安定をはかった。
考　察：本症例の弁証，治則，選穴は，病因および症状・所見にもとづいて決定したものである。患者は過労により筋脈を損傷して気機阻滞となったために，患部に発作性のひどい脹痛が起こったものである。熱邪が循経によって清陽に上擾すると，頭暈，頭憒，頭脹や頭部のほてりといった症状が出現するようになる。尿黄と患者の舌脈所見の変化は，熱象に痛みがからんだ象を表している。
病位は足太陽経脈の循行部位にあるので，循経取穴を採用することとした。足太陽経の崑崙，委中（瀉）により，太陽経気の通暢と太陽経鬱熱の清宣をはかって効を収めた。この2穴は循経取穴を採用したものであり，病が上にあれば下に取るという法を応用したものである。

［症例35］経脈阻滞型右肩痛，耳痛
患　者：男，45歳，初診1984年3月6日
主　訴：右の肩痛，耳痛を患って22年になり，再発して1カ月余りになる。
現病歴：22年前に落馬して右肩と右耳を負傷して発症した。その後，疲れたり雨の日や寒冷

刺激を受けたりすると再発したり増悪するようになった。毎回再発時には突然右の肩関節，肩甲部にだるさ・脹った感じが起こりはじめる。少ししびれた感じ・冷たい感じもする。ついで肩甲部の手太陽と足少陽経の部位から頭部の足少陽経の循行部位に沿って痛みが起こり，最後には右耳と下歯槽にだるい脹った痛みが起こる。咀嚼したり水を飲んだりすると右耳と歯根部が痛み，口を動かすことができなくなる。右肩関節を動かすと音がする。右肩甲部を按圧すると，右の側頭部と耳，下歯槽の痛みは緩解する。左手で右手の手指を握ると，だるい痛み感が薬指から手少陽経に沿って右の耳，耳周囲，頭部，側頸部にいたる。

既往歴：本病は1980年に本科の治療で治癒していた。最近1カ月ほどそれが再発したものである。

弁　証：筋脈損傷，経気阻滞，気血失暢

治　則：経脈を通暢させ気血を通暢させる。

取　穴：初診〜2診：右の後谿，中渚（瀉）とする。
　　　　3〜6診：右の後谿（瀉）とする。
　　　以上の2穴の鍼感は，それぞれの経に沿って肩部に上行させる。

効　果：初診後，右耳は痛まなくなった。右の肩甲部が痛み，肩関節を動かすと音がする。右下歯槽は少ししびれる。2診後，右上肢の手太陽経線上にだるい痛みがあり，小海穴を按圧するとだるい痛み感が手太陽経に沿って神門穴の部位にいたる。6診で治癒した。1986年6月4日にぎっくり腰の治療に来院しており，前の病が治癒していることを確認した。

考　察：本症例では外傷の後に経気阻滞，気血失暢となったために，一連の上記の症状が出現している。雨天時や寒冷刺激を受けると増悪するという特徴があるが，これは風寒湿痺証に属すものではなく，経気が一時的に抑止されたために起こったものである。右肩甲部を按圧すると，気血が消散し経気が通暢するので，痛みは緩解する。痛みの部位は手太陽，少陽経の循行部位であるので，循経取穴とした。後谿，中渚（瀉）により手太陽，少陽経脈の通暢をはかって気血の運行を助け効を収めた。

---

## 結　語

### 1　症例のまとめ

本篇では35症例を紹介した。

1．病候〔疾病の症候と所見〕，病機が異なり，病機と治法が同じである症例
　　例1，例3は病位は異なるが，病機は同じであり，ともに腎精虧虚によるものである。同

じ補益精血の法を用いることとし，左帰飲の効に類似している復溜，太谿（補）により治癒させることができた。

例4，例6，例11，例17は病候が異なるが，病機は同じであり，ともに気血虧虚によるものである。同じ補益気血の法を用いることとし，八珍湯の効に類似している合谷，三陰交（補）により治癒させることができた。

例13，例14，例16は病位は異なるが，病機が同じであり，ともに筋脈虧虚によるものである。同じ補益筋脈の法を用いることとし，それぞれ右の足三里，陽陵泉，三陰交（補），右の血海，曲泉，陰陵泉（補），右の足三里，足下廉，陽陵泉（補）により，効を収めることができた。

例7，例10は病位は異なるが，病因病機が同じであり，ともに気機阻滞によるものである。ともに行気散滞の法を用いることとし，間使（瀉）により効を収めることができた。

例8，例12，例26，例29は病位は異なるが，病機が同じであり，ともに気滞血瘀によるものである。同じ行気活血の法を用いることとし，間使，三陰交（瀉）により効を収めることができた。

## 2．病位が同じであり，病機が異なり治法も異なる症例

例10，例26，例27は，ともに脇痛の症例である。病機が異なるので，治則と取穴も異なっている。例10は気機阻滞によるものなので，間使（瀉）により行気散滞をはかった。例26は気滞血瘀によるものなので，間使，三陰交（瀉）により行気活血をはかった。例27は肝気鬱滞によるものなので，太衝（瀉）により疏肝理気をはかった。

例7，例8は，ともに肩甲部痛の症例である。病機が異なるので，治則と取穴も異なっている。例7は気機阻滞によるものなので，間使（瀉）により行気散滞をはかった。例8は気滞血瘀によるものなので，間使，三陰交（瀉）により行気活血をはかった。

例9，例11，例20，例33は，ともに足跟部痛の症例である。病機が異なるので，治則も異なっている。例9と例20は，精血不足によるものなので，補益精血の法を用いた。例11は気血虧虚によるものなので，補益気血の法を用いた。例33の右足跟部痛は精血不足によるものなので，補益精血の法を用い，左足跟部痛は瘀血阻絡によるものなので，活血通絡の法を用いた。

## 3．病位が同じであるが，治療法則が異なる症状

例1，例13，例16は，ともに下腿痛の症例である。ただし例1は腎精虧虚によるものなので，弁証取穴により補益精血をはかった。例13，例16はともに筋脈虧虚によるものなので，患部取穴により補益筋脈をはかった。

例14，例15，例32は，膝関節内側痛の症例であり，すべて患部取穴とした。例14は筋脈虧虚によるものであり，補益筋脈の法を用いた。例15，例32は熱鬱脈絡，気血失暢によるものであり，通経活血，消散鬱熱の法を用いた。

例24，例25は，ともに頸項部痛の症例である。例24は気血虧虚によるものなので，弁証取

穴により補益気血をはかり，佐として壮筋補虚をはかった。また例25は経筋失調によるものなので患部取穴とし，舒筋活絡により止痛をはかった。

例21，例30はともに上肢痛の症例である。例21は筋脈虚損によるものなので，患部取穴により補益筋脈をはかった。また例30は経脈気血渋滞によるものなので，圧痛点取穴とし，通経活絡，宣導気血をはかった。

### 4．病因，症状から見ると実のようであるが実際は虚である症例

病因から見ると，例1，例4，例5，例11，例16は，実証に属している。しかし発病経過や具体的な証候，体質を考慮すると虚証に属しており，補益虧虚の法を用いて，効を収めることができた。

症状から見ると，例3，例6，例9，例13，例14，例17，例20，例21，例23，例24は実証のようであるが，発病経過，体質や治療経過を考慮し全体的にとらえると虚証に属しており，補虚の法を用いて，効を収めることができた。

### 5．その他の症例

例22は右股関節部痛の症例であり，気血瘀滞によるものである。間使，三陰交（瀉）による行気活血の法（弁証取穴）と，右の環跳，承筋（瀉）による通経活絡の法（患部取穴）を交互に用いて，効を収めることができた。

例28は左の上下肢痛の症例であり，寒邪が少陽経脈に閉阻して起こったものである。循経取穴により左の外関，陽陵泉（瀉，焼山火を配す）を選穴し，少陽経脈を温通することによって宣導気血を助け，効を収めることができた。

例31は右の肩関節周囲炎の症例であり，経筋失暢，気血渋滞によって起こったものである。患部取穴により右の肩髃，肩髎（瀉）を選穴し，舒筋活絡，宣導気血，通利関節をはかって，効を収めることができた。

例34は身体痛の症例であり，太陽経脈の阻滞に熱擾清陽がからんで起こったものである。循経取穴により崑崙，委中（瀉）を選穴し，太陽経脈を通暢し太陽鬱熱を清降させて，効を収めることができた。

例35は右肩痛，耳痛の症例であり，経気阻滞，気血失暢によるものである。循経取穴により右の中渚，後谿（瀉）を選穴し，経脈を通暢させ気血の運行を助けて，効を収めることができた。

## 2 弁証のポイント

### 1．虚実の鑑別

一般的には，次のことを参考にすることができる。暴痛は実が多く，久痛は虚が多い。脹痛は実が多く，空痛は虚が多い。拒按は実に属し，喜按は虚に属している。痛みの部位が一定しているのは実が多く，痛みの部位を示しがたいのは虚が多い。喜寒は実が多く，喜暖は

虚が多い。食後に痛みが強くなるのは実が多く，空腹時に痛みが強くなるのは虚が多い。新病は実が多く，久病は虚が多い。若者は実が多く，年寄りは虚が多い。補法により効がないのは実であり，攻法により痛みが強くなるのは虚である。実脈は実が多く，虚脈は虚が御多い。

## 2．気血の鑑別

一般的には，次のことを参考にすることができる。痛んだり痛まなかったりするのは，気分の場合が多く，持続痛は血分の場合が多い。痛む部位が一定していないのは気分の場合が多く，痛む部位が一定しているのは血分の場合が多い。脹痛は気分，刺痛は血分の場合が多い。痛む部位に有形物がないのは気分の場合が多く，痛む部位に有形物があるのは血分の場合が多い。

## 3．寒熱の鑑別

実寒であるものは邪気盛であり，悪寒や四肢の冷え，冷痛，拒按といった症状を伴う場合が多い。また顔色青白，舌苔白滑，脈沈遅有力または弦緊となりやすい。虚寒であるものは正気虚であり，畏寒喜暖，喜按，倦怠，息切れ，寒冷刺激による痛みの増強といった症状を伴う場合が多い。また顔色が蒼白，舌苔白滑潤，脈は沈遅無力となりやすい。熱盛であるものは邪気盛であり，悪熱喜冷，口渇，患部の熱痛または熱腫痛，痛くて触れないといった症状や，舌苔黄燥，脈は洪大または弦数が見られやすい。虚熱であるものは正気虚であり，肢体無力，痛む部位のだるさ・脹った感じ，陰虚有熱といった症状や，舌質紅，少苔，脈細数が見られやすい。臨床上は寒痛が多く，熱痛は少ない。また実熱のものが多く，虚熱は少ない。

## 3 治療法則

肢体疼痛の治療法則は，次の通りである。まず病因病機にもとづいて，それぞれ行気活血，補益気血，通暢経脈，温経散寒，清利湿熱，豁痰化瘀，温補真陽，温陽育陰，補益肝腎，補益心脾，温補腎陽といった治則を用いることが重要である。さらに注意すべき点は，単純に病因や症状あるいは局部の現象といったサイドから，肢体疼痛の治療を行ってはならない。とくに寒熱錯雑，虚実挟雑が見られる疼痛証候に対しては，なおさらのこと表面的な疼痛といった現象にとらわれて，対処してはならないのである。治療面においては，痛みがあるから止痛をはかるというのは目的ではあるが，どのような方法を用いて止痛という目的を達成するのかが重要なのである。すべての肢体疼痛に対して，すべて対症治療として患部取穴を採用するというのは絶対よくない。またすべての肢体疼痛に対して，実証として対処するのもよくない。ましてや1処方あるいは1穴（数穴）に固執し，1つの治療法則で対処することはできないのである。必ず全面的にそれぞれの肢体疼痛の特徴や病機を把握し，同病異治，異病同治の原則にもとづき，その本を治すという治療原則で対処しなければならないのである。

本篇で紹介した症例では，必要に応じて弁証取穴，患部取穴，循経取穴，圧痛点取穴といった4つの取穴法を採用していることがわかる。大まかにいうと，局部症状が強く証候群が

ないものには、患部取穴による局部治療を採用し、病候が複雑であって証候群を伴うものには、弁証取穴による全体治療を採用するとよい。また病痛部位が経絡の循行と関連する部位にあって相互に影響しているものには、循経取穴による遠位治療を採用するとよい。圧痛点が顕著であって肢体の経脈に影響して痛むものには、圧痛点取穴を主とした局部治療を採用するとよい。

## その他

「不通則痛，通則不痛」というのは、疼痛の発生機序と施治原則について述べたものである。痛証の範囲は非常に広く、その原因も多々ある。治療学上における「通法」の応用範囲は非常に広く、「通法」による止痛の治療法則も非常に多い。痛みを引き起こす原因は非常に多いため、その治則は病状の違いにもとづいて、それぞれ異なることとなる。ある種の疼痛証候は、必ずしも「不通」によるものではなく、「通法」とはまったく違った方法を用いることによって、はじめて効を収めるというものもある。したがって「不通則痛，通則不痛」という観点の応用範囲は限定したものであることがわかる。この観点は痛証を治療する上で、必ずしも普遍的な指導意義をもつものではないのである。本篇の論治もこの点に準じたものである。

肢体の筋骨，肌肉，血脈は、陰陽営衛気血精髄に依存することによって、それぞれの生理機能を維持しているのである。例えば気血虧虚とか腎精不足、あるいは真陽不布などによって血脈が空虚になったり、筋骨や肌肉の栄養または温煦がうまくいかなくなったりすると、それぞれ疼痛を引き起こす可能性があるのである。こういった虚による肢体疼痛は、「通法」では絶対治癒することができないものである。王九峰という人は、通説となっている「痛に補法なし」という観点を痛切に批判しているが、これは全く正しい観点であり、彼の経験にもとづいたものである。

臨床上見られる肢体疼痛は、単純な実証または虚証のものの他に、さらに虚実混在のもの、寒熱気血痰瘀や脾湿が挾雑しているものが見られる。こういったものは長期にわたって治癒しない難治性の疼痛となる場合が多い。例えば気虚によって起こる血瘀、血虚によって起こる気滞、痰瘀凝結によって起こる気陰損傷、瘀血入絡によって起こる気虚不運、真陽不足による内寒内生、脾虚生湿による湿邪留滞といったような病因病機が複雑な痛証があるのである。これらは単純に通法あるいは補法を用いて、止痛がはかれるといったものではない。しっかりと病機を把握し、扶正と去邪、通調と補益を兼施することによってのみ、効を収めることができるのである。

「不通則痛，通則不痛」という説は、痛証を治療する一観点であり、けっして全てを包括するというものではないのである。『素問』異法方宜論篇には、「故に、聖人雑合して以て治し、各おの其の宜しき所を得。故に治異なりて病皆愈ゆるゆえんのものは、病の情を得て、治の大体を知ればなり。」とあるが、この観点をけっして忘れてはならないのである。

その他

# 4. 外傷性疾患の症例

## 概　説

　ここでいう外傷性疾患とは，外傷によって起こる痿証，痛証，麻痺といった一連の病証を指している。鍼灸であつかう外傷性疾患は，他の療法で無効であったために鍼灸科を受診するものが多い。臨床上は頭部外傷，顔面麻痺，脊椎骨折，下垂手，軟部組織損傷，遺尿〔尿失禁〕，癃閉〔尿閉〕，斜視，総腓骨神経麻痺，胸脇部痛，耳疾患，手術後の後遺症といったものが多く見られる。ここでは外傷によって起こる病証を1篇としてまとめ，「外傷性疾患」と命名した。

　その病因病機，弁証のポイント，治療大法については，すべて【結語】と【その他】の項で述べたので，参考にしてもらいたい。ここでは紙面の関係上，それぞれの症例について紹介することとした。

## 症　例

〔症例1〕頭部外傷
患　者：男，1歳半，初診1969年12月5日
主　訴：意識不明，四肢抽搐〔ひきつけ〕が起こって5日になる。
現病歴：5日前に転んで頭部を打って人事不省になった。当時は白沫を嘔吐し，右の上下肢が痙攣していた。その後，発作性の痙攣となり，頻繁に発作をくりかえしている。数分に1回の割合で痙攣が起こっている。右上肢を挙上したり動かすことができない。口は左にひっぱられた状態になっている。
　　　　検査：両側の瞳孔は同じ大きさである。右側の肢体の動きが悪い。心肺（－）。腹部は軟らかい。グル音は存在している。体温は正常。内科では脳震盪と診断された。薬物治療では効果がなく，鍼灸の治療を依頼された。血液検査は正常であった。
弁　証：頭部外傷，機能失調による意識不明，痙攣
治　則：宣竅熄風，通調経脈
取　穴：合谷，太衝（瀉）。

効　　果：初診後，痙攣は止まり意識がはっきりするようになった。右上肢は挙上できるようになった。2診後，痙攣の再発はなく，右上下肢ともに動かせるようになった。顔面麻痺は軽減している。3診で治癒した。半年後に手紙により治癒していることを確認した。

考　　察：頭には脳髄があり，脳は元神の府といわれている。また脳は奇恒の腑の1つであり，蔵して瀉さずという特徴があり，また静守を喜び擾動を嫌うという特徴がある。本症例は髄海を損傷したために，静守であるべき所が擾動してしまい，脳気失常，機能失調となって動風現象が出現した頭部外傷の証候である。本症例では頭部外傷後，ただちに人事不省，四肢の痙攣，麻痺などの症状が出現している。
　　　　合谷（瀉）により宣竅醒脳をはかり，太衝（瀉）により熄風，舒筋をはかった。この2穴の配穴は「四関穴」といわれているものである。この宣竅醒脳，熄風舒筋の法により効を収めることができた。

[症例2] 頭部外傷

患　　者：男，6歳，初診1971年8月14日

主　　訴：全身性の筋無力となって7日になる。

現病歴：7日前に頭部をぶつけてから，四肢・腰背部・頸項部に力が入らなくなった。咀嚼は緩慢である。意識は昏迷しており，昏睡状態となっている。大小便もわからない。言葉ははっきりせず，目がぼんやりしている。食事量は減少している。左上肢に痙攣が起こることがある。薬物治療では効果がなかった。

弁　　証：頭部外傷，気虚腎虧，機能失調による四肢の軟弱，神昏

治　　則：益気補腎健脳

取　　穴：合谷，復溜（補）。毎日または隔日治療とする。

効　　果：初診後，肢体の軟弱は改善し，家族の人の名前を呼べるようになった。4診後，意識がはっきりするようになった。物を持ったり歩くことはやや不自由である。肢体もやや軟弱である。咀嚼と食事は正常となった。7診で治癒した。1971年9月13日に手紙により治癒していることを確認した。

考　　察：腎は骨を主り精を蔵し髄を生じ，髄は脳を充たしている。また「脳は髄海を為し，髄海不足すれば，則ち脳転耳鳴し，脛痠眩冒し，目見るところなく，懈怠し安臥す」といわれている。本症例は頭部外傷によって髄海を損傷し，髄海失調，正気不足，経気失用となったものである。復溜（補）により補腎をはかって健脳益髄を助け，合谷（補）により補気をはかって体の機能の増強を助けた。この益気補腎健脳の法により，7診で治癒させることができた。

[症例3] 頭部外傷，肢体外傷

患　　者：男，23歳，初診1977年7月7日

主　　訴：言語障害となって23日になる。

現病歴：（自覚症状は患者の手記による）。23日前に腰を牛と接触し，転んで頭を怪我した。出血はなかった。当時，後頭部に脹痛が起こり，頭がぼんやりしていた。会話ができなくなり，胃が痛み，息切れがした。20日余りの治療を受けたが，まだ後頭部に脹痛があり，息切れ，心悸といった症状もある。心中びくびくしており，胸内には熱感がある。左上肢がときどきしびれたり，だるくなったり，発熱が起こったりする。左上肢のだるさが胸にいたると，心悸，発熱が起こり，心の中がふるえる。左手は無力であり，項部が痛む。舌筋の動きは正常であるが，「あー」という声しか出せず，声は低くて弱い。顔色は黄色く，脈は沈細無力である。元気がない。本病院の内科で脳震盪と診断された。薬物治療では効果がなかったので，鍼灸治療を依頼された。

弁　証：脳と肢体の外傷によって気虚髄損，機能失調となって起こった失語，肢体の痛み，頭憒

治　則：益気補腎健脳

取　穴：初診：合谷，復溜（補）により益気補腎をはかる。内関（瀉）を配穴して行気調胃をはかる。

　　　　2診：合谷，復溜（補）。廉泉（瀉）を配穴して舌絡を通調させる。

　　　　3〜5診：治療は2診と同様とするが，廉泉を除く。

効　果：初診後，「あいや」と声を発し，「痛い」「痛くない」などの幾つかの言葉を話せるようになった。2診後，「左手に力が入らない……」などが話せるようになった。ただし声は弱く，話す速度もゆっくりである。3診後，言葉はほぼ正常となったが，声がまだ弱い。ときどき心悸が起こる。右に首を回す時に，しびれ様の痛みが起こる。腰痛と胃痛は治癒した。精神状態は好転しており，息切れも軽くなっている。左前腕の掌側にしびれと軽い灼熱感がある。また頭暈，眼花といった症状がある。4診後，言語は正常となった。下肢がだるく歩く時に力が入らない。両側の側頭部がつっぱるように感じられる。5診で治癒した。1971年9月22日に手紙により治癒していることを確認した。

考　察：脳は髄海であり，生命の枢機といわれている。腎は精を蔵し髄を生じ，髄は脳を充たしている。大脳は気の機能に依存して正常な機能を営んでいる。本症例は事故によって髄海および胃，腰，胸，後頸部，左上肢を損傷したものである。そのために大脳の正常な機能と他の損傷部位の経気の流れに影響がおよび，後頭部の脹痛，頭憒，言語障害，頭暈，眼花，腰痛，後頸部痛，胸内の熱感，胃の隠痛，左上肢のしびれ・だるさといった症状が出現しているのである。

　　　　初診では合谷（補）により補気をはかって体と大脳機能の回復を促し，復溜（補）により補腎健脳益髄をはかって大脳機能の回復を促した。また内関（瀉）により佐として疏理気機をはかった。2診で廉泉（瀉）を配穴したのは，音竅を開き舌絡を通じさせるためである。本症例は5診で治癒した。

4．外傷性疾患の症例

［症例4］脳損傷
患　者：男，6歳，初診1969年6月20日
主　訴：半身不随，失語，痴呆となって1カ月余りになる。
現病歴：耳性髄膜炎を患い，本病院の五官科に入院して手術をした後，後遺症として左上下肢の麻痺が出現した。弛緩性の麻痺である。言語障害を伴っている。泣いても涙が出ない。意識はぼんやりしており，無表情である。身体はひどく痩せている。脈は細数であった。
弁　証：脳損傷，経気失暢，機能失用による痴呆，麻痺
治　則：宣竅醒志，通経活絡
取　穴：初診～3診：曲池，合谷，足三里（瀉）とする。
　　　　4～11診：左の曲池，手三里，合谷，足三里，三陰交，太衝（瀉）とする。
　　　　12～14診：左の委中，崑崙（瀉）とする。
効　果：2診後には「ミルク」とか「お腹がすいた」といった言葉が言えるようになった。左上下肢の動きが前よりはよくなっている。3診後には痴呆は治癒し，会話も正常となった。ただし声が小さい。8診後，意識ははっきりしている。11診後には左下肢で立てるようになったが，踵を地面につけることはできない。14診後には数歩ではあるが歩けるようになった。他の病状はすべて正常に回復している。1971年7月に父親から治癒していることを知らされた。左下肢が歩行時に少し跛行ぎみであるとのことであった。
考　察：頭部の手術によって髄海を損傷したために全身を統括できなくなり，経気失暢，機能失用，経脈失調となり，麻痺，言語障害，意識の異常が出現している。
　　　　宣竅醒志，通経活絡の法を用いて効を収めた。初診～3診では宣竅醒志とともに経脈の調節を行ったので，3診後には意識の異常は治癒し，会話も正常に回復した。4～11診では局所取穴に改めて，左上下肢の麻痺を治療した。11診後には左踵を地面につけないだけの状態となった。そのため12～14診では左の委中，崑崙（瀉）に改め，アキレス腱部の経筋の緊張を緩めて効を収めることができた。

［症例5］頭部外傷
患　者：男，5歳，初診1977年9月27日
主　訴：左の半身不随となって9日になる。
現病歴：9日前に3メートル余りの高さから頭から落ちて，頭を石に打ちつけてしまった。頭頂骨を骨折し，左上下肢を動かすことができなくなった。言語は正常である。頭部外傷ということで当病院の第1外科に入院し，当日に頭部の手術を行った。現在は左の半身不随となっており，弛緩性麻痺を呈している。意識ははっきりしている。食事も正常である。
弁　証：頭部外傷，機能失調，筋脈失用による麻痺
治　則：健壮筋脈

取　穴：初診：左の足三里，三陰交，曲池，合谷（補）とする。
　　　　2〜8診：上処方に左肩髃（補）を加える。
　　　　9〜14診：左の肩髃，曲池，合谷（補）とする。
効　果：初診後，左下肢は歩行ができるようになった。左上肢はまだ動かせない。2診後には左上肢を挙上できるようになり，手指で拳を握られるようになった。3診後には，左上肢を高く挙上できるようになり，握力は正常となった。ただし手指の力がまだ無力である。左下肢は水平に上げたり，高く上げられるようになった。8診後にほぼ治癒した。まだ左手で物を持つことができず，外展運動ができない。14診で治癒し退院した。
考　察：脳は元神の府であり，全身の機能を統帥している。本症例は頭部外傷によって経気を統帥できなくなり，経気失調，経筋失用となって左上下肢に弛緩性麻痺が起こったものである。全身症状がないので患側の関連穴（補）を取ることとした。健壮筋脈の法を用い，14診で治癒させることができた。

［症例6］右肩甲部，大腿部外傷

患　者：男，28歳，初診1975年1月5日
主　訴：右側の上下肢のだるさ・疼痛が起こり，身体を動かそうとしても力が入らなくなって4カ月余りになる。
現病歴：4カ月前に仕事中の不注意で右側の肩甲部と大腿骨中段の外側に丸太が倒れてきて負傷した。当時は右上下肢に激しいだるさと痛みが起こって動けなくなってしまった。頭部はくらくらし，怪我をした部位の皮膚は青紫色になっていた。右の肩甲部と肩はだるく激痛があった。行気活血去瘀療の法によって10日余り治療を受けたが，右上肢は依然として動かすことができず，肩と肩甲部にはだるい痛みがある。右下肢は歩行はできるが力が入らない。右下肢はまだだるく激痛がある。
現　症：右の肩と肩甲部にだるい痛みがあり，力が入らず腕を挙上することができない。右下肢にはだるさとしびれがあり，歩いても力が入らない。右頭部がくらくらする。息切れ，頭暈，全身のだるさ，倦怠といった症状を伴っている。顔色は蒼白で，脈は沈弱であった。
弁　証：気血虧虚，筋脈失用による麻痺
治　則：補益気血，補益筋脈
取　穴：合谷，三陰交（補）。
効　果：4診後には，右肩と肩甲部のだるさ・痛みは軽減した。腕を挙上し動かすことができるようになっている。右下肢も歩行時に力が入るようになっている。8診後には右の上下肢ともに正常に動かせるようになった。たまに右肩と肩甲部にだるい痛みが起こったり，右下肢が無力となることがある。9診で治癒した。
考　察：もともとは肩甲部と大腿部の外傷によって気血瘀滞，経絡の運行失暢となり，痛みが起こったものであった。行気活血，去瘀止痛の法を用いて治療を行ったところ，

痛みは少し軽減したが，かえって気血虧虚の脈証が見られるようになった。これは久病となり，病が破，和，補の3段階の補の段階に属しているため，さらに行気活血去瘀の法を用いることによって気血を損傷してはならない。病は八珍湯証に属しているので，合谷，三陰交（補）により補益気血をはかって筋脈を補益するという法を用いて，効を収めることができた。

［症例7］頸椎骨折

患　　者：男，32歳，初診1969年9月30日

主　　訴：両側の上肢麻痺となって6カ月になる。

現病歴：半年前に第6頸椎を骨折し，当病院の外科に入院して治癒したが，両上肢の麻木が後遺症として出現した。尺骨神経の走行線上の麻木感が顕著に現れている。両上肢はふるえており麻痺している。上肢の外展，内転，挙上ができず，肘や腕や手指を屈伸することができない。

弁　　証：頸椎骨折を原因とした経気失暢，筋脈失用による上肢麻痺（震顫性麻痺）

治　　則：通暢経脈

取　　穴：両側の阿是穴（極泉穴の前上方1寸の部位，1.5寸刺入し強刺激を与え，鍼感が上肢全体と手指にいたるようにする）を取ることとした。少海または神門を配穴する場合もある。隔日治療とする。

効　　果：4診後に手指の屈伸運動は7割がた回復した。上肢の外展，内転，挙上もほぼ正常となった。5診後には両手で2.5キロのレンガを持てるようになった。10診後には両上肢と手指の運動はほぼ正常となり，麻木感も消失した。10月18日には治癒し退院した。

考　　察：頸椎を骨折し外科病棟での治療により治癒した症例である。ただし両上肢の痿軟，ふるえが後遺症として残った。これは経気阻滞，筋脈失用によるものである。阿是穴に鍼刺して神経幹に強刺激を与えた。上肢全体に気持ちのよい鍼感が出現し，上肢の経脈が通暢して効を収めることができた。

［症例8］頭部外傷

患　　者：女，14歳，初診1973年7月10日

主　　訴：耳鳴り，耳聾が起こるようになって6年余りになる。

現病歴：8才の時に不注意で自転車から落ちて人事不省となった。3時間にわたる救急治療によって意識が回復し，当病院の外科に入院して1カ月の治療を受けた。後遺症として耳鳴り，難聴，頭部の脹痛が残った。夜間や暑い時は耳鳴り，難聴は増悪する。また本を読むと頭痛，頭憒，頭脹がひどくなる。平素から尿の色は黄色であり，よく便秘になり，汗を多くかいていた。舌苔は薄白でやや膩，脈は沈数である。当病院の五官科では脳震盪後遺症と診断され，鍼灸治療を依頼された。

既往歴：慢性咽頭炎，慢性鼻炎

弁　　証：頭部外傷を原因とした経気失暢，熱鬱耳絡による耳鳴り，難聴
治　　則：耳絡を清し耳竅を宣じる，佐として通絡止痛をはかる。
取　　穴：初診〜2診，4〜7診，9診：聴会，翳風（瀉）により耳絡を通じ耳竅を宣じることとした。
　　　　　3診：足三里，陰陵泉（瀉）により清熱利尿通便をはかる。
　　　　　8診，10〜11診：太陽，風池（瀉）により清脳通絡止痛をはかる。
効　　果：2診後に耳鳴り，難聴は軽減した。便秘は改善しておらず，尿も黄色い。3診後には尿は黄色くなくなり，大便も硬くなくなった。7診後には耳鳴り，難聴は著しく軽減し，11診後に耳鳴り，難聴は治癒した。
考　　察：頭部外傷後遺症の症例である。発病経過は長いが，脈証と兼証は依然として実証に属している。これは熱鬱耳絡による耳鳴り，難聴の証候である。第1処方は清宣耳絡に重点をおいたものである。3診で用いた治療穴は清熱利尿通便をはかるためのものであり，排便させることによって実熱を除去することをねらったものである。3診後には中焦の邪熱は除かれたので，再度第1処方により清宣耳絡をはかった。7診後には耳鳴りと難聴は大いに軽減したので，最後の処方により清脳通絡止痛をはかって，頭部脹痛の治療を施した。

［症例9］手術後の乳房痛
患　　者：女，34歳，初診1970年3月16日
主　　訴：乳房痛が起こるようになって4カ月余りになる。
現病歴：4カ月前，産後1カ月しない時に化膿性乳腺炎（右側）を患い，薬物治療を受けたが効果がなく手術を受けた。術後経過はよかったが，右乳房にしばしば跳痛，刺痛が起こるようになった。痛みの部位は固定している。顔色は紅潮している。中西薬の服用や外用薬の治療では効果がなかった。
弁　　証：気血瘀滞，乳絡失暢によって起こった乳房痛
治　　則：行気活血
取　　穴：間使，三陰交（瀉）。隔日治療とする。
効　　果：初診後，乳房痛は軽減し，2診で治癒した。1970年3月27日に2回の治療で治癒していたことを確認した。
考　　察：気不和は病をなし，血不和は瘡をなす。そして気血不和は痛んで瘡をなす。手術後に乳房に痛みが起こるようになり，痛みの部位は固定している。これは気血瘀滞，乳絡失暢によるものである。間使（瀉）により行気散滞をはかり，三陰交（瀉）により活血去瘀をはかった。この行気活血をはかって乳絡を通暢するという法により効を収めた。

［症例10］頭部外傷後遺症
患　　者：男，34歳，初診1979年8月8日

主　訴：頭痛が起こるようになって5年になる。
現病歴：5年前に交通事故にあい，左側に倒れて頭部を打ちつけた。当時は意識不明となった。左半身痛があり，皮膚出血はなかった。その後，しばしば頭痛が起こるようになった。頭部で足少陽経が循行している部位が痛み，発作性の跳痛，刺痛を呈している。灼熱痛となったり，頭暈が起こることがある。左手は力が入らず，左下顎と目に不快感がある。ひどく耳鳴りがし口苦がある。また食少，不眠，多夢，心煩，怒りっぽいといった症状がある。脈は弦数である。以前に多くの病院で治療を受けたが，一時的な止痛効果しかなかった。
弁　証：頭部外傷による瘀血阻絡に肝胆の火の上擾がからんで起こった頭痛，耳鳴り，身体痛
治　則：通経活血，肝胆の火を清降させる
取　穴：初診〜7診：左の風池，耳門，太陽，率谷（瀉）により通経活血止痛をはかる。
　　　　8〜17診：風池，太衝，丘墟（瀉）により肝胆の火を清降させる。
　　　　18〜20診：風池，聴会，太衝，丘墟（瀉）により通経活絡をはかり肝胆の火の清降をはかる。
　　　　21〜27診：左の風池，聴会，率谷（瀉）により通経活血，宣竅止痛をはかる。
　　　　28〜31診：太衝，丘墟，外関（瀉）とする。
効　果：7診後には頭痛はある程度軽減した。12診後には頭痛，耳鳴り，不眠，多夢はそれぞれ一定程度軽減し，食事量は増加した。31診で治癒した。1979年11月13日に不眠，頭暈，耳鳴り，頭痛がほぼ治癒していることを確認した。左頭部がまれに痛むことがあるが，痛みはすぐ止まるとのことであった。
考　察：頭部外傷によって瘀血停滞，経絡阻滞となり，さらに肝胆の火の上擾がからんで起こった頭部外傷後遺症の証候である。局所取穴としては風池，耳門，太陽，率谷，聴会などの治療穴に瀉法を施して通経活血，宣竅止痛をはかった。また弁証取穴としては風池，太衝，丘墟などの治療穴に瀉法を施して肝胆の火の清降をはかった。この2処方を交互に用いることにより効を収めることができた。

[症例11] 頭部損傷
患　者：男，23歳，初診1979年6月11日
主　訴：両下肢の痿軟，歩行障害がなって7年になる。
現病歴：7年前に銃弾で頭頂骨の左側（百会と通天の間，局所に銃痕がある）を負傷し，両下肢の麻痺となり，両上肢がふるえて物を持てなくなった。某軍病院に入院して1年間治療を受けたが，肢体痿軟は今日まで治癒していない。
現　症：両下肢の痿軟，肌肉の萎縮，歩行困難，膝や足の冷えといった症状があり，症状は左側が重い。両上肢がふるえており，物を持っても力が入らない。上肢の症状は左側が重い。1978年11月13日〜1979年6月5日まで鍼灸による局所療法（対症療法，通経活絡法）を7クール受けたが効果はなかった。
弁　証：頭部外傷を原因とする機能失調，経筋失用による肢体痿軟

治　　則：健脳益髄，壮筋補虚
取　　穴：初診：足三里，三陰交（補）により補益気血と下肢筋脈の壮筋をはかる。
　　　　　2〜3診，13〜25診：上処方に懸鐘（補）を加え補髄壮骨をはかる。
　　　　　4〜12診：懸鐘，陽陵泉，足三里，三陰交（補）により補益気血，補髄壮筋をはかる。
　　　　　26〜36診：懸鐘，陽陵泉，復溜（補）により壮筋補腎益髄をはかる。
効　　果：12診後には両足が温かくなり，数歩ではあるが杖を使って歩けるようになった。両膝はまだ冷えている。右手指で針を捻られるようになっている。19診後には介助されて歩けるようになり，速く歩けるようになった。肌肉の萎縮は軽減している。27診後には杖なしで30数歩歩けるようになった。また両上肢はふるえなくなっている。35診後には杖なしで100メートル歩けるようになった。両上肢の動きは力が入るようになっている。ほぼ治癒の状態である。36診では治療効果の安定をはかった。
考　　察：前の担当医が7クールの鍼治療を行ったが効果はなかった。これは対症治療として局所取穴で治療し弁証取穴を採用しなかったことと，虚を実として治療していたためである。病因病機，病証と発病経過，治療経過にもとづくと，本症例は髄海損傷，経絡失暢，経筋失用に，久病による気血虧虚，筋脈失養がからんで起こった頭部外傷性の下肢痿証であることがわかる。弁証取穴を採用し，補益気血，壮筋補髄の法を用いて効を収めた。足三里（補）には補脾益気の作用があるとともに，下肢筋脈を補益する作用もある。また三陰交（補）には益脾養血の作用があるとともに，下肢筋脈を補益する作用もある。この2穴を配穴すると，弁証取穴としては補益気血がはかれるし，局所取穴としては下肢筋脈の補益がはかることができる。懸鐘（補）には壮骨補髄の作用があり，健脳を助けることができる。また陽陵泉（補）には壮筋の作用があり，下肢筋脈の機能回復を助けることができる。復溜（補）には補腎の作用があり，これも健脳を助けることができる。これら諸穴の配穴は病機にうまく符合していたので，良い効果を収めることができた。

［症例12］上肢損傷
患　　者：男，22歳，初診1978年12月26日
主　　訴：両側の上肢痿軟を患って3ヵ月になる。
現病歴：1978年7月〜10月にかけて獄中で何度となく縛られていたために，両上肢の挙上，両肘関節の屈伸ができなくなった。また下垂手となっており，手指は少ししか屈伸できない。肘関節以下の肌肉は萎縮しており，皮膚はかさかさしている。皮膚の色はやや青紫色である。手の症状は右のほうが左よりも重症となっている。手指の麻木，右肩の腫痛，右三角筋の重だるさ，両上肢の冷えといった症状がある。冷えは手指と手腕が著しい。某病院でビタミン剤や薬物注射による治療を受けたが，効果はなかった。
弁　　証：上肢損傷，経気失暢，経筋失用による上肢痿廃
治　　則：壮筋補虚

取　穴：初診〜6診：曲池，合谷，手三里とする。低周波治療器により30分間通電し，通経活絡をはかる。
　　　　7〜30診：外関，曲池，合谷（補）により壮筋補虚をはかる。
　　　　2〜3日に1回の鍼治療とする。
効　果：初診から6診までの治療では，あまり効果がなかった。7〜30診では補益筋脈法に改めることによって効果を収めることができた。15診後には右側の肩甲部痛，三角筋の重い感じだけとなった。左手の麻木は好転しており，右手指にもかなり力が入るようになった。両上肢の肌肉の萎縮は好転している。25診後には左上肢を挙上できるようになり，肘関節の屈伸運動も有力となった。29診後には両上肢の状態はほぼ治癒した。30診では治療効果の安定をはかった。
考　察：初診〜6診は本科の別の担当医が鍼灸治療を行ったものである。病状を細かく把握せず，病因と現象のサイドだけから対処（通経活絡去瘀）したために効果がなかったのである。患者は上肢を縛られていたことが原因となって経絡を損傷し，気血が瘀滞したものであったが，発病経過が長く両上肢の痿軟，萎縮，経筋麻痺が見られたので，壮筋補虚の法に改めることによって効を収めた。

[症例13]　腰椎骨折
患　者：男，32歳，初診1973年9月10日
主　訴：下肢の対麻痺を患って7日になる。
現病歴：7日前に不注意で9メートルの高さの電柱から転落してしまった。当時は両下肢を動かせなかった。ついで尿貯留が出現し，排尿は膀胱カテーテルに依存している。大便失禁となることもあり，大便は排尿時に出る状態である。陰茎は勃起できず，両下肢の知覚は喪失している。腰椎レントゲン検査では，第1腰椎圧迫骨折が認められた。外傷性対麻痺として当病院の第2外科に入院し，5日間入院治療を受けたが本日鍼灸科に治療の依頼があった。
弁　証：腰椎骨折を原因とする腎気の損傷，腎精虧虚による下肢の対麻痺
治　則：益気補腎壮腰
取　穴：初診〜5診：気海，中極，合谷，太谿（補）により補腎益気，化気行水をはかる。
　　　　6〜20診：気海，中極（補）によって（時に腎兪（補）を加える）益気行水をはかる法と，合谷，太谿（補）によって（時に足三里（補）を加える）益気補腎，理脾固腸をはかる法とを交互に用いることとする。
　　　　21〜25診：気海，中極，腎兪（補）により補益腎気，化気行水をはかる。
効　果：5診後には杖を使って数歩ではあるが歩けるようになり，尿閉は治癒した。ただし排尿は力んだり屈んだりしてやっと排尿ができる状態である。20診後には普通に歩くことができるようになった。疲れると排尿がやや困難となる。退院して当地の病院で利尿薬による治療を受けた後，排尿困難が増悪し，陰茎も再び勃起しなくなった。再度本科の鍼治療を受診し21〜25診の治療によって陽痿は治癒した。排尿も疲

労時に力んだり小腹部を手で押さえてする場合があるが，普段は正常に排尿できるようになった。1974年，1976年，1983年に追跡調査を行ったが，身体は健康であり，元気に電気工の仕事に従事していた。

考　察：腎は骨を主り精を蔵し髄を生じる。腰は腎の府であり，腰椎は腎が主っている。本症例は腰椎骨折によって腎気を損傷し，腎気失調，経脈失用となって起こった外傷性の下肢対麻痺の証候である。

　　　　益気補腎壮腰の法を用いて効を収めた。この法の特徴は以下の通りである。補気をはかると体の機能と気化機能を促進させることができる。また補腎をはかると，腎気を補って気化を助けることができるし，また壮腰益髄をはかることもできる。壮腰をはかると，腰脊を強壮にすることができるし，また益腎補髄をはかることもできる。

　　　　選穴は次の通りとした。元気を補って気化を助ける気海穴，化気行水の作用がある中極穴，益気により体の機能を促進する合谷穴，腎気を補い精髄を補う太谿穴，腎気を補って腰脊を強壮する腎兪穴を選穴した。患者は退院時に排尿がやや困難であったが，これは腎気不足，気化不行によるものである。本来は一定の期間休息をとれば，体の回復とともに治癒したはずである。しかし現地の病院で排尿困難の癃閉として治療を受け，利尿剤を投与されたために腎気をいっそう損傷してしまい，かえって癃閉となってしまい，また陽痿も再発してしまったのである。本科にて再度，益気補腎の法を用いて治癒させることができた。

## ［症例14］溺水蘇生後の後遺症

患　者：女，6歳，初診1974年6月24日
主　訴：失明して2カ月余りになる。
現病歴：2カ月余り前に，水に溺れたが救急治療により蘇生した。当時は四肢を動かすことができず，意識不明となり，大小便がわからず会話ができず，食事をとることもできなかった。脳震盪として当病院の第1内科に入院し，1カ月余りの治療を受け危険は脱した。後遺症として両目の失明，両下肢の麻痺，言語障害が残った。本日第1内科から鍼治療を依頼された。
弁　証：気虚不支，脳海受損，機能失用による失明，失語，肢体痿軟
治　則：益気補腎健脳
取　穴：合谷，復溜（補）。2〜3日に1回の鍼治療とする。
効　果：3診後には両下肢で歩行ができるようになった。また幾つかの単語を話せるようになった。5診後には会話は正常となり，歩行も正常となった。目は4メートル離れた物を見ることができるようになり，6診で治癒した。1982年陰暦8月14日に治癒していることを確認した。
考　察：脳は髄海といわれており，腎と深い関係がある。本症例は溺れることによって髄海を損傷し，腎気が充たなくなって気が虚し，経気失調，機能失職となって起こった

失明，失語，四肢軟〔両下肢麻痺〕の証候である。

益気補腎の法を用いることとし，合谷（補）により補気をはかって体の機能を強くし，復溜（補）により補腎をはかって脳髄の回復を促した。本症例は6診で治癒させることができた。

［症例15］ **顔面部外傷**

患　者：男，35歳，初診1989年5月29日

主　訴：左側の顔面神経麻痺を患って9カ月になる。

現病歴：9カ月前にバイクで転んで左顔面部を刺傷した。当時は局部から出血し，意識不明となった。すぐに地区病院に運ばれ救急処置によって危機を脱したが，後遺症として左顔面麻痺が残った。左の口眼喎斜である。左目が閉じず涙が流れ，物がはっきり見えない。鼻唇溝は浅くなっており，前額部のしわ寄せができない。口笛を吹くことができない。言葉がはっきりしない。咀嚼ができず，食べ物が患側の口の中にたまる。平素から身体は丈夫なほうである。中薬や西洋薬あるいは単方による治療では効果がなかった。

弁　証：面部創傷を原因とした瘀血阻絡，経気失暢，経筋失用による口眼喎斜

治　則：通経活血，調補筋脈

取　穴：初診〜6診：左の四白，太陽，下関，頬車（瀉）とする。

　　　　7〜13診：左の四白，陽白，太陽，下関（瀉）とする。

　　　　14〜18診：左の陽白，四白，太陽（瀉）とする。

　　　　19〜26診：左の陽白，四白，太陽（補）とする。

　　　　3〜6日に1回の鍼治療とする。

効　果：6診後には左顔面の頬部の歪斜は著しく改善した。10診後には左前額部にしわが出るようになり，上眼瞼を少し動かせるようになった。涙はまだ流れる。13診後には左の頬と口角の状態はほぼ治癒した。18診後には左上下の眼瞼運動が無力であるため目を閉じることができないという症状だけを残すのみとなった。20診後には左上下の眼瞼運動も有力となり，目を閉じられるようになった。しかし力はまだ弱い。26診で治癒した。1989年8月28日に治癒していることを確認し，その半年後にも異常がないことを確認した。

考　察：顔の外傷によって瘀血阻絡，経気失暢となり，顔の筋脈失養・失用によって起こった顔面神経麻痺の証候である。他の証候群を伴っていなかったので，局所取穴による局部療法とした。

　　　　初診〜13診では頬部と眼区病変の治療に重点をおき，顔面部の経絡の通暢と活血去瘀をはかるという法を用いた。13診後に顔面麻痺は治癒した。14〜18診後には，左の上下眼瞼無力で眼瞼をしっかり閉じられないという症状だけになったので，19〜26診では局部の筋脈を補益するという法を用いて，治癒させることができた。

［症例16］頭部外傷

患　者：男，5歳，初診1971年7月31日

主　訴：半身不随となって21日になる。

現病歴：1971年7月10日に路上で遊んでいて車にはねられ，頭部と顔面部から出血し意識不明となった。ただちに当病院の外科にて7日間にわたり救急治療を施し，一命はとりとめた。20日間入院の後，一昨日退院した。

現　症：左上下肢の麻痺，手指で物を持てない，左足の内反足といった症状がある。腰に力が入らず座れない。頭部も支えられない。左頭部に汗をかいている。言語障害，声に力がない，意識はもうろうとしている。両目がぼんやりしているといった症状もある。身体は痩せている。

弁　証：頭部外傷を原因とする機能失用，聡明失系による肢体麻痺，意識障害，言語障害

治　則：益気補腎，健壮筋脈

取　穴：初診〜5診：左の合谷，曲池，足三里，絶骨（補）とする。
　　　　6〜7診：廉泉（補）を加える。
　　　　8〜10診：合谷，復溜，廉泉（補）とする。
　　　　11〜17診：廉泉を除く。
　　　　18〜26診：左の曲池，合谷，豊隆，絶骨（補）とする。

効　果：3診後には座ったり立ったりすることができるようになった。5診後には手指で物を持てるようになり，上肢を挙上することができるようになった。7診後には歩けるようになった。言葉はまだはっきりせず，両目もぼんやりしている。10診後には左下肢は歩行でできるようにはなったが，あまり力が入らず跛行している。会話ははっきりするようになった。17診後，症状は左上下肢の無力だけとなった。歩行時につまづきやすく，茶碗を持っても力が入らない。26診で治癒した。1973年9月28日に手紙を通じて治癒していることを確認した。

考　察：脳は元神の府，生命の枢機，魂魄（こんぱく）の穴宅などといわれており，百骸（人体の大小の骨）を統領し，全身を統帥する働きがあり，聡明の系とされている。本症例は脳海損傷によって機能失調，経脈失統，経筋失用となって麻痺，意識不明，言語障害，両目がぼんやりしているといった症状が起こっている脳外傷の証候である。

初診〜7診では局部取穴により筋脈を健壮にし，体の機能回復を促した。7診後に体の機能はかなり回復した。他の症状は同じだったので，8〜17診では合谷（補）により補気をはかって脳の機能回復を促し，復溜（補）により補腎健脳をはかった。また廉泉（補）を配穴して調補舌絡をはかった。益気補腎健脳をはかり，佐として調補舌絡をはかって効を収めることができた。17診後は左の上下肢がまだ無力だったので，18〜26診では取穴を左の曲池，合谷，豊隆，絶骨（補）に改めて，左の上下肢筋脈の壮健をはかり治癒させることができた。

## ［症例17］ 脇肋部外傷

患　者：男，53歳，初診1976年3月4日

主　訴：脇肋痛，肩甲部痛が起こるようになって1カ月になる。

現病歴：1976年1月28日，不注意で牛に右脇肋部（乳正中線の外方3cmの部位）を蹴られた。当時は右の脇肋部，肩，肩甲部に跳痛，熱痛が起こり，局部に青紫色の腫脹ができた。咳をしたり息を深く吸ったり，上肢を動かしたりすると痛みが増強する。某病院の骨科，外科，中医内科などで止痛片などの薬を10日余り，中薬（最初は散気止痛薬の服用，後に3剤温熱薬を服用）を13剤それぞれ投与されたが，症状が軽減するどころか，かえって他の証に変じてしまった。

現　症：上記の薬を服用後，顔面紅潮，目の充血，心煩，悪心，胃の熱感，息切れ（いつも食事中に3回休憩をとる）といった症状が出現するようになった。また頭痛，頭暈，身体痛，腰痛，よくあくびがでる，噯気がすっきり出ない，頻尿，胃痛，食欲不振といった持病も再発している。右の脇肋部，肩，肩甲部には依然として灼熱痛がある。脈は沈細で数，舌苔は薄白であった。身体は痩せている。

既往歴と治療経過：15年来，毎年か1年おきに頭痛，頭暈，息切れ，腰痛，あるいは胃痛，食少，息切れ，あるいは腰痛，頻尿，下肢痛，あくびが頻繁にでるといった症状が出ていた。本科でそれぞれ関元，気海（補），あるいは気海，中極（補），あるいは合谷，復溜（補）といった方法で対処し，1〜3回の治療で治癒していた。

弁　証：脇肋創傷，誤治傷正により虧虚となって持病が再発したものである。

治　則：培元益気，滋陰補腎

取　穴：初診〜4診，7診：関元，気海（補）とする。
　　　　5〜6診：合谷，復溜（補）とする。
　　　　2〜4日に1回の鍼治療とする。

効　果：3診後には，頭暈，身体痛，右脇痛は軽減した。あくびと尿の回数は減少し，噯気はすっきり出るようになり，腰痛は治癒した。4診後に右の脇肋部，肩，肩甲部の灼熱痛は7割がた軽減した。食事の量は増加し，悪心・嘔吐と頻尿は治癒した。精神状態も好転している。5診後には頭痛，頭暈，身体痛，息切れ，心煩，胃熱ともに治癒した。7診で治癒。

考　察：本症例の患者はもともと体が虚していたと考えれる。今回は右脇部外傷のため，散気活血薬を多く飲み過ぎて気血を損傷している。脇痛は治っておらず，かえって真気を損傷し精血を損傷したため，再び息切れ，頭暈，頭痛，あくび，頻尿，腰痛といった持病が出現するようになってしまったのである。気腎両傷の際に，さらに温熱薬を服用して陰津を損傷し浮火が内生したために，顔面紅潮，目の充血，心煩，脇肋部と肩甲部の熱痛も出現している。また胃陰不足，虚火熾盛となっているために悪心，嘔吐，胃中熱痛，食欲減少が出現している。気血虧虚になると全身痛が起こる。

　　　　初診〜4診，7診では関元（補）により補益真陽，補益元気をはかり，気海（補）

により補益元気をはかった。これは培補元陽元気の法である。さらに5～6診では合谷（補）により補気をはかり，復溜（補）により育陰をはかった。これは益気育陰の法である。この2法を交互に用いることにより，効を収めることができた。

[症例18] 眼球外傷

患　者：女，17歳，1974年5月15日
主　訴：左目の斜視，複視を患って20日余りになる。
現病歴：20数日前に喧嘩になって左目を殴られ，左上眼瞼の内出血，結膜の充血，眼球の脹痛，視力低下が起こった。その後，左目が外斜視となり，目の動きが悪くなり，複視となった。当病院の眼科の検査では両目の内外にともに炎症が認められ，麻痺性外斜視と診断された。
弁　証：左眼球外傷を原因とする目系内側経筋の失用による斜視，複視
治　則：目系内側経筋の補益をはかる。
取　穴：初診～3診：左の睛明（補）とする。
　　　　4～9診：左の睛明（補）とし，鍼尖をやや下方に向けて刺入する。
効　果：3診後に左目の斜視と複視は軽減した。ただし両目で上を正視した時に，左目で見える物体がやや高く見える。6診後には，たまに複視になる程度となった。9診で治癒した。
考　察：「風牽偏視」〔麻痺性斜視〕は，急に発病して斜視，複視になることを特徴としている。これは眼筋麻痺の主な症状であり，眼球運動のバランスが失調することによって斜視が起こるというものである。左目の外傷により内眼角の部位の目系経筋が弛緩し，動かなくなるので，左眼球が外斜視となり，複視となるのである。内出血はすでに消散しており，単純性の麻痺性外斜視であると判断して局所取穴とした。左の睛明（補）により補益経筋をはかり，左内眼角部の経筋のバランスの矯正をはかった。3診後には両目で上を正視した時に，左目で見える物体がやや高く見える程度まで改善したので，4～9診では左の睛明（補）に刺鍼する時に，鍼尖をやや下方に向けて刺入することとし，さらにうまく矯正がはかれて治癒した。

## 結　語

### 1　症例のまとめ

本篇では18症例を紹介した。

例1は頭部外傷により，髄海を損傷したため機能が失調し，意識不明，痙攣，四肢の運動失調，顔面麻痺となったものである。合谷，太衝（瀉）による宣竅熄風，通調経脈の法を用

いて，効を収めることができた。

　例2は髄海損傷，気虚髄虧のために機能が失調し，四肢の運動失調，意識不明となったものである。合谷，復溜（補）による益気補腎健脳の法を用いて，効を収めることができた。

　例3は頭部外傷と肢体外傷，気虚髄虧により失語，頭暈，頭痛，肢体疼痛となったものである。合谷，復溜（補）による益気補腎益髄の法を用いて，効を収めることができた。必要に応じて内関，廉泉（瀉）を配穴し，佐として理気，通調舌絡をはかった。

　例4は脳外傷により経気失暢となって起こった麻痺，失語，痴呆である。弁証取穴として合谷，曲池，足三里（瀉）により宣竅醒志をはかり，佐として通暢経脈をはかった。また患部の経穴（瀉）により通経活絡をはかり，効を収めることができた。

　例5は頭部外傷により機能失調，筋脈失用となり起こった麻痺である。全身症状がないので患部取穴（補）とし，健壮筋脈をはかって効を収めることができた。

　例6は右肩甲部，大腿部外傷後に気血虧虚，筋脈失用となって起こった麻痺である。合谷，三陰交（補）による補益気血の法により補益筋脈をはかって，効を収めることができた。

　例7は頸椎骨折により経気失暢，経筋失用となって起こった上肢痿軟である。両側の阿是穴（極泉穴の前上方1寸の部位）に強刺激を与え，少海または神門を配穴し，通暢経脈をはかって，効を収めることができた。

　例8は頭部外傷により経気失暢，熱鬱耳絡となって起こった耳鳴り，難聴である。聴会，翳風（瀉）による通調耳絡，宣通耳竅の法と，太陽，風池（瀉）による清脳通絡の法を用いて，効を収めることができた。

　例9は乳腺炎手術後に気血瘀滞，乳絡失暢となって起こった乳房痛である。間使，三陰交（瀉）による行気活血の法を用いて，効を収めることができた。

　例10は頭部外傷による瘀血阻絡に肝胆の火の上擾がからんで起こった頭痛，耳鳴り，身体痛である。患部取穴（瀉）により通経活血，宣竅止痛をはかり，弁証取穴として風池，太衝，丘墟（瀉）を取穴し，肝胆の火を清降させることにより，効を収めることができた。

　例11は頭部外傷により機能失調，筋脈失用となって起こった麻痺である。病状の変化に応じて足三里，三陰交，懸鐘，陽陵泉，復溜に補法を施すという健脳益髄，壮筋補虚の法を用いて，効を収めることができた。

　例12は上肢損傷により経気失暢，筋脈失養となって起こった上肢の麻痺である。上肢の関連穴に補法を施し，補益筋脈をはかって効を収めることができた。

　例13は腰椎骨折により腎気を損傷し，腎精虧虚となって起こった下肢の対麻痺である。気海，中極，合谷，太谿，腎兪といった治療穴に補法を施し，補腎益気，壮腰益髄をはかって，効を収めることができた。

　例14は溺水蘇生後の症例であるが，脳海損傷，機能失調によって起こった失明，失語，肢体痿軟である。合谷，復溜（補）による益気補腎健脳の法を用いて，効を収めることができた。

　例15は顔面部の外傷により瘀血阻絡，経気阻滞，経筋失用となって起こった顔面神経麻痺である。先に患部の関連穴（瀉）により通経活絡をはかり，その後に患部の関連穴（補）により調補筋脈をはかって，効を収めることができた。

例16は脳海損傷，機能失用，聡明失系によって起こった意識不明，言語障害，肢体麻痺である。患部の関連穴（補）と，合谷，復溜（補）といった治療穴により，益気補腎健脳，健壮筋脈をはかって，効を収めることができた。

例17は脇肋部の外傷により肩部と脇部に痛みが起こった者に対し，誤治により虧虚となり持病が再発したものである。関元，気海（補）と合谷，復溜（補）による培元益気，滋陰補腎の法により，効を収めることができた。

例18は左目の外傷によって目系内側が経筋失用となって起こった斜視，複視である。左の晴明（補）により左の目系内側の経筋を補益して，効を収めることができた。

## 2 弁証のポイント

外傷性疾患もやはり虚実に分かれる。虚証は脳外傷によって機能が失調して起こるものが多い。肢体痿軟とか意識障害，失語といった症状が多く見られ，また腎虚や気虚による症状を伴う場合が多い。脊椎外傷は腎気を損傷して機能失調が起こる場合が多い。肢体痿軟や下肢の対麻痺が多く見られ，腎虚や気虚による症状を伴う場合が多い。腰椎外傷で肝腎虧虚の場合は，下肢筋脈の拘急や震顫，歩行無力または麻痺といった症状が見られることが多い。肢体経筋を損傷し経気失用となると，経筋が弛緩して肢体麻痺が見られることが多い。その他の外傷では失血過多，筋脈失養となれば，経筋が弛緩して肢体痿軟となることが多い。この場合，気血虧虚による症状を伴うこともある。

実証で瘀血阻絡，経気失暢によるものでは，患部の疼痛または筋脈失用による症状が多く見られ，気血瘀滞，経気失暢によるものでは，局部の疼痛または筋脈失用による症状が多く見られる。頭部外傷後遺症では肝胆火旺や頭部内出血による症状が残る場合が多い。久病で失治のものには，肝腎不足，気血虧虚といった虚証のものが多く見られる。久病のために虚となった場合は，痛証から痿証に転じる場合が多い。一部の虚証のものには，直接肢体麻痺，機能喪失が出現するものが多い。

## 3 治療大法

外傷性疾患は，一般的には破，活，補の3つの治療段階に分けられている。鍼灸治療を受診する患者は，他の治療で効果がなかったものが多いので，虚証が多く見られる。このようなケースのものは，大半が補の段階のものであるので，補法を用いる機会が多い。

一般的にいうと，筋脈失用による局部の麻痺または痿軟しかない場合は，局部穴に補法を施して補益筋脈をはかるとよい。肢体痿軟に気虚腎虧を伴う者には，益気補腎を主とし，佐として健壮筋脈をはかるとよい。肢体痿軟に気血虧虚を伴う者には，補益気血を主とし，佐として健壮筋脈をはかるとよい。

頭部外傷で腎機能の失調が主な病機であって，健忘，眩暈，耳鳴り，遺尿，尿閉といった

症状が見られる者には，補益腎気，健壮脳髄を主とするとよい。あるいは補腎填精益髄の法を用いてもよい。久病で肝腎虧虚となっている者には，補益肝腎による補益筋脈を主にはかるとよい。

腰椎骨折で腎気不足を主な病機とし，遺尿，尿閉，陽痿，下肢の対麻痺といった症状が見られる者には，補益腎気，健壮腰脊を主にはかるとよい。

肢体外傷で肢体または肢体の局部に痛みが見られる者には，局部取穴を行って瀉法を施し，通暢経脈をはかるとよい。気血瘀滞を伴う者には，行気活血を主とし，佐として通暢経脈をはかるとよい。また虚中挾実の者には，局部取穴として先瀉後補の法を用い，実を瀉して虚を補い経脈気血の調和をはかるとよい。

## その他

### 1 合谷，復溜，三陰交の外傷性疾患に対する作用

外傷性疾患は，身体の気，血，陰精を損傷する場合が多い。気は生命機能活動の動力であり，血は生命機能活動を行うための物質的源泉である。また陰精は生長，発育にかかわる基礎物質であり，経筋を濡養する基礎物質である。外傷性疾患で虚証に属するものとしては，気血虧虚による筋脈失養，腎精虧虚による髄海失健，腎気不足による機能喪失などがある。合谷（補）の補気作用は，機能活動を促進することができる。三陰交（補）の養血作用や補益肝腎といった作用は，筋脈を濡養して経筋や経脈の回復を促すことができる。また復溜（補）の補腎益精健脳といった作用は，腎機能や脳髄および筋脈の機能回復を促すことができる。外傷性疾患に合谷，復溜，三陰交への補法がよく用いられるのは，こういった理由によるものである。

### 2 頭部外傷の病因病機

頭内には脳髄があり，脳髄は元神の舎る所とされている。また奇恒の腑の1つであり，蔵して泄さないという特徴があり，寧靜を喜び擾動を嫌ういう性質がある。脳髄が外から打撃を受けて脳気を損ね，寧靜であるべき所が擾動を受けると，その機能が失調し気血が逆乱するようになる。こうなると一連の複雑な病状が出現するようになる。脳髄は腰脊を貫いており，五官百骸〔感覚器官や骨・関節〕を統率し，全身を統括している。また聡明の係わるところでもある。頭部外傷によって機能が失調すると，肢体麻痺，痙攣，昏迷，痴呆，失明，難聴，面癱，失語といった症状が出現するようになる。脳気の機能が失調すると，また臓腑や経絡，気血の調節機能にも影響することがある。例えば，胃に影響すると悪心，嘔吐，食欲不振といった症状が起こり，心神に影響すると多夢，不眠，心中煩躁，心悸，健忘，不安

感といった症状が起こる。肝に影響すると怒りっぽい，肢体の痙攣が起こり，腎に影響すると大小便失調，頭暈，耳鳴り，眼花といった症状が起こる。また肝腎に影響すると肢体筋脈の痿軟とか攣縮といった症状が起こるようになる。

頭部外傷後には臓腑，経絡，気血に対する調節機能が失調する。そのため臨床上は，肝腎両虚，瘀血阻絡，心脾両虚，心腎不交，気虚髄虧，気虚血瘀，経筋失用といった証型のものが多く見られる。各証型の出現は，外傷後の経過の長さと密接な関係がある。

# 『中医鍼灸臨床発揮』用語集

## ア行

噯気（あいき）げっぷ。
噯腐（あいふ）腐臭を伴うげっぷ。
呃逆（あくぎゃく）しゃっくり。
癔病（いびょう）ヒステリー。
畏寒（いかん）さむがり。
胃脘部（いかんぶ）上腹部。剣状突起の下から臍の部位までを胃脘部という。
痿証（いしょう）肢体の筋脈が弛緩して軟弱無力となり、随意運動ができなくなって肌肉の萎縮が起こる病証。
遺精（いせい）精液が漏れること。夢をみて遺精するものを夢精といい、昼間精液が無意識に漏れるものを滑精という。
痿軟（いなん）萎えて軟弱化すること。
遺尿（いにょう）尿を漏らすこと。小便失禁。夜尿症。
痿躄（いへき）痿証と同義語。
因果併治（いんがへいち）症状（果）とそれを引き起こした原因（因）を同時に治療すること。標本同治の1つ。
飲食不節（いんしょくふせつ）飲食の不節制、不規則な食生活を指す。
癮疹（いんしん）蕁麻疹。
陰精（いんせい）精のこと。
隠痛（いんつう）がまんできる持続性の鈍痛。
鬱熱（うつねつ）陽気が鬱して生じる内熱。または情志の抑鬱によって臓腑の機能が失調して生じる熱を指す。
蘊（うん）こもること。
蘊鬱（うんうつ）こもって鬱すること。
蘊結（うんけつ）こもって結すること。
暈厥（うんけつ）昏厥ともいう。人事不省になること、失神すること。
蘊蒸（うんじょう）こもって蒸すこと。
癭気（えいき）甲状腺腫。この形状と性質の違いによって肉癭，筋癭，血癭，気癭，石癭の5種に分けられる。これを五癭という。
易感冒（えきかんぼう）かぜを引きやすいこと。
易怒（えきど）怒りっぽくなること。
厄痺（おうひ）四肢関節部の疼痛・腫脹・硬直・変形を特徴とする痺証。
悪寒戦慄（おかんせんりつ）悪寒が起こって戦慄すること。
瘀阻（おそ）瘀血が阻滞したもの。
悪熱（おねつ）暑がり温熱を嫌うこと。
悪風（おふう）風にあたると寒気がしたり，風にあたるのを嫌うこと。
音竅（おんきょう）音を発する穴。声帯。
温煦（おんく）温めること。気の作用の1つ。煦にも温めるという意味がある。

## カ行

華（か）華とは色彩，光沢のこと。
顔色萎黄（かおいろいおう）顔が黄色くて艶がないこと。
顔色晄白（かおいろこうはく）顔が白くて艶がないこと。
顔色不華（かおいろふか）顔に艶がないこと。顔色がさえないこと。
火罐（かかん）吸角。
角弓反張（かくきゅうはんちょう）弓なり緊張。
鶴膝風（かくしつふう）膝関節が腫大して，形が鶴の膝のようになっているもの。
化源（かげん）生化の源。
化生（かせい）生成。

滑精（かっせい）夢を見ないで遺精すること。

滑泄（かっせつ）下痢が止まらなくなること。

豁痰（かったん）化痰のこと。

乾嘔（かんおう）嘔吐音だけで何も吐き出さないものを指す。

眼花（がんか）目がくらむこと。

眼瞼失用（がんけんしつよう）眼瞼を動かすことができないこと。

完穀不化（かんこくふか）大便中に未消化物が混じること。

疳積（かんせき）小児の栄養障害。

寒戦（かんせん）寒くて戦慄すること。

汗脱（かんだつ）大量の汗をかいて起こる脱証。

脘腹（かんふく）上腹部のこと。腹部全体を指すこともある。

気呃（きあく）気機の鬱滞や気虚によって起こる呃逆（しゃっくり）。

喜悪（きあく）どうすれば楽になり、どうすれば悪くなるかということ。

喜按（きあん）押さえると気持ちよく感じられること。虚証に多く見られる。

喜温（きおん）温めると気持ちよく感じられること。寒証に多く見られる。

気機（きき）臓腑の機能，活動を指す。気の運動である昇降出入を指す。

気機不利（ききふり）臓腑の機能，活動の障害を指す。昇降機能の障害を指す場合もある。

気随液脱（きずいえきだつ）津液の流出とともに気も流出すること。

気喘（きぜん）喘いだ呼吸。

虧損（きそん）虧は欠ける，不足すること。虧損は欠損，損失すること。

肌膚（きふ）皮膚のこと。

肌膚甲錯（きふこうさく）皮膚が乾燥して粗く光沢がないこと。さめはだ。

客（きゃく）邪気が侵入すること，留まること。

久臥（きゅうが）五労の1つ。長く横たわっていること。

久行（きゅうこう）五労の1つ。長時間にわたる歩行。

久坐（きゅうざ）五労の1つ。長く座っていること。

久視（きゅうし）五労の1つ。長く視作業をすること。

久泄（きゅうせつ）慢性の下痢。

急躁（きゅうそう）いらいらすること。

久病（きゅうびょう）長期にわたる病。

久立（きゅうりつ）五労の1つ。長時間にわたって立ち作業をすること。

拒按（きょあん）押さえると症状が増悪するので嫌がること。実証に多く見られる。

胸膈痞悶（きょうかくひもん）胸膈部のつかえ感と不快感。

胸脘煩悶（きょうかんはんもん）胸脘部の熱感と不快感。

驚厥（きょうけつ）強い精神的刺激によって人事不省になるものをいう。小児の驚風の症候を指す場合もある。

狂躁（きょうそう）精神が錯乱して暴れること。

驚風（きょうふう）小児のひきつけ。

胸悶（きょうもん）胸内苦悶，胸苦しいこと。

虚虚の弊（きょきょのへい）虚を虚させるという弊害。

虚損（きょそん）病が長びいて身体が弱るのが虚，久虚が回復しないものが損，虚損が長びくと労となる。

虚煩（きょはん）陰虚内熱によって起こる心中の煩悶感。

喜冷（きれい）冷やすと気持ちがよいこと。

筋脈（きんみゃく）筋肉のこと。

空痛（くうつう）空虚感を伴う痛み。

薫洗（くんせん）薬物の蒸気で患部を蒸して洗うこと。

痙咳（けいがい）痙攣性咳嗽。

系胞（けいほう）胞宮（子宮）をつなぎとめること。

下消（げしょう）腎消ともいう。消渇の

分類の1つで，尿量の増加，混濁尿を特徴とする。
- **月経後期**（げっけいこうき）月経が正常の周期より1週間以上おくれるもの。稀発月経。
- **月経先期**（げっけいせんき）月経が正常の周期より1週間以上早くくるもの。頻発月経。
- **元神の府**（げんしんのふ）脳のこと。
- **喉瘖**（こういん）喉頭部疾患による失声症。
- **口眼歪斜**（こうがんわいしゃ）顔面麻痺。口眼喎斜ともいう。
- **拘急**（こうきゅう）筋がひきつって関節の屈伸に障害が起こること。
- **口苦**（こうく）口の中が苦く感じられること。
- **口酸**（こうさん）口の中が酸っぱく感じられること。
- **絞痛**（こうつう）疝痛，絞られるように痛むこと。
- **喉痺**（こうひ）咽喉の腫痛を訴える病の総称。
- **喉癰**（こうよう）咽喉部に生じる癰。
- **固摂**（こせつ）体液が漏出しないようにする気の働き。
- **昏花**（こんか）目がかすむこと。
- **口甘**（こうかん）口の中が甘く感じられること。
- **口淡**（こうたん）味覚減退。
- **昏痛**（こんつう）なんとなく痛むこと，ぼんやりした痛み。
- **昏憒**（こんぽう）頭がぼんやりすること。
- **昏迷**（こんめい）昏睡，意識障害。

## サ行

- **三消**（さんしょう）上消，中消，下消の総称。
- **佐として**（さとして）補助的にという意味。補佐すること。
- **酸感**（さんかん）だるい感じ。
- **痠軟**（さんなん）酸軟ともいう。だるくて力が入らないこと。
- **酸涼麻感**（さんりょうまかん）だるい感じで冷感としびれ感があること。
- **嗜臥**（しが）横になりたがること。
- **耳竅**（じきょう）耳の穴。竅は穴のこと。
- **歯衄**（しじく）歯ぐきからの出血。
- **時邪**（じじゃ）季節病の発病要素の総称。
- **嗜睡**（しすい）嗜眠。眠りたがること。
- **刺痛**（しつう）刺すような痛み。
- **失気**（しっき）放屁のこと。矢気ともいう。
- **湿困**（しつこん）湿によって制約を受けること。
- **失暢**（しっちょう）通りが悪いこと。
- **四末**（しまつ）四肢の末梢。手と足のこと。
- **重墜感**（じゅうついかん）重さと下垂感が同時に現れている感覚。
- **粛降**（しゅっこう）肺の生理機能の1つ。肺気が下に通降することをいう。
- **受納**（じゅのう）胃の生理機能。飲食物を受け入れ収めること。食欲と関係がある。
- **濡養**（じゅよう）栄養すること。濡はぬらすこと。
- **循経上擾**（じゅんけいじょうじょう）経絡に沿って上り上部を撹乱すること。
- **峻補**（しゅんほ）強く補うこと。
- **昇降出入**（しょうこうしゅつにゅう）体内における気機の運動形式。
- **情志**（じょうし）情動，感情のこと。
- **上消**（じょうしょう）肺消ともいう。消渇の分類の1つで，口渇多飲を主な症状とする。
- **上擾**（じょうじょう）上ってかき乱すこと，かく乱すること。
- **傷食**（しょうしょく）食傷ともいう。飲食の不節制によって脾胃を損傷すること。
- **少津**（しょうしん）潤いがないこと。津が少ないこと。
- **条達**（じょうたつ）肝気が体のすみずみまでゆきわたること。
- **昇提**（しょうてい）つりあげること，上に挙げること。

擾動（じょうどう）撹乱すること。
小便清長（しょうべんせいちょう）尿の色が澄んでいて排尿量が多いこと。
小便短赤（しょうべんたんせき）排尿量が少なく尿の色が非常に濃いこと。
小便熱赤（しょうべんねっせき）排尿時に熱感があり尿の色が非常に濃いこと。
小便不利（しょうべんふり）尿量が減少して排尿困難であるもの。
上壅（じょうよう）上ってつまること。
食少（しょくしょう）少食，食べる量が少ないこと。
食滞（しょくたい）傷食ともいう。暴飲暴食，冷たい食物や生ものの過食によって起こる急性の消化不良。
舒暢（じょちょう）筋をのばすこと。舒筋のこと。
耳聾（じろう）難聴。
審因弁証（しんいんべんしょう）病因弁証のこと。
神昏（しんこん）意識障害。
神志不清（しんしふせい）意識障害。神昏と同義語。
審証求因（しんしょうきゅういん）病因弁証のこと。
心中虚煩（しんちゅうきょはん）陰虚内熱による心中の煩悶感。
身熱（しんねつ）身体の熱感。
心煩（しんはん）心中の煩悶感。
神明（しんめい）精神のはたらき
髄海（ずいかい）脳を指す。
水穀不化（すいこくふか）消化不良。
頭暈（ずうん）めまい。
頭昏（ずこん）頭がふらつくこと。
頭憒（ずぼう）頭がぼんやりすること。
清気（せいき）水穀の精微の気をいう。または肺に吸入する大気をいう。
清竅（せいきょう）顔面部の耳，目，口，鼻を指す。
清濁（せいだく）消化物中の水穀の精微を清といい，糟粕を濁という。
怔忡（せいちゅう）激しい動悸のことで，持続性のものが多い。
掣痛（せいつう）ひきつった痛み。
清陽（せいよう）水穀から化生した軽清の気。呼吸の気。衛気を指すこともある。
舌瘖（ぜついん）舌筋の運動障害による言語障害。
舌強（ぜっきょう）舌がこわばって滑らかに動かないこと。言語障害となる。
舌巻（ぜっけん）舌がまるまってのびないこと。
泄瀉（せっしゃ）下痢のこと。
喘脱（ぜんだつ）重症の喘証によって起こる脱証。
宣散（せんさん）肺の生理機能の1つ。宣発と布散のこと。
宗筋（そうきん）三陰三陽の経筋の前陰部に集まるものをいう。男子の生殖器を指す。
嘈雑（そうざつ）胸やけ。
早泄（そうせつ）早漏のこと。
壮熱（そうねつ）高熱，強い熱。
疏泄（そせつ）肝の生理機能の1つ。肝の疏泄は気機の調節，運化機能の促進，情志の調節を行っている。

## タ行

大便溏（だいべんとう）大便溏薄ともいう。泥状便，軟便のこと。
大便溏瀉（だいべんとうしゃ）大便溏泄，腹瀉ともいう。下痢のこと。
癱瘓（たんかん）麻痺。
治節（ちせつ）管理すること，調節すること。肺と心の機能が相互に協調し，共同して正常な状態を維持する生理活動を指す。
中宮（ちゅうきゅう）中焦，脾土。
中消（ちゅうしょう）胃消，脾消ともいう。消渇の分類の1つで，多く食べても空腹感が起こり，かえって体が痩せることを特徴とする。
抽搐（ちゅうちく）痙攣。

潮熱（ちょうねつ）潮の干満のように毎日一定の時刻に体温が上昇するものをいう。
中満（ちゅうまん）腹中脹満。
癥瘕（ちょうか）腹内の腫瘤。
癥塊（ちょうかい）腹内の固定性の硬い腫塊。
跳痛（ちょうつう）ズキズキ痛むこと。
脹悶（ちょうもん）脹って苦しいこと。
墜痛（ついつう）下垂感を伴った痛み。
手足不温（てあしふおん）手足欠温ともいう。手足が冷えていること。
盗汗（とうかん）寝汗のこと。
統血（とうけつ）血が脈外に漏れるのを防ぐ脾の機能を指す。

## ナ行

内蘊（ないうん）内にこもること。
内陥（ないかん）邪気が深く入ること。
捏脊法（ねっせきほう）手の指を用いて小児の脊柱部の皮膚をつまんで治療する法。
乳蛾（にゅうが）扁桃炎。
乳癰（にゅうよう）急性乳腺炎。
寧心（ねいしん）気持ちを落ちつかせること。
寧神（ねいしん）精神を安らかにすること。
尿赤（にょうせき）尿の色が非常に濃いこと。
納運（のううん）受納と運化。
納気（のうき）肺気を摂取する腎の機能をいう。特に吸気との関係が密接である。
脳漏（のうろう）副鼻腔炎。

## ハ行

梅核気（ばいかくき）喉頭部に異物感、閉塞感が生じる病。
肺絡（はいらく）肺の絡脈を指す。
搏結（はくけつ）からみあって悪く影響すること。
白喉（はくこう）ジフテリア。
搏す（はくす）闘う、組み打ちすること。
白沫（はくまつ）白い泡
煩渇（はんかつ）胸がほてっていらだち口が渇くこと。
泛酸（はんさん）口中にすっぱい胃液が上がってくること。
煩躁（はんそう）胸がほてっていらだち手足をばたつかせること。
煩熱（はんねつ）心煩あるいは煩躁と熱感や発熱が同時に見られる症状。
罷極の本（ひきょくのほん）罷は疲に同じで疲労すること。罷極の本は、肝が筋の活動を主り疲労に耐える根本であることをいったものである。
鼻衄（びじく）鼻出血。
百骸（ひゃくがい）全身の骨格を指す。
封蔵（ふうぞう）秘蔵、貯蔵の意味。主として腎の蔵精機能を指している。
封蔵失職（ふうぞうしっしょく）封蔵が弱くなること。それにより遺精、滑精、早漏、尿失禁、夜間頻尿といった症状が起こるようになる。
風陽翕張（ふうようきゅうちょう）風陽が非常に強くなること。
不華（ふか）色つやがない状態。
伏飲（ふくいん）体内に潜伏している痰飲。
腹瀉（ふくしゃ）下痢のこと。
腐熟（ふじゅく）胃の生理機能の１つ。初歩的な消化のこと。
不仁（ふじん）手足がしびれて感覚がなくなること。
偏癱（へんたん）片麻痺。
暴喑（ぼういん）突然失声症になったもの。
胞宮（ほうきゅう）子宮のこと。女子胞ともいう。
房事過多（ぼうじかた）過度の性生活をいう。
暴泄（ぼうせつ）激しい下痢。
胞脈（ほうみゃく）胞絡に同じ。
胞絡（ほうらく）子宮に分布する脈絡の

こと。胞脈ともいう。
崩漏（ほうろう）不正性器出血。

## マ行

麻木（まぼく）しびれること，知覚鈍麻。
麻木痛（まぼくつう）しびれと痛み。
面癱（めんたん）顔面麻痺。
蒙蔽（もうへい）覆い隠すこと。
目系（もくけい）目と脳をつなぐ脈絡。
目眩（もくげん）目がくらむこと。
目昏（もくこん）目がくらむこと。
悶痛（もんつう）悶はもだえること。煩悶して痛むこと。

## ヤ行

壅結（ようけつ）つまること，塞がること。
約束膀胱（やくそくぼうこう）膀胱の固摂機能を改善すること。
陽痿（ようい）陽萎とも書く。インポテンツ。
腰軟（ようなん）腰の軟弱化。腰に力が入らないこと。

## ラ行

懶言（らんげん）話すのがおっくうになること。
流涎（りゅうえん）涎がでること。
癃閉（りゅうへい）尿閉，排尿障害。
涼感（りょうかん）冷感。冷たく感じること。
涼困感（りょうこんかん）冷感とだるい感じ。困はだるいこと。
涼麻感（りょうまかん）冷感としびれ感。
淋漓（りんり）したたり出ること。
冷痛（れいつう）涼痛ともいう。冷えて痛むこと。
裂痛（れっつう）割れるような痛み。
斂汗（れんかん）表虚による汗の止めかた。収斂させて汗を止めること。
攣痛（れんつう）痙攣痛。
労倦（ろうけん）労は疲労のこと，倦は倦怠のこと。虚損病の病因の1つ。
労瘵（ろうさい）肺結核。肺痨ともいう。
労傷（ろうしょう）労倦と同義語。

# 訳者あとがき

## 本書と『臨床経穴学』（東洋学術出版社刊）の位置づけ

　ここに『臨床経穴学』につぐ第2弾として，李世珍先生の『中医鍼灸臨床発揮』を紹介できることとなった。本書の特徴は，『臨床経穴学』が治療穴を中心テーマとしながら，常用穴の臨床応用の仕方を提示しているのに対し，弁証論治の仕方を中心テーマとし，膨大な症例を提示しながら臨床証治の法則を述べた点にある。つまり学習した基礎理論と弁証論治を，臨床の実際のなかでどのように応用できるのかを，数多くの実例をもとに紹介している。また治療経過のなかで，病状の変化に応じてどのように対処すべきかを学ぶことができるようにもなっている。

　著者は400症例以上の医案を提示するだけでなく，医案に対して詳細な検討を加えている。そして，各症例を比較することにより，臨床証治の法則をも提示している。これは我々に臨床に際しての心構えと方法論を示唆したものといえる。

## 医案と教科書の役割分担と関連性

　医案と教科書，臨床医学書にはそれぞれに役割分担がある。一般の教科書や臨床医学書では，1つ1つの病（あるいは証）についての明確な病理分析，典型的な証候，主証の紹介がなされ，鑑別がしやすく，また論治の面においても方穴（薬）には法則をもたせて紹介がなされている。つまり典型的なものが選択され，読者に綱領を提示する役割を担うものが教科書なのである。一方，医案は，常あり変あり，動あり静あり，共通性あり個別性あり，経験あり教訓ありといった具合に，内容は非常に多彩となる。著者によれば，「中医基礎理論は尺度となるものであり，臨床応用はこの尺度にしたがった技能である。そして，医案は基礎理論という尺度にしたがって臨床応用した技能の総括である。」としている。したがって，医案は基礎理論と臨床をつなぐ重要な役割を担うだけでなく，医案を学ぶことによって臨床応用力を身につけることが可能となるのである。

## 誤治を招く原因

　本書のもう1つの大きな特徴は，誤治による症例が紹介されていることである。誤治を招く原因として，四診の不備，弁証の誤り，選穴の誤りという3つの原因を指摘し，それぞれについて実例をあげながら考察を加えている。ここで紹介されている内容は我々にとっても教訓，戒めとしてくみ取ることができるものばかりである。このようなスタイルの医案は中国においても珍しく，したがって非常に貴重なものということができる。

### 「中医医案学」の構築

　南京中医薬大学の王玲玲院長が指摘しているように，本書はまさに臨床に即した実用書であるばかりでなく，さらに科学研究と教育面において極めて高い価値をもっている。李世珍先生は医案を中医医案学として中医学教育の必修科目にすべきだと提唱されているが，私もその早期実現を切望する１人である。

　李世珍先生は，医案から学ぶ重要性を強調するのみならず，さらに我々が治療した患者の医案を蓄積し，たえず探究しながら経験の総括を行うことが，我々自身のみならず後学の士にとっても価値があるだけでなく，さらなる法則の発見，法則の説明，そして法則の運用といった面でいっそう価値あるものとなると指摘している。まさにこれこそ中国伝統医学が歴代にわたって歩んできた道程であり，その継承の上に今日があり，そして今日のたゆまぬ努力によって未来を切り開くことが可能となるのである。

　今日まで歴代の医案が果たしてきた役割，そして今後において医案が果たすであろう役割を考えると，まさに著者が提唱しているように，医案が中医医案学として中医学教育の必修科目として導入されるのも，さほど遠い将来のことではないであろう。我々はその実現を待つまでもなく，今ここに『中医鍼灸臨床発揮』を中医医案学として位置づけ，さっそく学習することができるのである。今一度，本書の学習を通じて中医鍼灸学のもつ系統性，一貫性，実用性，再現性を体験習得しながら，本書を各人の臨床の必携書として活用し，臨床に励まれんことを切に希望し，訳者の後書きとする。

　　　　　　　　　　　　　　　　　　　　　　　　　　　　　　兵　頭　　明
　　　　　　　　　　　　　　　　　　　　　　　　　　　　　　2002年５月吉日

# 病名・症状名索引

## ア

アメーバ性下痢 …………… 256

## イ

胃火頭痛 ………… 44, 48, 50, 54
意識不明 ……………………… 706
胃十二指腸潰瘍 …………… 144
痿証 ………………… 396, 474, 623
胃神経症 ……………………… 144
遺精 …………………… 123, 305, 622
胃腸神経症 …………………… 239
胃痛 …………… 127, 144, 627, 670
遺尿 …………………………… 625, 657
癮疹 …………………………… 595
咽頭部の異物感・閉塞感 …204
陰部の瘙痒感 ………………… 443
陰痒 …………………………… 443, 654

## ウ

ウイルス性脳炎 ……………… 317
右寛骨部痛 …………………… 691
右頚部痛 ……………………… 694
鬱証 …………………………… 204, 227
運動性失語症 ………………… 320

## オ

瘰病 …………………………… 653
瘀血頭痛 ……………………… 43, 51
瘀血腰痛 ……………………… 361, 363

## カ

外陰瘙痒症 ………………… 443, 654
外陰白斑症 …………………… 443

## 咳

咳嗽 ………………………………… 73
外反足 …………………………… 478
下顎関節脱臼 ………………… 662
下肢瘙痒 ……………………… 667
下肢痛 …………………… 681, 682
下肢の冷痛 …………………… 608
下肢麻痺 ……………………… 477
下肢麻木 ……………………… 638
下垂手 ………………………… 477
下垂足 ………………………… 478
下腿痛 ……………… 679, 686, 687
肩関節周囲炎 ………………… 698
滑精 …………………………… 305
過敏性結腸炎 ………………… 256
カラ・アザール ……………… 197
眼球外傷 ……………………… 720
眼瞼下垂 ……………………… 531
カンジダ症 …………………… 443
寒湿腎着腰痛 ………………… 369
寒湿腰痛 ……………………… 360, 366
寒積（寒邪凝滞）腹痛 …… 166
寒疝型腹痛 …………………… 165
寒痺肩凝 ……………………… 390
顔面神経麻痺 …… 317, 342, 717
顔面麻痺 ……………………… 609, 674
肝陽頭痛 ……………… 41, 49, 51
眼絡損傷 ……………………… 659

## キ

気管支炎 ………………………… 73
気管支拡張症 ………………… 73
気管支喘息 …………………… 86
気虚頭痛 ……………………… 42
気血虧虚頭痛 ………………… 42
気血虧虚腰痛 ………………… 368
気血双虧頭痛 ………………… 46
気滞血瘀腰痛 ……… 361, 367, 368
気滞（肝気鬱滞）腹痛 …… 168

気滞腰痛 ……………………… 361
機能失調 ……………………… 569
機能性浮腫 …………………… 637
吸気困難 ……………………… 671
急喉風 ………………………… 591
急性胃炎 ……………………… 144
急性喉頭炎 …………………… 574
急性脊髄炎 …………………… 396
驚厥 …………………………… 656
狂証 ……………………… 644, 645, 647
胸痛 …………………………… 614, 697
脇痛 …………………………… 694, 695
脇肋痛 ………………………… 719
脇肋部外傷 …………………… 719
脇肋部痛 ……………………… 684
虚寒腹痛 ……………………… 168
虚脱 …………………………… 226
虚労 …………………………… 117
筋ジストロフィ ……………… 396

## ク

クモ膜下出血 ………………… 317

## ケ

頚項部のこわばり・痛み …692
頚椎骨折 ……………………… 711
痙攣 ……………………… 656, 706
厥陰蛔厥胃痛 ………………… 157
厥陰頭痛 ……………………… 44, 54
血瘀腹痛 ……………………… 169
血虚頭痛 ……………………… 42
月経痛 ………………………… 451
結合組織炎 …………………… 374
厥証 …………………………… 226
欠乳 …………………………… 463
下痢 …………… 127, 132, 497, 626
眩暈 …………………………… 59

733

| | | | |
|---|---|---|---|
| 肩甲部痛 | 683,685,719 | 湿熱腰痛 | 360,363 |
| 肩背部痛 | 685 | 失明 | 659,716 |
| 言語障害 | 317,563,674,707 | 児童神経症 | 674 |
| 言語喪失 | 524 | ジフテリア | 584 |
| 健忘 | 125,130 | 嗜眠 | 136 |

### コ

| | |
|---|---|
| 喉瘖 | 574 |
| 構音障害 | 320 |
| 口眼喎斜 | 342 |
| 口眼歪斜 | 317,614 |
| 高血圧 | 654 |
| 高血圧症 | 59 |
| 高血圧性脳症 | 317 |
| 哮証 | 86,632 |
| 甲状腺機能亢進 | 660 |
| 甲状腺腫 | 661,662 |
| 更年期障害 | 103 |
| 更年期症候群 | 204 |
| 黒熱病 | 184,187,197,198 |
| 鼓脹 | 184 |
| 骨関節炎 | 374 |

### サ

| | |
|---|---|
| 細菌性下痢 | 256 |
| 坐骨神経痛 | 417 |
| 産後の癃閉 | 618 |

### シ

| | |
|---|---|
| 自汗 | 129 |
| 子宮頸管狭窄 | 451 |
| 子宮頸部炎 | 433 |
| 子宮脱 | 651 |
| 子宮内膜炎 | 433,451 |
| 子宮発育不全 | 451 |
| 四肢のだるさ・疼痛 | 689 |
| 四肢のふるえ | 213 |
| 視神経萎縮 | 659 |
| 膝関節部の冷痛 | 615 |
| 失語 | 219,709,716 |
| 失語失聴 | 518 |
| 失声症 | 574 |
| 膝内側痛 | 687 |
| 膝内側部痛 | 699 |

| | |
|---|---|
| 斜視 | 534,537,663,664,720 |
| 習慣性便秘 | 632 |
| 周期性麻痺 | 396 |
| 重症筋無力症 | 396,531 |
| 手指のふるえ | 215 |
| 術後の癃閉 | 618 |
| 昇運無力 | 287,289 |
| 上下肢痛 | 696 |
| 消化不良 | 239 |
| 上気道感染 | 73 |
| 上肢痿軟 | 714 |
| 上肢損傷 | 714 |
| 上肢痛 | 691,697 |
| 上肢麻痺 | 477,711 |
| 上肢麻木 | 638 |
| 小児遺尿 | 489 |
| 小児泄瀉 | 497 |
| 小児抽 | 673 |
| 小児の神経症 | 673 |
| 小児麻痺 | 474,620 |
| 小児麻痺後遺症 | 396 |
| 小便混濁 | 651 |
| 小便失禁 | 271 |
| 少陽頭痛 | 44 |
| 食積（飲食停滞）腹痛 | 169 |
| ショック | 226 |
| 徐脈 | 126 |
| 視力減退 | 660 |
| 耳聾 | 711 |
| 心悸 | 130,131 |
| 腎虚挟気虚腰痛 | 365 |
| 腎虚頭痛 | 42,45,47 |
| 腎虚腰痛 | 362,364,367 |
| 神経症 | 59,103,204,279,305,653 |
| 神経衰弱 | 59,103,204 |
| 神経痛 | 374 |
| 進行性筋萎縮症 | 396 |
| 神志逆乱 | 644 |
| 人事不省 | 226,317 |
| 心身症 | 103 |
| 身体痛 | 612,700 |

| | |
|---|---|
| 腎不全 | 279 |
| 蕁麻疹 | 132,595 |

### ス

| | |
|---|---|
| 頭暈 | 127,672 |
| 頭痛 | 39,617,619,713 |
| ストレプトマイシン中毒 | 65 |
| 頭懵 | 670 |

### セ

| | |
|---|---|
| 性神経症 | 293 |
| 精神障害 | 636 |
| 全身性の筋無力 | 707 |
| 精神病 | 644,645 |
| 脊髄炎 | 279 |
| 脊椎外傷 | 359 |
| 脊椎結核 | 279 |
| 脊椎痛 | 680 |
| 舌瘖 | 563 |
| 泄瀉 | 239 |
| 全身痛 | 688 |
| 全身のひきつり | 215 |
| 喘息 | 642 |
| 喘息性気管支炎 | 86 |
| 前立腺炎 | 305,650 |
| 前立腺肥大 | 279 |

### ソ

| | |
|---|---|
| 足跟部痛 | 684,685,690,699 |
| 足底部の熱痛 | 692 |

### タ

| | |
|---|---|
| 帯下 | 433,607,654 |
| 太陽頭痛 | 44 |
| 多飲 | 130 |
| 脱肛 | 657 |
| 多尿 | 130 |
| 多発性神経炎 | 396 |
| 男性不妊症 | 121,135 |
| 痰濁頭痛 | 43,48,52 |

証候・症状名索引

## チ

| 知覚性失語症 | 320 |
| 膣炎 | 433 |
| 痴呆 | 709 |
| 中枢神経系感染後遺症 | 396 |
| 中風 | 317 |
| 腸結核 | 239 |
| 聴力減退 | 660 |

## ツ

| 対麻痺 | 715 |
| 痛経 | 451 |
| 痛痺 | 376 |
| 痛風 | 374 |

## テ

| 低血糖性昏睡 | 226, 227 |
| 癲証 | 646, 647 |

## ト

| 盗汗 | 123, 129, 134 |
| 洞性頻脈 | 124 |
| 頭部外傷 | 706, 707, 709, 711, 718 |
| 頭部外傷後遺症 | 712 |
| 頭部損傷 | 713 |
| トリコモナス膣炎 | 443 |

## ナ

| 内性器炎 | 451 |
| 内反足 | 478 |
| 軟口蓋失用 | 542 |
| 軟口蓋麻痺 | 541, 629 |
| 難聴 | 547 |

## ニ

| 日射病 | 226, 669 |
| 日本脳炎 | 510 |
| 乳房痛 | 213, 712 |
| 尿失禁 | 657 |
| 尿貯留 | 288 |

| 尿道炎 | 649 |
| 尿道炎合併症 | 648 |
| 尿閉 | 670 |
| 尿路閉塞 | 279 |

## ネ

| 熱射病 | 226 |
| 熱積（熱邪結滞）腹痛 | 167 |

## ノ

| 脳溢血 | 317 |
| 脳炎 | 658 |
| 脳海損傷 | 569 |
| 脳血管痙攣 | 317 |
| 脳血栓症 | 317 |
| 脳梗塞 | 317 |
| 脳動脈硬化症 | 59 |
| 脳部外傷 | 354 |
| 脳漏 | 657 |

## ハ

| 肺炎 | 73 |
| 肺気腫 | 86 |
| 肺結核 | 73 |
| 排尿困難 | 279 |
| 破傷風 | 621 |
| 半身痛 | 696 |
| 半身不随 | 317, 709, 718 |

## ヒ

| 痺証 | 374 |
| ヒステリー | 204 |
| ヒステリー球 | 211 |
| ヒステリー性昏睡 | 226 |
| ヒステリー性失語 | 219 |
| ヒステリー性失神 | 227 |
| ヒステリー性麻痺 | 212, 396 |
| 尾てい骨痛 | 690 |
| 非特異性潰瘍性結腸炎 | 256 |
| 貧血 | 59 |

## フ

| 不安肢症候群 | 666, 667 |
| 風寒頭痛 | 40 |
| 風湿頭痛 | 41 |
| 風熱頭痛 | 40 |
| 風熱痰火頭痛 | 47 |
| 複視 | 663, 664, 720 |
| 腹水 | 184 |
| 腹脹 | 133, 626, 640, 670 |
| 腹痛 | 165, 612 |
| 副鼻腔炎 | 657 |
| 腹鳴 | 640 |
| 不整脈 | 131 |
| 付属器炎 | 433 |
| 舞踏病 | 668 |
| 不妊症 | 135 |
| 不眠 | 103, 123, 125, 130, 616 |

## ヘ

| 閉経 | 655 |
| 扁桃炎 | 584 |

## ホ

| 膀胱炎 | 648 |
| 膀胱括約筋反射性痙攣 | 279 |
| 房事後の頭痛 | 672 |
| 歩行障害 | 211, 713 |
| ポリオ | 474 |

## マ

| 膜様月経困難 | 451 |
| 麻痺性斜視 | 720 |
| 慢性胃炎 | 144 |
| 慢性関節リウマチ | 359, 374 |
| 慢性喉頭炎 | 574 |
| 慢性腸炎 | 239 |

## ミ

| 耳鳴り | 547, 711 |

| ム |
|---|

夢遺 …………………………305
無月経 ………………………655
無名熱 ………………………669

| メ |
|---|

名称失語症 …………………320
メニエール症候群 ……………62
メニエール病 …………………59
面癱 ……………………342,609

| モ |
|---|

目系眼瞼失調 …………534,537

目系失調 ……………………537

| ヤ |
|---|

薬物中毒 ……………………555
夜尿症 …………………489,625
夜盲症 ………………………128

| ヨ |
|---|

陽痿 ……………………293,622
腰筋挫傷 ……………………359
腰周囲痛 ……………………680
腰椎骨折 ……………279,288,715
腰痛 …127,132,359,607,611,630
陽明頭痛 …………………44,53

| リ |
|---|

リウマチ ……………………359
リウマチ性関節炎 …………374
リウマチ熱 …………………374
リーシュマニア症 …………197
癃閉 …………………………279
両足の麻木熱痛 ……………639
両下肢痛 ……………………610
両下肢麻痺 …………………287

| ロ |
|---|

老人性腟炎 …………………443
聾唖 ……………………657,658

# 証候索引

## イ

| | |
|---|---|
| 胃陰虚 | 122 |
| 胃火偏盛 | 635 |
| 胃脘痛 | 144 |
| 胃気上逆 | 68 |
| 胃失和降 | 159 |
| 胃腸気機失暢 | 178 |
| 胃腸湿熱 | 596 |
| 胃腸積熱 | 585,590 |
| 胃腸熱盛合風熱外襲 | 601 |
| 胃納失職 | 641 |
| 陰寒阻絡 | 381 |
| 陰寒内盛 | 171,180 |
| 陰虚火旺 | 104,107,108,113,125, 206,209,297,306,307,309,313, 576 |
| 陰虚肺熱 | 581 |
| 陰虚陽亢 | 319,511 |
| 陰血虧少 | 113 |
| 陰血不足 | 109 |
| 飲食生冷 | 174 |
| 飲食停滞 | 145 |
| 陰損及陽 | 297 |

## ウ

| | |
|---|---|
| 鬱熱上壅 | 659 |
| 蘊鬱膀胱 | 494 |
| 運化失司 | 503 |
| 運化失常 | 246,248 |
| 運化失職 | 244,500 |

## エ

| | |
|---|---|
| 営失内守 | 134 |
| 疫毒痢 | 258,263 |

## オ

| | |
|---|---|
| 横逆犯胃 | 153 |
| 瘀血阻絡 | 346 |
| 瘀結癥塊 | 192 |
| 瘀血停滞 | 146 |
| 瘀血内阻 | 647 |
| 瘀血留注 | 363 |
| 瘀阻脳絡 | 333 |
| 音竅失宣 | 220 |
| 温邪上攻 | 659 |

## カ

| | |
|---|---|
| 外感風熱 | 585 |
| 外邪触痰 | 92 |
| 外邪痺阻 | 382 |
| 下元虚寒 | 177,296 |
| 下元虚衰 | 571 |
| 下元虚冷 | 173,490 |
| 下元不固 | 493 |
| 化源不足 | 468,656 |
| 肝胃鬱熱 | 146,153 |
| 肝陰虚 | 122 |
| 肝鬱胃熱 | 661 |
| 肝鬱化火 | 105,110,111,645 |
| 肝鬱気逆 | 214 |
| 肝鬱気滞 | 281,465,466,676 |
| 肝鬱傷神 | 213 |
| 肝火旺動 | 310 |
| 肝火上擾 | 548 |
| 肝火犯肺 | 75,77,79 |
| 肝気鬱結 | 153,175,205,207,209, 211,218 |
| 肝気鬱滞 | 219,695 |
| 寒気充斥 | 176 |
| 肝気乗脾 | 241,248 |
| 肝気犯胃 | 145,149,465 |
| 肝気不舒 | 219 |
| 肝経湿熱 | 435,438,490,494 |
| 肝経湿熱下注 | 445,447 |
| 肝血虚 | 119 |
| 寒湿凝瘀 | 453,457,459 |
| 寒湿困脾 | 185 |
| 寒湿阻滞 | 417 |
| 寒湿内盛 | 240 |
| 寒湿内停 | 246,499 |
| 寒湿の邪 | 389 |
| 寒湿痺阻 | 388,423,424 |
| 寒湿痺阻兼気血虧虚 | 387 |
| 寒湿痢 | 258,266 |
| 寒邪阻滞 | 696 |
| 寒邪犯胃 | 145 |
| 肝乗脾胃 | 190 |
| 肝腎陰虧 | 69,215 |
| 肝腎陰虚 | 187,188,444,446,535 |
| 肝腎虧虚 | 399,454,476 |
| 肝腎不足 | 533,536 |
| 肝腎両虚 | 128 |
| 寒積胃腑 | 156 |
| 寒阻経脈 | 382 |
| 寒滞不行 | 174 |
| 寒滞裏急 | 158 |
| 肝胆火旺 | 112 |
| 肝胆火逆 | 345,352,435,548,552 |
| 寒痰漬肺 | 93 |
| 寒痰伏肺 | 96,98 |
| 肝熱筋痿 | 400 |
| 肝熱熾盛 | 405 |
| 寒痺 | 376 |
| 肝脾血瘀 | 186 |
| 肝風内動 | 668 |
| 肝陽 | 54 |
| 肝陽上亢 | 60,62,63,64,68 |
| 肝陽偏亢 | 63 |
| 寒涼傷胃 | 148 |

## キ

気陰両虚 …………………………… 476
気陰両傷 ……… 512, 515, 519, 520
気鬱化火 ……………………… 205, 216
気鬱化熱 …………………………… 647
気鬱痰阻 …………………………… 646
気化失常 …………………………… 290
気機阻滞 … 148, 175, 179, 209, 220, 683, 684
気逆上衝 …………………………… 171
気虚 …………………………………… 47
気虚下陥 … 274, 275, 289, 535, 544
気虚血瘀 …………………………… 319
気虚血滞 … 327, 330, 335, 476, 564
気虚失運 …………………………… 249
気虚失調 ……………………… 401, 566
気虚腎虧 … 272, 541, 543, 545, 690
気虚不運 ………… 284, 285, 287, 288
気虚不固 ……………………… 129, 132
気厥 ………………………………… 227
気血瘀滞 …………………… 691, 694, 697
気血瘀滞合気血虧虚 …………… 424
気血虧虚 …… 66, 106, 298, 320, 323, 327, 333, 345, 348, 368, 398, 401, 402, 406, 412, 420, 456, 464, 467, 469, 476, 483, 484, 513, 514, 534, 565, 567, 598, 638, 639, 681, 682, 685, 688, 689, 692
気血虧虚型 ………………………… 418
気血虚弱 …………………………… 453
気厥虚証 …………………………… 230
気結血瘀 …………………………… 188
気厥実証 ……………………… 230, 234
気血失暢 …………………………… 382
気血双虧 ……………………… 421, 533
気血素虚 …………………………… 382
気血不足 ……………………… 131, 410
気血両虚 ……………………… 61, 597
気失固摂 …………………………… 652
気失昇提 …………………………… 652
気阻竅絡 …………………………… 219
気滞胃腑 ……………………… 150, 468
気滞筋脈 ……………………… 212, 213
気滞血瘀 … 187, 192, 194, 213, 369, 421, 422, 452, 455, 683, 685
気滞血瘀型 ………………………… 418
気滞湿阻 ………………… 185, 189, 191
気滞舌絡 …………………………… 219
気滞帯脈 …………………………… 680
気滞痰鬱 ……………… 205, 207, 210
気滞痰阻 …………………………… 220
気滞腸腑 …………………………… 640
気滞乳絡 …………………………… 467
気滞脈絡 …………………………… 215
気滞脈絡型 ………………………… 418
気道受阻 ……………………… 93, 98
気不衛外 …………………………… 134
休息痢 ……………… 260, 264, 267
挟気滞胃腑 …………………… 147, 154
恐懼傷腎 …………………………… 294
挟湿熱下注 ………………………… 309
挟湿犯胃 …………………………… 153
挟腎虚 ……………………………… 421
挟腎陽不足 ………………………… 313
挟熱内盛 ……………………… 501, 502
挟脾胃虚弱 ………………………… 149
竅閉筋急 …………………………… 522
竅絡失暢 …………………………… 220
虚寒痢 ……………… 259, 262, 267
虚風内動 …………………………… 511
噤口痢 ……………… 260, 268
筋骨失養 …………………………… 679
筋脈虧虚 ……………………… 686, 687
筋脈虚損 …………………………… 691
筋脈弛縦 …………………………… 408
筋脈失調 …………………………… 668
筋脈失用 … 327, 333, 401, 402, 405, 481, 514
筋脈失養 … 323, 367, 368, 409, 483, 484, 511, 638, 639, 667

## ケ

経気失暢 ……………………… 421, 697
経気不行 …………………………… 173
経筋失調 …………………………… 349
経筋失暢 …………………………… 698
経筋失用 ………… 350, 351, 354, 481
経脈失暢 … 363, 369, 422, 424, 425
経脈失用 …………………………… 334
経脈失養 ………… 413, 420, 426, 485

経脈阻滞 ……………………… 363, 639
経脈損傷 …………………………… 478
下注胞宮 …………………………… 438
血虧気虚合気滞乳絡 …………… 466
血虚気滞 …………………………… 454
血虚生風 …………………………… 667
血熱鬱絡 …………………………… 639
元気不固 …………………………… 491
元気不足 …………………………… 329
兼脾腎両虚 ………………………… 423

## コ

行痺 ………………………………… 375

## サ

三消 ………………………………… 635

## シ

耳竅失宣 …………………………… 555
耳竅閉塞 …………………………… 551
耳竅閉阻 …………………………… 553
失血損気 …………………………… 470
湿困脾土 …………………………… 150
湿邪浸淫 …………………………… 670
湿浸筋脈 …………………………… 404
湿滞肌膚 …………………………… 637
湿濁下注 ……………………… 437, 440
湿濁内停 …………………………… 551
湿痰中阻 …………………………… 637
湿熱蘊鬱 ……………… 159, 363, 425
湿熱蘊鬱型 ………………………… 419
湿熱蘊鬱中宮 ………………… 383, 384
湿熱蘊鬱中焦 ……………………… 479
湿熱蘊結 ……………………… 186, 193
湿熱蘊蒸 …………………………… 151
湿熱瘀血 …………………………… 178
湿熱薫蒸 …………………………… 542
湿熱下注 … 295, 300, 311, 435, 438, 444
湿熱下注挟陽明腑実 …………… 448
湿熱浸淫 ……………………… 398, 408
湿熱阻滞 ……………………… 454, 458
湿熱痰壅 …………………………… 588
湿熱内蘊 ………… 250, 307, 499

証候索引

| | | |
|---|---|---|
| 湿熱内盛……………240,502 | 心火亢盛…………………310 | 精血虧虚合瘀血阻絡………699 |
| 湿熱入絡…………………475 | 心火偏亢……………109,123 | 精血不足 …412,446,684,690 |
| 湿熱壅積……………280,290 | 心肝火旺…………………308 | 声帯失用……………579,580 |
| 湿熱痢……257,261,263,265,266 | 心気不足…………………129 | 清陽不昇…………………556 |
| 湿痺………………………377 | 真気不足……………177,403,492 | 舌筋失用……………567,568 |
| 邪客面絡……………349,351 | 心竅蒙蔽…………………644 | 舌筋失養…………………567 |
| 灼肺燎咽…………………586 | 腎虚精虧…………………673 | 舌絡閉阻…………………571 |
| 邪擾神明…………………660 | 腎虚不固…………………438 | |
| 邪阻竅絡……512,517,518,520,524 | 腎虚不蔵……………306,310 | ソ |
| 邪阻舌絡 …564,567,568,570 | 真元不足…………………325 | |
| 邪中経絡…………………534 | 心経有熱…………………637 | 相火偏盛……………306,309 |
| 邪注経絡……………475,481 | 腎失固摂…………………130 | 宗筋失用……………299,300 |
| 邪犯肺胃……………475,478 | 腎失封蔵……………309,312 | 阻滞腸道…………………178 |
| 邪犯肺胃合気血虧虚………480 | 心腎不交……………125,307,310 | |
| 邪蔵心竅……512,514,515,517,518, | 腎精虧虚 …61,65,135,333,367, | タ |
| 519,524 | 399,401,426,549,557,565, | |
| 宿寒水閉…………………288 | 571,679,680,681 | 濁気上逆…………………521 |
| 宿食傷脾…………………469 | 腎精虧虚型………………419 | 痰瘀痺証…………………379 |
| 上攻咽喉……………577,585 | 腎精虧損……………129,132,410 | 痰瘀痺阻両膝関節………385 |
| 上擾耳竅…………………553 | 腎精不足………………67,406 | 胆火熾盛…………………553 |
| 上擾心神…………………647 | 心胆気虚……………105,107 | 痰火上壅……………549,554 |
| 上擾脳絡……………324,328,331 | 心脾損傷…………………294 | 痰火内擾…………………644 |
| 上阻耳竅…………………552 | 心脾両虚…104,109,111,124,131, | 痰火壅盛…………………645 |
| 擾動神明…………………637 | 206,209,217,298,312 | 痰湿阻肺…………………74,76 |
| 擾動精室……………308,311 | 腎不納気……………642,676 | 痰阻脳絡……………325,334 |
| 衝任不調…………………597 | 神明蒙蔽…………………646 | 痰濁中阻……………………62,64 |
| 衝脈失和…………………171 | 心陽虚……………………119 | 痰濁内生……………………95 |
| 上蒙心竅…………………645 | 腎陽虚……………………120 | 痰濁内伏……………………90,91 |
| 少陽…………………50,54 | 腎陽虚弱…………………434 | 痰濁伏肺……………………93 |
| 少陽熱熾…………………558 | 腎陽虚衰……………243,403 | 痰熱鬱肺……………………80 |
| 上壅耳竅…………………558 | 真陽不足…136,171,173,296,365, | 痰熱交阻…………………647 |
| 食挟湿邪…………………249 | 381,491,641,671 | 痰熱擾心…………………111 |
| 食滞腸胃……241,244,247,503 | 腎陽不足 …135,273,276,285, | 痰熱内擾…………………105 |
| 耳絡失用…………………553 | 295,493 | 痰熱壅肺……………………95,97 |
| 耳絡失養…………………557 | 真陽欲絶…………………523 | |
| 耳絡損傷…………………555 | | チ |
| 心陰虚……………………121 | ス | |
| 腎陰虧虚……………129,576,579 | | 着痺………………………377 |
| 腎陰虚……………………122 | 髄海失養…………………673 | 中気下陥……………281,532 |
| 浸淫経筋…………………479 | 水虧火旺…………………586 | 中気不足 …133,137,287,295,299, |
| 浸淫経脈…………………479 | | 345,544,581,652 |
| 腎陰腎陽両虚……………126 | セ | 腸道失暢…………………179 |
| 腎陰不足 ………63,123,130,566 | | |
| 心気心血両虚……………126 | 精気虚寒…………………124 | テ |
| 腎気損傷…………………287 | 清気不昇…………………551 | |
| 腎気不固……274,275,307,439,652 | 清竅閉塞……………659,660 | 伝化失職…………………640 |
| 腎気不足………272,283,284,296 | 精血虧虚……………296,329,692 | 伝化失常……244,247,250,502 |

739

## ナ

内蘊熱邪 ………………………… 585
内傷乳食 ……………… 498,501,502
内奪 ……………………………… 578

## ニ

乳失化源 ………………………… 469
乳失化生 ………………………… 470
乳絡阻滞 ………………………… 466

## ネ

熱鬱胃腸 ………………………… 521
熱鬱肌膚 ………………………… 218
熱鬱腹絡 ………………………… 173
熱鬱脈絡 …………………… 687,699
熱蘊胃腸 ………………………… 513
熱邪傷陰 ………………………… 586
熱邪上攻 ………………………… 590
熱邪上蒸 ………………………… 585
熱傷筋脈 ………………………… 406
熱勝風動 ………………………… 344
熱擾心神 ………………………… 112
熱擾神明 ………………………… 661
熱盛風動 … 351,512,514,522,656
熱蔽神明 ………………………… 570

## ノ

納運失常 ………………………… 158
脳絡瘀阻 ……………… 327,330,335

## ハ

肺胃積熱 …………………… 577,585
肺陰虧耗 ……………………… 74,76
肺陰虚 …………………………… 121
肺気虚 …………………………… 118
肺気虚弱 …………………………… 75
肺気不足 …………………… 575,579
肺失清粛 …………………………… 97
肺腎陰虚 … 409,576,586,591,635
肺腎気虚 ……… 92,564,578,642
肺腎両虚 ……… 93,400,576,579

肺燥津傷 ………………………… 575
肺熱熾盛 ………………………… 587
肺熱上攻 ………………………… 589
肺熱傷津 ……………… 397,413,485
肺熱津傷 …………………………… 95
肺熱痰壅 ………………………… 580
肺熱壅盛 ………………………… 281
肺脾気虚 ………………………… 485

## ヒ

脾胃気虚 ………………………… 158
脾胃虚寒 … 147,156,158,246,656,
671
脾胃虚弱 … 133,147,154,242,244,
398,464,499,500
脾胃陽虚 ………………………… 176
脾陰虚 …………………………… 122
脾気虚 …………………………… 118
脾虚運遅 ………………………… 137
脾虚気陥 ……………… 532,550,556
脾虚挟湿 ………………………… 503
脾虚湿困 … 136,404,434,439,440,
533,537
脾失健運 …………………………… 66
脾腎陽虚 … 186,195,500,503,523
脾腎両虚 …………………… 96,437
痺阻経脈 ………………………… 381
痺阻肩背 ………………………… 389
脾熱（胃熱）肉痿 ……………… 400
脾肺気虚 … 78,80,95,272,274,
276,490,493
脾肺両虚 ………………… 90,91,95
脾陽虚 …………………………… 120
脾陽虚衰 ………………………… 249
病邪挟湿 ………………………… 479
病邪所傷 ………………………… 481
脾陽不運 ………………………… 246
脾陽不振 …………………… 245,641

## フ

風寒湿邪 ………………………… 381
風寒湿痺 ………………………… 375
風寒阻滞 ………………………… 668
風寒阻絡 ………………………… 343
風湿熱痺 ………………………… 379

風邪挟湿 ………………………… 599
風邪中絡 ………………………… 533
風邪入中 ………………………… 318
風邪犯肺 …………………………… 81
風痰上逆 ………………………… 319
風中経絡 ………………………… 318
風動竅阻 ………………………… 406
風熱挟湿 …………………… 598,600
風熱上攻 …………………… 549,555
風熱侵襲 …………………… 344,347
風陽翕張 …………………………… 69
風陽挟痰 …………………… 324,570
風陽上擾 …………………………  67,68
風陽昇動 …………………… 328,331

## ヘ

閉阻耳竅 ………………………… 554
閉阻舌絡 ………………………… 570

## ホ

膀胱気化無権 ……………… 283,284
膀胱失約 … 273,274,276,491,492,
493
母乳不生 …………………… 467,469
奔豚気 …………………………… 643

## メ

命門下垂 ………………………… 124
命門火衰 ……………… 245,282,294
命門衰微 ………………………… 295
面肌弛緩 ………………………… 350

## モ

蒙蔽心竅 ………………………… 568
蒙蔽清陽 ………………………… 670
目失所養 ………………………… 128

## ユ

憂鬱傷神 ……………… 206,211,212

| ヨ |
|---|

陽気不達 …………………… 365
陽失温煦 …………………… 388
陽明気分熱盛 ……………… 669
陽明経気阻滞 ……………… 178
陽明熱盛 ……………… 344, 353
抑止陽気 …………………… 180

| リ |
|---|

裏急後重 …………………… 256
裏熱外感 …………………… 656
留滞中焦 …………………… 151
留滞腸胃 …………………… 249

| ロ |
|---|

労傷経脈 …………………… 700

# 方剤名索引

## ア行

右帰飲　42,61,120,136,294,435,550
烏梅丸 ……………………………157
黄耆建中湯 ………………………158
黄芩加半夏生姜湯 ………………261
黄連阿膠湯　…104,108,113,126,308,550,616,623

## カ行

訶梨勒散 ……………………242,259
甘姜苓朮湯 ………………………370
桔梗湯 ……………………………587
枳実導滞丸 ………………………498
帰脾湯　…61,104,110,112,125,126,132,151,206,294,299,565
金匱腎気丸 ………………………272
厚朴温中湯 ………………………145
呉茱萸湯 ……………………………45
五苓散 ……………………………283

## サ行

済生腎気丸 …………………187,282
左帰飲 …………………………61,680,681
酸棗仁湯 …………………………121
四逆湯 ……………………………243
止嗽散 ………………………………81
硃砂安神丸 ………………………113
小青竜湯 …………………………87,99
真人養臓湯 …………………259,268
参附湯 ……………………………643
参苓白朮散　…67,136,242,398,434,441,500
清気化痰丸 …………………81,88
清燥救肺湯 ……………74,76,397

## タ行

大烏頭煎 …………………………169
大建中湯 …………………………170
大承気湯　…105,145,167,241,260,511
大承気湯加味 ……………………586
大定風珠　……60,68,69,511,676
猪苓湯 ……………………………283
鎮肝熄風湯 ……41,60,64,67,319
通脈四逆湯 ………………………243
定喘湯 …………………………88,98
天王補心丹 …………………68,113,121
桃花湯 ……………………………259

## ナ行

二陳湯 …………………………49,53,74
人参養栄湯 ………………………126

## ハ行

白頭翁湯 ………258,262,263,267
八味地黄丸 ………………………120
八味腎気丸 ………………………362
八正散 ………………………280,290
八珍湯　…46,105,106,126,137,368,388,413,418,467,535,683,702,711
八珍湯加味 …………………413,638
半夏白朮天麻湯 …………………43,62
白虎湯 ……………………………354
附子粳米湯 ………………………170
附子湯 ………………………377,389
附子理中湯加減 …………………120
鼈甲煎丸 …………………………198
防已黄耆湯 ………………………378
補中益気湯　…42,61,137,242,272,300,388,545
補中益気湯加味 …………………281
補陽還五湯　…319,322,330,336,565
保和丸 ………………………145,241
保和丸加減 ………………………498

## マ行

麻黄杏仁薏苡甘草湯 ……………376
麻黄湯加味 …………………………87

## ヤ行

射干麻黄湯 …………………75,88
養心湯 ……………………………104

## ラ行

竜胆瀉肝湯　…41,105,435,439,444,448
冷哮丸 ………………………………87

【著者略歴】

### 李世珍先生（り・せちん）
1927年　11月河南省南陽市に生まれる。元・張仲景国医大学教授。家伝針灸4代目。
1953年　中南針灸師資班卒。同年南陽地区人民医院勤務。
1978年　中国援外医療隊に参加，エチオピアに行く。
1979年　河南省針灸学会常務理事。
1980年　南陽地区医院中医科主任。
1981年　南陽地区中医学会副理事長。
1983年　南陽地区中医学会理事長，張仲景研究会常務理事。
1984年　河南省中医学会常務理事。
1985年　張仲景国医大学教師。
1986年　張仲景国医大学門診部主任・臨床医務部主任・専家委員会副主任。
1987年　南陽地区針灸学会理事長・唐河県康復医院名誉院長・全国針灸講師団教授。
1994年　退職後，2つの病院で臨床指導に当る。
1995年　張仲景研究院副院長。
2005年　逝去。

李世珍先生は50年代初めから経穴機能の研究を始め，臨床を通じて，薬の代わりに針を用いて薬の効果を発揮する研究を行う。その治療は，取穴は少なくまた精錬である。

＜著作＞
1972年　《新医療法資料選編》主編
1986年　『李世珍専家系統』
1985年　『常用腧穴臨床発揮』人民衛生出版社（日本語版『臨床経穴学』東洋学術出版社・韓国語版・英語版）
1995年　『針灸臨床弁証論治』（日本語版：『中医鍼灸臨床発揮』）人民衛生出版社
1983年〜1995年　『中国針灸大全』『針灸臨床指南』『黄河医話』『中国当代針灸名家医案』『河南省名老中医経験集錦』『淮河医薬文萃』などで論文，症例が紹介される。

国内外で40以上の学術論文を発表。


### 李伝岐（り・でんき）
男性，1952年7月生まれ。河南省中医学院中医医療系を卒業。本科において学士学位を取得している。これまで，南陽市中心医院鍼灸科主治医師，張仲景国医大学講師を歴任している。現在は，張仲景国医学院（もと国医大学），南陽中医薬学校の副教授，副主任医師，鍼灸系主任を務めている。また，中華全国鍼灸学会会員，中華名医協会理事，張仲景研究院副研究員を兼務している。

李氏家伝中医鍼灸の五代目であり，20数年にわたる教学，研究，臨床活動のなかで，50数篇の学術論文，2部の著作を発表し，3項の研究成果をあげている。現在は，家伝鍼灸配穴の整理編集を行っている。

### 李宛亮（り・えんりょう）
男性，1957年生まれ。河南省中医学院中医医療系を卒業。本科において学士学位を取得している。現在は，南陽中医薬学校，張仲景国医学院付属医院鍼灸科主治医師を務めている。

李氏家伝中医鍼灸の五代目であり，10数年の臨床経験があり，そのなかで，10数篇の学術論文，1部の著作を発表し，1項の研究成果をあげている。現在は，李氏家伝の整理に着手している。

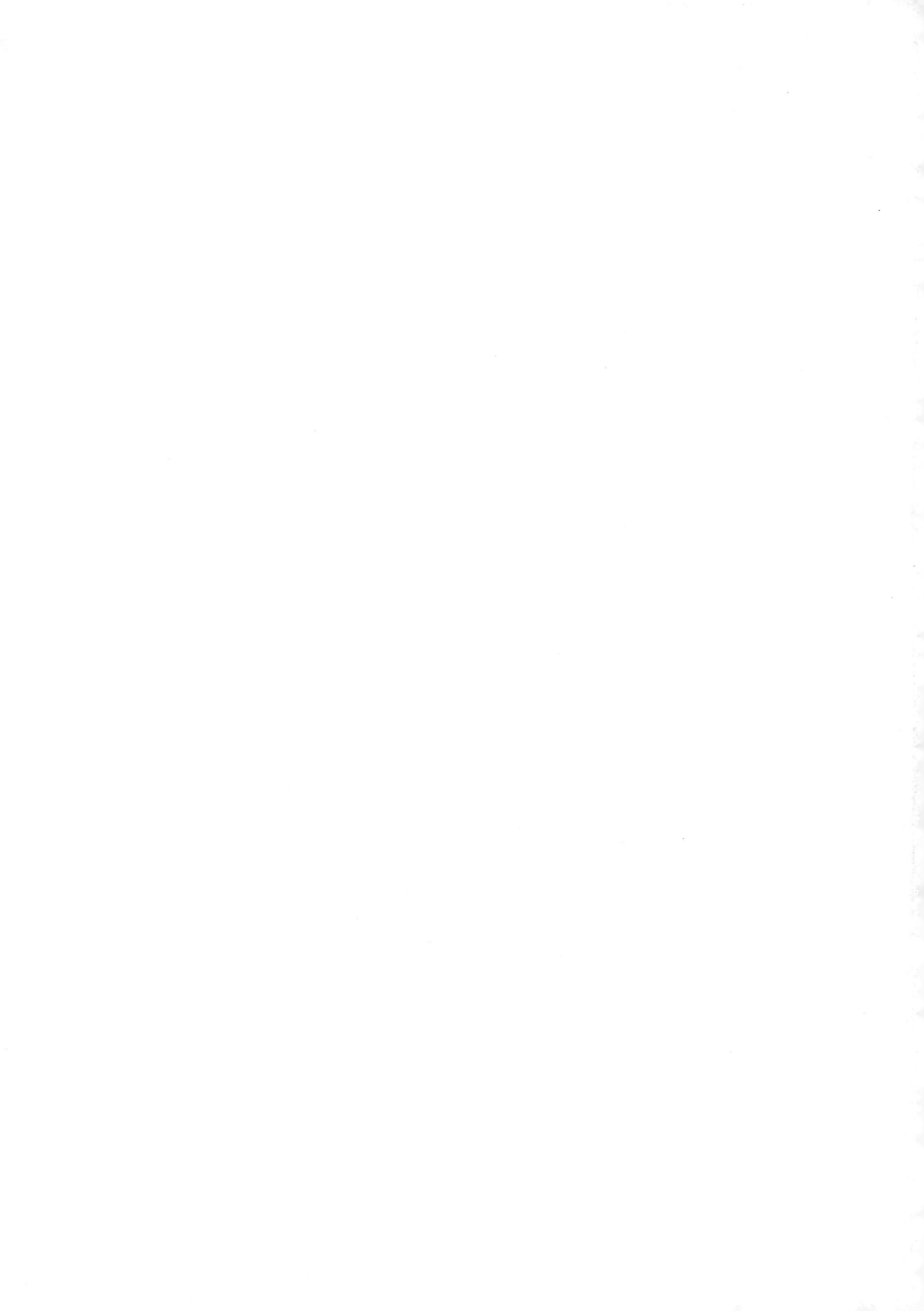

【訳者略歴】

兵頭　明（ひょうどう・あきら）
1954年　愛媛県生まれ
1981年3月　関西大学経済学部卒業（1972年入学）
1982年4月　北京中医学院中医系卒業中医学士取得
1984年3月　明治鍼灸柔道整復専門学校卒業
現職：学校法人・後藤学園中医学研究所所長，筑波大学理療科教員養成施設非常勤講師，日本伝統鍼灸学会常任理事・評議員，天津中医薬大学客員教授
著作：『針灸学』四部作［基礎篇］［臨床篇］［経穴篇］［手技篇］共著・監修（東洋学術出版社刊），『東洋医学概論』『東洋医学臨床論』共著（医道の日本社刊）
監修：『徹底図解　東洋医学のしくみ』（新星出版社）
訳書：『臨床経穴学』『中医鍼灸臨床発揮』『中医弁証学』（東洋学術出版社）
共訳：『黄帝内経素問』『中国傷寒論解説』『金匱要略解説』『難経解説』『針灸経穴辞典』『脳血管障害の針灸治療』（以上東洋学術出版社刊），『針灸集錦』（緑書房刊）
学術活動歴：中医総合雑誌である季刊『中医臨床』誌に8年にわたり「中医針灸基礎編」「中医針灸臨床篇」「弁証トレーニング」等を連載。学校法人・後藤学園の教壇にたつかたわら，多くの研究会にて中医学の講座を担当，日本伝統医学協会主催の研究会では6年にわたり中医学，中医針灸学の講師を務める。日本と中国の中医学学術交流を促進している。
後藤学園中医学研究所：http://www.old.gto.ac.jp/tc_med/

中医鍼灸臨床発揮

2002年6月29日　　第1版第1刷発行
2012年12月25日　　第3刷発行

著　者　　李世珍・李伝岐・李宛亮
原　著　　『針灸臨床弁証論治』（人民衛生出版社・1995年）
訳　者　　兵頭　明
発行人　　井ノ上　匠
発行所　　東洋学術出版社
　　　　　本　　社　〒272-0822　千葉県市川市宮久保3-1-5
　　　　　販　売　部　〒272-0823　千葉県市川市東菅野1-19-7-102
　　　　　　　　　　電話 047(321)4428　FAX 047(321)4429
　　　　　　　　　　e-mail　hanbai@chuui.co.jp
　　　　　編　集　部　〒272-0021　千葉県市川市八幡2-11-5-403
　　　　　　　　　　電話 047(335)6780　FAX 047(300)0565
　　　　　　　　　　e-mail　henshu@chuui.co.jp
　　　　　ホームページ　http://www.chuui.co.jp/

印刷・製本────丸井工文社
◎定価はカバー，帯に表示してあります　　◎落丁，乱丁本はお取り替えいたします
©2002 Printed in Japan　　　　　　　　　ISBN978—4—924954—72—4 C3047

## ［針灸学］シリーズ4部作

**シリーズ1**
**針灸学［基礎篇］**
（第三版）

天津中医薬大学＋学校法人後藤学園編
兵頭明監訳　学校法人後藤学園中医学研究所訳
B5判並製　368頁　図表160点　　　　　　　　　定価 5,880円
日中の共有財産である伝統医学を，現代日本の針灸臨床に活用するために整理しなおし，平易に解説した好評の教科書。国際時代にふさわしい日中共同執筆。［臨床篇］［経穴篇］［手技篇］と4部作。
＊第二版に文章表現上の修正，補足を大幅に加えた。

**シリーズ2**
**針灸学［臨床篇］**

天津中医薬大学＋学校法人後藤学園編
兵頭明監訳　学校法人後藤学園中医学研究所訳
B5判並製　548頁　　　　　　　　　　　　　　　定価 7,350円
日常よく見られる92症候の治療方法を「病因病機－証分類－治療」の構成で詳しく解説。各症候に対する古今の有効処方を紹介。針灸学［基礎篇］の姉妹篇。

**シリーズ3**
**針灸学［経穴篇］**

学校法人後藤学園編　兵頭明監訳　学校法人後藤学園中医学研究所訳
B5判並製　508頁　　　　　　　　　　　　　　　定価 6,300円
全409穴に出典・由来・要穴・定位・取穴法・主治・作用機序・刺法・灸法・配穴例・局部解剖を解説。ツボの作用機序が特徴。理論と臨床とツボの有機的関連からツボの運用範囲を拡大する。豊富な図版全183点，日中経穴部位対照表。

**シリーズ4**
**針灸学［手技篇］**

鄭魁山（甘粛中医学院教授）著
兵頭明監訳　学校法人後藤学園中医学研究所訳
B5判並製　180頁　図版257点　　　　　　　　　定価 4,410円
著者は，中国の最も代表的な針灸名医。中国の代表的手技のほか，家伝の秘法も紹介。針灸手技全般の知識を，豊富な写真（203枚）と刺入後の皮膚内をイラスト化していねいに解説。
＊旧版『写真でみる針灸補瀉手技』の書名を改め，『針灸学』シリーズ4部作に編入しました。内容は旧版と変わりません。ご注意ください。

## 〈李世珍先生の本〉

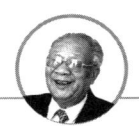

**臨床経穴学**

李世珍著　兵頭明訳　B5判並製　824頁　　　　　定価 10,080円
李家4代100年の家伝の集大成。針灸の弁証論治という一大体系を形成した画期的な書である。臨床的にも目を見張る効果を生み出す点で，日本針灸界にも大きな衝撃を与えている。

**中医鍼灸臨床発揮**

李世珍・李伝岐・李宛亮著　兵頭明訳　B5判並製　762頁　定価 7,980円
厳密な弁証のうえで，3～4穴の少数穴へ4分から10分という長い時間をかけた手技を行う。中医病名ごとにいかに弁証をし，選穴すべきかを綿密に説く。『臨床経穴学』の姉妹篇。

**ムック**
**李世珍の針**
──弁証の針，効かせる技

B5判並製　208頁　附録 CD-ROM　　　　　　　　定価 2,940円
「李世珍の針」の一大総合特集。痛みが少なく，心地よい針は，日本の臨床現場で不可欠な要素。附録CD-ROMで手技を修得できる。追試報告や座談会からこの針法の臨床的効果と威力を学べる。

## 中医基本用語辞典

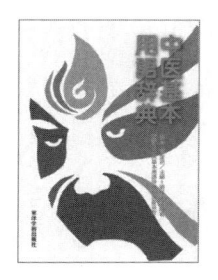

高金亮監修　劉桂平・孟静岩主編　中医基本用語辞典翻訳委員会翻訳
Ａ５判　872頁　ビニールクロス装・函入　　　　　　　　定価 8,400 円

●中医学のハードルを超える！
難解な中医学用語への戸惑いを解消するために，日本の学習者のために編纂。初学者から臨床家まで，中医学を学ぶ方々のための必携参考書。

●平易な説明文を読みながら学べる！
とっつきにくく難解な中医学の専門用語を，平易な説明文で解説。はじめて中医学を学ぶ人も，中医学の基礎がしっかり身に付く。

●臨床応用にも役立つ情報が満載！
中医病名を引くと，その中の代表的な弁証分型も子見出し語として収載されており，弁証に応じた治法・方剤名・配穴など，臨床においても参考になる情報がすぐに得られる。

## 【図解】経筋学
―基礎と臨床―

西田皓一著　Ｂ５判並製　２色刷　504頁　　　　　　　　定価 7,140 円
経筋療法を学体系化し，徹底した追試によってその効果を確認。日常診療でよく遭遇する疾患から難病まで幅広くカバーし，豊富な図版によって解説。具体性に富む内容で，臨床ですぐに使える刺針技術が満載。

## 針灸一穴療法

趙振景・西田皓一著　Ａ５判並製　312頁　　　　　　　　定価 3,990 円
１つの疾患に１つの治療穴を対応させた実践治療マニュアル。趙振景氏がまとめた一針一穴の内容を，それに共鳴した西田皓一先生が追試。西田先生の経験をふんだんに盛り込み，日本での臨床的価値をさらに高めている。日中の臨床家が手を結んだ画期的な針灸臨床ハンドブック。

## 脈診
―基礎知識と実践ガイド―

何金森監修　山田勝則著　Ａ５判並製　296頁　　　　　　定価 3,360 円
中医学の伝統的な理論にのっとった脈診ガイド。一般に脈診を本で学ぶことは難しいといわれるが，本書ではそれが可能。脈理を理解することで，脈象の膨大な内容を暗記する必要がなくなり，脈象の基準をはっきりさせることができる。豊富な図解で，複雑な脈診が学びやすく，記憶しやすい。

## 針灸二穴の効能 ［増訂版］

呂景山著　渡邊賢一訳　Ａ５判並製　352頁　　　　　　　定価 4,200 円
二穴の配合は，針灸処方の原点である。二穴を組み合わせることによって，相乗効果で効力を高めたり，新たな効能を生み出して，単穴とは異なる独特の治療効果を得られる。223対の腧穴の組み合わせを収録。

## 針灸経穴辞典

山西医学院李丁・天津中医薬大学編
浅川要・塩原智恵子・木田洋・横山瑞生訳
Ａ５判上製　函入　524頁　図206点　　　　　　　　　　定価 7,035 円
経穴361穴，経外奇穴61穴に〔穴名の由来〕〔出典〕〔別名〕〔位置〕〔解剖〕〔作用〕〔主治〕〔操作〕〔針感〕〔配穴〕〔備考〕を示し，ツボに関する必要知識を網羅。好評の経穴辞典。

## 中医鍼灸、そこが知りたい

金子朝彦著　四六判並製　288頁　　　　　　　　　　　　定価 2,730 円
中医鍼灸に入門し，教科書をマスターしたけれど，どうも臨床効果に実感がもてない。そんな鍼灸師は，中級への門口に立った証しです。本書は，そんな鍼灸師のナビゲーターになるでしょう。中医鍼灸の実力を引き出す方法や考え方が満載。

## 運動器疾患の針灸治療

西田皓一著　Ｂ５判並製　144頁　　　　　　　　　　　　定価 2,730 円
針灸のもつ効果の高さに驚き，自ら針を持ち，臨床経験を積み重ねてきた医師・西田皓一氏が，すべての「医師」と「鍼灸師」に向け，針灸によって運動器疾患を治療する価値を示す。各疾患にたいする治療方法は具体的でわかりやすい。

# 中医学の魅力に触れ，実践する
# [季刊] 中医臨床

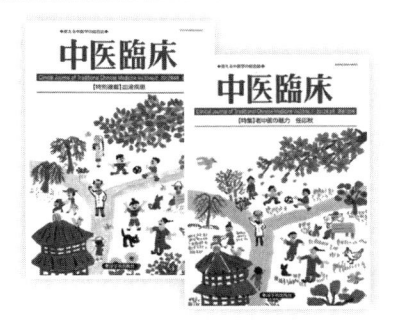

## ●──中国の中医に学ぶ

現代中医学を形づくった老中医の経験を土台にして，中医学はいまも進化をつづけています。本場中国の経験豊富な中医師の臨床や研究から，最新の中国中医事情に至るまで，編集部独自の視点で情報をピックアップして紹介します。翻訳文献・インタビュー・取材記事・解説記事・ニュース……など，多彩な内容です。

## ●──古典の世界へ誘う

『内経』以来2千年にわたって連綿と続いてきた古典医学を高度に概括したものが現代中医学です。古典のなかには，再編成する過程でこぼれ落ちた智慧がたくさん残されています。しかし古典の世界は果てしなく広く，つかみどころがありません。そこで本誌では古典の世界へ誘う記事を随時企画しています。

## ●──湯液とエキス製剤を両輪に

中医弁証の力を余すところなく発揮するには，湯液治療を身につけることが欠かせません。病因病機を審らかにして治法を導き，ポイントを押さえて処方を自由に構成します。一方エキス剤であっても限定付ながら，弁証能力を向上させることで臨機応変な運用が可能になります。各種入門講座や臨床報告の記事などから弁証論治を実践するコツを学べます。

## ●──薬と針灸の基礎理論は共通

中医学は薬も針も共通の生理観・病理観にもとづいている点が特徴です。針灸の記事だからといって医師や薬剤師の方にとって無関係なのではなく，逆に薬の記事のなかに鍼灸師に役立つ情報が詰まっています。好評の長期連載「弁証論治トレーニング」では，共通の症例を針と薬の双方からコメンテーターが易しく解説しています。

- ●定　　価　1,650円（送料別210円）
- ●年間予約　6,600円（4冊分・送料共）
- ●3年予約　18,000円（12冊分・送料共）

フリーダイヤルFAX
0120-727-060

**東洋学術出版社**

〒272-0823　千葉県市川市東菅野1-19-7-102
電話：(047) 321-4428
E-mail：hanbai@chuui.co.jp
URL：http://www.chuui.co.jp